Für meinen Sohn Maximilian Henry
und meinen Bruder Oliver Hannes

# Eigentlich unsere Kinder

*Wie Mütter und Väter den frühen*
*Verlust ihres Kindes erleben*

Herausgegeben von
Alexandra Bosch

Maximilian*Projekt*

1. Auflage 2004
ISBN 3-00-015296-2

Gestaltung, Satz, Repro und Produktion: Typo-Form Layoutstudio Baden-Baden.
Druck: Kraft-Druck, Ettlingen. Printed in Germany.
Foto der Herausgeberin: © Jörg Bongartz, Bühl.

Das Buchcover:
Das Ultraschallbild zeigt Maximilian Bosch in der 26. Schwangerschaftswoche.

# Danksagung

Mein großer Dank geht zuerst an Carmen Deschler. Sie hat mit ihrer Idee, unsere Geschichten niederzuschreiben und sie anderen Eltern zugänglich zu machen, den Anstoß für dieses Buch gegeben. Danken möchte ich Anja Schmitt, die daraufhin den ersten Beitrag schrieb und somit den Grundstein legte.

Großer, herzlicher Dank geht an meinen Schwiegervater Robert Bosch, der die Stiftung für Bildung und Behindertenförderung GmbH gemeinsam mit seiner Schwester gründete und mich in vielen Gesprächen in meiner Arbeit unterstützte.

Im gleichen Zuge danke ich Herrn Wilfried Börgerling, der die Stiftung leitet, und nicht nur die Bereitstellung der Mittel für dieses Buch ermöglichte, sondern auch die für das gesamte MaximilianProjekt.

Von ganzem Herzen danke ich Herrn Dr. Hubert Schindler, Herrn Dr. Martin E. Malcher, Herrn Dr. Harry F. König und Herrn Prof. Dr. Dr. Gerd Presler, die dem MaximilianProjekt vom ersten Tag an beratend und unterstützend zur Seite stehen, sowie Herrn Dr. Lutz Wesel für seine Motivation und helfende Inspiration in so mancher aussichtsloser Stunde.

Und meinem Mann Jakob, der mir als Mutter von unseren „eigentlich" fünf Kindern den Freiraum für die gesamte Arbeit im Maximilianprojekt verschaffte. Er hat mich bei der Herausgabe dieses Buches in jeder Hinsicht unterstützt und es darüber hinaus geplant, gestaltet und produziert.

# Inhalt

## I. Vorwort



## II. Einleitung



## III. Erfahrungen

# I. Vorwort

## Dr. Lutz Wesel über die Stellung eines toten Kindes in der Familie und warum Väter anders trauern als Mütter

Ausgesprochen gerne komme ich der Einladung nach, ein Vorwort für dieses Buch zu schreiben. Beim Lesen des Manuskripts war ich sehr ergriffen von der Größe und Tiefe, die in den geschilderten Schicksalen zum Ausdruck kommt und fühle mich überaus geehrt, einen Beitrag dazu leisten zu dürfen. Auch scheint mir dieses Buchprojekt ein wunderbares Beispiel dafür zu sein, wie großes Leid zu etwas Gutem transformiert werden kann. Ohne Zweifel gehört der Verlust eines Kindes zu den schwersten Prüfungen, mit denen ein Paar konfrontiert werden kann.

Ich möchte im Folgenden einige Aspekte beleuchten, die sich mir in der Betreuung von Paaren, die einen solchen Verlust erlitten haben, als hilfreich für die Bewältigung herausgestellt haben. Zunächst möchte ich darauf hinweisen, dass Mann und Frau sehr unterschiedlich mit Gefühlen umgehen. Frauen sind Gefühlen gegenüber offener und zugänglicher als Männer. Für sie ist es eher selbstverständlich, Gefühle zu haben, zuzulassen und sie zu zeigen. Männer hingegen sind eher dahingehend erzogen, dass es „unmännlich" ist, Gefühle zu haben, erst recht, sie zu zeigen. So kommt es oft zu beträchtlichen Missverständnissen zwischen Mann und Frau, wenn jeder das tut, was er kann, und es als selbstverständlich erachtet, dass der Partner Gleiches tut.

Grundsätzlich aber bitte ich Sie, sich einer meiner Grundüberzeugungen anzuschließen: nämlich der, dass jeder Mensch in einer gegebenen Situation das Beste unter den ihm zur Verfügung stehenden Möglichkeiten tut. Verurteilen Sie Ihren Partner also nicht, wenn er anders reagiert, als Sie es tun würden. So, wie Sie Ihr Bestes geben, tut er es auch.

Die Erfahrung in unserer Praxis mit Paaren, die ein Kind verloren haben, zeigt, dass Frauen zunächst einmal oft in einen Zustand lähmenden Schmerzes verfallen, in welchem sie unter Umständen für geraume Zeit verharren. Männer hingegen neigen eher dazu, zu versuchen, das Problem aktiv anzugehen. Mir ist aufgefallen, dass betroffene Männer oft ihrer Frau einerseits aktiv Beistand leisten, indem sie ihr Schutz und Halt geben und andererseits nach rationalen Erklärungen, Schuldigen und Lösungen suchen, um das Kapitel möglichst schnell hinter sich bringen zu können.

Für ihren eigenen Schmerz bleibt dabei oft wenig Platz. Männer haben demzufolge oft beträchtliche Schwierigkeiten damit, ihre Frau in deren Schmerz zu begleiten, während die Frauen den Mann oft als distanziert erleben, weil er ihren Schmerz nicht zu teilen scheint und er den seinen nicht artikuliert.

Ich möchte deshalb Sie, liebe Mutter und Sie, lieber Vater, ermutigen und bitten, sich in den Anderen einzufühlen und in seiner Art, mit dem Verlust umzugehen, zu verstehen und zu unterstützen. Das bedeutet konkret, dass der Mann den offensichtlichen Schmerz seiner Frau erträgt und unterstützt, während die Frau die vermeintliche Gefühllosigkeit des Mannes als seine Art anerkennt, mit Schmerz umzugehen. Schlimm ist es also, wenn jeder der Partner sich in seiner Art, mit seinem Schmerz umzugehen, isoliert, und den andern nicht teilhaben lässt. Es scheint mir deshalb angebracht, wenn das Paar zunächst einmal seine Gemeinsamkeit dadurch wahrt, indem die beiden sich ohne Worte einfach so oft wie möglich liebevoll begegnen und halten.

Ich möchte Sie auch einladen, sich vom andern führen zu lassen, beispielsweise, indem der Mann dem Bedürfnis seiner Frau nachgibt, über ihren Schmerz zu sprechen und die Frau sich von ihrem Mann dazu überreden lässt, sich wieder dem Alltag zuzuwenden, Tennis zu spielen, ins Kino zu gehen und Freunde zu treffen. Wie der andere mit dem Verlust umgeht, ist nicht schlechter, es ist anders. Und das Andere ergänzt uns, wenn wir es zulassen.

Als nächstes möchte ich zu dem Thema *Schuld* kommen. Wann immer etwas Schlimmes geschieht, haben wir Menschen die Neigung, einen Schuldigen zu suchen, den wir für das Dilemma verantwortlich machen können. So verständlich das auch ist: Es nutzt nichts! Ganz im Gegenteil – es hält uns eher davon ab, die Trauer und den Schmerz zu bewältigen. Natürlich: Vielleicht wäre es besser gewesen, sie hätte in der Schwangerschaft nicht so viel Sport getrieben, gearbeitet, geraucht, oder wäre bei den ersten Wehen gleich in die Klinik gefahren. Natürlich: Vielleicht würde das Kind noch leben, wenn er sie gleich zum Kinderarzt gefahren hätte, als das Kind am Abend so komisch geatmet hatte. Natürlich: Hätten sie nur, wie jeden Abend, noch mal nach dem Kind geschaut, bevor sie ins Bett gingen – vielleicht hätten sie gemerkt, dass etwas anders war als sonst. Natürlich: Die Dinge wären vielleicht ganz anders gekommen, wenn der Arzt gleich ein Blutbild gemacht hätte. Vielleicht hätte er dann rechtzeitig das rettende Antibiotikum verabreicht.

Nur leider: So war es nicht!

Ich halte die Suche nach Schuldigen für das denkbar Kontraproduktivste, was man angesichts eines solchen Schicksalsschlages unternehmen kann. Ich glaube, dass die Suche nach Schuldigen die Energie in die falsche Richtung lenkt.

Ich sehe darin einen zwar verständlichen, aber gleichwohl sinnlosen Versuch, sich dem zu entziehen, was wirklich anliegt, nämlich, sich seinem Schicksal zu stellen. Das Schicksal ist weder logisch noch gerecht. Es folgt Pfaden, die für uns Menschen nicht verständlich und nachvollziehbar sind. Die Vorstellung, wenn wir nur alles richtig machen, blieben wir von Schicksalsschlägen verschont, ist leider nichts anderes als eine kindliche Illusion. Ich habe jedoch immer wieder in der Betreuung von Menschen in großer Not die Erfahrung machen können, dass wir an unserm Schicksal wachsen: Es macht uns gleichzeitig kleiner und größer.

Zum Schluss möchte ich noch darauf zu sprechen kommen, welchen Platz das verstorbene Kind in der Familie einnimmt. Die Erkenntnisse des Familientherapeuten Bert Hellinger haben gezeigt, dass einem verstorbenen Kind eine ausgesprochen wichtige Bedeutung innerhalb einer Familie zukommt. Alles deutet darauf hin, dass es innerhalb einer Familie einen unbewussten Sinn für Vollständigkeit gibt. Dieser Sinn duldet keinen Ausschluss; er verlangt, dass jeder, der dazugehört, ein Recht auf Zugehörigkeit hat. Sobald dieses Verlangen nach Vollständigkeit verletzt wird, meldet sich eine Art von unbewusstem Familiengewissen und erzeugt ein Gefühl von Verlust und Mangel.

Demzufolge machen wir immer wieder die Beobachtung, dass weitere Kinder einer Familie schweres Leid empfinden können, wenn ein Familienmitglied, in diesem Falle also ein verstorbenes Kind, verschwiegen wird. Dieses Leid wird um ein Vielfaches potenziert, wenn ein verstorbenes Kind nicht nur verheimlicht wird, sondern ein späteres Kind den Namen des Verstorbenen erhält, ohne dass klar ist, dass dem so ist. Diese Kinder haben praktisch ausnahmslos größte Schwierigkeiten damit, ihre eigene Persönlichkeit zu entwickeln. Sie werden oft depressiv, manchmal sogar psychotisch.

Ich bitte also dringend darum, dem verstorbenen Kind einen Platz in der Familie zu geben. Haben Sie keine Scheu, den Geschwistern von dem toten Kind zu erzählen. Integrieren Sie es in die Familie, stellen Sie ein Bild von ihm auf, feiern Sie seinen Geburtstag, pflanzen Sie ihm zum Gedenken ein Bäumchen im Garten; tun Sie, was immer Sie für richtig und angemessen halten, um das Kind in Ihrem Familienkreis im Geiste und im Herzen mitleben zu lassen. Sie tun damit nicht nur dem Kind Gutes, sondern auch seinen Geschwistern und, nicht zuletzt, sich selbst!

Die Erfahrung von zahlreichen Familienaufstellungen, der Methode Bert Hellingers, hat mir gezeigt: Die Toten unserer Familie sind niemand, den wir fürchten müssen, ganz im Gegenteil: Sie sind ein Segen! In Indonesien gibt es ein Ritual anlässlich des Todes von Familienmitgliedern: Zunächst werden die Verstorbenen unter großem Klagen aus dem Haus getragen und von den Lebenden verabschiedet.

Danach werden Sie unter Freudengesängen wieder zurückgebracht und erhalten ihren neuen Platz unter den Ahnen, wo sie als gute Geister weiter unter den Lebenden weilen.

Eine letzte Erfahrung aus den Familienaufstellungen möchte ich mit Ihnen in diesem Zusammenhang noch teilen: Ein jeder von uns wird geboren, lebt, solange es ihm gegeben ist, und stirbt dann. Es hat sich für mich als ungeheuer heilsam erwiesen, sich dem Toten zuzuwenden und ihm zu sagen: „Ich lebe noch ein bisschen, und dann sterbe ich auch. In meinem Herzen lebst du weiter mit mir." Das verringert die unüberwindlich scheinende Kluft zwischen den Lebenden und den Toten.

Liebe Leser, die Sie vermutlich alle betroffen sind vom Verlust Ihres Kindes: Ich verneige mich in tiefem Mitgefühl vor Ihrem Schicksal, Ihrer Trauer, Ihrem Leid. Meine therapeutische und meine eigene Lebenserfahrung mündet in die Überzeugung: *Wenn Gott uns ein Geschenk machen will, verpackt er es in ein Problem.* In diesem Sinne wünsche ich Ihnen von Herzen, dass es Ihnen gehen mag wie vielen meiner Patienten, die große Herausforderungen zu bestehen hatten: Sie sind daran gewachsen.

Herzlich, Ihr

Dr. Lutz Wesel

*Carmel by the Sea, Oktober 2004*

*Dr. Lutz Wesel ist Facharzt für Allgemeinmedizin, Psychotherapeut und Männerarzt und arbeitet seit 1986 mit seiner Frau, Dr. Gabriele Lindner-Wesel, Frauenärztin, in Gemeinschaftspraxis in Sinzheim/Baden.*

# II. Einleitung

## Warum „Eigentlich" unsere Kinder ?

„Wie viele Kinder haben Sie?" fragte uns der freundliche Taxifahrer während unseres netten Gespräches auf dem Weg vom Flughafen zum Hotel. Ich antwortete: „vier" und dachte mir wie immer: „*eigentlich* fünf". Dann kam mir der Gedanke, dass ich diesen Menschen bestimmt nie wieder sehen werde und sagte: „eigentlich fünf, mein erstes Kind starb kurz nach seiner Geburt".

*Eigentlich* spricht man nicht über den Tod und schon gar nicht über den Tod eines Kindes oder gar eines Babys. Je kleiner und jünger ein Mensch zum Zeitpunkt seines Todes ist, umso weniger wird sein Leben wahrgenommen und als solches anerkannt. Demzufolge findet unsere Trauer darum meist zu wenig Anerkennung.

„Oh, das tut mir sehr Leid" antwortete der Taxifahrer betroffen, und das freundliche Gespräch, das wir gerade noch geführt hatten, war damit beendet.

Unsere Kinder sind unsere Kinder, und das nicht „eigentlich". So wie jedes Kind eine Mutter und einen Vater hat, so sprechen wir hier definitiv von unseren Kindern. Das Wort „Eigentlich" spielt aber in unserem Leben mit unseren toten Kindern eine bedeutende Rolle. Eigentlich beginnt das Leben eines Menschen im Augenblick der Befruchtung, wenn sich die Eizelle zu teilen beginnt. Wenn ein Baby nach 9 vollendeten Monaten geboren wird, ist das nicht der erste, sondern der ca. 294. Tag seines Lebens. Verliert eine Mutter ihr Kind während der Schwangerschaft, bekommt sie häufig den Rat, nicht traurig zu sein, weil es eigentlich noch gar nicht da war oder es sich nur um einen so genannten „Zellhaufen" handelte, und unsere Kinder erst nach einer vollendeten Schwangerschaft auf die Welt kommen. Abgesehen davon, dass jedes Lebewesen auf dieser Welt mehr oder weniger ein Zellhaufen ist, war dieses Leben für die Mutter von Anfang an ihr Kind. Indem ein solches Leben verkannt oder abgewertet wird, konnte noch keinen trauernden Eltern geholfen werden, denn eigentlich war es ihr Baby.

Viele von uns kennen den Rat, eher froh sein zu sollen über den Tod ihres Babys – war es nicht vielleicht krank? Aber auch dieser Rat hilft nicht weiter. Selbst wenn das Kind tatsächlich krank war und deswegen sterben musste, ist das genauso wenig ein Grund, froh zu sein, denn eigentlich hätte es gesund und lebendig am Geburtstermin auf die Welt kommen sollen.

Maximilian ist mein erstes Kind. Eigentlich wäre er heute 10 Jahre alt – ist er das? Unsere Kinder sind vor uns gestorben, und mit ihnen unsere gemeinsame Zukunft. Wir stellen uns immer wieder vor, dass eigentlich heute ein Geburtstag wäre, und das Kind so oder so alt würde, und das, obwohl viele Außenstehende glauben, dass es dieses Kind nie gab. Mütter trauern, weil sie jetzt eigentlich in der soundsovielten Schwangerschaftswoche wären, und eigentlich am Soundsovielten der Geburtstermin sein sollte. Eigentlich hätte dieses Kind getauft werden oder wenigsten sein Name in einer Geburtsurkunde stehen sollen. Eigentlich hätten uns unsere Kinder eines Tages zu Grabe tragen und eigentlich hätte ihnen ein langes, erfülltes und glückliches Leben zuteil werden sollen.

Eigentlich sind unsere Kinder nicht tot, denn sie bleiben ein Teil von uns, und wir gedenken ihrer. Erst, wenn an einen Menschen nicht mehr gedacht wird, ist er wirklich tot.

## Zu dem Begriff Fehlgeburt

Ganz bewusst meide ich den Begriff „Fehlgeburt", weil ich immer wieder erlebe, wie unpassend und destruktiv viele Mütter diese Bezeichnung für das, was sie erlebt haben, empfinden.

Im *Pschyrembel Wörterbuch* „Gynäkologie und Geburtshilfe" folgt ein Verweis nach dem Begriff *Fehlgeburt* auf das Synonym „Abort", welches wie folgt erklärt wird:

„Abort" ist die *vorzeitige Beendigung der Schwangerschaft durch Ausstoßung eines Fetus mit einem Gewicht von unter 500 Gramm bei Fehlen aller für eine Lebendgeburt maßgeblichen Lebenszeichen.* In meinem guten alten Lexikon fand ich unter den möglichen Alternativen folgende Erklärungen:

Abgang: u.a. *Abgang von der Schule, Abgang von der Bühne*

Abgänge: ➚ *Abfallstoffe*

Abort: *(=abgelegener Ort), Klosett, Toilette …*

Da diese Begriffe noch weniger ein solch schicksalhaftes Ereignis beschreiben können, frage ich mich: „Was genau ist eigentlich eine Fehlgeburt?" Ist eine Fehlgeburt nur der Geburtsvorgang eines nicht lebensfähigen Kindes, das weniger als 500 Gramm wiegt, oder ist die Fehlgeburt auch das Kind, das geboren wurde?

Der Begriff *Fehlgeburt* ist in jedem Fall mehr schädlich als neutral, weil das Wort *Fehler* darin liegt. Da es für Fehler meistens Verantwortliche gibt und es in unserer Natur liegt, nach ihnen zu suchen, liegen die Fragen nahe: Wen trifft hier die Schuld? Habe ich, als werdende Mutter, einen Fehler gemacht? Oder ist mein Körper in seiner Funktion oder seiner Anatomie fehlerhaft? Hatte das Spermium meines Partners einen Fehler? Hat er sich vor der Zeugung unseres Kindes fehlverhalten, so dass das Spermium geschädigt wurde? War unser Kind fehlerhaft oder hat mein Arzt einen Fehler gemacht?

Da die Ursache in den meisten Fällen nicht geklärt werden kann, leidet die betroffene Mutter nicht nur unter dem Verlust, sondern auch unter dem Fehler. Wen wundert es also, dass so viele Mütter und Väter Schuldgefühle haben? Wird eine Schwangerschaft durch eine Ausschabung beendet, dann muss die Mutter sowohl mit dem „Fehler" als auch mit der „Geburt" leben, und das, obwohl sie weder einen Fehler gemacht noch ein Kind geboren hat.

Auf den folgenden Seiten berichten Mütter, wie sie ihre viel zu kleinen Babys unter Wehen geboren haben. Sie hatten ihre zarten toten Kinder in der Hand oder im Arm, sahen in ihre Gesichter und bestaunten ihre vollkommenen kleinen Körper. Viele dieser Kinder brachten aber nicht die erforderliche Grammzahl auf die Waage, um als Totgeburt eingestuft zu werden, was zur Folge hat, dass die Mütter ebenfalls mit der Diagnose *FEHLgeburt* leben müssen, obwohl sie mit Körper, Geist und Seele eine *Richtiggeburt* gemeistert hatten.

Manchmal denke ich, dass unsere Ausdrucksweise ein weiterer Grund dafür ist, weshalb dieses Thema ein Tabuthema ist, denn wer spricht schon gerne über seine Fehler? Erst recht, wenn er eventuell die Verantwortung für den Tod seines ungeborenen Kindes trägt?

Da ich weder Psychologin noch Medizinerin bin, aber mit größter Faszination und Ehrfurcht dem menschlichen Leben von der ersten Zelle an gegenüberstehe, halte ich mich an die greifbaren Tatsachen und stelle die Berichte von Müttern, die sonst unter die Rubrik Fehlgeburt fallen würden, in das Kapitel: „Der Verlust eines Kindes während der Schwangerschaft".

## Zu dem Begriff Totgeburt

Abgesehen davon, dass der Begriff *Totgeburt* in der Wirtschaft und der Politik auch für ein von vornherein zum Scheitern verurteiltes Projekt steht, ist dieser Begriff keine adäquate Bezeichnung oder gar ein Name für ein Baby, das tot auf die Welt kam.

Mit dem Begriff Totgeburt sollte in unserem Sprachgebrauch so sparsam umgegangen werden wie mit dem Begriff Spontangeburt. So, wie ein lebendiger Säugling nach seiner Spontangeburt oder dem Kaiserschnitt einen Namen bekommt, sollte auch ein Baby nach seiner Totgeburt bei seinem Namen genannt werden. Alle Mütter, die unter Wehen bewusst ein Kind geboren haben, sind im Kapitel: „Die Geburt eines toten Kindes" zu finden. Die Schwangerschaftswoche und Grammzahl des Kindes sind dabei ohne Bedeutung.

Wenn ein geliebter Mensch stirbt, und wir von ihm sprechen, nennen wir den Namen der Person oder seine Familienzugehörigkeit, z. B. „Mein Vater … " oder „Meine Tante … " und bezeichnen diesen Menschen nicht als Leiche, Herztoten, Unfallopfer oder Krebskranken. Wir, die betroffenen Eltern, müssen mit unseren toten Kindern den Rest unseres Lebens leben und sollten sie nicht nach den Umständen ihres Todes betiteln, sondern sie stets liebevoll bei ihren Namen nennen.

## Zu den Beiträgen

Die meisten unserer Autorinnen und Autoren kamen über unsere Internetseite *www.maximilianprojekt.de* zum Forum, in welchem sich betroffene Eltern und Ratsuchende bezüglich des frühen Verlustes eines Kindes von Anbeginn der Schwangerschaft bis zum vollendeten 3. Lebensjahr völlig anonym und dadurch auch offen austauschen können. In diesem Buch haben sich 62 Mütter und 5 Väter ihre Schicksalsschläge von der Seele geschrieben, was für sie selbst teilweise eine große Herausforderung aber gleichermaßen auch ein starkes Gefühl der Befreiung war. Mir selbst fiel es zunächst sehr schwer, mich nach 10 Jahren „Wundheilung" wieder diesem Schmerz zuzuwenden, und ich zweifelte daran, ob es richtig war, dieses Buch zu initiieren. Während ich schrieb und weinte, fühlte ich aber auch, dass es mildere Tränen waren, und empfand beim Zurückblicken und Innehalten große Freude, Dankbarkeit und Stolz darüber, dass ich es tatsächlich geschafft habe, einen so schweren Weg zurückzulegen.

Es gibt so gut wie keinen Trost, den man Eltern geben kann, die um ihr Kind trauern. Wir können sie aber spüren lassen, dass sie mit dem Verlust und der Trauer um ihr Kind nicht alleine sind. Dieses Buch ist ein authentisches und unverfälscht wahres Buch, weil ausnahmslos alle betroffenen Eltern, die den Wunsch hatten mitzuschreiben, in dieses Werk mit aufgenommen wurden. Weder Schulbildung noch soziales Niveau, Nationalität, „Schönformulierung" oder die Ausdrucksweise spielten dabei eine Rolle. Lediglich Schreibfehler wurden, um den Lesefluss nicht zu stören, größtenteils korrigiert.

67 Menschen haben mit dem Niederschreiben ihrer Erfahrungen ihre Herzen geöffnet und lassen den Leser Einblick nehmen, was für Wunden der frühe Verlust ihres Kindes in ihrem Leben hinterlassen hat, und wie tief greifend dies ihre Gefühle wie Trauer, Hoffnung und Angst aber auch ihre Liebe und damit ihre Beziehungen beeinflusste. Da ein so offen liegendes Herz Schutz braucht, schrieben die Autorin-

nen und Autoren, wie im Forum auch, ihre Beiträge anonym, bis auf drei Frauen, die namentlich genannt werden wollten.

Mit diesem Buch wenden wir uns mutig dem Gefühl Trauer zu. Diejenigen, die noch nie mit dem Tod eines geliebten Menschen konfrontiert wurden, sehen sich im Tal der Trauer in vollkommener Orientierungslosigkeit. Je mehr wir von anderen Eltern gelesen, erfahren und gelernt haben, desto mehr Orientierungspunkte bekommen wir, um über unseren Schmerz zu reflektieren und können uns so unserer eigenen Situation erst richtig bewusst werden.

Nicht jeder Beitrag kann jedem Leser entsprechen und für ihn hilfreich und sinnvoll sein. So unterschiedlich, wie Menschen trauern, waren auch die Berichte der Autorinnen und Autoren. Es gibt so viele Wahrheiten, wie es Menschen gibt, und so unterschiedlich sich dieses gemeinsame Schicksal darstellt, so konnte ich den Schmerz um den Verlust eines Kindes in allen Beiträgen finden und wieder erkennen.

## Sternenkinder

Wir alle kennen das Gefühl, den Boden unter den Füßen zu verlieren und in ein tiefes, schwarzes Loch zu fallen, aus welchem es keinen Ausweg zu geben scheint. Vielleicht kommt dieses Gefühl daher, weil wir in aller Härte und Endgültigkeit begreifen, dass unser Kind tatsächlich tot ist. In dieser Dunkelheit scheint es aber, sobald man sich mit diesem Zustand abgefunden hat, als sei da irgendwo doch noch etwas mehr als nur die Auswegslosigkeit und die Trauer. Viele Mütter nennen ihre Kinder „Sternenkinder" oder „Sternchen", und sie sehen nachts in den Himmel, wenn dieser genauso schwarz ist wie das Loch der Trauer und stellen sich vor, dass ihr Kind auf einem dieser Sterne wohnt. Zahlreiche Religionen lehren, dass wir nicht sterben, sondern ins Licht zurückkehren. Es ist unsere Aufgabe, unsere Kinder bedingungslos über ihren Tod hinaus zu lieben und zu gegebener Zeit loszulassen. Wenn wir das tun, dann können wir auch ihr Licht sehen und die Liebe fühlen, die sie in unseren Herzen hinterlassen haben.

Eltern, die ihren Kindern einen festen Platz in ihren Herzen gegeben haben, tragen ein Teil des Lichtes in sich, aus welchem wir kommen und in welches wir nach unserem Tod zurückkehren. Damit ist der Name „Sternenkind" im wahrsten Sinne des Wortes „einleuchtend". So gesehen sind wir ein kleines Stück weit privilegiert, mit diesem göttlichen Leuchten in unseren Herzen leben zu dürfen.

Alexandra Bosch *Baden-Baden, 29.11.2004*

# III. Erfahrungen

## 1. Der Verlust eines Kindes während der Schwangerschaft

*Niemand vermag besser zu trösten,*
*als wer Gleiches erfahren und durchlitten hat.*

Carl Peter Fröling

## Antje

### unser Krümel

Mit 21 Jahren habe ich entgegen allen Ratschlägen von Familie und Freunden im Jahr 1991 geheiratet. Die ersten Jahre habe ich mit der Pille verhütet, da zu diesem Zeitpunkt ein Kind nicht geplant und nicht willkommen gewesen wäre. Ab 1992 habe ich die Pille abgesetzt, aber unsere Ehe kriselte und 1994 kam es zur Trennung. Damals war ich froh, dass es mit dem Nachwuchs nicht geklappt hatte. Ich bin der Meinung, dass es doch hauptsächlich die Kinder sind, die unter einer Scheidung leiden. Nach meiner Trennung bin ich wieder in meine Geburtsstadt zurückgezogen. Mit meinem jetzigen Mann bin ich seit Oktober 1995 zusammen und wir verhüteten von Anfang an nicht. Mein Zyklus war immer unregelmäßig. Alle 5–8 Wochen hatte ich eine Regelblutung. Der Warterei überdrüssig, bin ich zu einem neuen Frauenarzt gegangen, da mein bisheriger 30 km entfernt war. Ich hatte den Gedanken, dass ich, wenn ich schwanger werde, zukünftig nicht diesen weiten Weg fahren muss.

Der neue Arzt untersuchte mich und empfahl mir wegen meiner Hormonwerte ein Cortison-Präparat. Ich erbat mir Bedenkzeit und machte mich schlau bzgl. des Cortisons. Dabei hatte ich das aufgedunsene Gesicht meiner Oma vor Augen und das war schrecklich. Nur um meinen Zyklus zu normalisieren, wollte ich diese Nebenwirkung auf gar keinen Fall in Kauf nehmen. Bei meinem nächsten Besuch sagte ich dies dem Arzt und wollte nach Absprache mit meinem Mann erst seine Zeugungsfähigkeit prüfen lassen. Ich bat um eine Überweisung zu einem Spezialisten, was uns auf eine sehr unfreundliche Art verwehrt wurde. Ich war so fertig an dem Tag, aber von unserer richtigen Einstellung überzeugt, sodass ich auf Anraten einer guten Freundin einen anderen Arzt aufsuchte. Dieser hat tatsächlich ein Spermiogramm empfohlen und meinen Mann zum Urologen überwiesen. Bei ihm war alles o. k. Mit meinen Zyklusproblemen ist er aber nicht viel weiter gekommen. Ich erinnere mich an eine Ultraschalluntersuchung, die er angeblich nur machen konnte, wenn die Blase voll ist. Der Arzt erinnerte mich an einen Metzger. 3 Tage danach hatte ich noch Unterleibsschmerzen und mir geschworen, ihn nie wieder aufzusuchen.

Also bin ich zu meinem alten Arzt zurück. Um mir bei meinem Kinderwunsch zu helfen, verschrieb er mir homöopathische Tropfen, die meinen Zyklus regulieren sollten. Er verwies darauf, dass es so 1-2 Jahre dauern könne, bis die Tropfen Wirkung zeigten. Das war uns ganz recht, denn mein Mann, damals noch Freund, hatte gerade eine Umschulung genehmigt bekommen und war nur an den Wochenenden zu Hause. Das war am 5.4.1997. Am 17.4.1997 kam meine Regel, das erste Mal in meinem Leben nach wirklich nur 28 Tagen. Ich war happy, dass mein Körper darauf reagierte. Im nächsten Monat sah es schon wieder ganz anders aus. Nach 28 Tagen bekam ich keine Regel. Nach 35 Tagen und nach 42 Tagen war ich langsam ein wenig beunruhigt. Ich hatte immer noch keine Regel. Nach 47 Tagen war ich ziemlich sauer auf das unwirksame Zeug. Die Warterei hat mich fertig gemacht, obwohl kein akuter Kinderwunsch da war. Um Gewissheit zu haben, machte ich am 12.6.1997 einen Schwangerschaftstest.

Ein Wunder hat sich in unser Leben geschlichen, welches am Freitag, den 13.6.1997 in der 8+1 SSW von meinem Arzt bestätigt wurde. In der 9. Woche hatte ich leichte Blutungen und war 14 Tage krankgeschrieben, ansonsten verlief die Schwangerschaft normal. Am 23.12.1997 haben wir geheiratet und am 12.1.1998 wurde unser Sonnenschein Meike geboren. Wie habe ich diese Zeit genossen.

Unser Leben war bis dahin perfekt und mein Mann und ich waren uns einig, dass noch weitere Kinder folgen sollten. Die erste Zeit nach der Geburt habe ich mit der Pille verhütet, aber ab September 1999 ging die „Übungsphase" wieder los. Aber da es ja einmal geklappt hat, konnte ein zweites Mal doch nicht so schwierig sein, dachte ich. Von Juni bis September 2000 hatte ich keine Regelblutung und bin zu einem Arzt in unserem Wohnort. Den Schwangerschaftstest musste ich damals schon in der Praxis bezahlen und während der Wartezeit, also der Auswertung des Tests, wurde ich in den Ultraschallraum mit allen Broschüren zum Thema Schwangerschaft gebeten. Ich hatte ca. 15 Minuten alle Hoffnung der Welt, bekam dann aber ziemlich gefühlskalt gesagt, nicht schwanger zu sein. Um aber die Ursache für das Ausbleiben meiner Regel festzustellen, müsse man einen Hormonstatus machen, der 240 DM kosten sollte. Wirklich schlauer war ich nach dem ganzen Fachchinesisch auch nicht. Ich war auch nicht in der Lage nachzufragen und wollte aus der Frauenarztpraxis raus und einfach nur nach Hause.

Ich suchte Rat bei meinem alten Arzt, der eine Hormonstörung diagnostizierte und mittels Tabletten eine so genannte Entzugsblutung auslösen wollte. Er hat mir eine Art Pille verschrieben, die keine empfängnisverhütende Wirkung hat, aber die fehlenden Hormone dem Körper wieder zuführen sollte. Die Entzugsblutung setzte am 12.11.2000 ein und irgendwie war mir von Anfang an übel. Ich schob es auf die Hormone, von denen ich ja nun reichlich geschluckt hatte, und störte mich die erste Woche nicht daran. Als dann aber auch die Zigaretten nicht mehr schmeckten, wusste ich, dass das etwas ganz anderes ist, und ließ das Rauchen sein. Ich wusste schon weit vor einem SS-Test, dass ich schwanger war. Der Test aus der Apotheke zeigte 4 Wochen später aber ein „negativ" an. Kurz vor Weihnachten bin ich zu meinem Arzt, der mir dann Blut abnahm.

Die Laborwerte kamen am Freitag, dem 22.12.2000 und mir wurde in einem Telefonat die Schwangerschaft bestätigt. Da mein Arzt aber erst im neuen Jahr wieder Sprechstunde hatte, war der erste Termin am 2.1.2001. Bis zum 2. Weihnachtsfeiertag war unsere Welt in Ordnung. Mir ging es super und unsere Stimmung war auf dem Höhepunkt. Am 1. Weihnachtsfeiertag sind wir zu meinen Schwiegereltern gefahren, die ca. 100 km weit weg von zu Hause wohnen. Wir wollten Weihnachten und auch Schwiegervaters Geburtstag am 26.12. feiern. Natürlich haben wir voller Freude unser kleines Geheimnis der Familie erzählt und alle haben sich gefreut. Sie wussten um unsere schon länger andauernden Versuche, ein Geschwisterchen für unsere Meike zu bekommen. Nachmittags setzten dann leichte Blutungen ein und wir sind ins Krankenhaus gefahren. Wenn man aus einer Großstadt kommt, in der an jeder Ecke ein Krankenhaus ist, kommt einem die Fahrt auf dem Land in dieser Situation doppelt und dreifach so lang vor. Leider konnte die Ärztin in diesem Krankenhaus weder durch Urintest noch durch Ultraschall meine Schwangerschaft feststellen. Sie meinte, es hätte sich jede Menge Schleimhaut aufgebaut, sodass die nächste Regel sehr stark werden würde.

Nach diesen Worten sind wir wieder zurückgefahren. Von dem Geburtstag habe ich nichts mehr mitbekommen. Zu viele Gedanken kreisten durch meinen Kopf: „War das ein Versehen meines Arztes? Ein Irrtum des Labors? Ein schlechter Scherz?" Ich hatte nichts schwarz auf weiß, woran ich mich hätte festhalten können! Am nächsten Tag sind wir nach Hause gefahren und ich bin bei uns in die Uni-Klinik. Die Blutungen waren immer noch leicht da und ich glaubte an einen Irrtum der Ärztin. Ich hatte doch von meinem Arzt, dem ich vertraute, gesagt bekommen, ich sei schwanger. Die Schwester in der Gynäkologie meinte nach meinen Schilderungen, dass nach meiner Hormoneinnahme ein Nachweis von HCG völlig normal sei und noch lange keine Schwangerschaft bedeuten würde. Wenn ich einen Arzt sprechen wolle, der mir auch nichts anderes sagen und nichts machen könne, müsse ich mich auf Station setzen und warten. Das könne aber bis zu 5 Stunden dauern.

Ziemlich frustriert bin ich nach Hause gefahren, habe mich geschont, bin nur gelegen und habe gehofft. Gehofft, dass die Blutungen aufhören würden, gehofft, dass alles nur ein böser Traum war, und gehofft, bis zum Termin bei meinem Arzt am 2.1.2001 durchzuhalten. Bei ihm fühlte ich mich verstanden. Aber es ließ sich nicht aufhalten. Silvester wurden die Blutungen so stark, dass ich wusste: Es ist vorbei!

Am 2.1.2001 konnte mein Arzt nur noch die Fehlgeburt bestätigen. Das HCG war auch schon so weit gesunken, dass keine Ausschabung notwendig war. Er hat mir für 3 Monate die Pille empfohlen, damit sich mein Körper wieder an einen normalen Zyklus gewöhnt. Bis April habe ich nur funktioniert. Doch da war meine kleine Meike, die versorgt werden musste und von all dem nichts mitbekommen sollte.

Ab April 2001 waren wir also wieder in der Übungsphase. Nachdem ich beschlossen hatte, nie wieder den Frauenarzt zu wechseln und wenn ich 100 Kilometer zu ihm fahren müsste, war es ein Schock für mich zu erfahren, dass mein geliebter Frauenarzt in den Ruhestand getreten war und er die Praxis an eine junge Frauenärztin aus einem Krankenhaus übergeben hatte. Diese Ärztin ist ganz lieb und nett, erklärte mir aber, dass sie sich mit Hormonen, also gerade mit meinem Problem, nicht besonders gut auskennt. Sie verschrieb mir Utrogest, ein Gelbkörperhormon, welches bei meinem aktuellen Hormonstatuts so gut wie gar nicht vorhanden war. Dieser Status wurde in der 2. Zyklushälfte gemacht, also zu einem Zeitpunkt, in welchem Gelbkörper vorhanden sein sollten.

Nachdem auch das alles nichts gebracht hatte, entschlossen wir uns im März 2002, in eine Kinderwunschpraxis zu gehen. Das erste Gespräch war zufrieden stellend. Der Arzt ging von einer Eizellreife-Störung aus und meinte, das könne man mit der Gabe von Hormonen beheben und dann wäre unser Problem nach 2-3 Monaten gelöst. Seiner Meinung nach also alles ganz „easy". Mein Mann hatte drei Mal ein Spermiogramm bei einem Urologen machen lassen. Da diese in Ordnung waren, wurden wir erneut auf unser gynäkologisches Problem hingewiesen. Meine Ultraschallwerte waren in Ordnung. Dann wurden meine Hormone bestimmt. Daraufhin wurde wieder Ultraschall gemacht und mit den nächsten Hormonen ein Eisprung ausgelöst. 14 bzw. 21 Tage danach habe ich Gelbkörper (Crinone) genommen, aber mit nur einer Woche Verspätung stellte sich meine Regel ein.

Im nächsten Monat sind wir wieder hin. Beim Ultraschall wurde der Verdacht auf einen Polypen an der Gebärmutter geäußert, der aber wieder entkräftet werden konnte. Irgendwie fühlte ich mich in der Kinderwunschsprechstunde nur angelogen, denn laut Eingangsuntersuchung war doch alles ganz „easy" und keine weiteren Schritte nötig. Ich fühlte mich in eine Richtung gedrängt, in die ich gar nicht gehen wollte. Dann habe ich mir geschworen, nie wieder da hinzugehen! Dabei bin ich geblieben! Meistens kann ich mit all dem ganz gut umgehen, aber es gibt natürlich auch Tage und Situationen, die mir ganz schön nahe gehen. Zum Glück werden diese Tage aber immer seltener und dann nehme ich unsere Tochter und es gibt eine extra Spiel- und Schmusestunde, die wir dann beide genießen.

Eine Erkenntnis habe ich für mich gewonnen: Ein Geschenk kann man nicht erzwingen, und es gibt halt Dinge zwischen Himmel und Erde, die sich nicht unserem Willen und Zeitplan beugen. Ich sehe es als mein Glück an, dass die schlimmen Daten der Fehlgeburt und des Entbindungstermins beides Tage sind, an denen man normalerweise nicht alleine ist. Die Fehlgeburt war an Silvester und der Entbindungstermin wäre an meinem Geburtstag gewesen. Ich habe zwar genug Zeit und Raum auch gerade an diesen Tagen an unseren Krümel zu denken, denn auch er gehört natürlich zu unserem Leben dazu. Aber durch meinen Mann, meine Familie und meine Freunde werde ich aufgefangen.

Nach nun 3 Jahren habe ich es für mich angenommen, dass unsere Maus alleine bleiben wird, denn so langsam tickt auch meine biologische Uhr. Es hat viele Tiefs gegeben, so auch fast das Ende unserer Ehe im letzten Jahr. Die Kinderwunschbehandlung hat bei uns eigentlich mehr zerstört als genutzt. Ich habe allen Grund mit dem zufrieden zu sein, was ich habe und will „meinem Traum nicht auf Biegen und Brechen hinterherlaufen". Bei einer weiteren Kinderwunsch-Behandlung könnten wir nicht für den Bestand unserer Ehe garantieren, da es uns beiden zu „intim" ist, in welchen Bereichen die Ärzte ihre Kenntnisse einsetzen. Ich ziehe vor allen Paaren, die das schaffen, meinen Hut!

Mein Mann und ich halten es jetzt ganz einfach: Wir verhüten nicht und wenn noch ein Baby kommt, ist es herzlich willkommen. Wenn nicht, sollte es eben nicht sein. Wir genießen die Zeit mit unserer „großen" Tochter, die mit ihren 6 Jahren bereits ein Schulkind ist und uns jeden Tag Freude bereitet. Der Kinderwunsch ist wie ein großes Abenteuer, auf das ich mich nun ganz und mit allen Sinnen einlassen kann und mit voller Kraft dabei bin.

Einen Tipp habe ich jetzt zum Schluss meiner Geschichte:

Es tut so gut, darüber zu reden und sich mit anderen Betroffenen auszutauschen. Am besten sofort, damit dieses Tabuthema endlich aufhört, eines zu sein. Der Fehler, den wir gemacht haben, war, die Fehlgeburt zu verdrängen. Darüber geredet haben wir erst richtig nach fast 3 Jahren. Als in unserem Umkreis 2 Familienmitglieder schwanger wurden. Sowohl ich als auch mein Mann, wir haben erst dann unsere Ängste, Sorgen und jeder seine Gedanken bewusst ausgesprochen. Ich kann nur sagen: „3 Jahre verschenkte Zeit in Schmerz und Leid".

Antje mit Meike an der Seite und *KRÜMEL für immer im Herzen

P.S.: Wunder geschehen!

*Nachtrag vom 13.08.2004:*

Nach 5 Jahren ist unser Wunder einfach passiert. Ich bin wieder schwanger, in der 13. SSW. Entbindungstermin: 20.2.2005. Und das einfach so, ohne Ärzte und Hormone.

## Bea

## Meine vier Engel

Ich bin erst 21 Jahre alt, für manch einen schwer vorstellbar, dass ich schon dazu schreiben kann. Andere glauben vielleicht an die Naivität eines jungen Mädchens, doch wer selbst so etwas durchlebt hat, weiß, worum es geht. Jede Fehl- und Totgeburt tut verdammt weh, egal, wie alt die Frau ist und egal, ob das Kind ein Wunschkind oder „Unfall" war. Ich möchte über meine Erlebnisse, die mir in den letzten 3 ½ Jahren widerfahren sind, schreiben, um sie vielleicht besser verarbeiten zu können und um anderen Frauen und Mädchen zu zeigen, dass sie mit ihrem Erlebnis nicht allein dastehen! Vielleicht spiegeln sich einige Schicksale in meinem wider.

Als ich 16 Jahre alt war, bin ich mit einem Jungen (20 Jahre) zusammengekommen, den ich sehr geliebt habe. Er war meine erste große Liebe und wir konnten uns sehr schnell ein gemeinsames Leben vorstellen. Mit uns ging es 2 Jahre lang gut! Schon am Anfang der Beziehung bestand der Wunsch nach einem Kind. Heute weiß ich, dass es nicht der konkrete Wunsch nach dem Baby war, sondern der Wunsch, mein eigenes Leben zu führen. Ich war damals sehr naiv und ließ mich darauf ein, die Pille abzusetzen. Leider musste ich bemerken, dass meine Tage ausblieben und es wurde eine Schwangerschaft festgestellt. Ich war erst in der 6. Schwangerschaftswoche, als mein Verstand meine Naivität überwog. Ich wollte mein Leben genießen, meinen Schulabschluss bekommen und einfach nur ein Teenager sein, der wie jeder andere Teenager seine Probleme hatte und diese nicht noch mehr fördern wollte! Es war eine schwere Zeit. Ich habe weder mit meinen Eltern, noch mit meinem damaligen Freund gesprochen. Keiner wusste, dass ich schwanger war. Das Verhältnis zu den Eltern ist in diesem Alter nie das Beste und ich wollte es nicht noch mehr verschlechtern und mein Freund hätte meine Einstellung nie verstanden, da es doch sein größter Wunsch war. Ich entschloss mich zu einer Abtreibung, obwohl ich es nie für möglich gehalten hätte, dies zu tun! Doch ich tat es, um mein Leben und das Leben eines unschuldigen Kindes zu bewahren. Ich wollte nicht ein Kind zur Welt bringen, für das ich nicht hätte sorgen können. Wie hätte ich dies finanziell schaffen sollen? Der Verstand siegte und ich kam damals mit dieser Situation relativ gut klar.

Die Beziehung zu meinem Freund fing an zu scheitern. Ich hatte ihn betrogen und bin nach 2 Jahren Beziehungsglück aus unserer gemeinsamen Wohnung geflogen. Er hatte meine Untreue in Erfahrung bringen können und mich rausgeschmissen. Ich wünschte, es wäre nur bei dem Rausschmiss geblieben. Ich wünschte, ich hätte diese körperlichen Qualen nicht durchleben müssen!

Eine Woche nach meinem Rausschmiss bekam ich fürchterliche Blutungen und mein Frauenarzt stellte fest, dass bei mir eine Schwangerschaft bestanden hatte. Ich habe davon eigentlich gar nichts gemerkt, da es erst in der 4. - 5. Schwangerschaftswoche war und mein Zyklus eh unregelmäßig war. Doch es hat ein wenig gedauert, um diese Botschaft zu ertragen!

Ich hatte damals für mich ein neues Leben begonnen, wollte neu beginnen, alles hinter mir lassen und alles einfach nur vergessen. Doch das ist kaum möglich, wenn man wieder an diese Situationen erinnert wird. Die Wunden heilen schnell, doch noch schneller werden die Narben wieder aufgerissen. Ich habe mich nicht mehr an einen Jungen rangetraut, hatte Angst, alles noch mal erleben zu müssen. Doch dann lernte ich ihn kennen. Es war im August 2002, er war verständnisvoll, gab mir Halt und Geborgenheit. Ich kann nicht sagen, dass ich ihn geliebt habe, doch ich habe ihn sehr gemocht und mag ihn eigentlich immer noch, weil er immer für mich da ist, auch wenn unsere „Beziehung" nur 1½ Monate anhielt. Ich war bei ihm und er wollte sich über das Wochenende um mich kümmern, weil ich eine Angina hatte. Er hatte sein Zimmer voller Kerzen gestellt und wir verbrachten eine sehr schöne Nacht miteinander. Er offenbarte mir danach, dass es für ihn das erste Mal war, dass er mit einer Frau geschlafen hatte!

Ich trennte mich allerdings Ende September von ihm, den Grund erfuhr er erst Ende November … Meine Regel blieb aus, ich hatte Panik. Doch ich beruhigte mich schnell, schob alles auf den Beginn meiner Lehre im September 2002, dachte, das Ausbleiben der Regel wäre nur durch die Umstellung ins Berufsleben begründet. Und schließlich nahm ich ja meine Pille und wir hatten mit Kondom verhütet …

Mitten in der Nacht wurde ich aus dem Schlaf gerissen und mir fiel ein, dass ich zu der Zeit ein Antibiotikum nehmen musste und im Kondom nach dem Akt kein Sperma war! Das Kondom musste geplatzt sein, wir hatten doch nur zweimal miteinander geschlafen! Total aufgelöst hatte ich mir am nächsten Tag einen Schwangerschaftstest gekauft und machte ihn am darauf folgenden Morgen.

Gott sei Dank, er war negativ und so verließ mich der Gedanke von einer wahrscheinlich bestehenden Schwangerschaft. Doch zwei Wochen später hatte ich immer noch nicht meine Regel und ich machte erneut einen Test, der auch wieder negativ ausfiel. Doch mich ließ der Gedanke nicht los, dass da etwas nicht stimmen konnte. Ich wartete noch eine Woche, konnte an nichts anderes mehr denken und sah ständig nur noch schwangere Frauen und Mütter. Zu dieser Zeit kamen die Erinnerungen an das damals Geschehene wieder in mir hoch und ich fühlte mich nur noch dreckig, wollte nur noch allein sein! Nach einer Woche warten, Nervosität und Anspannung machte ich erneut einen Test und der war POSITIV!

Ich begann zu weinen, ich hatte doch erst meine Lehre begonnen!

Zwei Tage später ging ich zum Frauenarzt, es war mittlerweile November und der Arzt gratulierte mir. Ich war in der 15. Schwangerschaftswoche, ein Abbruch war nicht mehr möglich, doch den wollte ich auch nicht. Ich habe das Kleine gesehen, es hatte schon Beine und Arme! Der eine Arm lehnte an seinem Körper, während sich der andere in die Luft streckte, als wolle er mir winken.

Ich wollte dieses Kind haben! Ich wusste nicht, wie ich es hätte durchbekommen sollen, doch für mich zählte dieses Leben, was ich in die Welt setzen wollte und um das ich mich kümmern wollte. Ich informierte meinen Ex-Freund. Er war nicht gerade begeistert, schließlich steckte er im Studium und konnte uns auch nicht finanziell unterstützen. Doch er wollte für mich da sein, wollte mir helfen, soweit er konnte.

Ich habe damals eine Lehre als Schilder- und Lichtreklameherstellerin bekommen, ein ziemlich anstrengender Beruf, da man unter anderem sehr schwer heben muss. In der Nacht von Dienstag zu Mittwoch wachte ich durch Bauchschmerzen auf. Ich ging auf Toilette, weil mir zudem übel war, doch das Gefühl hatte ich schon ein paar Wochen gehabt und machte mir deswegen keine Sorgen. Als ich auf Toilette war, bekam ich einen Blutsturz. Ich habe noch nie so viel Blut gesehen wie in dieser Nacht! Ich wurde innerlich unruhig, doch meine Eltern konnte ich nicht wecken. Mein Vater wusste nichts von einer Schwangerschaft und meine Mutter vermutete es nur. Ich bin also am nächsten Tag trotz Bauchschmerzen zur Arbeit gegangen, hatte Angst, gekündigt zu werden. Ich fragte meinen Chef am Morgen, ob ich bitte zum Arzt gehen dürfe, da es mir nicht gut ginge. Doch er meinte, dass dies nicht möglich sei, da sehr viel zu tun sei und wenn es mir so schlecht ginge, wäre ich gleich zu Hause geblieben! Auch er wusste nichts von meiner Schwangerschaft. Ich war noch in der Probezeit und wusste nicht, dass man auch da schon unter Mutterschutz steht. Also ging ich erst Freitag, den 22. 11. 2002 zum Arzt, leider viel zu spät. Mein Arzt konnte nur noch „Überreste" des Embryos feststellen. Er war 14,5 cm groß und schon in der 16. Schwangerschaftswoche! Mein Frauenarzt überwies mich in eine Tagesklinik für Frauen, in der eine Ausschabung vorgenommen wurde. Ich weinte die ganze Zeit, fühlte mich so verletzt, so schuldig und so allein gelassen!

Als ich den OP-Saal betrat, stand da ein Frauenarztstuhl im Raum, davor ein Eimer! Der Anblick war so Ekel erregend, das ganze Blut und – Sie haben es weggeworfen, als wäre es eine alte Milchtüte! Ich verstand nicht, wie sie so mit den Frauen, die aufgrund einer Ausschabung dorthin kamen, umgehen konnten! Ich fand es respektlos.

Als ich auf dem Stuhl lag, bekam ich die Narkosespritze und schlief gleich ein. Ich wachte in dem Bett, das ich zuvor schon nutzte, um zu warten, wieder auf, und kaum hatte ich die Augen auf, fing ich wieder an zu weinen. Eine Krankenschwester kam zu mir, um mir Tee und Zwieback zu bringen. Sie setzte sich auf meine Bettkante, um mich zu trösten!

Ich habe ihr Gesicht immer noch vor Augen und ich war ihr so dankbar, dass sie in diesem Moment für mich da war! Sie hatte schon Feierabend, blieb aber so lang bei mir, bis ich aus der Klinik entlassen wurde. Die darauf folgenden Wochen waren der Horror! Ich musste ständig an das Kleine denken, hatte immer wieder das Ultraschallbild vor Augen ...

Ein Jahr lang lebte ich nicht richtig, wollte fast nur allein sein. Ich ging kaum raus. Durch einen dummen Zufall lernte ich am 5. September 2003 meinen Freund kennen. Seit langem fühlte ich mich wieder wohl. Ich bin so dankbar, dass ich ihn habe! Ich erzählte ihm, dass ich ein Jahr zuvor mein Baby verloren hatte und dass ich aus diesem Grund keine Pille mehr nahm! Er verstand mich, konnte mit der Situation sehr gut umgehen. Ich glaube, es liegt daran, dass er dies selbst noch nicht erleben musste und ein Mann dies nie so fühlen und nachvollziehen kann wie eine Frau. Am 27.11.2003 ging ich zum Frauenarzt, weil ich Bauchschmerzen hatte und meine Tage ausgeblieben waren! Ich hoffte, dass es diesmal endlich klappen könnte. Viele hielten mich bzw. uns für naiv, weil wir es soweit hatten kommen lassen und noch nicht lang zusammen waren, doch für uns zählte nur das Eine. Da lag ich nun bei einer neuen Frauenärztin und sie wusste nichts von meiner Vergangenheit. Sie macht einen vaginalen Ultraschall und auf dem Monitor war eine klitzekleine Fruchtblase zu sehen. Ich hätte vor Freude platzen können. Es war ein unbeschreibliches Gefühl, das sich in mir breit machte. Die Ärztin wollte mich nach einer Woche erneut untersuchen, um den Mutterpass auszustellen und Weiteres abzuklären.

Ich lief freudestrahlend in das nächste Geschäft, kaufte einen kleinen Babybody und ging nach Hause zu meinem Freund. Er selbst platzte fast, weil er nicht wusste, was war, ob er Papa würde oder nicht. Ich stand ihm nun gegenüber, strahlte über das gesamte Gesicht und holte den kleinen Babybody vor!

Voller Stolz erklärte ich ihm „herzlichen Glückwunsch, du wirst Papa!" Er fiel mir um den Hals und erzählte natürlich gleich jedem von der freudigen Nachricht. Auch ich rief gleich meine Mama an, um ihr diese Nachricht zu verkünden! Sie freute sich so riesig für mich und wünschte mir viel Glück! Sie drückte mir die Daumen, dass dieses Mal nichts schief gehen würde. Ich wurde krank geschrieben, da ich zu den Risikoschwangeren zählte und sollte mich nun schonen. Auch wenn es mir schwer fiel, tat ich dies und mein Freund kümmerte sich rührend um mich, hielt mir abends im Bett den Bauch, küsste ihn und das Erste am Morgen war der Kuss auf meinen Bauch. Leider sollte diese Freude nicht lange anhalten. Am darauf folgenden Dienstag, den 2.12.2003 bekam ich Bauchschmerzen, hatte aber keinerlei Blutungen. Ich fing an zu weinen, rief meine Mutter an und erzählte ihr davon. Sie versuchte mich zu beruhigen, sagte, ich solle vorsichtshalber zum Arzt gehen, um kontrollieren zu lassen, dass alles in Ordnung ist.

Ich vermutete natürlich gleich das Schlimmste und das bestätigte sich bei meiner Ärztin. Das Baby war nicht mehr zu sehen und zwei Tage später bekam ich auch meine Blutungen!

Es ist schwer, dies verarbeiten zu können! Wir hatten uns sehr darauf gefreut, hatten schon Pläne für unsere Zukunft gemacht. Ich liege oft wach da, überlege, was ich falsch gemacht haben könnte! Doch eigentlich weiß ich, dass ich nichts dafür kann! Aber der Gedanke lässt einen nicht in Ruhe!

Zu oft muss ich daran denken, weine mich in den Schlaf, denke zu oft daran, warum manche einfach schwanger werden, ohne es zu wollen … Ich hoffe sehr, dass ich irgendwann darüber hinwegkommen werde und dass ich bald ein gesundes Kind im Arm halten darf …

Ich liebe euch,
meine 4 kleinen Engel!

Eure Mama

## Brita

## Für unseren Sohn Leon

Wie alles begann …

Ich schaue auf den Kalender und überlege: „Heute ist der 05. Juni 2003, sollte ich nicht längst meine Regel haben"? Ich blättere im Kalender zum Mai zurück. Tatsächlich, ich habe meinen ersten Tag der letzen Regel am 05. Mai 2003 gehabt. Also bin ich mindestens schon 5 Tage überfällig. Ich wollte doch diesen Monat wieder ordnungsgemäß mit der Pille anfangen!

*Rückblick*

Das letzte halbe Jahr war ja auch wirklich stressig. Erst der Hauskauf von unseren Freunden. Dort hatten wir von Oktober 2002 bis eine Woche vor Weihnachten, Woche für Woche und an den Wochenenden, mitgeholfen zu renovieren. Dann konnten wir endlich auch noch unser Haus im Dezember 2002 kaufen, in welchem wir schon 3 Jahre zur Miete wohnten. Von Januar bis April 2003 begannen wir dann mit eigenen Um- und Ausbauarbeiten. Und wie sollte es auch anders sein? Wir hatten nicht nur genug Arbeit zu Hause, sondern auch in der Firma. Hurra, wir bekamen ein komplett neues Computersystem! Unser Familienleben? Was war das? Seit einem halben Jahr wussten wir das nicht mehr. Unsere Ehe steckte durch die ganzen Ereignisse in einer tiefen Krise. Wen wundert es da, dass ich immer wieder mal eine Pille vergaß und die anderen sehr unregelmäßig eingenommen hatte. Ich war aber auch im Glauben, dass schon nichts passieren würde, weil unser Liebesleben durch den ganzen Stress eingeschlafen war.

5.6.2003 – Mir wurde ein wenig heiß und kalt. Ich überlegte und rechnete. „Konnte das möglich sein"? Sicher, ab Mai war wieder Ruhe in unser Leben eingekehrt und auch unsere Liebe zueinander war wieder da. Ich musste ein wenig schmunzeln: „Ja, mein Mann und ich haben dem Wonnemonat Mai alle Ehre gemacht, ohne jedoch wirklich an eventuelle Folgen gedacht zu haben. Im letzten halben Jahr war doch auch nichts passiert! Ich bin 37 Jahre alt und nehme schon seit 10 Jahren die Pille. Ich fühlte in mich hinein. Waren da schon erste Anzeichen? Hatte ich nicht unwahrscheinlich Brustspannen? Ach Quatsch, ich hatte ja schon ein paar Tage Unterleibsschmerzen, als wenn meine Regel jeden Augenblick kommen würde.

10.6.2003 – Ich konnte es bis zum Feierabend gar nicht abwarten. Meine Regel hatte ich immer noch nicht und heute wollte ich endlich Klarheit haben und mir einen Schwangerschaftstest holen. Ich hatte mir einige Namen von Tests schon aufgeschrieben, um gezielter nach einem fragen zu können. Nachdem ich ganz locker in der Apotheke nach einem Test gefragt hatte, lächelte die Apothekerin ganz nett und sagte, dass es alle in der Apotheke mithören konnten: „Nein, diesen Schwangerschaftstest haben wir gerade nicht am Lager, aber schauen Sie doch mal in das Regal hinter Ihnen, dort haben wir eine Auswahl an anderen Schwangerschaftstests". In diesem Moment hatte ich das Gefühl, als ob jetzt alle Blicke nur auf mich gerichtet wären. Ich griff einfach einen, bezahlte und verließ hochrot und schweißgebadet die Apotheke. Hinterher dachte ich nur: „Du blöde Ziege, da kommen täglich Frauen und kaufen Tests und dir ist das peinlich."

Als ich zu Hause ankam, war ich allein. Eigentlich war ich in diesem Moment ganz froh darüber. Ich holte mir einen kleinen Plastikbecher und begab mich zur Toilette. Ich war aufgeregt und mein Herz klopfte bis zum Hals. Ich tauchte den Test in das Becherchen mit dem Urin und hatte Angst, dass er mir jeden Moment aus der Hand fallen würde, so zitterte ich. Meine Hände waren eiskalt und mein Puls raste. Die nächsten Minuten schienen eine Ewigkeit zu dauern. Dann endlich nahm ich den Test wieder zur Hand und........ ein eindeutiges fettes rotes „Positiv" prangte mir entgegen. Schwanger! Sollte ich jetzt heulen oder mich freuen?! Ich, mit fast 37 Jahren noch einmal Mutter werden? Alles drehte sich um mich. Mein Mann!!! Ich musste ihn erreichen. Ich wählte seine Handynummer und stammelte nur noch: „Komm schnell nach Hause, es ist was passiert!" Als er dann keine 5 Minuten später vor mir stand, platzte ich sofort heraus: „Ich bin schwanger", und hielt ihm den Test entgegen. Wir beide sollten ein gemeinsames Kind bekommen! Wie lange hatte er sich das gewünscht. Unsere Familienplanung war und ist eigentlich abgeschlossen. Das hatte ich ihm damals, vor fast 9 Jahren, als wir uns kennen lernten, auch eindeutig gesagt. Er hatte es akzeptiert und es war auch nie wieder ein Gesprächsthema für uns. Unsere beiden Mädels sind groß und fast 15 und 18 Jahre alt.

Mein Mann holte sofort eine Flasche Sekt aus dem Keller und wir stießen gemeinsam auf unser Glück an. Wir wollten dieses Kind! Danach hatten wir noch die ehrenvolle Aufgabe, unseren beiden Mädels die Neuigkeit, dass sich Nachwuchs angekündigt hatte, schonend beizubringen. Für die beiden war es erst einmal ein Schock. Sie waren sprachlos und gar nicht so glücklich darüber. Das sollte sich aber bald ändern, denn für die beiden gab es in nächster Zeit nur noch ein Thema: unser Baby und ihr Geschwisterchen.

Meine Schwangerschaft

18.6.2003 – Heute habe ich meinen ersten Termin beim Frauenarzt. Die Sprechstundenhilfe, die ich seit Jahren kenne, fragt mich routinemäßig, wie es mir denn ginge. Ich antworte ihr: „Ich glaube mir geht es den Umständen entsprechend gut". Sie ist gerührt und wünscht mir alles Gute für die nächste Zeit. Meine Ärztin fragt noch einmal dasselbe. Dann macht sie einen Ultraschall und da ist es – unser Baby. Meine Ärztin beglückwünscht mich, und bestätigt mir eindeutig die 6. Schwangerschaftswoche. Ich kann es kaum erwarten, nach Hause zu kommen, um allen voller Stolz das erste Foto von unserem Baby zu zeigen. Ich könnte die ganze Welt umarmen und jedem sagen: „Schaut alle her, ich bin schwanger, das ist unser Baby". So ein Glücksgefühl hatte ich schon lange nicht mehr. Zu Hause drehen und wenden alle das Foto und ein wenig Enttäuschung lese ich aus den Gesichtern. Egal, denke ich, das auf dem Foto ist unser Baby, auch wenn es noch etwas winzig ist.

2.7.2003 – Zweiter Termin beim Frauenarzt. Mein Mann ist heute mitgekommen. Er ist genauso aufgeregt wie ich. Ich bin jetzt am Ende der 8. Schwangerschaftswoche und mir geht es blendend. Kein Erbrechen, kein Appetit auf saure Gurken, ich blühe einfach nur auf. Meine Ärztin macht heute den ersten „offiziellen" Ultraschall. Mein Mann und ich starren gespannt auf den Bildschirm. Ist so etwas möglich? Unser Baby hat in den letzten 14 Tagen so an Formen zugelegt. Wir sehen alles: den Kopf, den Bauch, die Ärmchen und Beinchen und sein Herz, wie es schlägt. Uns kommen vor Freude die Tränen. Wir beide sind so gerührt und in dem Moment die glücklichsten Menschen auf der Welt. Meine Ärztin teilt uns mit, dass alles in Ordnung und zeitgerecht entwickelt ist. Dann wird uns der voraussichtliche Geburtstermin mitgeteilt. Es wird der 12.2.2004 sein.

3. bis 29.7.2003 – Einigen Verwandten und Freunden haben wir unser freudiges Ereignis schon mitgeteilt. Viele freuen sich mit uns. Leider gibt es aber auch welche, die unser Glück überhaupt nicht verstehen können. Da fallen Sprüche wie „Müsst ihr euch das noch mal antun? Eure Kinder sind doch groß" oder „Wisst ihr, was heutzutage ein Kind kostet?"

Meinem Arbeitgeber und besonders meiner Kollegin im Büro habe ich noch nichts gesagt. Vom 7.7. bis 27.7. nehme ich erst einmal meinen Jahresurlaub, danach, denke ich, wird mein kleines Geheimnis sowieso nicht mehr zu übersehen sein.

30.7.2003 – Dritter Termin beim Frauenarzt. Es gibt Streit zu Hause, wer denn heute mit zur Untersuchung gehen darf. Wir können ja wohl kaum alle vier dort antreten. Ich nehme heute meine große Tochter Anja mit. Ich habe die 12. SSW vollendet. Mir geht es eigentlich blendend. Nur die Hitze macht mir ganz schön zu schaffen, meine Hände und Füße sind total geschwollen. So lange ich Urlaub hatte, konnte ich mich ausruhen und die Beine hochlegen. Nun muss ich leider wieder zur Arbeit. Ich bringe schon ein ganzes Stück mehr auf die Waage. Meine Hosen bekomme ich nicht mehr zu und meine Sommerkleider spannen über Busen und Bauch. Mein Bäuchlein rundet sich und ich bin stolz darauf. Auch bei den Untersuchungen ist alles in Ordnung. Unser kleiner Krümel ist schon ein ordentliches Stück gewachsen und es geht ihm blendend.

Heute bekomme ich endlich meinen lang ersehnten Mutterpass überreicht und werde gleich mit den ganzen Vorsorgeuntersuchungen wie Tripeltest, Nackenfaltenmessung und Informationen zur Fruchtwasserpunktion überrollt. „Mann" denke ich: „Was heute alles für Mutter und Kind getan wird. Das hat es früher nicht gegeben". Als ich damals schwanger war, musste ich alle vier Wochen zur Untersuchung und in der ganzen Schwangerschaft wurde höchstens dreimal geschallt. Zum Ultraschall musste ich noch ins 15 Kilometer entfernte Krankenhaus fahren. Da ich ja schon zu den „alten" Müttern zähle, wurde mir von meiner Ärztin geraten, eine Fruchtwasserpunktion durchführen zu lassen, um ganz sicher zu sein, dass mit dem Kind alles in Ordnung ist. Für diese Entscheidung habe ich 4 Wochen Zeit.

Es sollte die verkehrteste Entscheidung sein, die ich in meinem ganzen Leben getroffen habe!

31.7. bis 26.8.2003 – Der Sommer meint es dieses Jahr besonders gut mit uns. Die Temperaturen steigen am Tag auf fast 40 °C an. Das Thermometer im Büro zeigt schon um 10 Uhr morgens 32 °C. Es ist unerträglich. Selbst in der Nacht fallen die Temperaturen nicht unter 20 °C. Unser Schlafzimmer ist der Horror. Ich kann kaum schlafen bei diesen Temperaturen, wälze mich nur im Bett rum und bin am Morgen natürlich auch nicht ausgeschlafen. Krankschreiben lassen kann ich mich auch nicht, da meine Kollegin im Urlaub ist und ich die Stellung in der Firma halten muss. Ich platze aus allen Nähten und „Hilfe" ich brauche dringend Umstandssachen! Unser kleiner Engel wächst und wächst. Ich habe von meiner Tochter Anja eine Schwangerschaftscreme zum Geburtstag geschenkt bekommen. Damit verwöhne ich ab jetzt mein Bäuchlein nach jedem Duschen.

27.8.2003 – Nächster Termin zur Vorsorgeuntersuchung. Ich habe mich für eine Fruchtwasserpunktion entschieden. Meine Frauenärztin erklärt mir noch einmal diesen Vorgang und versucht mir meine letzten Zweifel an der ganzen Sache zu nehmen, was ihr auch gelingt. Ich selbst habe mir in den letzten Wochen viel Informationen über dieses Thema eingeholt und auch mit Frauen gesprochen, die eine Fruchtwasserpunktion haben machen lassen. Alles in allem gibt es nur Positives. Ich bekomme einen Termin am 3.9.2003 und habe meine Ärztin gebeten, die Untersuchung stationär durchführen zu lassen. Nun halte ich aber einen Überweisungsschein für eine ambulante Fruchtwasserpunktion in den Händen. Mir ist jetzt schon unwohl dabei.

28.8. bis 2.9.2003 – Meine kleine Tochter Maria und ich machen am Wochenende einen Einkaufsbummel. Zuerst fahren wir ins Reitergeschäft, um für sie ein paar neue Sachen zu kaufen und danach geht's weiter ins Einkaufscenter. Wir kaufen ein paar neue Sportschuhe und für Anja ein Geburtstagsgeschenk. Beim Anblick der süßen Babysachen packt mich der Kaufrausch. Zum Schluss habe ich ein paar schöne warme Schühchen, ein warmes Mützchen, ein kuscheliges Dreieckstuch, ein paar Handschuhe, zwei Strampler und einen Pullover in meinem Einkaufswagen liegen. Alles in Blau! Ich habe im Gefühl, dass es ein Junge wird, obwohl ich jedem gesagt habe, dass es doch wieder ein Mädchen sei, weil die Schwangerschaft genauso verläuft wie bei meiner Tochter Maria. Ich kann es kaum erwarten, nach Hause zu kommen, um die schönen Babysachen meinem Mann zu zeigen.

Wenn ich am Abend auf dem Sofa liege, kann ich schon Bewegungen spüren, ein Gefühl, von dem ich gar nicht genug haben kann. Bis jetzt kann ich meinem Mann nur erzählen, wie unser kleiner Zwerg seine Mama ärgert und es horchen alle mit dem Ohr an meinen Bauch, aber in ein paar Wochen können alle unser Baby endlich spüren, wenn die Hände auf meinen Bauch gelegt werden und es strampelt.

3.9.2003 – Heute ist die Fruchtwasserpunktion. Meine Anja kommt mit, um ihrer Mama die Hand zu halten, da ich wirklich große Angst habe. Mein Mann kann leider nicht mitkommen. Er hat gerade eine neue Anstellung gefunden und bekommt keinen Urlaub. Mein Schwager fährt uns zum Klinikum. Ich bin sehr nervös und muss andauernd zur Toilette. Noch einmal werde ich über die Untersuchung aufgeklärt und bekomme ein paar Minuten Bedenkzeit im Wartezimmer. Danach muss ich die Einverständniserklärung zu dieser Untersuchung unterschreiben. Ich will nur das Beste für unser Kind und glaube in diesem Moment das Richtige zu tun. Eine Abtreibung würde für uns auch dann nicht in Frage kommen, wenn es behindert sein sollte. Wir würden uns nur besser auf die Zukunft einstellen können.

Es wird noch einmal Ultraschall gemacht. Unser Sonnenschein ist total quirlig und schlägt Purzelbäume. Ob er ahnt, was da gleich gemacht wird? Mein Bauch wird desinfiziert und ich bekomme ein OP- Tuch darüber. Ich kann nicht mehr hinschauen und drücke nur ganz fest Anjas Hand. Dann spüre ich einen Pieks und das Fruchtwasser sprudelt in die Kanüle. Nach einer Minute ist alles vorbei. Danach wird noch einmal Ultraschall gemacht. Ich frage die Ärztin, ob man schon sehen kann, was es denn wird. Sie zeigt es mir. Es ist eindeutig ein Junge!
Ein Junge, wir bekommen einen Jungen. Unseren Leon. Ich könnte vor Glück schreien! Ich darf gleich wieder nach Hause. Für die nächsten 3 Tage bin ich krank geschrieben und soll mich schonen. Nichts leichter als das. Ich werde es mir auf dem Sofa bequem machen und mich einfach nur ausruhen. Mir geht es gut. Ich habe kein Ziehen und keine Schmerzen. Ich muss aber immer noch so oft zur Toilette. Ätzend, fast alle halbe Stunde, obwohl ich gar nicht so viel trinke.

5.9.2003 – Es ist Freitag und ich habe mir vorgenommen einkaufen zu fahren, obwohl es mir heute nicht gerade gut geht. Vielleicht ist ja eine Grippe in Anmarsch. Ich fühle mich so zerschlagen und müde. Ich glaube, ich habe erhöhte Temperatur. Ich muss immer noch so oft zur Toilette. Hoffentlich habe ich beim Einkauf irgendwo eine Möglichkeit dafür.

Zuerst lege ich mir endlich zwei Umstandshosen zu und danach kommt der allgemeine Wochenendeinkauf. Wieder zu Hause angekommen, schaffe ich es nicht einmal, die ganzen Sachen auszupacken und wegzuräumen. Ich bin nur noch müde und möchte schlafen. Was ist nur mit mir los? Meine Ärztin hat mir vor der Untersuchung noch mitgeteilt, dass sie am Wochenende verreist ist und wenn es Komplikationen geben sollte, müsste ich mich an das Klinikum wenden, wo die Untersuchung gemacht worden ist. Ich nehme mir vor, auf alle Fälle am Montag zu ihr zu fahren und nicht arbeiten zu gehen. Zum Abendessen fahren wir zu meiner Schwiegermutter. Ich habe überhaupt keinen Appetit. Sie sagt mir, dass ich ihr überhaupt nicht gefalle, weil ich so blass und krank aussehe. Ich fühle mich auch so und möchte nur noch nach Hause, um mich wieder auszuruhen. Mein Mann bettet mich auf unserem Sofa im Wohnzimmer. Ich friere, zehn Minuten später schwitze ich wieder und dies wechselt sich ständig ab. Ich habe so großen Durst und Schmerzen in der Rückengegend.

Ich messe Fieber: 38,7°! Mein Mann ist nervös und ruft meine Freundin an. Sie kommt sofort mit ihrem Mann zu uns. Es ist jetzt fast 23.00 Uhr. Mein Zustand verschlechtert sich mit jeder Stunde. Alle sind sich einig, dass ich sofort zu einem Arzt in die Klinik muss! Meine Kinder packen ein paar Sachen für mich zusammen, weil keiner weiß, ob ich wieder nach Hause kann oder dort bleiben muss. Was ist nur los? Ich habe Angst!

6.9.2003 – Um ca. 0.30 Uhr kommen wir in der Klinik an, wo ich die Fruchtwasserpunktion am 03.09. habe machen lassen. Eine Schwester nimmt mich in Empfang und fragt nach meinen Beschwerden. Es wird mir sofort Blut und Urin abgenommen. Eine halbe Stunde später kommt dann die Ärztin. Sie untersucht mich und macht Ultraschall. Es ist alles in Ordnung. Unserem kleinen Leon geht es gut, das Herzchen schlägt und er schläft, wie es sich für gut erzogene Kinder und diese Uhrzeit gehört. Wir müssen auf die Laborergebnisse warten! Die Zeit will einfach nicht vergehen. Ich laufe im Gang auf und ab, schwitzte und friere wieder abwechselnd. Die Schwester bringt mir eine heiße Tasse Tee. Es ist bereits 2.00 Uhr morgens. Wir sind alle müde und entscheiden uns, dass ich doch die Nacht zur Beobachtung hier bleibe. Ich verabschiede mich von allen und beziehe unter Tränen mein Zimmer. Ich kann nicht schlafen, muss alle zehn Minuten zur Toilette und hoffe dabei, dass die anderen Frauen nicht aufwachen. Endlich ist es 8 Uhr und Zeit für die Visite.

Die Ergebnisse der Laboruntersuchung sind da. Die Ärztin schaut nicht gerade optimistisch. Der Befund lautet: akuter Harnwegsinfekt! Ich muss hier bleiben! Ich bekomme die erste Infusion und muss am Tag mindestens drei Liter Tee trinken. Mein Zustand wird über den Tag aber nicht besser. Ich fühle mich eher immer schlechter und das Ziehen in der Rückengegend wird auch immer stärker. Obwohl ich die Ärztin bei meiner Einlieferung in die Klinik über meine Schmerzen in der Rückengegend informiert habe, ist bis jetzt niemand hier auf die Idee gekommen, mich an den Wehenschreiber zu legen. Um 14.00 Uhr bekomme ich die nächste Infusion. Ich berichte der Schwester, dass meine Schmerzen stärker geworden sind und frage, warum bis jetzt noch keine Wehentätigkeit gemessen wurde. Die Schwester zuckt mit den Schultern und holt aber sofort den Wehenschreiber und schließt mich daran an. Ich bange und hoffe, dass diese Schmerzen keine Wehen sind. Obwohl das Ziehen sehr schmerzhaft ist und auch in Abständen kommt, ist nicht eine einzige Wehe in der Aufzeichnung zu sehen. Ich atme erst einmal auf und fasse wieder neuen Mut. Vielleicht sind es ja wirklich „nur" Nierenschmerzen. Meine Bettnachbarin erzählt mir von sich, dass es bei ihr genau so war und nun liegt sie mit Nierensteinen hier.

Mein Mann kommt zu Besuch. Leider hat er an mir gar keine Freude. Die Schmerzen sind noch stärker geworden und ich halte es nicht mehr aus. Er muss die Schwester rufen, die mir dann ein Schmerzzäpfchen verabreicht. Dieses hat jedoch keine Wirkung. Wieder werde ich an den Wehenschreiber angeschlossen und es werden die Herztöne überprüft. Mein Mann und ich schauen gespannt auf die Aufzeichnungen, aber diese zeigen wiederum keine einzige Wehe an. Nur das Herz von unserem kleinen Leon schlägt kräftig. Uns fällt wieder erleichtert ein Stein vom Herzen. Da mein Mann eh nichts für mich tun kann, fährt er gegen 18.00 Uhr nach Hause. Er will mich noch einmal anrufen und sich nach meinem Befinden erkundigen. Das Abendessen lasse ich ausfallen, da ich vor Schmerzen keinen Bissen hinunter bekomme. Durch das viele Trinken bin ich Dauergast auf der Toilette. Wieder einmal auf derselben bekomme ich Panik. Mein Schlüpfer zeigt eine rosa Spur. Um mich dreht sich alles und ich stürze sofort ins Schwesternzimmer. Die Ärztin untersucht mich und stellt zu meiner Beruhigung fest, dass der Muttermund verschlossen ist. Ich frage sie, woher diese Schmerzen kommen. Sie meint, dass es entweder doch eine Nierenkolik ist, oder aber eventuell auch Wehen sein könnten. „Wie, Wehen?" Sie erklärt, dass es durchaus im fünften Monat vorkommen kann, dass der Wehenschreiber keine Wehen aufzeichnet, obwohl Wehen da sind. Das liegt daran, dass das Kind noch zu tief im Bauch liegt. Meine Ruhe ist wieder weg und mein Herzschlag ist bis an den Hals zu spüren. In Gedanken bete ich zu Gott: „Bitte lass es keine Wehen sein!"

Damit ich die anderen bei der Nachtruhe nicht störe, werde ich vorsorglich in ein Einzelzimmer verlegt und bekomme eine Infusion gegen die Schmerzen.

Es ist ca. 21 Uhr – nun liege ich hier ganz allein. Nur der Fernseher bietet mir ein wenig Abwechslung. Die Infusion zeigt endlich Erfolg und die Schmerzen sind fast verschwunden. Ich streichle über meinen Bauch und sage meinem Schatz, wie tapfer er doch kämpft und dass alles gut wird. Mein Mann ruft an und ich sage ihm, dass es mir etwas besser geht und er sich keine Sorgen machen soll. Ich mache es mir gemütlich, schalte mir das Nachtlicht am Bett ein, stelle mein Kopfteil ein wenig höher, schaue fern und schlummere dabei ein. Durch einen zerreißenden Schmerz im Unterleib werde ich um ca. 22.00 Uhr geweckt und bin sofort hell wach. Ich könnte schreien! Dann fühle ich, wie sich unter meiner Decke etwas Warmes und Nasses breit macht. Ich breche sofort in Tränen aus und kann nicht mehr klar denken. Meine Fruchtblase ist geplatzt! Mit zittrigen Händen drücke ich den Notknopf. Als die Schwester kommt, weine und schluchze ich nur und sage ihr meinen Verdacht. Sie hebt die Decke hoch und nickt nur.

Ich kann nur noch schreien: NEIN, NEIN, NEIN nicht mein Baby! Es kommen sofort zwei Ärzte und ich rufe unter Tränen meinen Mann an, dass er doch bitte sofort kommen soll. Die Zeit steht mit einem Mal still! Keiner sagt etwas, nur die Hebamme wechselt mit düsterer Miene, ohne ein Wort zu sagen mein Bettlaken und zieht mir meine Unterwäsche aus. Dann wird mir ganz trocken und nüchtern erklärt, dass es keine Rettung für unseren Sohn mehr gibt und dass ich ihn jetzt entbinden muss.

Nein, ich kann nicht und ich will nicht! Eine ganz junge Ärztin, die ich jetzt zum ersten Mal sehe, fragt mich, ob sie bei mir bleiben soll, bis mein Mann kommt. Ich nehme ihr Angebot dankend an. Sie ist die erste und einzige von den Ärzten, die hier ihr Mitgefühl zeigt. Sie bleibt bei mir und hält meine Hand. Sie streichelt mir sanft den Arm und ich sehe auch bei ihr eine tiefe Traurigkeit. Sie versucht mich ein wenig abzulenken und spricht mit mir.

Die Schmerzen sind auf einmal wie weggeblasen. Um meinen Sohn zur Welt zu bringen, brauche ich Wehen, deswegen wird ein Wehentropf gelegt. Mein Mann kommt und wir fallen uns ohne ein Wort tränenüberströmt in die Arme. Der Wehentropf bringt keinen Erfolg. Die Wehen sind weg und bleiben weg. Eine andere Ärztin kommt zu uns und will noch einmal Ultraschall machen. Ich springe sie fast an und brülle ihr ins Gesicht, dass sie das gefälligst sein lassen soll. Die junge Ärztin untersucht noch einmal. Das Köpfchen liegt ganz unten am Scheideneingang. Ich soll pressen, doch ich kann nicht und will nicht. Dann herrscht auf einmal Panik, weil ich zu viel Blut verliere. Ich sehe nur noch Schwestern und Ärzte um mich und höre nur: „Sofort in den OP!". Mein Kopf ist am zerspringen und ich wünsche mir, dass alles nur ein böser Traum ist, aus dem ich gleich aufwache und alles ist gut. Innerhalb von zwei Minuten werde ich für den OP fertig gemacht und ich lasse alles über mich ergehen. Dann höre ich nur noch die schweren Räder von meinem Bett über den Klinikgang zum OP poltern. Mein Mann bleibt allein und verzweifelt im Zimmer zurück. Im OP kann ich gar nicht so schnell denken, was da auf einmal mit mir passiert. Mir wird eine Atemmaske vor den Mund gelegt und ich werde an irgendwelche Instrumente angeschlossen. Ich bekomme keine Luft und versuche immer wieder, immer noch heulend, mir die Maske vom Mund zu ziehen. Der Narkosearzt, ein junger Schnösel, schaut grimmig drein und drückt mir diese energisch zurück auf das Gesicht. Um mich herum höre ich Stimmen, die alle durcheinander reden, und sehe Ärzte, vielleicht vier oder fünf? Dann wird mir auch schon die Narkose gespritzt. Ich will wach bleiben mit aller Kraft und kämpfe gegen die plötzlich über mich hereinbrechende Müdigkeit an. Mein letzter Gedanke ist: „Nein, ihr dürft mir mein Kind nicht wegnehmen!". Dann wird es dunkel.

7.9.2003 – Es ist ca. 0.45 Uhr. Alles ist vorbei. Ich werde im OP einmal kurz wach und schreie: „Mein Baby, gebt mir mein Baby!". Danach komme ich erst wieder in meinem Krankenzimmer zu mir, wo mein lieber Mann auf mich wartet. Ich bin sofort hellwach und bekomme wieder einen Heulkrampf. Die Schwester bringt mir ein Beruhigungsmittel. Mein Mann darf bei mir bleiben. Ohne Worte wird ein zweites Bett neben mir für ihn hergerichtet. Wir können beide noch nicht glauben, was da in dieser Nacht passiert ist. Wir können nicht klar denken, nur weinen, bis die Sonne aufgeht und ein neuer Tag anfängt.

Trotz der Beruhigungsmittel kann ich nicht einschlafen. Ich stehe am Fenster, meine Augen verquollen und rot geweint von der letzten Nacht, und schaue nach draußen. Ein neuer Morgen beginnt, die Sonne geht rot auf, die Vögel zwitschern und ich atme die noch klare Luft tief ein. Für alle scheint es ein schöner Tag zu werden, nur für uns nicht. Unser Sohn Leon wurde heute still geboren. Ich bin wie apathisch, lasse alles über mich ergehen. Ob ich je wieder lachen kann? Ich bin froh, dass mein Mann bei mir ist. Wir trösten uns gegenseitig und geben uns Halt in unserer Verzweiflung und unendlichen Trauer. Immer wieder sage ich zu mir: „Komm, wache endlich auf. Das ist nur ein böser Traum, der nur einfach nicht enden will!".

Der Tag wird wirklich schön. Ein Altweibersommertag mit Sonne und Temperaturen um die 25 Grad. Ich muss raus aus diesem Zimmer. Ich kann nicht mehr atmen. Wir gehen ein wenig im Klinikgelände spazieren. Mein Mann muss mich beim Laufen stützen. Die Beruhigungsmittel scheinen ganze Arbeit zu leisten. Ich gehe wie auf Wolken, in meinem Kopf macht sich ein Vakuum breit.

Wie dieser lange Tag vorbeigegangen ist, weiß ich nicht. Ich kann immer noch nicht schlafen und nicht essen. Ich fange wieder an fast durchzudrehen und werde wiederum mit Tabletten ruhig gestellt. Es wird angeordnet, dass ich psychologische Hilfe bekommen soll.

8.9.2003 – Ich habe wieder nicht geschlafen. Alles tut mir weh. Kann ein Mensch überhaupt so viele Tränen weinen? Er kann! Heute trauert der Tag mit uns. Der Himmel ist mit Wolken verhangen und es regnet Tränen für unseren kleinen Sohn. Die Ärztin holt mich zur Untersuchung. Es wird Ultraschall gemacht. Gleich kann ich meinen kleinen Sohn sehen. Nein, nichts ist zu sehen: kein Köpfchen, keine Füßchen, keine Ärmchen, kein Herzchen was schlägt. – Ein NICHTS ist auf dem Bildschirm. Die Ärztin meint, dass alles in Ordnung sei. Ich höre wohl nicht richtig! Alles in Ordnung? Was soll denn daran bitte schön in Ordnung sein? Nichts ist in Ordnung! Ich werde regelrecht hysterisch.

Warum fragt mich keiner, ob ich mein Kind nicht wenigstens sehen will? Wo ist er überhaupt? Was haben sie mit ihm gemacht? Ich selbst habe einfach zu diesem Zeitpunkt nicht den Mut und nicht die Kraft dazu, irgendetwas zu fragen oder zu fordern. Ich soll einer Psychologin vorgestellt werden, die sich meiner annehmen wird. Sie nimmt sich sehr viel Zeit für mich und wir führen ein sehr langes Gespräch. Besser fühle ich mich danach aber auch nicht. Eine Frage von ihr hat sich mir besonders eingeprägt: „Haben Sie jemals in Ihrem Leben so einen Verlust erlebt, wie jetzt?" Nein, so einen Verlust, so ein Gefühl von Hilflosigkeit und Trauer habe ich bis jetzt noch nicht erlebt. Bis jetzt! Nun weiß ich, was es heißt, sein eigenes KIND zu verlieren.

Der Tod ist immer und überall, aber ein Kind zu verlieren ist das Schlimmste im Leben einer Familie. Egal, ob es noch nicht geboren oder schon auf der Welt ist. Egal, in welcher Schwangerschaftswoche, oder ob das Kind schon 5, 10 oder 20 Jahre alt ist. Besonders für eine Mutter ist das Kind eine Bindung im Leben, die mit nichts anderem zu vergleichen ist.

Mein lieber Mann muss heute leider nach Hause, aber ich darf, wenn die Blut-, und Urinwerte stimmen, wahrscheinlich morgen auch die Klinik verlassen.

9. 9. 2003 – Ich konnte heute Nacht schlafen! Nach über 48 Stunden ohne Schlaf, eigentlich kein Wunder. Sogar ein Brötchen mit Marmelade und einen Joghurt habe ich zum Frühstück runterbekommen. Die Visite kommt und teilt mir mit, dass die Blut- und Urinwerte soweit o. k. sind. Dann kommt die Frage aller Fragen: „Fühlen Sie sich auch in der Lage, die Klinik zu verlassen"? Jetzt nur ruhig bleiben, keine falschen Worte, lächeln und sagen: „Ja, natürlich, mir geht es schon viel besser". Was wissen die denn, wie es mir geht. Ich darf nach Hause. Die Ärztin übergibt mir die Entlassungspapiere und einen Umschlag, dessen Inhalt ich noch nicht kenne. Ich soll diesen erst öffnen, wenn ich mich wirklich in der Lage dazu fühle.

Mein Mann holt mich ab und wir fahren nach Hause – ohne unseren Sohn!

Die Wochen und Monate danach …

Der Albtraum geht weiter. Ich muss zu meiner Frauenärztin, um mich weiterhin krankschreiben zu lassen. Im Wartezimmer sitzen Schwangere und ich höre, dass im Nebenzimmer jemand am CTG angeschlossen ist. Die Herztöne hört man laut und kräftig. Ich werde fast wahnsinnig und Tränen laufen mir übers Gesicht. Die Schwester bemerkt es Gott sei Dank sofort und ich werde ins Sprechzimmer gerufen. Meine Ärztin weiß schon Bescheid. Mein Mann hatte sie bereits telefonisch darüber informiert. Sie kann mir kaum in die Augen schauen und murmelt ein: „Es tut mir so entsetzlich Leid". Sie schreibt mich weitere zwei Wochen krank. Mir klingen bis heute noch ihre Worte im Ohr: „Sie brauchen sich keine Sorgen zu machen, in meiner Praxis hat noch keine Frau ihr Kind durch die Fruchtwasseruntersuchung verloren". Bingo! Ich bin die Erste!

Ich bin wie gelähmt und bringe einfach nichts auf die Reihe. Noch nicht einmal meinen Haushalt. Es bleibt alles an meinem Mann und den Kindern hängen. Ich bekomme Besuch von unseren engsten Freunden und Bekannten. Jetzt zeigt sich, was wirklich gute Freunde sind und wen man aus seinem Kreis streichen kann.

Ich öffne den Umschlag von der Klinik und halte die Geburtskarte von unserem Sohn Leon in den Händen. Auf der linken Seite sind seine kleinen Fußabdrücke. Ich habe einen Kloß im Hals und die Kehle ist mir zugeschnürt. Ein brennender Schmerz macht sich in meiner Seele breit. Seinen Vornamen habe ich nachträglich selbst dazu geschrieben, denn für uns ist er nicht nur ein männlicher Fetus wie es in der Fachsprache heißt, sondern unser Kind, unser Sohn Leon!

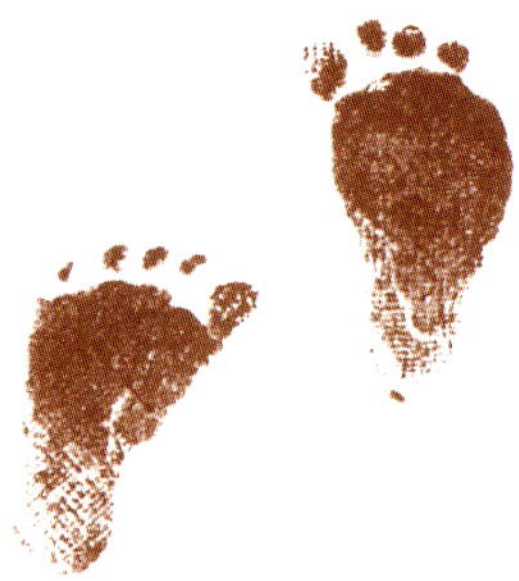

*Name:* Langnickel, Leon

*Geboren am:* 7.9.2003

*Größe:* 20 cm, 170 Gramm

Ich habe dann in die Karte über seine Fußabdrücke noch ein kleines Gedicht geschrieben und die Karte mit vielen kleinen Schmetterlingsaufklebern verziert, damit diese nicht so nüchtern aussieht. Dann bin ich auf den Gedanken gekommen, für ihn eine kleine Gedenkecke in unserem Wohnzimmer einzurichten. Nun steht seine Geburtskarte mit seinen kleinen blauen Schühchen und einem kleinen Plüschhund, den mir meine liebe Freundin Regina im Krankenhaus geschenkt hat, in unserer Glasvitrine im Wohnzimmer. Mehr haben wir nicht als Erinnerung an ihn – leider. Ich werde für Leon nächstes Frühjahr ein Rosenbäumchen pflanzen, um dort für ihn ein Grablicht aufstellen zu können. Jetzt, nach ein paar Wochen, fange ich wieder an nachzudenken und fühle mich in der Lage mit anderen über unseren Verlust zu sprechen. Jetzt wird mir klar, dass ich ihn doch so gerne beerdigt hätte, obwohl er noch keine 500 g gewogen hat. Warum erst jetzt, wo alles zu spät ist? Wut macht sich in mir breit, weil ich nicht in der Lage war, solche Entscheidungen früher zu treffen. Ich hätte ihn so gerne einmal gesehen, ihn auf den Arm genommen und mich richtig von ihm verabschiedet. Es tut so weh, damit zu leben, dass ich das nicht konnte.

Ich bekomme eine liebe Genesungskarte mit den besten Wünschen von den Arbeitskollegen aus unserem Stammwerk in Köln. Von meiner eigentlichen Firma, die nur vier Kilometer von meinem Wohnort entfernt ist, kommt nichts. Nicht ein Krankenbesuch, keine Karte oder sonst ein lieber Gruß.

Wir haben beschlossen, eine kleine stille Dankesfeier für alle zu geben, die uns in den letzten Wochen so toll beigestanden haben. Das Wetter ist noch schön und wir können im Garten grillen und haben ein wenig Abwechslung.

Ein schwerer Schritt liegt noch vor mir. Ich muss die Babysachen, die schon einen Platz im Schrank hatten, wegräumen. Unter Tränen öffne ich die Schranktür. Da liegen sie alle. Die Lätzchen, Strampler, Mützchen und Pullover. Ich hole eine Tüte und stopfe alles voller Wut und Aggression dort hinein. Nur weg damit, denke ich in diesem Moment, nur weg! Dann breche ich auf dem Boden zusammen und weine fürchterlich. Ich nehme die Sachen wieder aus der Tüte, lege sie liebevoll zusammen und streichle mit meinen Händen über jedes einzelne Teil. Dann räume ich sie endgültig in meine Tüte und lege diese in meinen Bettkasten im Schlafzimmer.

Ich habe mich entschieden, wieder arbeiten zu gehen. Vielleicht komme ich so mal auf andere Gedanken. Die Zeit auf Arbeit ist furchtbar. Keiner will oder kann mit mir über die Geschehnisse sprechen. Ein klägliches: „Tut uns Leid, was da passiert ist", – mehr nicht. Meine Ärztin ruft mich in der Firma an und teilt mir mit, dass ihr der Obduktionsbericht vorliegt und ich, wenn ich mich in der Lage fühlen würde, ihn abholen könnte. Die einzige Reaktion von meiner Kollegin war: „Willst du dir das wirklich noch antun?" Gerade jetzt, brauchte ich besondere Unterstützung und Rücksichtnahme, doch ich sehe mich nur einer verständnislosen Umwelt gegenüber. Ich bin nicht mehr die „Alte" und werde es sicher für lange Zeit oder auch für immer nicht mehr sein. Das sollte man akzeptieren.

12.2.2004 – Heute soll offiziell unser Sohn geboren werden. Ich habe mir zwei Tage Urlaub genommen. Den Grund dafür habe ich in der Firma nicht angegeben. Es hätte eh niemand dort verstanden, weil unser Sohn Leon für viele gar nicht mehr existiert oder noch nie existiert hat. Ich möchte einfach nur zu Hause und an diesem Tag in Gedanken bei Leon sein. Ich habe immer gedacht, dass der Schmerz mit der Zeit nachlässt, aber genau das Gegenteil ist bei mir eingetreten. Bis jetzt war ich ja noch „schwanger", heute aber sollte unser Sohn geboren werden. Wie hätte er ausgesehen? Wie wäre es gewesen, wenn ich ihn das erste Mal gestillt hätte? Wessen Augen und Ohren hätte er? Ob sich seine Haare auch mal so schön gekringelt hätten wie bei seinem Papa? Für mich wurde er heute geboren. Unser Sohn Leon und wächst bei uns mit auf.

Für unseren Sohn L-iebe wird uns immer und ewig verbinden,
mein Sohn, auch wenn es andere nicht
wissen wollen.

E-ngel, der Tag und Nacht bei uns ist
und uns beschützt, auch wenn es
andere nicht glauben wollen.

O-hne dich ist das Leben nur noch
halb so lebenswert, auch wenn es
andere nicht begreifen wollen.

N-iemals werden wir dich vergessen,
auch wenn es andere tun.

In ewiger Liebe Deine Mama

*Nachtrag*

Mein Mann hat am Tag meiner Entlassung aus der Klinik seine Kündigung per Post erhalten, weil er ja nichts Besseres zu tun hatte, als seiner Frau in den schwersten Stunden ihres Lebens beizustehen.

Laut dem Ergebnis der Fruchtwasseruntersuchung und des Obduktionsberichtes haben wir einen kerngesunden Sohn verloren. Die Ursache für seinen Tod waren die Bakterien des Harnwegsinfektes, welche in den Mutterleib eingedrungen sind und eine schwere Infektion und die Wehen ausgelöst haben.

Hätte ich die Fruchtwasserpunktion, wie eigentlich geplant, stationär durchführen lassen, wäre mit großer Wahrscheinlichkeit diese Infektion bemerkt und der Eingriff nicht durchgeführt worden.

## Dani

*Für meine kleinen Engel*

*Eure Mutti*

Als ich zum ersten Mal schwanger wurde, habe ich mich sehr darüber gefreut. Ich spürte, wie mein Körper sich veränderte, war so glücklich über diesen Zustand und meinen kleinen Bauchansatz und genoss jeden Tag. Nur ab und zu war ich etwas müde. Als ich dann am Ende des 4. Monats zur Vorsorgeuntrsuchung musste, sagte man mir: „Da sind keine Herztöne mehr." In diesem Moment blieb mir die Luft zum Atmen weg. Ich war wie gelähmt und brach in Tränen aus.

Am nächsten Tag musste ich ins Krankenhaus, wo dann eine Ausschabung durchgeführt wurde. Als ich aus der Narkose aufgewacht war, fühlte ich mich so leer. Immer wieder stellte ich mir die Frage: „Warum?" Die Ärzte und Schwestern waren sehr freundlich zu mir. Da aber in diesem Krankenhaus die Frauen- und die Entbindungsstation räumlich nicht getrennt sind, hielt ich es dort nicht lange aus. Ich hörte die Babys schreien und das tat verdammt weh. Nach vier Tagen bin ich nach Hause, wo mir meine Familie eine große Stütze war. Von da an war es für mich sehr schmerzhaft, Schwangere und Mütter zu sehen. Auch wenn jemand aus meinem Bekanntenkreis ein Kind erwartete, war das für mich sehr schmerzhaft. Ich fragte mich immer wieder: „Warum darf die ein Baby haben und ich nicht?"

Ein halbes Jahr brauchte ich, um darüber hinwegzukommen. In dieser Zeit weinte ich oft. Aber dann war ich für eine neue Schwangerschaft bereit. Ein wenig Angst hatte ich schon, dass es wieder schief gehen könnte. Es ging auch wieder schief. In der 8. SSW bekam ich solche Schmerzen wie ich sie noch nie zuvor gehabt hatte und dazu leichte Blutungen. Ich wusste nicht mehr wie ich liegen oder sitzen sollte. Gleich am Morgen fuhr ich ins Krankenhaus, wo nach einer Untersuchung wieder eine Ausschabung veranlasst wurde.

Und wieder war ich wie gelähmt. „Warum ich schon wieder? Reichte es nicht, dass ich so etwas schon einmal erleben musste?" Niemand konnte mir eine Antwort darauf geben. Ich habe Tag und Nacht geweint. Nach vier Tagen konnte ich wieder nach Hause. Auch diesmal fand ich wieder Halt bei meiner Familie. Doch diesmal fiel es mir in der ersten Zeit sehr schwer, darüber zu reden, obwohl es hilfreich gewesen wäre. Ab und zu schaute ich mir ein Ultraschallbild an. Man konnte zwar noch nicht viel erkennen, aber für mich ist es wichtig diese Bilder zu besitzen, denn sie sind auch eine Hilfe für mich.

Nach einem Jahr Pause war ich wieder bereit für eine neue Schwangerschaft, die nicht lange auf sich warten ließ. Trotz allem freute ich mich und war voller Hoffnung. Ich änderte meine Lebensgewohnheiten, hörte auf zu Rauchen und aß mehr Obst und Gemüse. Doch eines Nachts träumte ich tatsächlich von einer Fehlgeburt. Von da an war wieder die Angst da, dass es wieder schief gehen könnte. Ein paar Wochen später bekam ich plötzlich leichte Blutungen, ging sofort zum Arzt der mir wieder eine Fehlgeburt bestätigte. Ich war noch nicht einmal mehr in der Lage zu weinen und entschied mich gegen eine Ausschabung. Wieder stellte ich mir die Frage: „Warum ich schon wieder?" Mein Freund und meine Familie waren mir wieder eine große Stütze. Ich weinte wieder viel und da meine Ärztin kein Verständnis für mich hatte, wechselte ich den Arzt.

Meinem neuen Arzt erzählte ich von meinen 3 Fehlgeburten und meinem Kinderwunsch. Es musste doch eine Ursache für diese Verluste geben. Daraufhin wurde eine Immuntherapie durchgeführt. Bald wurde ich auch wieder schwanger. Mein Gefühl sagte mir, dass es jetzt gut gehen würde. Nach den ersten Vorzeichen bekam ich in der 8. SSW wieder leichte Blutungen und wusste, dass es wieder schief gegangen war. Da mein Arzt unbedingt auf einer Ausschabung bestanden hatte, ließ ich sie wie in Trance über mich ergehen. „Es" wurde zur Untersuchung an eine Pathologie geschickt. Da man keine Ursache finden konnte, wurden noch weitere Tests gemacht, die auch ergebnislos blieben.

Ich habe meine Hoffnung aber nicht aufgegeben. Denn manchmal träume ich von meinem Baby.

Eine Schwangere zu sehen war schlimm für mich, genauso wie Mütter mit ihren Kinderwägen. Ich musste dann meistens weinen. Irgendwie redete ich mir auch oft Schuldgefühle ein, dass ich keine richtige Frau sei. Denn nur „richtige" Frauen bekommen Kinder. Das ist Blödsinn, aber ich brauchte irgendeinen Grund.

Ich konnte, Gott sei Dank, viel mit meiner Mutter darüber reden, was mir auch half. Es wurde eine Chromosomenuntersuchung und eine Genuntersuchung gemacht, die nichts ergaben. Nach weiteren Tests hat dann endlich mein Frauenarzt das Problem gefunden. Meine Gebärmutter wird wohl nicht richtig durchblutet. Also sollte ich in einer erneuten Schwangerschaft mit Heparin behandelt werden. Es dauerte nicht lange bis ich wieder schwanger war. Ich spritzte mir täglich Heparin und war voller Hoffnung. In meinen Gedanken malte ich mir die Zukunft mir meinem Baby aus und war total happy. Aber wieder setzten leichte Blutungen ein und wieder folgte eine Ausschabung. Somit war es die fünfte Fehlgeburt.

Es tut verdammt weh, das durchzumachen. Auch jetzt noch, nach fünf Monaten. Ich weiß nicht, ob ich je ein Kind haben werde, aber die Hoffnung gebe ich nicht auf.

Noch bin ich nicht dazu bereit und will mich erst einmal erholen. Ich werde oft gefragt, wann denn endlich bei uns Nachwuchs kommt. Dann möchte ich am liebsten losschreien, dass ihr gar nicht wisst, wie weh es mir tut, kein Kind zu haben.

Genauso wie die Sprüche: „Du bist ja noch jung…"

Ich werde weiter kämpfen und wünsche euch auch die Kraft!

Dani

## Edith

### Mein liebes Kind

### Für Johanna

Ganz zart, ganz klein so fing es an,
als dein winziges Leben begann.

Ich hatte dich noch nicht einmal in mir gespürt,
doch als ich von dir wusste, war ich zutiefst gerührt.

Du hast mir so viel Freude gemacht,
mir tiefe Gefühle und Glück gebracht.

In mir war Friede, um mich war Licht,
dass du mir genommen würdest, daran dachte ich nicht.

An einem schönen Tag musstest du plötzlich gehn,
warum, das kann kein Mensch verstehn.

Es fehlte plötzlich ein Teil von mir, in mir war es so leer,
mein liebes Kind, du fehlst mir so sehr.

Mein Leben ist auf den Kopf gestellt,
denn du darfst nicht mehr leben in dieser Welt.

Mit dir war das Leben wunderbar,
doch jetzt ist nichts mehr, wie es vorher war.

Du kannst nun nicht mehr bei mir sein,
ich bin verzweifelt und allein.

So vieles hätte ich dir gern gesagt,
Du wirst es nie wissen, das macht mich verzagt.

Ich konnte plötzlich nichts mehr für dich tun,
weiß nicht einmal, wo du jetzt wirst ruhn.

Du bist schon auf die Reise gegangen,
bevor dein Leben hat angefangen,
vielleicht hält dich ein Engel jetzt umfangen.

Ich wünsch' dir in der anderen Welt ein gutes Leben,
dass du das hast, was ich dir nicht durfte geben.

Für die kurze schöne Zeit zusammen danke ich dir,
Du bleibst für immer ein Teil von mir.

Mein liebes Kind, in Leiden, in Schmerzen,
Du fehlst mir und bleibst immer in meinem Herzen.

Deine Mama

Edith + Norbert

## Ina

*Für mein Schneeflöckchen,*
*in Liebe deine Mama*

Ein kleiner weißer Stoffhund, ein vertrockneter Strauß weißer Rosen und vier Ultraschallbilder. Das ist alles, was mir von meinem Baby geblieben ist. Und doch wird es durch die Liebe in meinem Herzen immer unsterblich sein. Mit meiner Geschichte möchte ich jedoch viel früher beginnen.

Depressionen, Verlustängste und Esssucht, diese Dinge begleiten mich, seit ich denken kann. Vor 13 Jahren lernte ich meinen jetzigen Mann kennen, der mich damals durch meine eigene Schuld wieder verließ. Und trotzdem hatte es doch etwas Gutes, denn aus dieser Liebe entsprang unser über alles geliebter Sohn, ohne den ich heute manchmal nicht mehr wüsste, was mich noch am Leben halten soll. Ich schreibe „jetzigen" Mann, da wir es dann doch irgendwie geschafft hatten, uns zusammenzuraufen und vor 6 Jahren zusammenzogen. Kurze Zeit später beschlossen wir dann, dass unser Kleiner noch ein Geschwisterchen bekommen sollte. Also, Pille abgesetzt, „geübt" und gewartet, Monat für Monat, Jahr für Jahr. Dafür, dass es nicht klappte, hatten wir genügend Erklärungen. Ich war ja viel zu dick und litt unter Depressionen und Weinkrämpfen. Dazu der Druck, unbedingt schwanger werden zu wollen. Alle Bekannten und Verwandten taten ihr Bestes, mich davon zu überzeugen, dass ich nicht mehr schwanger werden sollte. Und es half –

Vor einem halben Jahr entschloss ich mich, mit meinem Mann das Thema „Verhütung" wieder aufzugreifen und vielleicht sogar nach einer endgültigen Lösung zu suchen. Dass ich noch mal schwanger werden könnte, hatte ich vollkommen verdrängt. Es war ein Sonntag im Januar 2004, als mir auffiel, dass ich überfällig war. Ich hatte einfach nicht darauf geachtet. Aber auch jetzt hatte ich noch immer hunderte von Erklärungen dafür. Vielleicht war ich ja krank, hatte eine Zyste oder so. Oder es war ganz einfach nur der Stress. Es gab ja so vieles … Donnerstags hielt ich dann den positiven Schwangerschaftstest in den Händen. Zwei dicke blaue Striche, ich konnte es gar nicht glauben. Und ich wollte es auch nicht glauben, wollte mich nicht freuen. Was, wenn es doch eine andere Erklärung gab?

Am folgenden Montag lag ich dann bei meinem Frauenarzt, auf jede Hiobsbotschaft vorbereitet. Doch der Ultraschall ergab: Schwanger! Ich bekam mein erstes Bild und mir wurde gratuliert. Mein Frauenarzt freute sich riesig mit mir und wollte mich nur ein paar Tage später noch mal zur Kontrolle sehen, um sicherzugehen, dass es wächst und sich entwickelt. Also ging ich nach Hause, warf die Zigaretten weg und las die Informationsbroschüren. Ich kaufte haufenweise Obst und Gemüse, nahm artig alle Tabletten, die mir empfohlen worden waren und wartete ungeduldig auf den Kontrolltermin. Nur, richtig freuen konnte ich mich immer noch nicht. Ich hatte doch jetzt schon alles anders geplant, hatte in Gedanken mein Leben anders eingerichtet, ohne Baby. Dazu kamen die Sorgen. Würde ich das alles schaffen? Wie wickelte man denn noch mal ein Baby, wann füttern, und wie viel? Und immer wieder die Frage, was, wenn es doch nicht gut gehen würde? Der Kontrolltermin kam und der Ultraschall ergab: Alles in Ordnung! Und ich bekam mein zweites Bild. Aber noch etwas anderes war in Ordnung: Ja, ich war schwanger! Und ich freute mich! Jetzt endlich begriff ich, was für ein Geschenk ich da bekommen hatte. Da war ich in der 6. Schwangerschaftswoche …

2½ Wochen später hatte ich dann wieder einen Termin beim Frauenarzt zum Ultraschall. Dieses Mal war auch mein Mann dabei. Ich werde nie vergessen, wie fasziniert er war, als wir unser kleines Baby sahen. Selbst den Kopf konnte ich schon erkennen und das kleine Herzchen, wie es schlug. Ich bekam mein drittes Bild. Da war ich in der 9. Schwangerschaftswoche …

Zwei Tage nach dem Termin hatte ich dann auf einmal ganz wenig bräunlichen Ausfluss. Ich machte mir Sorgen und ging zum Arzt. Doch der beruhigte mich und sagte, das käme von den Untersuchungen und ich solle mich schonen. Auch das Ziehen, welches ich ständig im Unterleib hatte, war normal. Das seien die wachsenden Mutterbänder, wurde mir gesagt. Ich solle halt noch mehr Magnesium nehmen. Ich verließ die Praxis mit meinem vierten Bild … Nach zwei Tagen wurde das Ziehen schlimmer. Doch ich versuchte ruhig zu bleiben. Auch der Ausfluss war noch da, aber der Arzt hatte ja gesagt, nach den neuen Untersuchungen könnte das wieder passieren. Ich wollte nicht schon wieder hin, nicht als hysterisch gelten. Ich sprach mit meinem Baby, sagte ihm, dass wir das schaffen. Doch so sollte es nicht sein …

Am nächsten Morgen, es war der 14. Februar, Valentinstag und der Geburtstag meines Mannes, war es mir gleich nach dem Aufwachen klar. Diese Schmerzen! Schon im Bett sagte ich, dass ich glaubte, dass ich das Baby verliere. Mein Mann versuchte mich zu beruhigen. Nach langem Zögern stand ich auf und ging zur Toilette. Und … , da war Blut! Nicht viel, aber es war frisches Blut. Viele Gedanken schossen mir durch den Kopf. Was sollte ich tun? Hinlegen? Zum Arzt? Zum Krankenhaus?

Als ich dann vor dem Waschbecken stand, war es vorbei. Ich merkte, wie sich in mir alles löste. Ich schrie, dass ich das Baby verliere. Unter mir war nur noch Blut – Dann kümmerte sich mein Mann um alles. Er half mir beim Anziehen, fuhr mich zum Krankenhaus und sprach mit den Ärzten. Ich war wie betäubt und liess alles über mich ergehen. Mein Baby! Ich hatte mein Baby verloren! Auf dem Ultraschall war nichts mehr zu sehen, als wäre ich nie schwanger gewesen. Es wurde gleich eine Ausschabung gemacht…

Diesen Tag musste ich im Krankenhaus bleiben. Mein Mann brachte mir einen Strauß weißer Rosen und sorgte dafür, dass ich nicht alleine war. Den ganzen Tag wechselte er sich mit meinen Eltern ab. Ich weiß nicht, ob ich es alleine durchgestanden hätte. Einige von den Ärzten und dem Pflegepersonal behandelten mich, als wäre ich nur krank gewesen. So wurde ich am nächsten Morgen als „gesund“ entlassen. Seelische Leiden zählen nicht… Zwei Tage, nachdem unser Baby von uns gegangen war, brachte mein Mann mir einen kleinen weißen Stoffhund mit. Er wollte mich trösten, ich weiß, aber es machte mich noch trauriger. Dieser kleine Stoffhund könnte doch für unser Baby sein…

Ich weinte viel in dieser Zeit, schwankte ständig zwischen Trauer, Wut und Selbstvorwürfen. Was hätte ich noch tun können? Oder was lassen? Es musste doch meine Schuld sein, davon war ich überzeugt. Ich war schuld, dass mein Baby tot war! Mein Mann konnte mit dieser Situation nicht umgehen. Er verzweifelte und fühlte sich unendlich allein. Heute weiß ich das, aber damals kam er mir so kalt vor. Ich dachte, es wäre ihm egal. Also sprach ich nicht mehr mit ihm. Aber…diese Stille war unerträglich. Ich stand es nur durch, weil sich liebe Menschen um mich sorgten, mich jeden Tag besuchten, mit mir sprachen und, vor allem, mir zuhörten. Nach ein paar Tagen sprach ich mich mit meinem Mann aus. Wir kamen uns wieder näher, aber diese unendliche Traurigkeit in meinem Herzen wollte einfach nicht gehen…

Dann kam das Wochenende, an dem der Schnee fiel. Es schien, als würde es nie wieder aufhören zu schneien. Der Schnee lag hoch in unserem Garten. So viel hatte ich schon lange nicht mehr gesehen. Wir gingen spät abends noch in den Garten.

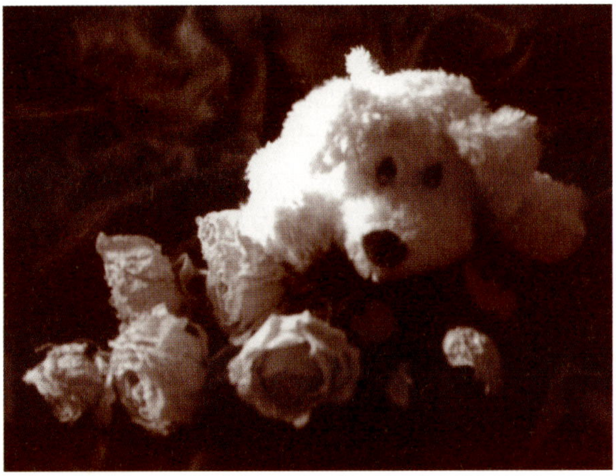

Alles war so hell, sah aus wie in Watte gepackt. Wir tollten herum, bewarfen uns mit Schnee und mein Mann machte einen Schneeengel für mich. Es tat so gut! Und plötzlich hielten wir inne, bemerkten die Stille und die Ruhe, die sich ausbreitete. Und auch wenn es jetzt komisch klingt, ich beschloss, dass mein kleiner Engel mir den Schnee geschickt hat. Und die Freude, die wieder in mein Herz durfte...

Und heute? Heute möchte ich mich bedanken. Bei allen, die für mich da waren, jeden Tag, ohne wenn und aber.

Und bei meinem kleinen Engel, der mir das Lachen wieder brachte.

Ein kleiner weißer Stoffhund, ein vertrockneter Strauß weißer Rosen und vier Ultraschallbilder. Das ist nicht alles, was ich besitze. Ich habe auch die Liebe für meine zwei Kinder, die immer fest in meinem Herzen sein wird.

Ina, im März 2004

*Nachtrag vom 20.8.2004*
Kurz nach dem Verlust meines Babys wurde ich vollkommen überraschend im April wieder schwanger. Ich darf mich jetzt im 6. Monat mit Zwillingen glücklich schätzen. Nun habe ich schon vier Kinder, die ich lieb haben darf.

## Jana

*Für mein liebes Sternchen!*

Ich habe unser Baby durch eine verhaltene Fehlgeburt in der 13. SSW verloren. Es war anfangs kein Wunschkind, sondern ich wurde schwanger, weil ich einmal vergessen hatte, die Pille zu nehmen. Und so dauerte es eine kleine Weile, ehe wir uns richtig auf unser Baby freuen konnten. Als wir uns schließlich auf die Vorfreude eingelassen hatten, mussten wir es schon wieder hergeben. Aber vielleicht der Reihe nach. Ich kam mit meinem Freund Jürgen am 5. Dezember 2002 aus unserem zweiwöchigen Urlaub wieder und hatte schon die Vermutung, dass ich schwanger sein könnte. Meine Tage waren mehr als überfällig. Die Bestätigung bekamen wir am nächsten Tag von meiner Frauenärztin. Diese Nachricht kam so unverhofft und überraschend, dass wir sie erst mal verdauen mussten. Wir liefen stundenlang durch den winterlichen Park, bis sich die erste zaghafte Freude einstellte.

Zwei Wochen später sah ich beim Ultraschall das kleine Herzchen unseres Babys schlagen. Ich war zu Tränen gerührt. Natürlich zeigte ich wie jede werdende Mutter das Ultraschallbild zu Weihnachten voller Stolz herum. Leider freuten sich nicht alle in der Familie wie wir auf das Kind, aber das war mir egal. Im nächsten Jahr würden wir unsere eigene kleine Familie haben. Da wir wollten, dass unser Baby eine „richtig offizielle" Familie hatte, wenn es geboren werden würde, planten wir sogar schon die Hochzeit für nächsten Sommer und besorgten sämtliche Formulare dafür. Kurz vor meinem nächsten Arzttermin kaufte ich mir ein Schwangerschaftsbuch, weil ich ganz genau wissen wollte, wie groß das Baby schon wäre und wie es sich entwickelt. Ich freute mich immer mehr auf das Baby, auf unser Kind. Ich war so stolz und wartete ungeduldig auf die erste Bauchwölbung, die ich jedoch nicht mehr erleben sollte.

Am 17. Januar 2003 kam mein zweiter Arzttermin. Beim Blutabnehmen lobte die Schwester noch meine guten Blutwerte als Schwangere, aber kurze Zeit später stellte die Ärztin beim Ultraschall fest, dass das Baby keine Herztöne mehr zeigte. Auf dem Tisch lag mein Mutterpass, den ich nie überreicht bekommen sollte. Das Baby war tot. Mit Tränen in den Augen stolperte ich nach Hause, rief Jürgen im Büro an und hockte wie betäubt im Sessel, bis er kam. Dann liefen wir wiederum stundenlang durch den winterlichen Park.

Am nächsten Tag hatten wir gemeinsam einen weiteren Termin bei meiner Ärztin vereinbart, bei dem sie uns nochmals den Befund mitteilte und mir eine Überweisung ins Krankenhaus ausstellte. Im Krankenhaus wurde ich makabererweise zu den Untersuchungsräumen neben dem Kreißsaal geschickt. Dort saß ich völlig in Tränen aufgelöst neben einer Schwangeren, deren Wehen eingesetzt hatten und die ihr Kind erwartete, während wir unser Baby endgültig hergeben mussten. Der Eingriff sollte aufgrund der relativ fortgeschrittenen Schwangerschaft durch eingeleitete Wehen unterstützt werden. Mir wurde noch am selben Abend ein wehenförderndes Mittel verabreicht, weil ich alles nur noch so schnell wie möglich hinter mich bringen wollte. Ich konnte den Gedanken nicht ertragen, dass in meinem Bauch ein totes Baby sein sollte.

Es folgten endlose Stunden, in denen ich unter Schmerzmitteln in den Wehen lag und darauf wartete, dass sich der Muttermund öffnen würde, damit die Ärzte den Eingriff vornehmen könnten. Ich lag in einem Einzelzimmer, in das, weil gerade Wochenende war, ausnahmsweise für Jürgen ein zweites Bett geschoben wurde, damit er bei mir bleiben konnte. Es gab mir unendlich Kraft, ihn bei mir zu wissen. Erst am Sonntagabend, nach 30 unendlich langen Stunden, wurde die OP schließlich durchgeführt und schon am nächsten Morgen konnte ich die Klinik verlassen. Alles kam mir vor wie ein Alptraum, bloß, dass ich nicht erwachte.

Da wir unseren Familien und den meisten unserer Freunden sehr früh von der Schwangerschaft berichtet hatten, stand uns nun die Aufgabe bevor, allen von der Fehlgeburt erzählen zu müssen. Ich brachte es nicht fertig, einen nach dem anderen anzurufen. Stattdessen schrieb ich auf schwarzen Tonkarton das Gedicht nieder, das in den schlaflosen Nächten im Krankenhaus in meinem Kopf entstanden war, und verschickte es mit der Post.

*Ein Sonnenstrahl hat unsere Herzen erobert,*
*Zentimetergroßes Glück, das jäh zerbrach*
*und in einem Schwall von Tränen*
*ins unendliche Meer der Traurigkeit gespült wurde,*
*an dessen Ufer wir nun sitzen und in die Wellen schauen.*

Die nächsten Tage und Wochen waren oft einfach nur mit Leere, Tränen und Hoffnungslosigkeit sowie der Frage nach dem: „Warum?" gefüllt. Ich begann aushilfsweise zu arbeiten und wurde wenigstens in diesen Stunden abgelenkt. Aber schon auf dem Heimweg, bei dem ich wieder am Krankenhaus vorbeikam, holte mich alles wieder ein. Zwei Wochen nach der Ausschabung erfolgte bei meiner Frauenärztin eine Nachuntersuchung. Im Wartezimmer fühlte ich mich von glücklich lächelnden schwangeren Frauen umzingelt. Ein Gefühl, das mich in den nächsten Wochen und Monate begleiten würde. Nur ich gehörte nicht mehr dazu. Ich haderte mit meinem Schicksal und fragte mich immer wieder „Warum? Warum ich?"

Ein Lichtblick für mich war der Tag im Februar, als unsere Katze Hilde zu uns kam. Aufgrund der möglichen Komplikationen während der Schwangerschaft wollte ich mir eigentlich keine Katze mehr anschaffen. Aber nach dem Verlust unseres Babys habe ich es dann doch getan. Ich glaube schon, dass es mir in manchen Momenten sehr geholfen hat. Zwar nicht als Kindersatz, aber so war eben auch ein kleines Wesen da, das auf mich wartete, wenn ich nach Hause kam und das manchmal meine ganze Aufmerksamkeit forderte.

Die Wochen bis April zogen irgendwie an mir vorbei. Plötzlich aber waren die drei von meiner Frauenärztin empfohlenen Monate vergangen, die man bis zu einer weiteren Schwangerschaft abwarten sollte und ich begann wieder vorwärts zu schauen. Für mich waren es zwar erst 3 Monate und nicht schon wieder 3 Monate, dass es passiert war. Trotz allem wünschte ich mir nichts sehnlicher, als wieder schwanger zu werden. Ich glaube, dass sich seit der Schwangerschaft die Prioritäten in meinem Leben geändert haben und ich jetzt einfach auch nicht länger auf ein perfekt geplantes Familienleben warten wollte. Ich war mir ganz sicher, dass wir es auch schon jetzt schaffen würden, einem Kind eine Familie zu bieten. Wann gibt es schon einen perfekten Zeitpunkt für eine Schwangerschaft? Außerdem hatte ich unglaubliche Angst, nicht mehr schwanger zu werden oder erneut ein Kind zu verlieren. Ich hörte die biologische Uhr ganz laut ticken. Wer weiß, wie lange es dauern würde, bis ich wieder schwanger werden würde? Und ich wollte endlich die Gewissheit, dass ich gesunde Kinder austragen kann.

Mein Freund dagegen wollte mich mit dem Warten auf eine mögliche neue Schwangerschaft nicht noch mehr unter Druck setzen und drängte mich stattdessen immer mehr dazu, doch erst mal den Berufseinstieg zu finden und Karriere zu machen. Karriere statt Kinderwunsch? Was immer kommen sollte, für mich war das kein Ersatz. Ich verzweifelte immer mehr, das große Glück schien an mir vorbeigegangen zu sein. Noch im Januar sollte ich Mutter werden, meine Hochzeit stand an und vielleicht ließ sich parallel dazu auch noch ein Berufseinstieg finden. Jetzt im Mai fühlte ich mich um alles betrogen. Das Baby hatte ich verloren, die Hochzeit war auf unbestimmte Zeit (Monate, Jahre, was wusste ich) aufgeschoben und plötzlich stand ich mit meinem Wunsch nach einer neuen Schwangerschaft alleine da. Obendrein waren meine sämtlichen Bewerbungen erfolglos geblieben, so dass ich frustriert zu Hause saß und viel zu viel Zeit zum Grübeln hatte. Es schien alles schief zu gehen.

Es folgten unzählige Abende an denen ich mich mit Jürgen in endlosen Diskussionen verlor. Er konnte und wollte nicht begreifen, dass mein Kinderwunsch so groß geworden war. Aber ich dachte tatsächlich fast ständig daran, auch wenn ich mir jeden Tag von neuem sagte, etwas gelassener zu sein.

Es funktionierte einfach nicht und obendrein ärgerte ich mich auch noch, dass ich so „hysterisch" geworden war. Die Ungeduld schien mich förmlich aufzufressen und selbst Tage wurden zu Ewigkeiten. Ich wollte mich einfach nicht damit abfinden, noch Monate oder Jahre zu warten. Ich wusste doch nicht mal, wie ich den nächsten Tag überstehen sollte, ohne beim Anblick von Schwangeren oder jungen Müttern gleich ins Heulen zu geraten. Warum die - warum nicht ich? Der Neid war so groß.

Durch Zufall stieß ich in dieser Zeit im Internet auf das Maximilian-Forum und fing erst an, in den einzelnen Foren zu lesen und später auch zu schreiben. Es tat so gut, sich mit Leuten zu unterhalten, die dasselbe erlebt hatten. Unwillkürlich begann ich so, mich immer mehr mit dem Erlebten auseinander zu setzen. Das tat zwar einerseits unheimlich weh, aber andererseits begann ich das Ganze viel besser zu verarbeiten. Ich war immer wieder erstaunt, wie sehr sich die Gedanken hier im Forum ähnelten. Dadurch merkte man aber auch, dass man selbst ganz natürlich reagierte. Ich war auch noch nach 3-4 Monaten manchmal unendlich traurig, wusste aber nicht einzuschätzen, wie viel ich von meiner Traurigkeit und meinen Ängsten zulassen sollte und ab wann man nicht doch zu sehr nur noch mit sich selbst und seinen Trauer, Wut, Hoffnung etc. beschäftigt war bzw. krankhaft hysterisch wurde. Langsam begann ich aber auch zu begreifen, dass ich den Verlust unseres Babys nie in dem Sinne verarbeiten könnte, dass es hinterher vergessen wäre. Das Baby, mag es auch noch so klein gewesen sein, würde immer im meinem Herzen bleiben. Es würde dieselbe Aufmerksamkeit von mir fordern, wie jene Babys, die andere Mütter auf dem Arm halten. Nur, dass ich unser Baby nie halten würde. Ich musste es trotzdem, so wie es ist – mit der ganze Traurigkeit, mit all dem Schmerz - annehmen, um es dann langsam loslassen zu können.

Nach und nach nahm ich mir dann bewusst Zeit, um traurig zu sein und wollte das auch nicht mehr vor allen verstecken. Da bis dahin die Fehlgeburt bzw. deren Folgen gar nicht richtig greifbar geworden waren, hatten wir uns entschlossen, symbolisch Abschied zu nehmen. Ich wollte auch einfach einen Platz haben, an dem ich traurig sein konnte. So pflanzten wir Ende Mai einen Rosenbusch in den Garten unserer Eltern. Eine rote Kletterrose, die wachsen und ranken sollte, damit eines Tages unsere Kinder darunter spielen könnten. Ganz unverhofft wurde es dann nicht nur Symbol des Abschiedes, sondern auch Symbol für einen Neuanfang. Die endlosen Gespräche trugen schließlich doch dazu bei, dass wir uns aussprachen und verstanden haben.

Ausschlaggebend war ein Gespräch mit guten Freunden. Zwar schien es Außenstehenden noch viel schwerer zu fallen, die Situation einer Fehlgeburt und die Zeit danach anzusprechen, wenn man allerdings kleine Brücken baute, dann stieß ich doch auf mehr Verständnis als ich zuerst glauben wollte. Als eine gute Freundin offen Verständnis für meinen Kinderwunsch und meine Enttäuschung wegen der verschobenen Hochzeit äußerte und Jürgen somit auch mal aus einem fremden Mund dieselben „Vorwürfe" hörte, begriff er endlich, was ich fühlte. Und ich konnte im Gegenzug endlich akzeptieren, dass Jürgen ganz bestimmte Vorstellungen zum Thema Heiraten und Kinderwunsch hatte. Er wollte ja heiraten und er wollte auch Kinder, aber es sollte doch alles sehr viel romantischer ablaufen als es in den letzten Monaten der Fall war. Außerdem hoffte er darauf, dass wir beide durch diese „Auszeit" etwas Abstand zu den Geschehnissen der letzten Monate bekommen würden.

Schließlich trafen wir uns mit unseren Wünschen in der Mitte. Ich wollte geduldiger sein beim Warten auf den von mir lang ersehnten Heiratsantrag und er wollte es darauf ankommen lassen, jetzt schon wieder mit mir Kinder zu bekommen, sprich auf die Verhütung zu verzichten. Allein diese Entscheidung ließ mich gleich zuversichtlicher das Leben betrachten. Ich war deswegen zwar immer noch nicht schwanger, aber ich hatte die Chance es wieder zu werden.

Der erste Monat verging wie im Rausch. Ich horchte ständig in mich hinein und hoffte inständig, dass es vielleicht sogar schon beim ersten Zyklus wieder klappen könnte. Umso größer war dann auch die Enttäuschung als sich mehr als überpünktlich meine Tage einstellten. Aus der ersten Euphorie fiel ich wieder in ein tiefes Loch, das nach zwei Tagen wieder von der Hoffnung des neuen Zyklus abgelöst wurde. Ich begann im Internet alles zum Thema Schwangerschaft, fruchtbare Tage, etc. zu verschlingen und horchte ständig in mich hinein. Plötzlich bemerkte ich Bauchkrämpfe, die ich vor der Fehlgeburt nie gehabt hatte. Das heißt, ich glaube, dass ich sie nicht gehabt hatte. Wahrscheinlicher war allerdings, dass ich jetzt einfach viel sensibler auf alle Körperzeichen achtete und reagierte. Aber meine Frauenärztin versicherte mir nach einer Untersuchung, dass alles in Ordnung sei. Außerdem sagte sie zu mir, dass es durchaus bis zu einem Jahr dauern könnte, ehe man wieder schwanger wird. Das war das Letzte, was ich hören wollte.

Monat um Monat versuchte ich zwar, nicht überzureagieren, trotzdem konnte ich mir es mehr als einmal nicht verkneifen, vorschnell einen Schwangerschaftstest zu machen. Hätte ich damit geduldig bis zum Tag meiner Menstruation gewartet, hätte ich sie mir alle sparen können. Insgeheim hatte ich immer gehofft, bis zum Geburtstermin unseres Sternchens wieder schwanger zu sein. Doch der 5. August rückte immer näher und nichts passierte. Wir verbrachten den Tag mit Freunden, denen wir aber nichts von der Bedeutung des Tages gesagt hatten. Es fiel mir nicht allzu schwer mich vom allgemeinen Picknick- und Ausflugstrubel mitreißen zu lassen. Ein paar Tränen weinte ich trotzdem, morgens allein im Zelt. So ganz verdrängen konnte ich das alles doch nicht. Zu dem Zeitpunkt war eine Freundin aus unserem Bekanntenkreis mit ihrem zweiten Kind schwanger. Auch das überlebte ich. Anfangs war ich mir sicher, dass ich es nicht verwinden würde, wenn jemand anderes aus unserem Freundeskreis wieder schwanger werden würde. Ich war sehr erleichtert, dass ich mich ehrlich für die beiden freute, auch wenn es mir andererseits schon einen leichten Stich gab.

Mittlerweile ist Anfang Dezember und vier weitere Schwangerschaften wurden in unserem Bekanntenkreis verkündet. Es nimmt mich jedes Mal noch ein bisschen mit, weil der Neid in diesen Momenten nicht von meiner Seite weicht. Doch irgendwie habe ich damit zu leben gelernt, schließlich gibt es die ganz zaghafte Hoffnung, dass wir eines Tages auch wieder zu den Glücklichen gehören werden, die solch ein kleines Wunder miterleben dürfen.

Momentan bin ich jedenfalls von den Vorbereitungen zu unserer Hochzeit abgelenkt. Im Dezember wollen wir uns mit dem Jahr aussöhnen und noch vor das Standesamt treten, ehe dann im nächsten Juni kirchlich geheiratet wird. Ich freue mich sehr darauf und das gibt mir unglaublich viel Kraft und Fröhlichkeit zurück. Die Aussicht auf Arbeit tat ihr übriges. Ich konnte tatsächlich vor wenigen Tagen meinen Arbeitsvertrag unterschreiben. Und wer weiß, ob soviel neu gewonnene Lebensfreude und Hoffnung nicht doch noch eine kleine Kinderseele anlockt und bei uns einziehen lässt?

*Nachtrag vom 8. August 2004*

Zwei Monate später hielt ich einen positiven Schwangerschaftstest in meinen Händen. In den ersten 12 Wochen war die Angst mein ständiger Begleiter. Aber nach und nach hatte ich immer mehr Vertrauen zu dem kleinen Wunder in meinem Bauch. Und seidem ich regelmäßig Klopfzeichen von innen bekomme, bin ich mir sicher, im November ein gesundes und munteres Baby im Arm halten zu können.

## Jasmin

Mein kleiner Schatz

Ich weiß nicht, warum du gegangen bist und ich weiß nicht wieso es so früh sein musste. Aber ich weiß, dass es sein musste und dass es einen Sinn hatte, denn sonst wärst du nicht gegangen ohne dass wir uns je wirklich begegnet wären!
Jeder Tag ohne dich tut weh, seelisch und körperlich, auch weil ich durchhalten muss, so anstrengend es ist.... Ich werde durchhalten, werde weitermachen! Sowohl für dich als auch für mich und auch für deinen Papa, der dich tagtäglich vermisst und auf seine Art trauert. Wir werden nicht auseinander gehen, für dich nicht und für uns nicht. Irgendwann wirst du eine kleine Schwester oder einen kleinen Bruder haben und auf sie oder ihn aufpassen, das wissen wir. Genauso wie du auch auf uns aufpasst, egal wo wir sind!

Wenn du bei uns bist, spüren wir das. Wir wissen, dass du da bist, dass du um uns bist, und mir fällt oft mein Taufspruch ein, wenn ich an dich denke:

*Von allen Seiten umgibst du mich und*
*hältst schützend deine Hand über mir.*

Ich hätte ihn dir so gewünscht. Aber insgeheim, für uns, haben dein Papa und ich dich längst getauft.... Wir werden immer da sein, wenn du uns brauchst. Versprochen, meine Kleine.

Deine Mama

Ich habe meine Tochter am 24.2.2003 durch eine Fehlgeburt in der 13. SSW verloren. Ich war zu diesem Zeitpunkt erst 16 Jahre alt und wusste nicht, wie ich das alles schaffen sollte. Doch schnell freuten mein Freund und ich uns sehr auf unser Baby und wussten, dass wir alles schaffen könnten, wenn wir nur wollten.

Doch schneller als erwartet verließ uns unsere Tochter.

Wir wissen nicht mal, ob es wirklich, mit absoluter Sicherheit, ein Mädchen geworden wäre, jedoch sind wir fest davon überzeugt und denken, dass elterliche Intuition nicht falsch sein kann.

Von der Fehlgeburt (auch ich hasse dieses Wort… es klingt so unheimlich kalt, so wertlos…) weiß ich nicht mehr allzu viel. Ich denke, dass ich unter Schock stand, ich weiß es nicht. Ich weiß nur von unheimlichem Schmerz: seelisch und körperlich. Der körperliche ist vergangen, der seelische wird wohl immer bleiben – aber er wird lebbarer, im Wissen, dass mein Kind immer da ist, egal wo ich bin.

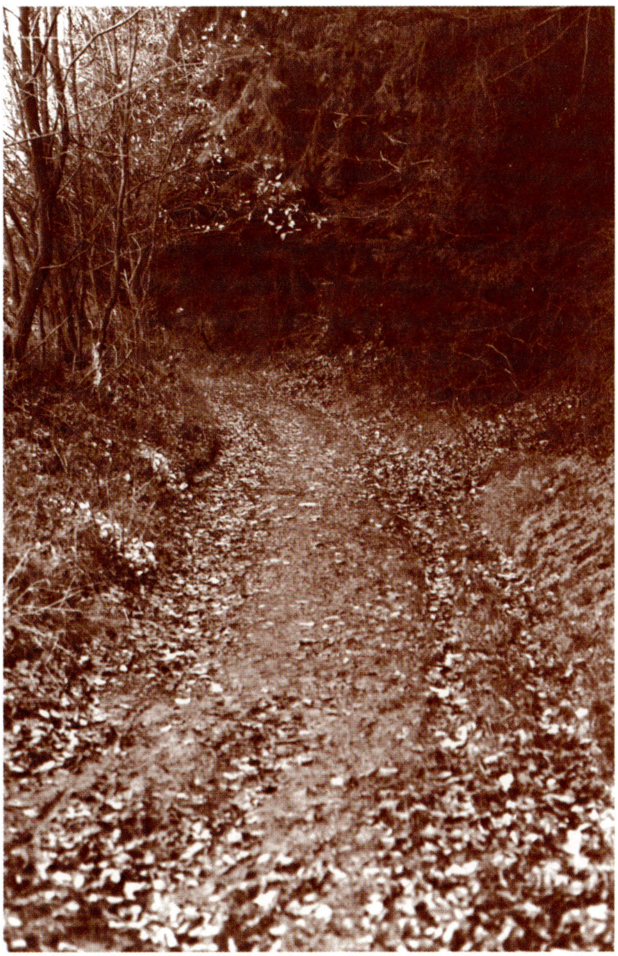

## Liuba

*Im Gedenken und in Liebe für unsere beiden Sternenkinder!*

Ich weiß noch nicht so genau, wie ich jetzt anfangen soll, deshalb mache ich mir weiter keinen großen Kopf darum, sondern beginne einfach zu erzählen:

Meine große Liebe habe ich im Dezember '98 kennen gelernt und wir waren so glücklich miteinander, dass relativ früh feststand, dass wir gemeinsam eine Familie gründen wollen. Wir zogen also zusammen und ein Jahr später hörten wir auf, zu verhüten. Ich war seit einiger Zeit an einer Schilddrüsenüberfunktion erkrankt und mir wurde gesagt, dass eine Schwangerschaft wohl einige Zeit auf sich warten lassen würde. Da mein Mann beruflich in einer anderen Stadt arbeitete und wir deshalb eine Wochenendbeziehung führen mussten, war die Wahrscheinlichkeit, dass ich schnell schwanger werden würde, ohnehin nicht gegeben und so übten wir uns eben in Geduld.

Am 01.03.2001 war es dann soweit – ich hielt einen positiven Schwangerschaftstest in der Hand!

Im ersten Moment konnte ich mein Glück nicht fassen, ich war alleine in unserer Wohnung, heulte vor lauter Glück und Verwirrung und war nicht in der Lage, auch nur irgendjemandem mein „Geheimnis" anzuvertrauen. Sogar mein Freund musste warten bis zum Wochenende, weil ich ihm unbedingt in die Augen blicken wollte, wenn ich ihm von diesem Wunder erzählen würde.

Was folgte, waren Tage voller Glückseligkeit, ich ging wie auf Wolken und alles erschien mir rosarot! Eine Woche später hatte ich den ersten Frauenarzt-Termin, und als diese mir die Schwangerschaft bestätigte, war die Welt für mich und meinen Freund einfach nur noch wunderschön. Vom ersten Tag an hatte ich zu diesem Kind eine unheimlich enge Beziehung und war sofort mit allen Sinnen auf „Mutter" gepolt. Ich glaube, ich dachte in jeder Minute an dieses Kind, träumte von der Zukunft und jedes Alltagsproblem erschien mir unbedeutend und nichtig.

Meine Frauenärztin hatte mir einen Termin für Ende März gegeben, um zu sehen, dass sich unser Baby richtig entwickelt hatte. In den Tagen dazwischen ging es mir so gut wie noch nie zuvor in meinem Leben, ich war wie gedopt und strahlte dieses Glück mit jeder Faser meines Körpers aus. Unsere Eltern und Geschwister wurden „eingeweiht" und alle freuten sich mit uns (besonders unsere beiden Mütter, weil es für beide das erste Enkelkind sein würde). Meine Schwester hat unserem Baby ganz spontan den Namen Juppi gegeben, solange das Kind sozusagen noch „geschlechtslos" war. Meine täglichen Gewohnheiten behielt ich bei – ich ging nach wie vor meinem geliebten Sport nach und auch meine Ernährung behielt ich weitestgehend bei.

Am 27.03. war dann der nächste Termin und ich wurde vor der Untersuchung nach meinem Wohlbefinden gefragt. Wir lachten und scherzten, weil ich bereits 800 Gramm zugenommen hatte. Ich wurde also untersucht und an der Mimik meiner Ärztin konnte ich bereits erkennen, dass etwas nicht stimmte. Sie bat mich nach der Untersuchung vom Stuhl in ihr Sprechzimmer und was dann folgte, habe ich nur noch wie einen Schleier im Gedächtnis. Mir wurde gesagt, dass keine Herzaktivität mehr feststellbar wäre, dass mein Kind mit an Sicherheit grenzender Wahrscheinlichkeit nicht mehr leben würde.

Ich konnte nicht begreifen, was ich da hörte - es ging mir doch so gut! Keinerlei Beschwerden, keine Blutungen, nichts, was mir irgendwie das Gefühl gegeben hätte, dass etwas nicht in Ordnung sein könnte! Bis zu diesem Zeitpunkt hatte ich noch nie etwas von „Missed Abort" gehört, ich wusste zwar, dass etliche Frauen Fehlgeburten in den ersten drei Monaten der Schwangerschaft erleiden mussten, aber ich dachte immer, dass es vorher zu Blutungen, Schmerzen oder dergleichen kommen würde. Ich wurde also gebeten, mich im Krankenhaus vorzustellen und dort eine erneute Untersuchung machen zu lassen. Allerdings sollte ich mir nicht mehr viel Hoffnung auf ein positives Ergebnis machen, denn die Chance, dass unser Juppi doch leben würde, wäre sehr gering. Danach fuhr ich wie in Trance erst einmal nach Hause, rief meinen Freund an und teilte ihm mit, was ich gerade erfahren hatte. Auch er war wie vor den Kopf gestoßen und fand keine Worte für diese traurige Nachricht. Ich fuhr also gegen Abend alleine in die Klinik - mein Freund war ja mehr als 600 km entfernt und konnte in den nächsten Tagen auch unmöglich von der Arbeit weg. Dort angekommen, wurde ich erneut untersucht und die Diagnose meiner FÄ wurde bestätigt. Ich wurde sofort stationär aufgenommen und die Ausschabung sollte am nächsten Morgen durchgeführt werden. Jetzt lag ich also in diesem Krankenzimmer mit meinem toten Kind im Bauch und wollte am liebsten nur noch sterben. Körperlich hatte ich immer noch keinerlei Beschwerden, aber meine Seele war zutiefst verletzt. Mir wurde ein Zäpfchen eingelegt, das Wehen auslösen sollte, und ich ließ einfach alles über mich ergehen.

Die Stunden, bis ich in den OP gefahren wurde, waren die intensivsten und längsten, die ich je erlebt hatte. Die Tränen wollten nicht mehr versiegen und alles in mir schrie immer nur noch: NEIN NEIN NEIN! Ich wollte dieses Kind behalten und hätte mein Leben für seines gegeben. Mitten in der Nacht hatte ich angefangen, meinem Baby einen Brief zu schreiben – ich hatte versucht, mich von ihm zu verabschieden, und ich wusste bereits von diesem Augenblick an, dass mir ein langer und sehr steiniger Weg bevorstand.

Am nächsten Tag, als ich von der Narkose aufwachte, war alles wie tot - ich fühlte mich leer und ohne irgendwelche Hoffnung. Wie der Tag verging, weiß ich heute nicht mehr, nur noch, dass jede Menge Ärzte da waren, mir erzählten, dass die OP gut verlaufen sei und ich immer noch Kinder haben könnte. Ein Psychologe war da und ließ mir Broschüren über Fehlgeburten und Trauerarbeit da, aber ich nahm nichts wirklich wahr.

Einen Tag später wurde ich dann nach der Visite entlassen. Ich machte mich zu Fuß auf den Weg - direkt in eine Wallfahrtskirche, die am anderen Ende der Stadt lag. Dort betete und weinte ich, suchte verzweifelt nach einer Antwort auf meine vielen Fragen, aber leider bekam ich keine. Danach ging ich nach Hause, und ich erinnere mich daran, dass ich für den Weg durch die Stadt mehrere Stunden brauchte. Zu Hause wurde ich dann bereits von den Eltern meines Freundes erwartet- man hatte mich überall gesucht, weil ich aus dem Krankenhaus ja einfach gegangen war, ohne irgendjemandem Bescheid zu sagen. Aber auch diese Worte drangen nicht zu mir durch, ich wollte lediglich alleine gelassen werden. Einen Tag später kam mein Freund nach Hause und er war der einzige, der mich erreichen konnte. Wir hielten uns stundenlang nur fest und weinten um unser verlorenes Kind, fragten uns, wie das hatte passieren können und versprachen, uns nie wieder alleine zu lassen.

Am selben Tag buchten wir dann eine Reise in die Türkei und zwei Tage später flogen wir also weg, um Abstand zu bekommen. Allerdings war der Schatten immer und überall zu spüren und das Schlimmste für uns beide war, dass es uns so unvorbereitet getroffen hatte. Zum Glück hatte mein Freund sehr viel Verständnis für mich, und auch wenn ich ihm gegenüber ungerecht wurde, wehrte er sich nicht. Im Gegensatz zu mir sprach mein Freund relativ bald davon, eine neue Schwangerschaft anzustreben und sobald ich aus ärztlicher Sicht grünes Licht bekommen würde, wollte er wieder anfangen zu „üben". Für mich war das aber nicht so einfach, ich wollte DIESES Kind haben, meinen Juppi wollte ich zurück und nicht sofort ein „neues" Baby.

Lange Zeit konnte ich nicht loslassen, tat aber dennoch bald alles dafür, eine neue Schwangerschaft anzustreben. Die Wochen vergingen und ich war unsagbar traurig, bin bei der geringsten Kleinigkeit ausgerastet und weinte soviel wie noch nie zuvor in meinem Leben. Zuerst waren es die Tränen, Selbstzweifel und Vorwürfe, weil der Sport vielleicht doch schädlicher für mich war als ich gedacht hatte. Danach wurde ich wütend auf mich und meinen Körper und zum Schluss war da nur noch Hoffnungslosigkeit und die Angst, niemals Mutter zu werden. Irgendwann danach fand ich dann im Internet das Maximilianprojekt und erfuhr dort zum ersten Mal, dass ich nicht alleine war mit meinem Kummer, dass mein Schicksal auch viele, viele andere Frauen teilten und schon bald fühlte ich mich als „Mitglied dieser großen Familie". Langsam fing ich an, wieder an das Leben zu glauben, ich wünschte mir so sehr, mein Kind loslassen zu können und wollte unbedingt wieder schwanger werden. Zuerst suchte ich im Netz nach Möglichkeiten, meine fruchtbaren Tage herauszufinden, danach rechnete ich, wann mein Freund und ich denn überhaupt die Gelegenheit hätten, ein Kind zu zeugen, und über all die Sorgen die ich mir machte, merkte ich nicht, wie sehr dieser Kinderwunsch unsere Beziehung belastete und wie sehr ich mir damit selbst im Weg stand. Jeden Monat, wenn meine Periode einsetzte, war ich mit den Nerven am Boden zerstört, ich zweifelte an meinem Körper und verstand nicht, weshalb uns dieser Wunsch nach einem Kind so lange verwehrt blieb.

Im August waren mein Freund und ich dann in den Bergen und wir führten zum ersten Mal seit langer Zeit wieder ausführliche Gespräche und verstanden uns. Eines Nachts lagen wir in einer Wiese und betrachteten die Sterne - gemeinsam durften wir drei Sternschnuppen beobachten und diese gaben uns sehr viel neue Hoffnung und Mut, nicht aufzugeben.

Am Ende dieses Zyklus war ich dann fast sicher, wieder schwanger zu sein, aber als dann zwei Tage nach dem Ausbleiben meiner Periode eine Blutung kam, brach wieder eine kleine Welt für mich zusammen. Zwar war diese Blutung schwächer als meine „normale" Periode, aber ich war sicher, dass ich also wieder nicht schwanger geworden war - die Sternschnuppen hatten unseren Wunsch nicht erfüllt!

Während den nächsten Wochen bekam ich immer wieder Bauchschmerzen und auch diese Schmierblutung, die mal stärker und mal schwächer war, wollte nicht aufhören. Ich dachte, jetzt rächt sich halt mein Körper, weil ich in den vergangenen Wochen extrem viel Sport getrieben und nicht besonders gut auf mich geachtet hatte. Irgendwie hatte sich in meinem Kopf der Gedanke breit gemacht: wenn mein blöder Körper schon nicht schwanger werden kann, dann soll er wenigstens perfekt geformt sein und auch darunter leiden...!

Als die Schmerzen immer häufiger wurden, ging ich wieder zu meiner Frauenärztin und bat darum, gründlich untersucht zu werden. Es wurde Ultraschall gemacht und Frau Doktor sagte mir, dass alles in Ordnung sei, lediglich ein Rest der Gebärmutterschleimhaut nicht richtig abgeblutet wäre bei der letzten Periode. Nun ja, ich bestand aber dennoch darauf, dass man mir wenigstens irgendwelche Medikamente oder Hormone oder auch weitere Untersuchungen verordnete, weil ich einfach diese unangenehme Blutung und die immer wiederkehrenden Schmerzen loswerden wollte. Auf die Idee, dass ich wieder schwanger sein könnte, ist auch meine Ärztin gar nicht erst gekommen. Ich wurde also mit einem Termin zur Bauchspiegelung im Krankenhaus wieder weggeschickt, aber dazu sollte es nicht mehr kommen. Am 01.11.01 - ich hatte meinen Freund gerade mal wieder zum Bahnhof gefahren - bekam ich nachts solche Schmerzen im Unterbauch, dass ich mir nicht mehr zu helfen wusste. Ich musste mich fürchterlich übergeben, konnte die Toilette nur noch auf allen Vieren erreichen, und ein Blick in den Spiegel reichte dann aus - ich war weiß wie eine Wand. Irgendwie habe ich dann gegen 4.00 Uhr morgens den Notarzt verständigt, der mich sofort ins Krankenhaus brachte, und nachdem man mir Blut abgenommen hatte, ließ man mich stundenlang mit diesen Schmerzen im Flur liegen.

Am Morgen kam dann endlich eine Schwester mit einem Zettel, sie fragte, wer ich sei und nachdem ich ihr meinen Namen gesagt hatte, führte sie ein Telefonat, bei dem ich vernahm, dass mein HCG-Wert enorm hoch sei. Ich wurde also kurzerhand in die Gynäkologie gebracht. Ich war sehr verwirrt, weil ich zwar wusste, dass HCG das Schwangerschaftshormon ist, aber nach der Aussage meiner FÄ war ich ja nicht schwanger! Danach wurde dann noch einmal Ultraschall gemacht und etwa eine Stunde später lag ich mit der Diagnose Eileiterschwangerschaft auf dem OP-Tisch.

Mir ging das alles viel zu schnell, um es richtig realisieren zu können und so ließ ich auch dieses Mal einfach alles über mich ergehen. Hinterher wurde mir gesagt, dass mein Eileiter glücklicherweise erhalten werden konnte, es aber nun problematischer sein würde, erneut schwanger zu werden, weil Vernarbungen am Eileiter das Durchdringen der Spermien meist verschlechtern oder gar verhindern würden.

Einige Tage später wurde ich also wieder aus dem Krankenhaus entlassen und nun hatte ich zwei glücklose Schwangerschaften hinter mir und wusste nicht, wie mein Leben weitergehen sollte. Meine Stimmung war nicht mehr berechenbar, ich war so verzweifelt, dass ich oft unheimlich ungerecht meinem Freund, der Familie, vor allem mir selbst gegenüber war. Wohin ich auch ging, ich sah überall nur schwangere Frauen, Kinderwägen und stillende Mütter- als würde ich sie magisch anziehen! In den Wochen und Monaten danach verlor ich viele vermeintliche Freunde, ich musste erkennen, dass für diese Situation einfach nur begrenzt Verständnis da war. Und je mehr Zeit verging, desto mehr wurde mir das Gefühl vermittelt, dass es nun ja „auch mal wieder gut" zu sein hatte, ich sollte mich wieder einkriegen, denn schließlich gäbe es ja weitaus schlimmere Dinge als die, die mir passiert waren.

Am meisten weh taten mir diese Worte von den Leuten, von denen ich echte Freundschaft erwartet hatte und es dauerte lange, bis ich begriff, dass eben nur betroffene Frauen wirklich nachfühlen können, wie es wirklich innen drin aussieht. Nach und nach erfuhr ich dann von immer mehr Fehlgeburten in meiner Umgebung, sowohl meine Mutter als auch meine Schwiegermutter in spe hatten eine, aber damals wurde so etwas einfach verdrängt und niemand sprach darüber. Ich konnte schon damals nicht verstehen, weshalb daraus so ein Tabuthema gemacht wurde und bin heute überzeugt davon, dass eine glücklose Schwangerschaft wesentlich besser verarbeitet werden könnte, wenn man nicht immer das Gefühl von außen bekäme, der seelische Schmerz sei nicht berechtigt.

Stattdessen sollte man bei Ärzten, Eltern, Freunden auf offene Ohren stoßen, auf Mitgefühl und Hilfe - auch wenn die Zeit der Trauer für viele Frauen sehr lange dauert. Für mich wurde alles erst erträglicher, als ich begann, meine Kinder nicht mehr zu verschweigen - ich erzählte davon, wie sehr ich mich auf sie gefreut hatte und wie sehr ich litt, weil ich sie nie in meinen Armen wiegen konnte. Manche Menschen erklärten mich für „übersensibel", manche meinten sogar, ich wäre reif für die „Klapse", wie man bei uns so schön sagt. Aber dafür zeigten mir andere, dass jedes Leben - und sei es noch so winzig - eine Berechtigung hat, gekannt, erwähnt und geliebt zu werden und meist waren es wirklich Betroffene, die für diese schlimmen Verlustgefühle Verständnis zeigten.

Im Jahr 2002 sollte dann alles besser werden. Ich nahm mir fest vor, an mir zu arbeiten, notfalls auch psychologische Hilfe in Anspruch zu nehmen und endlich zu lernen, dem Leben wieder Positives abzugewinnen und trotz meiner verlorenen Kinder wieder zu leben und zu lachen. Für den Mai planten mein Freund und ich zu heiraten und wir waren positiver Dinge. Leider wurde bei mir dann wieder ein Rückfall meiner Schilddrüsenwerte festgestellt und letztendlich dann beschlossen, diese weitgehend zu entfernen. In der Zeit bis zur OP sollte (und konnte) ich also wieder nicht an eine neue Schwangerschaft denken und somit war ich gezwungen, „umzudenken". Dieses Jahr brachte dann leider auch wieder viele Schicksalsschläge mit sich und ich verlor innerhalb kürzester Zeit vier sehr nahe stehende Menschen durch Tod.

Dies und die Nachricht, dass mein Freund beruflich im August ins Ausland versetzt werden würde, zu verarbeiten, war also meine neue Aufgabe. Zum Glück konnte ich in meinem Beruf eine „Auszeit" einlegen und so beschloss ich mit meinem (mittlerweile) Mann, ihm ab Januar 2003 nach Kasachstan zu folgen. Gesagt, getan – im Januar kehrte ich dann Deutschland den Rücken und versuchte, einfach alles weitere auf mich zukommen zu lassen.

Ich führte sehr lange und intensive Gespräche mit meinem Mann, wir hatten endlich Zeit, über unsere Hoffnungen, Ängste und Sorgen zu sprechen und zum ersten Mal seit langer Zeit hatte ich wieder das Gefühl, richtig „durchatmen" zu können. Dennoch war unser Kinderwunsch täglich präsent und wir wussten beide, dass er das bleiben würde, bis wir endlich unser Kind empfangen dürften. Ich lernte in der Zeit in Kasachstan viel über das Leben und dennoch begriff ich viel zu lange nicht, dass sich ein Kind nicht erzwingen lässt! Erst im letzten Zyklus, bevor ich wieder nach Deutschland zurückmusste, geschah ganz unverhofft das Wunder und ich wurde tatsächlich wieder schwanger. Ich hatte damit vorerst abgeschlossen und war sicher, auch in der nächsten Zeit noch kinderlos bleiben zu müssen. Es war der erste Monat, in dem wir nicht mehr auf Eisprung, Temperatur und alles andere geachtet hatten, wir hatten uns mit dem Wissen der bevorstehenden erneuten Trennung einfach nur geliebt - so wie ganz am Anfang unserer Beziehung. Ich weiß nicht, wie es mir heute gehen würde, wenn dieses Kind nicht seinen Weg zu uns gefunden hätte, aber ich weiß, dass ich es ihm mit meinen Gedanken und dem innigen Wunsch nicht einfacher gemacht habe.

Es ist so leicht gesagt, dass man den Kopf frei bekommen muss, dass man die verlorenen Kinder loslassen muss, um bereit zu sein, ein neues Kind zu empfangen und theoretisch wusste auch ich das alles. Allerdings sah die Praxis ganz anders aus und ich konnte mich nicht von diesem Gedanken befreien, es gab einfach nichts, was mir wichtiger gewesen wäre, als Mutter zu werden. Unheimlich oft hatte ich mir Gedanken um meine Zukunft gemacht, darüber nachgedacht, was ich denn tun würde, wenn ich nicht wieder schwanger werden könnte. Ich bin ein ziemlich sozial eingestellter Mensch und wollte schon immer etwas in dieser Richtung auch beruflich machen. Wäre ich also jetzt nicht wieder schwanger geworden, hätte ich wohl beruflich „umgesattelt“ und etwas in Alten- oder Behindertenpflege gemacht. Ehrlich gesagt wäre das aber die „Alternativ-Lösung“ gewesen und wahrscheinlich hätte ich auch damit nur versucht, meinen starken Kinderwunsch zu unterdrücken und zu verdrängen.

Jetzt bin ich also wieder schwanger und mittlerweile in der 26. Schwangerschaftswoche angekommen. Die ersten drei Monate waren die Hölle, ich musste das Bett hüten, weil ich ein Hämatom in der Gebärmutter hatte, das sich nicht vergrößern durfte. Wir erzählten von dieser Schwangerschaft nichts, weil wir solche Angst hatten, dass auch dieses Kind evtl. nicht bei uns bleiben durfte. Mein Mann war noch bis einschließlich Juli in Kasachstan und ich hoffte und betete Tag für Tag, dieses Kind behalten zu dürfen. Nach drei Monaten hatte sich dann dieses Hämatom in Luft aufgelöst und unser Kind war mächtig gewachsen. Aber die Angst blieb dennoch, erträglicher wurde meine Schwangerschaft erst in der 18. Woche, als ich den Zwerg zum ersten mal ganz deutlich in meinem Bauch spürte.

Allerdings ist es heute so, dass ich ganz genau darauf achte, wann und wie oft ich das Baby spüre und wenn es mal längere Zeit schläft und ich keine Bewegungen vernehme, gerate ich immer noch in Panik. Zum Glück habe ich jetzt einen Arzt, der mir von Anfang an unheimlich viel Verständnis entgegengebracht hat und zu jeder Tages- und Nachtzeit für mich da war. In die Praxis meiner vorherigen Ärztin bin ich nach der Eileiterschwangerschaft noch ein einziges Mal gegangen. Dort wurde ich erst mit einer falschen Diagnose konfrontiert – man sagte mir, dass meine Eileiter entfernt worden waren – und dann behandelt, als wäre ich eine Nummer. Es gab kein tröstendes Wort, keine Geste oder gar eine Entschuldigung, weil die Ärztin die Eileiterschwangerschaft eigentlich hätte erkennen müssen. Jetzt hoffe ich, dass wir die letzten Wochen der Schwangerschaft auch noch gut „herumkriegen" und dass mit einem glücklichen Ende die Erinnerung an die schlimme Zeit des Wartens verblasst.

Vergessen werde ich meine zwei Sternenkinder nie in meinem Leben - sie gehören dazu wie alles andere und haben mich sehr verändert und geprägt. Ich lebe heute viel bewusster und auch, wenn es für mich schon immer ein wirkliches Wunder war, ein Kind zu empfangen, kann ich es heute erst recht schätzen und achten. In unserem Schlafzimmer habe ich an der Decke symbolisch zwei Leuchtsterne befestigt und jede Nacht, bevor ich einschlafe, schicke ich ihnen einen innigen Gedanken und bin überzeugt davon, dass es meinen Kindern gut geht, dort wo sie jetzt sind! Eine Frau aus dem Maximilianprojekt hat mir mal ein Buch empfohlen, „Das Kind, das ich nie hatte" von Diana Beate Hellmann - es ist eigentlich ein Märchen, aber ich habe es immer noch so gut in Erinnerung, weil man sich die einzelnen Szenen so gut vorstellen kann. Mir hat dieses Buch sehr viel geholfen und ich würde allen raten, einfach mal die Gedanken schweifen zu lassen und das Buch auf sich wirken zu lassen.

Ich wünsche allen, die diese Zeilen lesen, dass sie niemals aufgeben mögen, an sich und das Wunder „Mensch" zu glauben, denn die Hoffnung stirbt bekanntlich erst zuletzt!

*Im Februar 2004, erstellt als Beitrag im Forum*

… Jetzt ist sie also endlich da, unsere kleine Prinzessin und ich bin so glücklich, wie nie zuvor in meinem Leben.

… Antonia hat meinem Leben einen neuen Sinn gegeben, sie tröstet mich über den Verlust meiner beiden Sternchen hinweg, aber vergessen werde ich die beiden dennoch nie in meinem Leben. Ich bin wie verzaubert von diesem Kind und unsagbar glücklich, dass ich sie endlich in meinen Armen halten darf -

MEIN KLEINES, ABER DOCH GRÖSSTES WUNDER!

Alles Liebe euch allen wünscht euch von Herzen

euere Liuba mit Antonia

## Lotte

## Louisa Maria

Als ich meinen Mann kennen lernte, entschieden wir uns ziemlich schnell dafür, die Pille abzusetzen und einfach mal zu warten was passieren würde. Und es kam, wie es kommen musste, es passierte… Nichts.

Nach 2 Jahren glaubte ich dann irgendetwas tun zu müssen, da man ja schließlich nicht jünger wird. Also auf zum Arzt. Der wies mich erst mal ins Krankenhaus ein und machte eine Bauchspiegelung. Es kam aber nicht wirklich was dabei heraus. Zumindest nichts, was unseren Kinderwunsch hätte stoppen können. Also musste ich Überzeugungsarbeit leisten und bekniete meinen Mann, doch auch mal zum Arzt zu gehen. Er ging zum Hausarzt, der ein Spermiogramm machte und ihm Pillen verschrieb, die seine Spermien schneller machen sollten. Nichts passierte. Dann machten wir einen Termin beim Frauenarzt, der uns zwecks Beratung für eine „künstliche Befruchtung" in eine andere Praxis schickte. Alleine das Wort machte mich total fertig. Der Termin rückte näher und wir saßen in einem Wartezimmer, in dem jeder zu Boden schaute und sich mehr oder weniger für seine Unfähigkeit, Kinder auf natürlichem Weg zu zeugen, schämte. Wobei ich heute sagen muss, ich finde es unverantwortlich von der Außenwelt, das „Kinderkriegen" als die leichteste Sache der Welt darzustellen. Als wir dann die Diagnose vom Arzt bekamen, dass es für uns sehr unwahrscheinlich wäre, auf natürlichem Wege Kinder zu bekommen, zumindest ich nicht von meinem Mann, brach für uns eine Welt zusammen. Als er mir dann noch erklärte, was auf mich zukommen würde, brach ich in Tränen aus.

Auf der Heimfahrt spielte ich gedanklich immer wieder alles durch und mein Mann meinte nur ziemlich zornig, dass, wenn wir nicht alles versuchen würden, selbst ein Kind zu bekommen, er keiner Adoption zustimmen würde. Erst musste ich meinem Mann erklären, dass ich ja schließlich alles auf mich nehmen müsste, bis er seinen Ton änderte. Unsere Ehe litt. Dass es aber noch schlimmer kommen könnte, hätte ich nie gedacht. So fingen wir an mit Insemination. Das brachte nichts, außer dass ich an Gewicht zunahm. Der Arzt erklärte uns, dass die Spermien meines Mannes einfach nicht stark genug seien. Also ließ ich mich wirklich dazu hinreißen, eine künstliche Befruchtung mit Spritzen und dem ganzen Programm über mich ergehen zu lassen.

Der erste Versuch schlug fehl. Ich hatte gehofft, doch so fruchtbar zu sein und war am Boden. Aber irgendwie hatte mich der Ehrgeiz jetzt gepackt und wir machten noch einen Versuch, bei welchem ich wieder alle Schmerzen aushielt. Dann kam der Telefonanruf und es hieß „Positiv". Mein Mann fragte nur: „Ist das gut oder schlecht?" Dann heulten wir beide. Ich konnte es gar nicht glauben und ging dann ein paar Tage später gleich zum Blutabnehmen zu meinem, Arzt der mir die Schwangerschaft bestätigte. Es war wahr! 14 Tage später konnte ich das kleine Herz im Ultraschall schlagen sehen. Das war ein Gefühl – ich kann es nicht beschreiben! Mich wunderte, dass mein Arzt mir den Mutterpass nicht geben wollte. In der 9. Woche meinte er dann, dass alles okay sei, wir noch Blut abnehmen würden und: „Beim nächsten Besuch können Sie dann Ihren Mutterpass mitnehmen".

Trotzdem waren meine Gefühle gemischt. Schließlich wurde uns ja auch gesagt, dass diese Schwangerschaft in einer Fehlgeburt enden könnte. Aber ich schloss das aus. Das passierte nur Anderen. Ich redete mit meinem Kind und hörte sogar Mozart. Mit dem Auto fuhr ich nie schneller als 100 km/h auf der Landstraße, so dass ich ein richtiges Verkehrshindernis wurde. Sonst bin ich eher ein recht zügiger Fahrer. Dann kam der Tag, der so schlimm war, dass ich dachte, ich sterbe. Morgens, als die Sonne vom Himmel schien, war ich mit meiner Schwester verabredet, um etwas für mein Patenkind zu besorgen. Im Auto hatte ich ein leichtes Ziehen in der Leistengegend, welches ich auf ein Wachsen der Gebärmutter schob. Wir hatten an diesem Tag noch einen heftigen Streit, wobei ich mir immer einredete: „Ich darf mich nicht aufregen". Abends bemerkte ich, dass ich in der Unterhose eine Schmierblutung hatte, die aber wohl schon wieder vorbei gewesen war. Als ich dann in die Klinik fuhr, weil ja kein Arzt mehr auf hatte, zitterte ich und betete. Ich hatte fast eine Stunde Fahrt vor mir. Es war die Hölle.

Dort angekommen, ging eigentlich alles ganz schnell. Im Untersuchungsraum standen 5 Leute dabei, als der Ultraschall gemacht wurde und der Professor meinte, dass er keinen Herzschlag sehen würde. Es war wie ein Stich, als ob mir jemand das Herz rausreißen würde. Er guckte lange, aber ich sah es ja selbst. Es tat sich nichts und ich wollte es so unbedingt. Sie sagten, ich solle morgen noch mal zu meinem Arzt gehen und die Diagnose bestätigen lassen. Falls ich starke Blutungen bekäme, sollte ich sofort kommen. Ich fuhr dann nach Hause und weiß bis heute noch nicht wie. Dann rief ich meinen Mann an und sagte ihm, er solle sofort kommen, es sei etwas Schreckliches passiert.

Wir weinten die ganze Nacht. Am nächsten Tag ging ich dann zum Arzt und der bestätigte es dann. Das Wochenende lag vor uns und ich sollte dann am Montag in die Klinik. Ich war froh, dass ich mein Baby noch diese Tage in mir haben durfte. Ich versuchte, Abschied zu nehmen und betete, dass sie sich alle geirrt hätten und am Montag das Herzchen doch wieder schlagen würde. Aber auch am Montag war nichts mehr zu sehen beim Ultraschall.

Mein Mann war die ganze Zeit da und hielt mir die Hand. Sie legten mir dann ein Zäpfchen vor den Muttermund. Später habe ich erfahren, dass das Wehen einleitet. Ich lag also auf meinem Bett und jede ¼ Stunde kam eine Schwester und schaute nach, ob denn endlich die Blutung eingetreten wäre. Aber es war nichts. Ich wusste, dass mein Körper dieses Kind nicht hergeben wollte.
Dann wurden die Schmerzen immer heftiger und mein Mann verlangte, dass man mir ein Schmerzmittel gab. Er hatte mittlerweile auch geweint, obwohl ich versuchte, so stark wie möglich zu sein. Dann, nach endlosen Stunden, brüllte ich den Arzt an, warum man mich hier so liegen ließ. Daraufhin fuhren sie mich unter Beruhigungsmitteln zum OP. Unter Tränen beschuldigte ich jeden, der vorbei kam, dass sie mir mein Kind wegnehmen würden.

Als ich dann aufwachte, wollte ich nur noch nach Hause. Die Ärzte meinten, das sei zu riskant. Ich sagte dann nur, dass, wenn ich hier bleiben müsste, ich mir etwas antun würde und auf eigene Gefahr die Klinik verlassen wolle. Ich hatte ja nichts mehr zu verlieren, selbst wenn ich draufgehen würde. Es waren die schlimmsten Stunden und Tage in meinem Leben. Am Tag darauf rief meine Mutter an und fragte, wie es mir ginge. Doofe Frage. Ich meinte dann ironisch: „Gut, aber ich möchte jetzt nicht reden". Zwei Tage später rief dann meine Schwester an. Erst das übliche „Blabla" und dann der Hammersatz. Ich höre es heute noch: „Sei froh, es wäre vielleicht behindert gewesen." Das war dann echt zuviel. Meine Mutter meinte dann, als sie mich besuchte: „Es war doch noch gar nichts."

Von da an kehrte ich meiner Familie den Rücken. Am liebsten wäre ich gestorben, nur um das alles nicht aushalten zu müssen. Ich wäre sogar gestorben, wenn nur mein Kind hätte leben dürfen.

Mein Mann redete nicht und so langsam aber sicher war mir alles egal. Autofahren wurde für mich ein Spiel nach dem Motto: Mal sehen, ob du diesmal lebend heimkommst. Und so handelte ich eigentlich jeden Tag. Es ist ja eh egal. Das Leben hatte keinen Sinn, wozu das alles? Meine Mutter rief dann so ca. eine Woche nach der Geburt an und machte mich dafür verantwortlich, dass in unserem ziemlich kleinen Dorf erzählt würde, sie sei eine schlechte Mutter und ich wolle mir das Leben nehmen. Sie fragte mich, warum ich mich nicht bei ihr melden würde und machte mich am Telefon aufs Übelste fertig. Zum Schluss sagte sie dann noch, ich solle bei meiner Schwester anrufen und ihr sagen, dass sie nicht Schuld sei an der Fehlgeburt. Sie würde sich deswegen Gedanken machen. Ich dachte, ich sei in einem schlechten Film. Das konnte doch nun wirklich nicht sein. Ich wurde für alles verantwortlich gemacht, obwohl ich doch eigentlich diejenige war, der es schlecht ging. Ich machte mir selbst Schuldgefühle, und das war eigentlich schlimmer als alles andere. Ich hatte mich aufgeregt und dadurch war es gestorben.

Als ich dann so am Boden war, ging ich zu einer Heilpraktikerin. Ich kann sagen, sie hat mich wieder aufgebaut und mir Mut gemacht, weiterzumachen. Sie nahm mir die Schuld, die ich mir wegen dem Tod meines Kindes gegeben hatte. Naja, das ist vielleicht zu viel gesagt, aber von da an konnte ich wenigstens damit leben. Es kam der Geburtstag meines Vaters und natürlich musste ich meiner Schwester gegenüber treten. Wir fuhren ziemlich spät hin, aber sie hatte auf mich gewartet und laberte mich zu. Ich sagte ihr, dass ich im Moment nicht mit ihr reden wolle. Das hielt sie aber nicht davon ab. Erst als mein Mann meinte, sie sollten mich doch alle einfach in Ruhe lassen, es sei schließlich alles schon schlimm genug, ließen sie von mir und fuhren nach Hause. Nachts setzte ich mich hin und schrieb einen Brief an sie, in welchem ich ihr mitteilte, dass ich ihr nicht die Schuld am Tod meines Kindes gäbe.

Ich schämte mich dafür, ein totes Kind zu haben. Vielleicht war ich auch nur der Meinung, dass, wenn ich dieses Kind totschweigen würde, ich irgendwann den Schmerz vergessen würde. Ich wollte nicht, dass irgendjemand erfuhr, dass ich schwanger gewesen war. Es war irgendwie, ich weiß nicht wie ich sagen soll, als hätte ich eine schlimme ansteckende Krankheit - unfähig, Kinder zu bekommen. „Die leichteste Sache der Welt" habe ich nicht hinbekommen. Mein Selbstwertgefühl war nicht am Boden, sondern gar nicht mehr vorhanden.

Meinem Mann ging es da ja nicht anders. Damals musste unsere Katze einiges aushalten. Ich hatte ja niemanden, mit dem ich reden konnte, da mein Mann mir verboten hatte, über „unser Problem" zu sprechen. Es sollte niemand wissen, dass er der Grund war, weshalb es bei uns nicht geklappt hatte. Es war so schlimm, eine Fehlgeburt erlitten zu haben, aber zu wissen, dass man nur unter Schmerzen wieder schwanger werden könnte, war dann noch mal Öl aufs Feuer.

Wir gingen dann allen Leuten aus dem Weg. Dieses ewige „Na, was macht der Nachwuchs bei euch?" ging mir persönlich total auf den Keks. Im Dorf wurde man schon schief angeguckt, wir waren ja schließlich schon 2 Jahre verheiratet. Unsere Freunde bekamen auch gerade ihr erstes Kind und das hätte ja alles so schön gepasst. Ich ging dann nur noch zum Einkaufen vor die Tür. Es war furchtbar. Ein Kinderwagen auf 30 km Entfernung und ich sah ihn. Meine Freunde versuchten zwar, mich da rauszuholen, aber selbst die wussten nichts von der Misere, in der ich war. Ich alleine wusste, dass es auf natürlichem Wege niemals klappen würde. Irgendwie ließ ich mir auch nicht helfen und lehnte wirklich alles ab, was mir angeboten wurde. Es wurde schwer, zu mir durchzudringen. Frauen hatten sowieso ihre Probleme, mit Männern ging es einigermaßen. Ich suchte dann im Internet, da ich von irgendwoher Hilfe brauchte, und fand das Maximilianprojekt.

Allmählich ging unsere Ehe den Bach runter. Wir zofften uns nur noch. Ich machte ihm Vorwürfe, er solle mit mir reden, er würde ja gar nicht trauern und er solle aufhören zu rauchen. Er hielt dagegen und sagte, ich wüsste ja gar nicht, wie er trauere. Solche Reibereien gingen dann meistens so weit, dass er irgendwann meinte, wir sollten uns trennen und ich mit einem anderen Mann ein Baby machen. Da wusste ich, dass ich etwas tun musste... Wir versuchten es noch einmal und ich wurde schwanger. Jetzt ging es erst richtig los. Ich schwankte mit meinen Gefühlen hin und her. Darf ich mich freuen? Würde es wieder schief gehen? Ich zitterte, die ganzen 37 Wochen. Jedes Mal, wenn ich wieder zum Ultraschall ging, betete ich, dass das kleine Herz noch schlagen würde, und es schlug. Ich hangelte mich von Woche zu Woche. Dann kam der Tag X.

Und noch im Kreißsaal wusste ich nicht, ob ich mich freuen sollte oder nicht. Schließlich gäbe es dieses Kind nicht, wenn nicht sein Geschwisterchen gestorben wäre. Es war eine komische Situation. Der glücklichste Tag in meinem Leben und ich konnte damit nicht umgehen. Hin- und hergerissen von dem Gefühl der Freude und der Trauer in einem. Wenn ich an mein erstes Kind dachte, hatte ich das Gefühl meinem zweiten etwas zu nehmen und umgekehrt. Wir haben einen strammen Jungen bekommen. Ich hatte von Anfang an das Gefühl, dass es ein Junge werden würde. Genauso wie bei meinem ersten Kind, da wusste ich, dass es ein Mädchen war.

Auf jeden Fall hätte ich die Zeit nicht so überstanden, hätte es nicht dieses Forum nicht gegeben, in dem ich mit anderen reden konnte. Es ging bei mir aufwärts an dem Tag, als ich mein Kind nicht mehr verleugnete, sondern es annahm als lebendiges Kind, welches ich leider nie in den Armen halten durfte. Ich bete heute noch für sie und schäme mich nicht sagen zu können, dass ich ein Kind im Himmel habe – ein Schutzengelchen, das über sein Brüderchen wacht.

Ich möchte allen Mut machen, es wieder und wieder zu probieren. Wenn man es einigermaßen seelisch auf die Reihe bekommt. Auf jeden Fall ist es wichtig, seinem toten Kind die Seele zu lassen, indem man es nicht verleugnet. Natürlich stößt man auf Unverständnis, aber man muss egoistisch sein, um ein wenig optimistisch sein zu können. Bis heute wissen noch nicht mal meine Eltern, dass unser zweites Kind nicht auf natürlichem Weg gezeugt wurde und bis heute habe ich Schwierigkeiten, mit dem Tod meiner Tochter umzugehen. An ihrem Geburtstag hätte ich gerne einen Kuchen gebacken und eine Kerze angezündet. Ich habe es nicht getan, weil es mein Mann nicht verstanden hätte. Aber mein Süßer und ich, wir beten jeden Abend für sein Schwesterchen und danken ihr, dass sie aufgepasst hat und ihr Brüderchen leben darf. Am meisten tut aber immer noch der Gedanke weh, dass nur ich an sie denke und dass sie für andere nicht existiert. Ich hoffe, dass das Thema Fehlgeburt nicht mehr länger so ein Tabuthema ist und dass wir alle darüber sprechen. Nur so, glaube ich, können wir unseren toten Kindern Ehre und Seele geben.

Ich hoffe, dieser Beitrag macht auch Mut, aber natürlich gibt es nicht immer ein Happy End. Ich bin dankbar und glücklich, dass mir meine tote Tochter geholfen hat, selbstständig zu werden und mich auf mich zu konzentrieren, ohne viel auf andere Leute zu geben. Ich bin ihr unendlich dankbar, aber auch traurig, sie im Moment nicht in den Armen zu haben. Aber ich bin mir sicher, dass wir uns wiedersehen.

In Liebe und Dankbarkeit
für meine Tochter Louisa Maria.
Du wirst immer in meinem Herzen sein.

Deine Mama

## Manu

*Zur Erinnerung an unsere Kinder
Thorben und Butterblümchen*

Im letzten Jahr, 2003, hatte ich zwei Fehlgeburten, die unser Leben sehr verändert haben, und das war so…

Im Januar 2003 wurde bei mir die erste Schwangerschaft festgestellt. Mein Freund und ich wollten zu dem Zeitpunkt gar kein Kind. Nun war uns jedoch dieser „Unfall" passiert; ein schöner, wie ich heute sagen muss. Wir freuten uns maßlos und für uns beide war sofort klar, dass wir das Kind haben wollten. Wir waren stolz und überglücklich. Die Schwangerschaft verlief zunächst problemlos, mir ging es gut, dennoch versuchte ich, mich zu schonen. Bereits bei der 2. Untersuchung kam dann der Schock: Mein Frauenarzt meinte, dass das Kind zu klein sei und daher die Gefahr einer Fehlgeburt bestünde. Er verschrieb mir ein Gelbkörperhormon und ließ mich mit all meinen Ängsten stehen. Ich war zwar sehr besorgt und trat beruflich - so weit es möglich war - kürzer, insgesamt ging es mir jedoch weiterhin sehr gut. Deshalb konnte ich die Bedenken und die immer öfter aufkommende innere Unruhe dann doch irgendwie unterdrücken. Mein Freund und ich freuten uns auf die nächste Untersuchung, weil wir beschlossen hatten, danach endlich die ersten Babysachen einzukaufen. Wir konnten es kaum erwarten!

Leider kam es nicht so weit: Etwa ab der 9. Schwangerschaftswoche setzten immer wieder leichte Blutungen ein. Ich schob weiterhin alle Bedenken zur Seite und redete mir ein, dass das nichts Schlimmes heißen müsse. An dem Wochenende vor dem nächsten Arzttermin wurde ich nachts von entsetzlichen Kopf- und Bauchschmerzen geweckt und hatte Mühe, überhaupt wieder einzuschlafen. Am nächsten Morgen hatte ich daraufhin eine Auseinandersetzung mit meinem Freund, der dachte, dass das alles psychisch sei und ich mit der Schwangerschaft nicht klarkäme. Leider nahm er mich in dieser Situation nicht ernst. Wir sprachen uns schließlich aus und alles war soweit in Ordnung. Auch von den Schmerzen der Nacht war nichts mehr zu spüren, so dass ich das Ganze abtat.

Vormittags unterschrieben wir den Mietvertrag für eine größere Wohnung, nachmittags waren die Blutungen dann aber plötzlich so stark, dass wir ins Krankenhaus gingen. Dort machte die Ärztin sofort eine Ultraschalluntersuchung. Auf dem Ultraschall war schon ein richtiger kleiner Mensch mit Kopf, Armen und Beinen deutlich zu erkennen! Die Unruhe der Ärztin und das Bild auf dem Monitor ließen schnell Gewissheit werden, was ich schon vermutet hatte, aber nicht wahrhaben wollte: Das Kind war tot!

Am nächsten Tag hatte ich dann die Ausschabung. Ich wollte es einfach so schnell wie möglich hinter mich bringen. Mein Freund war die ganze Zeit über bei mir, was mir sehr viel Kraft gab! Die ersten Tage nach der Ausschabung ging es mir recht gut, ich hatte deswegen sogar ein schlechtes Gewissen. In den darauf folgenden Tagen und Wochen kam dann aber sehr schnell die Ernüchterung: Ich weinte fast nur noch, war zutiefst depressiv und hatte oft das Gefühl, an dem Schmerz zu zerbrechen. Mein Freund stand mir, so gut er konnte, bei, allerdings stieß er nur allzu oft an seine Grenzen und war recht hilflos.

Selbst Monate nach der Fehlgeburt litt ich immer wieder unter heftigen Stimmungsschwankungen, die für ihn natürlich nicht immer nachvollziehbar waren. Wie auch? Wo ich doch selbst Schwierigkeiten hatte, mit diesen wechselnden Gefühlen umzugehen. Immer wieder versuchte ich, ihm klarzumachen, was in mir vorging, dass die Stimmungsschwankungen nichts mit ihm zu tun hatten und dass er mir sehr helfen könnte, indem er mich einfach in den Arm nähme anstatt lange zu fragen, was los sei.

Nach vielen Gesprächen wurde mein Freund zugänglicher und wir konnten über das Thema „Fehlgeburt“ sprechen, wobei er seinen Emotionen auch mal freien Lauf lassen konnte. Das war sehr wichtig für mich, da ich davor manchmal wirklich Bedenken hatte, ob ihm das Kind überhaupt etwas bedeutet hatte.

Unser Umfeld zeigte für uns und unsere Gefühle leider selten das Verständnis, das wir uns gewünscht hätten. Es gab damals wohl kaum eine Person, die uns nicht den Spruch: „Na ja, beim nächsten Mal wird`s schon!“ an den Kopf knallte. Als könnte ein anderes Kind die entstandene Lücke jemals schließen!

Ich weiß (heute), dass die Leute es nur gut gemeint haben, dennoch waren diese Worte unheimlich verletzend. Danach wurde dieses Thema dann gar nicht mehr angeschnitten, obwohl in mir soviel brodelte, was raus wollte, gesagt sein wollte! Aber ich hatte weder den Mut noch die Kraft, unseren Freunden, Verwandten und Bekannten zu sagen, was ich gerne losgeworden wäre. Durch Zufall stieß ich ca. drei Monate nach der Fehlgeburt im Internet auf verschiedene Foren, in denen sich betroffene Frauen austauschen. Obwohl die Vielzahl von betroffenen Frauen Angst machte, tat es auf der anderen Seite richtig gut zu wissen, dass man doch nicht so allein dasteht. Ich hatte zum ersten Mal nach langer Zeit das Gefühl, endlich jemanden gefunden zu haben, der mich wirklich versteht. Ich konnte begreifen, dass das, was ich fühlte (und auch heute noch fühle), in dieser Situation normal war, dass ich mich nicht zu schämen und mir auch keine Vorwürfe zu machen brauchte. So war ich Monate später in der Lage, von mir aus auch mit guten Freunden über die Fehlgeburt zu sprechen und ihnen verständlich zu machen, dass ich in der Zeit „danach" nicht geschont werden oder allein gelassen werden wollte. Es gelang mir, meine Bedürfnisse diesbezüglich mitzuteilen. Außerdem bekam ich Mut, auf meine Gefühle zu hören, die mir unter anderem auch sagten, dass unser Kind einen Namen bekommen sollte. Mein Freund und ich einigten uns auf Thorben, und unser kleiner Junge bekam seinen kleinen „Grabstein" in einer Blumenschale des Balkons aufgestellt. Das half mir sehr, da wir ja - außer einem Ultraschallbild und unseren Erinnerungen - nichts von ihm hatten! Wir schufen damit einen Gedenkstein an unser Kind und uns einen Ort zum Trauern.

Im September wurde ich dann wieder schwanger; auch diesmal nicht geplant, aber wir hatten es darauf angelegt. (Ich hätte allerdings nicht gedacht, dass es so schnell wieder klappen würde!) Wir freuten uns auch dieses Mal, wenngleich die Freude bei mir etwas verhaltener war. Dennoch ging ich mit einer ganz optimistischen Haltung an die Schwangerschaft heran. Bereits eine Woche, nachdem uns der Schwangerschaftstest das freudige Ergebnis mitgeteilt hatte, bekam ich wieder leichte Blutungen. Ganz besorgt rief ich gleich meinen neuen Frauenarzt an und fragte nach, ob ich auf Verdacht die Gelbkörperhormone nehmen solle. Der meinte aber, dass er derartiges gar nicht erst verschreibe, weil dadurch eine Fehlgeburt nicht verhindert, sondern nur verzögert würde!

Er beruhigte mich jedoch, dass Blutungen gelegentlich auftreten könnten und ich mir keine Gedanken machen solle. Ich bemerkte dann auch, dass die Blutungen aufhörten und lediglich in der Zeit waren, in der ich meine Regel gehabt hätte. Die erste Untersuchung ergab dann auch, dass alles in bester Ordnung war. Ich werde wohl nie den glücklichen und zugleich stolzen Blick meines Freundes vergessen, als er zum ersten Mal das kleine Herz unseres zweiten Kindes auf dem Monitor pulsieren sah. (Bei der ersten Schwangerschaft hatte ich die Frauenarzttermine immer so unbedacht dumm gelegt, dass er leider nie hatte dabei sein können.)

In der folgenden Woche hatte ich dann aber wieder Blutungen, zwar leichte und auch nur gelegentlich, aber ich bekam Angst; die Erinnerung stieg wieder hoch. So manche Nacht lag ich stundenlang wach aus Sorge um unser Baby. Wir fuhren in dieser Woche mehrere Male voller Panik auf Verdacht zum Frauenarzt, der jedes Mal bei der Untersuchung feststellte, dass alles in Ordnung war. Er schrieb mich dann krank. Trotz der Ruhe zu Hause hatte ich allerdings immer wieder Blutungen, wohl weil ich eine wichtige Prüfung, die ich in den kommenden Wochen gehabt hätte, unbedingt durchziehen wollte und nicht den Mut hatte, sie zu verschieben.

Als ich dann wieder einmal beim Frauenarzt saß - er stellte auch diesmal das

Wachstum des Kindes und Herzaktivität fest - nahm er mir die Entscheidung ab und überwies mich ins Krankenhaus. Mir fiel in dem Moment ein Stein vom Herzen! Seit dem Tag, als ich ins Krankenhaus gekommen war, blieben die Blutungen aus. Ich war so froh und nun wirklich voller Gewissheit: Diesmal wird alles gut! Nach einer knappen Woche wollte der Frauenarzt mich gern am nächsten Tag entlassen und vorher noch eine Untersuchung durchführen.

Obwohl es mir gut ging und ich keine Blutungen mehr hatte, ging ich mit Angst zu dieser Ultraschalluntersuchung. Sie war schließlich auch begründet, mein Frauenarzt stellte fest, dass das Kind tot war: keine Herzaktivität, kein Wachstum seit dem Krankenhausaufenthalt! Mein Freund und ich waren total fertig, verstanden die Welt nicht mehr!! Wie konnte das sein?? Die ganze Zeit über hatte ich mich doch pudelwohl gefühlt! Heftig war die Reaktion des Anästhesie-Arztes: Er kam nach der Untersuchung ins Krankenzimmer, um mit mir über die Ausschabung und die Risiken der Narkose zu sprechen. Als er sah, dass ich wie ein Schlosshund heulte, meinte er, dass ich mich mal beruhigen solle, wir könnten schließlich in drei Monaten wieder loslegen! Auch hier war die Ausschabung bereits am nächsten Tag und ich bestand auch diesmal darauf, noch abends das Krankenhaus verlassen zu dürfen. Ich hätte es keinen Tag ohne meinen Freund und ohne unser Baby auf der Säuglingsstation ausgehalten!!

In der Zeit danach ging es mir von Anfang an gefühlsmäßig recht schlecht, ich konnte kaum mit meinen Gefühlen umgehen. Auch waren die Empfindungen andere: Dort, wo beim letzten Mal viel Trauer und Verzweiflung gewesen war, war diesmal zunächst einmal Hass und Wut! Ich hatte im Vergleich zur ersten Fehlgeburt kaum Tränen. Ich fühlte zwar, dass ganz tief in mir Trauer war, aber irgendwie wurde die von dem Hass- und Wutgefühl überlagert. Es dauerte sehr lange, bis die ersten Tränen kamen. Insgesamt fühlte ich mich allerdings von meinen Mitmenschen besser verstanden, wahrscheinlich weil durch den Krankenhausaufenthalt ohnehin viele von der Schwangerschaft erfahren hatten, so dass diese Leute sich dann auch zwangsläufig mit meiner Fehlgeburt beschäftigen mussten. Außerdem wussten einige Freunde noch vom „letzten Mal", dass sie mir sehr helfen konnten, indem sie mir die Gelegenheit gaben, darüber zu sprechen. Das taten sie auch: Wir redeten viel darüber, sie gaben mir das Gefühl, mich mit all den abstrusen Gedanken zu verstehen oder sie zumindest zu akzeptieren. Dafür danke ich ihnen vielmals!

Mein Freund konnte nach dem Verlust unseres zweiten Kindes viel besser seine Gefühle zeigen; manchmal kam es auch vor, dass er einfach mal weinte, so dass ich für ihn stark sein durfte oder wir weinten zusammen. Dadurch fühlte ich mich auf jeden Fall nicht so allein gelassen wie nach der ersten Fehlgeburt. Auch meine

Gefühlsausbrüche konnte er besser abfangen. Er stand mir wieder voll und ganz zur Seite und ich weiß, dass das nicht selbstverständlich ist. Für seine Unterstützung liebe ich ihn umso mehr! Für ihn war es selbstverständlich, dass auch unser zweites Kind einen Namen erhalten muss: Wir nannten es Butterblümchen, und auch Butterblümchen bekam seinen „Grabstein".
Seitdem ist schon eine ganze Zeit vergangen: Die Prüfung ist nachgeholt, wir haben geheiratet - ein Entschluss, den wir wahrscheinlich ohne den Verlust unserer beiden Kinder nicht gefasst hätten -, unser Leben findet mittlerweile wieder in mehr oder weniger geregelten Bahnen statt.

Aber das Thema Schwangerschaft ist immer präsent: Einerseits ist der Wunsch nach eigenen Kindern stärker denn je, andererseits ist die Angst vor einer Schwangerschaft und einer möglichen weiteren Fehlgeburt - zumindest derzeit - noch größer. Denn obwohl sich der Todestag unseres ersten Kindes, unseres Thorben, nun schon jährt, erscheint uns vieles als sei es erst gestern gewesen, die Bilder und Gefühle sind noch sehr stark. Nicht selten bricht die Traurigkeit, die in uns steckt, durch. Der Schmerz sitzt noch immer tief, wird oft verstärkt durch das unbedachte Gerede Außenstehender, die entweder denken, man habe schon alles vergessen, oder die einfach nicht nachvollziehen können, dass man an einem so kleinen, kurzen Leben hängen kann. Dennoch tragen wir unsere beiden Kinder in unserem Herzen; sie sind tagtäglich bei uns, sind ein wichtiger Teil unseres Lebens! Es ist zwar hart, immer wieder darum kämpfen zu müssen trauern zu dürfen. Andererseits macht es uns auch stark!

Durch offene Gespräche mit Freunden und Bekannten haben wir allerdings auch die Erfahrung gemacht, dass uns keiner verletzen wollte, sondern auf deren Seite auch viel Unsicherheit herrscht, wie sie sich uns gegenüber verhalten sollen.

Wir haben festgestellt, dass jeder, dem wir offen erklärt haben, was in uns vorgeht und was wir fühlen, auch bereit war, sich mit uns und dem Thema auseinanderzusetzen. Auch wenn es wahnsinnig schwer fiel, den ersten Schritt auf die Mitmenschen zuzumachen, haben wir es in keinem Fall bereut. Alle haben uns zugehört und die meisten waren schließlich auch in der Lage, uns zu verstehen. Viele haben erkannt, dass es gar nicht darum geht, die Tränen zu trocknen oder immer die richtigen Worte zu finden, sondern einfach darum zuzuhören und auch mal über dieses „unangenehme" Thema zu sprechen. So haben wir beispielsweise Freunde und Familienmitglieder gebeten, an den Todestagen unserer Kinder eine Kerze für sie anzuzünden und mit uns ihrer zu gedenken! Es tut wirklich gut zu wissen, dass wir in diesen besonders schweren Stunden nicht allein sind! Mit den folgenden Worten – eine Freundin schenkte mir nach der ersten Fehlgeburt eine Postkarte mit diesem Zitat – möchte ich abschließen:

*Hoffnung ist nicht die Überzeugung, dass etwas gut ausgeht,*
*sondern die Gewissheit, dass etwas Sinn hat, egal wie es ausgeht.*

Václav Havel

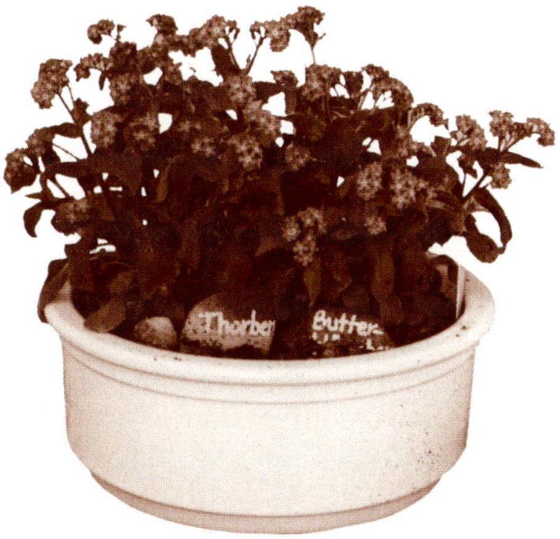


*Wir werden euch immer lieben,*
*Mama Manu + Papa Heiko*

*Wer im Gedächtnis seiner Lieben lebt,*
*ist ja nicht tot,*
*er ist nur fern –*
*tot ist nur, wer vergessen wird.*
*(Zedlitz)*

## Mone-Liese

*Für meinen kleinen Maximilian, der mich viel zu früh in eine andere Welt verlassen musste.*

Mein Verlobter und ich entschieden uns gemeinsam am 8. November 1999 für ein Baby! Damit ging der erste Horror los. Bis ich endlich schwanger wurde, verging genau ein Jahr. Dieses Jahr war die reinste Hölle für uns. Immer diese Hoffnung, schwanger zu sein, wenn meine Menstruation sich verspätete. Der Stress, der zwischen uns aufkam, wegen meiner Depressionen, aus Angst nicht schwanger werden zu können, machte uns den Alltag auch nicht gerade sehr viel leichter. Ich konnte kaum noch den Liebesakt genießen, weil ich jedes Mal hoffte, vielleicht klappt es jetzt. Dann kam das Geschenk Gottes: Ich wurde schwanger! Dieses Gefühl des Glücks werde ich nie vergessen. Noch am gleichen Abend mussten wir es loswerden und stießen mit unseren Eltern auf die geglückte Schwangerschaft an. Doch diese Freude sollte nicht lange halten.

In der 6. Schwangerschaftswoche am frühen Morgen bekam ich leichte Schmierblutungen. Glücklicherweise hatte ich noch am selben Tag meinen Untersuchungstermin. Mein Frauenarzt meinte, es sei alles okay und nicht so schlimm. Dies komme oft noch am Anfang der Schwangerschaft vor. Zum Glück! Erleichterung kam auf. Abends lagen wir im Bett und überlegten, wie wir dieses Kind nennen würden, wenn es zur Welt käme. Wir einigten uns beide auf den Jungennamen Maximilian. Bei dem Mädchennamen waren wir uns noch sehr unschlüssig. Das machte mir aber keine Sorgen, denn erstens hatten wir noch genügend Zeit und zweitens war ich mir sicher, dass es ein Junge werden würde. Unser lang ersehnter Sohn! In der gleichen Woche hatte ich noch einmal einen Termin bekommen. Auch da war wieder alles in Ordnung. In der Woche darauf hatte ich mir auf einmal eine schlimme Harnweginfektion zugezogen. Ich bekam Antibiotika unter der Kontrolle meines Frauenarztes. Nach ca. 10 Tagen hatte ich dann wieder einen Termin zur Kontrolle. Auch da war wieder alles in Ordnung. Ich sah das süße Herz schlagen und mein Krümel machte richtige Purzelbäume. Ich war so glücklich, dass es meinem Spatz so gut ging.

Als ich dann auch endlich den 3. Monat überstanden hatte, kam für mich ein leichtes Aufatmen, denn ab jetzt, so sagte mein Frauenarzt, bräuchte ich keine Angst mehr um meinen Krümel haben. Ich hatte mir ständig Gedanken gemacht, da zwei meiner Freundinnen auch schon Fehlgeburten gehabt hatten. Dies war dann meine erste glückliche Zeit, in der ich meine Schwangerschaft endlich richtig genießen konnte.. Doch als ich in der 15. Schwangerschaftswoche wieder zur Untersuchung musste, kam alles anders als ich es mir erträumt hatte. Schon die Nacht zuvor war für mich die reinste Hölle. Ich wachte um ca. 01:00 Uhr morgens auf und war total weggetreten. Ich musste meinen Verlobten wecken. Ich erzählte ihm von meinem Traum, dass ich dieses Baby nicht lebend bekommen würde und weinte. Er versuchte mich noch zu beruhigen, aber ich konnte einfach nicht mehr aufhören, da dieser Traum so realistisch war. Ich hatte auch kein Auge mehr zu gemacht und war so froh, als es Zeit war, zum Frauenarzt zu fahren.

Es war das erste Mal, dass mein Verlobter frei bekam, um mit mir gemeinsam den Termin wahrzunehmen und unseren Krümel zu betrachten. Als es dann endlich mit dem Ultraschall soweit war, sah mein Frauenarzt nicht sehr begeistert aus. Er hätte nichts sagen brauchen, denn mir fiel sofort auf, dass das Herz unseres Krümels nicht mehr schlug. Er drehte den Monitor von uns weg und sagte, dass er schlechte Nachrichten für uns hätte. Er bestätigte das, was ich selbst gerade sah. Noch auf dem Stuhl fing ich an zu schreien. Wie konnte dies passieren? Ich war doch schon über die 12. Woche hinaus. Noch in dieser Praxis bekam ich eine Beruhigungsspritze und meine Überweisung für den nächsten Morgen ins Krankenhaus.

Draußen vor der Praxis brach ich dann heulend zusammen. Ich konnte einfach nicht mehr. Ich hatte die ganze Nacht durchgeweint, mein Bäuchlein gestreichelt und mit meinem Krümel gesprochen. Trotz allem hoffte ich, dass dies nur ein Irrtum gewesen war. Ich träumte immer wieder, wie sie mir am nächsten Morgen im Krankenhaus sagen würden: „Ihr Baby lebt. Es ist gesund". Im Krankenhaus angekommen mussten wir 2 Stunden auf dem Flur warten, bis ich ein Zimmer bekam. Dabei stand ich die ganze Zeit am Fenster und weinte vor mir hin. Mein Verlobter saß die ganze Zeit auf einer Bank hinter mir, ohne Mimik, ohne Gestik, ganz still und schaute dabei total apathisch auf den Boden. Endlich wurde ich zur nochmaligen Untersuchung aufgerufen. Auch diese Ärztin bestätigte die Diagnose meines Frauenarztes. Sie klärte mich noch auf, wie es jetzt weitergehen würde. Leider kann ich mich daran kaum noch erinnern, weil ich selbst in einen absoluten Trancezustand verfallen war. Ich weiß, dass meinem Verlobten zum ersten Mal die Tränen kamen, als ich aus dem Untersuchungszimmer kam und bestätigte, dass unser Krümel noch im Mutterleib verstorben war. Er hoffte so lange noch, dass vielleicht doch alles in Ordnung kommen würde. Leider konnte er nicht bei mir bleiben. Er ist Koch und am selben Tag hatten sie eine große Veranstaltung, bei der sie ihn auch brauchten. Zum Glück kam meine beste Freundin, die dasselbe in der 9. Woche hatte durchmachen müssen, und blieb die ganze Zeit bei mir. Weil ich immer wieder vor Schmerz wegen dieses Verlustes schrie und ständig hyperventilierte, bekam ich so viel Beruhigungsmittel, dass ich kaum noch Erinnerungen an diesen Tag habe. Ich weiß, dass ich ein Zäpfchen und ein Gel bekam. Das sollte den Muttermund weicher machen, zum Öffnen bringen und Wehen einleiten. Doch es kam zu Komplikationen. Ich bekam eine Vollnarkose und mir wurde mein Baby genommen. Als ich wieder zu mir kam, sah ich nur meine beste Freundin an meiner Seite weinen. In dem Moment wurde sie schon wieder von der Ärztin aus dem Raum verwiesen und ich fing wieder an zu hyperventilieren. Auch diesmal bekam ich wieder eine Beruhigungsspritze. Erst am nächsten Morgen war ich wieder bei Sinnen. Ständig musste ich mir von irgendwelchen Schwestern und Ärzten anhören, dass ich noch jung sei und noch viele Babys bekommen könnte. Ich fragte mich, ob sie wussten was sie da sagten. Ich wollte nicht viele Babys, sonders dieses eine Baby. Die Ärztin, die die OP geleitet hatte, konnte mir meine einzige Frage endlich beantworten, was es für ein Geschlecht hatte. Er war ein Junge, mein Maximilian! Nach der Krankenhausentlassung fühlte ich mich allein. Mein Verlobter redete nicht gern darüber. Er sagte, für ihn habe sich dieses Thema erledigt. Also konnte ich selbst nur mit meiner Schwiegermutter und meiner besten Freundin darüber reden. Doch auch dies hielt nicht sehr lange an. Ich fühlte mich total im Stich gelassen.

Ich kann mich noch an einen Abend, ca. 3 Monate nach dem ganzen Drama erinnern, als ich mit meinem Verlobten im Bett lag und er aus dem Nichts heraus sagte, dass der hellste und größte Stern am Himmel unser Maximilian sei und der unser ewiger Schutzengel sein würde, auch für seine Geschwister, die hoffentlich bald folgen würden. Dies machte mich ein wenig glücklich, denn endlich wusste ich, dass ihm dieses Thema nicht so egal war, wie er sonst immer tat. Nach dieser Nacht setzte ich mich mit meinen Gefühlen das erste Mal richtig auseinander und da ist dieser Text entstanden:

„Bisher standen in meiner Seele Kisten und Schachteln mit Erinnerungen, die zugeklebt und beiseite geschoben wurden. Meine Tränenbremse war fest zugezogen. Es hatte sehr viel Mühe gekostet, die Kisten zu packen und sie wegzuschieben. Wie schwer war es gewesen, die Tränenbremse zu ziehen und es gab nur wenige Personen, gegenüber denen ich mich hätte öffnen können. Wie viel bequemer war es da, „tapfer" zu sein! Bequemer auch für all die anderen, die zwar meine Traurigkeit ahnten, aber froh und erleichtert waren, wenn ich mich „ganz normal" gab. Daher sprachen sie mich nie richtig direkt auf mein Erlebnis an. Wieder ein Grund für mich, die Tränenbremse und die Kisten unangetastet zu lassen.

Ich selbst schlafe nur sehr schlecht ein, seit dem ich Maximilian, den ich viel zu früh in eine andere Welt hatte hergeben müssen, verloren habe. Nachts öffnen sich die Kisten einen kleinen Spalt und traurige Erinnerungen kriechen heraus. So schleichen sich Träume ein, die sehr wehtun und verwirren. Oft liege ich einige Zeit wach und morgens brauche ich lange, um die Träume in den Kisten zu verstauen und diese wieder fest zuzukleben.

Doch gestern löste sich plötzlich die Tränenbremse. Die Gefühle drängten aus den Kisten hinaus. Ich fühlte Maximilian ganz nah bei mir und die Tränen flossen. Nun möchte ich die Kisten und Schachteln bis zum kleinsten Detail ausräumen, um wieder optimistisch und zuversichtlich auf eine neue Schwangerschaft sein zu können. Ich spüre schon die Kraft, in der so langsam die Hoffnung wächst, die Hoffnung auf weitere Kinder, die mein Verlobter und ich vielleicht bekommen und die wir dann auch nicht mehr viel zu früh in eine andere Welt abgeben müssen.

Jetzt fühle ich mich wohl, wie schon lange nicht mehr, und weiß, dass ich meinen Sohn nicht wirklich verloren habe. Er ist nur nicht ganz so bei uns, wie wir es uns gewünscht hatten".

1 Jahr später gebar ich ein gesundes Mädchen. Sie ist heute 2½ Jahre alt (geboren im Februar 2002) und mein allergrößter Schatz! Noch heute bin ich fest der Überzeugung, dass Maximilian unser Schutzengel ist, denn eigentlich hieß es, dass meine Tochter mit größter Sicherheit ein Frühchen werden würde. Doch sie schaffte es trotz allem bis 2 Tage nach dem Entbindungstermin. Wir hatten mehr als Glück gehabt. Maximilian passte auf seine kleine Schwester Emilia Elisabeth auf, damit sie gesund zur Welt kam. Noch heute schaue ich unter Tränen in den Himmel und danke zugleich dem hellsten und größten Stern.

Du wirst für immer in meinem Herzen weiter leben.

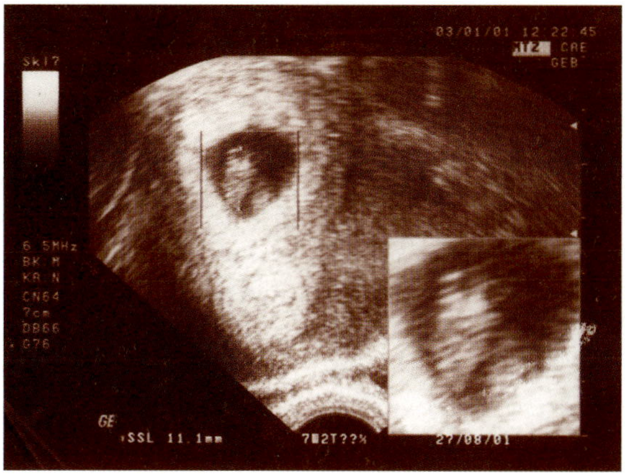


In ewiger Liebe,
Deine Mama

## Pamela

### Fynn – Aus dem Bauch mitten ins Herz

Es ist jetzt, glaube ich, das xte Mal, dass ich versuche, meine Erfahrung niederzuschreiben. Zahlreiche Überlegungen sind dem Schreiben vorausgegangen, bis ich mich endgültig entschlossen habe, meinen Gedanken und Gefühlen freien Lauf zu lassen. Es ist das Mindeste, was ich für meinen Sohn tun kann. Seine Geschichte niederzuschreiben und ihn vorzustellen. Den kleinen Jungen, der nur kurz da war und trotzdem so viel bewirkt hat. Der Einleitungssatz der ersten Fassung war: „Unsere Geschichte nimmt ihren Anfang im Sommer 2001 …" ja, ich glaube, diesen Satz werde ich so übernehmen und auch gleich darauf hinweisen, dass diese Geschichte zwar einen Anfang hat, aber kein Ende, so wie man es eigentlich erwarten würde. Sie hat ein open end.

Unsere Geschichte nimmt also ihren Anfang im Sommer 2001. Ich lernte irgendwann am Anfang des Sommers Fynns Vater kennen. Es war Liebe auf den ersten Blick. Unter nicht einfachen Umständen hatten wir zueinander gefunden. Alles war trotz der schwierigen Rahmensituation irgendwie romantisch und schön. Noch nie zuvor hatte ich eine solch tiefe, besondere Liebe empfinden können. Aber wie das so ist – selbst bei den literarischen Figuren – gab es auch hier eines Tages einen plötzlichen tragischen Wendepunkt. Wir kannten uns erst wenige Monate. Alles war noch neu und unbekannt. Von Kinderwunsch konnte also nicht die Rede sein.

Die Nacht, in der Fynn gezeugt wurde, ist mir noch ziemlich genau in Erinnerung geblieben. Jetzt wusste ich, was es bedeutete, wenn manche Frauen unmittelbar „danach" intuitiv wussten, dass sie schwanger sind. Wenn ich mich heute in den damaligen Moment zurückversetze, dann fühle ich sehr genau, dass zu diesem Zeitpunkt alles anfing, sich zu verändern. So seltsam es klingt, aber ich spüre auch, wie Fynn in meinen Bauch und unser Leben eingezogen ist. Ich glaube, als Mutter besitzt man diese intuitive Gabe. Unmittelbar nach Fynns Zeugung lief im Radio „Come along with me" von Titiyo. Mir ist das sofort aufgefallen und es hätte in diesem Moment auch kein passenderes Lied geben können. Auf H.s entsetzte Aussage, dass wir gar nicht verhütet hätten, lag mir die Antwort „ich bin schwanger" schon fast auf der Zunge. Gesagt hatte ich es dennoch nicht. Mit Sicherheit auch, weil ich es selbst nicht wahrhaben wollte.

Ich saß also eines Tages im Bad, atmete mehrfach tief durch und hielt meine Hände verzweifelt vor mein Gesicht. Unter Herzklopfen rechnete ich mehrfach nach und dachte nur seufzend: Einen besseren Tag hätten wir gar nicht erwischen können. Ich war überrollt von der ungeplanten Situation, vor der ich nun stand. Ich verschwieg meine Schwangerschaft erstmal. Und durch die zeitlich drängenden Vorbereitungen für mein Studium und in der Verliebtheit konnte ich die Schwangerschaft bestens verdrängen, aus Angst vor dem, was mich eventuell hätte erwarten können. Die Ausgangslage war ja alles andere als günstig, um schwanger zu werden und ein Kind in die Welt zu setzen. Trotzdem erinnerte mich in stillen Minuten immer wieder ein tiefes Gefühl an das Leben, das ich unter meinem Herzen trug. Ich glaube, es war Fynn, der mich leise auf sich aufmerksam machen wollte.

Während ich jetzt diese Zeilen schreibe, laufen Tränen über mein Gesicht, dass ich Dich, mein kleiner Butzemann, nicht richtig hören konnte oder wollte. Ja, jetzt in diesem Augenblick frage ich mich, ob Du heute leben würdest, hätte ich Dir damals die verdiente Aufmerksamkeit geschenkt und diese blöde Angst und alle Bedenken einfach über Bord geworfen.

Nachdem ich nachts von einem Cafébesuch mit einer Freundin zurückgekehrt war, sah ich auf der Toilette, dass ich Blutungen hatte. Ich wusste, dass es kein Aufhalten gab. Aber gleichzeitig frage ich mich immer und immer wieder, ob ich Fynns Leben hätte retten können, wenn ich sofort zum Arzt gegangen wäre. Ich stand unter Schock und war gar nicht mehr in der Lage, zu handeln und zu denken. Ich hatte das Gefühl, einfach nur geschehen lassen zu müssen. Es sei wohl das Einzige, was ich tun könnte. Die Blutungen dauerten länger an und wurden immer stärker. Ganz blass erinnere ich mich an einen Nachmittag, an dem ich nach dem Toilettengang „etwas" in der Hand hielt, von dem ich meinen Blick nicht abwenden konnte. Ich musste immerzu hinschauen und konnte es auch nicht sofort wegtun. Für manch einen mag das lächerlich klingen, aber heute bin ich mir sicher, dass es Fynns kleiner Körper war, der auf meiner Hand gelegen hatte.

H. erfuhr vom dem kleinen Einschleicher erst, nachdem er sich schon wieder auf den Weg gemacht hatte. An seine Reaktion erinnere ich mich aber kaum mehr, der Schock war viel zu groß. Außer dass wir uns kurz darauf trafen, um miteinander zu reden. Ein richtiges Gespräch über Fynn war das allerdings auch nicht. Nach endlosem Schweigen nahm er mich in den Arm. Während ich mich an seinem Hals festkrallte, schrie ich unter Tränen der Schmerzen und der Trauer: Ich will mein Baby zurück. Ich will mein Baby zurück. Natürlich konnte H. unser Baby auch nicht wieder lebendig machen, ich glaube, er saß ziemlich hilflos da. Was folgte, war ein Schweigen, monatelang. Neben der Trauer um Fynn kämpfte ich um seine Unterstützung und seine Hilfe. Ich wollte, dass wir gemeinsam um unseren Sohn trauern. Aber in diesem Kampf fühlte mich eher wie ein zu ertrinken drohender Mensch, der alle Kraft und Anstrengung darauf verwenden musste, sich über

Wasser zu halten. Ich wollte ein Grab, obwohl ich wusste, dass das gar nicht möglich war, weil ich Fynn auf der Toilette geboren hatte. Und ich sehnte mich danach, diesem kleinen Menschen einen Namen zu geben. Das wollte ich gemeinsam mit H. tun, aber dieser Wunsch blieb leider unerfüllt. Schweren Herzens musste ich es irgendwann hinnehmen, dass ein gemeinsames Trauern wohl nicht möglich war. Trotzdem bekam Fynn seinen Namen. Irgendwann im November muss das gewesen sein. Ich war mir von Anfang an sicher, dass unser Kind ein Junge war. Der Name Fynn war sofort in meinem Kopf, ohne zu überlegen. In einem alten ägyptischen Spruch heißt es: Dein Name wird gesagt – du lebst ewig. Es lag mir sehr am Herzen, dass mein Sohn einen Namen bekommt. Schließlich war und ist er eine kleine Persönlichkeit.

Die Situation als Studienanfängerin in einer neuen Umgebung machte es mir auch nicht gerade leichter. Es war kaum jemand da, mit dem ich reden konnte und wollte. Mein Leben war eingehüllt in einer schwarzen Wolke, und die Schmerzen zerrissen mich innerlich. Ende November suchte ich im Internet nach Hilfe. Dort fand ich Selbsthilfegruppen, in denen man sich online austauschen konnte. Ich schrieb und schrieb und schrieb. Das Bedürfnis jemanden zu finden, der mich verstehen und mir helfen konnte, war unendlich groß. Die virtuellen Gespräche mit anderen Betroffenen waren meine einzigen Rettungsanker. Täglich verbrachte ich mehrere Stunden dort. In jeder freien Minute saß ich entweder in der Uni oder zu Hause am Computer, um in den Gruppen Hilfe zu finden und mich nicht mehr so alleine und hilflos zu fühlen in meiner Trauer.

Besonders die anstehende Advents- und Weihnachtszeit bereiteten mir Schmerzen und Traurigkeit. Diese familien- und freudebehafteten Feierlichkeiten waren mir ein Gräuel, das ich gerne aus dem Kalender verbannt hätte. Ich fühlte mich regelrecht verfolgt von Babys, Kinderwagen und schwangeren Frauen und ertrug diesen Anblick überhaupt nicht, denn eigentlich sollte ich doch eine von ihnen sein. Weihnachten hätte ich sicherlich schon einen kleinen, sichtbaren Bauch vor mir hergetragen. Ich hätte stolz meinen Kugelbauch gestreichelt in dem Wissen, dass ich in mir das wundervollste Geschenk trage. Stattdessen wachte ich fast jede Nacht schweißgebadet und mit Atemnot auf. Die Panik und die quälende Sehnsucht nach Fynn schnürten mir die Luft ab. Es tat so weh. Es tat so schrecklich weh. Und es wurde immer schlimmer. Ich wollte nicht mehr am Leben teilhaben, lebte relativ abgeschottet von meiner Umwelt. Es machte sich eine starke Gleichgültigkeit breit für alles, was um mich herum geschah. Oftmals musste ich mich aus dem Bett quälen, um wenigstens halbwegs mein Studium fortsetzen zu können. Mir war nahezu alles egal, denn ich hatte mein Kind verloren. Das war das Einzige, was galt. Ich wehrte mich vehement gegen alles, was nur im Geringsten mit Alltag zu tun hatte. Dazu fühlte ich mich zu schwach, denn das unbezwingbare Chaos in meinem Kopf und meinem Herzen verlangte meine komplette Aufmerksamkeit. Von dem so genannten Licht am Ende des Tunnels war weit und breit keine Sicht. Das „Warum" kreiste unaufhörlich in meinem Kopf. Ja, ich wollte eine Antwort darauf, eine Antwort, die mir im besten Falle sogar Trost bringen sollte. Doch meine Frage verhallte ins Leere. Mittlerweile war ich felsenfest davon überzeugt, dass diese Verzweiflung mein Leben für immer bestimmen würde. Zwischenzeitig war ich sogar wütend auf Fynn. Wütend, dass er sich ungeplant eingeschlichen hatte. Wütend, dass sein Tod so viel Schmerz hinterlassen hatte. Vermischt mit der Wut über Fynns Vater, den das anscheinend völlig kalt ließ. So ging das monatelang weiter. Wut, Traurigkeit, Sehnsucht, Verzweiflung, Hilflosigkeit.

Dann, im Frühling 2002 ging es wohl langsam bergauf. Ich erlebte Tage, an denen ich mich freuen und lachen konnte. Ich unternahm wieder mehr mit Freunden, polierte die Wohnung auf Hochglanz und konnte mich auch aufmerksamer meinem Studium zuwenden. Anfänglich wurden diese Tage von einem schlechten Gewissen meinem Sohn gegenüber begleitet, denn bislang war ausschließlich meine Traurigkeit Ausdruck meiner Liebe zu Fynn gewesen. Es schien wohl alles gewissermaßen besser zu werden. Fynns Geburtstermin Ende Mai nahte. Obwohl Fynn schon längst meinen Bauch verlassen hatte, war die Schwangerschaft für mich erst mit diesem Tag beendet. Mein Bauch gehörte die ganzen 40 Wochen meinem Sohn. Niemals hätte ich mir vorstellen können, in dieser Zeit mit einem anderen Kind schwanger zu werden. Und an und für sich war ich ja zumindest in Gedanken noch schwanger gewesen. Vor dem 26. Mai hatte ich riesige Angst. Wie sollte dieser Tag nur aussehen? Was sollte ich mit diesem Tag anfangen? Am Abend vor dem 26. traf ich mich mit einer Bekannten in einem Café. Ein ganz normaler, gemütlicher Abend. Wir unterhielten uns, genossen unsere Getränke und verabschiedeten uns gegen 1 Uhr in der Nacht voneinander.

Die ganzen Wochen zuvor hatte ich mir überlegt, wie ich Fynns Geburtstag verbringen soll, aber an jenem Abend hatte ich gar nicht mehr daran gedacht. Nachdem ich also von dem Cafébesuch heimgekommen war, ging ich noch in die Küche, um einen Schluck zu trinken, bevor ich müde schlafen gehen wollte. Als ich wie gewohnt mein Handy ausschalten wollte, sah ich, dass mir jemand eine SMS geschickt hatte. „NICHTS ist vergessen." Der Absender war H. Die Tränen rannten über meine Wangen. Im Gegensatz zu mir hatte er zeitig an den Geburtstag unseres Sohnes gedacht. In der Selbsthilfegruppe schrieb ich damals: „Der erste Mensch, der zu allererst diesem Tag seine Gedanken und Gefühle schenkte, war, Fynns Vater. Ich bin in Tränen ausgebrochen – keine Trauertränen, keine Freudentränen – ich war überwältig und spürte in diesem Augenblick, wie intensiv wir miteinander verbunden waren.

Es war so unsagbar bezaubernd und beruhigend, diese Gewissheit, dass wir trotz der räumlichen Distanz beide nur einen Gedanken hatten:

Heute wäre UNSER Sohn geboren!"

Damit war zumindest die Angst, die Einzige zu sein, die an Fynns Geburtstag denkt und die Angst, alleine zu sein, einigermaßen gebannt. Das Wetter spiegelte durch eine Mischung aus Wärme und Milde und ein paar Wolken am Himmel meine Stimmung wider. Einerseits war dieser Tag ein zweiter Abschied von Fynn. Andererseits empfand ich eine magische und wundervolle Nähe zwischen meinem Sohn und mir. Diese intensive Nähe zwischen Fynn und mir am eigentlichen Tag seiner Geburt war trotz der Wehmut befreiend und tröstend für mich. Aber ich fragte mich auch, wie das Erlebnis der Geburt gewesen wäre? Wie würde Fynn aussehen? Ich weiß, die Freude wäre immens gewesen, dieses kleine Bündel lebend im Arm zu halten.

Diese und ähnliche Fragen stelle ich mir auch noch heute. Manchmal zähle ich die Monate, die Fynn nun gewesen wäre. Was ich alles mit ihm hätte erleben können und wie er sich mittlerweile entwickelt hätte. Ich vermisse sein Lächeln, sein energisches Schreien, das Halten seiner winzigen Händchen und den Blick in seine glänzenden Augen, auch wenn ich all das nie erfahren durfte. Ich hätte mir so sehr einen greifbaren Abschied gewünscht, aber noch viel mehr, dass ein Abschied niemals nötig gewesen wäre.

Dann ging es auch mit unserer Beziehung wieder aufwärts. Wir sprachen das erste Mal neun Monate nach seinem Tod über Fynn. H. erzählte mir, dass er sehr oft an Fynn gedacht hat und sich oft vorgestellt hat, wie es gewesen wäre, hätte unser Sohn Ende Mai das Licht der Welt lebend erblickt. Er sagte, dass er sich in Arbeit vergraben hatte und in seinem Job und seinem Fußball Halt gefunden hat, ohne den er wahrscheinlich zugrunde gegangen wäre. Ich verstand H.s Verhalten besser und vor allen Dingen, dass Fynn nicht nur im Herzen seiner Mutter wohnte. Der Kreis unserer kleinen Familie schien sich damit etwas zu schließen. (Leider folgte danach jedoch kein Gespräch mehr über Fynn. Nur vereinzelte Sätze dann und wann erinnerten noch an unseren kleinen Jungen.) H. und ich schliefen nach diesem versöhnlichen Gespräch wieder ohne Verhütung miteinander. Er sagte mir gerade heraus ins Gesicht „Ich will Kinder von dir". Ich schwankte zwischen Freude und Unsicherheit. Zwar hatte ich mittlerweile den Wunsch nach einem Folgekind, aber als es dann ernst wurde, war ich doch etwas ängstlich. Nichtsdestotrotz freute ich mich, nachdem ich zwölf Tage überfällig war, den Schwangerschaftstest zu machen. Ich war sehr traurig, dass der Test negativ ausfiel. H.s Entschlossenheit, den Kinderwunsch in die Tat umzusetzen, war mit Beginn des Herbstes wieder zerstreut.

Im Herbst erwischte mich ein neues, tiefes Trauerloch. Ich weinte viel und mir ging es hundeelend. Ich war gerade wieder in eine neue Stadt umgezogen und schob meine Traurigkeit auf die ungewohnte Umgebung und darauf, dass ich mich zu dieser Zeit nicht sehr gut mit meiner Familie verstand. Zwar hatte ich häufig das Bedürfnis mit H. über Fynn zu reden, aber ich traute mich nicht so recht. Jedes Mal, wenn ich das Thema anschneiden wollte, hatte ich einen dicken Kloß im Hals und wenn ich es doch mal schaffte, hatte ich das Gefühl bei H. auf taube Ohren zu stoßen. Scheinbar wich er immer aus oder dachte vielleicht, dass das Thema längst nicht mehr so eine große Rolle spielte. Und so wurde unser Sohn im wahrsten Sinne des Wortes totgeschwiegen und letztlich auch verdrängt. Irgendwann ging es gar nicht mehr weiter und so fasste ich den Entschluss, psychologische Hilfe zu suchen. Ich suchte Telefonnummern von Therapeuten aus dem Telefonbuch heraus und rief bei einigen an. Eine Frau schien mir recht sympathisch. Das Vorgespräch war okay und die Wartezeit von drei Monaten musste ich akzeptieren.

Im Januar 2003 begannen die Therapiesitzungen dann richtig. Den Fragebogen, den ich ausfüllen musste, hatte ich schon einige Wochen vorher abgegeben. H. begleitete mich zur ersten Sitzung. Die Therapeutin war der Ansicht, dass die Ursache meiner Depressionen in meiner Kindheit zu suchen war. Das typische Klischee halt. Um die nachfolgende Zeit besser verständlich machen zu können, möchte ich die Therapiezeit näher beschreiben, auch wenn es den Eindruck erwecken mag, dass es mit dem Thema gar nichts zu tun hat. Die Therapeutin erzählte mir, wie schlecht meine Eltern waren, was für Fehler sie in der Vergangenheit begangen hatten und ich hatte regelrecht das Gefühl, dass sie mich gegen meine Familie aufhetzte. Mir ging es mit jeder Sitzung schlechter.

In der sechsten oder siebten Sitzung entschloss ich mich, ihr zu sagen, dass ich nicht weiter über meine Kindheit und meine Familie reden wolle. Ich wollte endlich von Fynn erzählen, aber ich konnte nicht so recht. Immer wieder rang nach Worten, aber mir blieb bei jedem Versuch die Luft im Halse stecken und ich konnte nur weinen. Sie raunte mich dann an, weshalb ich nur dasitze und weine und einfach nichts sage. Am Ende der Sitzung presste ich dann den Satz „Wir haben ein Baby verloren" raus. Sie fragte, wann das passiert sei. Als ich antwortete, dass unser Kind im ersten Schwangerschaftstrimester gestorben sei, reagierte sie nur mit einem enttäuschten Seufzer und zog genervt die Brauen hoch. Ich hatte den Eindruck, dass Fynn für sie so unspektakulär klein war und sie nicht wirklich Verständnis für meine Tränen aufbringen konnte. Sie verschob das Gespräch auf die nächste Sitzung.

Und auch diesmal fand ich keinen Anfang. Ich bat sie, mir zu helfen, den Anschluss an die letzte Sitzung zu finden. Ihre Antwort kam verständnislos und schroff daher: „Ja, sie wollen doch darüber reden. Oder will ich das etwa?" Ich bin in Tränen ausgebrochen und für mich stand fest, dass diese Person mich nie wieder zu Gesicht bekommt. Die Therapie hatte mich unheimlich viel und unnötig Kraft gekostet und meinen Zustand nur noch verschlimmert und zusätzliche Probleme gebracht. Mir ging es nach dem Abbruch der Therapie besser. Der Boden unter meinen Füßen wurde fester und meinen Alltag hatte ich wieder im Griff. Trotzdem schwang immerzu ein dumpfer Ton mit. So sehr ich auch wieder im Leben stand, stand neben mir auch immer die Traurigkeit. Ich fühlte mich nie so ganz komplett. Es ging aber alles recht gut und ich meisterte meinen Alltag.

Im Februar 2004 startete ich einen erneuten Versuch mit H. über Fynn zu sprechen. Wir saßen im Wohnzimmer. Ich sagte, dass ich gerne mit ihm über unseren Sohn reden möchte. Er warf sich mit einem lauten Atemzug nach hinten und raufte sich die Haare. Er wollte oder konnte wohl nicht darüber reden. Mit einem Hinweis, dass gleich die Sportschau beginnt, war das Gespräch schnell beendet. Die Gefühle, die ich dann hatte, waren denen im Herbst/Winter 2001 sehr ähnlich.

Ich fühlte mich im Regen stehen gelassen und für mich stand fest, dass es das letzte Mal gewesen sein würde, dass ich mit H. versuche über unseren Sohn zu reden.

Ich las immer viel über alternative Heilmethoden und darüber, dass schon viele Betroffene in der Homöopathie Hilfe gefunden hatten. Im Frühling verspürte ich dann den Drang, eine Heilpraktikerin auszusuchen. Auf einen Termin musste ich nicht lange warten. Es schien mir eine gute Idee, die homöopathische Therapie psychologisch begleiten zu lassen. Ich machte parallel einen Termin bei einem empfohlenen Therapeuten aus, obwohl ich von der miserablen Erfahrung mit der ehemaligen Therapeutin immer noch gebrandmarkt war. Er hatte leider nur einige Sitzungen frei, aber glücklicherweise konnte ich mich gleich zu Beginn überwinden, von Fynn zu erzählen. Zum Glück reagierte er sehr mitfühlend und ich durfte auch über die fürchterliche Erfahrung mit meinem vorangegangenen Therapieversuch berichten.

Der Therapeut stellt einen schwerwiegenden Kunstfehler in dem Verhalten der damaligen Therapeutin fest, der mich zusätzlich belastet und große Probleme zur Folge hatte. Ich fühlte mich verstanden und konnte halbwegs Vertrauen zu dem Psychologen fassen. Er meinte, ich sei durch Fynns Tod traumatisiert. Vielleicht sollte ich laienhaft erklären, was es bedeutet ein Trauma zu haben. Während das Erlebte geschieht, splittert das Gehirn das Geschehene auf und lagert die Bilder und Gefühle in verschiedene Bereiche des Gehirns ab, um den Menschen zu schützen. Einiges ist deshalb auch nur schwammig in Erinnerung geblieben. Dadurch war es schwierig für mich zu verarbeiten und es hatte sich im Laufe der Zeit ein Berg unverarbeiteter Trauer angestaut.

Auch meine Heilpraktikerin wurde mir eine wichtige Begleitung in der Trauerarbeit. Sie nahm sich viel Zeit für mich, stellte viele Fragen und schrieb alles geduldig auf. Ich fühlte mich so richtig angenommen mit meinen Gefühlen und Sorgen. Nach der Anamnese gab sie mir ein Mittel mit nach Hause, dass ich erst einmal zwei Tage einnehmen sollte. Ich konnte kurz darauf all die ungeweinten Tränen weinen und der Damm, der das Wasser und die Trauer zurückhielt, brach endlich ein. Die ersten Tage tat es so weh, dass die Schmerzen kaum auszuhalten waren. Das war eine Folge dessen, dass ich monatelang meinen ganzen Kummer vergraben hatte. So war ich in der Lage produktiv mit meiner Trauer zu arbeiten in Begleitung meines Therapeuten und der Heilpraktikerin. Ich machte große Fortschritte und der Therapeut sagte in der letzten Sitzung, dass er überzeugt sei, dass ich in die richtige Richtung gehe und er mich beruhigt entlassen könnte.

Die homöopathische Therapie setze ich jedoch fort. Es macht Freude zu sehen, wie alles heil wird, auch wenn es manchmal sehr anstrengend und mühsam ist. Fynn gibt mir immer wieder Kraft, weiterzumachen und nicht aufzugeben. H. schrieb mir eine SMS. Er hatte wohl meine Berichte in der Selbsthilfegruppe gelesen und konnte sich nun als Fynns Vater anerkennen. Er verfasste dann noch eine Widmung für unseren Sohn. Ich war sehr gerührt von seinen Worten.

Ich bin in Gesprächen mit Nichtbetroffenen manches Mal auf Unverständnis gestoßen, wieso ich mich als Mutter ansehe und fühle. In der Zeit vor Fynn gab es in meinem Bekanntenkreis einige Frauen, deren Kinder in der Schwangerschaft gestorben waren. Ich hatte niemals eine Vorstellung davon, was dies bedeuten könnte. Wie sehr diese schreckliche Erfahrung das Leben verändern kann. Auch meine Vorstellung davon, was es heißt, Mutter und Eltern zu sein, hat sich von Grund auf geändert. Man ist nicht erst mit dem ersten Schrei des Neugeborenen Mutter oder Vater. Ich glaube, sobald das Baby in den Bauch eingezogen ist, ist eine kleine Familie entstanden. Und ein kleiner Mensch, der mehr bewirken kann als andere dies nach 80 langen Lebensjahren getan haben. Ja, ich bin Mutter eines besonderen Kindes. Ich danke meinem Sohn, dass er mir so viel gibt und beigebracht hat. Ich danke ihm, dass ich das einzigartige Gefühl namens „Mutterliebe“ kennen lernen durfte.

Auch heute noch erlebe ich traurige Tage, an denen ich einfach nur weinen will und um Fynn trauere. Fynns Tod ist eine enorme Herausforderung, der ich mich aus Liebe zu ihm stelle, denn sein Leben hat einen Sinn und der kleine Mann hat sich etwas dabei gedacht, dass er sich so ungeplant und unerwartet eingeschlichen hat. Da bin ich mir sicher.

Mein Kinderwunsch begleitet mich tagtäglich. Mal hadere ich mit ihm, mal kann ich ihn in all seinen Facetten annehmen.

Fynn wird's schon richten. Irgendwie. Irgendwo. Irgendwann.

Ich möchte auch noch ein paar Worte an eine Mutter richten, die ihrem Sohn auch einen Platz in diesem Buch gewidmet hat.

*Liebe Susa,*

*nach Fynns Tod habe ich dich in einer Selbsthilfegruppe kennen gelernt und eine wunderbare Freundin in dir gefunden. Ich danke dir, dass es dich gibt und du mich durch sämtliche Höhen und Tiefen begleitest. Ich glaube, unsere beiden Jungs hatten ihre Finger im Spiel, dass wir uns begegnen und sich so eine tiefe Freundschaft entwickelt hat. Fynn hat in Siegmar bestimmt seinen besten Freund gefunden und die beiden haben zusammen sicherlich schon einiges in unserem Leben bewirkt und wachen Tag für Tag über uns.*

*Liebe Susa, ich habe dich und deinen kleinen Siegmar fest in mein Herz geschlossen.*

*Mein lieber Fynn*

*Ich habe durch dich und mit dir so unendlich viel gewonnen. All die Schmerzen, die Tränen, die Verzweiflung haben sich gelohnt. Ja, du kleiner Mann, du warst zu klein, um zu überleben, aber groß genug, die Welt zu verändern. Jeder Schritt, den ich mache, mache ich gemeinsam mit dir. Bald sind drei Jahre vergangen, seit dein kleiner Körper gestorben ist. Und ich werde diesen Trauermonat damit begehen, zum Juwelier zu gehen und einen Ring mit deinem Namen gravieren zu lassen. Ich werde ihn stolz tragen. Den Ring und deinen Namen.*

*Du hast tiefe Spuren hinterlassen. Spuren, die in die Zukunft führen. Mein Leben hat mit dir erst richtig angefangen.*

*Ich habe einen Grund gefunden,*
*mich zu verändern*
*Einen Grund, von vorne anzufangen*

*Ich habe einen Grund gefunden,*
*eine Seite von mir zu zeigen,*
*die zuvor noch niemand kannte.*
*Einen Grund für alles, was ich tue.*
*Und dieser Grund bist*

*DU!*

*Ich liebe Dich!*

*Deine Mama*

Du gibst soviel und lebst in meinem Herzen.
Dein Papa

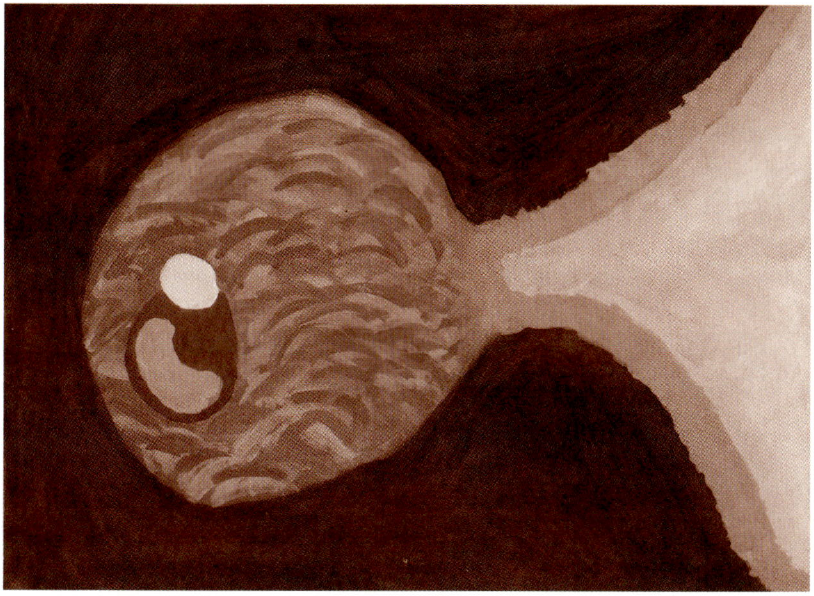

Für meinen ganz Kleinen, der ein ganz Großer ist. Es gibt keine
Worte, die ausdrücken können, was Du für mich bist, wie
sehr ich Dich liebe. Das Wesentliche ist nur mit dem Herzen
sichtbar. Ich trag Dich bei mir. Immer und überall.

Deine Mami

## Ramona

### Vier Schutzengelchen

Enttäuschung, Hilflosigkeit, Schuldgefühle, Versagensängste und Trauer, all das habe ich während der Fehlgeburten gefühlt. Heute weiß ich aber, dass es eine Lebenserfahrung war, die in mir Selbstbewusstsein und Stärke ausgelöst hat. Es ist zwar ein Schicksal das ich keinem wünsche, aber mir öffnete es in vielerlei Hinsicht die Augen und ich sehe das Leben und die Liebe zu meinem Mann viel bewusster als vorher und genieße jede Minute, denn man weiß nie, wann das eigene Leben vorbei ist.

Vor unseren Fehlgeburten waren wir ein junges Paar, das das Leben für selbstverständlich hielt. Über den Lebensabschnitt, eine richtige Familie mit Kindern zu gründen, haben wir nicht groß nachgedacht, denn es gehörte ja einfach dazu. Im Jahr 1993 wurde ich im Alter von 22 Jahren, mein Mann Roland war 21 Jahre, zum ersten Mal schwanger. Aber von dieser Schwangerschaft erfuhren wir erst an dem Tag, als ich unser Baby verlor. Mein damaliger Frauenarzt beruhigte mich und meinte, dass es häufig bei der ersten Schwangerschaft zu einer Fehlgeburt kommen könnte. Er verschrieb mir Eisentabletten und schickte mich ohne weitere Aufklärung nach Hause. Zur damaligen Zeit war ich mit meinen Gedanken alleine auf mich gestellt. Keiner wollte so richtig auf mich zugehen und mit mir darüber reden. Ich schluckte alles und sprach auch bis zu dem Tag, im Jahr 1998, als ich wieder schwanger wurde, nicht mehr darüber. Es war im Oktober, meine Periode blieb aus und ich konnte es einfach nicht bis zum Arzttermin abwarten und kaufte mir einen Schwangerschaftstest in der Apotheke. Als ich das positive Ergebnis sah, hatte ich ein Gefühl das ich gar nicht beschreiben kann. Als Roland von der Arbeit heim kam sagte ich mit strahlenden Augen: „Wir bekommen ein Baby! Du wirst Papa und ich werde Mama."

Wir planten, es der Familie erst an Weinachten zu sagen, als Geschenk sozusagen. Es war so ein wunderschöner Gedanke zu wissen, dass unser Baby in meinem Bauch wuchs und ich genoss jede Minute, in der ich schwanger war.

In der Nacht des 2.12.1998 bekam ich sehr starke Schmerzen im Unterleib, ging ins Bad und traute meine Augen nicht. Ich hatte Blutungen! Aber anstatt zu brüllen blieb ich ganz ruhig, streichelte meinen Bauch und sagte: „Es wird alles gut, mein Kleiner". Ich weckte Roland, sagte ihm, dass etwas nicht stimmte und dass ich lieber ins Krankenhaus fahren würde. Eigentlich hatte ich von ihm erwartet, dass er mit mir gehen würde, aber Roland stand auf und packte seine Arbeitstasche. Er war wie im Schock und nahm die Situation nicht ernst. Als er ging, sagte er nur, dass er meine Mutter anrufen würde und ich doch bitte so lieb sein solle, mich bei ihm zu melden, wenn ich wieder daheim sei.

So hatte ich Roland noch nie gesehen, so hilflos. Ich setzte mich ins Auto und fuhr mit zitternden Knien ins Krankenhaus. Ich hatte Angst um mein Baby, aber auch Angst wegen der Schmerzen. Ich klingelte bei der Ambulanz und wurde fürsorglich und sehr einfühlsam von den Ärzten und Krankenschwestern umsorgt. Nach den Untersuchungen mussten sie mir aber sagen, dass sie für mein Baby nichts mehr tun könnten und dass ich eine Ausschabung bekäme.

Es brach für mich eine Welt zusammen. Warum meine Baby? Warum wir?

Wir hatten uns doch so gefreut und uns ausgemalt, wie schön es werden würde. Roland und meine Mutter kamen kurz darauf ins Krankenhaus. Die Ärzte gaben mir ein Beruhigungsmittel, damit ich vor der OP noch ein wenig schlafen konnte.

Nach der OP konnten die Ärzte leider nichts Genaues sagen, woran es gelegen haben könnte. Außer, dass ich Rhesusfaktor negativ bin, und bei meiner ersten Fehlgeburt nicht entsprechend behandelt worden war. Die Ärzte klärten uns darüber auf, dass Roland und ich eine Blutgruppen-Unverträglichkeit haben und ich sein Blut abstoße. Um zu verhindern, dass ich ein Baby mit seiner Blutgruppe abstoße, bräuchte ich einmal während der Schwangerschaft und einmal danach eine Anti-D-Spritze. Das sollte also nicht der Grund sein, weshalb ich in Zukunft meine Babys verlieren müsste.

Sie machten uns Mut es nach einer Pause noch einmal zu versuchen. Von da an wurde uns aber auch bewusst, dass wir nun schon unser zweites Baby verloren hatten und auf einmal wollten wir darüber reden. Wir stießen auf viel Unverständnis und hörten Sprüche, die Zorn in mir auslösten: „Du bist noch jung, sei froh, dass Du nicht schon weiter warst. Das nächste Mal klappt das schon..."

Ich versank in ein sehr tiefes Loch. Warum ist es so schwer ein Kind zu bekommen? Es gibt so viele Frauen, die machen so viel Unfug in ihren Schwangerschaften, aber haben nicht solche Probleme. Warum ich? Warum wir?

Ich bemerkte aber auch etwas Positives in unsere Beziehung. Es hatte sich eine Nähe und Zuneigung entwickelt, die wir vorher leider nicht gekannt hatten. Wir redeten viel über uns und unsere Gefühle und waren füreinander da. Das gab uns Mut und Hoffnung. Ich war so glücklich, Roland an meiner Seite zu haben. Ein halbes Jahr später, im April 1999 konnten wir es gar nicht glauben als der Arzt uns bestätigte, dass ich wieder schwanger war. Ich kann nicht sagen, wo wir diese Freude auf einmal hernahmen, aber wir waren so glücklich und glaubten fest daran, dass wir dieses Kind in ein paar Monaten im Arm halten dürften. Wir wollten es wieder erst einmal für uns behalten und es der Familie und den Freunden erst an meinem

Geburtstag, dem 20.6.1999 sagen. Ach, wie freute ich mich auf das Gesicht meiner Mutti. Gerade sie wünschte sich so sehr ein Enkelkind von ihrem Sonnenschein. Die Zeit bis dahin war traumhaft schön. Aber leider auch wieder zu kurz, denn das Schicksal holte uns wieder einmal ein und ich musste am 18.6.1999 ins Krankenhaus. Die Ärzte hatten alles, was in ihrer Macht stand, getan.

Wir hatten die Hoffnung zwar nicht aufgegeben, aber wenn ich heute ehrlich bin, hatte ich im tiefsten Inneren gespürt, dass auch dieser Schatz uns verlassen würde und wir ihn nie in den Armen halten dürften.

Viele sagen: „Sei froh, dass du es immer so früh, innerhalb der ersten 3 Monate verlierst. Es wäre viel schlimmer, wenn es schon weiter gewesen wäre." Aber ich wäre glücklich gewesen, wenn ich nur ein einziges Mal eines meiner Kinder hätte im Arm halten dürfen. Ich weiß, für viele ist das unbegreiflich. Aber mal ehrlich, wenn jemand einem sagt, ein anderes Schicksal sei schlimmer, fragt man sich doch: Wo fängt schlimmer an und wo hört es auf? Jeder hat sein Schicksal zu tragen. Der eine mehr, der andere weniger. Es ist egal, wie weit eine Frau war, die eine Fehlgeburt hat. Ob im 1. Monat oder ganz spät in der Schwangerschaft, für alle diese Frauen ist es schlimm, denn sie haben ihr Kind verloren.

Man baut eine Liebe auf, der eine extrem stark, der andere weniger. Ich hatte mir sehr gewünscht, diese Liebe meinen Kindern zu geben.

Die gute Hoffnung wurde uns an meinem Geburtstag genommen. Ich verlor am 20.6.1999 auch unser 3. Kind. Nach diesem Tag fühlte ich nur noch Hass und ein lautes WARUM? Leider wurden wir diesmal auch wieder mit Unverständnis und Unwissen von Verwandten und Freunden konfrontiert:

„DU denkst zu viel nach... DU wirst sehen, wenn du nicht dran denkst, klappt es... DU hast bestimmt wieder zu schwer gehoben... DU arbeitest zu viel... DU bist selber schuld wenn man sich so verrückt macht..."Immer nur: „ DU, DU, DU..."

Ich wurde sehr depressiv, machte mir sehr viele Vorwürfe und fragte mich: „Was habe ich nur falsch gemacht?" Ich sagte zu Roland, er solle sich doch endlich eine andere Frau suchen, die ihm Kinder schenken könne. Er habe etwas besseres verdient als so eine Versagerin wie mich. Ich war doch unfähig und fühlte mich als unvollständige Frau. Roland war immer für mich da, nahm mich oft in die Arme und meinte, dass das nicht stimme. Er sei glücklich mit mir und freue sich, mich zu haben. Wir ließen uns von Ärzten auf Ursachen für die Fehlgeburten untersuchen, aber leider konnte uns keiner weiterhelfen. In der nächsten Zeit hatten wir Hochs und Tiefs und ich fragte mich oft, ob es noch einen Sinn machen würde, ein Kind zu bekommen und wir noch die Kraft dazu hätten.

Im November 1999, wieder ein halbes Jahr später, wurde ich wieder schwanger. Aber dieses Mal war alles anders. Es gab keine Freude, denn unsere Angst war größer. Ich fiel nun unter „Risikoschwangerschaft" und musste auch gleich zur Beobachtung ins Krankenhaus. Wir standen zwischen Hoffnung und Angst. Und als die Ärzte uns auch dieses Mal sagten, dass wir unser viertes Kind verlieren würden, da konnte ich nicht einmal mehr weinen. Am 9.1.2000 wurde ich in den OP geschoben und als ich aufwachte, erfuhr ich, dass die Ärzte diesmal um mein Leben hatten kämpfen müssen. Ich hatte viel Blut verloren. Roland saß wieder an meinem Bett, nur dieses Mal mit einem anderen Gesichtsausdruck. Dieser Gesichtsausdruck sagte mir, dass dies die letzte Chance gewesen war, ein eigenes Baby zu bekommen.

Was hätte mein Baby für ein Leben ohne Mami? Und Roland ohne mich? Und Oma ohne Sonnenschein?

„Nein", sagte jeder. „Du, Ramona, bist uns wichtiger. Wir sind dankbar, dass du lebst."

Heute sagen wir stolz: „Wir haben vier Schutzengelchen in den Himmel geboren, die wir zwar nie spüren oder sehen dürfen, aber wir haben sie in unseren Herzen. Und abends wenn es dunkel wird, strahlen tausend Sterne und in mitten drin fliegen vier Engelchen, die wir so lieb haben.

DANKE.

Und wenn wir uns heute nach dem WARUM fragen, dann können wir uns diese Frage beantworten. Wir haben die Liebe und den Respekt zueinander erkannt. Und es gibt noch so viel andere Ziele und „Warum" im Leben zu entdecken. Leider gibt es so viele Menschen, die ihr WARUM nicht verstehen und es auch nicht verstehen wollen, weil sie alles im Leben für selbstverständlich halten. Leider!

Danke Roland:

Ich bin sehr glücklich dich an meiner Seite zu haben und hoffe, dass du es bist, der mit mir die vielen noch auf uns zukommenden „Warums" in unseren Leben durchlebst. Ich liebe dich!

Danke an alle, die uns verstehen!

*Danke an unsere vier*

*Schutzengelchen*

*wir haben Euch ganz doll*

*lieb*

## Rosmarie

Für meinen kleinen Goldschatz!

Du hast für immer einen Platz in meinem Herzen!

Deine Mama

Schwanger! Ich konnte es kaum glauben, als ich auf dem Schwangerschaftstest zwei blaue Linien sah. Endlich war es soweit!

Im Frühling 2000 hatten mein Mann und ich geheiratet. Für uns war immer klar, dass wir gleich Kinder wollten. Doch das Schicksal entschied anders! Als ich nach einem Jahr immer noch nicht schwanger war, ließen wir einige Untersuchungen über uns ergehen. Es wurde dabei festgestellt, dass ich ohne medizinische Hilfe nur eine geringe Chance hätte, schwanger zu werden. Das war ein harter Schlag! Aber wir waren uns einig, dass wir nicht kampflos aufgeben würden. Schon bald konnte ich mit einer Behandlung beginnen und ich sollte nach 14 Tagen einen Schwangerschaftstest machen. Als 10 Tage des Hoffens und Bangens vorüber waren, merkte ich an meinem Körper, dass sich etwas verändert hatte. Ich dachte mir, dass es wahrscheinlich geklappt hatte. In wenigen Tagen würde ich den Test machen können, dann hätten wir Gewissheit!

Ich erzählte sofort meinem Mann diese wunderschöne Nachricht. Auch er war sehr glücklich, dass es nun geklappt hatte. Es war ein unbeschreiblich schönes Gefühl zu wissen, dass in meinem Bauch unser kleines Baby heranwuchs. Leider war das Glück nur von kurzer Dauer! In der 10. Schwangerschaftswoche bekam ich Blutungen, ich wusste, dass es kein gutes Zeichen war. Ich rief im Frauenspital an, dort wurde mir gesagt, dass ich sofort kommen sollte. Ich musste nicht lange warten, da wurde ich von einer Ärztin gerufen. Nachdem ich ihr erzählt hatte, dass Blutungen aufgetreten seien, machte sie Ultraschall. Dann nahm sie meine Hand und sagte, dass es ihr sehr leid täte, das Baby sei tot.

Es war wie ein Stich ins Herz und die Tränen flossen! Es fühlte sich an, als ob man mir den Boden unter den Füßen weggezogen hätte. Sie sagte mir, dass man eine Ausschabung vornehmen müsse. Ich solle mich einen Moment ins Wartezimmer setzen, danach würde sie mir erklären, wie das alles vor sich ginge. Ich setzte mich ins Wartezimmer und rief meinen Mann an. Ich konnte ihn aber nicht erreichen, deshalb rief ich eine Freundin an. Sie kam sofort ins Spital und stand mir in diesem traurigen Moment zur Seite! Als die Ärztin mich wieder rief, erklärte sie mir den genauen Vorgang der Ausschabung. Sie teilte mir ebenfalls mit, dass der Eingriff für den nächsten Tag geplant sei und ich gleich hier bleiben könne. Ich sagte ihr, dass ich nicht hier bleiben wolle und am nächsten Tag wiederkommen werde. Und, dass ich meinen Mann bei dem Eingriff dabei haben möchte. Damit war sie zuerst gar nicht einverstanden. Aber als ich ihr sagte, dass ich ansonsten das Spital wechseln würde, willigte sie ein. Nun war alles geklärt und ich konnte nach Hause gehen.

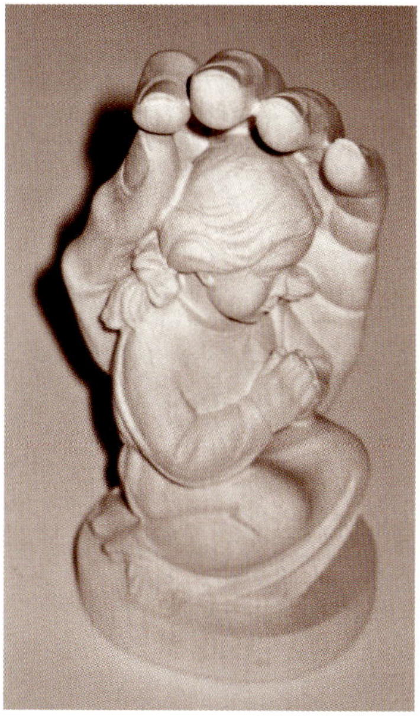

Am frühen Morgen des nächsten Tages betraten mein Mann und ich das Frauenspital. Als wir uns am Empfang angemeldet hatten, wurden wir auch gleich von einer Schwester geholt und in ein Zimmer gebracht. Dort wurde die Infusion angelegt und die Vorbereitungen für den Eingriff getroffen. Nach etwa 4 Stunden mühsamen Wartens wurde ich von zwei Schwestern im „rollenden" Bett in den OP gebracht. Mein Mann musste sich in einem nebenan liegenden Raum umziehen. Unterdessen wurde bei mir die Teilnarkose gemacht und alles weitere vorbereitet. Dann kam mein Mann in den OP und konnte sich an der Seite meines Kopfes hinsetzen. Ich war so froh, dass er einfach da war und meine Hand hielt!

Die Teilnarkose zeigte auch schon ihre Wirkung. Denn ich spürte meine Beine nicht mehr, sie waren schwer wie „Blei". Dann wurde die Ausschabung gemacht, die ca. eine halbe Stunde dauerte. Ich dachte immer wieder, wir werden es überstehen, so wie wir alles überstanden haben. Ich wurde auch sehr müde und wollte einfach nur schlafen.

Als die Ausschabung zu Ende war, brachte man mich wieder in mein Zimmer. Mein Mann sagte, ich solle jetzt schlafen, er gehe noch kurz in die Stadt. Nachdem er gegangen war, schlief ich auch gleich ein. Als ich später aufwachte, spürte ich keinen Schmerz und auch keine Wut, ich fühlte mich einfach nur leer! Dann kam die Schwester und erkundigte sich, ob ich etwas bräuchte. Ich sagte ihr, dass ich großen Durst hätte und sie brachte mir etwas Tee. Ich schlief immer wieder ein und die Schwester kontrollierte regelmäßig meinen Blutdruck und den Puls. Später kam mein Mann wieder, er setzte sich an das Bett und wir konnten uns unterhalten. Das Blutdruckmessgerät wurde bald darauf entfernt und ich bekam auch etwas zu essen. Ich spürte auch langsam meine Beine wieder. Als das Gefühl in den Beinen und Füßen wieder voll da war, konnte ich im Beisein der Schwester aufstehen und etwas herumlaufen. Kurz darauf kam die Ärztin und sagte, dass ich noch heute nach Hause könne, wenn es mir gut gehe. Sie teilte uns mit, dass ich in ca. 7 Tagen bei ihr anrufen könne, bis dahin wisse sie den Befund der Fehlgeburt. Nachdem sie wieder gegangen war, zog ich mich an und ich war glücklich, dass ich mit meinem Mann nach Hause konnte! Nach 7 Tagen rief ich die Ärztin an. Sie sagte mir, dass bei der Untersuchung ein Chromosomenfehler (die häufigste Ursache aller Fehlgeburten) entdeckt worden sei!

Auch heute denke ich noch ab und zu an die Fehlgeburt zurück. Der Schmerz ist jedoch schon kleiner geworden und wird mit der Zeit wohl sicher verblassen. Unser kleiner Goldschatz wird aber für immer in meinem Herzen und meiner Erinnerung bleiben! Ich bin dankbar, dass ich unser Kind für eine kurze Zeit bei mir haben durfte.

Es ist mir ein grosses Anliegen an dieser Stelle meinem Mann ANDREAS, den ich über alles liebe, eimal DANKE zu sagen!

DU gabst mir Kraft und Halt in den vielen Monaten des Hoffens und Bangens.
DU hast mich getröstet in den schlimmsten und traurigsten Momenten meines Lebens.
DU machst mir Mut, wenn ich den Mut schon fast verliere.
Dafür danke ich DIR von ganzem Herzen!

## Sabrina Hilgert

### Unser Sternchen-Alina

Mein Name ist Sabrina, ich bin 18 Jahre alt und seit über 2 Jahren glücklich mit meinem Schatz Alex zusammen. Am 6. Januar 2004 erfuhr ich, dass ich ungefähr in der 6. Woche schwanger war und wusste zuerst gar nicht, wie ich reagieren sollte. Ich war damals noch 17 Jahre alt, steckte mitten in der Ausbildung, und ein Kind war noch lange nicht geplant.

Zuerst gingen mir viele Fragen durch den Kopf: „Wie sag ich es meinem Freund? Wird er zu mir stehen? Wie werden meine Eltern reagieren? Was soll ich machen?"

Die Frauenärztin sagte mir, ich sollte jetzt noch keine Entscheidung überstürzen, denn ich sei ja noch am Anfang der Schwangerschaft. Wir machten einen neuen Termin in 2 Wochen aus, und wollten diesen vorerst festhalten. Dann ging ich zu meinen Eltern und sagte ihnen, dass ich schwanger bin. Sie freuten sich und sagten, dass egal, wie ich mich entscheiden würde, sie immer hinter mir stünden und wir das gemeinsam schon schaffen würden! Dann machten sich meine Eltern mit mir auf dem Weg zu Alex. Mein Herz klopfte wie verrückt und meine Hände zitterten. In unserer Wohnung angekommen, bat ich meinen Freund, mit mir in die Küche zu gehen, denn ich wollte es ihm erst mal alleine sagen. Nur, wie anfangen? Na gut, als es dann raus war, war seine erste Reaktion negativ und somit gegen das Baby. Es war ja nicht geplant und ich hatte noch keine Ausbildung. Das waren seine Argumente.

Wir diskutierten tage- und nächtelang, doch nachdem ich nur eine Nacht darüber geschlafen hatte, stand für mich schon die Entscheidung fest: Ich werde das Baby bekommen. Nach wenigen Tagen hat sich auch Alex für das Leben entschieden. Von da an freuten wir uns gemeinsam auf unser erstes Kind!

Zwei Wochen später hatte ich dann meinen Termin bei der Frauenärztin. Mit Herzklopfen ging ich hin und fragte mich: „Ob diesmal das Herzchen schon schlägt? Hoffentlich ist es gewachsen!" Denn ich war ja schon in der 8. Woche. Nach kurzer Zeit wurde ich endlich aufgerufen und wir sprachen zuerst über die Entscheidung, das Baby zu bekommen. Dann machte meine Ärztin den zweiten Ultraschall. Unglaublich, unser Baby war gewachsen. Es war nun schon 1,6 cm groß und das Herzchen tuckerte auch

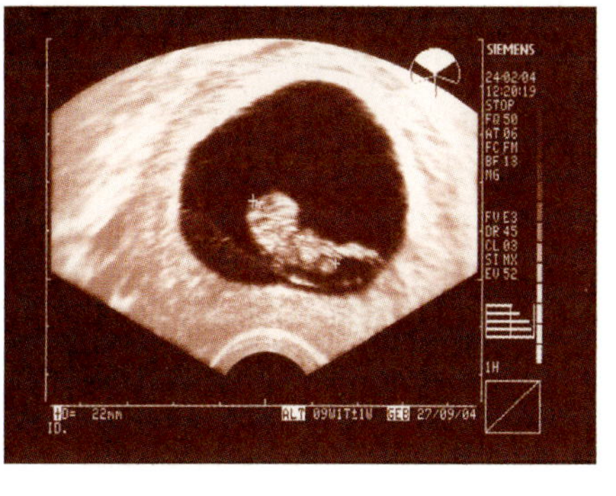

wie verrückt. Ich war überglücklich, ging danach in das nächste Babygeschäft und kaufte zu diesem erfreulichen Anlass den ersten Strampler. Dann fuhr ich nach Hause zu meinem Schatz. Ich berichtete ihm alles und zeigte ihm den ersten Schnappschuss unseres Babys! Auch er freute sich sehr und konnte es kaum glauben.
Am 14. Februar 2004 verlobten wir uns und waren ein ganz glückliches Paar. Als ich in der 10. SSW war, bekam ich plötzlich leichte Blutungen. Ich ging direkt zur Frauenärztin, die gleich einen Ultraschall machte und mich beruhigte. Unser Kleines war gewachsen, allerdings nicht sehr viel. Sie sagte, das könne daran liegen, dass sich der Eisprung eventuell etwas verschoben hatte. Somit verschob sich alles eine Woche nach hinten. Demzufolge war ich nicht in der 10., sondern erst in der 9. SSW. Ich sollte erst wieder in drei Wochen kommen, dann würde in der 12. SSW die erste große Untersuchung vorgenommen werden wie: Blutentnahme, Gewichtskontrolle, Ultraschall, etc. Wieder beruhigte mich meine Ärztin, es sei alles in Ordnung mit dem kleinen Wurm. Das Herzchen schlug und die Größe betrug 2,3 cm. Wir könnten es jetzt bekannt geben, die Schwangerschaft sei relativ sicher und es würde sich gut entwickeln. Der nächste Termin sollte dann erst wieder in 4 Wochen sein.

Als wir dann gemütlich Karneval feierten, für mich natürlich ohne Alkohol, gaben wir es unseren Freunden bekannt. Sie freuten sich mit uns und wünschten natürlich alles Gute. Doch schon in der 13. SSW hatte ich irgendwie ein komisches Gefühl. Ich ging zur Frauenärztin, aber diesmal zu einer anderen. Auch sie machte Ultraschall, aber stellte fest, dass die Schwangerschaft nicht mehr intakt war. Das Herzchen unseres Engels hatte plötzlich aufgehört zu schlagen, obwohl die Blutungen längst aufgehört hatten! Es war also aus. „Missed Abortion" lautete die Diagnose. Ich konnte es im ersten Moment gar nicht glauben, konnte nicht weinen und war einfach nur wie gelähmt. Ich sollte mich wieder anziehen und dann besprach die Ärztin mit mir, wie es weiter gehen sollte.

Es war am Freitag, dem 20. Februar 2004, als ich mich entscheiden sollte, ob ich nun die Abort Curettage (Ausschabung) im Krankenhaus oder in einer Tagesklinik vornehmen lassen wollte. Ich entschied mich für die Tagesklinik. Die Ärztin machte einen Termin aus. Allerdings gab es keinen Termin vor Montag. Weder im Krankenhaus noch in der Tagesklinik, da am Wochenende nur Notfälle behandelt würden. Das bedeutete für mich, dass ich erst mit Blutungen oder Schmerzen dort aufgenommen werden würde. Unglaublich! Jedenfalls bekam ich dann den Termin in der Tagesklinik für Montag, den 23. Februar 2004. Es war der Rosenmontag. Ich sollte um 10:30 Uhr nüchtern dort sein.

Mit der traurigen Nachricht lief ich dann nach Hause und sah irgendwie nur glückliche Mütter oder Schwangere. Mir liefen die Tränen und ich war wie in Trance! Zu Hause angekommen, rief ich dann meinen Verlobten an, bekam am Telefon kein Wort darüber heraus und legte wieder auf! Er machte sich direkt auf den Weg zu mir. Keine 10 Minuten später war er da! Ich hatte inzwischen schon eine Trauerecke für mich und unser Sternchen eingerichtet, dort lagen die Ultraschallbilder, der Strampler, ein großes Herz, eine schwarze Trauerrose und ein Schutzengel. Ich zündete eine Kerze an, war unendlich traurig und nur am weinen. Ich dachte, mein Leben ginge nicht mehr weiter. Er kam ins Schlafzimmer gelaufen und als er mich sah, wusste er Bescheid und versuchte, mich zu trösten. Der Gedanke, das tote Baby im Bauch zu haben, war schrecklich. Es war die schlimmste Zeit in meinem Leben! Alex versuchte, stark zu sein und mich auf andere Gedanken zu bringen. Doch er konnte mich von diesem unendlichen Schmerz nicht ablenken.

Am Sonntag sind wir dann noch mal zu meinen Eltern gefahren. Sie wollten mich vor der Operation noch mal sehen. Dort angekommen, fing meine Mutter an zu weinen und ich natürlich auch. Mein Vater hoffte, dass sich die Ärztin geirrt habe und das Baby nur ungünstig lag, doch das konnte ich mir nicht vorstellen. Am Montagmorgen machten wir uns dann mit zittrigen Beinen und Tränen im Gesicht auf den Weg zur Klinik. Dort angekommen, kamen uns fröhliche Karnevalisten und Faschingswägen entgegen. Wir waren in einer ganz gegensätzlichen Situation. Im Eingang fanden wir nur einen Zettel mit der Aufschrift: „Rosenmontag geschlossen!" Wir konnten es gar nicht fassen und sind dann direkt gegenüber ins Krankenhaus gegangen, um es endlich hinter uns zu bringen. Es war so schrecklich, diese Anspannung, dieses Gefühl …

Im Krankenhaus sagte man uns nur: „Wir können hier heute auch nichts machen! Wir können Sie zwar heute aufnehmen, mehr aber nicht!" So fuhren wir enttäuscht und wütend nach Hause. Am Dienstag, den 24. Februar 2004, rief ich morgens direkt in der Tagesklinik an und ließ meinen Frust und Ärger raus. Daraufhin wurde mir gesagt, dass sich da jemand vertan haben müsse und ich heute um 10:30 Uhr den Termin hätte!

Zitternd fuhren wir wieder dort hin. Dort angekommen, wurde alles besprochen, ich wurde untersucht und die Diagnose bestätigt. Nach der Visite beim Narkosearzt ging ich anschließend in die Kabine, wo ich mich schon mal entkleiden und das OP-Hemd anziehen sollte. Ich konnte gar nichts, war nur am zittern und weinen und konnte das alles einfach nicht fassen! Doch zum Glück stand mir die ganze Zeit mein Schatz zur Seite. Um 13:10 Uhr war es dann endlich soweit. Ich wurde in den Vorbereitungsraum geholt und musste mich dort leider von meinem Schatz verabschieden. Er war auch unheimlich angespannt. Dann wurde mir schon die Kanüle gelegt und ich musste auf den OP-Tisch rutschen. Um 13:20 Uhr wurde ich in den OP geschoben. Dort wurde mir ein EKG und eine Blutdruckmanschette angelegt. Dann kam auch schon der Narkosearzt und spritzte mir die Narkose. Da das etwas unangenehm war, versuchte mich die Schwester abzulenken. Kurz danach war ich auch schon am Schlafen. Dann erinnere ich mich erst wieder an den Moment, als ich um 13:40 Uhr in meine Aufwachkabine geschoben wurde. Ich war nur am weinen, vor Schmerzen und wegen dem Verlust meines Kindes! Gegen die Schmerzen bekam ich schnell etwas, das auch rasch wirkte. Dann wollte ich, dass Alex zu mir kommt. Er wurde geholt, und als er mich sah, wirkte er erst einmal etwas erleichtert. Er nahm mich in den Arm und hielt mir noch 2 Stunden die Hand. Dann zog er mich an und stützte mich auf dem Weg zum Auto. Zu Hause angekommen, rief ich zuerst meine Eltern an und berichtete, dass soweit alles gut verlaufen sei. Dann gingen wir nach draußen und verabschiedeten uns von unserm geliebten „Sternchen". Wir ließen einen mit Helium gefüllten Herzballon mit einem Teddyaufdruck in den Himmel steigen und genau in diesem Moment läuteten um 18:21 Uhr die Kirchenglocken, als sei es für uns gewesen. Mein Schatz und ich hielten uns ganz fest und weinten. Jetzt konnte auch er nicht mehr stark sein! Nachdem die Kirchenglocken aufgehört hatten, gingen wir wieder nach oben in unsere Wohnung und zündeten für unser Sternchen eine Kerze an. Danach nahmen wir uns einfach nur in den Arm und ließen unseren Gefühlen freien Lauf, was uns etwas half.

Ich hoffe, dass das anderen Müttern und Vätern helfen kann: Lasst nach so einem schweren Verlust, immer, zu jeder Zeit und an jedem Ort euren Gefühlen freien Lauf. Lasst eure Trauer jederzeit zu und unterdrückt sie nicht!

Für meinen Schatz Alex: Ich danke dir für all die Liebe, Kraft und Unterstützung, die du mir in der auch für dich so schwierigen Situation gegeben hast. Ich weiß nicht, wie ich es ohne dich geschafft hätte. Du warst immer für mich da und immer an meiner Seite. Ich hoffe, dass wir bald ein gesundes und aufgewecktes Baby in unseren Armen halten dürfen. Eine kleine Familie sind wir ja schon jetzt, doch leider durfte und konnte unser geliebtes Sternchen nicht bei uns bleiben! Ich liebe dich, mein Schatz und möchte dich niemals verlieren.

Für unser Sternchen-Alina:

Wenn du bei Nacht in den Himmel schaust, wird es dir sein, als lachten alle Sterne, weil ich auf einem von ihnen wohne, weil ich auf einem von ihnen lache.

*A. de Saint-Exupéry*

Entbindungstermin: 14.09.2004, † 20.02.2004 in der 13. SSW

*Es tut so weh, ohne dich zu sein, wir sind traurig, einsam und zu tiefst verletzt. In unserem Herzen wirst du immer weiterleben, wir vermissen dich!*

In Liebe, Mama und Papa

## Sandra

## Wolfi – sein winziges Leben hat unsere Herzen tief berührt

Unsere Geschichte beginnt am 12. Oktober 2003. Ich wünschte mir schon lange ein zweites Baby. Als Manuel, unser Sohn, 6 Monate alt war, begann ich das Thema anzusprechen aber Andreas, mein Freund, wollte erst mal nichts davon wissen. Es folgten in den kommenden Monaten immer wieder Gespräche und hitzige Diskussionen, die sich um das Thema drehten. Anfangs dachte ich noch, er würde seine Meinung ändern, und fand es nicht so schlimm, da Manuel ja noch klein war, aber je mehr Zeit verging, umso wütender und trauriger wurde ich.

Wir verhüteten während der ganzen Zeit mit dem Persona Verhütungscomputer. An besagtem 12. Oktober war ich bereits am 19. Zyklustag, so dass es eigentlich ein ungefährlicher Tag hätte sein sollen. Natürlich kannten wir beide das Restrisiko. Für mich war es so ein richtiges Wunder, dass es tatsächlich funktioniert hatte.

Am 12. Oktober wurde ich schwanger! Am 25. Oktober sollte ich meine Periode bekommen. Noch am selben Abend machte ich einen Schwangerschaftstest, der allerdings erst mal negativ ausfiel. Trotz des negativen Ergebnisses war ich mir ziemlich sicher. Ich wartete und besorgte mir 2 Tage später wieder einen Test, der erneut negativ anzeigte. Es fiel mir schwer, nicht am nächsten Tag erneut einen zu kaufen. Am übernächsten Tag musste ich allerdings ohnehin zur Arbeit. Ich arbeite als Krankenschwester und in der Arbeit wollte ich mir Blut abnehmen lassen, um endgültige Gewissheit zu haben. Ich vereinbarte mit Andreas, das er mich von der Arbeit abholen sollte und ich ihm dann das Ergebnis sagen würde, ganz gleich ob es negativ oder positiv ausfallen sollte.

Am Nachmittag waren die Blutwerte da. Ich werde den Augenblick, als ich den Befund in den Händen hielt, nie vergessen. Die Gänsehaut lief mir über den Rücken und ich war überglücklich, dass ich tatsächlich noch einmal Mutter werden sollte. Das Beta-HCG zeigte ganz eindeutig an, dass ich schwanger war. Es fiel mir schwer, nicht sofort Andreas oder meine Schwester anzurufen, aber ich hielt mich an mein Versprechen. Ich fürchtete mich ein klein wenig davor, wie Andreas reagieren würde. Andreas aber freute sich glücklicherweise mit mir. Noch am selben Abend erzählten wir es meinen Eltern, meiner Schwester und meinem Bruder. Weil es mir nicht gefiel, den Zwerg als „das zweite Baby" oder „das neue Baby" zu betiteln, musste so schnell wie möglich ein Kosename her. Meine Schwester sah im Kalender nach und an dem Tag, an dem wir erfahren hatten, dass wir Zuwachs bekämen, stand „Wolfhard" im Kalender. Es war nicht der Traumname, den ich mir erhofft, hatte aber wir blieben trotzdem bei „Wolfi". So sollte unser kleiner Schatz heißen, bis wir wussten welches Geschlecht er hatte. Dann wollten wir uns für einen richtigen Namen entscheiden. Leider sollte dieser Zeitpunkt nie kommen. Damals wussten wir davon aber noch nichts. Wir waren einfach glücklich und dachten nicht daran, dass etwas schief laufen könnte. Warum sollte gerade uns so etwas passieren? Dass Wolfi, sich eingenistet hatte, war ein Wunder. Das musste doch einen Grund haben. Nun, es sollte wohl keinen Grund haben, oder einen, den wir nicht kennen. Es passierte uns und so wird unser Baby für uns immer Wolfi bleiben und wir werden nie wissen, ob es ein Mädchen oder ein Junge geworden wäre und welchen Namen es bekommen hätte.

In der Schwangerschaft dachte ich anfangs viel über Namen nach, aber Andreas weigerte sich strikt, über Namen nachzudenken, bevor wir das Geschlecht nicht kannten und die Schwangerschaft nicht weiter fortgeschritten war. Auch mein jüngerer Bruder warnte mich, vor Ablauf der kritischen Zeit an Namen zu denken. Meine Mutter sagte einmal, als ich ihr von einem meiner Namensvorschläge erzählte: „für mich ist es unser Sternchen".

Wie recht sie behalten sollte. Es sollte ein kleines Sternchen werden.

Vorerst aber entwickelte sich alles gut. Mir ging es gesundheitlich sehr gut. Ich war nicht müde, mir war nicht übel und ich hatte auch keine sonstigen schwangerschaftstypischen Probleme. Lediglich meine Brust spannte. Aber das war ein gutes Zeichen, für mich hieß es doch, dass sich alles wunderbar entwickelte.

In der 8. Schwangerschaftswoche hatte ich meinen ersten Termin beim Gynäkologen. Mit etwas Glück würde ich schon den Herzschlag sehen können. Andreas wollte mich zum Arzt begleiten. Ich freute mich über sein Interesse. Bei meiner ersten Schwangerschaft war er erst in der 17 Schwangerschaftswoche das erste Mal beim Ultraschall dabei gewesen. Im Rückblick war es schön, dass er mich in dieser Schwangerschaft schon so zeitig begleitet hat. Wäre er, wie bei Manuel, erst in einem späteren Schwangerschaftsstadium dabei gewesen, hätte er Wolfi nie im Ultraschall gesehen. So verbinden uns mit unserem Baby wenigstens die wenigen Ultraschalltermine, die wir gemeinsam wahrgenommen haben. Bei unserem ersten Ultraschalltermin sah man einen Fruchtsack, allerdings noch keine Fruchtanlage und natürlich keine Herzaktion. Es entsprach etwa der 5./6. Schwangerschaftswoche. Ich kannte zwar den Zeugungstermin genau und wusste, dass das nicht stimmen konnte, ließ mich aber von meinem Gynäkologen beruhigen. Zur Sicherheit nahm er auch noch Blut ab um die Beta-HCG-Werte zu überprüfen. Einen Tag später sollte ich telefonisch nachfragen.

Ich war ein klein wenig beunruhigt, dachte aber im Grunde nicht, dass tatsächlich mit meinem Baby etwas nicht stimmen könnte. Am nächsten Tag versicherte mir dann die Sprechstundenhilfe, dass der Wert völlig in der Norm wäre. Ich vereinbarte einen Ultraschalltermin in einer Woche. Dann, so hoffte ich, würde ich endlich mehr sehen können. Ein klein wenig enttäuscht war ich schon, dass man noch keine Herzaktion hatte erkennen können.

Inzwischen erzählte ich auch dem Rest der Familie und in der Arbeit von meiner Schwangerschaft. Ich wollte es für mich behalten, schaffte es dann aber doch nicht. Ich begann mir Gedanken über die Zukunft zu machen. Andreas und ich überlegten uns schon, wo wir das Babygewand und das Spielzeug für das Kleine unterbringen würden und ob Manuel dann weiterhin bei uns ihm Bett schlafen würde wenn das Baby erst mal da wäre. Für die Allgemeinheit existierte Wolfi noch nicht, aber in unseren Gedanken, Träumen und in unserer Zukunft war er sehr real. Für mich waren wir jetzt zu viert und ich machte mir schon jetzt Gedanken über die Hebamme, die mich betreuen sollte, und freute mich darauf, mein Kleines zu liebkosen und zu stillen. Nie im Leben dachte ich daran, dass es nie eintreffen sollte und dass meine Träume wie Seifenblasen platzen würden. Ich freute mich, dass zeitlich alles so gut aufgegangen war. Das Baby würde auch ein Sommerbaby werden wie mein Sohn und mein wenige Monate alter Neffe. So konnte das Gewand weiter im Einsatz bleiben.

Manuel würde zum Zeitpunkt der Geburt gerade 3 Jahre alt sein. Ein optimaler Altersunterschied, wie mir schien. So war er doch schon selbstständig und verstand einiges, konnte aber gleichzeitig, wenn das Baby erst mal älter wäre, mit seinem Geschwisterchen noch etwas anfangen und würde gemeinsame Interessen haben. Manuel und Wolfi hätten exakt denselben Abstand gehabt wie ich und mein jüngerer Bruder. Wir hatten Manuel inzwischen erzählt, dass wir ein Baby bekommen würden. Natürlich war ihm mit seinen 2,5 Jahren noch nicht wirklich klar, was da genau auf ihn zukommen würde, aber er hatte doch schon ein wenig eine Vorstellung davon. Eine Freundin hatte erst vor kurzem ihren Sohn geboren und auch meine Schwester hatte einen wenige Monate alten Sohn. So war ihm „Schwangerschaft“ und „Baby“ doch ein Begriff. Er streichelte meinen Bauch oder gab Wolfi, wie auch er das Baby nannte, Küsschen. Ich machte mir bereits Gedanken, wie es denn sein würde, wenn das Kleine auf der Welt wäre. Ob Manuel, der bis jetzt immer im Mittelpunkt gestanden hatte, sehr eifersüchtig reagieren würde, und überlegte bereits, was ich machen könnte, um ihn die Situation zu erleichtern, wenn das Baby erst mal da war.

Inzwischen begann es mir schlechter zu gehen. Mir war anfangs vor allem am Abend sehr übel und ich musste mich übergeben. Langsam dehnte sich die Übelkeit auf den ganzen Tag aus und ich konnte immer öfter mein Essen nicht bei mir behalten. Ich wurde sehr geruchsempfindlich. Ich versuchte verschiedene Tricks. Morgens blieb ich lange im Bett. Vor dem Aufstehen aß ich Butterkekse. Ich hatte das Glück, dass Manuel morgens immer sehr lange schlief. Bald wurden unsere

Krümelpartys am Morgen zum Alltag. Manuel machte es großen Spaß, morgens noch im Bett Kekse zu essen. Schließlich war die Woche um. Der neue Termin bei meinem Gynäkologen stand an. Ich freute mich auf den Ultraschall.

Dieses Mal war bereits eine Fruchtanlage zu sehen. Zwar war unser Zwucki noch sehr klein aber es war gewachsen und eine Herzaktion war sichtbar. Alles schien gut zu laufen. Auch wenn es jetzt erst der 6. Schwangerschaftswoche entsprach, was immer noch viel zu klein war, gab es Grund zur Freude. Vielleicht lag das Baby ja auch nur in einer Ecke und konnte daher nicht gut vermessen werden. Ich hatte noch immer ein mulmiges Gefühl, das ich die ganze Schwangerschaft behalten sollte. Aber ich war optimistisch. Im Juli würden wir zu viert sein. Ich bekam den Mutter-Kind-Pass ausgestellt. Genauso stolz wie auch bei meiner ersten Schwangerschaft trug ich das gelbe Heft nach Hause. Zur Sicherheit sollte ich in einer Woche erneut zum Ultraschall kommen. Dann wollte der Arzt die notwendigen Blutuntersuchungen und Abstriche machen. Ich sprach das Problem mit der Übelkeit an und erhielt ein Rezept für Paspertintropfen. Ich könne sie bedenkenlos nehmen, versicherte mir der Arzt. „Jetzt wo ein Herzschlag zu sehen ist, darf ich ihnen ja gratulieren" sagte er beim Abschied.

Seine Gratulation war verfrüht. Erstmal aber waren wir zufrieden damit, dass ein Herzschlag zu sehen war. Komischerweise hatte ich die gesamte Schwangerschaft das Gefühl, dass mit dem Baby etwas nicht in Ordnung war. Ich erzählte Andreas von meinen Sorgen und er beruhigte mich. Jedes Mal wenn ich nachts munter wurde ging ich auf Nummer sicher und sah nach ob ich kein Blut im Slip hatte. Ständig hatte ich das Gefühl, dass eine Gefahr lauerte.

In meiner Schwangerschaft mit Manuel hatte ich mich nie so verhalten. Die Übelkeit steigerte sich weiterhin. Die Paspertintropfen halfen auch nicht und ich konnte schließlich gar nichts mehr bei mir behalten. Mir war von morgens bis abends übel. Lediglich in der Nacht musste ich mich nicht übergeben. Ich war nicht mehr in der Lage, arbeiten zu gehen, oder den Haushalt zu führen. Anfangs schaffte ich es wenigstens vormittags, meinen Sohn weiterhin zu betreuen. Wir standen spät auf und er durfte viel fernsehen. Mittags holte mich mein Vater ab und brachte uns zu meinen Eltern, wo meine Schwester sich den ganzen Nachmittag um Manuel kümmern konnte.

Abends übernahm Andreas den größten Teil der Betreuung und den Haushalt machte er ebenfalls. Es war eine schlimme Zeit und ich glaube, dass auch nur jemand, der eine Hyperemesisschwangerschaft hinter sich hat, nachvollziehen kann, wie man sich fühlt. In dieser Zeit dachte ich schon mal kurz daran, wie schön es wäre, wenn jetzt alles einfach wieder wie vorher und ich nicht mehr schwanger wäre. Natürlich wollte ich das nicht wirklich. Dass ich, wenn auch nur für Sekunden, so gedacht hatte, bereute ich später bitter. Ich verbrachte die gesamte Woche mit Ausnahme der Fahrten zu meinen Eltern und zurück daheim. Dann kam der Termin beim Gynäkologen. Wieder wurde Ultraschall gemacht. Dieses Mal bekamen wir das erste Mal richtig schlechte Nachrichten. Bis jetzt war das Baby zwar immer ein bisschen zu klein gewesen aber im Großen und Ganzen waren wir immer hoffnungsvoll gewesen und hatten nie ernsthaft daran gedacht, dass etwas schief laufen könnte. Klar machte ich mir Sorgen, aber immer wieder fand ich Gründe, wie etwa, dass man das Kleine ja noch nicht so gut vermessen konnte in der Frühschwangerschaft, oder, dass sich das Ei später befruchtet hatte u.s.w.

Dieses mal aber war das Baby eindeutig zu klein. Es war im Vergleich zur letzten Untersuchung kaum gewachsen. Weiter stellte der Gynäkologe fest, dass die Herzaktion sehr unregelmäßig war und der Muttermund nicht ganz anlag. Er riet mir zur Schonung und wollte weiter abwarten. Er hoffte, wie auch wir, dass alles doch noch gut laufen würde. Er nahm mir Blut wegen der für den Mutter-Kindpass erforderlichen Blutuntersuchungen ab. Ich habe sehr schlechte Venen. Als er dann seine Röhrchen erfolgreich gefüllt hatte, meinte er optimistisch, dass wenn wir das geschafft hätten, würden wir die Schwangerschaft auch schaffen! Ich hoffte so sehr, dass er Recht behalten möge. Wegen der Übelkeit schlug er vor, dass ich mich stationär zur Infusionstherapie aufnehmen lassen sollte. Das lehnte ich aber ab, da ich keine Trennung von meinem Sohn wollte und Krankenhäuser hasse. Außerdem hatte mir der stationäre Krankenhausaufenthalt bei meinem Sohn, als ich dieselben Probleme hatte, nur wenig geholfen. Da die Übelkeit aber kaum noch erträglich war und ich massive Kreislaufprobleme bekam, da ich keine Flüssigkeit mehr bei mir behalten konnte, begann ich schließlich eine Infusionstherapie bei meiner Hausärztin. Glücklicherweise konnte ich auf die tolle Unterstützung meiner Familie zählen. Wie ich es sonst geschafft hätte, weiß ich nicht.

Mein Vater holte mich täglich ab, wenn Andreas arbeiten war, um mich zum Arzt zu bringen und wieder abzuholen. Meine Schwester zog fast ganz zu uns, um Manuel zu versorgen und einen Teil des Haushaltes zu machen, wenn Andreas nicht da war. Auch Andreas verhielt sich toll.

Die Infusionen bei meiner Ärztin halfen mir ein wenig. Das erste Mal seit langem konnte ich wieder für ein paar Stunden Flüssigkeit bei mir behalten. Heute weiß ich natürlich nicht, ob es die Infusionen waren, die mir geholfen hatten oder ob das Schwangerschaftshormon bereits begonnen hatte zu sinken und es mir dadurch etwas besser ging. Die täglichen Fahrten in die Ordination und die Wartezeit bei der Ärztin waren für mich sehr belastend und ich war froh, wenn ich endlich daheim war. Die Ärztin war sehr nett und wir besprachen das Problem, dass ein Wochenende und ein Feiertag kamen und ich dann 3 Tage lang ohne Infusionen auskommen müsste. Sie erklärte sich bereit, mir den Venflon nicht zu entfernen, so dass ich mir die Infusionen daheim selbst geben könnte. Eine der Venen entzündete sich, so dass ich Schmerzen im Arm hatte, wenn ich ihn bewegte. Ich war müde, mein Arm schmerzte und ich musste mich immer noch mehrmals täglich übergeben.

Meine Schwester kaufte mir eine süße Spieluhr mit dem Song LaLeLu. Ich hatte mir schon bei Manuel eine solche gewünscht, aber mir dann nie gekauft. Ich spielte meinem Baby jeden Tag die Spieluhr vor. Ich sprach ihm abends gut zu und sagte ihm, dass ich es lieb habe.

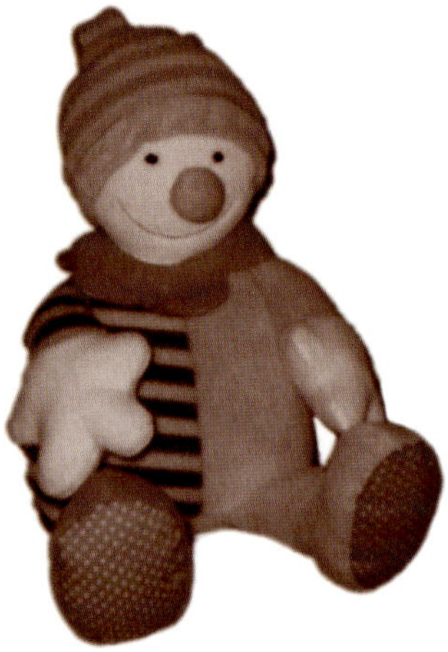

Die Woche war psychisch schlimm für mich. Nicht zu wissen, wie es meinem Baby ging. Nicht zu wissen, ob es noch lebte und ob es endlich angefangen hatte zu wachsen. Ihm nicht helfen zu können, wenn es gerade dabei war, um sein Leben zu kämpfen. Trotz allem dachte ich noch positiv. Ich verdrängte einfach die Realität und war immer noch guter Hoffnung, dass sich alles zum Guten wenden würde. Allen anderen war klar, dass ein Wunder passieren müsste, aber ich war mir dessen nicht bewusst, ich hielt an meinem Traum, ein gesundes Baby zu bekommen, eisern fest. Am Freitag hatte ich dann wieder einen Termin bei meinem Gynäkologen. Andreas hatte leider Dienst und so würde ich alleine gehen müssen. Ich freute mich, als er mich überraschte und für ein paar Stunden frei bekommen hatte, so dass er mit mir zum Arzt gehen konnte. Im Auto unterhielten wir uns, was wir machen würden, wenn das Baby wieder nicht gewachsen, aber ein Herzschlag da wäre. Wie viele Wochen würden wir noch hoffen und zittern obwohl es mir körperlich immer schlechter ging?

Im Wartezimmer wurde ich sehr nervös. Ich hatte richtige Angst. Ich begann zu zittern, lief ständig auf die Toilette, mir war übel und ich hatte Schweißausbrüche. Heute weiß ich, warum ich so aufgeregt war. Der Gynäkologe machte, als ich nach einer kurzen Wartezeit, die mir ewig vorkam, an der Reihe war, Ultraschall. Er schallte lange und sagte erst mal nichts. Dann bestätigte er meine schlimmsten Befürchtungen. Das Baby war wieder nicht gewachsen. Ich fragte, ob noch ein Herzschlag zu sehen wäre, und der Arzt verneinte.

Unser Wolfi war gestorben. Aus und vorbei!

Ich war zwar noch schwanger, aber das Herz unseres Babys hatte schon lange aufgehört zu schlagen. Die Frucht hatte sich schon wieder angefangen zurückzubilden und war kleiner geworden. Ich hatte wohl meinem toten Kind mit der Spieluhr vorgespielt. Es war vorbei. Ich kämpfte mit den Tränen, mechanisch zog ich mich wieder an. Der Arzt schrieb mir eine Überweisung für das Krankenhaus. Er stellte mir frei, ob ich heute oder erst nach dem Wochenende die Ausschabung machen lassen wollte und in welches der beiden nahe gelegenen Krankenhäuser ich gehen wollte. Ich konnte mich nicht entscheiden und so ließ er das Feld mit dem Krankenhaus erst mal offen. Ich wollte nur noch aus der Praxis raus. Ich nickte brav als er mir erklärte, dass ich in 4 Wochen zur Kontrolle kommen sollte und dass man in einer Folgeschwangerschaft ein zusätzliches Medikament geben könne. Es war mir egal, was er sagte. Im Treppenhaus weinte ich erst mal. Ich war sehr froh, dass Andreas bei mir war. Ich war gleichzeitig traurig und sehr wütend. Es sollte lange dauern bis sich meine Wut bessern und verschwinden würde.

Wir fuhren zu meinen Eltern und Geschwistern und erzählten ihnen die traurige Nachricht. Kurz nach dem Arztbesuch musste ich mich das letzte Mal übergeben. Am späten Nachmittag fuhren wir dann ins Krankenhaus. Wir warteten 2 Stunden, weil die Ärzte im OP waren. Glücklicherweise kannte ich eine Krankenschwester, mit der ich die Ausbildung vor vielen Jahren gemacht hatte. Sie organisierte schließlich, dass eine Ärztin kam. Diese untersuchte mich und machte noch mal eine Ultraschalluntersuchung. Kurzfristig hoffte ich, dass alles eine schlimme Fehldiagnose gewesen war, aber sie bestätigte nur das, was wir schon wussten. Ich fragte die Ärztin, ob ich denn nicht einfach abwarten könnte bis es von selbst abging und sie meinte, dass ich das machen könnte. Allerdings konnte ich nicht ewig im Krankenstand bleiben und wollte den Abgang nicht während der Arbeit haben. Außerdem würde sich meine Übelkeit einstellen, sobald die Ausschabung vorüber wäre, erklärte mir die Ärztin. So könnte es aber noch bis zu 14 Tage dauern, bis auch mein Körper begriffen hatte, dass ich nicht mehr schwanger war. Außerdem konnte ich den Gedanken an den toten Embryo in meinem Bauch nicht ertragen. Ich entschied mich für eine Ausschabung. Auf meinen Wunsch durfte ich über Nacht noch nach Hause gehen. Am nächsten Tag sollte ich in der Früh zur Aufnahme kommen. Die Gefühle, die ich hatte, zu beschreiben, fallen mir schwer. Ich hätte nie gedacht, dass mich ein Verlust in der Frühschwangerschaft so treffen würde. Ich war so furchtbar traurig.

Ich weinte an diesem Abend viel. Am nächsten Tag fuhren wir ins Krankenhaus. Ich hatte Glück und das Team war sehr nett. Alle stellten sich namentlich und in ihrer Funktion vor und sagten, dass es ihnen leid täte das ich mein Baby verloren hätte. Niemand sprach von einem Embryo oder betitelte mich als die „Cür", wie ich es schon oft während der Arbeit selbst erlebt hatte.

Die OP wurde für Mittag festgelegt. Eine Turnusärztin kam und erledigte die Aufnahmeuntersuchung und nahm mir Blut ab. Danach musste ich warten. Ich war sehr nervös und hatte Angst vor der Narkose. In meinem Zimmer waren zwei ältere Frauen, die an Krebs erkrankt waren. Sie erzählten mir ihre Schicksalsschläge. Im Vergleich zu ihnen hatte ich es noch gut. Vor der OP sprach der Gynäkologe, der mich operieren sollte, mit mir. Ich fragte ihn, ob das Baby genetisch untersucht werden würde und er meinte, dass das in der Regel erst bei 3 aufeinander folgenden Aborten gemacht würde. Er fragte mich ob ich es haben möchte. Es wäre kein Problem. Ich verneinte jedoch. Ich wollte, dass das Kind seine Ruhe hatte. Im Nachhinein tat es mir leid. Wenn ich um die Untersuchung gebeten hätte, wüsste ich, ob wir ein Mädchen oder einen Jungen bekommen hätten. Inzwischen bin ich so weit, das es mir nicht mehr so wichtig ist. Noch immer ärgere ich mich ein bisschen, das ich den Arzt nicht um die Einsendung gebeten hatte, aber auf der anderen Seite ist es in Wirklichkeit gleichgültig, welches Geschlecht unser Zwerglein hatte. Ich wäre nicht weniger traurig, wenn ich es wüsste und es würde mich auch nicht trösten.

Im OP waren alle sehr nett. Alles ging sehr schnell. Es dauerte keine halbe Stunde und ich war wieder im Aufwachraum. Um die Narkosegase besser ausatmen zu können hatte ich eine Sauerstoffmaske erhalten. In meinem Arm hatte ich eine Infusionsnadel, über die ich noch Flüssigkeit erhielt. Schmerzen hatte ich keine. Ich fühlte mich einsam. Ich dachte an mein Baby. Es war vorbei. Ich war nicht mehr schwanger. Ich war leer. Ich versuchte zu schlafen, konnte aber nicht. Nach einiger Zeit musste ich auf die Toilette. Die Schwestern hatten vergessen, mir einen Schwesternruf ans Bett zu geben. Nach etwa 30 Minuten kam glücklicherweise eine Schülerin. Ich durfte aufstehen und zur Toilette gehen. Mir ging es gut. Mir war nicht mehr übel und ich hatte keine Schmerzen. Die Blutungen waren sehr leicht. Ich durfte zurück auf mein Zimmer. Es war, als hätte man mir nicht nur mein totes Kind ausgeschabt, sondern gleich ein Stück von mir dazu.

Ich blickte aus dem Fenster. Dort zogen Krähen ihre Kreise. Ich mag diese Vögel sonst nicht. Sie machen mir irgendwie eine bisschen Angst, aber an diesem Tag hatten sie eine unheimlich beruhigende Wirkung auf mich. Während ich den Tieren zusah, nahm ich Abschied von meinem Kind. Meine Mutter kam mit meiner Schwester und meinem Sohn. Ich bat den Arzt bei der Visite, noch am selben Tag nach Hause gehen zu dürfen und er war glücklicherweise einverstanden. Ich rief Andreas an, der uns abholte. Vor der Entlassung machte der Arzt noch einmal Ultraschall.Ich blickte auf den Monitor, dort, wo bis gestern eine Fruchthöhle, ein Pünktchen und ein Herzschlag zu sehen war, war jetzt gähnende Leere. Ich sah weg. Was interessierte mich meine leere Gebärmutter? Alles war in Ordnung. Der Arzt verschrieb mir ein Medikament für 3 Tage, damit sich die Gebärmutter wieder zusammenziehen könnte. Dann durfte ich, keine 3 Stunden nach der OP, nach Hause gehen.

Ich sagte in meiner Arbeit Bescheid. Es fiel mir schwer und ich fürchtete mich vor meinem ersten Arbeitstag. Ich arbeite auf einer Geburtenstation. Ich fürchtete mich vor den glücklichen Schwangeren um mich herum. Meine Arbeitskollegen waren alle sehr nett. Sie riefen mich daheim an und fragten, wie es mir ginge und sagten, dass es ihnen leid täte. Meine Familie war genauso traurig.

Es half mir, dass ich von allen Seiten viel Verständnis bekam. Außerdem tröstete es mich sehr, dass ich ja einen gesunden Sohn hatte.
Er gab mir in der ersten schlimmen Zeit viel Kraft. Anfangs weinte ich vor allem abends viel. Nach ein paar Tagen wurde es besser, aber ich bekam Schlafprobleme. Ich konnte nicht einschlafen und wenn ich endlich schlief, schreckte ich wegen dem kleinsten Geräusch hoch.

Ich war auch im Alltag sehr schreckhaft. Ich hatte Konzentrationsschwierigkeiten. Es dauerte etwa 1½ - 2 Wochen. Ich weiß nicht, ob das in einem Zusammenhang mit dem Verlust stand, aber ich denke schon. Ich hatte große Schuldgefühle. Ich überlegte immer und immer wieder, warum es passiert war. Was hatte ich oder jemand anderer gemacht oder getan? Ich machte mir Vorwürfe, weil ich ganz kurz einmal gedacht hatte, wie schön es sei, wenn die Schwangerschaft vorbei und mir nicht mehr übel wäre. Ich machte mir Vorwürfe wegen der Antibiotika, die ich am Anfang der Schwangerschaft geschluckt hatte, ohne zu wissen, dass ich schwanger war, hatte ich damit begonnen. Als ich es erfahren hatte, habe ich die Therapie fertig gemacht.

Ich war wütend auf Andreas, weil er ja eigentlich kein zweites Kind gewollt hatte. Immer und immer wieder fand ich neue Gründe. Mir war klar, dass es nichts ändern würde, aber ich konnte nicht anders. Ich war zornig, dass so viele Frauen Kinder bekommen und schwanger werden, ohne es zu wollen. Dass so viele Frauen todunglücklich sind und ihre Schwangerschaft abbrechen ließen. Ich hatte mein Baby gewollt und hatte es hergeben müssen. Ich fand alles schrecklich unfair.

Ich stürzte mich in die Weihnachtsvorbereitungen und verdrängte alles. In bestimmten Situationen gab es mir immer noch einen Stich und ich dachte wehmütig an mein Kind. Besonders an Weihnachten und Sylvester überkam mich wieder eine tiefe Traurigkeit. Aber es wurde und wird besser. Ich habe viel zu diesem Thema gelesen. Leider gibt es zu Verlusten in der Frühschwangerschaft nicht viel Literatur.

Heute ist es 7 Wochen her, dass ich unseren Wolfi hergeben musste. Noch immer tut es mir weh, an ihn zu denken, und es gibt immer wieder Tage, an denen es mir schlechter geht. Aber es wird besser und ich weiß, dass er immer in meinem Herzen sein wird. Manchmal denke ich, jetzt würde ich es schon spüren, und wenn ich schwangere Frauen sehe, die in derselben Woche sind, in der ich jetzt wäre, gibt es mir einem Stich.

Ja, ich bin neidisch auf sie und ich bin neidisch auf die Frauen, die schwanger werden und ihre Freude verkünden. Jedes Mal ist es für mich wie ein Schlag in die Magengrube. Ich bin nicht stolz auf meine Gefühle, aber ich schäme mich auch nicht dafür. Ich denke, dass es zum Trauerprozess dazu gehört. Früher habe ich mich gewundert, wie man für ein ungeborenes Kind, das nur ein paar Zentimeter groß geworden, ist eine Homepage gestalten kann oder Abschiedsmessen lesen kann. Heute verstehe ich es. Es tut furchtbar weh, weil es nicht nur ein Zellhaufen ist, der da nicht weiterleben wollte. Sondern ein Traum von einem Kind, das zur Familie gehören sollte. Das in der Phantasie schon ganz reell war, und das nicht nur für 5 Minuten, sondern wochenlang. Man wusste, wann es kommen sollte, man plante die Wohnung um, dachte an die Kleidung, die man in der Jahreszeit brauchen würde. Man überlegte sich Namen und tröstete sich mit dem Bild eines strammen Säuglings über die Übelkeit hinweg. Und auf einmal ist alles weg, alles nur geträumt. Es dauert, bis man das überstanden hat. Und nur wenige Leute verstehen das.

Ich weiß noch nicht, ob wir es noch einmal versuchen werden und ob Manuel noch ein lebendes Geschwisterchen bekommen wird. Noch habe ich zu große Angst vor einer weiteren Schwangerschaft. Aber egal ob es eine wird, es wird keinen Ersatz für dieses Baby geben.

11 Wochen durfte ich seine Mutter sein.

11 Wochen hat es bei mir und in mir verbracht. Darauf bin stolz. Und wenn es auch nur winzig klein war. Wenn es auch nie wirklich für alle anderen real war und gelebt hat, so ist es doch unser Kind. Für uns war es da und wir hatten uns gefreut und wir lieben es und in unseren Herzen wird es nie sterben.

*Nachtrag:*
*Mitte Jänner*

Lieber Wolfi! Obwohl ich es mir nicht vorstellen kann, noch mal schwanger zu werden, ist mein Kinderwunsch nach wie vor vorhanden. Ich bin noch ganz am Anfang eines neuen Zyklus. Noch kann nichts passieren.

*Februar 2004*
Der Test ist positiv. Ich kann es kaum fassen. Ich bin mir sicher, dass Du mir dieses Baby geschickt hast.

*Anfang März 2004 7. SSW*
Der Arzt sieht den kleinen Bauchzwerg im Ultraschall. Ich bin in der 7. Schwangerschaftswoche, aber er ist viel zu klein. Ich bekomme einen neuen Termin in der kommenden Woche. Ich kann es kaum glauben. Alles scheint sich zu wiederholen. Wieder können wir nur warten.

*9. SSW*
Wir dürfen aufatmen. Der Bauchzwerg ist gewachsen und entspricht jetzt voll der Schwangerschaftswoche. Inzwischen kann ich keine Nahrung und Flüssigkeit mehr bei mir behalten. Ich leide wie auch in den beiden ersten Schwangerschaften unter Hyperemesis gravidarum. Die Hausärztin legt mir einen venösen Zugang, über den ich daheim Infusionen erhalten kann. Es ist die Hölle. Mein Magen schmerzt. Ich habe keine Kraft mehr und ich stoße an meine körperlichen und psychischen Grenzen. Die Situation ist für die ganze Familie schwierig.

*12. SSW*
Ich habe Blutungen. Schon das zweite Mal in der Schwangerschaft blute ich. Im Ultraschall diagnostiziert der Arzt eine Ablösung der Plazenta. Wenn sie sich weiter löst, dann wird der Bauchzwerg nicht mehr versorgt und wir verlieren dieses Baby auch. Ich träume immer wieder von einem toten Mädchen, das ich zur Welt bringe. Ich habe über 10 Kilo abgenommen. An beiden Armen habe ich eine Venenentzündung. Die Ärztin findet keinen Zugang mehr. Sie überweist mich ins Krankenhaus. Der letzte Ausweg wäre ein direkter Zugang in den Hals. Ich bin verzweifelt. Ich versuche es mit einem Medikament, das eigentlich zur Übelkeit während der Chemotherapie eingesetzt wird. In der Schwangerschaft liegen noch wenige Erfahrungswerte vor. Es hilft so weit, das ich Flüssigkeit bei mir behalten kann, allerdings nur Grapefruitsaft. Nahrung und andere Flüssigkeiten kann ich immer noch nicht behalten. Weiterhin habe ich fast wöchentlich trotz strenger Bettruhe Blutungen.

*April 2004 16. SSW*
Endlich haben sich die Blutergüsse in der Plazenta zurückgebildet und sie liegt wieder an. Der Bauchzwerg wird gut versorgt. Ich habe die erste Woche keine Blutungen. Nahrung kann ich immer noch keine bei mir behalten. Inzwischen habe ich 16 Kilo abgenommen.

*Juni 2004 24. SSW*

Erneut gibt es Probleme, die mich zur Schonung zwingen. Ich habe eine hartnäckige Scheideninfektion, die zu vorzeitigen Wehen führt. Der Gebärmutterhals ist stark verkürzt. Wieder verbringe ich die meiste Zeit liegend. Es ist viel zu früh.

*Juli 2004 28. SSW*

Jetzt würdest du zur Welt kommen und ich habe dein Geschwisterchen im Bauch. Aber ich bin immer noch sehr traurig, wenn ich an dich denke. Die Zeit jetzt um deinen Geburtstermin ist wieder schlimm für mich. Gleichzeitig fange ich an, jetzt loszulassen. Jetzt würdest zur Welt kommen. Jetzt wäre deine Schwangerschaft zu Ende. Es ist ein wichtiger Abschnitt für mich. Ich freue mich sehr auf dein Geschwisterchen, auch wenn ich die Schwangerschaft nicht genießen kann, weil die Restangst bleibt, bis es geboren ist, aber ich vergesse dich nicht.

*Oktober 2004*

Vor fast einem Jahr habe ich erfahren, dass ich mit dir schwanger bin. Heute, ein Jahr später, wurde dein kleiner Bruder Nico Elias am 10. Oktober, einem Sonntag, bei Sonnenaufgang zuhause geboren. Ich bin froh, dass er sich bei uns eingeschlichen hat, denn ich weiß nicht, ob und wann ich den Mut aufgebracht hätte, es noch einmal zu versuchen. Er ist der beste und schönste Trost, den es für uns geben konnte, obwohl Nico (übersetzt bedeutet Nico übrigens *Sieg*) kein Ersatz für dich ist. Wir sind sehr sehr glücklich, erleichtert und dankbar, dass wir deinen kleinen Bruder gesund im Arm halten dürfen. Aber wir denken auch an dich, mein kleiner Wolfi. Du hast deinem Bruder den Weg bereitet und du bist sein Schutzengelchen. Da bin ich mir sicher. Ich bin Mutter von drei Kindern: zwei an meiner Hand und einem in meinem Herzen!

Für unser Sternchen Wolfi – unser zweites Kind das für immer in unseren Herzen weiterlebt. Ich habe Dich lieb! ° Deine Mama

## Silvia Geist

## Sternchen

Ich heiße Silvia Geist, bin 23 Jahre und komme aus Baden–Württemberg. Im Dezember 2003 haben mein Verlobter und ich uns entschlossen, nicht mehr zu verhüten, da unser Kinderwunsch sehr groß war.

Im Januar 2004 kam meine Periode pünktlich, was natürlich gleich eine kleine Enttäuschung war, dass es nicht sofort geklappt hatte. Da ich meine Periode nicht immer regelmäßig bekomme und ich im Februar überfällig war, machte ich mir gleich einen Termin für Dienstag beim Frauenarzt. Als ich an diesem Dienstag dort war, machte meine Frauenärztin Ultraschall. Da war aber nichts zu sehen. Ich musste noch Urin abgeben, damit die Arzthelferin einen Schwangerschaftstest machen konnte und dann durfte ich wieder nach Hause. Abends sollte ich wieder anrufen um das Ergebnis zu erfahren. Ich war natürlich sehr aufgeregt und rief eine Stunde später gleich an. Meine Ärztin war am Apparat und sagte: „Frau Geist, der Test ist positiv. Sie sind schwanger“.

Ich konnte es gar nicht glauben und kaufte gleich noch einen Test, um sicher zu sein. Er war natürlich auch positiv. Ich freute mich so und erzählte es gleich meinem Schatzi. Eine Woche später hatte ich wieder einen Termin bei meiner Frauenärztin. Ich war in der 6. Woche und die Fruchtblase war ganz genau zu sehen. Das war so schön und ich war so glücklich. Ich bekam dann wieder einen Termin in 2 Wochen. Als ich dann wieder dort war, machte meine Ärztin wieder Ultraschall und meinte, mein Baby sei etwas klein, aber das habe nichts zu heißen Das käme öfters mal vor und wir würden eine Woche später wieder nachschauen. Nach einer Woche holte mich die Arzthelferin in ein anderes Zimmer und schloss mich an ein CTG-Gerät an, was ich sehr komisch fand, weil man in der 9. Schwangerschaftswoche das normalerweise nicht macht. Nach dem CTG untersuchte man noch den Muttermund. Meine Frauenärztin sagte: „Ist alles okay“ und sie war ganz zufrieden mit mir. Den nächsten Termin hatte ich dann 3 Wochen später.

Doch ein paar Tage vor dem Termin, am 21. April 2004, mittwochs, geschah etwas Schreckliches. Ich ging auf die Toilette und sah einen kleinen schleimigen, rötlichen Pfropf in meinem Slip. „Oje, was ist das?“ Meine Schwester, die gerade bei mir war, sagte: „Geh sofort zum Arzt und lass schauen, denn so was hat man normal vor der Geburt“. Da ging ich natürlich gleich hin, aber da ich so lange warten musste, stand ich einfach wieder auf und ging ins Krankenhaus. Heute würde ich nicht mehr dorthin gehen! Eine Ärztin mit blonden Haaren untersuchte mich und sagte: „Frau Geist bei Ihnen ist nichts zu sehen, die Fruchthöhle ist leer". Ich sagte sofort, dass das nicht möglich sei. Es konnte doch nicht einfach weg! Mir war nur etwas rötlicher Schleim aus der Scheide gekommen, sonst nichts. Die Ärztin meinte: „Da ist nichts drin, bitte kommen Sie am Freitag zur Ausschabung. Falls Sie stärkere Blutungen bekommen sollten, dann kommen Sie bitte gleich". Ich lief weinend aus dem Krankenhaus und erzählte es meine Schwester, die auch meinte, dass das doch nicht sein konnte. Mein Freund war auch ganz traurig darüber, was die Ärztin gesagt hatte.

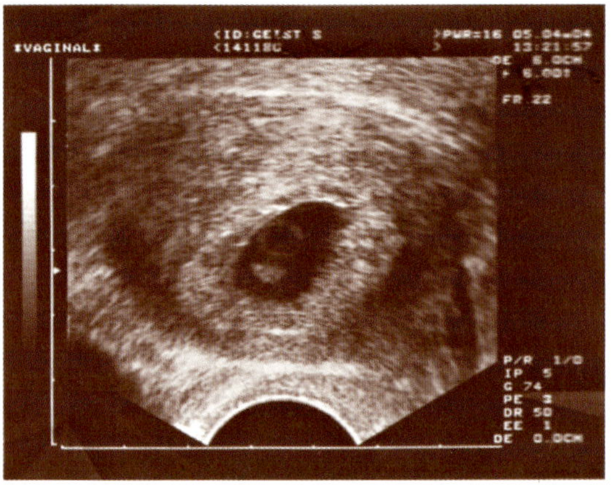


Doch am Donnerstagmorgen bekam ich starke Blutungen. Mir lief das Blut an den Füßen herunter. Ich ging sofort ins Krankenhaus und ein anderer Arzt untersuchte mich. Er machte Ultraschall und sagte: „Oh, sie haben starke Blutungen, aber das Gerät zeigt, dass hier ein Fötus ist, nur weiß ich nicht recht, ob die Herztöne noch da sind. Bitte bleiben Sie über Nacht da und wir schauen morgen noch mal nach. Sollten bis dahin keine Herztöne da sein, dann machen wir eine Ausschabung". Ich wusste in diesem Moment nicht mehr was ich denken sollte. Ich war so traurig, aber auch wieder froh, denn mein Baby war noch da! Eine Krankenschwester brachte mich ins Zimmer und legte mir eine Infusion, denn ich durfte nichts mehr trinken und essen, falls morgen doch Operation sein musste. Den ganzen Tag untersuchte mich kein Arzt mehr, was ich als Frechheit ansah. Die hätten doch noch mal am späten Nachmittag oder abends nachschauen können, um mir zu sagen, was jetzt genau los war.

Dann war es Freitag und ich musste mich umziehen. Ich bekam einen weißen Umhang und Stützstrümpfe für die Ausschabung und dann durfte ich erst ins Untersuchungszimmer. Ich saß auf dem Gynäkologenstuhl und der Arzt sagte: „Frau Geist, ich bin mir nicht sicher, ob das Herz von ihrem Kind schlägt. Wir warten lieber noch mal ab." Ich war so wütend, denn ich hatte schon so Angst vor der Ausschabung. Ich hatte die ganze Nacht nicht geschlafen. Ich weinte, weil ich so traurig war und nicht wusste, was mit meinem Baby los war. Am Nachmittag hatte ich Besuch von meiner Familie und meine 3-jährige Nichte war auch dabei. Da merkte ich schon, dass ich immer wieder so ein leichtes Ziehen im Bauch hatte. Ich ging zur Krankenschwester und sie meinte: „Laufen Sie etwas herum und wenn Sie duschen wollen, können Sie das ruhig machen". „Komische Krankenschwester", dachte ich. Normalerweise muss man bei so etwas schön Bettruhe einhalten. Doch später bekam ich immer mehr Krämpfe und holte den Arzt. Es war mal wieder ein ganz anderer. Der hatte mich noch nicht untersucht. Mittlerweile war es so 19 Uhr. Er sagte: „Frau Geist, wir machen jetzt eine Ausschabung. Die Krämpfe, die Sie haben, das sind Wehen und der Fötus ist auch schon ein Stück nach unten gerutscht. Herztöne sind, glaube ich, nicht zu erkennen".

Ich brach in Tränen aus. Ich konnte nicht mehr, ...einmal so und dann wieder so. Die Narkoseärztin kam und klärte mich auf. Sie meinte, dass eine Rückenmarkspritze für mich besser wäre, der untere Teil meines Körpers wie gelähmt sei und ich nichts spüren würde. Das sei ein leichter Eingriff. Ich war so traurig und weinte, bis die Krankenschwester kam und mich in den OP fuhr. Meine Familie bekam das mit und meine Nichte weinte und schrie: „Tante, Tante..." Sie hatte Angst um mich und dachte, ich würde nicht wieder zurückkommen. Ich bekam ein Beruhigungsmittel, doch wirklich beruhigen konnten sie mich nicht. Ich sah, wie der Arzt meine Füße auseinander spreizte und dann machten sie so ein Tuch dazwischen, damit ich nichts mehr sehen konnte. Ich starrte die Decke an, die ich kaum noch sehen konnte, weil meine Augen voller Tränen waren. Ich dachte nur: „Warum? Jetzt holen sie mein Baby aus mir raus".

Der Eingriff dauerte so 10 Minuten, dann musste ich noch eine Stunde warten, bis ich meine Füße wieder spüren konnte. Danach fuhren sie mich wieder in mein Zimmer. Ich musste noch eine Nacht dort bleiben und am Samstagmorgen durfte ich wieder nach Hause. Heute denke ich, die erste Ärztin im Krankenhaus hätte doch sehen müssen, dass mein Baby noch da war. Meine Fehlgeburt ist jetzt 7 Wochen her und wenn ich daran denke, tut es mir immer noch sehr weh, denn es war mein Baby, auch wenn es noch sehr klein war.

Kein Kind ist durch ein anderes zu ersetzen und mein Kleines wird in meinem Herzen bleiben. Das war meine erste Schwangerschaft und ich hoffe, dass ich so was nicht noch mal erleben muss und dass beim nächsten Mal alles gut gehen wird. Die Angst, dass es wieder passiert, ist natürlich groß aber irgendwann werde ich auch ein gesundes Baby im Arm halten.

Silvia mit Sternchen im Herzen

## Simone

Im November 2001 setzte ich die Pille ab. Da wir wussten, dass es bei mir mit dem Schwangerwerden nicht so schnell gehen würde, benutzten wir den Persona. Als ich mich dann im August 2003 von meinem Freund getrennt hatte und schon wieder bei meinen Eltern eingezogen war, erfuhr ich am 25.08., dass ich bereits in der sechsten Woche schwanger war. Erst ein Schock. Oh Gott...

Warum gerade jetzt? Es geht jetzt nicht. Meine Eltern waren im Urlaub.

Nach dem großen hin und her der Gefühle freute ich mich dann auf das Kind. Ich bin dann am nächsten Tag gleich zu meinem „Freund" gefahren und erzählte es ihm. Er war geschockt. Schließlich ging es uns finanziell gerade gar nicht gut. Er war selbstständig und musste Insolvenz anmelden, ich war arbeitslos und unsere Reserven waren verbraucht. Aber ich war mir sicher, dass ich das Ganze auch ohne ihn schaffen würde.

Zwei Tage später kam er und bat mich, doch wieder nach Hause zu kommen. Wir redeten lange, bevor ich wieder zurückging. Dann endlich kamen meine Eltern vom Urlaub. Ich erzählte es ihnen sofort. Die Freude war groß und die ganze Welt musste es auch erfahren.

Telefonate und Treffen mit Freunden folgten, so dass es bald jeder wusste. Dann kam der 01.09. Ich war abends noch arbeiten (jobbte nebenher in einem Fitnessstudio). Auch dort wusste man schon von meinen Umständen. Irgendwann bekam ich Bauchschmerzen und ging auf die Toilette, wo ich dann sah, dass ich Blutungen bekommen hatte. Ich rief zu Hause bei meinem Freund an und erzählte es ihm, worauf er meinte, ich solle Feierabend machen und nach Hause kommen, damit er mich ins Krankenhaus fahren könne.

Ich wollte noch kurz abspülen, als ich krampfartige Bauchschmerzen bekam und merkte, dass die Blutungen immer stärker wurden. Ich sagte meinem Chef, dass es mir nicht gut ging und ich nach Hause wolle. Er wünschte mir noch eine gute Besserung und ich war dann gegen 21.45 Uhr zu Hause. Dort erwartete mich mein Freund schon und wollte gleich los. Ich sagte, dass ich noch kurz zur Toilette wollte. Auf der Toilette bekam ich dann Wehen und hatte einen Blutsturz. Dabei fiel auch etwas Größeres herunter. Ich holte es aus der Toilette und sah es mir genau an. Ich hatte keine Ahnung, dass das mein Kind war. Ich habe mein Kind einfach die Toilette runtergespült.

Wir fuhren dann sofort in die Klinik. Dort konnte dann aber nur noch der „Abgang" (wie sie es nennen) festgestellt werden.

Ich bekam alles nur noch wie in Trance mit. Mein Freund erledigte das ganze Schriftliche. Ich war dazu nicht mehr in der Lage. Ich musste dort bleiben, da am nächsten Tag gleich die Ausschabung vorgenommen wurde. Ich heulte die ganze Nacht durch. Man durfte mir noch nicht mal ein Beruhigungsmittel geben, da sie nicht wussten, wann ich zur OP musste. Am nächsten Tag musste ich bis um 12.30 Uhr warten, bis endlich die Schwester reinkam und mich fertig machte zur Ausschabung. Ich war total fertig. Bei der Vorbereitung zur Narkose dachte ich dann, wenn ich aus der Narkose aufwachen würde, dann hätte ich mein Baby wieder und alles sei so wie vorher. Als ich dann aber erwachte und die Schmerzen spürte, wusste ich, es war vorbei.

Ich wurde zurück aufs Zimmer gebracht, wo bereits meine Mutter auf mich wartete. Das half mir sehr. Einen Tag später wurde ich dann entlassen. Ich wollte das Haus nicht verlassen, wurde aber dazu gezwungen. Ich sah überall schwangere Frauen und Mütter mit ihren Kindern. Ich hasste sie alle und war wütend darauf, dass ich mein Kind nicht behalten durfte. Ich bekam von meinem Umfeld ständig gesagt: „Es hat nicht sein sollen" oder „Du bist doch noch jung, das nächste Mal klappt das schon". Ich bekam sogar zu hören „Das war doch nur ein Zellklumpen, das war doch noch nichts". Mittlerweile weiß ich, dass das Ganze nicht böse gemeint war. Auch wenn es für einen selber hart klingt, aber man kann sich in die ganze Sache erst hineinversetzen, wenn man es selbst erlebt hat. Man weiß sonst nie, wie sich derjenige in der Situation fühlt.

Heute, zwei Monate später sitze ich hier und versuche auf diesem Weg, anderen, die in einer ähnlichen Situation sind, ein wenig Mut zu machen. Ich bin heute wieder in der fünften Woche schwanger und bin mir sicher, dass es diesmal klappt. Die Angst sitzt zwar in mir. Aber ich bin guter Dinge, dass diesmal alles gut geht und ich mein Baby schon bald kreischend in den Armen halten darf.

Ich wünsche allen alles Gute für die Zukunft. Denkt daran, dass ihr nun Engelchen habt, die auf euch herabsehen und euch beschützen. Und wenn dann das zweite Kind unterwegs ist, dann denkt daran, dass es jetzt einen besonderen Schutzengel hat. Schreibt eure Gefühle nieder, redet darüber. Das ist die beste Medizin. Und verkriecht euch nicht. Dadurch macht ihr es nur noch schlimmer.

*Nachtrag:*

Am 05.07.04, dem Tag des errechneten Geburtstermins kam Jannis, unser kleiner, süßer Wonneproppen gesund auf die Welt. Die Schwangerschaft verlief anfangs nicht so gut, da ich wegen Blutungen und vorzeitiger Muttermundöffnung im Krankenhaus lag. Er ist zwar kein Ersatz für mein Sternchen, aber ich habe ihn über alles lieb und bin so froh, dass er bei uns sein darf.

## Susanne

*Mein liebes Kind,*
*ich frage mich, warum alles so kommen mußte.*

Monate, bevor du zu mir kamst, habe ich mich öfters am Nachmittag für ein paar Minuten hingelegt. Dein Vater und ich hatten uns zu diesem Zeitpunkt noch gar keine Gedanken um ein 2. Kind gemacht. Und jedes Mal, wenn ich meine Augen zumachte, fielen mir Mädchennamen ein. Ich hatte so ein Gefühl, da will jemand zu mir – zu uns kommen. Selbst wie ich es deinem Vater sagen wollte, wenn es tatsächlich soweit sein sollte, wusste ich schon. Ich hatte das Gefühl, als würde mir jemand einen Stoß geben und zu mir sagen: „Es ist an der Zeit!"

Jedes Mal, wenn ich versuchte, meine Gedanken in eine andere Richtung zu lenken, kamen sie noch intensiver und stärker zurück. Dagegen konnte ich nichts machen. Wolltest du eben „jetzt" kommen? Wir mussten auch gar nicht lange auf dich warten. Bald schon konnte ich deinem Vater ein dreiblättriges Kleeblatt und ein einzelnes in die Hand legen. Unser „Glückskleeblatt" sollte somit komplett sein. Wir haben uns beide gefreut!

Aber warum durftest du nicht bleiben? Manchmal frage ich mich, ob ich keine gute Mutter bin, oder für dich gewesen wäre? Wer weiß, wenn du behindert auf die Welt gekommen wärst, ob ich genügend Kraft gehabt hätte? Aber hat nicht Gott die Schöpfung in der Hand? Entscheidet nicht Gott, wer wachsen darf? Warum durftest du nicht bei mir bleiben, was macht das für einen Sinn? War ich nicht dankbar genug oder war das Leben zu selbstverständlich geworden? Ich glaube nicht! Was soll ich daraus begreifen und lernen? Warum habe ich mich so nach dir gesehnt und warum war dein Sinn zu Leben nur so kurz? Jeder von uns hat hier eine Aufgabe zu erfüllen, deine war wohl schnell erfüllt.

Ich kann Gott nicht verstehen und es macht mich auch ein Stück wütend.

Kürzlich kam eine Sendung über Kinder in Russland. Was geht in den Müttern vor, die ihre Kinder einfach aussetzen? Mir zerbrach schier das Herz, als ich hörte, dass eine Mutter ihren Säugling über die Toilette im Zug „entsorgen" wollte. Eine verzweifelte 17-Jährige bekommt Drillinge von einem Austauschschüler und Leben entsteht nach Vergewaltigung und Drogenkonsum. Warum lässt Gott das zu?

Du warst ein Kind der Liebe!

Ich habe mich gesund ernährt, rauche und trinke nicht, habe alles gemacht, um Dir einen guten Start zu geben und trotzdem habe ich Schuldgefühle, irgendetwas falsch gemacht zu haben. Ich weiß nur nicht was! Vielleicht, weil ich von Anfang an nicht so ganz an Dich geglaubt habe? Habe ich Dir nicht genug zugetraut? Oder war es schon so eine Vorahnung? Beim 2. Ultraschall (in der 8. Woche) rechnete der Arzt eine Woche zurück. Das Herz hatte noch nicht geschlagen und ich sollte in 10 Tagen nochmals kommen. Diese 10 Tage waren entsetzlich lang und ich glaube, Du hast Dich von Anfang an nicht richtig entwickelt. Ich suchte alles ab, um zu erfahren, ab wann Dein Herz schlagen müsste. Ich habe für Dich gebetet, hatte Angst um Dich. Mir war wichtig, dass Dein Vater bei jedem Arzttermin dabei war – wohl für „alle Fälle"! Warum habe ich mir nicht die Zeit genommen, ich wollte für Dich eine Kerze anzünden. Hättest Du besonderen Schutz gebraucht? Ich fand jedoch nicht die Zeit dazu.

Jetzt bereue ich es!

Dann waren die 10 Tage um und Termin für einen weiteren Ultraschall. Irgendwie hatte ich an diesem Tag doch ein bisschen Hoffnung. Der Arzt musste ein wenig suchen, aber dann war es zu sehen. DEIN HERZSCHLAG! Dieses pulsierende „Etwas"! Wenn ich meine Augen zumache, dann habe ich dieses Bild vor mir. Das war das erste und letzte Mal, dass ich Dich lebend gesehen habe. Ich spüre noch dieses tiefe, innige Gefühl in mir. Du und ich – wir waren eins! In diesem kurzen Moment entstand das, was man wohl Mutterliebe nennt. Dieses Gefühl, das mir auch nicht die Zeit, die ja Wunden heilen soll, nehmen kann.

Ich werde Dich immer lieben!

Ab diesem Zeitpunkt war ich etwas beruhigter. In guter Hoffnung? Dann kam der 20. November. Dein Vater hatte Geburtstag. Dieses Jahr konnte ich ihm gar nicht richtig, wie die Jahre zuvor, von Herzen alles Gute wünschen. Warum, wusste ich nicht!

Am Nachmittag legte ich mich ein bisschen in die Sonne. Für November war es viel zu warm. Dein Bruder machte auch seinen Mittagsschlaf. Kurz bevor ich aufwachte, träumte ich: Ich stand am Grab Deiner Uroma und sagte zu ihr: „Da, nimm Du es, bei Dir ist noch Platz!" Danach wachte ich auf. Den Traum wollte ich nicht wahrhaben. Auch nicht, als ich kurz darauf eine leichte Schmierblutung bekam.

Am Abend hatten wir einen Termin beim Arzt. Laut meiner Rechnung wäre es die 10. SSW und laut Arzt eben die 9. SSW gewesen. Egal, Du hättest so groß wie ein Gummibärchen sein müssen. Auf dem Ultraschallbild sah ich aber keinen kleinen Menschen, sondern einen nicht mehr pulsierenden „Fleck"! Mir war klar, was passiert war. Es wurde ganz still im Raum und nach kurzer Zeit sagte der Arzt: „Jetzt müsste man das Herz schlagen sehen, aber es schlägt nicht"!

Ich konnte nicht weinen, nicht schreien und auch nicht mehr denken. Alles, was ich dazu sagen konnte, war: „Ich habe es geahnt"!
Wir gingen nach Hause, jeder für sich. Du warst noch bei mir, aber wie sollte ich mit Dir, mit der Situation umgehen? Konntest Du meinen Schmerz noch erfahren? Schließlich warst Du schon ein paar Tage tot. Wir waren noch zusammen und doch schon ein Stück voneinander getrennt.

Wann bist Du gestorben? Was habe ich zu dieser Zeit gemacht? Habe ich gelacht, war fröhlich, war ich in Gedanken gerade bei Dir oder habe ich geschlafen? Wenn ich nur wüsste, warum Du sterben musstest?

Die kommende Nacht habe ich nicht geschlafen. Du warst tot, ich konnte und wollte es nicht glauben. Anstatt mich von Dir zu verabschieden, hatte ich die größten Probleme, weil Du tot in mir warst. Im Nachhinein wünschte ich mir, die Zeit nochmals zurückzudrehen. Ich hätte die Schwangerschaft noch intensiver gelebt und ich hätte mich von Dir verabschiedet. Hätte mit Dir gesprochen, aber mir fehlten ja die Worte.

Danach ging alles sehr schnell. Ich wollte es so. Warum, weiß ich jetzt nicht mehr. Eigentlich wollte ich Dich doch gar nicht hergeben. Am 21. November wurde der OP-Termin auf 17 Uhr gelegt. Ich lebte diesen Tag, als wäre es ein Traum, in der Hoffnung, irgendwann aufzuwachen und Du bist gesund in mir.

Als ich nach der OP wieder aufwachte, war es, als hätten sie mir mein Herz genommen. Ich fühle mich seit diesem Tag so unendlich leer und einsam. Wie eine (explosive) Verpackung ohne Inhalt. Ich bin mir selber so fremd geworden. Meine Wut lasse ich oft an Deinem Bruder aus. Er kann doch gar nichts dafür und nachdem ich ihn wegen jeder Kleinigkeit angeschrieen habe, tut es mir so leid. Ich möchte um mich schlagen, möchte alleine schreien, aber es geht nicht. Ich sehne mich nach Dir, der Zeit als ich so ausgeglichen mit Dir war.

Wo soll ich Dich suchen? Während ich unter Narkose schlief, haben sie Dich mit irgendwelchen Instrumenten einfach rausgeholt – routinemäßig? Ich habe den Arzt gefragt, wie Du ausgesehen hast. Du warst nicht zu erkennen. „Nur" ein Zellklumpen. Ich hätte Dich gerne gesehen, meinen Zellklumpen berührt. Hätte Dich zu gerne gehalten.

Ich traute mich nicht, nach Dir zu fragen, denn ich hatte das Gefühl, es hätte niemand verstanden. Für alle anderen warst Du doch nur abgestorbenes Zellgewebe. Schließlich bekam ich auch vom Klinikpersonal, wie von so manch anderen diese schmerzenden Aussagen, wie: „Sie sind doch noch jung..." (na ja, auch schon 32 J.), „Sie können doch noch jede Menge Kinder bekommen".
„Irgendetwas hat nicht gestimmt, sonst wäre es nicht gestorben, seien Sie froh, es wäre am Ende ein behindertes Kind geworden ..."

Niemand kann (und jetzt nach fast 4 Wochen schon erst recht nicht mehr) verstehen, dass ich um Dich weine, um mein Kind und nicht um ein Ersatzteil!
Im Nachhinein wünschte ich mir, ich hätte meine Bedürfnisse nicht zurückgesteckt. Die hätten von mir doch denken sollen, was sie wollen. Jetzt kann ich es nicht mehr rückgängig machen.

Du bist wahrscheinlich im Sondermüll gelandet. Ich hoffe, sie haben Dich wenigstens sanft dazugelegt, nicht achtlos weggeschmissen – Du, mein Kind.

Jetzt bist Du weg – einfach weg! Es ist ein unerträglicher Gedanke. Jeder Tag ohne Dich ist unerträglich. Ich sehne mich nach Dir. Besonders schlimm ist es, wenn ich aufwache und mein Bewusstsein sagt mir, dass Du nicht mehr da bist. Ich kann nicht mehr essen, vor Sehnsucht nach Dir. Es vergehen keine 10 Minuten am Tag, an denen ich nicht an Dich denke. Ich nehme die Menschen um mich herum wahr, ich höre, was sie sprechen, aber sie sind im Moment ganz weit weg. Manchmal schaffe ich es, so zu tun, als wäre alles in Ordnung, aber in mir ist nichts in Ordnung. Wünsche mir nur, in den Arm genommen zu werden, weinen dürfen ohne Worte. Aber niemand weiß zurzeit so genau, wie er mit mir umgehen soll. Ich weiß es ja oft selbst nicht. Alles ist mir zuviel. Ich genieße die Zeit, die ich ganz alleine für mich – für uns – habe. Für meine Gedanken und meine vielen Tränen.

Dir gehört mein letzter Gedanke, wenn ich abends vor dem Schlafengehen zum Himmel schaue. Ob Du mich sehen kannst? Ob Du bei mir bist? Ich habe manchmal das Gefühl, dass Du jeden Tag ein Stück weiter weggehst von mir. Das macht mir Angst. Ich möchte Dich nicht weggehen lassen.

Deine Kerze brennt. Sie brennt fast den ganzen Tag. Es bringt mir ein Stück Frieden, wenn ich das Licht sehe. Sie soll auch stellvertretend für alle anderen Engelchen brennen und für die Eltern, die diesen unerträglichen Schmerz ertragen müssen. In der Hoffnung, dass auch sie ein Stück Frieden und Trost finden. Der 2. Sonntag im Dezember, Gedenktag aller verstorbenen Kinder wird ab jetzt Dein Tag sein. Ich werde es in keinem Jahr vergessen, für Dich und alle anderen um 19 Uhr Deine Kerze anzuzünden und ins Fenster zu stellen. In Gedanken werde ich mir wohl Ende Januar vorstellen, wie Deine ersten Bewegungen gewesen wären. Und um den 24. Juni wärst Du zur Welt gekommen.

Einen Tag vor der traurigen Nachricht habe ich (und dabei viel an Dich gedacht) Blumenzwiebeln in die Erde gesteckt. Wenn jetzt im Frühjahr die Tulpen, Narzissen, usw. kommen, dann sind das alles Deine Blumen. Ich denke an Dich! Anstatt, dass mein Bauch wächst und Rundungen annimmt, wird er zurzeit immer weniger. Aber vielleicht wird mir gerade dadurch bewusst, dass Du nicht mehr da bist.

Ich habe Dir ein Gedicht geschrieben und eine kleine Melodie komponiert. Es ist unser Lied. Die Melodie kenne nur ich, so wie nur ich Dich kennen lernen durfte.

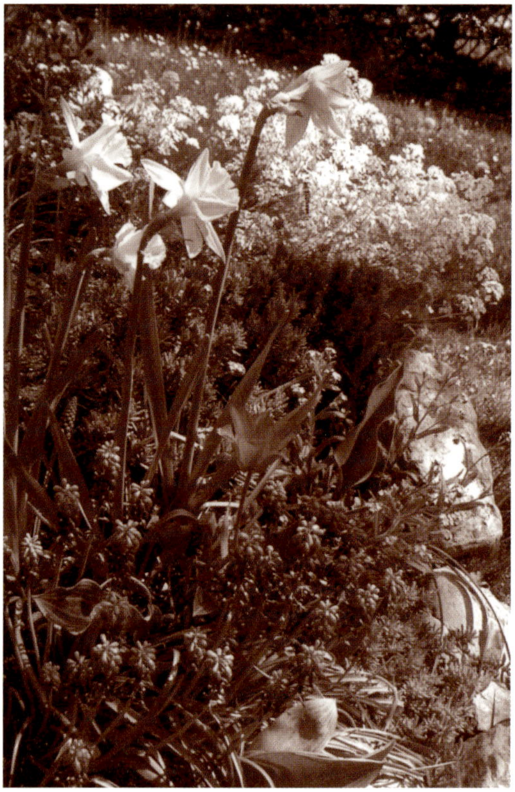

Nur ich werde sie singen oder spielen. Es ist ein sehr kurzes Lied. So kurz, wie Dein Leben war. Ein Stück Ausgeglichenheit und Heiterkeit, gemischt mit Trauer und Tränen und dann noch Fröhlichkeit. Denn ich glaube, wenn du mich sehen kannst, dann möchtest du mich irgendwann auch mal wieder ehrlich und von ganzem Herzen lachen sehen.

Mein Leben hat sich durch dich sehr verändert. Es wird nie wieder so sein wie vorher, auch wenn Die Zeit meine Traurigkeit erträglicher macht. Du bist ein Teil meines Lebens und gehörst zur Familie.

Ich denke, du wärst mir sehr ähnlich gewesen. Du warst die paar Wochen in mir so ruhig. Ein Stück durfte ich Deine zarte Seele spüren. Du warst so ganz anders als Dein Bruder damals. Dein Papa und ich, wir waren uns sicher, dass du ein Mädchen bist. Das Mädchen, dass ich mir so sehr gewünscht hätte. Jetzt wüsste ich einen passenden Namen für dich. Ich würde dich Angela – die Engelhafte – nennen.

Wer weiß, vielleicht bekommen wir von Gott irgendwann noch mal 9 Monate Hoffen, Bangen, Warten und danach ein kleines und doch so großes Wunder „Mensch" geschenkt. Aber das wird wieder ein anderes Kind sein, das ich sicherlich auch lieben werde. Auf dich warte ich, irgendwann werden wir uns kennen lernen. Solange habe ich hier zu bleiben.

Ich stand die letzten Tage oft vor der leeren Krippe. Der Anblick passt zu mir. Mein Kopf ist so leer geweint, ich kann nicht mehr denken. Die kahle, holzige, kalte Krippe kommt meinem Innern so gleich. Die letzten 3 Wochen wurde es um die Krippe bunt.

Ich durfte dich nicht behalten. Ich glaube, hier ist ein guter Platz, um dich zurückzugeben. Ganz in Gedanken bei dir und in aller Stille habe ich dich heute sanft Gott gegeben. Er soll auf dich aufpassen!

Deine Mama

*Was danach passierte:*

Ich habe diesen Brief und eine weiße Rose am 18. November (das war vor 2 Jahren der errechnete Geburtstermin meines Sohnes) ganz alleine in die Krippe gelegt. Es kostete mich alle Kraft, die ich noch habe. Ich zitterte am ganzen Körper. Danach ging ich zum Grab der Oma. Ich sprach zu ihr und zu meinem Kind, als wären sie hier. Ich bin mir sicher, die Seele meines Kindes ist bei ihr, denn auf dem Heimweg kam ein großes Stück Ruhe und Frieden in mich.

Die Kerze, von der ich geschrieben habe, die habe ich selber gestaltet. Darauf ist ein Engel und ringsherum sind viele, viele Sterne. Zudem habe ich noch „November 2003" draufgemacht. Diese Kerze ließen wir am 3. Adventssonntag (am Gedenktag) von unserem Kaplan weihen. Das war für mich sehr wichtig. Schließlich haben wir eine Hochzeitskerze und die Taufkerze von unserem Sohn. Die Engelskerze ist ein Symbol, dass dieses Kind auch zu unserer Familie gehört.

Ich möchte allen Betroffenen Mut machen, sich von ihrem Kind zu verabschieden. Meine Schwester hatte da auch eine sehr schöne Idee. Sie meinte, ich solle vom Ultraschallbild eine Kopie machen und irgendwo, an einem Ort, den ich für angemessen halte, begraben. Es stimmt: Auch wir, die wir unsere Kinder nicht sehen konnten und nicht beerdigen durften haben das Recht, dies auf irgend eine Art und Weise zu tun.

Der Abschiedsbrief war befreiend. Ich hätte gar nicht gedacht, dass ich meinem Kind soviel zu erzählen hätte. Das Ganze ist jetzt gute 4 Wochen her und es gab noch keinen Tag, an dem ich nicht geweint habe.

Ich werde bei einer guten Freundin im neuen Jahr töpfern gehen. Da werde ich irgend etwas für das Grab, für mein Kind gestalten. Den eigentlichen Grund für diesen besonderen Grabschmuck werde ich nur meinem Mann sagen. Alle anderen würden es sowieso nicht verstehen. Außerdem möchte ich, wenn ich psychisch etwas gefestigter bin, als Seelsorgerin im Krankenhaus tätig sein. Ich möchte Frauen in dieser schweren Zeit eine Anlaufstelle, ein kleiner Wegbegleiter sein. Für mich war die Nacht auf der Neugeborenenstation entsetzlich. Ich fühlte mich von allen verlassen.

Zu Hause musste ich mir selber passende Internetseiten und Literatur (z. B. Gute Hoffnung – jähes Ende) suchen. Das alles kostete mich unwahrscheinlich viel Energie, die ich eigentlich gar nicht mehr hatte. Wäre da jemand gewesen, der meinen Schmerz verstanden hätte, dann hätte ich das Angebot sicherlich angenommen. Wäre froh gewesen, wenn mich jemand außer meinem Mann umarmt hätte und bei mir gewesen wäre.

13 Wochen sind nun vergangen.

Ich besuche nun eine Selbsthilfegruppe für verwaiste Eltern. Dort fühle ich mich (3 Monate später) verstanden.

An das Krankenhaus habe ich einen Brief geschrieben. Meine Erlebnisse und die schlechten Erfahrungen geschildert. Zugleich das Angebot als Seelsorgerin zu arbeiten gemacht. Das ist jetzt 2 Wochen her. Wohl stoße ich hier auf taube Ohren. Ich werde aber nicht aufgeben, sondern demnächst nachfragen. Immerhin sind die schlimmen Krankenhausträume nun weg.

Wenn es der Stadtpfarrer erlaubt, gestalte ich demnächst mit unserem Kaplan zusammen einen Gedenkgottesdienst für alle Kinder, die nicht lebend geboren wurden bzw. nach der Geburt gestorben sind. Ich werde wieder zu singen anfangen. Singen befreit und ich fühle mich meinem Kind ein Stück näher.

Vor 4 Wochen habe ich mir einen Schutzengelanhänger (wie man sonst Babys zur Geburt bzw. Taufe schenkt) gekauft. Diesen trage ich nun bei mir. Ich werde ihn so lange tragen, bis ich ihn weiter vererben kann. Das macht Hoffnung.

Von meiner Schwester habe ich eine leere Schale mit einer Kerze geschenkt bekommen. Sie selbst hatte zum Glück noch keine Fehlgeburt. Trotzdem kann sie sich sehr gut einfühlen. Ihre Gedanken dazu: „So leer, wie die Schale ist, so leer fühlst du dich wohl im Moment. Vielleicht findest du irgend etwas, was du irgendwann in die Schale legen willst"! Sie hat recht! So leer fühle ich mich. Vor kurzem habe ich das Ultraschallbild hineingelegt. Es gehört nicht mehr in den Keller, aber auch nicht in das Fotoalbum. In den letzten Tagen habe ich eine Hand voll Reis dazu gestreut.

Nach all dem Dunkel gibt es wieder einen Funken Hoffnung.

*11. August 2004*

Der Trauergottesdienst fand am 24. April statt. Es kamen zu unserer Überraschung ca. 60 Personen. Und dann war da noch ein ganz kleines Menschlein dabei, von dem wusste nicht mal ich. Sicherlich hat es mir sehr geholfen, dass ich den Gottesdienst alleine, ganz nach meinen Vorstellungen gestalten durfte. Es war für mich eine ganz wichtige Trauerverarbeitung. Und ich denke, sonst wäre ich nicht so schnell wieder schwanger geworden.

Ein paar Tage vor dem errechneten Geburtstermin von Angela ging es mir sehr schlecht. Es tat wieder genauso weh, wie in den ersten Tagen, als wir sie hergeben mussten. Aber den 24. Juni habe ich dann ganz besonders schön verbracht. Ich habe ihre Kerze angezündet, mit ganz vielen lieben Gedanken und Gefühlen ihr Blumenbeet gepflanzt. Danach habe ich Angelas Ultraschallbild aus der Schale genommen, habe es in das Familienalbum gelegt, Wasser in die Schale gegeben und unsere Rose von Jericho reingelegt. Lange habe ich zugesehen, wie sie aufgeht. Es war an der Zeit, nach der langen Dürrezeit wieder leben zuzulassen!

Zu unseren Familienbildern, die im Gang hängen, habe ich einen Stern geklebt. So sage ich meiner Angela jeden Abend gute Nacht!

Und nun bin ich in der 20. SSW! Die ersten 3 1/2 Monate waren sehr schwer für mich. Auf der einen Seite noch soviel Trauer und auf der anderen Freude, Angst, Schuldgefühle, …

Es ist eine ganz andere Schwangerschaft. Mein kleiner Knoppel und ich wachsen erst jetzt ganz langsam zusammen. Ich hätte nie gedacht, dass mein Kopf so vorsichtig ist, bis er Freude zulassen kann. Und wenn dieses Mal alles gut geht, dann können wir das neue Jahr vielleicht mit unserem Baby begrüßen.

An dieser Stelle möchte ich mich bei meiner Schwester bedanken. Sie ist auch heute noch für mich da, wo alle anderen meinen, da ich nun wieder schwanger bin, ginge es mir gut.

Nicht vergessen möchte ich Katja, die ich im Forum kennen gelernt habe.

Danke, für die vielen, vielen tröstenden Worte!

*Liebe Angela,*

*egal, wie sich mein Leben durch die Folgeschwangerschaft auch verändert. In meinem Herz hast du immer einen ganz festen Platz.*

*Deine Mama*

## Ulla Nur ein bisschen schwanger

*im April 2001, erstellt als Beitrag im Forum*

Hallo, ihr,

ich hatte im Jahr 2000 innerhalb von nur vier Monaten zwei Babies verloren, im April und Juli, einmal in der 11./fast 12. Woche, das zweite Mal schon knapp nach der 6. Schwangerschaftswoche. Im Januar kam es zur allerersten Schwangerschaft meines Lebens, und mein erstes Kind war von ganzem Herzen gewünscht, gar nicht mal so wahnsinnig eilig geplant: Um den Jahreswechsel 1999/2000 herum hab ich einfach beschlossen, mal schau'n, wann's klappt – vielleicht im Juni, vielleicht im Sommer, egal. Ergebnis: Ich wurde praktisch sofort im Januar schwanger, Ende Februar bestätigte es die Frauenärztin, alles bestens, alle Werte im grünen Bereich, so die 5. Woche. Ich war überglücklich, schwebte auf Wolken. Mir war zwar morgens nicht übel, aber ich hab mich schlagartig vor Kaffee geekelt (den ich sonst sehr gern mag). Und insgeheim war ich davon überzeugt, dass es ein Mädchen wird, hatte schon einen wunderschönen Namen (J.) ausgesucht – und vom ersten Moment der Schwangerschaft an begonnen, mit dem kleinen Wesen zu „reden": Meinem Baby im Bauch teilte ich, in Gedanken natürlich, mit, wie toll ich es finde, dass es im Oktober 2000 auf die Welt kommen soll, im Herbst, meiner Lieblingsjahreszeit und im Oktober, meinem liebsten Monat im Jahr. Und, dass wir später mal Traubenlesen gehen werden. Und ob es nicht einfach großartig ist, dass es, sie, J., gemeinsam mit einem neuen Jahrtausend aufwachsen wird, also im Jahr 2001 ein Jahr alt, im Jahr 2002 zwei Jahre, im Jahr 2003 … und immer so weiter.

Der zweite Kontrolltermin stand fest: Ende März 2000, ein Freitag. Genau am Abend davor bekam ich eine komische braune Schmierblutung, nach einem Vollbad. Ein Glück, dass morgen früh sowieso gleich der Termin bei der Frauenärztin ist, dachte ich nur – war zwar etwas besorgt, machte mir Gedanken, ob auch alles in Ordnung ist; von Angst oder Panik oder einer „Vorahnung" jedoch keine Spur. Bei der Routineuntersuchung am nächsten Morgen kam dann heraus, dass ich so ungefähr schon zwischen der 7. und 9. Woche eine so genannte „missed abortion" hatte, einen unbemerkten Abgang, wie das in der medizinischen Fachsprache heißt – mein Baby hat einfach aufgehört zu leben, kein Herzschlag mehr, kein Weiterentwickeln, kein Wachsen – Ende, Aus. Die Schreckensnachricht wurde mir in dem Satz mitgeteilt: „Es tut mir unendlich leid, aber ich muss Ihnen sagen, dass leider keine Herztöne mehr da sind", Worte, die ich im Leben nicht vergessen werde … Sofort wurde ein Termin für eine Ausschabung im Krankenhaus gemacht (Montag), es könne sein, dass bereits vorher starke Blutungen einsetzen, dann solle ich sofort in die Klinik kommen. In der Nacht zum Montag, mitten im Schlaf, bekam ich ungefähr um 1 Uhr schwerste Blutungen. Sie waren zigmal stärker als eine Periode, und es kamen keine klebrigen Blutklumpen heraus, sondern faustgroße, schwammartige Fetzen. Ich hab nur Angst gehabt, in Ohnmacht zu fallen, zu verbluten, war total verzweifelt (an dem Abend war ich völlig alleine im Haus), hatte ständig panische Angst, bewusstlos zu werden, und aus dem Grund Angst, mich aufrecht hinzustellen. Ich schob mich auf dem Bauch liegend ans Telefon, holte den Rettungswagen, stopfte mir Binden und Küchentücher, Taschentücher, Handtücher in den Slip. Irgendwie im Liegen hab ich noch was angezogen – Duschen, waschen kam nicht in Frage, ich hatte nur Panik, bewusstlos zu werden, umzukippen, zu sterben. Unheimlich an dem furchtbaren Geschehen, geradezu gespenstisch war auch, dass das Ganze völlig ohne Schmerzen ablief. – Der Wagen kam, ich wurde (liegend) ins Krankenhaus gefahren, gleich morgens wurde die Ausschabung gemacht und die Blutung gestoppt. Weil ich so wahnsinnig viel Blut verloren hatte, musste ich zwei Wochen lang regelrecht aufgepäppelt werden, um wieder auf die Beine zukommen. Die Zellen des Aborts wurden an eine genetische Beratungsstelle geschickt, um eine mögliche Ursache abzuklären (es dauert mindestens sechs Wochen, bis so ein Ergebnis vorliegt).

Körperlich ging es mir schlecht, ich fühlte mich schwach und natürlich war ich nach der ersten Fehlgeburt geschockt, traurig, verzweifelt. Aber aus irgendeinem Grund seelisch noch nicht so sehr am Boden zerstört, sondern immer noch unbeschwert – und mutig – genug, um „es" mit einer erneuten Schwangerschaft sofort „wieder zu probieren" – der Wunsch nach einem Kind war einfach übermächtig groß. Ergebnis: Schon nach knapp sechs Wochen, nach nur einer Regelblutung, wurde ich erneut schwanger, hab in der Zeit absichtlich nicht verhütet, sondern einfach nur an meinen Wunsch nach einem Kind gedacht; ich wollte den Zustand „Schwanger sein" so schnell wie nur möglich wieder herstellen.

Schon Anfang Juni stand fest: Eindeutig schwanger, mit Ausbleiben der Periode, der Bestätigung vom Frauenarzt, schon erste Herztöne vom zweiten Baby, nächster Routinetermin wurde für Anfang Juli ausgemacht. Wie beim ersten Mal war ich glücklich, doch diesmal mit gemischten Gefühlen: Ängste, Zweifel, Befürchtungen kamen hinzu: Es wird sich doch nicht dasselbe wiederholen? Ist es nicht viel zu früh? Werde ich dasselbe nochmal erleben, werde ich auch dieses Kind verlieren? Und: Werde ich nie, niemals ein gesundes Kind bekommen können? – Anfang Juli kam der zweite Schlag: Im Ultraschall war schon wieder kein Herzschlag mehr wahrzunehmen, die zweite Fehlgeburt, diesmal schon nach etwa der 6. / 7. Woche. Das bedeutete: wieder ins Krankenhaus, wieder routinemäßige Ausschabung. Dieses zweite Mal erlebte ich wie in Trance, irgendwie als „nicht wirklich" – manchmal denke ich, mein Unterbewusstsein schaltete auf „Ausblenden", weil der zweite Verlust einfach zu schlimm, der Schock einfach zu groß für mich war ... Es gibt so einen Spruch im Volksmund, der besagt: „Ein bisschen schwanger gibt's nicht." Aber nach den zwei Fehlgeburten kurz hintereinander hatte ich ganz stark das Gefühl, dass der Spruch nicht richtig ist, zumindest für mich eine andere Bedeutung bekommen hat: Denn genau das gibt es halt doch, eben „nur ein bisschen" schwanger zu sein, so kurz und unvollkommen, ohne gutes Ausgehen ...

Im Juli habe ich dann auch überhaupt erst so richtig seelisch, körperlich und vom Verstand her begriffen, was mir eigentlich in dem ersten halben Jahr 2000 passiert war: Statt nun mittlerweile im fast 6. Monat schwanger zu sein, mich zu freuen, mich vorzubereiten auf die Geburt, auf ein Baby, den unübersehbar dicken Bauch vor mir herzutragen, von Woche zu Woche runder und schwerer zu werden, ein lebendiges Kind zu spüren und erste Babysachen zu kaufen, hatte ich in kurzem Abstand zweimal eine Fehlgeburt. Genau im Juli (innerhalb dieser besagten 6 – 8 Wochen) kam dann auch noch von der genetischen Beratungsstelle das Ergebnis der Untersuchung von der ersten Fehlgeburt; in dem Schreiben hieß es, dass der Grund „ein Gendefekt, Freie Trisomie 21 (Down Syndrom), ein Entwicklungsfehler in der frühen Zellteilung bei einem Fetus vom Typ XX" gewesen ist. Ein Mädchen! Als ich das erfuhr, hab ich – übrigens zum ersten Mal in dieser ganzen Zeit – hemmungslos geweint, so als ob ich nie wieder aufhören könnte. Ab da ging es mir dann seelisch sehr schlecht, körperlich fühlte ich mich diesmal gut, der Eingriff war problemlos verlaufen, ich hatte ja auch praktisch kein Blut verloren. Das totale Tief kam also zeitversetzt, mit Verzögerung. Es gab keinen Gedanken mehr, sofort wieder ein drittes Mal schwanger zu werden, pünktlich mit der nächsten Regel hab ich angefangen eisern mit der „Pille" zu verhüten, bloß kein drittes Mal, bloß keine dritte Fehlgeburt, bloß das nicht wieder erleben müssen, nicht mehr, nie mehr – das waren meine einzigen Gedanken.

Um den errechneten Geburtstermin von meinem Mädchen J., dem ersten verlorenen Baby (es sollte eigentlich genau am 18. Oktober 2000 auf die Welt kommen), rutschte ich dann endgültig in ein tiefes, schwarzes Loch – die zwei Fehlgeburten, die Achterbahn der Gefühle, der Wunsch nach einem Kind, der Verlust, die Trauer – all das traf mich gerade jetzt noch einmal mit voller Wucht wie ein Keulenschlag. Eher widerwillig habe ich noch fast ein weiteres halbes Jahr verhütet, obwohl der Frauenarzt praktisch wieder „grünes Licht" gab – man könne nach etwa einem Vierteljahr nach einer Fehlgeburt erneut schwanger werden, der Körper habe sich dann erholt – wollte, musste ich vor allem meinen Gefühlen Zeit lassen, das alles zu verarbeiten.

Seit Februar 2001 habe ich jetzt die Pille abgesetzt, ich möchte es noch mal probieren. Die Prognosen der Frauenärzte sind günstig: Es gibt keine Anzeichen dafür, dass sich das immer und immer wiederholen muss, ich kann erneut schwanger werden, es ist nicht ausgeschlossen, dass ich gesunde Kinder bekommen kann. Ein normales, unbeschwertes, unbelastetes Gefühl, mit dem ich gern in eine neue Schwangerschaft gehen möchte, ist jedoch wie ausgelöscht, lässt sich wohl nach dieser Erfahrung auch gar nicht mehr herstellen. Die Angst vor einem erneuten Verlust – die negativen Gefühle galoppieren hier einfach davon – ist übergroß. Und ich denke, dass ich doppelten und dreifachen (oder tausendfachen?) Mut für den erneuten Versuch brauche. Und weiß nicht, ob ich den habe: Manchmal bin ich kurz davor, die Flinte in's Korn zu werfen und denke über Adoption oder ein, zwei Pflegekinder nach. Oder Kinderlosigkeit, auch das. Außerdem bin ich total verkrampft, ganz anders, als vor der ersten Schwangerschaft vor über einem Jahr. Ein Beispiel: Damals war ich schließlich auch schon 38 Jahre, was mich nicht weiter beunruhigte. Jetzt bin ich 39, denke: Vielleicht bin ich doch einfach zu alt, warum hat es nicht längst wieder geklappt? Dazu kommt – ich hatte schon immer einen sehr regelmäßigen Zyklus, alle 28 Tage, und jetzt ertappe ich mich dabei, wie ich immer und immer wieder sturheil die empfängnisbereiten Tage rauf- und runterzähle und einzugrenzen versuche – am besten noch auf die passenden Stunden genau ... Dass der Spaß am Sex dabei auf der Strecke bleibt, brauche ich hier wohl nicht lang und breit zu erklären (...)

Ich frage mich auch, wie um Himmelswillen ich die ersten 12 Wochen in einer nächsten Schwangerschaft heil überstehen soll? Denn im Moment ist da eine Blockade, mir erscheint allein die Vorstellung, das entscheidende restliche halbe Jahr einer normalen, glücklich verlaufenden Schwangerschaft und dann eine gesunde Geburt überhaupt erleben zu dürfen, geradezu unmöglich –

*Von „B." als Antwort erstellt im Forum*

Liebe U., bitte lies meinen Eintrag und schreib' mir ... ich trage mich, ähnlich wie du nach zwei Schwangerschaftsverlusten kurz hintereinander, mit dem Gedanken, erneut schwanger zu werden. Ich würde mich freuen auf Post von dir.

*Von „H." als Antwort erstellt im Forum...*

Deine Angst, dass in der nächsten Schwangerschaft wieder etwas schiefgehen könnte und das gleichzeitige Ringen um eine hoffnungsvolle Einstellung kann ich dir so gut nachfühlen; für mich ist das zur Zeit auch ein ganz zentrales Thema. (...)

*Von „A." als Antwort erstellt im Forum.*

Liebe U., wenn ich mir überlege, dass ich jetzt unter dem Thema: „... nur ein bisschen schwanger" schreibe, bekomme ich das Bedürfnis, hier unbedingt korrigierend einzugreifen: Du warst nicht ein bisschen schwanger! Du warst schwanger mit Leib, Seele und Geist. Voll und ganz besteht die Tatsache, dass deine Kinder ihr Leben in deinem Körper gelebt haben. Da gibt es nichts zu rütteln. Das ist eine Tatsache, dass sie voll und ganz da gewesen sind. Du hast in jeder Schwangerschaft ihre Anwesenheit gespürt, und deswegen warst und bist du traurig, weil sie (auf jeden Fall physisch) nicht mehr bei dir sind. In dem Spruch: „Guter Hoffnung" zu sein, steckt meiner Meinung nach sehr viel Wahrheit. Eine Mutter darf nicht voller ungeweinter Tränen in die nächste Schwangerschaft gehen, denn sonst ist sie eben nicht „Guter Hoffnung", sondern „Voller Zweifel". (...)

Unsere Seele, unser Unterbewusstsein versteht nur Bilder. Es kennt nichts anderes, und damit haben wir eine unerhörte Macht über uns selbst und unsere Zukunft. ... Das Problem an der ganzen Sache ist aber auch, dass unser Unterbewusstsein und unsere Seele nicht unterscheiden können, was Vergangenheit und was Gegenwart ist: Wenn du jetzt an das Blut deiner Fehlgeburten denkst, meint deine Seele, du erlebst das jetzt, in diesem Augenblick. Deswegen tun diese Erinnerungen auch so weh, weil sie in deiner Seele jetzt nochmal passieren. – Darin sehe ich auch ein grundsätzliches Problem von wiederkehrenden Fehlgeburten: Wenn die Bilder einer ersten Fehlgeburt nicht verarbeitet sind und in einer neuen Schwangerschaft ständig wiederkehren, kann die Schwangerschaft noch so stabil sein – sie wird kein gutes Ende nehmen, wenn da nicht die gute Hoffnung überwiegt. Sicher, jede schwangere Frau macht sich immer wieder einmal Sorgen, ob es ihrem Baby im Bauch gut geht, ob es gesund ist usw. Gerade wir haben begriffen, dass das Leben gewaltige Schattenseiten haben kann. Diese negativen Gedanken gehören genauso in unser Leben und auch in eine Schwangerschaft. Sie dürfen uns aber nicht vereinnahmen, diese Gedanken und Ängste dürfen nicht die gute Hoffnung überwiegen oder gar überschatten. ... Versuche dir nur schöne Bilder zum Thema Schwangerschaft vorzustellen. Dann tust du dir selbst auch etwas gutes. Dir muss es gut gehen, damit dein drittes Kind, das da ganz sicher auch kommen will, die besten Chancen hat. (...)

## 39 ½ Wochen

*im März 2004, Rückblick, geschrieben als Beitrag für's Buch*

Und plötzlich doch: Die Sekunde, in der die Welt für mich einen Ruck machte, stillstand und sich dann endlich, endlich wieder richtig um ihre eigene Erdachse drehte, passierte an einem Freitag, Ende Juni 2001, als ich wieder einmal (zum wohl

20. Mal in den vergangenen 4 Monaten) in der Apotheke für 22 Mark einen Schwangerschaftstest kaufte, ins nächste Café lief, pro Forma einen Cappuccino bestellte, auf die Toilette hastete, den Test machte und … neben dem blauen Kontrollstreifen tauchte endlich, endlich der ersehnte ebenfalls blaue, etwas hellere Streifen auf, der anzeigt: schwanger! Nach langer, langer Zeit fühlte ich mich „wieder im richtigen Film"! Und eine Sekunde lang, für einen ganz kurzen Moment, fühlte ich mich ganz leicht, war sicher, dass dieses Mal alles in Ordnung sein wird, dass alles richtig ist, einfach nur genau so, wie es sein soll – ein Gefühl der Gelassenheit, einer ganz großen Ruhe. Ja, und Glück, Dankbarkeit über das Schwangersein, (Vor-)Freude auf das Baby, sogar Stolz. Aber dieser kurze, sekundenlange Moment sollte dann allerdings schon das einzig sichere und „richtige" an dieser dritten Schwangerschaft sein: Denn die Angst vor einem erneuten Verlust, vor einer dritten Fehlgeburt, vor einem schlechten Ausgang auch dieses Mal, war wirklich bis zur Sekunde der Geburt allgegenwärtig und niemals ganz weg; in manchen Augenblicken der Schwangerschaft ein wenig gedämpfter, in anderen Momenten dagegen bis zur völligen Hysterie gesteigert und einfach unerträglich, wie kann ich diese Angst auch nur annähernd beschreiben? Vielleicht mit dem Satz: Meinem schlimmsten, ärgsten Todfeind wünschte ich nicht, jemals diese Angst zu haben… Es half auch überhaupt nichts, dass ich mir tausendmal sagte: Die Angst sitzt allein im Kopf, kommt vom Verstand her, wo sich die negative Erfahrung „schwanger" heißt „Fehlgeburt" eingefressen hat, verlass dich doch einfach auf das rundum gute „Bauch"-Gefühl vom ersten Moment an – diese Selbst-Suggestion funktionierte leider überhaupt nicht. Das paradoxe war, dass ich praktisch eine „Bilderbuchschwangerschaft" erleben durfte – mein drittes Baby entwickelte sich von Tag zu Tag, von Woche zu Woche und in fast auf den Tag genau 9 Monaten haargenau so wunderbar und „programmgemäß", wie es in einer normalen und gesunden Schwangerschaft überhaupt nur sein kann und sein muss! Aber das Gefühl der Angst war ständig da, äußerte sich – nur ein paar Beispiele – in zigfach gehäuften Ultraschall-Kontrollen während der ersten Wochen und Monate, denn jedesmal, wenn die Angst, das Gefühl, dass „irgendetwas nicht stimmt" übergroß wurde – und das war manchmal alle zwei bis drei Tage der Fall! – ging ich sofort zum Frauenarzt, zu einer Urlaubsvertretung, wenn er nicht da war, in irgendeine andere Praxis; an Wochenenden oder Abenden auch in die Ambulanz einer Geburtsklinik in der nächsten Großstadt, um nachsehen zu lassen, ja: im Grunde, ob mein Baby noch lebt, ob sein Herz noch schlägt, ob es gesund und munter ist, sich bewegt, noch „da ist", ob alles in Ordnung ist … Diese Angst war auch der Grund dafür, dass ich erst sehr spät (im Oktober, fast im 5. Monat) überhaupt irgendeinem Menschen von der Schwangerschaft erzählte, was zu Partnerproblemen und zu Ärger am Arbeitsplatz führte.

Ab Oktober ging ich nicht mehr zur Arbeit, ließ praktisch alles stehen und liegen und wurde bis zu Beginn des Mutterschutzes ausnahmslos krank geschrieben, ein Attest (für ein individuelles Beschäftigungsverbot) wollte der Arzt nicht ausstellen – eben weil rein medizinisch alles in allerbester Ordnung war. Etwa im 6. / 7. Monat hörte ich auf, selbst Auto zu fahren, fuhr nur selten und höchst ungern mit anderen mit. Die angstfreiesten Momente meiner Schwangerschaft waren die, in denen ich im Bett oder auf der Couch – möglichst reglos – lag, Bücher las, meine Lieblingsmusik hörte, Säfte, Tees trank und irgendetwas Gesundes dazu aß, Joghurt, Obst, Spinat, was weiß ich, und meinem Baby alles Gute, gesundes Wachstum, Kraft, Lebendigkeit, Gesundheit wünschte und in Gedanken mit ihm Zwiesprache hielt. Und natürlich die Momente, in denen ich spürte, wie sich das kleine Baby im Bauch bewegte! Und die Angst ließ mich auch „abergläubisch" werden, in einem Maße, wie ich es von mir sonst nicht kenne: Nicht eine einzige Babysocke, nicht eine einzige Windel, kein Fläschchen, Jäckchen – absolut nichts durfte gekauft, kein Wickeltisch angeschafft werden, ehe nicht das Baby überhaupt gesund auf die Welt gekommen sein sollte! Unverständnis, Missverständnisse, Familienkrach waren also vorprogrammiert, und ich ertappe mich dabei, dass ich bis zum heutigen Tag das fehlende Verständnis von außen für eine Frau und werdende Mutter in dieser besonderen und vorbelasteten Schwangerschaftssituation nach einer oder mehreren Fehlgeburten übelnehme, empörend und unerträglich finde.

In den USA ist die Geburtshilfe da ein wenig weiter – man spricht von „subsequent pregnancies", und das ist inzwischen ein fest stehender Begriff für Folgeschwangerschaften nach Fehlgeburten. Man bezieht die dadurch besonders belastete psychische Situation der betroffenen Frauen in die Schwangerenbetreuung mit ein, geht sensibler und bewusster damit um. Ich denke, da gibt es bei uns Nachholbedarf. Beispiel: Mein Frauenarzt riet mir, eine Fruchtwasseruntersuchung (ab der 12. bis etwa 17. Schwangerschaftswoche) machen zu lassen, weil ich inzwischen schon 40 geworden war. Ich habe sie nicht machen lassen, nach reiflichem Überlegen und aus vielen Gründen (u. a., dass ich auch ein vielleicht behindertes Kind auf jeden Fall haben wollte, niemals diese Schwangerschaft abgebrochen hätte – egal was passiert wäre), doch letztlich aus der Angst heraus, dass gerade durch diesen Eingriff eine Fehlgeburt ausgelöst wird. Die ersten 3 Monate waren sowieso besonders angstbesetzt, weil ich die beiden Fehlgeburten innerhalb der ersten 12 Wochen hatte. Ich dachte deshalb, so nach dem 3./4. Monat hab ich sicher weniger Panik – das war aber nicht der Fall. Ich ging auch nicht zum Schwimmen, obwohl mir dazu sehr geraten wurde, verzichtete auf regelmäßige Geburtsvorbereitungskurse. Ich hatte das Bedürfnis, viel Ruhe zu haben, viel zu liegen – ab und zu Spaziergänge an der frischen Luft zu machen, das reichte. Nur einmal (ein Vierteljahr vor der Geburt,

Anfang Dezember) machte ich ein paar Stunden bei einem Kurs „Yoga für Schwangere" mit, das aus sehr sanften Bewegungen und hauptsächlich Atemübungen bestand. In dieser Gruppe aus etwa 8 Frauen erwähnte ich die zwei Fehlgeburten und meine Angst in der jetzigen Schwangerschaft, dass ich deshalb auf keinen Fall so etwas wie Schwangerengymnastik mitmachen würde und deshalb zum Yoga komme; dafür erntete ich eisiges Schweigen, Distanz, Ablehnung, fast Feindseligkeit – begründet sicherlich in der Angst und Befürchtung der anderen Schwangeren, so etwas hoffentlich nicht selbst erleben zu müssen, aus Selbstschutz, was auch immer. Aber diese Ablehnung tat weh, und das konnte ich einfach überhaupt nicht brauchen – So im Januar/Februar 2002, nach der 34. Schwangerschaftswoche, als die Frauenärzte sagten: Jetzt ist es eigentlich egal, ob die Wehen heute einsetzen und das Kind sofort kommen will oder ob sich das Baby noch die restlichen 5, 6 Wochen Zeit lässt, begann eigentlich die schönste, kurze, letzte Zeit der Schwangerschaft: Die Kliniktasche war längst gepackt und stand im Hausflur, ich wusste: Mein Baby ist jetzt so weit, dass es eigentlich jeden Moment gesund und voll entwickelt auf die Welt kommen kann (der errechnete Geburtstag war der 8. März 2002), und die Angst, das Kind zu verlieren, war endlich und eigentlich zum ersten Mal während der ganzen Zeit weit, weit weg, vielleicht sogar auf ein „Normalmaß" geschrumpft in dem Sinne, dass sich jede werdende Mutter einmal Sorgen macht, ob auch wirklich alles gutgeht …

Noch einmal riesig große Angst, Panik, dass meinem Baby doch noch etwas passiert, dass es nicht gesund leben wird, dass ich es verlieren werde, hatte ich ausgerechnet während der Wehen und im Augenblick der Geburt, und der Zustand der Angst war tatsächlich erst mit dem allerersten kräftigen Schrei, erst mit dem allerersten Atemzug von meinem Baby verschwunden: Nach 39 Wochen und 3 Tagen hatten an einem Montag nachts die Wehen eingesetzt, und am anderen Tag (nach 19 langen Stunden) kam mein erstes Kind auf die Welt – ein wunderschönes, kerngesundes Mädchen.

## L. ist da!

*im Mai 2002, erstellt als Beitrag im Forum*

An Alle: Hallo, ihr lieben Forum-Frauen (-Mütter)!

Ich bin zum ersten Mal Mutter einer süßen kleinen Tochter geworden, sie heißt L. und ist am 5. März 2002 auf die Welt gekommen: 4050 g schwer, 53 cm groß. Sie ist gesund, munter und wird jetzt, da ich das schreibe, schon zwei Monate alt; lacht, wird immer aufmerksamer und kräftiger, nimmt immer mehr an ihrer Umwelt teil, lallt, brabbelt und lutscht Däumchen – es gibt Momente, in denen mir das unfassbare Glück, dieses Riesen-, Riesen-Wunder noch immer ganz unbegreiflich erscheint.

*Von „A." als Antwort erstellt im Forum*

Liebe, liebe U., meine Freude über die Geburt deiner Tochter kann ich kaum in Worte fassen! … An L.s Geburtstag hatte ich mich hingesetzt und wollte anfangen dir zu schreiben, dann wusste ich nicht weiter. Ich legte das Papier beiseite, den ganzen Tag habe ich an dich gedacht … Ich hatte die Intuition, dass dein Baby kommt – ist das nicht eigenartig? Es überrascht mich auch nicht, dass du eine Tochter bekommen hast; noch vor deiner Schwangerschaft hatte ich das Gefühl, dass du wieder ein Mädchen bekommst. Ich freue mich so sehr über die kleine L. … Viele liebe Grüße eure A.

*Von „B." als Antwort erstellt im Forum*

„Nach den Sternen greifen ist möglich" (…) Ja, du hast mit deiner erneuten Schwangerschaft „nach den Sternen gegriffen", und es hat geklappt. Noch 'mal herzlichen Glückwunsch. (…)

*Von „U." als Antwort erstellt im Forum*

… danke für deinen Beitrag. Er gibt noch ein wenig Hoffnung mehr!

Auch wenn es erst vier Monate her ist, daß Krümelchen von mir ging, schaue ich immer seltener ins Forum – denn auch wenn das bei mir mit der „guten Hoffnung" sicher noch etwas dauert, möchte ich nach vorn blicken! Deine zwei Sternchen wachen jetzt sicher Tag und Nacht über euch. (…)

*[Dieses Zufalls-Kritzelbild, mit schwarzem Buntstift von Klein-L. mit 1¾ Jahren im Dezember 2003 ohne abzusetzen in Sekundenschnelle auf Papier gemalt, ließ mich nicht los: Denn die zwei abstrakten Gebilde sahen aus wie ein kleiner Kopf mit einem kleinen Leib – fast wie ein Embryo im Mutterleib, aber schwarz übermalt, durchgestrichen, ausgelöscht – und das erschien mir wie ein Symbol für die zwei entstanden Leben, die nicht gedeihen konnten, sich nicht weiterentwickelten, abstarben – eben „schwarz übermalt, durchgestrichen, ausgelöscht" worden waren.*

*Und genau in dem Moment schloss sich für mich ein Kreis: Nach den zwei Fehlgeburten im Jahr 2000 durfte ich ein Jahr später erneut schwanger werden und im Jahr 2002 ein quicklebendiges, gesundes Kind auf die Welt bringen, meine L., die – ausgelassen und temperamentvoll – mit fast zwei Jahren an einem Dezemberabend dieses Zufalls-Kritzelbild, mit schwarzem Buntstift … siehe oben!]*

DEINE AUGEN SAHEN MICH, DA ICH NOCH UNBEREITET WAR, UND ALLE TAGE WAREN AUF DEIN BUCH GESCHRIEBEN, DIE NOCH WERDEN SOLLTEN, ALS DERSELBEN KEINER DA WAR.

Psalm 139, Vs. 16

*[Der Psalmtext, den ich zu meiner Widmung stelle, hat mich stets trösten können und für mich eine eigene, ganz besondere Bedeutung bekommen: Er sagt aus, dass vom allerersten Sekundenbruchteil einer Schwangerschaft, von Zeugung und Empfängnis an, ein lebendiger kleiner Mensch d a ist („deine Augen sahen mich, da ich noch unbereitet war"), und dass es – was das Ausmaß an Trauer und Schmerz betrifft – keinen Unterschied macht, ob eine Mutter ihr Kind verliert, nachdem sie bereits gemeinsame Lebensjahre miteinander verbracht haben, oder schon zum Zeitpunkt einer ganz frühen Schwangerschaft; obwohl von Außenstehenden häufig relativierend angemerkt wird: „da war doch noch gar nichts zu sehen, eigentlich war doch fast noch gar nichts da…" („alle Tage waren auf dein Buch geschrieben, die noch werden sollten, als derselben keiner (!) da war").]*

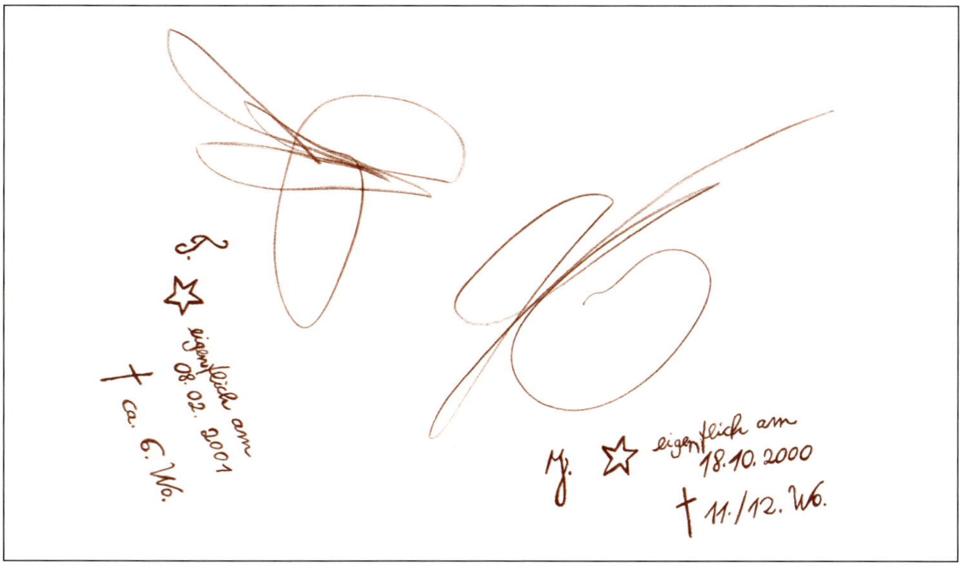

# III. Erfahrungen

## 2. Die Geburt eines toten Kindes

*Sterben, das heißt freilich die Zeit verlieren*
*und aus ihr fahren, aber es heißt die Ewigkeit gewinnen*
*und Allgegenwart, also erst recht das Leben.*

Thomas Mann

## Andrea

*Meine Gedanken und Gefühle widme ich unserem Sohn Linus.*

Am besten fange ich mal ganz von vorne an. Im August 2003 haben mein Mann Michael und ich nach 9½ Jahren geheiratet. Es war ein sehr heißer Tag, aber einer der schönsten in unserem Leben. Eigentlich hatte ich mir überlegt, erst im Januar die Pille abzusetzen, aber nachdem wir den Hochzeitsstress hinter uns hatten, konnte ich doch nicht mehr warten. Also setzte ich die Pille direkt nach der Hochzeit ab. Die zweite Regel ließ allerdings auf sich warten.

Zwischendurch war ich dann zur Untersuchung bei meiner Frauenärztin, die auch gleichzeitig meine Chefin ist. Und was war da? Ein sprungreifer Follikel. Das hieß für mich natürlich: Los geht´s. Das war Anfang November. Mitte November hatte ich dann schon den ersten positiven Schwangerschaftstest meines Lebens in den Händen. Die Freude war natürlich bei allen riesengroß. Unser absolutes Wunschkind hatte sich auf den Weg gemacht. Nun hatte es wirklich beim ersten Mal geklappt. Den zukünftigen Omis und Opis erzählten wir es sofort, nur im Bekanntenkreis warteten wir noch etwas. Ich wollte erst mal die „kritische" Zeit abwarten. Ich kannte doch genug aus unserer Praxis und wusste, dass viel passieren kann. Doch zu Silvester erzählten wir es allen. Mir ging es eigentlich ganz gut, keine Übelkeit, nur etwas müde am Anfang. Bis auf zwei kurze Schmierblutungen in der Frühschwangerschaft konnte ich mich echt nicht beschweren. Ich war so froh, als ich die 12. SSW hinter mir hatte und dachte, es könnte doch jetzt nicht mehr viel schief gehen. Auch die Messung der Nackenfalte war ohne jede Auffälligkeit. Doch sollte alles ganz anders kommen...

Wir wussten schon in der 16. SSW, dass wir einen kleinen Jungen bekommen würden, und nach einiger Zeit stand fest, dass er Linus heißen soll. Mensch, was waren wir glücklich, der kleine Mann in meinem Bauch spielte schon eine so große Rolle in unserem Leben. Als ich dann noch die ersten Bewegungen spürte, wusste ich, dass es nichts Schöneres auf Erden geben könnte als ein Kind, unser Kind, zu bekommen.

In der 21. SSW änderte sich unser Leben schlagartig. Wir hatten Mitte März einen Termin bei einer Ärztin für Pränataldiagnostik in Münster zum Spezialultraschall. Wir freuten uns so sehr darauf, unseren kleinen Mann mal wieder zu sehen und vielleicht auch ein 3D-Foto mit nach Hause zu bekommen. Wir hatten uns diesen

Nachmittag so schön ausgemalt, wollten nachher noch Eis essen und Bummeln gehen. Aber dazu kam es nicht mehr. Wir warteten also gespannt darauf, bis wir aufgerufen wurden. Was ich vielleicht noch sagen muss ist, dass es keinen besonderen Anlass gab, zu dieser Untersuchung zu gehen, da ich aber wusste, dass es so etwas gab, hatte ich mit meiner Chefin besprochen, dass wir dieses Ultraschall gerne machen würden. Die Ärztin kam und wollte damit anfangen, unseren kleinen Mann auszumessen. Sie sagte erst nichts und ich dachte es wäre alles in Ordnung. Dann kam der Kopf dran… ihr Gesichtsausdruck wurde komisch… dann hörte sie auf. Sie sagte uns, dass sie den Verdacht hätte, irgend etwas sei nicht in Ordnung. Uns wurde ganz anders. Sie hätte die Vermutung, dass unser Kind einen offenen Rücken hätte und versuchte dann noch einmal genau, den Rücken mit dem Ultraschallgerät zu überprüfen. Als ich dann fragte, wie sicher sie sich sei, sagte sie nur: „ziemlich sicher". Offener Rücken? Was sollte das für uns bedeuten? Gehört hatte ich sicher schon davon, wusste aber zu diesem Zeitpunkt nicht wirklich, was es für uns bedeuten sollte. Vielleicht hätte sie das „Loch" im Rücken gar nicht gesehen, aber der Kopf des Kleinen hatte keine runde Form, sondern eine Zitronenform. Und auch das Gehirn hatte Auffälligkeiten, eine Bananenform. Also stand die Diagnose fest: Spina bifida aperta, Lemon-Banana-Sign.

Wir standen unter Schock und konnten das alles noch gar nicht richtig begreifen. Die Ärztin empfahl uns noch, eine Fruchtwasseruntersuchung machen zu lassen, um zusätzlich abzuklären, ob es noch weitere Auffälligkeiten gab. Das machten wir direkt nach dem Ultraschall. Natürlich fragten wir die Ärztin, wie es nun mit uns und dem Kleinen weitergehen sollte und sie reichte uns einen kleinen „Strohhalm", der für das folgende Wochenende unsere Hoffnung sein sollte. Sie erzählte uns von einem Arzt in der Bonner Uniklinik, der die Kinder im Bauch der Mutter operiert und den Defekt am Rücken pränatal schließt. Vielleicht hatten wir sie falsch verstanden, aber nach diesem Gespräch gingen wir davon aus, dass wir unser Kind durch diese Operation heilen könnten. Sie versprach uns, sich mit dem Arzt in Verbindung zu setzen und wollte dafür sorgen, dass dieser uns anruft. Wir hatten das ganze Wochenende vor uns, aber die Hoffnung, dass es mit der Operation möglich wäre, hielt uns einigermaßen aufrecht. Wir erzählten es unseren Eltern, die natürlich genauso geschockt waren wie wir.

Am Montag morgen bekamen wir erst das Ergebnis der Fruchtwasseruntersuchung, welche Gott sei Dank keine weiteren Auffälligkeiten zeigte. Kurz darauf rief auch der Arzt aus Bonn an. Ich konnte nicht mit ihm reden, Michael musste es tun. Ich achtete auf jeden seiner Blicke, die leider nicht immer die Hoffnung zeigten, an der wir uns das ganze Wochenende geklammert hatten. Es dauerte eine Ewigkeit, bis Michael endlich aufgelegt hatte und ich ihn mit Fragen nur so bombadierte. Leider konnte er mich nicht sonderlich aufbauen. Der Arzt in Bonn hatte erst drei Kinder operiert, wovon noch zwei Kinder lebten. Also war das Ganze erst in der Entwicklung und man konnte noch keine Prognosen wagen. Er bot uns aber an, am nächsten Tag direkt nach Bonn zu kommen, um noch einmal einen Ultraschall zu machen und mit uns über die Möglichkeit der OP zu sprechen. Also fuhren wir am nächsten Tag zeitig los. Mir war so schlecht, essen hatte ich das ganze Wochenende schon nicht können. Mein Herz schlug so schnell und ich hatte solche Angst…

Endlich waren wir dran. Ich legte mich auf die Liege im Untersuchungszimmer und konnte nur noch weinen. Es waren so viele Leute um einen herum, ich fühlte mich wie ein Versuchskaninchen. Leider konnten die Ärzte uns auch keine andere Diagnose geben als die Ärztin in Münster. Es hätte doch sein können, dass alles nur ein böser Traum war. LEIDER NICHT! Bei dem darauf folgenden Gespräch waren wir aber nur zu dritt und darüber war ich sehr froh.

Leider konnte der Arzt unsere Hoffnung, mit der Operation Linus zu heilen, nicht bestätigen. Er sagte, er könne uns keinerlei Prognosen geben, ob diese Operation dem Kleinen irgendwelche Vorteile bringen würde. Um solche Prognosen zu geben, müssten erst mehr Kinder operiert werden, doch die meisten Eltern bekämen ihre Kinder mit diesem Krankheitsbild nicht. Mein Kind gehen zu lassen? Mit diesem Thema wollten wir uns doch eigentlich gar nicht auseinandersetzen. Was man mit fast absoluter Sicherheit sagen könne war, dass Linus nie laufen könne, keine Kontrolle über Blase und Darm und keine Sexualität im normalen Maße haben werde. Dazu käme noch, dass er die Veränderungen am Kopf hatte und ein offener Rücken in vielen Fällen mit einem Wasserkopf in Verbindung stehe. Welche Auswirkungen würde das noch nach sich ziehen? Da standen wir also vor der schwersten Entscheidung unseres ganzen Lebens…

Lassen wir uns auf die Operation ein? Riskieren wir damit gleichzeitig eine extreme Frühgeburt? Bekommen wir unser Kind? Wer sollte diese Frage beantworten? Wir verblieben dabei, erst einmal nach Hause zu fahren und uns zu überlegen was nun geschehen solle. Der Weg nach Hause war schon mit 1000 Gedanken und Tränen überschattet. Als wir zu Hause waren, hatte ich meine Entscheidung schon getroffen. Mir war klar, dass ich mein Leben mit einem behinderten Kind schaffen könnte, aber was für ein Leben hätte unser Sohn? Die quälenden Fragen: Warum bin ich anders? Warum bin ich so krank? Was habe ich vom Leben? Diese Fragen hätte ich von meinem Kind nicht ertragen können. Die vielen Berichte und Schmerzen von Betroffenen zeigten uns, was es für ein schweres Schicksal sein kann, unzählige Operationen durchgemacht zu haben und doch immer anders zu sein. Es soll keine Entschuldigung sein, aber wir haben wirklich versucht, im Sinne unseres Sohnes zu entscheiden.

Wir entschieden uns, unseren Sohn gehen zu lassen (es tut so unendlich weh, daran zu denken).

Am nächsten Morgen machten wir uns erneut auf den Weg nach Bonn um ihn dort zu entbinden. Der Weg dahin war mit Tränen geebnet... Als wir über eine Brücke fuhren, dachte ich noch, wie einfach es jetzt wäre, mit dem Wagen einfach dort hinunterzustürzen, dann wären wir alle zusammen und alles wäre vorbei ...

Als wir in Bonn ankamen, hatten wir zunächst ein Gespräch mit einer Psychologin. Aber auf die ganzen Fragen hatte ich keine Antworten. Ich wusste einfach, ich würde ohne mein Kind nach Hause fahren müssen. Auch die Frage, ob wir den Kleinen beerdigen lassen wollten, schien mir so sinnlos. Mein Kind lebte doch noch, es bewegte sich doch, alles dies sollte am nächsten Tag vorbei sein. Wo war Gott in dieser Zeit? Das Schlimmste was in meinem Leben passieren sollte, rückte immer näher. Am Mittwoch Nachmittag sollte ich die Spritze in die Nabelschnur bekommen, die auslöst, dass das kleine Herz aufhört zu schlagen. Wieder waren so viele Leute in dem Raum und es herrschte eine Kälte, die nicht zu beschreiben ist. Ich fühlte mich als Täter... Die Spritze durch die Bauchdecke tat so weh, ich wollte doch versuchen, mich hier noch einmal von meinem Kind zu verabschieden. Aber es ging nicht. Schön wäre es gewesen, hätte man doch eine Kerze angezündet, als Zeichen, dass er in den Himmel kommt.

(Ich kann kaum weiterschreiben ... Ich vermisse dich so sehr, mein Schatz).

Nun wurde ich 5 Minuten liegen gelassen, man wollte danach noch mal mit Ultraschall schauen, ob das Herz des Kleinen nicht mehr schlug. Hätte ich meinen Mann nicht dabei gehabt, wäre ich gestorben. Keiner der vielen Leute kam auch nur einmal zu uns, um uns vielleicht zu trösten. Die dachten vielleicht auch: „Die wollte es doch...". Es ging mir schlecht, so schlecht, dass man es nicht beschreiben und auch nicht nachvollziehen kann. Der ganze Tag war voller Tränen, die nicht mehr zu trocknen schienen. Mein kleiner Bauch war noch da, aber mein Kind lebte nicht mehr.

In der Nacht sollte ich das erste Zäpfchen bekommen, danach alle 5 Stunden. Während des Tages wurden die Wehen dann immer mehr und zum Abend hin sollte unser Sohn still auf die Welt kommen. Nach vielen Schmerzen und unzähligen Schmerzmitteln kam Linus am 25.03.04 um 18.15 Uhr mit 30 cm und 472 g auf die Welt. Ich war noch nicht soweit, ihn direkt zu sehen, also nahm die Hebamme ihn mit, um ihn zu waschen. Michael war die ganze Zeit an meiner Seite und litt bestimmt genauso wie ich. Er hielt einfach meine Hand und dafür danke ich ihm.Leider musste ich danach direkt zur Ausschabung, weil sich nicht alles gelöst hatte. Als ich wieder auf dem Zimmer war, brachte uns die Schwester unseren kleinen Schatz. Sie hatten ihn liebevoll in ein kleines Körbchen gelegt, mit einem kleinen Teddy dabei. Ich hatte Angst, ihn anzusehen, doch als ich ihn sah, dachte ich, dass es das

schönste Kind war, das ich bisher gesehen hatte, unser Kind, unser Linus. Er war so klein und doch so vollkommen...
Wir ließen einen Pastor kommen, um ihn zu segnen. Er betete mit uns und wir hoffen, dass er einen besonderen Platz im Himmel bekommen hat. Wir verbrachten noch einige Zeit alleine mit Linus, machten noch einige Fotos und ich gab ihm noch unzählige Küsse. Mit meinem Pullover deckte ich ihn zu, er sollte es doch „warm" haben. Michael brachte ihn dann wieder zu den Schwestern. Ohne den Zustand „Schock" hätte ich das alles nicht überstanden.

In der Nacht konnte ich einigermaßen schlafen, ich war ja auch so benommen von den unzähligen Schmerzmitteln und der Vollnarkose. Am nächsten Morgen sollten wir die Klinik schon wieder verlassen können, aber ohne unseren Sohn. Wir hatten uns dazu entschlossen, Linus dem Arzt, der mich operiert hätte, zur „Verfügung" zu stellen, um an ihm die Operation durchzuführen, die eigentlich in meinem Bauch möglich gewesen wäre. Linus wurde in einen künstlichen Bauch gelegt und der Arzt führte daran die Operation durch (Linus wurde aber nicht aufgeschnitten oder ähnliches, es wurde nur der Defekt am Rücken verschlossen). Wir hatten das Gefühl, dass der Arzt uns sehr dankbar dafür war, und vielleicht konnte Linus somit anderen helfen, die diese Operation doch riskieren wollen.

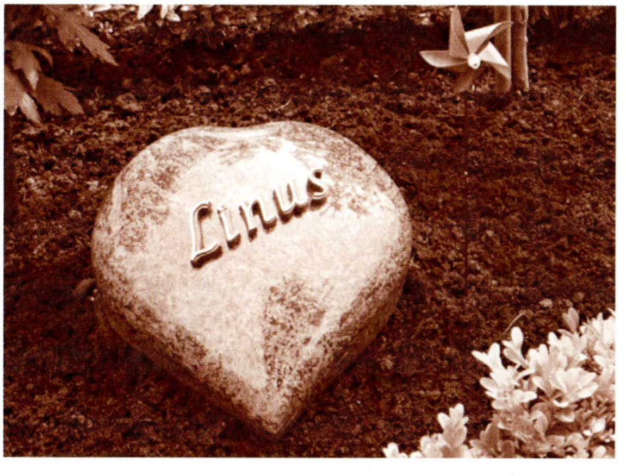


Für uns war sofort klar, dass wir ihn nicht in Bonn lassen wollten, darum kümmerte sich Michaels Vater schon um einen Bestatter, als wir noch in der Klinik waren. Ich wollte ihn doch wenigstens so bei uns haben. Wir haben Linus dann nach einer Woche auf dem Friedhof in unserem Ort begraben und ich besuche ihn fast jeden Tag. Wir legten ein Hochzeitsfoto, meinen Pullover und gestrickte Söckchen mit in den Sarg.

Ich denke, ich hätte nicht damit leben können, ihn dort zu lassen und ich bin so froh, dass er bei uns begraben werden konnte. Anders wäre meine Trauer wohl noch schlimmer. Auch dass wir ihn nach der Geburt gesehen haben, denke ich, ist ein wichtiger Teil der Trauerarbeit. Im Nachhinein denke ich zwar, dass die Zeit, die wir noch mit ihm hatten, viel zu kurz war, aber ich denke, jede Zeit wäre zu kurz gewesen. Ich hatte das Gefühl, dass die Trauer in den Wochen danach eher zu- als abnahm. Die ganzen Gedanken zu ordnen ist so schwierig und man findet einfach keinen Weg aus der Trauer hinaus. Ich habe mich dann einer Selbsthilfegruppe angeschlossen und bin bei einer Psychotherapeutin in Behandlung. Ich denke, das hilft mir sehr. Ich hatte in den Wochen danach Angst, dass es Linus für meine Umwelt nicht gegeben hat und nicht gibt, doch unsere Familie und einige gute Freunde haben mir gezeigt, dass sie mich durch die Trauer begleiten und dass Linus auch in ihren Herzen ist. Und das ist sehr wichtig für mich.

Linus ist und bleibt für immer ein wichtiger Teil in meinem Leben, ich werde die schöne Zeit mit ihm nie vergessen. Aber die Frage WARUM ER, WARUM WIR bleibt für immer unbeantwortet. Ich will nur, dass er weiß, wie sehr wir ihn lieben und dass er immer in unseren Herzen bleiben wird. Er wird immer unser Erstgeborener sein und ich hoffe, wir werden uns irgendwann wiedersehen. Kleiner Engel, wir vermissen dich so sehr, wir hoffen es geht dir gut, da wo du bist.

Auch wenn du uns in diesem Leben auf Erden nicht begleiten kannst, so wirst du immer in unseren Herzen weiter leben. Du wirst immer eine große Rolle in unserem Leben spielen und uns so unser ganzes Leben lang begleiten. Wenn wir an dich denken, wird die Dankbarkeit, dich einen Teil unseres Lebens nennen zu dürfen, den Schmerz, in unendliche Trauer und die Verzweiflung aufwiegen. Wir möchten die Zeit nicht zurückdrehen und somit alles ungeschehen machen, denn sonst hätte es die wunderschöne Zeit von 22 Wochen in meinem Bauch nie gegeben. Wir hoffen, dass du, wo du jetzt bist, ohne Schmerzen und Einschränkungen leben kannst. Die Entscheidung, die wir getroffen haben, war die schwerste Prüfung unseres Lebens und die Frage: „Warum du?" Wird uns unser Leben lang begleiten. Wir hoffen darauf, dass wir uns wieder sehen und tragen dich tief in unseren Herzen. Keine Worte auf Erden können ausdrücken, wie sehr wir Dich lieben.

*Linus wir lieben Dich*

*Deine Mama & Dein Papa*

## Angela Das kleine Leben von Louis Balthasar Tillmann

Für meinen kleinen Sohn
Louis
unser erstes Kind!
In Liebe
Deine Mutti

Der Name „Louis" kam mir als eine etwas modernere Form des Rufnamens meines Opas „Alois" in den Sinn. Erst später erfuhr ich, dass dieser Name die romanisierte Form des alten germanischen Namens „Alwis" ist und soviel bedeutet wie: allwissend, der sehr Weise.

Herzlich bedanken möchte ich mich auf diesem Wege bei meinem Mann Erik, der die Entscheidung für eine Fortführung der Schwangerschaft und auch die gleichzeitig schöne und traurige Zeit der Schwangerschaft gemeinsam mit mir getragen hat, unserer Hebamme Ulla, die ihre Erfahrungen mit uns geteilt hat und uns in der verbleibenden Zeit unserem Sohn noch ein ganzes Stück näher gebracht hat, meiner Psychotherapeutin für ihr Feingefühl hinsichtlich meiner Person und dieser besonderen Situation, meiner Kollegin Margret für ihr offenes Ohr und ihr natürliches Interesse „an uns" sowie der Schriftstellerin Waltraud Weiß für ihr wunderbares Gedicht „Balthasar (Balthasine)".
Danke

Als wir im Juli 2003 erfahren haben, dass wir ein Kind erwarten, haben mein Mann und ich uns sehr gefreut. Ich habe ein kleines Tagebuch geführt und aufgeschrieben, wie es mir so geht, was ich so fühle. Eigentlich lief alles prima, von Übelkeit wurde ich nicht geplagt und mein Bauch wuchs langsam und stetig. Nur Müdigkeit war am Anfang da.

Am Donnerstag, den 23.10.2003, in der 17. Schwangerschaftswoche, hatte ich einen Termin bei meinem Frauenarzt. Vielleicht, so hoffte ich, würden wir dieses Mal erfahren, was „es" würde, ein Junge oder ein Mädchen. Seit gut einer Woche hatte ich das Gefühl, dass ich Bewegungen in meinem Bauch spüren konnte. Mein Frauenarzt kam in das Untersuchungszimmer und warf, wie mir schien, einen skeptischen Blick auf meinen Bauch. Bislang war ich immer froh zu hören: „Es ist alles normal", und ich freute mich schon, mein Kind auf dem Ultraschall wiederzusehen.

An dem Gesichtsausdruck des Arztes, der intensiv auf den Monitor schaute, merkte ich aber ziemlich schnell, dass irgendetwas anscheinend nicht stimmte. Zunächst blieb ich still und wartete ab, ob er etwas sagen würde. Schließlich sagte er, dass auffallend wenig Fruchtwasser vorhanden sei. Ich fragte nach, ob dies denn nicht normal sei. Nein, sagte er, das sei nicht normal. Ich fragte, welche Ursachen das wenige Fruchtwasser denn haben könne. Er schilderte verschiedene Möglichkeiten, die für das wenige Fruchtwasser verantwortlich sein könnten: Es könne etwas mit der Speiseröhre nicht stimmen, mit den Nieren sei eventuell etwas nicht in Ordnung oder das Kind habe vielleicht eine Chromosomenanomalie. Er untersuchte weiter und stellte eine milde Nackenfalte fest, zudem sei der Kopf des Kindes zitronenförmig. „Das kann auf eine Chromosomenanomalie hindeuten", sagt er. Eine Trisomie 18 schloss er aber aus, da das Kind ja seine Hände bewegen könne. Er holte eine scheinbar erfahrene Arzthelferin hinzu, die ebenfalls auf den Monitor schaute und nickend zustimmte, dass irgendetwas nicht in Ordnung sei. Ich fragte, ob er auch nach den Nieren geschaut habe, wenn es daran liegen könne. Der Arzt fuhr mit seiner Untersuchung fort. Es dauerte sicherlich weitere 15 Minuten. Plötzlich hörte er mit der Untersuchung abrupt auf und sagte nur: „So, hier hören wir jetzt mal auf." Irgendwie hatte ich das seltsame Gefühl, dass er etwas gesehen hatte, was er mir nicht sagen konnte oder wollte. Ich wagte in diesem Moment aber nicht nachzufragen, denn ich fühlte mich wie gelähmt von all den Worten, die im Zusammenhang mit der Diagnose zu dem fehlenden Fruchtwasser gefallen waren. Wir gingen in das Nachbarzimmer und der Arzt schlug mir vor, am folgenden Tag zu einer Fruchtwasseruntersuchung in seine Praxis zurückzukommen. Er präsentierte mir mit den Worten: „So sieht das dann aus", ein kleines Fotoalbum mit Karten von Chromosomenanalysen und Ultraschallaufnahmen, die mich in diesem Moment überhaupt nicht im Geringsten interessierten. Ich sagte: „Ich weiß aber nicht, ob ich das Kind nicht trotzdem austragen will, auch wenn es eine Chromosomenanomalie hat." Er antwortete mir darauf in einem heftigen Ton: „Und was ist, wenn das Kind nicht lebensfähig ist?" Bei mir schrillten in diesem Moment alle Alarmglocken. Ich fühlte mich wie vor den Kopf gestoßen und wagte nicht genauer nachzufragen. Vielleicht, weil er schon mehrere Vermutungen geäußert hatte, was mit dem Kind „nicht in Ordnung" sein könnte und weil die Andeutung, mein Kind könne nicht lebensfähig sein, für mich in diesem Moment einfach der absolute Hammer war und mir die Sprache völlig verschlug. Wir vereinbarten, dass ich am nächsten Tag zu einer Fruchtwasseranalyse kommen würde. Ich verließ die Praxis und fuhr mit all den geäußerten Vermutungen, die für mich alle gleich schrecklich waren, nach Hause. Im Auto kullerten mir die Tränen nur so die Wangen herunter. Das konnte doch einfach nicht wahr sein, das etwas mit meinem Kind nicht in Ordnung sein sollte. Es war doch bisher immer alles „normal" gewesen. Zu Hause angekommen, rief ich meinen Mann, Erik, im Büro an und erzählte ihm alles. Auch er war geschockt. Abends rief ich bei meiner Schwester an, schilderte ihr die Situation und fragte sie, was sie von der Fruchtwasseranalyse in der Arztpraxis halten würde. Ihr schien die Methode eher ungewöhnlich. Außerdem hatte sie so wie ich das Gefühl, dass es gut wäre, eine zweite Meinung einzuholen.

Am nächsten Morgen fuhren mein Mann und ich kurz entschlossen zum Frauenarzt meiner Schwester. Nachdem wir freundlich begrüßt wurden und Platz genommen hatten, machte uns der Arzt erst einmal darauf aufmerksam, dass wir ja sicherlich wüssten, dass man in der Schwangerschaft den Arzt nicht wechseln dürfte. Ich wusste das bislang nicht, denn schließlich war es meine erste Schwangerschaft, aber war das jetzt wirklich so wichtig? Wir schilderten die Situation und der Arzt machte eine Ultraschalluntersuchung. Auch er stellte fest, dass wenig Fruchtwasser vorhanden war, einen zitronenförmigen Kopf konnte er nicht bestätigen. Er riet uns, am besten sofort zu einer Praxis für Pränataldiagnostik in Düsseldorf fahren. Er bot uns an, sein Bestes zu versuchen, damit wir bei „Pränatal" sobald wie möglich einen Termin bekommen würden. Wir gingen etwa für eine ¾ Stunde in ein Cafe, beruhigten uns ein wenig und waren nicht mehr ganz so aufgewühlt. Als wir wieder zur Praxis kamen, erhielten wir die gute Nachricht, dass wir sofort nach Düsseldorf fahren könnten. Der Arzt sagte uns bei dieser Verabschiedung, dass es nicht unbedingt etwas Schlimmes sein müsste, doch wenn es so sei, hätten wir zumindest doch bewiesen, dass wir zeugungsfähig wären, und schließlich sei ich ja noch jung, und wir könnten bestimmt noch 5 Kinder bekommen. Er murmelte mit dem Blick zum Boden gerichtet, auch seine Frau hätte 14 (!) Fehlgeburten gehabt, und schließlich sei es doch noch ein Junge geworden. Diese Worte waren bestimmt gut gemeint, aber sie waren für uns in diesem Moment kein Trost. Ich dachte eher: „Wie schrecklich! Wie hat diese arme Frau das nur durchgestanden und was steht mir noch bevor?"

Auf dem Weg in die Innenstadt, rief ich meinen Frauenarzt an und sagte den Termin zur Fruchtwasseranalyse bei ihm ab. Bei Pränatal angekommen, wurden die Personalien aufgenommen, und wir setzten uns ins Wartezimmer. Hier herrschte eine komische, etwas angespannte Atmosphäre - ein bisschen wie bei einer Abschlussprüfung. Das erste Mal eine Praxis, in der ganz viele Paare gemeinsam auf die Untersuchung ihres Kindes warteten und auf die anschließend guten oder schlechten Nachrichten. Nur ein Paar schien es sich hier gemütlich zu machen. Sie packte ein paar Butterbrote aus und aß, während er ihr aus der Broschüre zur Fruchtwasseranalyse vorlas. Er las laut, denn seine Frau oder Freundin war offensichtlich blind. Irgendwie ein sehr berührendes Bild die beiden – vermutlich waren auch sie schon zu dritt.

Als wir dann an der Reihe waren, empfing uns ein sympathischer junger Arzt. Er ließ uns die Situation schildern und bereitete alles für den Dopplerultraschall vor. Er schaute sich unser Baby an, begann mit den üblichen Vermessungen. Er merkte an, dass tatsächlich recht wenig Fruchtwasser vorhanden sei, bestätigte auch die milde Nackenfalte, jedoch nicht den zitronenförmigen Kopf. Bei der Untersuchung der Wirbelsäule rahmte er immer wieder einen bestimmten Bereich ein und vergrößerte diesen. Erik und ich waren beide still und warteten. Ich fragte schließlich, was er suchte und er antwortete, dass er die Nieren suchen würde. Immer wieder unternahm er neue Einstellungen, bis er schließlich in ruhigem Ton sagte: „Ich kann beim besten Willen keine Nieren finden." Trotzdem suchte er noch weiter und sagte schließlich: „Aber es gibt ja auch Situationen, in denen man einfach irgendwann nichts mehr sieht, und deshalb werde ich noch einmal eine Kollegin hinzuholen."

Auch die Kollegin konnte bei unserem Kind keine Nieren entdecken. Auch Arterien, die normalerweise zu den Nieren hinführen, waren nicht zu sehen. Der Arzt erklärte uns die Konsequenzen: „Wenn das Baby keine Nieren hat, wird ihr Kind außerhalb des Mutterleibes leider nicht lebensfähig sein, nicht zuletzt weil die Lungen sich nicht richtig entwickeln können. Es handelt sich vermutlich um das so genannte Pottersyndrom. Man wird bei so einem kleinen Wesen auch keine Nierentransplantation machen. Das Kind wird aber im Mutterleib weiterleben können, es wird allerdings aufgrund des fehlenden Fruchtwassers immer ziemlich eng liegen. Wir können auch regelmäßig Fruchtwasserauffüllungen machen, würden dann allerdings unter Umständen eine Infektion der Gebärmutter riskieren. Das Kind wird aufgrund des fehlenden Fruchtwassers aber vermutlich keine Schmerzen haben. Es tut mir sehr leid. Das ist jetzt eine sehr schwere Situation für Sie." Wir waren geschockt und weinten beide. Der Arzt sagte tröstend: „Das darf man auch ruhig mal - in so einer Situation."

Um das Ergebnis der Untersuchung abzusichern, schlug er vor, Fruchtwasser für eine Chromosomenanalyse abzuziehen und gleichzeitig neues Fruchtwasser aufzufüllen. Es sollte sich so verhalten, das, wenn das Kind Fruchtwasser getrunken hatte, sich die Nieren, falls doch vorhanden, auffüllen und anschließend im Ultraschall sichtbar würden. Wir stimmten zu. Eine Assistentin bereitete warmes Fruchtwasser vor. Der Arzt stach mit der Nadel vorsichtig durch die Bauchdecke, zog Fruchtwasser ab und füllte 140 ml warmes Fruchtwasser auf. Alles ging recht schnell und unkompliziert. Wir wurden in den Ruheraum geschickt, damit unser Kind in Ruhe Fruchtwasser trinken konnte. Wir waren still und traurig. Mein Mann warf einen Blick aus dem Fenster und stellte fest: „Es schneit," und fuhr mit Tränen in den Augen fort: „Das passt jetzt irgendwie gar nicht zusammen," denn er liebt den Schnee sehr. Wir weinten. Es war der 24.10.2003. Zwei Monate vor Weihnachten erwarteten wir womöglich ein Kind, das nicht lebensfähig sein würde. Etwa eine halbe Stunde später waren wir zurück im Untersuchungsraum. Im Ultraschall waren leider weiterhin keine Nieren zu entdecken, auch die Blase war nicht darstellbar. Um dieses Ergebnis wirklich ein letztes Mal abzusichern, schlug uns der Arzt vor, am folgenden Dienstag wieder zu kommen. Er sagte, das sei auch ganz wichtig für den Kopf. Er erklärte uns, dass uns das Ergebnis der Untersuchung zu einem medizinisch indizierten Schwangerschaftsabbruch nach § 218 berechtigen würde. Wir müssten aber in keinem Fall sofort eine Entscheidung treffen, sondern sollten alles in Ruhe überdenken. Es sei wichtig, dass wir als Eltern entschieden, was für uns richtig sei. Es wäre vielleicht auch ratsam, sich Beistand zu suchen. Das könnte ein guter Freund sein mit dem man gut reden kann oder evtl. auch professionelle psychologische Unterstützung. Er sagte, dass ein erster Schritt ein Gespräch mit einer Beraterin bei Donum Vitae sein könnte.

Abschließend gab er seine Diagnose in den Computer ein und gab uns für den Frauenarzt und für uns persönlich einen Ausdruck mit. Wir würden uns zu einer abschließenden Untersuchung am folgenden Dienstag noch einmal wiedersehen. Wir fuhren nach Hause und waren sehr traurig. Es tröstete uns in dieser Situation ein kleines bisschen, dass wir uns bei diesem Arzt gut aufgehoben und in dieser Situation ernst genommen fühlten. Es tat gut, nicht ein weiteres Mal hören zu müssen, dass quasi alles nur halb so schlimm sei, da wir ja noch viele Kinder bekommen könnten. Es war ebenfalls gut, dass er uns in aller Offenheit sagte, wie es um unser Kind stand. Bei einem Interview im Fernsehen, das ich später einmal sah, sagte ein Polizeiseelsorger, dass es für Angehörige besser sei, wenn der Überbringer einer schlechten Nachricht, ihnen sofort die Wahrheit sagen würde, wenn z. B. ein Partner oder ein Kind bei einem Unfall gestorben sei. Man solle nicht lange vorab erzählen, sondern direkt mitteilen, was passiert sei, denn genau das würden die Angehörigen meistens unterbewusst schon ahnen. Ansonsten würde es leicht passieren, dass zu dem Schock und der Traurigkeit auch noch das Gefühl des Betrogenwordenseins hinzukäme. Unsere Situation war meines Erachtens ganz ähnlich. Es war richtig, dass uns der Arzt bei Pränatal sagte, was er sah, nämlich, dass unser Kind keine Nieren hatte. Es war richtig, dass er uns sofort aufklärte, welche Konsequenzen damit verbunden waren, so schlimm diese auch waren.

Meinen Frauenarzt habe ich zu einem späteren Zeitpunkt noch einmal auf die Situation in seiner Praxis angesprochen und gefragt, ob er, so wie ich vermutet hatte, nicht auch gesehen habe, dass unser Kind keine Nieren hatte. Er sagte, er habe es wohl gesehen, doch „man könne einer Frau" das in dieser Situation nicht sagen. Ich bat ihn, dass er mir ab sofort immer direkt sagen solle, was er sähe. Durch diese Bemerkung fühlte er sich jedoch offensichtlich auf den Schlips getreten, denn er warf mir vor, ich habe ihm nicht vertraut, da ich zu einem anderen Arzt gegangen sei. Außerdem habe ich ihm damals bei der Untersuchung seinen ganzen Laden aufgehalten (nebenbei gesagt musste auch ich an diesem Tag 1¼ Stunde warten) und jetzt würde ich wieder soviel Zeit beanspruchen. Außerdem habe auch er früher an der Uni-Klinik Köln einmal das gemacht, was Herr Dr. K., der uns im Übrigen gar nicht untersucht hatte, jetzt in Düsseldorf machen würde. Schließlich meinte er zu mir, als ich ihm bei einer Bemerkung konterte, ich solle doch nicht „so bockig" sein. Zudem viel schwerwiegenderen Problem, das unser Kind nicht lebensfähig war, war eine Debatte hinzugekommen, die einfach unmöglich war, weshalb ich meinen Frauenarzt später wechselte.

Die Diagnose wurde leider auch in der letzten großen Ultraschalluntersuchung bestätigt: Unser Kind hatte keine Nieren, die Blase war nicht darstellbar. Unser Kind – wir wussten mittlerweile, dass „es" ein Junge wird – würde wegen der engeren Lage im Bauch eventuell Klumpfüße und -hände sowie für das Pottersyndrom spezifische Gesichtszüge haben (eine flache Nase, einen weiteren Augenabstand sowie tief stehende Ohren). Die Ärzte sagten uns aber nochmals, dass unser Kind aufgrund der engeren Lage vermutlich keine Schmerzen haben würde. Wir haben auch über die Möglichkeit der ständigen Fruchtwasserauffüllung nachgedacht. Da diese aber mit einer erhöhten Infektionsgefahr der Gebärmutter verbunden gewesen wäre, haben wir schließlich Abstand von diesem Gedanken genommen. Man versicherte uns, dass eine Fortführung der Schwangerschaft für mich aber ansonsten nicht mit einem größeren Risiko verbunden sei. Die Prognose für unser Kind lautete „infaust", d. h. unser Kind würde nicht lebensfähig sein und spätestens nach der Geburt sterben. Was sollten wir jetzt tun? Wir hatten das Gefühl, dass uns die Ärzte unterschwellig alle zu einem Schwangerschaftsabbruch geraten hatten. Ein Glück hatten uns die beiden jüngeren Ärzte bei Pränatal deutlich zu verstehen gegeben, dass in unserem Fall aus medizinischer Sicht keine Eile geboten war, dass wir Zeit hatten eine Entscheidung zu treffen, dass es vor allem unsere Entscheidung sein sollte. Wir nahmen uns diese Zeit und gingen zu zwei Beratungsgespräche, die sehr wichtig waren. In der ersten Woche nach dem Befund hatten wir ein Gespräch mit einer Mitarbeiterin von Donum Vitae in Düsseldorf und in der zweiten Woche eines mit einer Beraterin vom Vinzenz Pallotti Hospital Bensberg. Wir waren sehr erschrocken, als wir hier bestätigt bekamen, dass es in einigen Bundesländern die sogenannte 500-g-Grenze gibt, die besagt, dass Babys, die unter diesem Gewicht liegen, eigentlich nicht bestattet werden und mit dem restlichen Krankenhausabfall „entsorgt" werden. Und unser Kind wog noch nicht einmal 250 g! Böse ausgedrückt würde es also schlimmstenfalls genau wie ein gemeiner Tumor behandelt. Wir wurden aufgeklärt, welche Möglichkeiten es gab, um die Geburt einzuleiten.

Theoretisch war dies vorstellbar, aber praktisch? Unser Kind gehörte doch schon irgendwie zu uns, und es war ein kleines, lebendiges Wesen, das schon in mir verwurzelt war. Wie sollte ich dieses Kind nur hergeben können?

Während wir in der ersten Woche noch an einen Abbruch gedacht haben, haben wir ab der zweiten Woche immer mehr den Weg in Betracht gezogen, die Schwangerschaft fortzuführen. Dafür entschieden wir uns dann in der dritten Woche. Wir entschlossen uns, den natürlichen Weg mit unserem Sohn zu gehen. Wir konnten und wollten nicht frühzeitig sein Leben beenden und wollten dafür sorgen, dass, wenn er tatsächlich sterben musste, er in Würde sterben konnte. Ich glaube, wenn ich zum damaligen Zeitpunkt eine Geburt hätte einleiten lassen, wäre ich danach vermutlich sehr unglücklich gewesen. Irgendwie hatte ich immer wieder den Satz im Kopf: „Dann hat er zwar nur ein kleines Leben, aber er hat immerhin ein kleines Leben in meinem Bauch." Zudem hatten wir den Dokumentarfilm „Mein kleines Kind" von Katja Baumgarten im Fernsehen gesehen, der zufällig eine Woche nach der vernichtenden Diagnose kam. Dieser Film gab uns, trotz aller Traurigkeit, die auch diese Frau erleben musste, Hoffnung, dass wir mit unserem Kind und trotz der furchtbaren Situation der Natur ihren Lauf lassen konnten. Während dieser Entscheidungsphase hatte ich glücklicherweise auch einen Traum: Ich lag auf der Liege im grün gekachelten Kreißsaal und man wollte gerade anfangen, die Geburt einzuleiten, ich sagte nur ganz laut und irgendwie verzweifelt: „Ich kann das nicht, ich will das nicht!" und stand auf.

Letztendlich muss jedes Paar/jede Mutter solch eine Entscheidung für sich selbst und für das Kind treffen. Ich denke, hier gibt es ganz bestimmt kein „Patentrezept". Letztlich müssen vor allem die Frau und ihr Partner mit der Entscheidung leben können und nicht der beratende Arzt, die Familie, die Freunde und Bekannten.

Nachdem wir uns entschieden hatten, die Schwangerschaft fortzuführen, lief unser Leben wieder einigermaßen normal weiter. Ich ging wieder arbeiten, was mir gut tat. Die meisten Arbeitskollegen wussten, denke ich, Bescheid, wie es um uns stand, haben unsere Entscheidung respektiert.

Natürlich war die Zeit der Schwangerschaft auch traurig, aber es war nicht nur eine Zeit der Traurigkeit, sondern auch immer wieder eine Zeit der Freude. Wir hatten Momente, die wir sehr genossen haben, mein Kind und ich, sowie auch wir zu dritt „als Familie". Es war sehr schön zu spüren, wie Louis (mit „S" gesprochen) in meinem Bauch wuchs, sich bewegte und dass es ihm, trotz fehlendem Fruchtwasser, wohl gut ging. Meine Hebamme wollte eigentlich bis zum letzten Ultraschall in der 33. Woche nicht glauben, dass gar kein Fruchtwasser da war, weil der Bauch sich nicht so anfühlte.

Wir haben in den letzten 4 Monaten, in denen Louis in meinem Bauch lebte durch

Haptonomie, die uns unsere Hebamme gezeigt hatte, guten Kontakt zu ihm bekommen, haben also das Gefühl, unser Kind ein ganzes Stück weit kennen gelernt zu haben. Gleichzeitig hatten wir Zeit, uns auf den Abschied von Louis vorzubereiten. Sehr geholfen hat mir in dieser Zeit auch meine Psychotherapeutin, die ich seit der Diagnose regelmäßig gesehen habe und auch jetzt noch sehe. Für mich war es ganz wichtig, mir meiner Gefühle bewusst zu werden und zu lernen, insbesondere auch mit der Traurigkeit umzugehen.

Ab der 33. Schwangerschaftswoche wurde es dann zunehmend enger in meinem Bauch. Louis lag in Beckenendlage auf der rechten Seite des Bauches. Er hätte sich aufgrund des fehlenden Fruchtwassers auch nicht mehr mit dem Kopf nach unten drehen können. Obgleich Louis einen Tag, nachdem ich ein Gespräch mit der Hebamme und dem ehemaligen Chefarzt hatte – die beide laut gesagt hatten „Er wird sich nicht mehr drehen" – seine Position doch noch ganz schön veränderte. Da war eine ziemliche Bewegung nachts im Bauch. Er rückte ein ganzes Stück in die Mitte und lag nicht mehr so auf der Seite. Kurz darauf kehrte er aber wieder in seine übliche Lage zurück.

Die Wehen begannen am 14.02.2004 nachts um 23:30 Uhr und Louis wurde am 15.02.2004 um 15:54 Uhr in Steißlage geboren. Die Geburt war natürlich anstrengend und die Wehen am Anfang ziemlich heftig, so dass ich auch zwei oder drei PDAs bekam. Dennoch verlief die Geburt soweit gut, und wir waren froh, dass es nicht zum Kaiserschnitt kam. Louis war bis zur Hüfte geboren, doch dann, obwohl es eigentlich keinen wirklichen Grund dafür gab, wie unsere Hebamme sagte, war plötzlich einfach eine längere Ruhephase da, er „arbeitete" nicht mehr mit und bei mir kam einfach keine Wehe mehr. Langsam legte er seine Beinchen in die Hände unserer Hebamme ab. In dieser Zeit ist er dann, hoffentlich ohne größere Angst und Schmerzen, friedlich verstorben. Als diese Situation eingetreten war, weinte ich, glaube ich, recht kurz, aber heftig laut los. Auch mein Mann, der die ganze Zeit bei mir geblieben war, hat geweint. Es war ganz wichtig, dass ich die Worte im Hinterkopf hatte, die mir zuvor der ehemalige Chefarzt gesagt hatte. Er sagte mir, dass es für unser Kind vermutlich am schönsten sei, wenn es in der Wärme meines Bauches versterben würde, wenn es nicht mehr die Kälte von draußen spüren müsse und versuchen müsse die Atmung aufzunehmen, was ihm aufgrund der vermutlich unterentwickelten Lunge schwer gefallen wäre. So ist Louis während der Geburt in eine Art Dämmerzustand geraten, der ihn ganz langsam und sachte hat „einschlafen" lassen. Louis war 43 cm groß, 2245 g schwer und für die 34. Woche zeitgerecht und äußerlich normal entwickelt. Er hatte schon viele kleine braune Haare auf dem Kopf. Es war sehr sehr schön für meinen Mann und mich, ihn in den Armen zu halten und sein friedliches Gesicht zu bestaunen. Er war trotz alledem ein kleines großes Wunder!

Wir sind aber auch heute, 4 ½ Monate danach, immer noch ab und zu sehr traurig über den Verlust unseres Sohnes, auch wenn wir die Prognose der Ärzte kannten. Denn wirklich vorbereiten kann man sich auf den Tod seines Kindes nicht, auch wenn wir uns damit auseinandergesetzt haben (auch das Buch von Hannah Lothrop „Gute Hoffnung, jähes Ende" hat uns dabei geholfen), und auch wenn wir einiges für ihn und den voraussichtlichen Abschied von ihm vorbereitet hatten. Wir wussten nicht genau, wann Louis geboren würde. Im Durchschnitt, so hatte ich gelesen, würden die Kinder mit einer Pottersequenz in der 34. Woche geboren. Die Schwangerschaft hätte aber durchaus auch 40 Wochen und länger dauern können. So suchten wir uns in der 28. Woche nach einem längeren Gespräch mit der Mitarbeiterin im „Trauerhaus" in Köln schweren Herzens ein Moseskörbchen für Louis aus und holten dieses dann 4 Wochen später ab. Ja, das war sehr schwer! Aber dennoch war es ein sehr wichtiger Schritt auf diesem Weg.

Wir kleideten das Moseskörbchen für ihn mit blauem Fleece-Stoff aus, den wir zuvor mit rot-gelben Blumen, gelben Sternen und seinem Namen bestickt hatten. Wir legten ihm Stofftiere und andere kleine Geschenke hinein. Diese Vorbereitung war sehr wichtig, denn wir hatten uns darüber unterhalten, was wohl werden würde, wie wir uns fühlten, wie seltsam es überhaupt war, dieses Körbchen so vorzubereiten. So war die Vorbereitung auch mit Trauer und Schmerz verbunden, vor allem, als das Moseskörbchen dann fertig war. Aber es war ein wichtiger Schritt, um später der Realität tatsächlich ins Auge blicken zu können und sie lernen anzunehmen. Im November war ich bereits bei Toys R Us gewesen und hatte Louis etwas zum Anziehen gekauft, da wir ja nicht wissen konnten, wann der Kleine kommen würde. Das Aussuchen der Anziehsachen war ebenfalls mit schweren Gedanken verbunden, sich bewusst zu werden, dass es vermutlich das einzige sein würde, was ich für dieses Kind zum Anziehen kaufen konnte, dass ich keinen Kinderwagen zu kaufen brauchte und auch kein Kinderbett …

Als es dann wirklich soweit war, wurden wir im Vinzenz Pallotti Hospital Bensberg gut betreut. Zum einen von unserer Hebamme Ulla, zum anderen von den Ärzten, Schwestern und durch die Betreuerin vom psychosozialen Dienst des Krankenhauses. Mein Mann konnte mit im Krankenhaus übernachten, und wir durften unseren Sohn mit auf unser Zimmer und anschließend auch mit nach Hause nehmen. Man achtete darauf, dass ich nicht unmittelbar neben Frauen lag, die frisch entbunden und gesunde Babys zur Welt gebracht hatten. Auch verhielt sich das Krankenhauspersonal uns gegenüber ganz offen. Keiner hat „weggeschaut", sondern man akzeptierte uns und auch unseren kleinen verstorbenen Sohn ganz natürlich, was uns gut tat. Eine Ärztin gratulierte mir sogar am nächsten Morgen, was mich sehr freute.

Wir hatten uns übrigens bis zum 16.2.2004 noch selber nicht vorstellen können, dass wir Louis mit nach Hause nehmen würden. Aber immer wieder haben wir in dieser Schwangerschaft feststellen müssen, dass wir auf dem Weg doch Schritte machen konnten, die wir zuvor für unmöglich gehalten hatten. Erst am Tag der Beerdigung, mittags gegen 13:30 Uhr, entschieden mein Mann und ich uns auch dazu, dass wir unseren Sohn in dem Moseskörbchen selbst zum Grab tragen wollten. Es war auf dem Weg zum Grab für mich so, als hätten wir die Ehre, den Kleinen das letzte Mal zu begleiten. Wir hatten auch einen schönen Blumenkranz für das Moseskörbchen gemacht und die Beerdigung weitgehend selbst vorbereitet. Und schließlich konnten wir ihn, zusammen mit dem Begleiter vom Trauerhaus, der auf der anderen Seite stand, auch in die Erde hinunterlassen. Auch war es vorher nicht angedacht gewesen, noch einmal das Moseskörbchen zu öffnen. Aber der Bestatter hatte auf meine Nachfrage hin gesagt, dass Louis sich nicht so stark verändert hatte. Das Köpfchen war insgesamt kleiner geworden. Wir waren dann froh, dass wir ihn noch ein letztes Mal sehen und von ihm Abschied nehmen konnten, und waren erstaunt darüber, dass fast alle, Verwandte, Freunde und Kollegen, die zur Beerdigung gekommen waren, sich unseren Louis noch angeschaut haben. Dass sich so viele das doch gewagt haben! Und ich war stolz und froh über unseren Sohn.

Während der Schwangerschaft gab es zwar nur wenige Menschen, die mal fragten, wie es uns ging, aber bei der Beerdigung waren ja doch einige da, und wir haben liebe Briefe und Karten bekommen, die uns die Anteilnahme der anderen zeigten. Viele sind angesichts solch einer Situation einfach völlig sprach- und hilflos. Man ist gelegentlich über diese Nicht-Reaktion enttäuscht. Irgendwann habe ich mich aber gefragt, wie ich wohl selbst reagiert hätte, wenn jemand anderes in meiner Situation gewesen wäre, und ich kann nicht mit Sicherheit sagen, dass ich mich anders verhalten hätte, dass ich nicht eventuell auch geschwiegen hätte.

Wenn aber jemand erzählte, so haben mein Mann und ich immer wieder festgestellt, dass fast jeder entweder selbst betroffen war oder jemand anderes kannte, der (s)ein Kind verloren hatte. Nur von selbst spricht in der Regel keiner davon. Vielleicht, weil man denkt, die anderen möchten nichts davon wissen, es belastet nur, oder weil es eben für einen selber ein schmerzliches Kapitel im Leben war oder noch ist.

Mittlerweile gehe ich nun wieder arbeiten und bin froh, dass die Kollegen und Kolleginnen in meiner Abteilung wissen, was passiert ist. Bis auf eine Kollegin hat mich jedoch keiner darauf angesprochen, wie es mir nun geht, nachdem Louis verstorben ist. Ich denke, dass dies keine Ignoranz ist, sondern es einfach sehr schwer ist damit umzugehen, wenn man nicht tatsächlich selber davon betroffen ist.

Auch ich trage nun unseren kleinen Louis im Herzen und fühle mich sehr mit ihm verbunden. Wenn dann doch einmal wieder viel Traurigkeit aufkommt, kullern auch noch mal die Tränen, aber das ist ja nur ganz natürlich. Ich bin froh, dass wir viele Fotos von unserem kleinen Sonnenschein haben, er war wirklich ganz niedlich und hatte so gut wie keine Kennzeichen des Pottersyndroms. Aber selbst wenn er diese gehabt hätte, hätte es für uns, glaube ich, nicht wirklich so eine große Rolle gespielt.

Wir hatten neben der traurigen auch eine schöne Zeit der Schwangerschaft mit Louis, die ich nicht missen möchte. Viele meinen, glaube ich, dass es umso schwerer ist, sich von dem Kind zu trennen, je länger das Kind im Bauch ist. Für mich war es nicht „schädlich" mich darauf einzulassen mein Kind zu lieben, sondern eher im Gegenteil. Dadurch, dass ich mein Kind besser kennen lernen durfte, konnte ich, glaube ich, später besser von ihm Abschied nehmen und ihn loslassen.

Nachdem wir Louis drei Tage nach der Entbindung zum Bestattungsinstitut „Trauerhaus" in Köln gebracht haben, wo wir ihn noch einmal „besuchten", schrieb ich ihm einen Abschiedsbrief, der bei seiner Beerdigung vorgelesen wurde:

Mein lieber kleiner Louis,

zur Zeit tut es mir noch arg weh, dass ich dich nach 8 ½ Monaten, die du in meinem Bauch gelebt hast, nun für immer loslassen muss. Ich habe dich mit ganz viel Liebe in meinem Bauch getragen, auch wenn man uns vor 4 Monaten mitgeteilt hat, dass du nicht lebensfähig sein wirst. Ich habe dich gerne in meinem Bauch gespürt, und habe es sehr genossen, wenn du dich an meine Hand anschmiegtest, als sie dich streichelte und nach dir fühlte. Auch dein Papa hat seine Hände auf meinen Bauch gelegt und nach dir gefühlt, und du hast dich unter seiner Hand weich bewegt. Nachts, wenn ich auf der falschen Seite gelegen habe, hast du auch manchmal getreten oder geboxt, als wolltest du mir sagen: „Hey, dreh dich doch bitte mal auf die andere Seite. So liege ich unbequem." Ich glaube, du wolltest lieber, dass ich auf der rechten Seite schlafe, denn dann lagst du auf dem Rücken. Ich habe mich sehr bemüht, auf dich zu horchen und zu fühlen, was dir in meinem Bauch gut tut, denn ich wusste ja, dass du wegen des fehlenden Fruchtwassers eng lagst und weniger Möglichkeiten hattest, dich zu bewegen. Manchmal, wenn ich nachts aufgewacht bin und meine Hand auf den Bauch gelegt habe, hast du sofort angefangen, dich darunter zu bewegen, als wolltest du mir mitteilen: „Na endlich, da bist Du ja wieder – streichle mich doch ein bisschen." Es war ein sehr schönes Gefühl zu spüren, wie sehr wir miteinander verbunden waren. Ich habe auch viel mit dir gesprochen und dir die Geschichte vom kleinen Prinzen vorgelesen. Das war mir irgendwie ganz wichtig.

Zum Schluss wurde es, glaube ich, für dich in meinem Bauch immer enger und auch für mich wurde es immer schwerer. Irgendwie war die Zeit reif für deine Geburt, auch hatten dein Papa und ich alles für dich vorbereitet. Ich habe dir gesagt, dass du nun kommen kannst, wenn du möchtest, dass alles bereit für dich ist. Ich habe auch darüber nachgedacht, ob ich dir sagen soll, dass du vermutlich kurz nach deiner Geburt sterben wirst, denn ich glaube, dass jeder Mensch ein Recht auf die Wahrheit hat, und wie könnte ich dir diese als Mutter verwehren. Es fiel mir sehr schwer, aber ich habe dir dann auch einmal mitgeteilt, dass die Ärzte gesagt haben, dass du höchstwahrscheinlich nicht lebensfähig sein wirst. Ich habe dir aber auch gesagt, dass, wenn dies tatsächlich der Fall sein wird, du nicht alleine sein würdest, sondern ich in jedem Fall bei dir wäre und du keine Angst zu haben brauchst. Ich wollte nicht, dass du, wenn du das Licht der Welt erblickst, enttäuscht bist, dass du nicht leben kannst und darüber hinaus vielleicht auch noch leiden musst. Ich wollte dir die Wahrheit sagen, dich nicht belügen, du kleines Menschlein.

Während deiner Geburt, etwa 20 Minuten bevor dein Körper ganz in unserer Welt angekommen war, hast du, haben wir, anscheinend entschieden, dass es besser ist, wenn du in meinem Bauch einschläfst. So kam es plötzlich zu einer längeren Pause, zu einer Ruhephase in der auf einmal nichts mehr passierte: Du hast nicht mehr „mitgearbeitet", wie unsere Hebamme sagte, und bei mir kam einfach keine Wehe mehr, und so bist du dann in der Wärme meines Bauches für immer und friedlich eingeschlafen. Das war zwar in diesem Moment auch noch mal sehr schlimm und schmerzhaft, aber ich hatte noch die Worte eines Arztes im Hinterkopf, der gesagt hatte, dass es für dich vermutlich der schönste Weg sei, wenn Du in der Wärme meines Bauches verstirbst und du nicht mehr die Kälte spüren und versuchen müsstest, die Atmung aufzunehmen, da auch deine Lungen vermutlich nicht richtig ausgebildet seien. Als du dann geboren warst und mir auf meinen Bauch gelegt wurdest, habe ich, haben wir uns trotzdem sehr an deinem Anblick gefreut. Wir haben uns gefreut zu fühlen, wie warm und weich du warst. Wir waren beide ganz gerührt von dir, von deinem friedlichen Gesichtsausdruck und dein Papa, kleiner Louis, hat dich ganz bestimmt zu 50 Prozent mitgeboren, so toll hat er mich unterstützt. Bevor wir den Kreißsaal verließen, kam dann noch Schwester Reginata und hat ganz liebe Worte für uns gefunden. Sie haben uns und auch unserer Hebamme Ulla gut getan, obwohl wir alle auch ganz traurig waren. Wir haben dich alle gesegnet und gemeinsam das Vaterunser gebetet. Wir durften dich dann im Krankenhaus mit auf unser Zimmer nehmen und haben dich ins warme, weiche Moseskörbchen gelegt, was wir für dich vorbereitet hatten. Am nächsten Morgen, es war noch dunkel, habe ich dein kleines Gesicht lächelnd vor mir gesehen, und es war so als würdest du mir von weit weg her sagen: „ Ich bin angekommen, Mutti".

Lieber kleiner Louis,

leider sollte die Prognose der Ärzte stimmen. Du warst zu krank, um bei uns auf der Erde zu bleiben. Und obwohl du nie das Licht der Welt erblickt hast, sind wir trotzdem sehr dankbar für die kostbare Zeit, die wir mit dir teilen durften – für die Zeit, die du im Bauch lebtest und für die gemeinsame Zeit nach deiner Geburt. Wir sind dankbar, dass du nicht hast leiden müssen, sondern dass du friedlich in die andere Welt weitergezogen bist. Wir sind uns sicher, dass du unsere Liebe deutlich gespürt hast und dass du jetzt bei Gott bist, und es dir gut geht.

Natürlich sind wir auch noch immer wieder tief traurig und gewiss wird es eine ganze Weile dauern, bis die Erinnerungen an unsere gemeinsame Zeit in unseren Gedanken und Herzen in Freude überwiegen. Doch wenn auch der Weg, den wir zusammen gegangen sind, nicht leicht war, so glauben wir, dass es der richtige Weg für uns war.

Heute müssen wir schweren Herzens auch deinen kleinen Körper, dein niedliches und friedliches Gesicht, dessen Anblick uns alle sehr berührt hat, verabschieden. Wir sind froh, dass wir dich in Würde begraben können. Du warst und bleibst ein großes Geschenk für uns, und wir glauben fest daran, dass die Liebe stärker ist als der Tod, und wir uns irgendwann einmal wiedersehen werden.

Zum Abschied, lieber Louis, schicken wir dir ganz viel Liebe an den Ort, an dem wie wir glauben, deine Seele bereits zu Hause ist. Fühle dich geküsst und umarmt, unser lieber kleiner Sohn, Louis.

In Liebe, Deine Eltern Erik und Angela

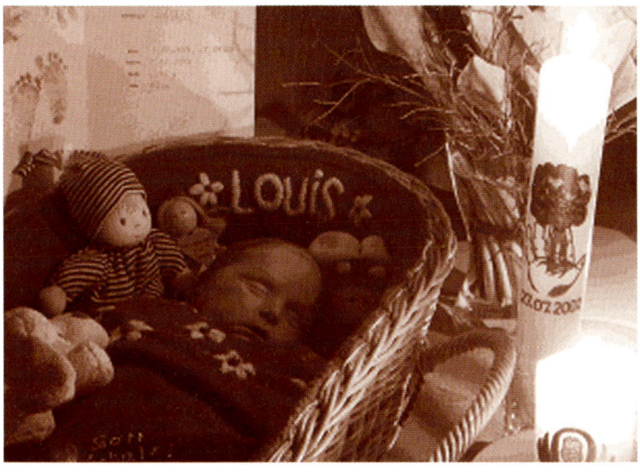


*Louis bei uns zu Hause*

Zum Schluss möchte ich noch ein Gedicht mit euch teilen, das mir sehr am Herzen liegt. Eine Schriftstellerin aus Köln hat es u. a. für uns geschrieben, nachdem sie von unserem Schicksal und unserer Entscheidung gehört hatte. Deshalb heißt Louis mit zweitem Namen Balthasar. Das Gedicht berührt mich immer wieder sehr tief.

Balthasar (Balthasine) *

*Du bist schon*
*Wer*
*Bist in mir*
*Wächst mir unter meinem Herzen*
*Aber fester noch*
*In meine Seele*

*Ich weiß, dass uns nicht viel Zeit bleibt*
*Du bist nicht lebensfähig*
*Sagen die Ärzte*
*Aber ich spüre dein Leben*
*Und ich freue mich auf dein Leben*
*Auf deinen ersten Schrei…*

*Auf die ersten und einzigen Minuten*
*In unserem kurzen gemeinsamen Leben*
*Du kleiner Mensch*
*Wirst mich wieder verlassen*
*Du bist nicht lebensfähig*
*Sagen die Ärzte*

*Aber ich nenne dich Balthasar*
*Du bist eine Verheißung für ewiges Leben*
*Sagen die alten Schriften*
*Und ich möchte dir ein gelebtes Leben*
*Für eine, zwei Stunden mitgeben*
*In dieses andere Land*
*Wo wir alle lebensfähig sind*

*Geh du vor…*
*Sei mir Engel*
*Sei mir Mutter, Vater*
*Was ich Dir nicht sein darf*
*Warum?*
*Frage ich nicht*
*Ich gebe Dir meine Nabelschnur*

*Für den Bund der Ewigkeit*

Waltraud Weiß, 26. Nov. 2003

*) Balthasar, einer der drei Weisen aus dem Morgenland, der für die Verheißung des ewigen Lebens steht. Dem Kinderhospiz Olpe und Angela, der Kollegin von Christiane, gewidmet.

Das Gedicht ist ein Auszug aus dem Buch „Kinder sind unser Leben", herausgegeben von Waltraut Weiß. Erschienen im wort und mensch-Verlag, Köln 2004.

# Anja

## Finn

Hallo, ich heiße Anja, bin 31 Jahre alt und geschieden. Und auch immer noch allein stehend, Single sozusagen, aber nicht freiwillig. Ich hasse es, allein zu sein.

Ich lernte im Mai 2003 Lothar kennen, einen verheirateten Mann, damals 48 Jahre alt. Ich war neugierig auf ihn und ließ mich auf ihn ein. Das fing im Oktober 2003 an. Wir haben zwischenzeitlich 5 Mal miteinander Schluss gemacht, weil es nicht mehr ging. Ich war total verliebt in den Kerl und er hatte es noch nicht mal gemerkt. Er schubste mich immer wieder weg, weil ihm das alles zu heiß wurde. Er wollte seine Frau nicht verlassen. Lothar fährt Lkw für eine Spedition, immer die gleiche Strecke, vom Niederrhein bis ins Schwabenland und wieder zurück. Oft fuhr ich mit ihm, es waren immer sehr schöne Stunden für mich. Für ihn auch, so sagte er mir das immer. Und dann kam der Dienstag nach Pfingsten 2003, ich fuhr wieder mit ihm. Wir legten eine kleine Pause im Gewerbegebiet von Wiesloch-Rauenberg ein. Es war furchtbar heiß im Lkw und ich hatte diesmal nicht an Verhütung gedacht. So passierte es, dass unser Finn einzog. Wo ich doch gar nicht dachte, dass ich schwanger werden könnte.

Ich leide an Endometriose und hatte im Sommer 2001 eine Bauchspiegelung mit Entfernung der Herde. Ich hatte danach nie probiert, schwanger zu werden, weil meine Beziehung kaputt ging. Aber es hatte sich in mein Hirn eingebrannt, ich könne ja gar nicht schwanger werden wegen der „Endo".

Es kam anders. Nach Pfingsten hatten wir wieder Streit und machten zum 5. Mal Schluss, diesmal ich mit ihm. Ich hatte es einfach nicht mehr ausgehalten, er konnte aber auch manchmal so ätzend sein. Jedenfalls fuhr ich dann 2 Wochen nach Wiesloch-Rauenberg nach Holland, ich brauchte Abstand, aber er ließ mich wieder nicht in Ruhe. Also wieder eine neue Runde in unserem Spiel „ich ziehe dich ran, ich stoße dich weg". Jedenfalls fiel mir dann am Montag danach das erste Mal auf, dass ich meine Tage ja seit Donnerstag hätte haben müssen. Ich saß im Büro, witzelte noch mit meinem Kollegen herum, dass das wahrscheinlich nur wieder wegen der Psyche wäre. Ich kaufte mir nach der Arbeit einen Schwangerschaftstest, und welch ein Wunder, er war positiv. Ich saß da und heulte. Vor Freude und vor Verzweiflung.

Schwanger, hurra, aber schwanger von einem verheirateten Mann, oje! Und jetzt? Ich dachte, ich hätte etwas falsch gemacht und machte am nächsten Morgen noch mal einen Test, aber der war dann auch positiv. Wow! Ich rief dann direkt beim „Gyn" an und machte für Mittwoch einen Termin. Das war der 02.07.03, da wurde auch mein Mutterpass ausgestellt. Und auf dem Ultraschall konnte man schon die

Fruchthöhle erkennen, nur nicht, ob auch was drin war. Den nächsten Termin hatten wir am 11.07.03, da sah ich dann zum ersten Mal den Herzschlag meines Babys. Ich heulte wirklich vor Rührung. Bis dahin hatte ich aber immer noch nicht mit Lothar gesprochen, ich war da schon in der 7. Schwangerschaftswoche. Er wollte am Sonntag darauf, dem 13.07.03, vorbeikommen. Und er kam auch. Ich hatte mich so auf ihn gefreut, weil wir uns auch schon einige Zeit nicht gesehen hatten. Aber ich hatte auch Angst vor dem, was ich ihm sagen musste. Wie würde er reagieren? Ich hatte ihm vorher gesagt, dass ich ihm was sagen müsse. Also kam er direkt zum Punkt, was ich ihm denn zu sagen hätte. Ich sagte nur, dass er mich wohl hassen würde.

„Wieso, bist du schwanger?" fragte er.

Ich nickte nur. Und hatte Tränen in den Augen. Er sagte nichts mehr, stand dann auf und ging. Ich hatte damit gerechnet, dass er toben würde, dass er schreien würde, aber niemals hätte ich erwartet, dass er gar nichts sagen würde. Abends wusste ich dann, wieso. Er musste nachdenken, wie er mich am besten unter Druck setzen konnte. Wir kommunizierten meist über SMS, weil es mir zu teuer war, ihn ständig anzurufen. Und er konnte mich nicht anrufen, weil seine Frau die Handyrechnung nach den Nummern kontrollierte. Also kamen dann am Sonntagabend die ersten Horror-SMS, dass sein Leben seit dem 13.07.03 vorbei sei und er auch seinen 50. Geburtstag nicht mehr erleben würde (Anfang Dezember 2003), das hätte ihm eine Wahrsagerin prophezeit. Und, dass seine Frau das Haus verlieren würde und die Familie. Und, dass sich irgendwie alle umbringen würden.

So ging das ganze 3 Tage mit den SMS. Er drohte mir also mit Selbstmord. Ich war mit den Nerven am Ende. Was sollte ich denn tun? Ich würde auch noch allein erziehend sein, wie sollte ich dieses Problem lösen? Was sollte ich denn bloß meinen Eltern sagen? Panik kam in mir auf. Wie sollte ich das bloß alles schaffen mit einem Baby? Die ganze Tragweite kam bei mir noch gar nicht so richtig an. Aber je mehr Lothar mir drohte, umso mehr bestärkte er mich auch, dieses Baby haben zu wollen. Ich hatte zwar zwischendurch mal über Abtreibung nachgedacht, aber ich hätte das nie gekonnt. Ich liebte dieses Kind, seit ich von ihm wusste, auch weil ich seinen Vater so liebte.

Ich hatte mir immer ein Baby gewünscht, von dem Mann, den ich am meisten liebe. Und das war jetzt so. Für mich war das das größte Geschenk, was mir je jemand gemacht hatte. Jedenfalls teilte ich Lothar dann mit, dass er mir soviel drohen könne, wie er wolle, es würde an meinem Entschluss nichts ändern, ich würde das Baby behalten. Danach hörte ich über 2 Wochen nichts von ihm.

Ich ging durch die Hölle, es war draußen furchtbar heiß, mir war ständig schlecht, mein Kreislauf war total durcheinander. Ich wurde 2 Wochen krankgeschrieben, konnte auch nicht mehr die Arbeit ertragen. Am 30.07.03 hatten wir wieder eine Vorsorgeuntersuchung. Mein Baby war schon 2 cm groß und sehr schnell gewachsen, meinte der Arzt. Und ich war froh, teilte das auch direkt Lothar mit. Keine Reaktion. Am 6.8.2003 musste ich wieder arbeiten gehen, am Tag vorher meldete Lothar sich wieder. Ich hatte ihm gesagt, dass ich 2 Wochen krank sei. Und er hatte es sich gemerkt. Ich dachte immer, dass er dadurch, dass er nicht antwortete, auch viele Dinge ignorierte. Aber ich musste immer wieder feststellen, dass er sich alles gemerkt hatte, was ich ihm so schrieb. Und ich ärgerte mich oft, dass er nichts dazu sagte, ihm alles egal war. Und eine Bekannte erzählte mir, gerade weil es ihm nicht egal war, sage er nichts. Das brannte sich ab da in mein Hirn ein, es war ihm ja doch nicht egal. Jedenfalls wollte er mich wieder treffen und so fuhr ich abends noch zu unserer Raststätte „Bedburger Land“. Und es traf mich wieder mit voller Wucht. Ich musste diesen Mann nur ansehen und ich vergaß alles, was er je Schlimmes getan oder gesagt hatte. Mein Herz machte 1000 Freudensprünge. Wir küssten uns, liebten uns, alles erschien mir wieder in Ordnung. Nur gab es da einen kleinen Schönheitsfehler. Er ignorierte vollkommen meinen Zustand. Ich zeigte ihm das erste Ultraschallbild vom Baby und er meinte nur, er könne da eh nichts erkennen. Dabei konnte man selbst ohne Fantasie schon den Kopf und den Körper mit Beinchen und Ärmchen erkennen. Ab da lief es eigentlich wieder ziemlich gut zwischen uns, nur sahen wir uns nicht mehr so oft.

Meine Schwangerschaft verlief ab da auch problemlos. Ich nahm ein bisschen schnell zu, obwohl mir viel schlecht war und ich oft brechen musste. Aber zwischendurch, wenn es mir gut ging, aß ich halt. Und bewegte mich nicht mehr viel, Couchpotato. Ich war auch viel lieber im Internet unterwegs, auf verschiedenen Babyseiten, im Märzforum bei Rund-ums-Baby.de usw. Dadurch lernte ich viele andere Mamis kennen, aber keine Einzige, die auch wie ich allein erziehend werden sollte. Dort erzählte ich aber immer wieder von meinen Problemen mit Lothar.

Die nächste Vorsorge-Untersuchung stand dann am 27.08.03 an, das Baby war schon 7 cm (SSL) groß, mein Bauch wuchs ohne Ende. Meine Klamotten passten auch schon nicht mehr, ich musste die Hosen immer offen lassen bzw. mit Gummi zubinden. Jedenfalls traute ich mich dann in der 14. SSW, meinen Eltern vom Baby zu erzählen. Sie reagierten eigentlich sehr locker. Alleinerziehende gab's vor mir und würde es auch nach mir noch geben. Ich fing auch mittlerweile damit an, meine Probleme zu lösen. Suchte eine größere Wohnung für uns, mit Kinderzimmer. Und fand sie auch, in Brüggen, meiner alten Heimat. Nah bei meinen Eltern, falls ich nach der Babypause wieder arbeiten wollte. Dann fuhr ich zweimal in kurzer Zeit wieder mit Lothar mit. Es war wieder sehr schön, aber er ignorierte immer noch meinen Zustand, konnte ihn aber nicht mehr übersehen, ich hatte eine Wahnsinnsmurmel.

Jedenfalls zeigte ich ihm am 9.9.2003 morgens beim Frühstück das Ultraschallbild. Er sah nur kurz darauf und zog ein Gesicht wie 7 Tage Regen. Danach hatte er drei Wochen Urlaub, davon war er zwei Wochen mit seiner Frau in der Türkei. Ich hörte erst wieder samstags, bevor der Urlaub vorbei war, von ihm. Vorsorge hatten wir vorher am 24.09.03, da äußerte der Arzt auch das erste Mal den Verdacht, dass mein Baby ein Junge werden würde. Ich hatte es gewusst, ich hatte es schon die ganze Zeit geahnt, ein Sohn für Lothar, sein erster und einziger Sohn. Ich jubelte innerlich.

Das Baby spürte ich noch nicht, jedenfalls nicht bewusst. Ich war ja Erstgebärende, von daher wusste ich nicht, wie sich Kindsbewegungen anfühlen. Lothar kam dann am 11.10.03 zu mir. Ich war da schon in der 20. SSW, der Bauch eindeutig nicht mehr zu übersehen. Aber er ignorierte meinen Zustand weiterhin. Kein Wort über das Baby, er machte sofort dicht, wenn ich nur von Finn sprach. Jedenfalls hatte ich ihm mitgeteilt, dass es wohl ein Junge werden würde und was er davon halte. Es sei ihm immer egal gewesen, welches Geschlecht (klar, kann man einfach sagen, wenn man nur zwei Töchter hat), Hauptsache gesund. Und das würde er meinem Kind auch wünschen. Ich sagte, es wäre auch sein Kind. Ja, meinte er, er wüsste das. Aber er wolle es nicht, daher würde er das anders sehen. Das tat so weh, so weh! Sein einziger Sohn und er wollte ihn nicht! Ich weinte viel in der Schwangerschaft. Ich zweifelte immer wieder, ob mein gewählter Weg, meine Entscheidung für Finn richtig war. Aber ich wollte ihn, unbedingt. Ich freute mich jeden Tag mehr, streichelte meinen Bauch und konnte die ersten Bewegungen nicht mehr abwarten.

Am 21.10.2003 hatte ich dann wieder Zoff mit Lothar, heulte, war wütend. Ich lag im Bett und plötzlich pochte es von innen, aber richtig kräftig. Ich erschrak mich so dermaßen. Und dann grinste ich: „Hallo mein Sohn". Ich dachte so bei mir, toll, ist er jetzt für mich oder seinen Vater. Ab diesem Tag, begann ich so richtig mit Finn zu reden. Vorher hatte ich auch schon mit ihm geredet, aber nicht so häufig. Und ich bekam ja auch nie richtig was zurück, bis zum 21.10.03. Mit Lothar war dann erst mal wieder Funkstille. Die nächste Vorsorge-Untersuchung hatten wir am 28.10.03, mit Dopplerultraschall, da stellte der Arzt einen weißen Fleck bei Finn im Herzen fest und bemängelte ein wenig die Versorgung der Gebärmutter. Er meinte, ich solle das lieber mal abklären lassen. Also machte ich einen Termin beim Pränataldiagnostiker, bekam aber erst einen für zwei Wochen später, für den 11.11.03. Lothar hatte ich jetzt auch schon wieder einige Wochen nicht gesehen. Am Wochenende wollte er eigentlich kommen, aber meine Nichte übernachtete bei mir, also klappte das auch wieder nicht. Ich konnte auch nicht losfahren, um mich mit ihm zu treffen, weil es ein Feiertag war, da musste er den Lkw nicht waschen und hatte daher kein Alibi. Dann wollte er unter der Woche auch mal eher losfahren, damit wir uns treffen konnten, aber er verschlief oder hatte irgendeine andere Ausrede. Es war immer das Gleiche. Übers Baby redeten wir immer noch nicht, ich hatte ihm gesagt, dass er aber Anfang des neuen Jahres mal in den Quark kommen müsse, weil ich eine Vaterschaftsanerkennung von ihm beim Jugendamt wollte. Soweit kam es dann leider nicht mehr.

*Meine Erlebnisse ab dem 10.11.2003 habe ich aufgeschrieben und auf Finns Homepage gestellt. Der Einfachheit halber füge ich das einfach nur ein:*

*10.11.2003* Morgens auf der Arbeit meldest du dich, wie üblich um 8 Uhr und strampelst und flutscht in mir rum, stößt ständig gegen die Bauchdecke, dass es mich richtig kitzelt. Ich sitze mit meiner Kollegin beim Kaffee und muss die ganze Zeit nur grinsen. Der Tag vergeht, abends habe ich das erste Mal Schwangerschaftsgymnastik im (AKH) Krankenhaus in Viersen. Und habe keinen Bock, weil ich nicht weiß, was mich erwartet. Ich war froh, überhaupt was gefunden zu haben, was man ohne Mann machen kann. Wie hätte ich Lothar zu so was hinschleppen können?

Ich komme nachmittags von der Arbeit, surfe noch mal kurz durchs Netz. Wenn ich dann dabei im Bürostuhl sitze und meine Beine auf dem Mülleimer habe, ist das für dich der Startschuss für die Schwimmübungen, du eckst wieder links an, wieder rechts, drehst und wendest dich. Es wird langsam Abend und ich bin ratlos, was ich bloß anziehen soll.

Passt ja eh nichts richtig … Ich finde noch eine weite Leggins und einen alten Rolli. Fühle mich total unwohl, weiß nicht, wo ich hin muss etc. Naja, irgendwie bin ich hingekommen, hab die Stunde rumhopsen über mich ergehen lassen und bin befreit wieder heimgefahren. Aber innerlich sträubte sich alles in mir, wieder da hin zu müssen. Und ich sag noch zu dir, dass das nur deine Schuld ist, dass ich zu so einem doofen Kursus muss. Verzeih' mir, ich hab's nicht so gemeint.

*11.11.2003* Ich stehe früh auf, habe doch etwas Muffensausen vor dem Termin bei Dr. …. Ich frühstücke, dusche mich und ziehe mich an. Dann setze ich noch kurz eine SMS an Lothar ab, dass ich jetzt zur Pränataldiagnostik fahre. Ich bin um kurz vor 8 Uhr natürlich die Erste. Ich muss noch kurz Papierkram erledigen und komme dann sofort dran. Dr. … ist ein ganz Netter, ist vielleicht Ende 30. Ich lege mich hin und er schallt so über meinen Bauch. Ganz fasziniert bin ich davon, dass ich mich nicht drehen und wenden muss, um den Ultraschall zu verfolgen, sondern dass vom Monitor direkt ein Bild auf die Wand projiziert wird. Babyfernsehen also riesig groß und direkt vor mir.

Dr. … guckt nach dem Herz, weil das ja erst zu der Untersuchung geführt hat und findet es richtig gut. Es schlägt kräftig und ist total in Ordnung, also doch nur ein

Kalkfleck. Vor Erleichterung atme ich auf. Dann sagt er, dass das Baby wohl noch schläft und will ihn wecken. Er rüttelt an meinem Bauch, aber Finn lässt sich nicht wecken. Er winkt mal kurz mit dem Ärmchen oder Händchen, so als wolle er sagen, lasst mich in Ruhe, ich schlafe. Ich scherze ein wenig, dass Finn bestimmt noch müde wäre von der Schwangerschaftsgymnastik, bei der wir gestern waren. „Naja", sagt Dr. …, „dann gucken wir erst mal nach den anderen Organen".

Er schallt hier, schallt da und fragt mich dann, ob ich wissen wolle, was es wird. Ich sage, dass Dr. … schon einen Jungen vermutet hätte. „Ja, das stimmt", sagt Dr. …. Hach, was bin ich stolz. Dr. … guckt also nach den anderen Organen. Anfangs hat er alles schön erklärt und viel erzählt, je länger es dauert, umso wortkarger wird er. Ich sage auch schon nichts mehr und gucke nur, wie er die Blutflüsse im Ultraschalldopplerverfahren darstellt. Seine Miene sieht sehr ernst aus, was mir doch etwas Angst macht. Und dann sagt er, dass wir den Kleinen jetzt mal wecken müssen. Ich muss mich also auf die Seite rollen, damit er mal runterplumpst, aber nichts passiert. Er rüttelt weiter an meinem Bauch, aber Finn zuckt nur zusammen, wedelt mal ein bisschen mit den Ärmchen.

Und dann sagt Dr. …, dass ihm das nicht gefällt. Er zeigt mir auch noch mal die inneren Organe. Was dann kam, werde ich wohl in meinem Leben nicht vergessen … Es sieht so aus, als wäre nur eine Niere vorhanden. Aber die Blase ist voll, also arbeitet die eine Niere wohl. Aber der Darm ist echogen, zu hell. Das ist auch nicht gut. Und die Leber … sieht auch verändert aus. Ich liege da, gucke zu meinem Kind und begreife eigentlich gar nicht, was er da sagt.

Ich soll mich wieder anziehen, er würde mir das jetzt nebenan noch einmal richtig erklären. Und dann erklärt er mir das ganze Prozedere. Er vermutet eine Anämie bei Finn, deshalb bewegt er sich so wenig. Aber macht mir noch Mut, dass sich das nach einigen Bluttransfusionen wieder legen würde. Er könnte das zwar auch, würde aber nichts riskieren wollen, weil Finn schon über 500 Gramm wiegen würde und somit lebensfähig wäre. Auf jeden Fall müsste aber die Nabelschnur punktiert werden und dann könnte man direkt Blut geben. Ich sitze da, sehe ihn an und mir geht nichts durch den Kopf, ich bin total schockiert. Er sagt, er würde mich gern zur Uniklinik schicken, zu Dr. …

Er ruft seine Helferin und lässt sie dort anrufen, um einen Termin für mich zu arrangieren. „Gut", sagt er, „Sie könnten auch zur Uniklinik nach Bonn fahren". Nein, diese ist ja okay und nicht so weit wie Bonn. Jedenfalls soll ich sofort kommen, weil Dr. … am Donnerstag auf eine Fortbildung muss. Wie im Nebel gehe ich zurück zu meinem Auto und überlege, was ich jetzt tun soll. Als Erstes habe ich Lothar benachrichtigt: „Ich muss jetzt in die Klinik, mit dem Baby stimmt was nicht. Ich hoffe, du bist jetzt zufrieden!"

Danach rufe ich meine Mutter an, dass sie mich doch bitte in die Klinik bringen möge. Dann habe ich schon eine Antwort von Lothar: „Du bist doch … mir fehlen die Worte!“ Zu Hause rufe ich erst mal auf der Arbeit an, um zu sagen, dass ich nicht komme. Dann überlege ich, wer sich solange um meine Tiere kümmern könnte, während ich weg bin. Obwohl ich ja nur von zwei Tagen Klinik-Aufenthalt ausgehe. Ach, da reicht Trockenfutter für die Katzen, dann bin ich ja wieder da.

Ich packe meine Tasche, aber eigentlich habe ich überhaupt nichts sauber. Ich bin ja gar nicht drauf eingestellt, in die Klinik zu müssen. Für zwei Tage wird wohl ein Nachthemd, eine Leggins und ein Pulli reichen. Meine Mutter kommt und begreift erst dann, dass ich in der Klinik bleiben muss. Okay, also noch einmal zurück nach Niederkrüchten, ein paar Sachen einpacken. Mein Vater ist ganz erstaunt, als wir wieder da sind. Zieht sich wortlos an, während meine Mutter noch ein paar Sachen zusammensucht. Dann fahren wir über die Autobahn zur Uniklinik. Während wir so über die A61 fahren, denke ich noch, gleich treffen wir Lothar, der uns entgegen kommt. Aber dafür ist es noch zu früh, er wird wohl gegen Mittag erst an der Mosel sein. Mir geht's noch recht gut, ich mache mir zwar Sorgen, aber Dr. … sagte ja es könnte nur eine Anämie sein und das wäre mit ein paar Bluttransfusionen getan.

Kein schöner Gedanke, aber was würde ich nicht alles für mein Kind tun. Ich werde also auf Station 3 erwartet, wie passend, die Wöchnerinnenstation. Wir laufen natürlich an der Anmeldung vorbei, so nervös war ich. Meine Mutter hat mich dann nachträglich angemeldet, als ich schon beim Ultraschall bei Dr. … bin. Beim Ultraschall fragen sie mich noch, ob ich was dagegen habe, wenn drei Schweizer Ärzte dabei wären. Sie hätten gerade 16 Ärzte da, die sich fortbilden. Was soll ich dagegen haben, ich gehe ja immer noch davon aus, dass uns geholfen wird, dass alles okay ist. Und dann geht's los, Dr. … schallt und schallt. Und redet mit den Schweizern im Medizin-Deutsch. Ab und zu verliert er auch mal ein Wort an mich, wie schlecht doch die Versorgung ist. Und dass kein Blutfluss da wäre, da und da … ach ja, er bestätigt den Verdacht von Dr. …, dass nur eine Niere vorhanden ist, der Darm echogen wäre (also zu hell) und die Leber ist auch irgendwie anders. Warum? Keine Antwort. Wir müssen eine Nabelschnurpunktion machen und können damit auch direkt Fruchtwasser zur Chromosomenanalyse entnehmen, sagt der Arzt.

Also, runter vom Tisch, in den Nebenraum, auf einen anderen Tisch. Dort wird die Nabelschnurpunktion gemacht. Sie stechen durch meinen Bauch zur Nabelschnur von Finn, der sich nicht mehr bewegt. Das Herz schlägt aber noch, sogar sehr kräftig, kein Wunder, er kämpfte ja schon mit dem Tod. Versuchte wohl verzweifelt, sich am Leben zu erhalten, so hat mir das der Arzt erklärt. Der Druck reichte aber nur noch fürs Herz und das Gehirn. Beim ersten Einstich kommt kein Blut von der

Nabelschnur, also noch ein Versuch an anderer Stelle. Auch kein Erfolg, also wird nur Fruchtwasser entnommen. Der Arzt sagt, der Blutdruck von Finn wäre schon sehr niedrig.

„Warum holen Sie ihn dann nicht jetzt schon?" „Ja, wir warten auf die Fruchtwasseranalyse bis morgen, dann liegen die Ergebnisse vor. Und dann punktieren wir vielleicht das Herz, das ist sogar besser als die Nabelschnur".

Ich frage mich, wieso sie das nicht direkt machen. Na gut, man vertraut ja den Ärzten. Sie unterhalten sich noch eine Weile im Medizinerdeutsch. Ich gehe wieder auf Station, zu meiner Bettnachbarin und meiner Mutter. Meine Bettnachbarin hat ein paar Tage zuvor ein kleines Mädchen namens Rosa per Kaiserschnitt nach Geburtsstillstand entbunden. Rosa war nach 16 Stunden Wehen einfach stecken geblieben. Tja, so kann das auch gehen. Aber sie lebt. Sie erzählt mir, dass sie Lehrerin ist. Ich erzähle ihr, dass ich Personalangelegenheiten der Lehrer an Gymnasien bearbeite. Ich habe mir viel Stress gemacht und viel zu Herzen genommen die letzten Wochen. Hätte ich doch nichts an mich rangelassen. Mir fliegen Namen zu, denen ich die Schuld an allem gebe, einschließlich mir selber. Ich habe auf den Termin bei Dr. … gewartet, statt zu Dr. … zu gehen. Und nur, weil ich mich vor über zwei Jahren dort nicht gut aufgehoben gefühlt hatte. Ist das nicht vermessen von mir? Meine Gedanken drehen sich um die zwei Wochen zwischen Vorsorge und Termin bei Dr. …. Und ich denke an Lothar, mehr als mir lieb ist. Er sitzt auf seinem Lkw. Was mag er bloß denken und fühlen? Finn war ihm ja immer egal, jetzt auch noch? Ich versuche zu schlafen oder zu essen, habe jedes Zeitgefühl verloren. Andrea hat Besuch von ihrem Mann, einer Freundin mit Mann und Baby. Ich versuche auch, meine immer wieder aufkommenden Tränen zu verbergen. Die Zeit vergeht. Der Besuch ist dann weg, klein Rosa quengelt vor sich hin. Und ich denke immer noch, alles wird gut. Die Schwester kommt und gibt mir eine Lungenreifungsspritze. Das hatten sie mir noch zugesagt, als ich mich im Kreißsaal anmelden musste. Da hatte ich ein nettes Gespräch mit einer Hebamme. Und danach sollte mich noch ein Arzt untersuchen, wegen möglicher Komplikationen nach der Nabelschnurpunktion.

Ich warte über eine Stunde, dann kommt doch noch jemand. Ich soll mich untenrum freimachen, bei offener Türe. Ich bin ja nicht prüde, aber muss das sein?

Die Hebamme kommt und schließt die Tür. Abstriche werden gemacht, ich weiß bis heute die Ergebnisse nicht, genauso wenig wie von der Chromosomenanalyse (die ja eigentlich Mittwochnachmittag schon vorliegen sollte) noch von den ganzen Blutabnahmen. So viel Blut hab ich in den letzten Jahren nicht gelassen. Was mich noch halbwegs belustigt, ich habe ja genug! Abends, ich liege im Bett, bekomme ich plötzlich Schmerzen. Hm, Mutterbänder oder dies oder jenes. Heute bin ich mir sicher, das muss der Moment gewesen sein, als Finn gestorben ist.

Ich mache mir Vorwürfe, hätte ich es merken müssen? Hätte ich noch zur Schwester rennen müssen? Was hätte man tun können? Aber ich habe mir nichts gedacht, habe versucht zu schlafen. Das ging aber nicht richtig, weil klein Rosa die ganze Nacht gegluckst hat.

*12.11.2003* Am nächsten Morgen gab es spät Frühstück. So gegen halb 10 war ich fertig, da sollte ich schon wieder zum Ultraschall kommen. Ich gehe runter, meine ganzen Unterlagen in der Hand. „Gut, legen Sie sich hier …, nee, legen Sie sich da hin, und Sie haben doch nichts dagegen, dass die Schweizer wieder dabei sind."

Noch habe ich Scherzchen gemacht, aber die vergehen mir schnell. Kurz geschallt, aber es ist nichts mehr zu sehen, kein Herzchen schlägt. Betretenes Schweigen, intrauteriner Fruchttod. Wie, so plötzlich? Wieso, warum? Ich versuche mich zu beherrschen, meine Tränen wegzudrücken. Der Schmerz von innen frisst mich auf, ich kann mein Zittern nicht kontrollieren, zum Glück liege ich immer noch. Die Schweizer sind schon wieder weg, haben sich gar nicht erst niedergelassen. Dr. … hat so eine kühle und nüchterne Art, mir das alles beizubringen. „Ja, vielleicht war es besser so, es sah ja schon gestern nicht mehr so gut aus". In mir schreit es: „Und warum haben Sie ihn dann gestern nicht schon geholt"?

Der Arzt versucht noch zu erklären („so eine komische Nabelschnur habe ich in den letzten 25 Jahren nur einmal gesehen"), aber was gibt's denn da noch zu erklären, mein Kind ist tot! Ich gehe wieder hoch, die Unterlagen in der Hand, die Tränen in den Augen, wandle durch den Flur, mein Blick bleibt am Kinderzimmer hängen, an den Bildern mit den Babys, die überall im Flur hängen. Ich gebe meine Unterlagen im Schwesternzimmer ab und verziehe mich auf mein Zimmer, um zu heulen. Andrea ist weg, ihr Kind und ihr Bett auch. Ihre Sachen stehen noch da. Hat man ihr schon Bescheid gesagt?

Ich weiß nicht, wie viel Zeit vergangen ist. Es kommt eine Schwester rein, nimmt mich in den Arm, redet mir gut zu. Ob sie was für mich tun könne. „Nein, ich will allein sein". Dann kommen meine Eltern. „Das Baby ist tot." Betroffenes Schweigen. Zeit vergeht wieder, wir reden normal über den Tod des Kindes. Später kommt eine Ärztin, um mit mir den weiteren Ablauf zu besprechen. Kaiserschnitt oder normale Geburt? Ich tendiere zum Kaiserschnitt. Muss ich mich denn noch so quälen, für nichts als für ein totes Kind? Sie sagt, eine normale Geburt wäre körperlich einfacher wegzustecken, weil ich keinen Schnitt hätte und am nächsten Tag heim könnte. Und beim Kaiserschnitt müsste ich noch länger im Krankenhaus bleiben, das würden sie mir ersparen wollen. Außerdem könnte ich ja so viele Schmerzmittel haben, wie ich wollte, man müsste ja aufs Kind keine Rücksicht mehr nehmen. Gut, also normale Geburt. Einleitung per Tablette vor den Muttermund am Morgen. Andrea kommt noch mal und sagt mir, wie Leid es ihr tut. Tja, nicht mehr zu ändern. Ich bin so cool, stehe neben mir. Meine Eltern gehen dann auch später. Noch später kommt der Anästhesist und erzählt mir etwas von Vollnarkose und Ausschabung. Ich versteh nur Bahnhof.

Es soll doch eine normale Geburt werden, wofür dann das Ganze? Eine PDA möchte ich vielleicht, aber sonst? „Nach einer Fehl- oder Totgeburt wird immer eine Ausschabung gemacht, falls nicht alles weg ist". Ich fühle mich so schlecht, aber versuche immer noch, die Fassung zu bewahren. Ich unterschreibe ihm alles, nur damit er geht. Er sagt noch, ich dürfe ab 22 Uhr nicht mehr essen und ab 24 Uhr nicht mehr trinken. Das erscheint mir jetzt auch wie Hohn, weil Finn ja erst Freitagnacht geboren ist. Dann kommt noch mal der Stationsarzt, um mit mir über die Ausschabung zu sprechen. Wie nett, er erzählt und erzählt und ich unterschreibe wieder alles, nur damit er geht. Dann meint er noch, ob ich einer Obduktion des Kindes zustimme. „Ja", sage ich. Ich will ja wissen, warum er tot ist. Und dann erzählt er etwas von Sammelurnenbestattung. Und als ich sage, dass ich mein Kind selbst bestatten will, guckt er mich völlig irritiert an.

„Naja, gut, wenn Sie das wollen".

„Will das sonst keiner"?

Ich bin fassungslos. Der Abend geht auch wieder nicht vorbei. Der Professor schaut spät noch mal rein, drückt mir sein Mitgefühl aus und versichert mir noch einmal, dass ich ja keine Schmerzen haben bräuchte, man wolle mich nicht noch zusätzlich quälen. Schön, dabei habe ich doch noch gar keinem richtig gesagt, dass ich eine normale Geburt will. Es gehen aber alle davon aus. Ich füge mich wieder meinem Schicksal. Ich lasse mir von der Schwester eine Schlaftablette geben, die aber nur bis um 3 Uhr nachts hilft. Danach wälze ich mich nur hin und her.

*13.11.2003* Am Morgen wasche ich mich und ziehe einen Schlafanzug von meiner Mutter an (den hatte ich freitagmittags übrigens immer noch an). Ich frühstücke, darf ich auch, sagt der Stationsarzt, obwohl der Anästhesist etwas anderes gesagt hat. Weiß hier eigentlich der eine Arzt, was der andere sagt? Und dann wird mir die Tablette vor den Muttermund gelegt, zur Einleitung. Ich bekomme leichte Schmerzen, als wenn ich meine Tage hätte, aber sehr leicht. Mittags kommen noch mal meine Eltern. Die zweite Tablette wird gelegt. Es tut sich ein bisschen was mehr. Stärkere Periodenschmerzen, meinem Gefühl nach. Nachmittags kommen Eva und Alex. „Na, du Arme, hast du es schon hinter dir"?

„Nein", sage ich, „das Kind ist noch im Bauch". Eva rastet fast aus. Das können die doch nicht machen mit dir, das ist eine Sauerei, du leidest doch schon genug. Meine Schmerzen werden stärker. Ich verlange um 17 Uhr meine erste Infusion. Davon gehen aber die Schmerzen nicht weg, ich fahre nur Karussell und werde müde. Die beiden gehen wieder. Ich bin allein, habe Schmerzen und versuche zu schlafen. Im Laufe des Abends und der Nacht krieg ich noch drei oder vier Infusionen mit Schmerzmitteln, anderen Medikamenten als das Erste. Ich muss ständig aufs Klo, weil ich Durchfall habe. Irgendwie fühle ich mich schon so, als ob ich das gar nicht wäre. Ich vegetiere nur noch dahin, was haben die mir in die Infusionen getan?

*14.11.2003* Gegen 12 oder 1 Uhr bekomme ich noch eine Infusion, die so bis 2 Uhr läuft. Aber danach halte ich es nicht mehr aus. Ich will um Viertel nach 2 in den Kreißsaal. Minütlich schmerzt es jetzt und ich weiß nicht, ob das Wehen sind. Alle sagen, es drückt im Rücken. Bei mir drückt gar nichts im Rücken, es schmerzt nur in der Blase. Ich meine immer, ich müsste aufs Klo. Mittlerweile sind die Schmerzen unten so stark, dass ich mich nicht mehr bewegen kann. Die Schwester will mich untersuchen. Das geht aber nicht. Ich kann mich nicht drehen, liege auf der Seite und jammere. Ich schreie, dass Prof. M. mir doch zugesichert hätte ich bräuchte mich nicht quälen. Ich bekomme noch eine Infusion, glaube ich, merke aber nichts davon. Die Schwester untersucht mich und ich jammere nur so vor mich hin. Ich muss wohl auch fantasiert und noch mit ihr gesprochen haben. Jedenfalls fragt sie mich: „Wollen Sie noch wohin gehen"?

„Ich muss aufs Klo, verdammt." Sie sagt: „Nein, das ist das Kind, das drückt". Ich habe das Gefühl, dass mein Unterleib explodiert. Sie verlässt das Zimmer. Ich liege da und weiß nicht, was mit mir passiert. Ich rufe um Hilfe: „Hallo, kann mal wer kommen, ich muss pressen, pressen ..." Die Fruchtblase springt, ein Gefühl, als wenn man alles unter sich lässt. Aber irgendwie auch ein erleichterndes Gefühl. Und ich denke auch noch, dass das Kind schon mit draußen wäre.

Die zwei Hebammen halten mir die Beine auseinander und fordern mich auf, weiterzupressen. Ich muss aber gar nicht mehr. Ich tue es trotzdem, nachdem mir eine auf den Bauch drückt. Dieser Schmerz ... ich kneife die Beine zusammen. Sie schreien mich an, ich soll gefälligst die Beine offen lassen. Nachher sehe ich, dass Finn ein Stück der Nase fehlt. War das meine Schuld, weil ich die Beine zusammengedrückt habe? Dann flutscht was Warmes aus mir raus, ich bin total fertig. Eine Hebamme geht weg, nimmt wohl das Kind mit. Die andere drückt und massiert meinen Bauch, damit die Plazenta kommt. Und flutsch, ist die wohl auch da. Und das alles im Klinikbett.

Keine PDA und kein gemütlicher Kreißsaal, einfach im Bett in einem kleinen Untersuchungsraum. Wenn ich daran zurückdenke, kommt es mir hoch. Ich erinnere mich wieder an die ganzen Sprüche, dass ich mich nicht noch quälen bräuchte. Und was war das dann? Ein Spaziergang? Ich liege da, starre an die Decke und fühle mich total ausgelaugt. Und merke erst jetzt, dass ich schon wieder eine Infusion im Arm habe. Schmerzmittel? Dann kommt schon der Arzt, der die Ausschabung machen soll. Und der Anästhesist. Er gähnt, es ist ja schließlich 3 Uhr nachts. Dann kommt die Hebamme und fragt, ob ich das Kind noch mal sehen will. Ich habe Tränen in den Augen stehen. „Wie sieht er denn aus?" Ich habe Angst. Er sieht ganz normal aus, nur ein bisschen rot. „Kein Monster?" „Nein, kein Monster, ein richtiges Baby, nur kleiner. 31 cm und 520 Gramm."

Sie bringt Finn rein, in einem Körbchen, in weiße Handtücher gewickelt. Ich sehe ihn an und mich durchflutet so ein merkwürdiges Gefühl. Ist das Mutterliebe? Zu einem toten Kind? Mir stehen wieder die Tränen in den Augen. Sie deckt ihn ganz auf. Ich sehe seine Händchen, die sie schon zusammengelegt haben, als würde er beten. Seine Beinchen liegen auch übereinander und er hat so kleine Füßchen, aber schon so perfekt. Er ist sehr hübsch. Ich ertappe mich dabei, wie ich an Lothar denke. Er sieht aus wie er, wirklich. Und ich sehe Finn vor mir, größer, mit blonden Haaren und blauen Augen, wie sein Papa. Aber seine Augen sind zu, sein Mund ist ganz rot und steht etwas offen. Und ein Stück seiner Nase fehlt, auch löst sich schon etwas Haut von seinen Beinen, weil er ja schon zwei Tage tot war.

„Sie können ihn auch anfassen", sagt die Schwester. „Ich kann nicht, ich kann einfach nicht". Jetzt bereue ich es, dass ich ihn nicht berührt habe, aber ich konnte einfach nicht. Sie sagt, ich könne ihn morgen noch mal sehen, bevor er zur Pathologie gebracht wird. Dann bringen sie mich in den OP zur Ausschabung. Ich will ja gar nicht meckern, immerhin habe ich geschlafen, aber die Behandlung vor 2 Jahren in AKH-Viersen war „first class". Da wurde man auf einem automatischen Tisch vom Bett auf den OP-Tisch befördert. Hier musste ich selbst auf die verschiedenen OP-Tische klettern. Es war gruselig. Vor allem hatte ich immer noch meinen Schlafanzug vom Vortag an. Kein OP-Hemd, gar nichts. Nur so ein komisches grünes Häubchen für die Haare. Dann bekam ich die Narkose von dem immer noch gähnenden Arzt und war bis 4 Uhr weg.

Da war ich dann auf dem Weg mit dem Fahrstuhl nach oben in mein Zimmer. Ich bekomme noch so ein Netzhöschen und eine Vorlage und schlafe erst mal bis 8 Uhr. Ich wache auf und sehe eine Infusion, die noch halb voll ist und nicht mehr läuft. Dann klingele ich nach der Schwester. Sie kommt, richtet meinen Arm und es läuft wieder. Frühstücken darf ich dann auch. Dann bekomme ich noch Tabletten, damit keine Milch einschießt, wofür auch. Aber ich bin/war ja in einer grenzwertigen Schwangerschaftswoche. Ich soll, wenn meine Brüste hart werden, auch sofort zum „Gyn" gehen, dann müsste ich noch mal Tabletten bekommen. So gegen 9 Uhr ist die Infusion durch, ich klingele wieder nach der Schwester und will, dass der ganze Zugang entfernt wird. Ich will mich noch duschen, ich liege ja immer noch im Schlafanzug und müffele vor mich hin. Und dann will ich noch mal zu Finn. ich weiß ja nicht, wann sie ihn wegbringen. Ich warte eine Stunde, es geschieht nichts. Ich klingele wieder nach der Schwester.

„Wie, Zugang immer noch nicht raus? Ich sage der anderen Schwester Bescheid." Es tut sich eine halbe Stunde wieder nichts. Ich klingle noch einmal. „Ja ja, ich sage noch mal Bescheid." Um elf Uhr werde ich langsam panisch, ich will doch mein Kind sehen. Und keiner macht den Zugang raus. Also gehe ich auf den Flur und renne der Schwester nach.

„Wie, immer noch den Zugang drin?"

„Hm, dann mache ich Ihnen den raus". Wäre das nicht schon beim ersten Mal gegangen? Ich watschle langsam wieder auf mein Zimmer, freue mich auf eine Dusche, da ruft sie mich zurück. Wenn ich mein Kind noch einmal sehen wolle, müsse ich jetzt sofort runtergehen, sonst würden sie ihn wegbringen. Ich machte also kehrt, immer noch im Schlafanzug, miefig auf dem Weg zum Fahrstuhl. Aber das ist mir jetzt egal, ich will zu meinem Kind. Im Kreißsaal bringt man mich wieder in den Raum, wo ich entbunden habe. Dann kommt die Hebamme wieder mit dem Körbchen, in dem Finn in den weißen Handtüchern liegt. Er sieht noch genauso aus wie nachts, nur ist er schon so kalt. Diesmal berühre ich ihn, küsse ihn auf die Stirn und die Wange. Und meine Tränen laufen und laufen. Mein Kind, tot, und ich kann ihm nicht mehr helfen. Ich schaukele ihn immer wieder mit dem Körbchen hin und her, so als wenn er noch leben würde und ich ihn beruhigen müsste. Und rede leise mit ihm, wie vorher schon immer im Bauch. Nur er kann mich nicht mehr hören. Ich bin bestimmt eine Stunde mit ihm dagesessen, habe geredet, geweint, ihn angesehen, die kleinen Händchen und Füßchen geküsst, die Wange und das Köpfchen gestreichelt.

Dann kommt eine Schwester rein und bringt mir ein zweiseitiges Heftchen, in dem zwei Fotos von Finn eingeklebt sind mit seinen Fußabdrücken. Weiterhin ist das Geburtsdatum mit Uhrzeit, Größe und Gewicht eingetragen. Ich trage dann noch den Namen von Finn, meinen und Lothars nach. Und dann sage ich ihr, dass sie Finn mitnehmen könne. Sie meint, er müsse jetzt auch langsam in die Pathologie, weil er sonst anfange zu riechen. Es tut mir so weh, als sie geht, weil ich weiß, dass sie ihn in die kalte Pathologie bringt. Und er dort ganz allein ist, ohne seine Mama. Und aufgeschnitten wird. Der Gedanke bringt mich fast um den Verstand ... Ich bin wieder zurück auf meinem Zimmer. Ich starre aus dem Fenster, ich heule. Oder doch nicht? Ich weiß nicht, die Zeit vergeht. Und doch nicht. Ich gucke an mir runter und streichle meinen Bauch, der gar keiner mehr ist. Der war direkt nach der Geburt schon wieder eingefallen. Ich lache mich innerlich selbst aus, wie töricht ich doch bin, einen Bauch zu streicheln, in dem kein Baby mehr drin ist. Ich gehe mich duschen, wie in Trance. Ich warte auf meine Mutter und meine Schwester, esse zwischendurch ein wenig, es schmeckt nicht. Ich sitze immer noch in Trance und starre aus dem Fenster. Wie schon die letzten 2 Tage unaufhörlich. Und heule immer wieder, sehe aus wie ein Preisboxer mit total verquollenen Augen.

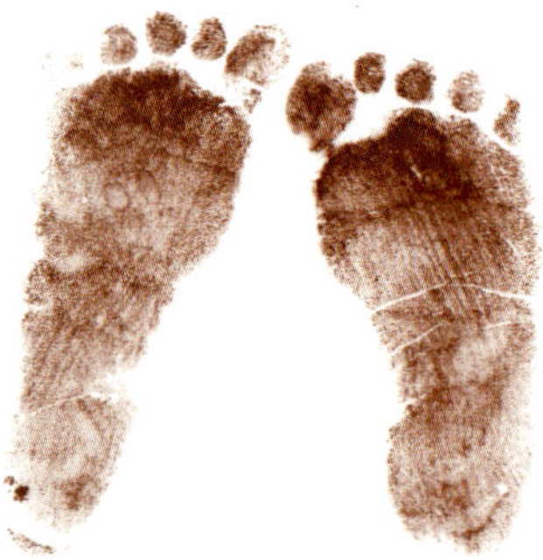

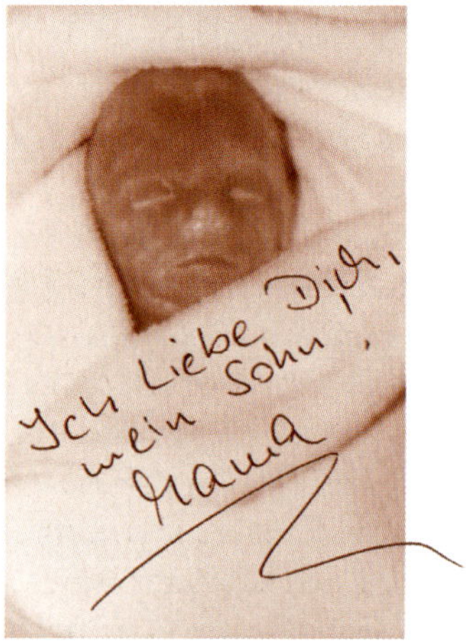


Bei der Visite erfahre ich, dass ich morgen heim kann. Heim, was ist heim? Ich fühle mich nirgends mehr daheim. Ich habe alles vorbereitet für unseren Umzug in die neue, größere Wohnung. Und jetzt? Es kommt mir so unwirklich vor. Abends kommt noch mal der Professor und ich muss noch einmal zur Untersuchung. Er untersucht mich auf dem Stuhl, ich werfe das Netzhöschen und die Vorlage in den Mülleimer, in der Erwartung, dass woanders noch sowas für mich rumliegt. Falsch gedacht. Jedenfalls gibt er das Okay für mich, heimzugehen.

Ich will mich anziehen, finde aber kein Höschen, packe also eine Vorlage in meine Leggins und stehe blöd rum. „Was ist mit meinen Unterlagen, soll ich die mitnehmen"? Der Professor ist weg. Ich schnappe meine Akte und begebe mich hoch, treffe ihn unterwegs auf einem der Gänge und sage ihm, dass ich die Unterlagen wieder mit hochnehme. Nur ein Nicken von ihm. Im Fahrstuhl fällt mir auf, dass falsche Unterlagen bei meinen sind. Von Zwillingen, die am 13.11. per Sectio in der 27. SSW kamen. Leben sie noch? Auch egal, mein Kind ist tot! Ich gebe meine Unterlagen bei der Schwester ab und weise sie darauf hin, dass das nicht zu meinen Sachen gehört. Es ist ihr peinlich. Tja …

*15.11.2003* Ich kann nachts kaum schlafen, wälze mich wieder von links nach rechts. Morgens bin ich ganz schnell angezogen, habe gepackt und bin abfahrbereit. Ich bitte die Schwester, für mich nochmal im Kreißsaal anzurufen, weil die mir dort noch die Nummer von der Pathologie geben wollten, für den Bestatter. Irgendwann kommt eine Ärztin und sagt, sie würde die Papiere fertig machen und ich könne dann gehen und bräuchte nicht auf die Visite zu warten. Ich warte also im Zimmer auf meine Papiere. Meine Mutter kommt, wir verlassen das Zimmer. Es vergeht wieder Zeit. Wir warten im Besucherraum, die Visite ist schon fast da. Ich fühle mich verarscht. Die Schwester kommt, „Sie sind ja immer noch da". Ich sage, „ja, ich warte ja auch auf meine Sachen". Ach, die seien doch schon längst fertig. Zum Schluss habe ich doch noch die Nummer bekommen und bin total enttäuscht heimgegangen.

Nach der Entlassung aus dem Krankenhaus kam noch einiges auf mich zu. Als Erstes ging ich mir eine Flasche Wodka kaufen und betrank mich schon nachmittags sinnlos. Und dann habe ich die ganze Story von Köln unter Tränen aufgeschrieben. Danach ging es mir erst mal besser. Dann habe ich in verschiedenen Foren von Finns Tod berichtet und haufenweise Mails bekommen. Das tat mir in der ersten Zeit sehr gut, weil ich viel allein war. Ich brauchte doch etwas Zuspruch und den habe ich von meinem näheren Umfeld leider nicht bekommen. Dienstag nach Finns Tod war ich dann beim Bestatter, der Finn mittwochs dann schon abholte. Allerdings musste ich mich vorher noch ummelden. Ich wollte sowieso im Dezember umziehen, also habe ich das vorgezogen, damit mein Sohn am neuen Wohnort beerdigt werden konnte. Samstags war dann die Beerdigung nur mit meinen Eltern, einer Freundin und mir. Es war eine ruhige, kurze Zeremonie. Ich heulte am Grab Rotz und Wasser.

Montags drauf musste ich mich dann noch mit der Bürokratie rumschlagen. Die Pathologie der Uni rief an, weil noch ein Totenschein bestünde, der abgeholt werden müsse. Ich habe dann darum gebeten, dass man mir diesen doch zuschickt. Das ginge nicht, da er schon wieder im Kreißsaal wäre. Dort angerufen, da war er auch nicht mehr, weiter verbunden zur Verwaltung. Und die Frau sagte zu mir, ich wäre ja am Entlassungstag so schnell weg gewesen. Klar, ich habe ja nur drei Stunden auf nichts und wieder nichts gewartet. Jedenfalls müsse mein Kind noch angemeldet werden, dazu solle ich aber besser mit dem Standesamt telefonieren. Okay, habe ich das also auch geklärt. Ich musste der Frau beim Standesamt einige Unterlagen von mir schicken und habe dann einen Monat später die Geburtsbescheinigung bzw. die Bescheinigung über ein tot geborenes Kind bekommen. Diese Bescheinigung musste dann noch zur Gemeinde, damit die Beerdigung endlich offiziell wurde. So viel Bürokratie und über nichts wurde ich vorher richtig aufgeklärt. Und ich finde es sehr traurig, weil ich eigentlich gar nicht die Kraft hatte, mich in den ersten Tagen auch noch um so einen Kram zu kümmern. Mir war sowieso alles egal. Mittlerweile habe ich die ersten paar Wochen incl. Weihnachten und Silvester überstanden.

Das Verhalten von Finns Vater in dieser Zeit hat mich sehr verletzt, weil er mir gar nicht zur Seite gestanden hat, er hat nur geschwiegen. Oder vom Thema abgelenkt, wie es viele Leute tun. Alles totschweigen. Oder nach ein paar Wochen wieder zum normalen Tagesgeschehen überzugehen, als wenn nie was passiert wäre. Für mich ist das nicht einfach, weil ich mich dann meist genötigt fühle, das Schauspiel mitzumachen, also alles zu verdrängen und am besten nicht mehr drüber zu reden. Da ich mich aber gar nicht verstellen will, ziehe ich mich lieber zurück. Dann kann ich mit mir selbst reden oder mit Finn und dabei sein Bild angucken oder mit anderen Frauen mailen, die das Gleiche erlebt haben.

Das ersetzt natürlich keinen persönlichen Kontakt, man will ja auch einmal in den Arm genommen werden. Aber zumindest kann ich normal über mein Kind sprechen, ohne so zu tun, als ob es ihn nicht gegeben hätte. Ich gehe nicht oft zum Friedhof, vielleicht einmal oder zweimal in der Woche. Und selbst das tut mir noch sehr weh. Wahrscheinlich gehe ich auch deshalb nicht, weil ich immer noch nicht wahrhaben will oder kann, dass es tatsächlich mein Sohn ist, der weg ist, der auf dem Friedhof liegt. Und weil ich dann meist den Drang verspüre, mich einfach daneben legen zu wollen. Genauso, wie ich mir abends im Bett oft wünsche, morgens nicht mehr aufzuwachen. Ich weiß, dass das alles normale Gefühle nach dem Verlust sind. Aber ich will so gar nicht empfinden, deshalb verdränge ich auch viel. Ich weiß einfach nicht, welcher der beste Weg für mich ist, weil ich das ja zum ersten Mal erlebe. Ich hoffe inständigst, auch zum letzten Mal.

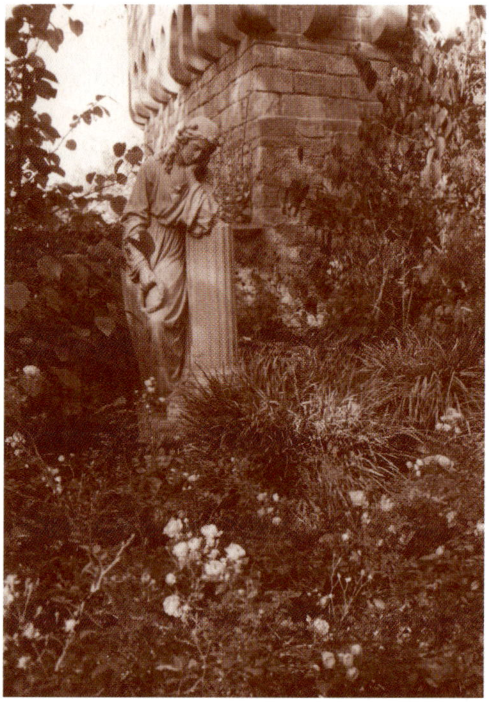

## Antje

Vom Gefühl, über Wolken zu gehen, sich dann in der Hölle wieder zu finden und langsam wieder Boden unter den Füßen zu gewinnen.

Ich weiß gar nicht richtig, wo ich anfangen soll. Es ist alles gar nicht so einfach. Heute ist der 03.02.04 und ich möchte gerne meine Geschichte für andere Betroffene aufschreiben, um Mut zu machen und zu zeigen, dass das Leben irgendwie weitergeht. Um Trost zu spenden und auch Hoffnung zu machen, egal wie traurig vieles ist. Ich weiß, dass wir „Engelseltern" ganz schön viele sind und doch: Am Anfang denken und glauben wir, alleine zu sein – jeder für sich. Doch das ist nicht so. Ich möchte hiermit meinen Beitrag leisten, damit ein Miteinander besser möglich ist. Es braucht manchmal nicht sehr viel: Ein liebes Wort zur rechten Zeit, ein offenes Ohr und einfach viel Herz...

Ich versuche nun mal, den Anfang zu finden, schreibe einfach wie mir der „Schnabel" gewachsen ist und trage mein Herz auf der Zunge.

Mein Freund und ich hatten uns im Dezember '02 kennen und lieben gelernt. Wir zogen ziemlich schnell zusammen, und waren uns auch schnell einig, dass wir gerne ein Kind zusammen haben wollten. Ich war 29 Jahre alt und hatte noch keine Kinder, mein Freund war 38 Jahre alt und lebte getrennt. Er hat einen Sohn, der damals 15 Jahre, und eine Tochter, die 6 Jahre alt war.

Ich setzte die Pille ab und wir ließen alles auf uns zukommen. Ich hatte mal gehört, dass es nach dem Absetzen der Pille entweder gleich klappt mit dem Schwangerwerden oder dass es dann Zeit braucht. Es klappte nicht gleich und ich dachte mir, nun hat es Zeit. Meine Mutter feierte im Februar 03 ihren 50. Geburtstag im Kreis der ganzen Familie. Alle lernten so meinen Freund kennen. Anfang März zog ich zu meinem Partner, und Mitte März war mein 30. Geburtstag. Mein Freund überraschte mich mit einer Reise nach Stuttgart. Wir gingen in das Musical „Phantom der Oper", was sehr schön und unvergesslich war.

Etwa eine Woche später hätte ich meine Tage bekommen sollen. Da es erst der 2. Zyklus war, hatte ich mit Verspätung gerechnet. Mein Freund fing schon an zu spekulieren, ob ich denn schon schwanger sei. Ich verneinte, denn angeblich dauert es ja nun länger mit dem Schwangerwerden und mir ging es gut. Am 31.03.03 kauften wir dann trotzdem einen Schwangerschaftstest, denn neugierig war ich nun doch. Eine Woche über die Zeit war neu für mich. Im Beipackzettel des Tests stand, dass man ca. 4 Minuten warten solle, bis man das Ergebnis ablesen könne. Ich ging mich erst mal umziehen, aber die Wartezeit war noch nicht um als mein Freund rief:

„Länger brauchen wir nicht zu warten, denn pinkfarbener wird es nicht." Laut Anleitung sollte ein rosa Punkt auf dem Test zu sehen sein aber unserer war wirklich richtig pink. Demnach war ich schwanger! Ich wollte es gar nicht glauben, doch mein Freund hatte nun die Bestätigung für seine Vorahnung.

Ich konnte damit gar nicht richtig was anfangen und wollte dann doch erst mal den Termin bei der Frauenärztin abwarten, so als amtliche Bestätigung.

Am 02.04.03 war es soweit. Bei dieser Ärztin war ich vorher noch nicht. Ich ging auf Empfehlung hin. Sie war ganz nett und gab mir auf meine Schwangerschaftsvermutung nun auch die „amtliche Bestätigung". Ich bekam sogar ein Ultraschallbild mit, auf welchem eine Kugel zu sehen war. Das war der Dottersack. Für mich sah es aus wie „Super-Mario" (aus einem Gameboy-Spiel) in Luftblase.

Ich musste den ersten Tag meiner letzten Periode angeben, um den Entbindungstermin berechnen zu können. Es war der Tag, an dem meine Mutter 50 Jahre jung geworden war. So ein Zufall. Als Geburtstermin wurde der 30.11.03 ausgerechnet. Ich konnte es noch gar nicht wahrhaben. Mein Freund wartete im Auto auf mich und ich holte mir in der Apotheke erst noch Folsäure.

Von der Gynäkologin bekam ich noch einen Zettel, den ich ausfüllen sollte, um die Angaben in den Mutterpass zu übertragen. So ausgerüstet, stieg ich ins Auto meines Freundes, und zeigte ihm das Ultraschallbild. Er freute sich einfach nur. Ich selber wusste nicht, wie mir war. In 2 Wochen sollte ich zur Vorsorge wieder kommen und meinen Mutterpass übergeben bekommen.

Keinem sagten wir was, denn ich wollte erst die ersten 12 Wochen abwarten, denn es kann ja immer was schief gehen, so dachte ich damals. Mein Freund wusste auch nicht, wie er es seinen Kindern beibringen sollte, denn erst mussten sie die Trennung ihrer Eltern verkraften und nun bekamen sie ein Halbgeschwisterchen. Wir waren uns einig, dass wenn wir es erzählen würden, dann zuerst den Kindern. Danach erst allen anderen Verwandten und Freunden. Das war jetzt unser kleines süßes Geheimnis. Ich fühlte mich so gar nicht schwanger. Das, was andere Frauen immer erzählt hatten, traf bei mir zumindest nicht zu. Außer der ständigen Müdigkeit, den Kreislaufproblemen und den Rückenschmerzen ging es mir einfach super. Ach ja, nachts musste ich ständig auf die Toilette weil die Blase drückte. Aber da bei mir im Frühjahr eh immer der Kreislauf gesponnen hatte, ich auch immer müde war und Rückenschmerzen arbeitsbedingt auch nichts Besonderes waren, empfand ich alles als normal. Mehr Probleme hatte ich eher mit dem Geheimhalten, denn ich bin schon ein Plappermäulchen. Meine eine Freundin war auch schwanger, so ca. im 5. Monat. Ihr Kind sollte Anfang September 03 zur Welt kommen. Sie erzählte nun immer so, und ich musste durch mein „Schweigegelöbnis" den Mund halten. Was fiel mir das schwer!

Am 14.4.2003 hatte ich den neuen Vorsorgetermin bei der Gynäkologin. Ich war nun 7. Woche + 1 Tag. Aus meinem „Super-Mario" war nun ein kleiner „Erdnussflip" geworden. Mein Freund war an dem Tag das erste Mal mit beim Ultraschall. Es war so schön, ihn an meiner Seite zu haben und das mit ihm zu teilen. Bei unserem Kind war alles in Ordnung. Das kleine Herzchen schlug schön und die Frauenärztin war sehr zufrieden. Ich bekam meinen Mutterpass und hatte damit endlich was in den Händen, um endlich glauben zu können, dass wir ein Baby bekommen sollten. Langsam kam auch Freude auf, denn bis jetzt hatte ich mich nicht richtig getraut, mich zu freuen, für den Fall, dass etwas schief gehen würde. Ich weiß auch nicht, warum das so war. Mein Partner sagte mir immer wieder, dass ich eine ganz normale Frau sei und alles in Ordnung sei und dass ich mir keine Sorgen zu machen bräuchte. Wegen dem Eisenmangel sollte ich nun zur Folsäure noch Eisen und auch noch Jod nehmen, weil der Bedarf gestiegen sei. Aber damit hatte ich kein Problem, denn ich wollte alles tun, damit es unserem Kind gut ging. Und da ich zu dem Zeitpunkt als arbeitssuchend gemeldet war, musste ich dem Arbeitsamt mitteilen, das ich schwanger war. Sofort galt ich als nicht mehr vermittelbar und damit war ich abgesichert und konnte mich auf mich und die anstehenden Veränderungen konzentrieren.

Am 11.05.03 war Muttertag und mein Schatz schenkte mir einen kleinen Blumenstrauß, weil ich doch die Mama unseres Babys war. Das erste Mal in meinem Leben bekam ich am Muttertag was geschenkt. Am 13.05.03 hatte ich wieder einen Termin bei der Frauenärztin und danach wären dann die ersten 12 Wochen um und wir hätten es dann allen sagen wollen. Am 13.05.03 war ich laut „Gyn" in der 11+2 Schwangerschaftswoche. Mein Freund wollte wieder beim Ultraschall dabei sein. Zuerst musste ich alles, was die Schwangerenberatung anging, hinter mich bringen. Dann hieß es nur noch schnell zur Kontrolle bei der Ärztin. Ich war so voller Vorfreude, denn heute sollten wir das erste Mal unser Kind mit Armen und Beinen sehen, eben wie ein Baby aussieht. Die Ärztin machte Ultraschall, es dauerte und sie schaute. Wir warteten darauf, dass sie zu uns was sagen würde. Es war so komisch. Sie sagte dann, dass ihr was nicht gefiele, und sie mit uns reden möchte, wenn ich wieder angezogen sei. Mir ist jetzt, wenn ich daran zurück denke, ganz eigenartig.

Es ist so eine Unruhe da… ich kann kaum atmen… so war es damals auch… Ich war wie betäubt…ich zog mich an, und dann saß ich mit meinem Freund vor dem Schreibtisch der Ärztin. Sie sagte, dass sie nichts eindeutig sagen könne, aber dass ihr ein Ödem am Hals aufgefallen sei. Es könnte darauf deuten, dass was mit dem Herzen nicht stimme oder was anderes nicht in Ordnung sei. Wir bekamen statt einem Ultraschallbild eine sofortige Überweisung in die Uniklinik zur Pränataldiagnostik. Die Ärztin telefonierte und sorgte dafür, dass wir gleich noch hinfahren konnten und nicht erst noch warten sollten. Mein Freund saß da, ihm liefen die Tränen und ich war wie abgestorben. Ich klammerte mich daran, dass wir erst mal Fachleute draufschauen lassen wollten. Es war wie: „jetzt noch nicht aufregen und erst mal abwarten." Ich war wie eingefroren. So machten wir uns auf den Weg.

Es waren endlos viele Kilometer. Wir sind nach Jena in die Uni-Klinik. Keine Ahnung, wie weit der Weg von der „Gyn" dort hin war. Dort angekommen, gaben wir den Überweisungsschein und den Mutterpass ab und dann hieß es warten. Es war der Horror, denn das Wartezimmer war und ist für die pränatale Diagnostik und die Spezialschwangerenvorsorge; d. h. es saßen auch Frauen mit Bäuchen da, und ich wusste nun nicht mal mehr, ob ich soweit kommen würde. Endlich waren wir an der Reihe. Die Ärztin und die Schwester waren sehr lieb zu uns. Die Ärztin fragte uns noch was und dann musste ich auf die Liege. Sie vermaß unser Kind und laut ihrer Messung war ich eine Woche weiter, statt 11+2 nun 12+2. Es war so überwältigend unser Kind so groß zu sehen. Ich hatte gedacht, das Ultraschallgerät der „Gyn" sei gut, aber das hier war noch viel besser! Wir konnten unser Kind in Großaufnahme sehen. Es sah so süß aus und alles war dran. Es schlief und für uns sah alles normal aus. Was sollte denn bitte an unserem Kind nicht stimmen?

Die Überweisungsdiagnose lautete *Hygroma colli.* Das sollte wohl die Wasseransammlung am Hals sein. Nach dem Vermessen und Ansehen war alles normal, d. h. zeitgerecht, entwickelt. Was es werden würde, konnte man noch nicht feststellen und wir wollten es auch nicht wissen.

Der Ärztin machte das Herzchen Sorgen. Sie versuchte, unser Kind munter zu machen, damit es sich dreht und sie einen besseren Blick auf das Herz bekommen konnte. Unser Kind wachte zwar auf, doch es machte nicht was es sollte und so äußerte die Ärztin dann nur mal eine Vermutung. Das Herz sei noch so klein und sie hatte nicht die beste Sicht darauf. Sie sagte, dass da, wo beim Herz eigentlich 4 Kammern sein müssten, sie nur 2 sehen könne, aber sie sei sich nicht sicher. Es könnte auf eine Chromosomenanomalie hindeuten, dafür könnten wir eine Chorionzottenbiopsie machen, oder wir könnten erst mal eine Woche warten und dann weitersehen. Die Kinder wachsen ganz schnell und sie wollte uns nicht die Hoffnung nehmen. Aber wenn sich der Herzfehler bestätigen würde, dann wäre er nicht operabel und damit unser Kind nicht lebensfähig.

Das ging verdammt tief! Unser Kind sollte nicht leben können? Wie konnte das sein? Warum wir? Wir sollten überlegen, ob wir die Punktion der Plazenta heute schon wollten und uns erstmal sammeln. Die Ärztin war sehr verständnisvoll. Wir weinten ohne Unterlass. Es war der Hammer, und unter solchem Schock sollten wir eine Entscheidung fällen? Uns wurde auch gesagt, dass ich ohne Probleme einen Schwangerschaftsabbruch aus medizinischer Indikation machen lassen könne. Ich war total von der Rolle. Eigentlich war ich an diesem Tag zum Arzt gegangen, um mein Kind das erste Mal richtig sehen zu können, und nicht um zu hören, dass meine Schwangerschaft schon wieder zu Ende gehen würde. Ich fühlte mich wie vor den Kopf geschlagen. Mein Freund und ich unterhielten uns im Personalaufenthaltsraum, den die Schwester uns zur Verfügung gestellt hatte. Uns war jetzt nicht nach Wartezimmer. Den Aufklärungsbogen für die Biopsie sollten wir uns auch durchlesen, damit wir dann der Ärztin noch mal Fragen stellen könnten. Wir waren uns dann einig, dass wir heute keine Punktion machen lassen wollten. Die Fehlgeburtsrate ist nicht außer Acht zu lassen und ich wollte unserem Kind die Chance geben, zu wachsen und sich zu drehen. Es war nur eine kleine Chance, die uns gegeben war, nämlich die, dass unser Kind nur schlecht lag und das Herz noch zu klein war. Egal wie klein die Chance war, ich wollte sie nutzen. Warum kam gerade ich in so eine Situation? Ich habe bestimmt so 12 Jahre lang gesagt, dass ich, wenn ich mal erfahren würde, das mein Kind behindert wäre, ich es auf keinen Fall behalten würde. Nun war ich in der Situation und alles war anders. Nichts kann einen darauf vorbereiten und egal was geschieht, es ist mein Kind.

*An dieser Stelle bekam ich dann eine Schreibblockade und wollte schon aufgeben, denn der Abgabetermin war für Ende Februar 04 vorgesehen. Doch am 24.02.04 sah ich rein zufällig ins Forum und stellte fest, dass der Abgabetermin auf den 14.03.04 verschoben worden war, und so sah ich es als Zeichen für mich, mich doch noch mal aufzuraffen und weiterzuschreiben, denn dieser Tag ist auch mein Geburtstag. Heute ist der 01.03.04 und mir geht es gerade nicht so gut, aber ich versuche mich im Weiterschreiben, vielleicht hilft es mir auch selber weiter…*

Ich kehre in Gedanken an den Tag des 13.05.03 zurück – Nachdem wir für uns entschieden hatten, dass wir die Biopsie erstmal nicht machen wollten, bekamen wir einen Termin in einer Woche. Da wollten wir zusammen mit der Ärztin weitersehen. Ich weinte auf der ganzen Heimfahrt. Meinem Freund ging es auch nicht gut. Doch wir mussten uns zusammennehmen, denn es wusste ja zu Hause noch keiner etwas von der Schwangerschaft und die Tochter meines Freundes war an dem Tag bei uns zu Besuch. Seine Mutter hatte die Kleine vom Kindergarten abgeholt, weil es bei uns ja länger gedauert hatte und wir uns ja vorgenommen hatten, es erst den Kindern zu sagen. Der Sohn meines Freundes kam dann auch aus der Schule und wir sagten es beiden. Jedem altersgerecht, soweit man dies kann.

Der Große wunderte sich zumindest über die Schwangerschaft nicht. Mit seinem 15 Jahren hatte er von der Möglichkeit ja schon gewusst. Er sagte uns nur, dass wir uns eben etwas beeilen sollten, da wir ja nicht jünger würden. In der Schule hatten sie über die Wahrscheinlichkeit, in „höherem Alter" behinderte Kinder zu bekommen, schon gehört. Der Kleinen sagten wir, dass wir ein Baby bekämen, aber dass die Ärzte festgestellt hätten, dass es sehr krank sei. Da fragte sie gleich, ob es dann auch sterben könnte. Ich bejahte dies und bekam wieder einen Weinanfall. Die Kleine versuchte mich zu trösten und umarmte mich. Damit ging es mir noch schlechter, denn ich wusste ja nun nicht, ob ich jemals unser Kind so in den Armen halten würde. Dann sagte mein Freund es seiner Mutter, sie war erstmal auch erschrocken, denn es ging ja doch bei uns mit dem Nachwuchs ganz fix. Sie hatte dann auch eine eigene Meinung dazu: Wenn es behindert sei, dann lieber jetzt hergeben. Das trifft einen schon, so verletzlich wie man in der Situation ist. Ich rief dann bei meiner Mutter auf der Arbeit an, um zu fragen, wann sie am Abend zu Hause sei, denn ich wollte mit ihr reden. Wir haben uns bei ihr verabredet und mein Freund kam auch mit.

Wie sage ich meiner Mutter, dass ich schwanger bin und dass ich es vielleicht nicht mehr lange bleibe? Ich wusste erst nicht, wie ich anfangen sollte. Ich erzählte von der Schwangerschaft, was sie erfreute, doch nachdem ich von der wahrscheinlichen Krankheit erzählte, reagierte sie anders, als ich es mir gewünscht hatte. Auch sie hatte sofort eine Meinung: Was soll ich mit einem behinderten Kind? Es tat ganz schön weh, aber sie war nicht die Einzige damit. Jeder aus meiner Familie, dem ich dann das alles erzählte, war der gleichen Meinung. Zum Verschweigen hatte ich keine Lust, denn wenn es schief gehen sollte, dann würde ich es auch nicht verschweigen können. So standen wir ganz schön alleine da und dazu die Sorge um unser Kind. Ich redete in der einen Woche bis zum nächsten Termin immer mit unserem Baby und bat es, doch bei der Untersuchung sich so zu drehen, dass die Ärztin besser aufs Herzchen sehen könnte. Ich hielt immer meinen Bauch. Ich wusste ja nicht, wie lange ich dies so haben würde. Alles war so ungewiss…

Am 21.05.03 hatten wir dann wieder einen Termin in der Feindiagnostik. Das Warten fiel schon schwer, denn das Wartezimmer war voller Frauen mit dicken Bäuchen. Mir kamen immer die Tränen, denn ich wusste ja nicht, ob ich jemals so einen schönen Bauch haben würde. Ich war nun in der 13+ 5 Woche. Zu sehen war leider noch nichts und fühlen konnte ich unser Baby auch noch nicht. Aber trotz allem freute ich mich einfach darauf, unser Kind sehen zu können.

Dann waren wir an der Reihe und mir kamen wieder die Tränen, als ich unser Baby auf dem Monitor sah. Es war für mich so perfekt…alles dran…und die Hand wirkte, als wenn es uns winken würde. Mein Freund war auch ganz gerührt von unserem kleinen Schatz. All mein gutes Zureden der einen Woche hat nicht geholfen. Unser Kind drehte sich nicht so, dass die Ärztin gut aufs Herz sehen konnte. Sie sagte uns dann, dass sich nichts zum Positiven verändert hätte. Das Wasser unter der Haut sei unverändert und so stimmte ich der Chorionzottenbiopsie zu. Damit kann man feststellen, ob die Diagnose von einer Chromosomenveränderung stammt oder nicht und ich wollte einfach alle Möglichkeiten der Ursachensuche ausschöpfen. Ich wollte keine Entscheidung aus Panik treffen, denn mir war die Möglichkeit eines med. indizierten Schwangerschaftabbruchs aufgezeigt worden.

Das hätte ich schon aufgrund der ersten Diagnose tun lassen können, aber ich wollte es nicht. Für mich war jeder Strohhalm wichtig, und solange mir die Hoffnung nicht genommen wurde, wollte ich an eine Chance glauben. Egal wie gering die sei und damit traf ich auf Unverständnis in fast allen Reihen: „Wie ich mir/uns das antun könne?" Das war eine der ständigen Fragen.

Die Entnahme der Chorionzotten wurde durch die Bauchdecke unter Beobachtung des Ultraschalls vorgenommen. Mein Freund passte auch schön auf und hielt mir die Hand. Ich sah die ganze Zeit auf den Monitor, dort konnte ich unser Baby beobachten. Es war so süß anzusehen. Es hat sich in die äußerste Ecke seiner Heimat verzogen und spielt dort so mit seinen Fingern, dass es aussah, als wenn es Däumchen drehte und damit sagen wollte: „wie lange braucht ihr denn noch – ich will meine Ruhe". Bei der Vorstellung musste ich lachen, das war aber gar nicht gut, denn ich sollte den Bauch ganz entspannt halten. Beim Lachen spannten sich die Bauchmuskeln an und zogen damit die lange Nadel noch mehr in den Bauch, so empfand ich es. Es tat so weh.

Ansonsten verlief alles ohne Komplikationen. Wir vereinbarten einen neuen Termin in 2 Wochen für den Fall, dass die Genetik unauffällig wäre. Dazu machte ich einen Termin in der Spezialschwangerenvorsorge aus, denn ich wollte gleich dort in der Klinik bleiben, da die Ärzte dort andere Erfahrungen mit „Nicht-normal-Schwangeren" hatten. So kam ich mir vor, denn bei meiner „Gyn" war ich nach dem ersten Termin in der Klinik noch mal, um den Diagnosezettel abzugeben und nach einem neuen Termin zu fragen. Dort drang ich aber gar nicht erst zu ihr durch. Eine Schwester fertigte mich gleich im Flur ab. Ich stand da unter Tränen und wollte wissen, ob ich einen neuen Termin zur Vorsorge bekommen könnte. Sie sagte, solange ich in der Klinik sei, bräuchte ich nicht wieder kommen. Ich war wie vor den Kopf gestoßen und mit dieser Erfahrung wollte ich dann nicht mehr da hin. So bekam ich in der Klinik einen Termin zur Vorsorge, musste aber erstmal den Befund der Biopsie abwarten. Frühestens am Montag, den 26.05.03, könne ich nachfragen. Das hieß fast 5 Tage warten und dazu sollte ich den Tag der Biopsie und den darauf folgenden liegen und mich schonen, um das Fehlgeburtsrisiko nicht zu steigern.

Ich hatte erst so gedacht, das kleine Loch im Bauch würde doch nichts machen, wozu das Ganze? Aber bei einer schnellen Bewegung tat mir so der Bauch weh, dass ich mich schnell in die Horizontale begab und nur noch aufgestanden bin, wenn ich mal zur Toilette musste. Dann kamen die Sorgen und Gedanken dazu und am nächsten Tag wollte ich dann zu meiner Hausärztin, weil es mir gar nicht gut ging. Mein Kreislauf spielte verrückt und mir war so schlecht. Ihr vertraute ich mich dann an. Sie war sehr betroffen und redete mir gut zu. Sie sagte, dass es Angst wäre, die mich so fertig machte. Die Angst hatte sich richtig körperlich gezeigt. Ich solle positiv denken, es würde bestimmt alles gut werden. Wegen der Schwangerschaft sollte ich auch keine Medikamente einnehmen und so fuhren wir wieder nach Hause. Und es hieß weiter warten. Es macht einen richtig mürbe, die Warterei nach einem verdammt langen Wochenende. Endlich kam der Montag und ich rief in der Klinik wegen dem Befund an. Leider war er noch nicht da und ich sollte am Nachmittag noch mal anrufen. Das tat ich dann auch, doch wieder nichts. So sollte ich es am Dienstag, den 27.05.03 wieder versuchen. Ich war mit den Nerven total fertig. Mein Freund hatte sicher keine Freude an mir …

Dann am Dienstag rief ich gleich morgens an, aber leider war immer noch nichts da. Mir wurde gesagt, ich solle meine Telefonnummer hinterlassen, sie würden mich zurückrufen, sobald der Befund aus der Genetik da sei. Das tat ich dann auch, doch gegen Mittag hielt mich nichts mehr, denn eigentlich sollte ich nachmittags noch für mich ein paar Termine haben und ich wollte nicht mit der Ungewissheit aus dem Haus.

Ich rief wieder dort an und endlich hieß es, der Befund sei da. Die Schwester sagte mir, dass sie mir die Ärztin geben müsse, weil sie keine Auskunft geben dürfe. Ich wurde weitergeleitet und dann hatte ich die Ärztin am Telefon. Selbst jetzt, beim daran denken, geht mein Puls hoch. Ich fühle wieder den Druck im Brustkorb. Sie sagte mir, dass sie keine gute Nachricht habe: Unser Kind hätte Trisomie 21. Sie gab mir noch die Telefonnummer der Ärztin aus der Genetik und sagte mir, ich solle mit der Frau Doktor einen Termin machen. Wenn ich das nicht könnte, würde sie das tun…

Ich war wie betäubt…mir zog es fast die Beine weg… Ich sagte ihr noch, dass ich den Termin selber machen würde und dann habe ich aufgelegt.

Seit der ersten Diagnose hatte ich mich über das Internet über alles Mögliche informiert. Dadurch war mir der Begriff Trisomie 21 bekannt. Ich weinte nur noch und ging zu meinem Freund. Als er mich sah, wusste er die Diagnose. Wir haben so sehr geweint. Ich war fix und fertig. Ich sagte dann meine Termine ab und bekam in der Genetik einen Termin noch für den gleichen Tag, in einer Stunde. Dann rief ich meine Mutter auf der Arbeit an und wollte es ihr einfach nur sagen. Sie weinte auch nur noch und sagte, wie leid es ihr täte. Doch es war ja nicht ihre Schuld. Sie fing dann aber wieder mit ihrer Meinung an, und das war mir dann zuviel.

Da standen wir nun mit einer Diagnose und dem Nichtwissen, was für eine Entscheidung wir treffen sollten. Die Feiertage standen vor der Tür und … das klingt banal, aber das Leben ging trotz allem einfach weiter. Freunde von mir hatten für den Pfingstsamstag ihren Hochzeitstermin vorgesehen und den Freitag vorher wollten sie mit uns weggehen. Zu ihrer Hochzeit waren wir eingeladen, doch ich wusste ja nicht, wie alles werden würde. Ich bin von Beruf Friseuse und war eigentlich auch für die Brautfrisur verantwortlich. Es sollte mein Hochzeitsgeschenk sein und nun wusste ich aber nicht, ob ich dazu in der Lage sein würde. So sagte ich ihr, sie solle sich trotz allem mal nach einer Ersatzfriseuse umsehen, ich könne ihr erst nach meinem nächsten Termin in der Klinik genaueres sagen. Meine Mutter hatte für den 29.5.2003 ihren Urlaubsbeginn geplant und wollte am liebsten gar nicht weg.

Doch wir sagten ihr, sie solle besser fahren, denn hier könne sie sowieso nichts ändern. Sie flog schweren Herzens und wir gingen am Freitag mit dem Hochzeitspaar dann doch weg. Mir war zwar nicht wirklich danach zumute, aber ändern an allem konnte es auch nichts und so wollte ich wenigstens mit unserem Sohn mal zum „Tanz" gehen. Nach tanzen war mir dann aber doch nicht. Wir ließen dann einfach die Musik auf uns wirken. Es war ein Dorffest mit einer Band, die bekannte Lieder aus dem Radio und Fernsehen nachspielte. Dann kam von Wolfsheim das Lied „Es gibt keinen Weg zurück" und bei mir liefen die Tränen. Es gab für mich 3 Lieder, die mich durch die Schwangerschaft begleiteten: Das von Wolfsheim, dann von Nena „Wunder geschehn" und von Yvonne Catterfeld „Für Dich". Bei denen rollten regelmäßig die Tränen. Lange sind wir bei dem Tanz nicht gewesen, denn ich war fix und fertig. Am 01.06.03, einem Sonntag, kam mir dann die Idee, einfach auf einen Friedhof zu gehen. Klingt komisch für manche, aber ganz ehrlich, es hat uns gut getan. Wir suchten uns einen sehr großen und schönen aus mit viel Bäumen und Wiesen und die Ruhe tat einfach gut. Keiner sah uns komisch an und irgendwann standen wir vor Kindergräbern. Es war schon sehr rührend, wie liebevoll die Eltern sich um die Gräber kümmern. Es tat gut, zu sehen, dass die Kinder, egal, wie alt sie geworden waren, es waren etliche Kinder dabei, die an ihrem Geburtstag gestorben waren, einen Platz für sich hatten und damit auch ihre Eltern. Es war ganz viel Sonne, die uns schön wärmte und es war fast perfekt. Uns wurde klar, dass wir uns auch in diese Richtung erkundigen sollten, was nicht heißt, dass meine Entscheidung schon gefallen war. Aber für mich stand fest, dass, egal wie meine Entscheidung sein würde, ich so viel wie möglich selber tun wollte.

So sind wir einen Tag später dann zum Pfarrer unserer Gemeinde, weil der Friedhof bei uns zur Kirche zählt. Wir unterhielten uns mit ihm über alles und sagten ihm dass wir nicht wüssten, wie die Schwangerschaft weitergehen würde. Wenn unser Sohn nicht leben könnte, wollten wir wissen, ob er dann ein Recht auf ein Grab hätte, weil mir das einfach wichtig war.

Ich hatte mich per Internet erkundigt und festgestellt, dass alles unter einer bestimmten Gewichtsgrenze eine „Kann-Bestimmung" ist. Meine Anwältin, die ich dazu befragte, konnte mir auch nicht weiterhelfen, da sie damit noch nie zu tun hatte. Sie empfahl mir aber, mich in alle möglichen Richtungen abzusichern, um das zu bekommen was für mich und uns wichtig sei. So rief ich dann noch im Landtag in Thüringen an, wegen dem geltenden Bestattungsgesetz. Denn im Internet verwies man auf das aus Brandenburg. Ich bekam einen Link fürs Internet, wo ich es einsehen konnte. Es war noch aus den 70ern der DDR. Unglaublich!

Nun war ich so schlau wie vorher, denn sollte mein Sohn keine Lebenschance haben, wie konnte ich dann alles für ihn und uns tun, wenn die Gesetze zu Gummiparagraphen werden?

So gingen wir am nächsten Tag in ein Bestattungsinstitut. Viele mögen jetzt die Nase rümpfen, doch ich dachte mir, wenn einer Bescheid weiß, dann die. Da der Tod ja zum Leben gehört, warum sollte ich mich dort nicht nach den Möglichkeiten erkundigen? Und, was soll ich sagen, dort hatte man erst ein knappes halbes Jahr zuvor einen ähnlichen Fall gehabt. Die Schwangerschaft hatte in der 12. Woche geendet und die Eltern hatten ihrem Kind ein Grab und einen Sarg gegeben. Damit war es nicht mehr unmöglich. Das Bestattungsinstitut brauchte „nur" eine Unbedenklichkeitsbescheinigung der Klinik und die Vollmacht der Mutter bzw. der Eltern zum Abholen des Kindes im Falle des Falles. Damit wussten wir nun doch etwas mehr als vorher und wollten einen Kostenvoranschlag. So blöd es klingt, denn auch das ist wichtig. Ich wollte einfach nur „vorbereitet" sein, falls es nicht so sein würde, wie wir es uns so sehr wünschten.

Am 04.06.03 hatten wir dann wieder einen Termin in der Klinik zur normalen Vorsorge, was es werden sollte. Zuerst gingen wir aber noch zu der lieben Frau Doktor aus der Genetik, um mit ihr noch mal zu sprechen. Sie war sehr verständnis- und teilnahmsvoll.

Ein liebes Danke an sie. Ich hatte mir ein paar Tage vorher schon übers Internet die Broschüre „Schlechte Nachrichten nach vorgeburtlicher Untersuchung" vom Verein für psychosoziale Aspekte der Humangenetik e.V. ausgedruckt und durchgelesen. Diese Informationen waren sehr gut und doch blieben Fragen offen. Diese stellte ich dann der Frau Doktor. Sie kannte diese Broschüre auch und wusste damit auch, was ich schon wusste. Sie fragte uns zum Abschluss noch, ob sie mit der Ärztin aus der Klinik telefonieren sollte, um dieser unsere noch offenen Fragen schon mal vorneweg zu sagen. Das nahmen wir gerne an, da wir nicht wussten, was wieder mal auf uns zukommen würde. Gleich im Anschluss an diesen Termin sind wir in die Klinik, um nach unserem Sohn zu schauen. Was soll ich sagen? Sie sagte uns dort gleich, dass die Frau Doktor mit ihr noch mal gesprochen hatte und über das gesamte Krankheitsbild Bescheid wusste. Noch bevor sie per Ultraschall nach unserem Sohn sah, sagte sie, dass mit der Diagnose Trisomie 21 und dem von ihr festgestellten Herzfehler und den Wassereinlagerungen davon ausgegangen werden könne, dass es sich um eine schwerste Behinderung handelt. Denn Trisomie 21 heißt ja nicht automatisch „nicht lebensfähig". Es gibt so viele Kinder, die nur leichte Ausprägungen des Ganzen haben. Doch so etwas weiß man selten vorher. Ich hatte mich über die Trisomie 21 per Internet schlau gemacht. Es sind über 100 Krankheitsbilder zusätzlich bekannt, die mehr oder weniger „gefährlich" sind. Selbst wenn ein Trisomie 21-Kind gesund zur Welt kommt, kann es allerlei Krankheiten bekommen. Doch wenn schon in der frühen Schwangerschaft viele Krankheiten auftreten, kann von einer starken Schädigung ausgegangen werden. Wir wussten nun ja, warum die Symptome da waren. Die Chromosomenveränderung hatte sie ausgelöst. Unser Sohn hatte dazu noch eine seltene Trisomie 21, eine Translokationstrisomie 14:21. Das heißt einfach, dass das Chromosom 21 bei dieser Trisomie ja statt 2-mal 3-mal da ist. Doch es schwebt nicht einfach rum, sondern klebt am Chromosom 14 dran. Dadurch wurde es auch nicht gleich festgestellt, denn unterm Mikroskop waren es beim ersten Zählen wie bei jedem Menschen 46 Chromosome. Erst bei weiteren Tests, deswegen hat es zum Schluss solange gedauert, bis wir ein Ergebnis bekamen, fanden sie das 3. 21er Chromosom.

Ich war schon nach der Diagnose geschockt, aber nachdem ich wusste, dass bei uns eine Translokationstrisomie vorlag und wir eventuell als Träger in Frage kamen, war mir angst und bange. Wir haben uns selber auch Blut abzapfen lassen, um es auch untersuchen zu lassen. Ich war mir sicher, dass mein Freund es auf jeden Fall nicht hatte, denn er hat ja 2 gesunde Kinder. Also zweifelte ich an mir. Und wenn ich es sein sollte, was hieß das dann für mich? Sollte ich dann lieber keine Kinder bekommen? Fragen über Fragen, die mir durch den Kopf gingen. Doch wir erfuhren, dass unsere Chromosomen „normal" sind, d. h. die meines Freundes waren ein „Unauffälliger Karyotyp" und bei mir wurde keine Translokation festgestellt. Dafür aber „Doppelsatelliten". Das heißt, sie haben keinen Krankheitswert, sondern „nur" eine ganz eigene Auffälligkeit.

Mein Freund sagte ganz spontan nach dem Befund: „Ich wusste es doch, dass Du einmalig und was ganz Besonderes bist". Die Frau Doktor musste da lachen und ich habe somit eine Besonderheit an den Chromosomen. Leider habe ich auch übers Internet darüber nichts weiter finden können und die Wahrscheinlichkeit der Vererbung liegt bei 50 %. Kinder von mir könnten damit immer herausgefunden werden. Zumindest über die Chromosomen. Aber ich war erleichtert, dass ich nicht „Schuld" bin an dem, was unseren Sohn zu einem ganz besonderen Kind machte. Es war ganz rein zufällig entstanden und das Wiederholungsrisiko ist nicht höher als bei allen anderen Menschen. Das ist aber nur ein kleiner Trost, wenn es einen schon einmal getroffen hat. Damit war mir eine Last vom Herzen genommen und ich würde also jederzeit gesunde Kinder bekommen können. So war ich gespannt, was beim jetzt folgendem Ultraschall rauskäme.

Ich war am 04.06.03 wieder in der Klinik und die Ärztin setzte den Ultraschallkopf auf meinen Bauch. Das Herzchen schlug, aber das war auch schon alles. Ich war so froh, unseren kleinen Mann zu sehen, doch er bewegte sich nicht. Er hatte nur noch wenig Fruchtwasser, dafür war das Wasser im Körper mehr geworden. Sein Rumpfumfang hatte sich innerhalb von 3 Wochen fast verdoppelt. Er hatte Wasser in der Lunge und das wenige Fruchtwasser deutete darauf hin, dass die Nieren nicht mehr richtig arbeiteten, was wiederum durch den Herzfehler kam. Der war zwar nun nicht mehr so schlimm, wie am Anfang vermutet, er sei jetzt sogar operabel nach der Geburt, aber die Ärztin sagte uns, dass er es nie auch nur in die Nähe des Entbindungstermines schaffen würde. Es sei ein Wunder, dass er es überhaupt bis hierher geschafft hatte. 15. Woche + 5 Tage.

Sein Herz könne jederzeit aufhören zu schlagen und jede seiner Krankheiten für sich wäre heilbar, aber die Kombination aus allem wäre tödlich. Mir war, als wenn mir jemand den Boden wegzieht ... wir weinten beide bitterlich ... Jetzt sollten wir nicht mal noch die Wahl haben, nein, unser Sohn sollte nicht an diesem Leben teilhaben können. Es war so furchtbar. Die Ärztin war auch sehr berührt und fragte, ob wir gleich eine Entscheidung treffen wollten. Ich wollte nicht... Es war doch mein Kind, ich konnte es doch nicht so einfach aufgeben, wo ich spürte, dass er noch nicht gehen wollte. Es ging ihm sehr schlecht und mir ging es, zumindest rein körperlich blendend. Er lebte und sein Herzchen schlug. Es konnte einfach nicht sein ... NEIN!

Warum wir? Das große „Warum?" stand im Raum und die Ärztin konnte uns dabei auch nicht weiterhelfen. Es ging nicht mehr um eine Entscheidung zwischen Leben und Tod. Nein, es ging nur noch darum, zu warten bis unser Sohn sterben würde oder bis ich nicht mehr könnte...

Wie soll ein Mensch, eine Mutter, diese Entscheidung treffen? Keiner konnte mir dabei helfen... Es stand nur fest: Unser Sohn wird sterben. Nur das „Wann" stand nicht fest. Uns wurde gesagt, es könne sehr schnell gehen, dass ich ihn verlieren würde. So, wie sein Zustand war, jeder Zeit. Damit stand für mich fest, dass ich die Zeit genießen wollte, die mir mit ihm blieb, und alles für mich klären würde, dass ich damit klar käme. Wir vereinbarten einen Termin für den Dienstag nach Pfingsten, den 10.06.03. An diesem Termin wollte die Ärztin wieder nach unserem süßen Schatz sehen. Sie ging aber davon aus, dass er dann nicht mehr leben würde. Sie nahm mir die Angst, dass mir etwas bei seinem Sterben passieren könnte. Ich würde nicht an einer „Vergiftung" sterben, denn solange die Fruchtblase intakt sei, bestünde für die Mutter keine Gefahr. Mit dem Wissen um das Sterben verließen wir die Klinik. Es war so grausam. Kein Mensch, der nicht in so einer Lage war, kann verstehen wie es einem da geht. Ich hatte einfach Angst, mein Kind zu verlieren. Im wörtlichen Sinne. Bei jedem Toilettengang und bei jedem Bauchkneifen war die Angst da. Die Angst wurde zu meinem ständigen Begleiter. Zu Hause angekommen habe ich mich ans Telefon gehängt und wollte alles klären, was mir persönlich wichtig war, denn ich wusste ja nicht, wieviel Zeit mir blieb, und ob ich dann dazu noch in der Lage sein würde. Fest stand für mich nur, dass ich es selber tun wollte. Bitte erschreckt nicht bei meinen Gedanken, aber ich wollte alles für unseren Sohn tun, was ich als seine Mama noch konnte.

Ich wusste, dass er nie die Sonne sehen würde, nie den Schnee auf der Haut spüren könnte. Immer das „Nie". Ich habe dann über das Internet nach einem Sarg gesehen, denn der Vorgeschlagene vom Bestattungsinstitut gefiel mir nicht. Es war ein Weißer mit Goldgriffen. Im Internet fand ich einen Kindersarg in blau-weiß mit Sternen, Sonne und Mond. Es gab zwar auch einen Frühchensarg von 40 cm Länge, aber der große Sohn meines Freundes meinte bei seinem Anblick im Internet: „In so einer Kiste haben wir mein Meerschweinchen begraben". Damit kam der nicht in Frage. Der in Blauabstufungen bis weiß sah sehr schön aus. Die Sarghersteller verkaufen nicht unbedingt an Privatpersonen, sie verkaufen aber an den Bestatter, bei dem wir waren. Also habe ich dann dort angerufen und mein Problem geschildert. Ihrer Meinung nach wäre der Sarg aber sehr teuer. (Die Beträge lasse ich mal weg, die spielen keine so große Rolle). Ich wollte trotzdem, dass sie sich erkundigen, und siehe da, er war nicht so teuer wie die dachten. Und so bestellte ich den Sarg. Es sind alles Anfertigungen und durch die Feiertage dauerte es länger, da jede Farbschicht einen Tag trocknen muss. Mir wurde gesagt, dass Kindersärge nicht auf „Vorrat" lagern. Ist ja auch besser so. Da ich wusste, dass unser Sohn sterben würde, sollte alles für den Tag X vorbereitet sein. Ich habe in einem Blumenladen angerufen, weil ich wissen wollte, wie lange vorher man Grabblumen vorbestellen muss, damit alles da ist. Ich sollte selber hinkommen. Eine ehemalige Kundin von mir arbeitet dort und fragte mich nach meinen Wünschen... Wie sagt man so was? Ich sagte, dass ich Blumen für eine Beisetzung bestellen wolle. Sie fragte, wann denn der Termin sei. Ups. „...hhhmmm...ja, ich weiß noch nicht, wann mein Kind sterben wird"

Auf der anderen Seite – Ruhe. Und dann auf einmal: Ihr war es vor Jahren ähnlich ergangen. Sie hatte ein Kind verloren. Nie zuvor hatte sie davon erzählt. Durch meine Offenheit sprach sie nun davon. Wir machten alles wegen meiner Blumen fertig. Die Schleife mit unserem Spruch drauf wurde auch bestellt, damit sie da wäre. Wir machten aus, dass ich ihr Bescheid gebe, wenn es passiert, damit für den von uns vorgesehenen Termin alles fertig ist. Damit war ich wieder beruhigt. Ich hatte wieder etwas geklärt, so wie es mir wichtig war.

Durch das Internet wusste ich auch, dass Filme und Batterien für den Fotoapparat wichtig sind, wenn man Bilder selber machen will. Also bin ich auch noch das alles kaufen gegangen. Ich wusste ja nicht, wieviel Zeit mir blieb. Im Bestattungsinstitut bin ich auch noch vorbei, um dort meine Vollmacht persönlich abzugeben, damit sie unseren Sohn auch ja aus der Klinik bekämen. Ich wollte ein Grab für ihn bei uns im Dorf. Ich wollte ihn in meiner Nähe haben und dafür kämpfte ich. Wir trafen uns dann auch noch mit dem Pfarrer und suchten mit ihm zusammen einen Platz auf dem Dorfriedhof. Dem Pfarrer auch ein ganz liebes Danke. Er war sehr verständnisvoll und lieb zu uns. Wir wollten uns bei ihm melden, wenn der Tag X eintrifft, um dann alles Weitere zu klären.

Meiner Freundin, die ja zu Pfingsten heiraten wollte, sagte ich dann doch zu. Aber nur zum Haare machen. Auf´s Standesamt und zum Feiern wollte ich nicht mit, um ihnen nicht ihren Tag zu verderben ... Mir war nicht nach Feiern ... Die Braut sah traumhaft aus. Diese und auch die ihrer Tochter hatte ich gut hinbekommen. Als alle zum Standesamt gingen, fuhr ich nach Hause. Dort setzte ich mich hin und strickte. Ja, ihr lest richtig. Ich habe für unseren Sohn einen Schlafsack gestrickt. Anhand der letzten Befunde wusste ich, dass er in kein normales Baby- oder Puppenkleidchen passen würde und so beschloss ich, ihm einen Schlafsack zu machen, damit er nicht so nackt in den Sarg muss. Ein Plüschhase diente mir zum „Maßnehmen“. Er hatte meiner Meinung nach am ehesten die Maße unseres Sohnes. Und so strickte ich wie ein Weltmeister. Er sollte ja fertig werden.

Und immer die Angst als Begleiter. Ich traute mich nicht, irgendwas Anstrengendes zu machen, aus Angst, ihn zu verlieren.

Wir redeten mit den Kindern meines Freundes ganz offen über unsere Gefühle und auch die Ängste. Wir sagten ihnen, dass wenn wir nicht so gut drauf wären, es nichts mit ihnen zu tun hätte. Denn sie sollten nicht unsere Ängste zu ihren machen. Irgendwie überstanden wir das Pfingstwochenende. In einer Nacht hatte ich einen Traum, durch den ich auch wach geworden bin. Ich redete dann mit unserem Sohn und sagte ihm, dass es in Ordnung wäre, wenn er gehen will und dass ich bei ihm sei. Nach dieser Nacht stand für mich fest, dass wenn wir zur Untersuchung gehen würden, und da festgestellt werden würde, dass er gestorben sei, es in dieser Nacht passiert wäre...

Dann kam der 10.06.03 und wieder fuhren wir in die Klinik. Wieder saßen wir in dem Wartezimmer mit den vielen Bäuchen... Endlich waren wir an der Reihe. Die Ärztin setzte den Ultraschall an. Durch die vielen Untersuchungen hatte ich mittlerweile auch ein Auge dafür und mir kamen die Tränen.
Das Herzchen schlug. Ich war erleichtert, dass er nicht gestorben war, aber gleichzeitig auch wütend, weil er mir die Entscheidung nicht abgenommen hat.

Die Ärztin war fassungslos und sagte: „Das, womit wir gerechnet haben, ist nicht eingetroffen“. Sie konnte es gar nicht verstehen, denn er hatte so gut wie kein Fruchtwasser mehr. Er machte keine Bewegung – nur noch der Herzschlag war da. Seine

Konturen waren kaum noch zu erkennen, denn durch das viele Wasser unter der Haut verschwammen sie. Es war einfach nur „schwarz" auf dem Monitor.

Ich bekam einen Heulanfall. Wie sollte ich weiter mit dem Wissen um das Sterben unseres Sohnes leben? Wie lange sollte ich es noch ertragen? Das waren meine Gedanken und Gefühle. Mein Freund war genauso fassungslos. Dann fragte mich die Ärztin, wie es jetzt weitergehen solle. Da brach es auch mir heraus, dass ich nicht mehr kann: „ich kann nicht mehr auf das Sterben warten." Sie wollte wissen, wann ich in die Klinik wollte, um die Geburt einleiten zu lassen. Ich sagte ihr, dass ich wenigstens ein vertrautes Gesicht sehen wolle, nämlich ihres. Sie sagte mir, dass sie am nächsten Tag Nachtschicht nach ihrem normalen Dienst hat und damit 24 Stunden da wäre. Und so willigte ich ein. Doch sie sagte mir, dass ich am nächsten Morgen noch mal zu ihr kommen müsse, weil auch der Chefarzt dabei sein müsse, wegen der rechtlichen Sache. Das war mir egal. Und ich brauchte eine Krankenhauseinweisung meiner „Gyn". Na prima, die war selber krank und zu einem fremden Arzt gehen und meine Geschichte erklären? Nein, das war dann doch zuviel verlangt. Also kümmerte sie sich selber darum. Einen ganz lieben Dank an die Ärztin und die Schwestern. Sie hatten so viel Verständnis und wir waren nicht „nur" Akten.

Ich sollte selber noch von Hand schreiben, warum ich mich für den Schwangerschaftsabbruch aus medizinischer Sicht entschieden hätte, denn dieser darf ja nicht gemacht werden, weil ein Kind behindert ist, nein, nur um Gefahren für die Mutter auszuschließen. Na gut, ich sage dazu mal lieber nichts. Und so schrieb ich, dass ich mich so entschieden habe, weil ich es nicht mehr verkraftete, auf den Tod meines Babys zu warten und dass die Befunde mir die letzte Hoffnung auf das Leben unseres Kindes zunichte gemacht hatten. Das habe ich zu Hause aufgeschrieben und mein Freund sagte mir danach, ich solle es mir kopieren, dass wenn ich später Zweifel hätte, ich so immer nachlesen könne, warum ich es so gemacht habe. Das habe ich auch getan. So habe ich auch alle Befunde kopiert und aufgehoben. Dies ist alles was mir blieb...

Danach hatte ich zu Hause einen richtigen Zusammenbruch. Die Anspannung der letzten 4 Wochen seit der ersten Diagnose musste sich ihren Weg bahnen.
Ich habe nur noch geschrien und gebrüllt... so kannte ich mich selber nicht. Mein Freund war schon irritiert. Auch er kannte mich so nicht, aber er blieb bei mir und hielt mich einfach fest. Er hielt meine Trauer, Wut und alles andere aus. Ich danke dir, mein Schatz. Ich liebe dich.

Später habe ich dann meine Tasche gepackt und tat alles rein, was mir wichtig war. Zum Verabschieden habe ich den kleinen blauen Schlafsack mit dem eingestickten Namen „LEO" und seinen Pimboli-Teddy, den ich nach der weiteren Diagnose gekauft hatte, weil er genauso groß war wie LEO auf dem Ultraschallbild. Egal wie es ausgehen würde, hatte ich mir da geschworen, den bekommt nur er. So wäre er auch nicht so alleine. Ich packte ein blaues Tuch ein, was ich immer in den Haaren hatte, damit auch etwas von mir dabei wäre. Dann die Filme, die Batterie und den Fotoapparat. Sachen für mich, ein Bild von meinem Freund und die Bilder von LEO, auch wenn es „nur" Ultraschallbilder waren. Dann das Buch von der Hannah Lothrop „Gute Hoffnung – jähes Ende" und was zum Naschen.

So gerüstet machten wir uns am 11.06.03 auf den Weg in die Klinik. Zuerst mussten wir mich zur stationären Aufnahme anmelden. Die Frau in der Anmeldung war einfach furchtbar. Sie wollte wissen, wie lange ich denn bleiben würde! Woher sollte ich das denn wissen? Aber gut, solche Menschen gibt es eben. Dann ging es wieder auf die Station, wo die Feindiagnose gemacht wurde. Wieder hieß es warten. Viele Bäuche um uns herum und mir war zum Heulen. Meinem Freund ging es nicht viel anders. Dann wieder zum Ultraschall rein. Die Ärztin entschuldigte sich, dass es sein müsste, wegen der Absicherung der Diagnose durch den Chefarzt. Und, was soll ich sagen, das Herzchen unseres Sohnes schlug immer noch. Auch der Chefarzt konnte es nicht richtig fassen, denn eigentlich hätte Leo gar nicht so lange mit allem leben können. Mir liefen die Tränen und ich habe mich wieder angezogen. Wir mussten kurz warten, damit die Ärzte sich kurz noch unterhalten konnten. Dann wurden wir beide zu den Ärzten gerufen und der Chefarzt bestätigte uns nochmal, dass es keine Chance für Leo gäbe. Er sagte, dass unsere Entscheidung richtig sei, da der psychische Druck sehr groß sei für uns und er dem Eingriff zustimmen würde.

Damit waren wir auf Station entlassen und die Ärztin verabschiedete sich von mir. Doch wir würden uns ja noch im Tagesverlauf sehen. Ihre Schwester war auch sehr lieb zu uns und sagte mir, dass ich jetzt zuerst an mich denken müsste. Sie sagte auch, dass sie auch schon in einer ähnlichen Situation war und mich verstehen könne. Ich bräuchte jetzt alle Kraft für mich.

Sie hat mir gut getan. Dann sind wir auf Station, wo ich in einem Einzelzimmer untergebracht wurde. Es war die normale Frauenstation. Die Schwestern und Ärzte waren sehr nett und verständnisvoll zu uns. Nachdem wir für mich noch das Telefon und den Fernseher angemeldet hatten, brachte ich meinen Schatz zum Auto. Die Parkzeit war um und er musste auch wieder nach Hause. Er ist selbstständig und die Frma musste auch weiterlaufen. Dazu kam noch die Heuernte.

Ich ging dann wieder auf mein Zimmer und bekam Mittagessen. Durch eine Ärztin wurde mir alles noch mal erklärt und ich konnte alles fragen, was mir auf dem Herzen lag. Dann nahm eine Schwester alle meine Daten auf, die für die Klinik und auch mich wichtig waren. Zum Beispiel, dass ich eine individuelle Bestattung wünsche, dass ein von mir ausgesuchtes Bestattungsinstitut unseren Sohn abholen würde, dass keine pathologische Untersuchung gemacht werden sollte und dass mein Freund Auskunftsrecht habe. Um 13 Uhr wurde mir dann das erste Zäpfchen zur Geburtseinleitung gelegt. Dazu wurde mir gesagt, dass ich mindestens 2 Stunden nicht aufstehen dürfe, damit es richtig wirken kann. Alle 3 Stunden sollte dann ein weiteres gelegt werden. Maximal 3 am Tag, damit es nicht zu viel wird und ich über Nacht auch schlafen kann. Ich hatte über die Wirkung der Zäpfchen schon im Internet gelesen. Mir wurde aber gesagt, dass es bei jedem anders sei. Stimmt nicht! Ich habe eine knappe halbe Stunde später die vollen Nebenwirkungen bekommen: Schüttelfrost, Brechreiz, Durchfall und Schmerzen. Meine Gebärmutter „bäumte" sich richtig auf. Das soll heißen, sie wurde als riesige Beule sichtbar. Ich konnte sie richtig anfassen durch die Bauchdecke. Der Unterbauch war steinhart...und mir war, als ob es mich zerreißen würde. Dann wurde um 16 Uhr das 2. Zäpfchen gelegt. Da bekam ich auch noch Fieber und fühlte mich wie bei einer starken Grippe. Zum Abendessen bekam ich fast gar nichts herunter, da ich immer Angst hatte, auch noch zu erbrechen. Gegen 18 Uhr kam dann auch mein Schatz wieder und so war ich nicht mehr so alleine. Gegen 19 Uhr erschien dann die Ärztin, die auch immer die Feindiagnose gemacht hatte. Ihr Nachtdienst begann und sie legte dann auch das 3. Zäpfchen. Der Muttermund war allerdings noch nicht weiter aufgegangen und sie sagte uns, dass wir wahrscheinlich eine ruhige Nacht haben würden. So könnte der Körper neue Kraft schöpfen für alles Kommende. „Vor dem Morgen tut sich sicher nichts".

Mir war ein Tropf gelegt worden, um durch zusätzliche Flüssigkeit das Fieber zu senken. Wir fragten, ob mein Freund über Nacht bleiben könne. Sie hatte nichts dagegen, nur ein 2. Bett könne nicht hereingestellt werden, weil zu wenig Platz sei. So haben wir uns ein Bett geteilt. Ich konnte mich durch den Tropf sowieso nicht groß bewegen. So ging es zu zweit halbwegs. Es war einfach schön, nicht alleine zu sein. Mein Freund musste aber so 4 Uhr 30 am 12.6.2003 wieder nach Hause, die Pferde versorgen und sich dann um die Firma kümmern. Außerdem stand noch mal Heuernte auf dem Plan, denn nachmittags sollte es regnen. Ich stand auch um die Zeit mit auf, um mich zu waschen und auf die Toilette zu gehen. Dann bin ich wieder ins Bett und habe gelesen. Gegen 5.15 Uhr bekam ich Schmerzen und dachte, ich müsste mal dringend auf die Toilette. Aber das half auch nichts. So habe ich die Nachtschwester um ein Schmerzmittel gebeten, doch sie sagte: „Wir gehen lieber erstmal in den Kreißsaal, um durch eine Hebamme nachschauen zu lassen, wie weit es ist". Laufen ging aber wegen der Schmerzen nicht mehr und so brachte sie mich in einem Rollstuhl dorthin. Die Hebamme der Nachtschicht schaute nach und sagte, dass sich die Fruchtblase schon vorwölbte und unser Kind ganz bestimmt noch vor dem Mittag da wäre.

Ich habe sie gebeten, meinen Freund anzurufen, damit er Bescheid weiß. Er wollte sich beeilen und dann kommen. Ich wurde in ein Patientenzimmer im Kreißsaal gebracht und bekam endlich etwas gegen die Schmerzen. Ich wollte es erst mit Schmerzmitteln versuchen, bevor es dann vielleicht mit einer PDA versucht werden sollte. Da es nicht mehr um das Leben meines Kindes ging, sondern nur noch um Schmerzerleichterung, konnten starke Mittel gespritzt werden. Stark waren die! Nach der ersten Spritze waren die Schmerzen sofort weg und ich sah Sternchen. Ich war wie „high". Dann war im Kreißsaal Schichtwechsel. Die Frühschicht kam und wurde mir vorgestellt. Die Hebamme war sehr lieb und verständnisvoll. Sie gab mir dann auch die 2. Spritze gegen die Schmerzen und blieb dann noch eine Weile an meinem Bett sitzen. Wir unterhielten uns und ich sagte ihr, was mir gerade durch den Kopf ging. Sie ließ sich voll auf mich ein und auch ihr liefen dann die Tränen. Sie hat mir seht gut getan. Ich war nicht nur eine Nummer und wurde sehr menschlich behandelt. In der Zeit des Wartens dort wurden nebenan im Kreißsaal 2 Kinder geboren. Ihr Schreien war nicht zu überhören.

Für mich war es sehr schlimm, denn ich wusste, mein Sohn würde nicht schreien. Ich war so traurig und voller Sehnsucht. Gegen 10 Uhr 30 war mein Schatz wieder bei mir. Er holte auf meinem Zimmer auf Station noch den Beutel mit den wichtigen Sachen für Leo. Ich wollte, dass er nach der Geburt gleich in seinen Schlafsack mit seinem Teddy kommt. Dann saß mein Schatz an meinem Bett und stellte mit Hilfe seiner Uhr die Wehenabstände fest. Erst waren es 4 Minuten dann schon 3 Minuten. Mir war gezeigt worden, wie ich die Wehen veratmen kann. Ich wurde gar nicht mehr fertig mit Atmen und wollte ein Schmerzmittel. Die Hebamme wollte lieber erst nachsehen und sagte, dass ich bei der nächsten Wehe tief einatmen sollte. Warten … warten … 3 Minuten, 4 Minuten … nichts.

Die Wehen waren weg und so hieß es weiter zu warten. Damit war auch klar, dass vor Mittag unser Sohn nun doch nicht geboren werden würde. Schade, denn ich wollte meinen Schatz so gerne bei uns haben. Doch er musste wieder weg, wollte sich aber bei der Heuernte beeilen, um dann wieder bei uns zu sein. Ich versprach zu „warten". Im Kreißsaal war es inzwischen sehr ruhig geworden. Es war wieder mal Schichtwechsel und die Hebamme vom Vormittag wünschte mir alles Gute. Sie sagte, sie würde sich freuen, mich später mal mit ganz dickem Bauch hier zur Geburt zu sehen. Danke, liebe Hebamme, Schwester Adelheid.

Jetzt stellte sich die Nachmittags-Hebamme Birgit mit Hebammenschülerin vor. Auch sie waren sehr lieb. Im Kreißsaal fragte mich die Schülerin, ob ich etwas dagegen hätte, wenn sie sich zu mir setzen würde. Natürlich nicht! Ich war froh, nicht mehr so alleine im Zimmer zu sein. Wir haben uns unterhalten und ich habe sie gefragt, wie es für sie wäre, denn eigentlich hilft man ja Babys auf die Welt, um zu leben. Unser Sohn würde aber nicht leben. Es ging ihr schon nahe und leicht war es auf keinen Fall. Wir haben sogar gelacht – komisch. Dann kam die Hebamme und schaute nach dem Muttermund. Es tat sich nichts. Eine Ärztin, die auch dabei war, empfahl mir zur Unterstützung den Wehentropf. Ich hatte nicht wirklich Ahnung davon, aber ich stimmte zu. Die Dosierung wurde immer weiter erhöht, aber es tat sich nichts. Gegen 15 Uhr auf einmal, waren die Schmerzen, die Wehen wieder da. Aber wie! Ich kann es heute noch nachfühlen.

Ich klingelte nach der Hebamme, um etwas gegen die Schmerzen zu bekommen. Sie wollte aber erst nachsehen, ob sich was getan hätte. Auf einmal kam Leben in das Zimmer. Die Schülerin musste so etwas wie einen Wagen holen mit „Geräten" – keine Ahnung. Dann wurde mir gesagt, ich solle drücken und ich spürte, wie unser Sohn geboren wurde – ganz still. 15.14 Uhr.

Es war so schlimm für mich. Das war ein Gefühl von Hilflosigkeit und unendlicher Trauer. Ich konnte nun nichts mehr für unseren Sohn tun. Ich konnte ihn vor nichts mehr beschützen und ich konnte nur noch zittern und weinen. Die Hebamme fragte mich, ob ich ihn sehen möchte, und ich wollte…

Sie sagte, sie müsse ihn erst mal mitnehmen, um ihn von der Fruchtblase zu befreien, denn die war nicht mal geplatzt, weil so wenig Wasser darin war.

Es war furchtbar. Ich lag da und er wurde weggebracht. Wenn ich gekonnt hätte, wäre ich hinterher. Doch nur wenige Minuten später brachte sie ihn mir zurück. In einer Nierenschale, in ein weißes Tuch eingeschlagen. Jetzt war auch der Oberarzt da und ich wurde gefragt, ob ich mit Leo alleine sein möchte. Ich bejahte und bat darum, meinen Freund anzurufen, damit er Bescheid wüsste.

Sie ließen mich mit unserem Sohn alleine. Ich weinte ohne Ende und habe erst zögernd das Tuch auseinander gemacht.

Mein Sohn, so perfekt und alles dran. Ein ganz süßer kleiner Mund und eine kleine Stupsnase. Lange Beine und sogar der kleine Pullermann war dran. Ein Wunder… Ich beruhigte mich langsam und sah ihn einfach an. So ein kleiner Mann und so perfekt. Alls dran und nur zu klein und zu krank, um in dieser Welt leben zu können. Ich sah aber auch die Wassereinlagerungen in Bauch, Nacken, Rücken und Armen. Damit war klar, dass alles stimmte. Ich hatte trotz allem immer noch Zweifel gehabt. Doch diese Dinge waren nicht wirklich wichtig. Mein Sohn, mein erstes Kind: Ein Wunder!

Die Hebamme brachte mir meinen Freund am Telefon. Er weinte auch. Ich beschrieb ihm unseren Sohn und sagte ihm, dass er jetzt nicht mehr so hetzen müsse, weil ich noch zur Ausschabung musste und danach erst wieder aus der Narkose aufwachen würde. Mein Schatz war mitten beim Heuernten, als der Anruf kam. Seine Eltern und seine Nichte waren auch auf der Wiese. Sie haben ihn weinen sehen. Er hatte sich auf die Stufen der Kirche gesetzt. Ihm ging es so schlecht. Unser Sohn war nun nicht mehr bei uns. Das alles weiß ich durch ihn und seine Familie. Sie wussten, dass sie ihm nicht helfen konnten und waren selbst so hilflos. Seine Mutter war richtig doll mitgenommen und bekam einen Asthmaanfall. Seine Nichte war auch hilflos. Wie soll man da trösten?

Meine Mutter wollte an dem Tag aus dem Urlaub zurückkommen. Sie rief bei meinem Freund auf dem Handy an, um sich zurückzumelden. So erfuhr sie, dass ich im Krankenhaus war und eben unseren Sohn still geboren hatte. Das war auch für sie nicht leicht.

Zurück zu mir. Nach einer Weile kamen dann die Ärzte und die Hebamme und sagten, dass wir nur noch auf den Narkosearzt warten müssten. Dann solle es zur Ausschabung gehen. Mir wurden meine Sachen ausgezogen und ein Krankenhaushemd angezogen. Ich zitterte immer noch und fror. Der Oberarzt sagte auf einmal, dass mein Sohn nun in die Pathologie gebracht würde. Ich fiel ihm sofort ins Wort und habe ihm gesagt, dass ich dies verweigert habe. Die Hebamme wies auf den Eintrag in der Krankenakte hin, worauf hin der Arzt versicherte, dass ab sofort Hebamme Birgit auf Leo aufpassen würde. Sie würde ihn nur mir, meinem Freund und später dem Bestattungsinstitut herausgeben. Er sollte in einen Kühlschrank des Kreißsaals kommen.

Ich bat um Fotos, aber keine Polaroids, da diese verblassen. So sagte mir der Oberarzt, er würde welche mit einer Digitalkamera machen und sie auch ausdrucken. Wir könnten uns die Bilder auch noch auf mitgebrachte Disketten spielen lassen. Danke, Oberarzt Dr. Schleußner! Dann kam der Narkosearzt und ich wurde in den OP gebracht. Dort fror ich immer noch so sehr, dass sie mich mit einer Decke zudeckten. Sogar das Hemd ließen sie mir an. Dann wurde bei mir das Licht ausgemacht. Ich war vollkommen weg.

Gegen 16 Uhr 30 wachte ich in dem Wachzimmer auf. Neben mir lag noch eine Frau, die einen Kaiserschnitt bekommen hatte. Sie hatte ein Kind hinterher in den Armen. Ich nicht... Gegen 17 Uhr war dann mein Freund bei mir. Ich bat ihn, meine Sachen im Kreißsaal abzuholen. Er sagte mir später, dass, als er dort war, ihn die Hebamme fragte, ob er seinen Sohn sehen möchte. Bis dahin war er sich nicht sicher gewesen, ob oder ob lieber nicht. Doch in dem Moment wollte er. Er staunte über unseren süßen Sohn, wie fix und fertig er war. Der Oberarzt sprach ihn dann an, dass er Bilder gemacht habe und er sie sich ansehen könne. Das tat er auch. Der Oberarzt hat meinen Freud dann noch am Arm gegriffen und einfach nur Anteil genommen. Meinem Freund hat dies sehr gut getan, dass auch er und sein Schmerz wahrgenommen wurden. Dann kam er wieder zu mir und erzählte mir dies alles. Ich wurde dann noch gewaschen und frisch gemacht und wieder in mein Zimmer gebracht, wo mir was zum Abendessen gebracht wurde. Mein Freund holte sich bei McDonalds was. Ich hatte so einen Hunger! Seit fast 24 Stunden hatte ich nichts mehr bekommen.

Es klingt banal, aber ich war wie ausgehungert. Gegen 19 Uhr 45 brachte uns dann Hebamme Birgit unseren Sohn aufs Zimmer.

Er war in seinem Schlafsack mit dem Teddy und meinem blauen Tuch in einem kleinen Körbchen. Sie sagte uns, wir könnten ihn so lange da behalten, wie es uns wichtig sei. Dann würde er wieder abgeholt werden. Wir weinten so sehr. Wir trauerten und bewunderten ihn. Wir machten Bilder von ihm, denn das war alles was wir von ihm haben würden, und das würde ein ganzes Leben lang reichen müssen. Wir baten die Nachtschwester, uns mit ihm zusammen zu fotografieren, was sie auch tat. Dann machten wir Fotos mit uns einzeln und nur mit ihm und seinem Teddy. Es hatte am Nachmittag zu gewittern begonnen. Es tobte am Himmel. Mein Freund und seine Familie hatten wirklich Glück mit dem Heu. Es blitzte, donnerte und regnete ohne Ende. Doch auf einmal ging so gegen 21 Uhr 15 über uns der Himmel auf und die Sonne kam noch einmal hervor. Ringsum gewitterte es weiter und vor dem Klinikfenster entstand auf einmal ein riesiger Regenbogen.

Alles war ruhig und in mich kam eine eigenartige Ruhe. Es war, als wenn alles „rund" wurde. Unserem Sohn wurde mit dem Regenbogen der Weg gezeigt. Er hatte alle Farben. Wir haben ihn auch fotografiert. Das Bild steht auf meinem Schreibtisch und ich kann mir das als ein weiteres Wunder an dem Tag immer ansehen. Ich habe dann meine Mutter angerufen und ihr gesagt, was los war und wie es uns ginge. Bei der Freundin meines Vater habe ich auch Bescheid gegeben, damit sie es ihm sagt. Er ist als Fernfahrer immer unterwegs. Doch mehr Anrufe bei Verwandten wollte ich nicht. Die Kraft dazu hatte ich nicht.

Wenn meine Eltern es erzählen wollten, dann konnten sie dies tun. Ich aber hatte dafür keine Nerven. Ich habe dann noch im Bestattungsinstitut angerufen, damit sie Bescheid wussten, wann und wo sie Leo am 13.6.03 abholen konnten. Ich sagte, sie sollten ihn so in den Sarg legen, wie sie ihn aus dem Kreißsaal bekämen, denn er sei sehr zerbrechlich. Ich wollte auch beim Sargschließen dabei sein, was heißt, dass er noch aufgebahrt werden sollte, damit wir uns von ihm verabschieden könnten. Ich sagte dann noch: „Ich vertraue Ihnen meinen Sohn an und möchte nicht enttäuscht werden". Der Mann von dem Institut versprach mir dies. Damit war ich etwas beruhigt und ließ dann unseren Sohn von der Schwester abholen. Mein Freund ging gegen 22 Uhr nach Hause, denn auch er war einfach nur noch erschöpft. Es war eine lange und schlafarme Zeit. Auch ich habe wider erwarten gut geschlafen.

Am 13.6.2003 habe ich mir unseren Sohn für eine knappe Stunde noch einmal bringen lassen. Ich habe ihn ausgezogen und angesehen, angefasst, an ihm gerochen. Ich wollte alles speichern und habe ihm alles erzählt, was mir wichtig war. Ich habe ihm von mir und seinem Papa einen Kuss über die Fingerspitze auf den Mund gegeben, habe ihn gestreichelt und viel geweint. Ich habe wieder Bilder gemacht. Er war ein richtiger Engel. Unser Sohn – ein Wunder.

Als ich mich dann endlich von ihm verabschieden konnte, brachte die Schwester von der Station ihn wieder in den Kreißsaal. Sie bat dort auch für mich um die Bilder. Ich wollte einfach ein Bild von Leo bei mir haben. Nicht mehr nur das letzte Ultraschallbild. Die Hebamme vom Vortag, Schwester Adelheid, hat sie mir dann auch gebracht. Bei der Visite fragte ich, wann ich nach Hause könne. Das war meine eigene Entscheidung. Da ich aber nach dem Frühstück auf einmal Rückenschmerzen hatte, so als wenn ich in der Mitte durchbräche, wollte ich noch bis zum 14.6.03 bleiben. Bewegen konnte ich mich nicht ohne Schmerzen. Keiner wusste, woher die Schmerzen kamen. Es wurde versucht, mich über Physiotherapie und Quaddeln schmerzfrei zu machen, aber nichts half. Um 13 Uhr des 13.6.03 sollte dann auch unser Sohn abgeholt werden. Ich wäre so gerne dabei gewesen, aber durch meinen Rücken konnte ich nicht. Mein Schatz kam am Nachmittag zu Besuch. Wir sind ein wenig gelaufen, bis zum Kreißsaal. Dort haben wir die Disketten abgeholt, wo die Bilder gespeichert worden sind. Wir waren einfach nur traurig. Ich fühlte mich so leer... Mein Schatz ging dann wieder heim, denn am nächsten Tag wollte er mich ja wieder nach Hause holen. Ich habe viel gelesen und nachgedacht, bis ich irgendwann vor Erschöpfung eingeschlafen bin. Am 14.6.03 war nach dem Frühstück noch Visite. Mein Rücken schmerzte immer noch bei jeder Bewegung und ich fragte wegen der Wahrscheinlichkeit eines Milcheinschießens. Mir wurde gesagt, wenn ich bis jetzt noch nichts bemerke, dann würde auch nichts passieren, da es ja doch noch früh in der Schwangerschaft gewesen sei. Damit gab ich mich zufrieden, denn ich wusste es ja auch nicht anders. Alle wünschten mir und meinem Freund alles Gute und dass wir irgendwann wieder herkommen würden, um eine erneute Schwangerschaft mit Kind im Arm zu beenden.

Ich danke allen Schwestern und Ärzten der Station 2 der Frauenklinik Jena. Allen mich betreuenden Hebammen des Kreißsaals, der Frau Doktor Kähler der Feindiagnostik und ihrer Schwester. Der Frau Doktor Schreyer aus der Humangenetik für ihre große Hilfe auch ein liebes Danke!

Dann hat mich mein Freund abgeholt und gesagt, es sei so schön, dass ich wieder nach Hause käme. Mir war nur nach Heulen, denn es war das erste Mal, das ich nun „nichtschwanger" heimkam.

Nun begann für mich eine neue Zeitrechnung. Die nach unserem Sohn.

Alles vorher ist seitdem für mich: „Früher". Am Sonntag, dem 15.6.2003, hatten wir 30° Grad im Schatten und mir ging es sowieso nicht gut. Mir fehlte mein Kind und nun zeigte mir auch noch mein Körper, dass er voll auf Kind eingestellt war. Was muss ich denn noch alles ertragen? Und vor allem wer konnte mir weiterhelfen?

Ich fühlte mich vollkommen hilflos. Mein Freund konnte mir dabei auch nicht helfen und so habe ich mir die Telefonnummer des Kreißsaals aus dem Telefonbuch herausgesucht, um dort zu fragen,was ich machen könnte. Welchen Notdienst kann man am Sonntag damit belästigen? Die Hebamme am anderen Ende war sehr nett und sagte, ich solle bei ihnen vorbei kommen. Also bin ich wieder nach Jena gefahren. Das ist eine Strecke von ca. 50 Kilometer von uns aus. Wieder da hin, wo ich erst 3 Tage vorher meinen Sohn hergegeben hatte. Mir war so schlecht, denn ich wusste ja nicht, was auf mich zukommen würde. Es saßen da eine Hochschwangere und eine Frau, deren Tochter gerade einen Kaiserschnitt bekam. Na, prima! Eine Hebamme fragte mich nach meinem „Wunsch". Ich kannte sie nicht, und sie mich somit auch nicht. Ich sagte, dass bei mir die Milch eingeschossen sei, dass ich Schmerzen hätte und nicht wisse, was ich tun kann. Sie fragte mich: „Haben Sie denn keine Hebamme zu Hause?" Ich wollte doch in dem Vorraum nicht meine Geschichte erklären und eine Hebamme sollte ich mir laut meiner „Gyn" ja erst ab dem 5. Schwangerschaftsmonat suchen. Doch bis dahin bin ich ja nicht gekommen. So sollte ich weiterwarten, denn alle Ärzte seien im OP. Na, klasse! Weiter warten … In der Zeit kam noch eine hochschwangere Frau mit ihrer Mutter. Die redete die ganze Zeit auf ihre Tochter ein. Mir stand der Arsch voll Tränen und die laberte. Dann kam die Hebamme wieder raus und sagte mir, ich solle auf Station 1 gehen, dort warte eine Schwester auf mich, die mir das mit dem Abpumpen erklären würde. Wollen die mich veralbern? Aber gut, immer noch besser, als mir dicke Bäuche anzusehen. Die Frau, die mit ihrer Tochter da war meinte in dem Moment zu ihrer Tochter, nachdem die Hebamme mir dies sagte: „Siehst du, diese Frau hat es schon hinter sich und kann stillen!". Ich hätte ihr am liebsten ins Gesicht geschrien, dass mein Kind tot sei und hätte sie am liebsten gefragt, was sie nun meint. Aber das habe ich mir verkniffen und bin auf die Station gegangen. Ich staunte nicht schlecht, es war die Wöchnerinnenstation. Genau das, was mir noch fehlte. Ich bin zu der Schwester, die mir doch gleich das Abpumpen erklären wollte.

Ich sagte, dass ich mein Kind vor 3 Tagen still geboren hatte. Sie war richtig erschrocken und sagte dann, dass sie mir da auch nicht helfen könne, denn da müsse erst ein Arzt draufsehen und mir Tabletten geben. Aber die Ärzte seien alle im OP. Sie wollte mich im Wartezimmer platzieren, doch da saßen 2 Hochschwangere. Sie sah ein, dass dies dann doch auch für mich zuviel war und brachte mich im Schwesternaufenthaltsraum unter. Dann füllte sie meinen BH noch mit 2 Kühlakkus, um den Schmerz in den Brüsten etwas zu erleichtern. Und so sollte ich nun warten.

In der Wartezeit sind 3 Frauen mit Babys nach Hause entlassen worden. Immer von einer Schwester mit den besten Wünschen und Tipps ganz lieb verabschiedet. Das hatte mir keiner gesagt. Wieder wurde mir noch deutlicher, was mir fehlt. Es kamen Besucher, die sich ihren Familienzuwachs anschauen wollten. Das brauchte bei mir auch niemand. Nach einer langen Stunde Warten kamen dann die Ärzte. Sie erkannten mich auch gleich wieder und waren erstaunt, mich wieder zu sehen. Sie hatten mich doch erst einen Tag vorher entlassen und waren richtig erschrocken, dass die Milch eingeschossen war. Das sei doch total ungewöhnlich. Mir zeigte es umso mehr, wie sehr mein ganzer Körper und Geist sich auf unseren Sohn eingestellt hatte. Aber gut, ich bekam 2 Tabletten, die mir helfen sollten und dann haben sie mich mit den besten Wünschen verabschiedet. Was soll ich dazu noch sagen. Ach ja, sofort haben die Tabletten nicht gewirkt...

Mir wurden noch folgende Tipps gegeben: Wenig trinken, (bei über 30 Grad im Schatten nicht einfach), die Brüste so eng wie nur möglich an den Körper bringen und kühlen. Nach 3 Tagen ging es dann. Ich war schmerzfrei und die Brüste schwollen langsam ab. Soviel zur Theorie des Milcheinschusses. Ich hätte angeblich alle widerlegt.

Am 16.6.03 hatten wir mit dem Pfarrer ein Gespräch wegen des Termins zur Beisetzung. Er war sehr einfühlsam und verständnisvoll. Keine blöden Ratschläge oder Tipps. Wir haben ihm gesagt, was wir uns wie vorstellten und die genaue Zeit abgesprochen. Danach habe ich alles mit dem Bestattungsinstitut festgemacht. Wir haben einen Termin zur Aufbahrung vereinbart. Dies sollte 2 Stunden vor der Beisetzung sein, so dass wir uns in Ruhe von unserem Sohn verabschieden konnten. Wir hatten auch unsere Mütter gefragt, ob sie unseren Sohn und damit ihr Enkelkind kennen lernen und sich verabschieden wollten. Sie haben sofort zugesagt.

Die Schwester meines Freundes war zu Besuch da. Sie wollte auch mit. Wir hatten allen dreien vorher schon die Bilder gezeigt, um sie ein wenig vorzubereiten. So süß unser Sohn war, sah er trotzdem anders aus als ein Neugeborenes und alle drei kannten nur Neugeborene. Wir sind sehr dankbar, dass sie ihn kennen gelernt haben. Es war für alle drei nicht leicht. Wir hatten Angst, dass unsere Mütter umkippen könnten, denn es ging uns allen sehr nah. Sie waren sehr erstaunt, dass er vollkommen fertig war. Ein richtiger kleiner Mensch mit allem drum herum. In ihrer Zeit war es ja noch so, dass ein Kind erst ein Kind war, wenn es nach 40 Schwangerschaftswochen geboren wurde. Es gab noch keinen Ultraschall. Durch das Kennenlernen haben sie auch eine ganz andere Sicht bekommen. Jeder hat ihm etwas in den Sarg gelegt. Ich hatte einen Abschiedsbrief und ein Bild von uns mitgegeben. Mein Freund gab ihm Rosen aus unserem Garten und meine Mutter einen kleinen Plüschteddy mit einem Bild meiner Eltern, was ich besonders schön fand. Meine Eltern sind geschieden und meinen Vater wollte ich nicht dabeihaben, weil es sonst das erste Zusammentreffen der beiden seit der Scheidung gewesen wäre. Das dann noch am Grab ihres Enkelsohnes, nein, das konnte ich nicht auch noch verkraften. Aber da mein Vater sowieso in der Woche selten da ist, war das für ihn auch kein Problem. Ich hatte es ihm vorher gesagt. Er fand es in Ordnung. Durch das Bild meiner Eltern im Sarg hatte ich das Gefühl, Leo lernt sie trotzdem kennen. Die Mutter und die Schwester meines Freundes haben Blumen mitgegeben.

Ach ja, ich habe noch ein Spitzentaschentuch reingetan, auf das hatte ich Parfum gesprüht, damit Leo wusste, wie ich riechen würde. Die Tochter von meinem Freund hatte ein Bild mit uns allen gemalt, auf welchem auch ihr kleiner Bruder und eine große Sonne war. Das sollten wir ihm von ihr mitgeben. Es war so rührend. Was andere darüber denken, ist mir egal. Mir war es einfach wichtig. Beim Schließen des Sarges waren wir auch dabei, und so wusste ich unseren Sohn in seinem ersten und letzten Bett gut aufgehoben. Wir holten dann die Blumen, einen Kranz mit Sonnenblumen und Schleife und ein Herz mit roten Rosen und Gänseblümchen ab. Der Kranz steht für mich für die Unendlichkeit und das Herz steht für unsere Liebe.

Auf der Schleife stand: „Unser süßer Schatz – wir lieben dich – Mama und Papa". Meine Mutter hatte ein Gebinde mit den gleichen Blumen passend zu unseren. Die Mutter und die Nichte meines Freundes hatten auch Blumenherzen. Die Schwester hatte einen Strauß und eine weiße Zwergrose. Wir haben uns dann alle bei uns auf dem Friedhof versammelt. Seit dem Tag der stillen Geburt nach dem Gewitter an dem Abend hatte es nicht mehr geregnet. Doch jetzt nieselte es beständig. Es war, als wenn der Himmel mitweinte. Der Pfarrer hielt eine sehr bewegende Trauerrede und da ich nicht die Kraft hatte, mein Gedicht für unseren Sohn selber vorzulesen, bat ich ihn darum. Er kannte es vorher auch nicht. Ich hatte es im Internet gefunden und ich ihn darum. Er kannte es vorher auch nicht. Ich hatte es im Internet gefunden und es hatte mich sehr berührt. Ich habe es umgeschrieben, damit es für mich passend wurde. Meine Tränen versiegten überhaupt nicht und auch dem Pfarrer liefen beim Vorlesen die Tränen übers Gesicht. Alle, die da waren, weinten. Es war so traurig, aber auch so schön, nicht alleine zu sein. Mein Freund half mit, den Sarg ins Grab zu lassen. Ihm war das sehr wichtig, weil dies das Einzige war, was er für seinen Sohn tun konnte. Ich wäre am liebsten mit ins Grab, denn es ist doch nicht normal. Eine Mutter sollte bei ihrem Kind sein und wenn es nicht hier sein kann, dann sollte die Mutter mitgehen. So fühlte ich, obwohl ich wusste, dass es nicht ging. Meine Muttergefühle ließen mich so empfinden. Es war und ist immer mein Kind und ich wollte doch für ihn sorgen und für ihn da sein, ihn einfach lieben, weil er da war. Doch es blieben nur die Liebe und die unendliche Sehnsucht, die Leere und die Trauer.

Ein ganz liebes Danke an der Stelle noch an das Bestattungsunternehmen und an den Pfarrer und seinen Helfer. Wir bekamen eine Kerze für unseren Sohn, aber durch den Regen konnten sie nicht am Grab angezündet werden. Wir gingen alle nach Hause und wollten uns erst mal wieder sammeln. Ich hörte mir erstmal das Lied „Für Dich" von Yvonne Catterfeld an. Es hatte mich durch die ganze Zeit begleitet und zu Tränen gerührt. Dann sind wir zusammen mit meiner Mutter essen gefahren. Die anderen wollten nicht mit. Auf einmal hörte der Regen auf und die Sonne schien, als wenn nichts gewesen wäre. Das Grab war am Nachmittag dann auch fertig und die Blumen waren schön darauf gelegt. Jetzt begann eine neue Zeit, ohne unseren Sohn. Es gab nichts mehr, was wir für ihn hätten tun können.

Heute ist der 11.3.2004. Morgen ist es 9 Monate her, dass ich unseren Sohn still geboren habe. Eigentlich sollte, laut Entbindungstermin, unser Sohn am 14.3.04 15 Wochen alt sein. EIGENTLICH…Immer wieder ist dieses Wort einfach da, so wie es unser Sohn sein sollte. Unser Sohn ist da, in jedem Gedanken, in jedem Wort und einfach in unserem Herzen.

*Ich möchte jetzt einen Rückblick über den Zeitraum seit der Beisetzung machen. Ohne Wertung, aber doch in dem Sinne, was mir wie und wann geholfen hat.*

Wir haben uns nach der Beisetzung Kostenvoranschläge für den Grabstein bei 4 verschiedenen Steinmetzen geholt. Wir haben genau gesagt, was wir uns vorstellten und in welchem Zeitplan. Wir würden so unsere Liebe zu unserem Sohn auch nach außen zeigen. Egal, was er für einen anderen Menschen gilt: Für uns ist es ein Mensch mit seiner eigenen Bedeutung.

haben uns nach der stillen Geburt Ringe machen lassen. Wir nennen sie „Ringe des Herzens". Sie sind Rot-, Weiß- und Gelbgold und mattiert. In meinem steht der Name und das Datum der stillen Geburt von Leo und in dem meines Freundes stehen einfach die Namen seines großen Sohnes, seiner Tochter und der von Leo. Manche dachten, wir hätten uns verlobt, denn ich trage meinen am Ringfinger der linken Hand. Doch für mich ist es der direkteste Weg zu meinem Herzen. Der Ring steht für die Unendlichkeit. Ohne Anfang und ohne Ende. Ich lege den Ring nie ab und wenn ich unruhig bin, dann drehe ich ihn einfach, so ist unser Sohn immer auch spürbar bei mir.

Ich hatte in der ganzen Diagnosezeit im Internet gestöbert, nach Sachen die mir helfen könnten. So fand ich auch die Homepage des Filmes „Mein kleines Kind". Ich war fasziniert von der Frau und ihrer Geschichte. Ich habe ein Kino in Leipzig gefunden, wo der Film laufen sollte. Ich habe dort Karten bestellt und wir sind am 3.7.2003 hin gefahren. Für mich war es einfach wichtig, zu spüren, dass ich nicht allein bin damit. Die Frau aus dem Film war auch da, und hinterher gab es noch eine Gesprächsrunde mit ihr. Sie ist eine sehr mutige und starke Frau. Meine Hochachtung vor ihr und ihrer Geschichte. Bei mir hat der Film neue Gedankengänge bewirkt und mir den Horizont erweitert. Ich stellte mir die Frage, ob ich es nicht lieber hätte so machen sollen. Es kamen Zweifel an meiner Entscheidung hoch.

Aber heute kann ich sagen: „In der Situation meiner Entscheidung wusste ich es für mich nicht anders." Es war für den damaligen Zeitpunkt die richtige Entscheidung, obwohl ich heute vieles anders machen würde. Ich hoffe und wünsche mir, nicht wieder in diese Situation zu kommen, aber wissen kann ich es nicht. Doch ich kann dann aus den Erfahrungen der vergangenen Monate schöpfen.

Zum Beispiel würde ich aus meiner heutigen Sicht meinem Kind die Zeit lassen, die es braucht. Ich würde versuchen, mich nicht verrückt machen zu lassen. Wie das gehen soll, weiß ich noch nicht, aber versuchen würde ich es. Ich würde keine Fruchtwasseruntersuchung machen lassen, um „Sicherheit" zu bekommen, denn vordergründig wird nach Chromosomenanomalien gesucht, aber man bekommt keine Aussage über Erbkrankheiten, Stoffwechselstörungen oder darüber, ob das Kind das erste Lebensjahr überleben wird. Ganz deutlich gesagt: Man bekommt keinen „Garantieschein". Und wenn für mich ein ganz besonderes Kind bestimmt ist, dann ist es meine Aufgabe, den Weg mit ihm zu gehen, denn die Pränataldiagnostik ist für mich Fluch und Segen zugleich. Jeder, der sich ihr stellt, sollte sich bewusst sein, dass man mit dem Wissen, was man bekommt, auch leben muss. Aber jeder kann diese schwere Entscheidung nur für sich treffen. Oder besser, „frau" sollte in sich hineinhorchen. Auf ihre Instinkte hören. Denn egal, was bei einer Untersuchung herauskommt, es ist und bleibt unser Kind.

Mir hat auch eine Reha geholfen. Ich habe mich selber darum bemüht und den Antrag bei der Krankenkasse abgeholt. Dann bin ich damit zu meiner Hausärztin. Einen ganz besonderen Dank an Frau Eiselt. Sie war immer für mich da und hat mich unterstützt und Verständnis gehabt. Sie hatte es ganz sicher nicht immer leicht mit mir. Ich habe doch einen ziemlich eigenen Kopf. Sie machte mir zwar nicht viele Hoffnungen, dass es klappt, aber bei einer Ablehnung durch die LVA hätte ich immer noch einen Widerspruch einlegen können. Mit diesem Wissen schickte ich den Antrag selber an die zuständige LVA und siehe da, schon 3 Wochen später sollte ich in der Reha-Klinik einrücken. Ich hatte 4 Wochen in der psychosomatischen Klinik genehmigt bekommen. Dort wurde ein Verlängerungsantrag gestellt, welcher mit weiteren 2 Wochen genehmigt wurde. Die Reha habe ich nicht als Urlaub von der Trauer und dem Alltag angesehen. Nein, sie war meine Chance, neue Wege zu lernen. Mir hat dort die Gruppen-Gesprächstherapie mit sehr lieben Menschen und einem sehr verständnisvollen Arzt sehr geholfen. Die Gruppe setzte sich allerdings aus den verschiedensten Menschen zusammen. Das Entdecken meiner Kreativität hat auch sehr gut getan und ich habe gelernt, Edelsteinbäumchen zu basteln. Ich habe mich in Aquarell-, Bleistift- und Buntstiftzeichnen geübt. Dann war da noch das Keramikmalen. Es war so schön, unter meinen Händen diese schönen Dinge entstehen zu sehen und einfach mal an nichts denken zu müssen. In den 6 Wochen der Reha hatte ich nur Kontakt zu meinem Freund. Ich wollte einfach mal nichts von den Problemen der lieben Familie oder Freunde hören. Ganz ehrlich, es war super. Mir ging es danach sehr gut. Doch ich kann jedem nur empfehlen, sich schon vorher um eine ambulante Psychotherapie zu bemühen, denn nach der Reha wäre es für mich sehr wichtig gewesen, nicht wieder alleine mit den vielen Gedanken zu sein. Mein Freund hat mir versucht zu helfen, aber manche Dinge sind für nahe stehende Menschen schwer zu ertragen. Ich hatte leider noch keinen „Anspruch" auf eine Therapie, denn ich hatte wegen Essstörungen schon im Jahr 2002 eine 2-jährige Therapie hinter mir. Erst nach 2 Jahren Pause darf ich wieder. Das wird dann im Mai 2004 sein. Ein Rat an andere Betroffene: Seht nicht nur die Reha, sondern auch das Aufgefangenwerden durch einen Therapeuten im Anschluss.

Weiter hat mir die Selbsthilfegruppe für Verwaiste Eltern e.V. in Jena gut getan. Seit dem Abschluss meiner Reha am 16.09.03 gehe ich monatlich einmal dorthin. Ich fühle mich gut und bin nicht so alleine mit der Thematik. Außerdem ist es wichtig, auch zu sehen, wie andere in ihren Situationen damit umgegangen sind. Dazu sieht man auch, dass es Folgekinder gibt und wie die Frauen mit ihren Ängsten umgegangen sind. Eine weitere unendlich große Hilfe war und ist für mich das Forum und die Seiten der Schmetterlingskinder. Auch verschiedenen anderen Internetseiten haben mir geholfen, die ich über die Suchmaschinen gefunden habe. So auch das MaximilianProjekt.

Seit dem 9.10.2003 kenne ich eine ganz liebe Frau. Silvana ist genauso betroffen wie ich. Wir haben uns über die Schmetterlingskinder kennen gelernt. Sie hat ihre Zwillinge Pia und Maja in der 18. Schwangerschaftswoche hergeben müssen. Sie ist mir eine so große Hilfe. Ich kann mit ihr stundenlang reden oder einfach nur liebe Grüße über das Internet austauschen. Es ist so schön, wenn einfach an einen selber gedacht wird und man dieses zurückgeben kann. Vier Monate haben wir uns „nur" per Mail oder am Telefon gekannt. Doch zum Entbindungstermin ihrer beiden Mädchen wollte sie gerne bei mir sein. Einfach, um einen vertrauten Menschen bei sich zu haben, der den Weg schon gegangen ist, ohne schlaue Ratschläge zu geben. So haben wir uns Ende Februar 04 das erste Mal persönlich kennen gelernt. Sie ist eine so liebe und ruhige Frau. Ein ganz liebes Danke hier an Silvana. Sie hat mich immer wieder ermutigt, dieses hier zu schreiben. Für sie selber ist alles noch zu frisch und sie hatte seit Wochen andere Sorgen.

Der Gedenkgottesdienst am 14.12.03 war sehr beeindruckend für mich. Wir sind nach Leipzig in die Nikolaikirche gefahren. Es war so schön. Das mag für manche blöd klingen, aber so habe ich es empfunden. Fast alle haben um ihre Kinder geweint. Egal wie alt diese waren. Keinen haben die Tränen der anderen gestört. Es war eine große Gemeinschaft. Auch dieses Jahr werden wir hinfahren. Es wird der 12.12.04 sein. Ein Weltgedenktag für alle verstorbenen Kinder. Mein Freund hat mir unwahrscheinlich geholfen, auch wenn wir sehr oft aneinander geraten sind, weil wir unterschiedlicher Meinung waren. Er ist trotz allem an meiner Seite geblieben und hat sich nicht verschrecken lassen. Wir sind unwahrscheinlich zusammengereift. Ich kann verstehen, warum viele Beziehungen in der Trauer auseinandergehen, denn jeder trauert anders. Doch gerade das Verständnis für einander kann über viele „Gräben" hinweg helfen. Ich liebe meinen Schatz so, wie er ist. Er ist für mich ein ganz wundervoller Mann und Papa für seine Kinder und unseren Sohn. Danke, mein Schatz!

Zum Abschluss noch zu dem, was mir wahrscheinlich „nur eine Erfahrung" sein wird. Die schlauen Ratschläge vieler Mitmenschen, die dürfte jede(r) Betroffene zur Genüge kennen. Die Ärzte, die zwar wussten, was mir fehlt, aber mir nicht wirklich geholfen haben. Mir fehlte jemand mit Verständnis für das Zusammengehören von Körper und Seele. Eine Psychotherapie wäre eine Möglichkeit gewesen, aber die bekomme ich nun ja erst ein knappes Jahr danach.

Dann die Leute vom Arbeitsamt, bei denen ich mich ja immer melden musste, weil ich als arbeitssuchend nach der stillen Geburt und Gesundschreibung zählte. Ich hatte immer Angstattacken, wenn ich hin musste. Ich wusste nicht, ob die mich da verstehen würden, dass für mich seit dem Verlust alles anders war. Und so schickte man mich dann zum Amtspsychologischen Dienst, um mich begutachten zu lassen.

O. k., ich habe mich einen halben Tag durch Tests geackert und herauskam: Ich habe eine normale Intelligenz. Ist doch schön, das auch mal richtig amtlich zu bekommen. Heute kann ich darüber lächeln. Aber meine seelische Verfassung sei ganz schlecht. Damit sei ich überhaupt nicht vermittelbar. Ich solle eine Psychotherapie machen. Die geht aber erst ab Mai 2004. Von Ende November 2003 bis dahin sollte ich mich krankschreiben lassen und am besten Medikamente zur Überbrückung nehmen. Danach ging ich zu meiner Hausärztin, die mich „anweisungsgemäß" krankschrieb. Wir versuchten es wieder mit einer Überweisung zur Psychotherapie, aber leider ohne Erfolg. Die Tabletten, die sie mir verschrieben hat, habe ich nach Durchlesen des Beipackzettels nicht genommen. Ihr habe ich es auch gesagt, und mir von ihr was Pflanzliches empfehlen lassen. So habe ich Johanniskraut genommen. Ganz ehrlich, ich konnte für mich keine Veränderung oder Wirkung feststellen. Aber was tut man nicht, um „gesund" zu werden.

Als die ersten 6 Wochen Krankschreibung herum waren, bekam ich die „Einladung" zur Begutachtung des MdK. Auch da bin ich schön brav hin. Ergebnis: Ich solle mich unbedingt auf Psychopharmaka einlassen, denn solange ich „krank" sei, könne ich auch nicht wieder schwanger werden, und ein weiteres Kind solle schließlich eine Mutter haben, die zum Lachen nicht in den Keller gehen müsse. Ich war baff, sprachlos. Und so bekam ich nun auch noch eine Überweisung zum Neurologen. Es ist aber gar nicht einfach irgendwo einen Termin zu bekommen. Entweder werden keine neuen Patienten drangenommen oder es gibt Wartezeiten bis zu 6 Monaten. Soviel zur schnellen Hilfe. Ich hatte bei dem 4. Facharzt Glück und bekam einen Termin nach nur 8 Wochen. Es war eine ganz nette Ärztin mit Verständnis. Sie empfahl mir Psychopharmaka. Sie zwang sie mir aber nicht auf und da ich nichts zu verlieren hatte, habe ich sie genommen. 4 Wochen lang. Dann habe ich sie mit Einverständnis der Neurologin absetzen dürfen, denn die Nebenwirkungen waren nicht ohne. Ich habe plötzlich so geschwitzt, dass ich mehrfach täglich die Sachen wechseln musste. Ich war ständig müde und fühlte mich insgesamt, als wenn ich mich selber nicht mehr fühlen könnte. Seit nun mehr als 3 Wochen nehme ich gar keine Medikamente mehr und mir geht es gut. Es wird immer wieder Tage und Momente geben, wo die Trauer mit aller Wucht hoch kommt, aber das gehört nun mal zu mir. So wie auch zu mein Sohn.

Ach ja, da fällt mir noch das mit dem Babyneid ein: Eine Freundin von mir ist schwanger. Sie wusste erst gar nicht, wie sie es mir sagen sollte. Als ich direkt gefragt habe, kam die Antwort. Zwischen Mitte und Ende September 2004 soll der Entbindungstermin sein. Ich wünsche ihr wirklich alles Gute und freue mich sehr für sie. Aber genauso sehr bin ich für mich traurig. Mein erster Gedanke war: Die bekommt mein Kind und dabei wollte sie gar keins mehr. Sie hat schon 2 Kinder und hat mit der Pille verhütet. Und ich wünsche mir ein Kind und es klappt nicht. Ich habe ihr von diesen Gedanken nichts gesagt. Das muss auch nicht sein. Aber mit meinem Freund und mit anderen Betroffenen kann ich ganz offen darüber reden, denn es ist völlig normal, so zu fühlen. Neid ist ähnlich wie Wut und gehört untrennbar zur Trauer. Ich trauere um meinen Sohn, um die verloren gegangene Zukunft und auch um mich. Denn mit Leo ist auch ein Teil von mir gegangen.

An alle Betroffenen: Es ist in Ordnung, wie ihr fühlt. Redet mit anderen Betroffenen darüber, denn nur die werden euch verstehen. So fühlt ihr euch nicht so alleine, auch wenn jede von uns ihren Weg alleine gehen muss. Jede(r) hat seinen Weg, seine eigene Art mit den Dingen umzugehen. Aber wir haben alle unsere Kinder verloren. Das vereint uns und isoliert uns. Nur wir fühlen so und kennen den Schmerz. Für mich heißt dies, offen mit allem was zu mir gehört umzugehen, wenn es mir angebracht scheint. Wenn nicht, dann halte ich eben meine Klappe, auch wenn es mir schwer fällt. Ich wünsche euch allen, die dies lesen, ganz viel Kraft und Mut und viele verständnisvolle Menschen um euch herum. Und an alle Fachkräfte eine Bitte: Redet mit den Menschen offen und hört ihnen richtig zu; seid für sie da, aber drängt ihnen nichts auf.

Danke!

*Nachtrag vom 29.9.04*

Vom 12.9. bis 15.9.04 ist unsere kleine Hope in der 6. SSW wieder zu ihrem Bruder Leo gegangen. Meine liebe gefühlte Tochter Hope, danke für die zauberhaften 6 Wochen – Du bist für immer in meinem Herzen und hast einen Teil der Hoffnung hier bei mir gelassen. Ich liebe dich. Deine Mama.

Für unseren Engel Leo, der
ganz tief in unseren Herzen
lebt – Mama und Papa

## Barbara

*Raphael*

Wie beginnt man so eine Geschichte? Eine Geschichte, von der man sich wünscht, sie wäre anders verlaufen, gut ausgegangen. Im Nachhinein erscheint mir alles wie eine Kette von Entscheidungen, die irgendwo begonnen hat, ohne dass ich sagen könnte, wo.

Vor zweieinhalb Jahren haben mein Mann und ich geheiratet – beide wollten wir gerne unser Leben miteinander teilen und auch Kinder haben. Irgendwann. Für den Moment war mir mein Beruf noch zu wichtig, ich fühlte mich noch nicht reif genug, obwohl ich auch schon 28 war. Mein Mann wäre gerne schon Vater geworden, er ließ mir aber Zeit und wartete auf meine Entscheidung. Heute kommt es mir naiv vor, wie ich damals dachte: Ich glaubte, ich müsste mich nur entscheiden, ein Kind zu wollen und über kurz oder lang würde ich ein gesundes Baby im Arm halten.Ein halbes Jahr nach unserer Hochzeit, um den Jahreswechsel herum, begann ich, mit einem Baby zu liebäugeln. Schließlich hatte ich gesehen, wie glücklich meine Schwester mit ihrem kleinen Sohn war – und außerdem bedeutete ein Kind ja nicht, dass man nie wieder arbeiten könnte.

Drei Monate später hielt ich den ersten positiven Schwangerschaftstest meines Lebens in der Hand. Ich konnte unser Glück kaum fassen. Natürlich erzählten wir der ganzen Familie sofort von der Neuigkeit! Ich rechnete mir aus, dass unser Baby ein kleines Christkind werden würde und fragte mich, ob ich wohl an Weihnachten zuhause feiern könnte. In der 9. Schwangerschaftswoche wurden sämtliche Überlegungen jäh beendet: Das Herz schlug nicht – missed abortion. Die anschließende Ausschabung überstand ich gut. Ich wusste bereits von anderen Frauen, dass zu einem so frühen Zeitpunkt der Schwangerschaft immer einmal etwas passieren konnte und gelangte zur Überzeugung, dass die Natur wohl eine Entscheidung getroffen hatte, weil das Kind nicht hätte überleben können. Ich war bereits kurz nachdem ich aus dem Krankenhaus kam wieder guter Dinge und sah auch das Thema Schwangerschaft positiv: Warum sollte es das nächste Mal nicht klappen?

Bereits im Oktober 2002 hielt ich wieder einen positiven Schwangerschaftstest in der Hand. Dieses Mal erzählten wir noch nichts, denn wir wollten unserer Familie Sorgen und Enttäuschungen ersparen. Doch dann konnte ich selbst bei der zweiten Untersuchung sehen, dass das Herz schlug. Außerdem war mir im Unterschied zur ersten Schwangerschaft so übel und ich war so müde, dass ich nun wirklich daran zu glauben begann, dass alles gut werden würde. Raphael war unterwegs, obwohl wir damals dachten, ich wäre mit einer kleinen Katharina schwanger.

Alles lief wunderbar: Ich informierte meinen Arbeitgeber, mein Bauch rundete sich und am Geburtstag meines Schwagers spürte ich zum ersten Mal Tritte gegen meinen Bauch! Innerhalb weniger Tage war mir klar, dass ich ein äußerst aktives Kind bekommen würde – nur, wenn mein Mann seine Hand auf meinen Bauch legte, um auch etwas zu spüren, war Ruhe! Ich suchte mir einen Geburtsvorbereitungskurs in der Nähe und telefonierte viel und gerne mit meiner Schwester, die ihr zweites Kind wenige Wochen nach mir bekommen würde.

Auf den großen Ultraschall beim Spezialisten freute ich mich sehr, denn dann würden wir endlich wissen, ob es wirklich eine Katharina werden würde! Am Wochenende vor dem Termin waren wir zu einem Geburtstag eingeladen. Zufällig kam das Gespräch auch auf das Thema Feinultraschall und Pränataldiagnostik. Ich höre mich heute noch sagen, der Vorteil dieser Untersuchungen wäre, dass man Fehlbildungen rechtzeitig erkennen könne, um dann entsprechend vorbereitet zu sein, wenn beispielsweise bei einem schweren Herzfehler eine Operation notwendig wäre. Selbstverständlich war das alles nur Theorie, denn bei unserem Kind gab es ja nicht den geringsten Verdacht, dass etwas nicht in Ordnung sein könnte – diese Möglichkeit wäre mir nicht im Traum eingefallen!

So ging ich dann am 10. Februar 2003 allein zum Feinultraschall. Mein Mann war enttäuscht, dass er nicht mitkonnte zum Baby-Fernsehen, weil er eine dringende Konferenz hatte. Aber ich versprach, anzurufen, sobald ich wüsste, ob es ein Bub oder ein Mädchen werden würde.

Nach einer langen Wartezeit kam ich endlich dran und musste zunächst eine große Liste von Fragen nach allen möglichen Krankheiten in der Familie beantworten. Dann begann die eigentliche Untersuchung. Fasziniert beobachtete ich am großen Monitor die weißen und schwarzen Umrisse meines Kindes, die ich so gar nicht einzuordnen wusste. Die Sprechstundenhilfe sah sofort, was es werden würde und ließ mich raten. Natürlich lag ich total daneben und machte ein völlig überraschtes Gesicht, als sie mir verkündete, es würde ein Junge werden! Über eine halbe Stunde dauerte der Ultraschall, ab und zu wurde das Bild bunt eingefärbt, wenn Blutströme mit dem Doppler beobachtet wurden. Für mich war mein Sohn einfach ein perfektes kleines Wunder! Ich erinnere mich daran, dass ich irgendwann die Unruhe des Arztes bemerkte: „Das Kind soll sich umdrehen!" – leichter gesagt als getan! Nach einer Ultraschallpause und etwa zehn Minuten Treppensteigen ging die Untersuchung weiter. Ich fragte mich, ob dieses Theater wohl jedes Mal veranstaltet würde.

Nach weiteren zehn Minuten Untersuchung kam der Moment, der für mich im Nachhinein der Anfang vom Ende war. Ich erinnere mich noch genau an den Satz des Arztes, als er völlig unerwartet meine Hand nahm und sagte: „Es tut mir leid, aber mit Ihrem Kind stimmt etwas nicht." Es stimmt etwas nicht! Was heißt hier, es stimmt etwas nicht? Mit viel Geduld erklärte er mir, was er gesehen hatte: Mein Sohn hatte einen Herzfehler. Außerdem war die Stellung seiner Nierenbecken auffällig und die Nabelschnur hatte nur eine Arterie statt zwei. Alles zusammen ließ das Risiko einer Trisomie in die Höhe schnellen, wobei ansonsten weder das Problem mit der Nabelschnur noch das mit den Nieren besonders gefährlich sei.

Wie meistens, wenn ich mit einer schlechten Nachricht konfrontiert werde, begann ich im Kopf sofort zu organisieren: Wie konnte ich jetzt meinen Mann erreichen, wer musste noch alles informiert werden und vor allem: Was musste jetzt als nächstes getan werden? In der Praxis wurde mir ein Ruheraum zur Verfügung gestellt, in dem ich telefonieren konnte und mich entscheiden sollte, ob eine Fruchtwasseruntersuchung für uns in Frage käme. Nach einer halben Ewigkeit – so schien es mir zumindest – gelang es mir, meinen Mann zu erreichen. Im Gegensatz zu mir brach aus ihm sofort die Verzweiflung und Trauer über unser krankes Kind heraus. Er wollte sofort kommen, um mir beizustehen. Ich lehnte ab, denn die Fruchtwasseruntersuchung, zu der ich mich ohnehin bereits entschieden hatte, sollte in wenigen Minuten gemacht werden – er konnte ohnehin nicht rechtzeitig bei mir sein. Und ich wollte die Praxis so schnell wie möglich verlassen können, um wieder nach Hause zu fahren, und wollte nicht auf meinen Mann warten müssen. Es folgten grauenvolle Tage, an denen wir nur eines tun konnten: warten, warten, warten. Ein Schnelltest sollte uns möglichst bald Klarheit bringen. Doch was ist schon schnell in so einer Situation? Und vor allem: Was sollten wir mit dem Ergebnis anfangen? Wie sollten wir für unser Kind entscheiden? Mit Worten lässt sich nicht beschreiben, wie wir diese Zeit des Hoffens und Bangens überstanden haben. Zwei Tage später kam der erlösende Anruf des Labors: die Chromosomenanalyse war ohne Befund! Keine Trisomie!

Blieb also „nur noch" der Herzfehler. Wir waren uns sicher, dass die Spezialistin, zu der wir noch in derselben Woche gehen würden, eine Lösung für unser Problem parat haben würde. Vermutlich würde es eine Operation geben müssen. Aber beim heutigen Stand der Medizin würde auch eine Herzoperation nicht das Ende der Welt bedeuten. Nervös, aber zuversichtlich gingen wir am Freitag, den 14. Februar 2003 zum ersten Mal zur Herzspezialistin. Während der langen Wartezeit zappelte und strampelte unser kleiner Sohn in meinem Bauch herum. Viel konnte ihm doch nicht fehlen, wenn er so aktiv war! Die Professorin schaute sich sein Herz ganz ausführlich an. Sie sprach wenig, lachte mit uns, wenn der Kleine sich wegdrehte und versprach, uns im Anschluss an die Untersuchung alles ganz genau zu erklären. Auf dem Gesicht meines Mannes sah ich die gleiche Faszination, die ich bereits Anfang der Woche erlebt hatte: Er war zum ersten Mal bei einem Ultraschall dabei und sah seinen Sohn!

Nach etwa einer halben Stunde begann die Ärztin, uns ihre Diagnose zu erklären: Unser Baby hatte ein „univentrikuläres Herz mit Pulmonalatresie" – laienhaft gesprochen hatte es nur ein halbes Herz, dem außerdem die Lungenschlagader fehlte. Mit einer Zeichnung machte uns die Ärztin die Funktion des Herzens beim ungeborenen Kind klar und die Veränderungen, die es nach der Geburt durchmacht. Wenn unser Sohn nicht gleich nach der Geburt eine lebensrettende Infusion bekommen würde, würde er innerhalb kurzer Zeit ersticken. Innerhalb der ersten zehn Lebenstage wäre eine Operation unumgänglich. Ich erkundigte mich, ob mit dieser Operation das Herz „repariert" werden könnte und erhielt die niederschmetternde Antwort, dass so ein Herzfehler überhaupt nicht reparabel sei. Man könne mit der heutigen Medizin aber immerhin den Fehler so umgehen, dass ein weitgehend normales Leben möglich wäre. Voraussetzung dafür wäre, dass innerhalb der ersten vier Lebensjahre drei Operationen gemacht würden. Jede einzelne Operation, das wurde uns schnell klar, barg ein Risiko, angefangen von geringfügigen Komplikationen über schwerste körperliche wie geistige Schädigungen bis hin zum Tod.

Die Professorin klärte uns sehr objektiv über die Möglichkeiten der heutigen Medizin, über die Risiken und Chancen, die fehlenden langfristigen Erfahrungen mit den Operationsmethoden und die Möglichkeit eines späten Schwangerschaftsabbruchs auf. Wir sollten selbst entscheiden, sie würde uns in jedem Fall unterstützen und uns mit Rat und Tat zur Seite stehen.

Mit einem Mal wurde uns die ungeheure Verantwortung bewusst, die wir für unser Kind hatten: Hier standen wir vor einer Weggabelung, bei der es nur rechts oder links weiterging. Ein Zurück gab es nicht mehr. Wir würden entweder damit leben müssen, unser Wunschkind abgetrieben zu haben, oder damit, ein behindertes Kind zu haben – wie schwer würde uns niemand vorher sagen können. Und wir würden nie herausfinden, ob die andere Lösung vielleicht die bessere gewesen wäre. Ich kann mich nicht erinnern, einen Schwangerschaftsabbruch je wirklich in Erwägung gezogen zu haben. Unser Sohn sollte seine Chance bekommen! Darüber waren wir uns sofort einig. Nicht, weil wir aus religiösen Gründen gegen einen Schwangerschaftsabbruch waren, nicht, weil wir glaubten, den einfacheren Weg zu wählen. Sondern, weil wir als Eltern für unseren Sohn ein lebenswertes Leben wollten, das er trotz einer schwierigen Anfangszeit auch haben konnte. Ich will nicht behaupten, dass diese Entscheidung für jeden die richtige gewesen wäre. Auch nicht, dass ich sie in jedem Fall so getroffen hätte. Aber so, wie wir alles verstanden hatten, und so, wie unser Gefühl es uns sagte, haben wir entschieden.

Es folgten noch viele weitere Untersuchungen bei Spezialisten, Besuche auf Kinderintensivstationen und Stunden voller Internet-Recherche, in denen wir uns auf unser Herzkind vorbereiteten. Die Besichtigung der Intensivstation des Herzzentrums und Gespräche mit Ärzten und Schwestern machten uns klar, was für eine Zeit auf uns zukommen würde: wochenlange Krankenhausaufenthalte, Schläuche und Kabel an einem winzigen Körper, piepsende Monitore, strengste Hygienevorschriften. Auch wenn wir mit Sorgen daran dachten, dass unser Kind auch einmal von Maschinen und Ärzten abhängig sein würde, waren wir doch zuversichtlich und fühlten uns zu jedem Zeitpunkt gut betreut und informiert.

Die weitere Schwangerschaft habe ich als besonders schöne Zeit in Erinnerung. Wir freuten uns auf unseren Sohn, für den wir einen „starken" Namen aussuchen wollten. Kurz nach der Diagnose sprachen wir das Thema kurz an. Ich hatte einen Namen geträumt, von dem ich mir aber sicher war, dass er meinem Mann nicht gefallen würde. Umso überraschter war ich, als er ausgerechnet diesen Namen vorschlug: Raphael. Nachdem wir im Namenslexikon nachgeschlagen hatten, waren wir restlos überzeugt, dass dies der richtige Name für unseren Sohn sein würde. Denn Raphael bedeutet „Gott heilt".

Mein Bauch wurde immer runder, obwohl ich nicht viel zunahm. Raphael wurde immer aktiver. Oft schimpfte ich ihn , wenn er wieder einmal zu fest zugetreten hatte. Wach war er immer dann, wenn ich gerade gerne geschlafen hätte.

Man hätte denken können, es wäre alles in Ordnung.

In der Arbeit hatte ich bereits angekündigt, dass unser Kind sehr krank sein würde und ich die vollen drei Jahre aussetzen würde. Trotzdem war ich zuversichtlich, dass vielleicht alles besser verlaufen würde, als man vorher dachte.

Der Geburtstermin rückte näher, die Untersuchungen bei den Spezialisten wurden immer diffuser: Die Situation sei noch etwas komplizierter als zunächst vermutet – Genaues würde man erst nach der Geburt sagen können. Für den zweiten Juni wurde die Geburt geplant. Verschiedene Spezialisten würden im Klinikum anwesend sein und darauf warten, dass die eingeleitete Geburt in Gang kommen würde. Sofort nach der Geburt würde Raphael die lebensrettende Infusion bekommen, danach würde man weitersehen. Uns wurde eingeschärft, sofort einen Krankenwagen zu rufen, falls es doch eher losgehen würde. Und wir sollten darauf bestehen, dass wir in kein anderes Krankenhaus gebracht würden, denn dort würde man unserem Sohn nicht helfen können.

Am Sonntag, den 1. Juni, gingen wir mittags noch einmal gemütlich in der Stadt zum Essen. Ich genoss das schöne Wetter und das Treffen mit meiner Schwiegermutter. So schnell würde ich nicht mehr in der Sonne sitzen können. Wer konnte schon sagen, wie viele Wochen wir im Krankenhaus verbringen würden? Am Nachmittag bestickte ich noch die Baumwolldecke, die ich für Raphael gestrickt hatte mit seinem Namen und setzte mich gemütlich auf unseren Balkon. Wir schossen noch Fotos vor der fertig vorbereiteten Wiege mit meinem dicken Babybauch, der ja am nächsten Tag nicht mehr da sein würde. Irgendwann in dieser Zeit habe ich Raphael zum letzten Mal gespürt. Ich erinnere mich an ein heftiges Zucken, das ich damals als Erschrecken deutete. Viel dachte ich mir nicht dabei. Vielleicht habe ich über meinen Bauch gestreichelt, vielleicht etwas gesagt. Ich weiß es nicht mehr.

Zum ersten Mal kam mir der Verdacht, dass etwas nicht in Ordnung sein könnte, als ich abends in die Badewanne ging, um auch das ein letztes Mal für wer weiß wie lange genießen zu können. Normalerweise war das eine Gelegenheit, bei der Raphael immer gestrampelt hatte. An diesem Abend war er völlig ruhig. Ich schlief zunächst noch gut ein, obwohl ich mir natürlich Gedanken über die am nächsten Tag bevorstehende Geburt machte. Mitten in der Nacht wachte ich auf, weil mir auf einmal klar wurde, wie lange ich mein sonst so lebhaftes Kind nicht mehr gespürt hatte. Ich schubste meinen Bauch, um Raphael zu Bewegungen zu provozieren. Nichts. Nach einiger Zeit wurde ich wirklich unruhig und weckte meinen Mann. Ich versuchte zu rekonstruieren, wann ich das letzte Mal etwas bemerkt hatte – sollten wir sofort ins Krankenhaus fahren oder war ich nur einfach etwas hysterisch vor meiner ersten Geburt? Wir kuschelten uns zusammen und beratschlagten, was wir tun sollten. Schließlich kamen wir zu der Überzeugung, dass wir zwei Stunden später ohnehin fahren wollten und uns ein bisschen Schlaf bestimmt noch gut tun würde. Wirklich ernst genommen haben wir mein Gefühl nicht.

Wir hatten uns in den letzten Monaten auf alles vorbereitet, über alles informiert. Solange Raphael noch in meinem Bauch sein würde, wäre sein Herzfehler kein Problem. Solange wäre er sicher. Keiner der Ärzte hätte im Traum daran gedacht, dass vor der Geburt etwas passieren könnte. Wir wurden perfekt überwacht, jedes CTG, das geschrieben wurde, war vorbildlich. Gefährlich würde es erst werden, wenn Raphael abgenabelt werden würde. Voller Unruhe fuhren wir am Morgen in die Klinik. Im Kreißsaal empfing uns eine junge Schwester, der ich gleich erzählte, dass sich das Baby schon länger nicht mehr gerührt hatte. Ich bat darum, dass zu meiner Beruhigung sofort ein CTG geschrieben würde. Nach wenigen Minuten kam eine Hebamme, die mich beruhigte – es käme gerade in den letzten Tagen oft einmal vor, dass Kinder sich deutlich weniger bewegten. Nach dem CTG wäre ich bestimmt wieder erleichtert.

Es brauchte keine fünf Sekunden, bis ich wusste, dass Raphael tot war. Als die Hebamme nach dieser Zeit noch keine Herztöne gefunden hatte, begann ich bereits leise „Nein“ zu sagen. Mein Mann saß neben mir und hielt meine Hand, während die Hebamme den Arzt hinzuzog. Als auch er keine Herztöne fand, schaltete er sofort das Ultraschallgerät an und bestätigte meine schlimmste Vermutung.

Eines der intensivsten Bilder, die ich aus dieser Zeit in Erinnerung habe, war die verzweifelte Reaktion meines Mannes, der sofort in Tränen ausbrach. Ich sehe ihn heute noch auf diesem Hocker sitzen und sein Gesicht in den Händen vergraben. Er umarmte mich weinend, während ich noch überhaupt nicht reagierte. Ich lag einfach nur da.

Raphael war tot. Alle Überlegungen, die wir angestellt hatten, alle Pläne hatten sich in Luft aufgelöst. Wir hatten geglaubt, wir oder vielleicht die Ärzte würden entscheiden, wie es mit dem Leben dieses kleinen Kindes weitergehen würde. Dass unser Sohn selbst die endgültige Entscheidung treffen könnte, an diese Möglichkeit haben wir nicht gedacht. Vielleicht wusste er ja, dass sein Herzfehler zu schwer war, als dass er wirklich eine Chance gehabt hätte. Vielleicht wollte er diese ganzen Operationen nicht über sich ergehen lassen. Wir werden es nie erfahren. Ohne dass wir es bemerkt hatten, hatte sich unser Sohn verabschiedet.

Jetzt ging es in erster Linie um uns: Wie sollte es für uns weitergehen, wie konnte es überhaupt noch weitergehen? Was die Ärzte, Hebammen, Psychologen und Schwestern an diesem Tag und in der folgenden Nacht für uns geleistet haben, war einfach unglaublich. Meine ursprünglichen Vorbehalte gegen das Krankenhaus wegen seiner Größe (ich fürchtete mich vor Anonymität und davor, einfach nur eine Nummer zu sein) waren völlig unbegründet. Ich möchte hier noch einmal meinen ausdrücklichen Dank an alle, die uns im Klinikum Rechts der Isar (ich nenne das Krankenhaus hier ganz bewusst) beigestanden haben, aussprechen. Auch für sie war das bestimmt kein schönes Erlebnis und doch haben diese Menschen die Weichen dafür gestellt, dass es uns heute, ein halbes Jahr später, gut geht und wir gerne an unsere Zeit mit Raphael denken können.

Es dauerte nur wenige Minuten, bis eine Psychologin zur Stelle war, die sich für uns intensiv Zeit nahm. Sie fragte nach Raphaels Namen und was wir uns für ihn erträumt hatten. Innerhalb kürzester Zeit hatte sie mich zum Weinen – und zum Erzählen – gebracht. Sie erklärte uns, wie es jetzt weitergehen würde, dass die Geburt eingeleitet werden würde, sobald wir uns dazu in der Lage fühlten. Wir dürften unseren Sohn sehen und ihn im Arm halten, fotografieren, wenn wir das wollten. Sie erklärte, wie wichtig es für mich sein würde, dass ich diese Schwangerschaft bewusst abschließen würde, ganz abgesehen davon, dass ein Kaiserschnitt auch für mich ein großes Risiko bedeuten würde. Für die Zeit nach dem Krankenhausaufenthalt legte sie uns Broschüren eines Vereins bereit, der uns bei den Ämtergängen, bei der Beerdigung und auch bei der Rückbildung helfen könnte (AETAS, München). Sie empfahl uns das Buch „Gute Hoffnung, jähes Ende" und versuchte uns darauf vorzubereiten, wie es uns in der kommenden Zeit gehen würde. Vor allem ließ man uns alle Zeit, die wir wollten. Mein Mann rief unsere Familien an und Freunde, die bereits wussten, dass heute der große Tag sein sollte. Wir wollten vermeiden, dass auf dem Anrufbeantworter am Ende noch Glückwünsche eintrafen, dass überhaupt jemand anrief, um zu fragen, wie es gelaufen sei. Kurz bevor die Geburt eingeleitet wurde, kam der jüngere Bruder meines Mannes, um uns zur Seite zu stehen. Den langen Tag über, der dann mit Wehen und viel Warten verging, war er mit uns im Kreißsaal. Ich erinnere mich daran, dass die Stimmung gelöst, nahezu fröhlich war. Wir unterhielten uns mit der Hebamme über Inline-Skaten und den heißen Sommer. Während der ganzen Zeit hörte man von anderen Geburten fast gar nichts. Wir wurden von unsichtbaren Helfern praktisch komplett abgeschirmt. Immer wieder sprach uns die Hebamme darauf an, ob wir unser Kind nach der Geburt sehen wollten. Beide hatten wir zunächst abgelehnt – wir fürchteten uns zu sehr vor dem Anblick des toten Babys, vor dem Schmerz, der damit verbunden war. Ein Satz, den die Hebamme im Laufe des Nachmittags in diesem Zusammenhang sagte, ist mir besonders im Gedächtnis geblieben. Ich glaube, es ist eine der wichtigsten Empfehlungen, die man jemandem in so einer entscheidenden Situation geben kann: „Wenn Sie nur kurz, ganz kurz, den Eindruck haben, Sie möchten das doch – tun Sie es! Später können Sie das nie mehr nachholen."

Gegen Abend wurden die Schmerzen immer schlimmer. Mein Schwager war in der Zwischenzeit nach Hause gefahren, er konnte uns für den Moment nicht mehr helfen. Wir hatten uns bereits morgens dafür entschieden, mit einer PDA die Schmerzen erträglich zu halten. Als die Narkose endlich gelegt wurde, bemerkte ich schnell, dass sie offenbar nicht richtig saß. So blieben die Schmerzen, doch mittlerweile ging die Geburt rasend schnell voran: Die Fruchtblase platzte und die Wehen wurden immer heftiger. Mein Mann kümmerte sich die ganze Zeit um mich, während ich immer erschöpfter wurde. Irgendwann war ich soweit, dass ich nicht mehr wollte – zwei Wehen später war Raphael da!

Es klingt vielleicht merkwürdig – aber ich war in diesem Moment so glücklich! Ich war stolz wie jede andere Mutter auch. Nur, dass in diesem Fall kein rosig strampelndes Kind auf meinen Bauch gelegt wurde. Wir ließen uns Zeit bis ich fertig versorgt und wieder in meinem Bett war, bis wir uns unseren Sohn ansehen wollten. Die Hebamme wickelte ihn ein, zündete eine kleine Kerze an und bereitete uns vor, indem sie uns erklärte, wie sich ein totes Kind verändert – die Lippen waren rot unterlaufen und an Knien und Ellbogen hatte sich die Haut ein wenig abgelöst. Ansonsten war unser kleiner Raphael einfach ein perfektes, süßes Baby. Er sah meinem Mann so ähnlich!

Wir hatten soviel Zeit, wie wir wollten, machten Fotos und hielten ihn lange auf dem Arm. Die Hebamme badete ihn ganz behutsam, wog ihn (3820 Gramm!) und zog ihn an mit Windeln und Strampelanzug, genau wie ein lebendiges Kind. Auf den Bildern, die wir im Kreißsaal gemacht haben, lachen wir teilweise sogar in die Kamera – ein kleines bisschen Familienglück haben wir so auch erlebt. Die Bilder, das Armbändchen und die Fußabdrücke, die wir aus dem Krankenhaus mitgebracht haben, sind ein großer Schatz geblieben. Greifbarer als die Erinnerungen, die vielleicht mit der Zeit schwächer werden. Haltbar auch für später, wenn wir vielleicht einem Geschwisterchen vom großen Bruder erzählen möchten.

Ich bekam ein Einzelzimmer abseits der Wöchnerinnenstation, in dem auch mein Mann übernachten durfte. Natürlich war an Schlaf nicht zu denken, aber es war schön, zusammen zu sein. Am nächsten Tag wurde ich bereits aus dem Krankenhaus entlassen, auch wenn es mir vom Kreislauf her nicht gut ging. Die Ärzte wussten aber, dass es für mich wichtiger war, in meine vertraute Umgebung zu kommen.

Die Broschüren der Psychologin haben uns dann mit einer Frau zusammengeführt, die ein ähnliches Schicksal hatte und heute Familien betreut, die mit einem plötzlichen Todesfall konfrontiert werden. Sie half uns, eine Trauerfeier nach unseren Wünschen zu gestalten, überhaupt erst einmal herauszufinden, was wir uns eigentlich wünschten. Wir konnten in einer freundlichen Atmosphäre mit unserer Familie und Freunden Abschied nehmen. Auch die Großeltern und Onkels konnten Raphael noch sehen und sich so ein eigenes Bild von ihm mitnehmen. Wir haben in unserem Wohnort einen schönen Platz auf dem Friedhof ausgesucht für sein Grab und können unseren Sohn besuchen, wann immer es uns danach ist.

Wie habe ich die Zeit, die dann kam, erlebt? Ich erinnere mich an die erste orientierungslose Phase, in der wir beide nicht fähig waren, auch nur die einfachsten Entscheidungen zu treffen. Viele Leute haben sich um uns gekümmert und uns zu Unternehmungen motiviert, auch wenn wir selbst uns kaum aufraffen konnten. Am meisten hat es mir wohl geholfen, mit meinem Mann, der Hebamme, Freunden und Familie über alles zu sprechen. Ich konnte meiner Wut, Enttäuschung und Trauer freien Lauf lassen und viel, viel weinen.

Zwangsläufig wird man in dieser Zeit mit der Hilflosigkeit der Leute konfrontiert, die das Thema am liebsten übergehen und vergessen würden. Ich glaube, der Satz: „Es war bestimmt besser so“, hat mich mit am schwersten getroffen. Wieso soll es besser sein, ein totes Kind zu haben? Besser als was überhaupt? Sind wir Rabeneltern, weil wir unser Kind unzähligen Operationen aussetzen wollten? Tröstlich war mir diese Aussage kaum, auch wenn ich oft darüber nachgedacht habe, wie schlecht es unserem Kind vielleicht gegangen wäre – aber auch nur vielleicht.

„Ihr könnt ja wieder Kinder haben!" Wie oft habe ich diesen „Trost" zu hören bekommen! Woher wissen die Leute das eigentlich? Kein Arzt der Welt kann uns sagen, was zu diesem Herzfehler geführt hat. Vielleicht werden wir nie ein lebendiges Kind im Arm halten! Und warum nehmen die Leute an, mit einem zweiten Kind wäre das erste irgendwie ersetzt? Ich glaube, kein Mensch käme auf die Idee, einer Witwe nach dem Tod ihres Mannes zu sagen, dass sie ja wieder heiraten könne. Aber es ist offenbar etwas anderes, wenn ein Baby tot zur Welt kommt. Dieses Kind hat für die meisten ja noch nicht „richtig" gelebt. Niemand kannte es, es gibt keine Geschichten, die man sich erzählen könnte. Und trotzdem: Raphael hatte sein kleines Leben! Es war nur kurz, aber wir haben trotzdem viel miteinander erlebt und gelacht. Er mochte keinen Pfefferminztee (wie schade, ich nämlich schon!), das Badewasser war ihm immer viel zu warm, wenn es mir gerade recht war. Mein erster Impuls, sofort wieder schwanger werden zu wollen – mit Raphael, nicht mit einem neuen Kind, wenn ich ehrlich zu mir selbst bin – hat sich mit der Zeit gelegt. Es war noch nicht soweit. Erst musste ich wieder an Aufgaben gehen, die mir so gar keine Alternative zu sein schienen: zurück in meine alte Arbeitsstelle, zurück in den Alltag, anstatt 24 Stunden am Tag für mein Baby da zu sein.

Aus dem tiefen Loch, in das ich zunächst gefallen bin, hat mir vor allem mein Mann geholfen. Wir sind unterschiedlich mit unserem Verlust umgegangen, konnten aber dem anderen seine Trauer lassen. Mit der Zeit kam auch der Optimismus wieder, mit einem Geschwisterchen würde bestimmt alles gut gehen, die Geschichte würde sich nicht wiederholen. Wir fuhren in den Urlaub, um Abstand zu gewinnen und kamen gut erholt zurück.

Der Entschluss, ein Geschwisterchen zu planen, war inzwischen gefasst – es sollte eine neue Schwangerschaft werden, dieses Mal sollte alles gut gehen. Es hat wieder nur kurze Zeit gedauert, bis es geklappt hat: Mittlerweile bin ich wieder schwanger. Ein Happy End? Ich weiß es nicht! Wir hoffen, dass mit Raphaels Geschwisterchen alles in Ordnung sein wird. Wir werden lernen müssen, es als eigenes Kind zu sehen, bei dem alles ganz anders laufen wird. Mit Bangen werde ich zum großen Ultraschall gehen und hoffen, dass dieses Mal alles ganz anders ausgeht.

Auch dann wird Raphael immer unser Großer bleiben.

In die Trauerkarte, die wir an Freunde, Verwandte und alle, die uns geholfen

hatten, verschickt haben, haben wir geschrieben: „Wer kämpft kann verlieren, wer nicht kämpft hat schon verloren."
Heute, ein halbes Jahr später, weiß ich, dass wir doch nicht nur verloren haben: Wir haben schöne Erinnerungen und können wieder lachen. Es gibt noch viele Momente, in denen es mir schlecht geht. Ich weiß, dass das noch lange so sein wird. Aber ich sehe auch, wenn ich heute Raphaels Geschichte aufschreibe, wie viel wir schon geschafft haben.

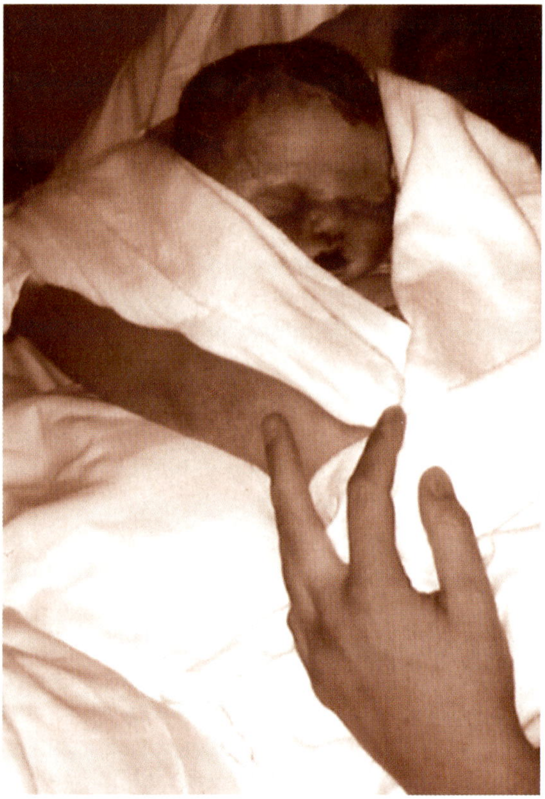

Seit Raphaels Geburt sind nun 14 Monate vergangen. Seit drei Wochen hat unser Großer eine gesunde kleine Schwester. Rebecca macht uns viel Freude, sie lässt uns aber Raphael nicht vergessen …

## Carmen

*Für David*

*in ewiger Liebe und Erinnerung*

Ich möchte meine Geschichte schreiben, weil ich denke, dass das Thema totgeschwiegen wird, und weil es mir wichtig ist, meine Geschichte zu erzählen.

Letztes Jahr Ende März stellte ich fest, dass ich schwanger war. Damals war ich 24 Jahre alt und nicht mal ein Jahr verheiratet. Es war ein Wunschkind, und wir hatten nicht lange „geübt". Die Schwangerschaft verlief erst problemlos, bis zur 14. SSW. Da bekam ich das erste Mal leichte Blutungen, nur einen Tropfen. Wir fuhren ins Krankenhaus, aber es war alles okay. In der 20. SSW spürte ich mein Baby zum ersten Mal, alles also ganz normal. Ich hatte eine sehr glückliche, unbeschwerte Zeit. Nach drei Wochen spürte ich es nicht mehr. Es war zur Zeit der großen Hitze Anfang August und ich dachte, dem Baby wäre einfach nur warm. Außerdem wusste ich nicht, wie oft es sich bewegen sollte. Dann kamen wieder einige Blutstropfen. Wieder ab ins Krankenhaus, wo ich sagte, dass es sich weniger bewegte, aber alles okay war. Eine Woche später, ich war in der 25 Schwangerschaftswoche, hatte ich einen normalen Vorsorgetermin. Meine Ärztin fand, dass mein Baby zu klein war und hatte Verdacht auf eine Plazentainsuffizienz. Sie schickte mich zum Doppler-Ultraschall in ein anderes Krankenhaus. Da dachte ich mir auch noch nichts Böses. Ich dachte, dass ich schon so weit war, dass sie was machen könnten. Nicht im Traum dachte ich daran, dass es sterben würde (ich wusste noch nicht, dass es ein Junge war).

Am nächsten Tag machte der Oberarzt den Doppler-Ultraschall und holte dann noch einen Kollegen hinzu, einen US-Spezialisten. Der guckte kurz und sagte dann: „Ihr Baby wird sterben, das muss ich Ihnen knallhart sagen". Ich konnte es nicht glauben. Ich brach in Tränen aus, stand unter Schock. Der Oberarzt führte mich in einen anderen Raum, organisierte ein Einzelzimmer für mich, während ich meinen Mann von der Arbeit beorderte. Ich sagte, ich wolle einen Kaiserschnitt, aber der Arzt meinte, eine natürliche Geburt wäre aus physischen und psychischen Gründen besser.

Ich konnte es nicht fassen. Mein Baby lebte ja noch, ich hatte seinen Herzschlag am CTG gehört und ihn die werdenden Großeltern am Telefon mithören lassen. Und das sollte alles vorbei sein? Wir hatten noch zwei Wochen vorher das Kinderbett gekauft und waren stolz wie Oskar gewesen! Mein Mann kam sofort. Ich hatte Angst vor seiner Reaktion, aber er war gefasster als ich. Es tat mir so weh, ihn so traurig zu sehen! Nachmittags füllten sie das Fruchtwasser auf, das wohl aufgrund der Unterversorgung von der Gebärmutterwand absorbiert worden war. Sie hatten es blau gefärbt, damit ich sofort merken würde, wenn ich was verlieren sollte. Wir fragten die Ärzte, ob man nicht das Kind retten könnte, ob es eine Chance hätte, wenn wir es jetzt holen würden. Aber sie sagten nur, dass das Baby zu leicht und in der Entwicklung 3-4 Wochen zurück wäre. Am nächsten Tag, einem Donnerstag, machten sie noch mal Doppler, da war alles unverändert. Und dann schickten sie uns übers Wochenende einfach nach Hause, mit dem tollen Satz:

„Wenn es am Montag noch lebt, wundern wir uns, aber dann holen wir es."

Das Wochenende war die Hölle. Wir redeten ständig mit dem Kind, flehten es an, bei uns zu bleiben, waren zwischen Hoffen und Bangen. Dann am Sonntagnachmittag meinte ich, Bewegungen zu spüren. Das war kurz bevor ich einen Tropfen blaues Fruchtwasser verlor. Wir fuhren sofort ins Krankenhaus, wo sowohl CTG als auch Ultraschall ergebnislos blieben. Aber das war ja nicht mehr so überraschend. Eine Ärztin erklärte, dass viele Frauen Bewegungen spüren, wenn ihr Kind gestorben ist.

Die Nacht über blieben mein Mann und ich schon im Krankenhaus. Montag wurden gegen Mittag die Wehen eingeleitet. Ich hatte eine PDA abgelehnt, überlegte es mir aber angesichts der Schmerzen ganz schnell wieder. Den ganzen Nachmittag lag ich in den Wehen, den ganzen Nachmittag hatte ich Angst davor, mein totes Kind zu sehen. Ich malte mir die fürchterlichsten Vorstellungen aus. Ich hatte noch nie zuvor in meinem Leben mit dem Tod zu tun gehabt, und nie hätte ich gedacht, dass mein eigenes Kind der erste Mensch sein würde, um den ich trauern müsste.

Nachts gegen ein Uhr platzte die Fruchtblase. Ich kam in den Kreißsaal und an den Wehentropf, und dann ging alles ganz schnell. Erst da erfuhr ich, dass es ein Junge war. Mein Mann saß die ganze Zeit neben mir, hatte den Kopf vergraben und weinte. David wurde in Beckenendlage geboren, und sobald er draußen war, wollte ich ihn sehen. Da war keine Furcht mehr. Ich fasste ihn auch sofort an. Gott sei Dank kam die Plazenta auf natürliche Weise heraus. Sie sah nicht gut aus, das sah die Ärztin sofort. Dann wurde David gewaschen und in Handtücher gewickelt in ein Körbchen gelegt. Wir durften ihn mit ins Wehenzimmer nehmen und mit ihm allein sein. Ich habe ihm alles gesagt, was ich ihm sagen wollte. Mir war die Einzigartigkeit dieser Situation sehr wohl bewusst. Ich war mir bewusst, wie richtig es war, ihn bei mir zu haben. Das war am 26.8.2003.

Nach ein paar Stunden haben wir dann Bescheid gesagt, dass sie ihn holen könnten. Er war wirklich viel zu klein. Nur 541 Gramm schwer und 30 cm groß. Bestattet wurde er auf einem Gräberfeld für Totgeburten. Alles, was mir von ihm blieb, sind vier US-Fotos und ein Baby-Pass mit seinen Maßen, einem Fußabdruck, ein Polaroid-Foto und schmerzliche Erinnerungen. Am nächsten Tag ging es wieder nach Hause, und was ich dann durchmachte, brauche ich niemanden zu erzählen, der das Gleiche erlebt hat. Ich weinte, ich schrie, ich machte mir Vorwürfe, vor allem, als ein Anruf vom Krankenhaus kam und sie mir sagten, es hätte am Rauchen gelegen.

Ich spielte zwischenzeitlich mit dem Gedanken an Selbstmord. Aber die Zeit verging und meine Trauer wandelte sich. Irgendwann konnte ich Davids Tod einen Sinn abgewinnen. Vielleicht ist er gegangen, weil er gemerkt hatte, dass wir noch nicht reif waren, um ein Kind groß zu ziehen. Wir waren so naiv und sind durch seinen Tod mit einem Schlag erwachsen geworden. Er wohnt für immer in unseren Herzen und es wird immer wehtun. Gleichzeitig bin ich aber auch dankbar. Dankbar, dass es ihn gegeben hat, dankbar, dass er ein Stück meines Weges bei mir war. Ich spüre, dass ich gereift bin, vielleicht sollte das der Sinn sein. Nie werde ich ihn vergessen.

Wichtig für mich ist noch zu erwähnen, wie meine Umwelt mit dem Tod meines Kindes umging. In Bezug zu meinen Angehörigen hat sich seitdem einiges geändert. Sie streuten durch unbedachte, falsche Äußerungen nur noch mehr Salz in die Wunde. Als ich meiner Mutter am Telefon mitteilte, dass David gestorben sei und ich dabei in Tränen aufgelöst war, sagte sie, ich solle mich beruhigen und ich könne ja noch andere Kinder haben. Als ob mich das hätte trösten können. Ich wollte in diesem Moment keine anderen Kinder, ich wollte dieses Kind. Fünf Tage nach der Geburt rief mein Vater an. Es war schönes Wetter und er als Frischluftfanatiker fragte mich, was ich an diesem Nachmittag gemacht hätte. Ich hatte natürlich nichts anderes getan als getrauert, aber anstatt das zu sagen, sagte ich: „Nichts".

Er wusste sehr wohl, was ich meinte, und sagte: „Das muss anders werden mit dir." Da wurde ich laut und hatte zum ersten Mal das Gefühl, meine Trauer um David verteidigen zu müssen, was ich aus heutiger Sicht noch immer unfassbar finde. Wenn David auf Erden gelebt hätte, dann hätte jeder mich verstanden. Nur weil er in mir gestorben war und ich nicht viel Zeit mit ihm hatte, herrschte die allgemeine Auffassung, dass man dann um ein Kind weniger zu trauern hätte. Das ist ein Aspekt des Umgangs der Gesellschaft mit diesem Thema, der mich immer aufregen wird. Die Einzigen, die mich verstanden, waren meine zwei besten Freundinnen und natürlich mein Mann. Drei Monate nach Davids Tod war ich wieder schwanger. Mein Mann und ich hatten lange überlegt, ob wir es so schnell wieder versuchen sollten. Ich glaube nicht, dass wir diese Entscheidung rational getroffen hatten. Da war einfach nur dieser unsägliche Schmerz und diese Hoffnungslosigkeit. Wir wollten wieder Hoffnung haben können, obwohl uns natürlich bewusst war, dass wir David nie würden ersetzen können, und dass die nächste Schwangerschaft nie so schön werden würde wie die erste.

Und genau so war es auch. Am 27. November stellte ich die neue Schwangerschaft fest. Am 2. Dezember hätte David geboren werden sollen und ich trug ein neues Kind in mir, wo eigentlich noch ein anderes seinen Platz gehabt hätte. Das brachte mich in einen leichten Gewissenkonflikt.

Ich wagte nicht, mich über die neue Schwangerschaft zu freuen, sondern wollte zunächst abwarten. Ich war mir dieses Mal sicher, es ganz schnell wieder zu verlieren, weil es einfach so schnell wieder geklappt hatte. Wir hatten erst im Frühjahr damit gerechnet. Doch die ersten kritischen Wochen verstrichen, und dem Baby ging es gut. Ich hatte einen anderen, sehr verständnisvollen Arzt, der ab der 20. SSW regelmäßig Doppler-Ultraschall machte. Trotzdem hatte ich die ganze Zeit Panik, die schlimm wurde, als ich die ersten Bewegungen in mir spürte. Spürte ich sie aber nicht, wurde die Angst richtig schlimm und ich drückte ständig auf meinem Bauch herum. Durch die neue Schwangerschaft war meine Trauer um David keineswegs weniger geworden. Ich vermisste ihn immer noch, und inzwischen glaube ich, dass ich ihn immer vermissen werde, ganz gleich, wie alt ich werde. Mehr denn je hatte ich das Gefühl, meiner Umwelt gegenüber meine Trauer verteidigen zu müssen. Ich musste einige Leute sogar daran erinnern, dass dies nicht meine erste Schwangerschaft und auch nicht mein erstes Kind war.

Der Entbindungstermin sollte der 1. August sein, fast ein Jahr nach Davids Tod. Ich war in der 29. SSW, als mein Arzt mich wegen Auffälligkeiten im US ins Krankenhaus überwies.

Wieder war eine leichte Plazentainsuffizienz vorhanden, dazu kamen Bluthochdruck und Schwangerschaftsdiabetes. Ein Arzt sagte mir, dass eine unerkannte Diabetes auch bei David die Ursache hätte sein können. Ich weiß es bis heute nicht, denn ich habe mir nie seinen Obduktionsbericht kommen lassen. Als ich in der 32. SSW war, sanken beim CTG die Herztöne ab, und es wurde ein Not-Kaiserschnitt gemacht. Acht Wochen zu früh kam unser zweiter Sohn Louis auf die Welt. Das war am 3.6.2004. Er muss immer noch im Inkubator liegen und hat alle Probleme, die ein Frühchen so haben kann. Und trotzdem bin ich einfach nur froh, dass er lebt. Auch war ich ehrlich gesagt froh, dass die Schwangerschaft vorbei war. Ich habe sie nicht einen Tag lang genießen können und ich glaube, falls ich noch einmal schwanger werden sollte, dass sich auch das nicht ändern wird.

Davids Tod wird mich mein Leben lang in vielen Punkten prägen. Ich bin wieder unendlich dankbar. Dieses Mal dankbar dafür, dass Louis lebt und rechtzeitig aus meinem Körper herauskam, dem ich ohnehin nicht mehr vertraue. Ich bin mir ganz sicher, dass David auf seinen Bruder aufgepasst hat. Das CTG wurde genau zur richtigen Zeit gemacht. Etwas früher hätte es noch völlig in Ordnung sein können, später wäre es vielleicht wieder zu spät gewesen. Und ich werde Louis von seinem Bruder erzählen und werde das Andenken an David aufrechterhalten, denn unsere beiden Jungs gehören schließlich immer zu uns.

## Carola

## Zerplatzte Träume

Die ruhigen, besinnlichen Weihnachten dieses Jahr haben mir die Gelegenheit gegeben, mich endlich mit etwas ganz Wichtigem auseinander zu setzen. Begonnen hat eigentlich alles damit, als mir mein Frauenarzt vor 16 Jahren mitteilte, dass ich auf natürlichem Weg keine Kinder bekommen könnte. Welche Konsequenzen dies haben würde, stellte sich erst heraus, als ich vor vier Jahren meinen heutigen Mann kennen lernte . Welche junge Frau mit zwanzig Jahren, dazu noch Single, macht sich schon ernsthaft Gedanken, über eine spätere Schwangerschaft? Ich wollte zuerst einmal meine Ausbildung beenden. Des weiteren benötigte ich ja auch erst einmal einen Partner, mit dem ich eine eigene Familie hätte gründen wollen.. .

Doch auch dieser Tag kam bei mir - eben später.

Schwupps ... da stand er vor mir, mein jetziger Mann. Mein Herz klopfte bis zum Hals, ich hatte weiche Knie ... Hals über Kopf hatte ich mich verliebt. Schnell, aber doch überlegt, redeten wir über unser Zusammenleben, Heirat und auch Kinder. So musste und wollte ich bezüglich Kinder gegenüber meinem Partner mit offenen Karten spielen... und das, ohne zu beschwichtigen. Wegen meiner Endometriose-Erkrankung (Absprengungen von Gebärmutterschleimhaut) hatte ich, durch dadurch hervorgerufene Verwachsungen, nicht mehr durchgängige Eileiter. Ein Eierstock musste mir entfernt werden und ein Eisprung war auch reine Glücksache. Ich habe ihm das alles erzählt. Ein Jahr später heirateten wir. Mittlerweile lebten wir auch zusammen und der Wunsch nach einer eigenen Familie festigte sich schnell. Wir gingen zu meinem Frauenarzt. Dort sprachen wir über unseren Kinderwunsch, und welche Möglichkeiten sich uns, trotz der Erkrankung, bieten würden.

Wir bekamen eine Überweisung in eine Kinderwunsch-Praxis. Dort erfolgte eine eingehende Beratung über künstliche Befruchtung und eine anschließende Untersuchung von uns beiden. Unsere erste Behandlung war IVF. (Dazu wird die Eizellenreifung der Frau mit Hormon-Spritzen stimuliert, später werden die Eizellen unter Narkose entnommen, und anschließend mit dem Sperma zusammengebracht. Es muss dann von selbst zu einer Befruchtung der Eizellen kommen.) Der gewünschte Erfolg stellte sich leider bei uns nicht ein. Bei den Nachuntersuchungen sagten die Ergebnisse, dass das Sperma meines Mannes nicht lange genug lebensfähig war, um die Eizellen zu befruchten. So war die erste Behandlung eigentlich vergebliche Mühe. Aber wir waren noch voller Hoffnung, und wagten eine weitere Behandlung. Dieses mal das ICSI-Verfahren. (Dabei wird der aufbereitete Samen direkt in die Eizellen eingespritzt.) Doch auch diese Behandlung blieb erfolglos. Es kam zu keiner Einnistung. Es folgte eine weitere Behandlung mit ICSI ... und wir waren tatsächlich schwanger! Wir konnten unser Glück kaum fassen. Als wir zum ersten Mal, beim Ultraschall, das Herz unseres Krümelchen schlagen sahen, kullerten die Tränchen. Mir ging es so prima. Mir war niemals schlecht, ich hatte wirklich keinerlei Beschwerden. Bis zum Anfang des dritten Schwangerschaftsmonats, als ich Blut in meinem Slip fand. Panisch vor Angst fuhren wir ins Krankenhaus... Entwarnung! Es war nur ein kleines Äderchen am Muttermund geplatzt.

Brav ging ich zu allen Vorsorge-Untersuchungen zu meinem Frauenarzt. Und ich wurde immer beruhigter, als ich jedes Mal auf dem Ultraschall sah, dass sich unser Kind zeitgerecht und gut entwickelte. Mit Beginn des vierten Schwangerschaftsmonats hatte ich noch einmal eine kleine Blutung. Wieder fuhren wir, zur Abklärung, ins Krankenhaus. Und auch dieses Mal war nichts Schlimmes. Es war alles in Ordnung mit dem Kind. In der 15. Schwangerschaftswoche ließen wir eine Fruchtwasseruntersuchung durchführen. Schließlich war ich ja schon 35 Jahre alt. Doch auch das Ergebnis dieser Untersuchung, welches wir zehn Tage später erhielten, sagte nichts Negatives. Die Schwangerschaft verlief gut. Langsam konnte man auch das wachsende Bäuchlein bei mir nicht mehr wegdiskutieren. Stolz trug ich die kleine Kugel vor mir her. In der zwanzigsten Schwangerschaftswoche spürte ich das erste Mal dieses lustige „Blubbern" in mir, in meinem Bauch – unser Kind. Jeden Abend legten nun mein Mann und ich erwartungsvoll die Hände auf meinen Bauch, um diese Klopfzeichen zu erhaschen. Es waren unbeschreibliche Momente für uns. Und wie glücklich wir immer waren, wenn wir unser immer größer werdendes Kind im Ultraschall „live" erleben konnten. Bei einem Termin beim Frauenarzt im September 2002 fragten wir ihn, ob wir für eine Woche mit dem Auto in Urlaub fahren könnten. Mein Frauenarzt sagte, dass dies kein Problem sei. Wir sollten nur genügend Pausen auf der Fahrt einlegen.

So fuhren wir am Samstag, den 14.9.2002, nach Österreich. Wir wollten meinen Cousin besuchen. Es war unser erster Urlaub seit zwei Jahren. Um 16 Uhr kamen wir dort gut gelaunt an. Nun sollte der Urlaub beginnen. Haben wir an diesem Tag Spaß gehabt –

Wir haben viel geredet, gut gegessen und viel gelacht. Um 23.30 Uhr ging ich ins Bett, weil ich meine Augen einfach nicht mehr offen halten konnte. Mein Mann blieb noch bei meinem Cousin. Ich hörte sie noch leise weiterreden und schlief ein. Doch gut schlief ich nicht. Ich hatte einen ganz seltsamen Traum in dieser Nacht. Ständig sah ich vor mir, wie wir die Autobahn entlangfuhren und direkt auf irgendwelche Baustellen zusteuerten, diese aber immer noch gerade mit Mühe und Not umfahren konnten. Und immer wieder sagte ich dabei zu meinem Mann: „Denk' doch an unser Bab ... ". Was für ein schrecklicher Traum! Am nächsten Morgen wachte ich von allein auf. Ich schaute auf den Wecker. Sonntag, 15.9. - 10.00 Uhr. Es zog ein wenig in meinem Bauch, und ich dachte: Huups, ich muss aber dringend auf die Toilette. Ich stand auf und in diesem Moment wusste ich nicht, was mit mir geschah.Es wurde ganz nass zwischen meinem Beinen. Ich lief los zur Toilette und dachte noch: „Mensch, jetzt hast du dir auch noch in die Hose gemacht, wie peinlich“. Doch ich konnte den vermeintlichen Urin überhaupt nicht halten. Der ganze Weg vom Schlafzimmer, durch den Flur, zur Toilette... der ganz Fußboden war nass. Ich bekam Angst, fürchterliche Angst. Ich sah die Flüssigkeit auf dem Boden. Sie war ganz klar und farblos. „Das ist kein Urin“, schoss es mir durch den Kopf...

Oh mein Gott, meine Fruchtblase ist geplatzt! Ich lief zurück ins Schlafzimmer, schrie meinen Mann aus dem Schlaf und schüttelte ihn. Er war sofort hellwach. Ich legte mich sofort wieder hin. Mein Mann holte meinen Cousin, dieser rief gleich den Notarztwagen herbei. Ich zitterte vor Angst, weinte, schrie: „Mein Baby, mein Baby...“. Wenige Minuten später lag ich im Krankenwagen und es ging mit Blaulicht ins nächste Krankenhaus. Und immer noch lief mir das Fruchtwasser die Beine herunter. Ich konnte nur weinen und hatte solche Angst. Im Krankenhaus angekommen, wurde ich sofort untersucht. Man stellte fest, dass keinerlei Fruchtwasser mehr vorhanden war, aber auf dem Ultraschall die Herztöne unseres Kindes zu sehen waren. Ich wurde ein wenig ruhiger. Anschließend wurde ich auf die gynäkologische Station gebracht. Dort bekam ich sofort wehenhemmende Mittel über eine Infusion. Und ich bekam Antibiotika, damit eine Infektion verhindert werden konnte.

Ich durfte nur noch liegen. Man hoffte, dass sich die Fruchtblase wieder schließen und sich dann neues Fruchtwasser bilden würde. Dann könnte man versuchen, die Geburt unseres Kindes wenigstens bis in die 28. Schwangerschaftswoche hinauszuzögern. Ab diesem Zeitpunkt hätte unser Kind dann eine Überlebenschance, sagte man uns. Jetzt war es einfach für eine Geburt zu früh. Ich war erst am Ende der 23. Schwangerschaftswoche. Die Maßnahmen zeigten Erfolg. Ich verlor kein Fruchtwasser mehr, die Blutungen hatten aufgehört und Wehen stellten sich auch keine ein. Wir hatten wirklich wieder Hoffnung. Zwei Tage später wurde ich dann erneut untersucht. Zuerst wurde ein vaginaler Ultraschall gemacht. Ich konnte auf dem Monitor sehen, dass sich die Fruchtblase wieder geschlossen hatte und unser Kind in ausreichend neuem Fruchtwasser schaukelte.

Ich war so erleichtert. Dann machte der Arzt noch einen Ultraschall auf meinem Bauch. Ich weiß nicht warum, aber ich hatte ein ungutes Gefühl auf einmal. Ich schaute in die Augen des Arztes. Sein Blick wanderte auf dem Monitor des Ultraschall hin und her. Seine Augenbrauen zogen sich nach oben...

Da wusste ich, dass irgendetwas nicht stimmte. Immer wieder bewegte er den Ultraschallkopf auf meinem Bauch hin und her. Doch eine ganze Weile später wandte er sich schließlich zu mir und schaute mich sorgenvoll an. Er nahm meine Hand und sagte: „Ich muss Ihnen etwas sagen das wir alle nicht erwartet haben. Ich kann keine Herztöne Ihres Kindes mehr feststellen. Ihr Kind ist leider nicht mehr am Leben".

Alles Weitere, was er sagte, hörte ich nicht mehr. Ich war wie in Watte gepackt. Alles war so weit weg... Der Arzt entfernte die Infusion mit den wehenhemmenden Mitteln und ließ mich zurück auf das Zimmer bringen.

Ich konnte nicht weinen... wollte einfach nicht glauben, dass es wahr ist, dass unser Kind nicht mehr am Leben sein sollte. Ab 14.30 Uhr war erst Besuchzeit. So lange musste ich auf meinen Mann warten, bis er kam. Die ganze Zeit hatte ich bis dahin nur an die Decke gestarrt. Ich wollte einfach meine Ruhe. Mein Mann kam und schluchzend erzählte ich ihm, was ich bei der Untersuchung erfahren hatte. Wir lagen uns lange weinend in den Armen. Dann bat uns der betreuende Oberarzt der Station zu einem Gespräch zu sich. Er nahm uns in die Arme und ließ uns einfach erst einmal weinen... Als wir uns ein wenig gefasst hatten, erklärte er uns, was Weiteres auf uns zukommen würde. Ich würde Wehen bekommen. Es sei nur eine Frage der Zeit. Wir sollten uns entscheiden, ob wir unter Einnahme von weiteren Wehenhemmern nach Hause fahren wollten, oder unser Kind hier auf die Welt bringen wollten. Das Kind müsste auf normalem Weg auf die Welt gebracht werden erklärte er uns. Denn ein Kaiserschnitt würde den Körper mehr belasten als die normale Geburt.

Mir war das egal. Ich wusste ja in beiden Fällen nicht, wie eine solche Geburt vor sich ging und welche Folgen sie für mich hätte. Wir entschlossen uns, nach Hause zu fahren, um dort unser Kind auf die Welt zu bringen. Mir wurden Wehenhemmer in Tablettenform gegeben. Als wir das Gespräch beendet hatten, standen mein Mann und ich noch eine ganze Weile auf dem Flur der Station, hielten uns in den Armen und weinten. Bevor wir heimfuhren, wollte ich unbedingt duschen. Dabei streichelte ich über meinen Bauch, und die Tränen kullerten... Dann begannen wir meine Sachen einzupacken. Wir wollten ja nach Hause. Doch plötzlich bekam ich schlimme Rückenschmerzen. Ich wusste gar nicht was los war. Auf einmal waren sie wieder weg. Doch sie kamen immer wieder... Also klingelte ich nach der Schwester. Sie kam und fragte mich, ob die Schmerzen anhaltend wären oder immer wieder kommen und gehen würden. Das Letztere war der Fall. Sie blieb bei mir, schaute auf ihre Armbanduhr als die Schmerzen erneut kamen, wieder gingen und erneut kamen. Dann sagte sie: „Mensch Mädel, du hast ja schon alle acht Minuten Wehen. Das gibt wohl nichts mehr mit nach Hause fahren".

Woher sollte ich wissen, wie Wehenschmerzen sind? Das war um 17.15 Uhr. Mir wurde gesagt, dass ich nun umgehend in das Kreißzimmer gebracht werden würde.

Also zog ich mir wieder mein Nachthemd an. Mein Mann half mir dabei. Um 17.30 Uhr wurden die Wehen immer heftiger. Ich hatte dabei unheimliche Rückenschmerzen. Ich wurde in das Kreißzimmer gebracht. Um 17.45 Uhr platzte die Fruchtblase. Der Oberarzt sagte, dass ich, wenn ich wollte, Schmerzmittel verabreicht bekommen könnte. Dem Kind könnte es ja nicht mehr schaden. Ich bejahte. Die Hebamme ging aus dem Zimmer, um die Infusion zu holen, und der Arzt suchte den Anästhesisten. So waren mein Mann und ich eine kurze Weile allein im Raum.

In diesem Moment wurde es sehr nass zwischen meinen Beinen, und ganz warm. Ich sagte zu meinem Mann: „Schau nach, was ist das?" Ich hatte Angst. Er schaute und sagte: „Das ist lauter Blut, ganz viel Blut". Noch während er das sagte, hatte ich eine ganz heftige Wehe und einen enormen Druck auf mein Schambein. Und ich hörte meinen Mann nur noch brüllen: „Oh Gott, da kommt schon ein Beinchen".

„Hol' den Arzt und die Hebamme zurück", schrie ich. Mein Mann lief zur Tür und holte sie. Ich hatte währenddessen noch eine schlimme Wehe und dann lag unser Kind schon zwischen meinen Beinen. Es war Dienstag, der 17.09.2002, 18.12 Uhr. Dann hatte ich noch eine Wehe und auch der Mutterkuchen war geboren.

Ich war erleichtert, dass es vorbei war... und auch so schnell. Die Hebamme hatte unser Kind wunderschön in ein weißes Tuch eingewickelt und brachte es uns. Sie fragte mich, ob ich es auf den Arm nehmen wollte. Doch ich traute mich nicht. Auf der einen Seite war ich neugierig, es richtig anzuschauen, auf der anderen Seite aber hatte ich Angst, zuviel Gefühl zu entwickeln. Mein Mann nahm mich in den Arm. Wir mussten weinen. Die Hebamme stand neben uns und hielt unser Kind auf dem Arm. Es sah aus, als wenn es schlief. Nur sein Mund war halb geöffnet, so als ob es gähnen würde. Ich habe mir in diesem Moment so sehr gewünscht, es möge doch anfangen zu weinen, aber es blieb still im Raum. Wie lange die Hebamme so neben uns stand, weiß ich nicht.

Doch dann fragte sie uns: „Wollt ihr euren Jungen nicht einmal berühren?"

Es war das erste Mal, dass wir hörten, es ist ein Junge. Die ganze Schwangerschaft über hatten wir nicht wissen wollen, welches Geschlecht unser Kind haben wird. Wir zögerten, doch dann streckte mein Mann seine Hand aus, und streichelte dem Kleinen sanft über die Wangen und über den Kopf und nahm seine winzigen Hände. Und ich habe geweint und gedacht, „Wenn dein Mann das kann, dann kannst du das auch". So habe ich dann auch unserem Jungen über sein Köpfchen gestrichen und seine Arme und Hände berührt. Er war ganz warm und weich. Und er war einfach perfekt... ein kleiner Mensch... unser Sohn. Er war so winzig, aber es war alles vorhanden. Bei seiner Größe von 32 cm wog er nur 415 Gramm. Nach einer Weile fragte mich mein Mann: „Wollen wir ihm denn einen Namen geben?" Ich antwortete: „Ja.". „Und welchen?" fragte mein Mann. Ohne zu überlegen sagte ich:

„Oliver." Dann kamen die Ärzte zurück. Ich weiß nicht, wie viel Zeit inzwischen vergangen war, aber es war gut, diese Zeit mit unserem Jungen gehabt zu haben. So konnten wir ganz in Ruhe von ihm Abschied nehmen. Uns wurde gesagt, dass dringend eine Ausschabung vorgenommen werden müsste. Wir küssten unseren Oliver noch ein letztes Mal auf sein kleines Köpfchen. Die Hebamme fragte uns auch, ob wir Fotos von unserem Jungen haben wollten. Aber wir verneinten damals. Heute ärgern wir uns darüber. Dann wurde ich zum OP gefahren. Auch dorthin konnte mich mein Mann begleiten. Und er durfte im Aufwachraum auf mich warten. So war er der Erste, den ich nach der Narkose beim Aufwachen sah. Dafür war ich den Ärzten so dankbar.

Zwei Tage später wurde ich aus dem Krankenhaus entlassen. Währenddessen konnten wir in Erfahrung bringen, dass wir weder zu Hause noch in Österreich unser Kind beerdigen lassen konnten. Wir entschieden uns, unseren Oliver der medizinischen Forschung zur Verfügung zu stellen. So haben wir wenigstens, trotz der schlimmen Situation, noch etwas Gutes tun können. Der letzte Tag bei meinem Cousin war gedämpfter Stimmung. Wir alle mussten feststellen, dass wir nicht wussten wie wir mit der Situation umgehen sollten. Aber wir redeten alle viel miteinander darüber und dadurch wurde es für uns alle leichter.

Dann fuhren wir heim und vor diesem nach Hause kommen hatten wir am meisten Angst. Alles würde von vorn beginnen. Die Tränen unserer Eltern, der Geschwister, der Freunde. Doch, Gott sei Dank, hielt es sich in Grenzen. Und wir waren froh, dass fast alle genauso mit uns umgingen wir vor dem Tod unseres Jungen auch. Aber wir wissen, dass wenn wir über unseren Jungen reden möchten, immer jemand da sein wird, der uns zuhört. Was uns bleibt, sind die Erinnerung in unseren Herzen, und die paar Ultraschallbilder. Aber in uns wird Oliver immer leben!

Nach der Geburt unseres Jungen haben wir noch drei weitere Behandlungen der künstlichen Befruchtung gemacht, doch es ist keine Schwangerschaft mehr eingetreten. Momentan informieren wir uns über eine Adoption. Vielleicht öffnet uns dieser Weg neue Horizonte?

Für Oliver

Bei jedem Lachen<br>
Bei jedem Weinen<br>
wirst Du bei uns sein.<br>
Unser Leben lang.

Mama & Papa

## Danie

## Die viel zu kurze Zeit mit meinem kleinen Engel Chantal

Dass ich, Daniela, 26 Jahre, zum zweiten Mal Mama werden sollte, erfuhr ich eigentlich recht spät. Nachdem wir festgestellt hatten, dass meine Oberweite mehr geworden war und auch weh tat, holten wir uns einen Schwangerschaftstest. Am 10. Februar 2003 erfuhren wir dann also, dass wir ein kleines Wunder erwarteten. Es war wirklich ein kleines Wunder, denn ich nahm die Pille. Meine Freude war groß. Mein kleiner Justin (2 Jahre) sollte ein Geschwisterchen bekommen. Doch meine Freude wurde ganz schnell getrübt, denn der werdende Papa Pierre, (33 Jahre) war dagegen. An diesem Tag sagte er zu mir: „Du wirst dir jemanden suchen und einen Termin machen lassen, das behältst du nicht!“. Abtreibung? Nein, niemals! Ich sollte mich entscheiden und meine Entscheidung stand fest. Mein kleines Wunder hatte ein Recht auf sein Leben und ich freute mich darauf. Am 13. Februar 2003 hatte ich auch schon einen Termin beim Frauenarzt. Der Ultraschall brachte die Überraschung, dass ich bereits in der 13. Schwangerschaftswoche + 3 Tage (13+3 SSW) war. Der Entbindungstermin sollte der 18. August 2003 sein.

Mein Glück war perfekt, weil auch der werdende Papa in den vergangenen 3 Tagen seine Meinung geändert hatte. Bevor ich wieder nach Hause fuhr, gab mir meine Frauenärztin noch „Kade Fungin Vaginaltabletten“ und eine Salbe, da ich leichte Blutungen und eine Pilzinfektion hatte. Die Blutungen seien nicht so schlimm, das käme schon mal vor, sagte sie und so verließ ich die Praxis. Draußen rief ich sofort Pierre an, um ihm mitzuteilen, wann unser Kind „Hallo“ sagen würde. Er war genauso erstaunt wie ich, als er erfuhr, wie weit ich schon war. Und dann fragte er: „Hast du ein Bild? Schließlich will ich ja auch sehen, was ich da gemacht habe.“ Ja, das hatte ich! Niemand hätte gedacht, dass wir insgesamt nur 2 Ultraschallbilder bekommen sollten.

*Ein kurzer Rückblick*

Ich wusste nun, dass unser Wunder schon Ende November 2002 bei mir als „Untermieter“ eingezogen war und das trotz Pille. Diese hatte ihre Wirkung durch eine heftige Grippe, die ich durchgemacht hatte, verloren. In unserer Verliebtheit hatten wir nicht weiter nachgedacht. Obwohl ich ja schon einmal schwanger war, hatte ich diesmal davon nichts bemerkt. Meine „Mens“ kam fast immer pünktlich, auch wenn sie im Dezember 2002 nicht so stark war. Das schob ich aber auf den Stress, denn wir waren mitten im Umzug. In den letzten 2 Januarwochen 2003 war mir so richtig übel. Ich hatte eine Magen-Darm-Grippe, die nach 14 Tagen wieder vorbei war. Heute weiß ich, dass es wohl auch viel mit der Schwangerschaft zu tun hatte. Ende Februar 2003 waren wir eine Woche im Urlaub und die Blutungen waren immer noch da. Wieder zu Hause besorgte ich mir einen Termin und so konnte ich am 05. März 03 gleich vorbeikommen. An diesem Tag wurde festgestellt, dass ich eine tief sitzende Plazenta hatte, was aber wohl nicht so schlimm sein sollte, da sie sich im Laufe der Schwangerschaft nach oben schieben würde. Für den 13. März 2003 bekam ich den nächsten Termin. Bis auf die Blutungen und eine erneute Grippe ging es mir gut.

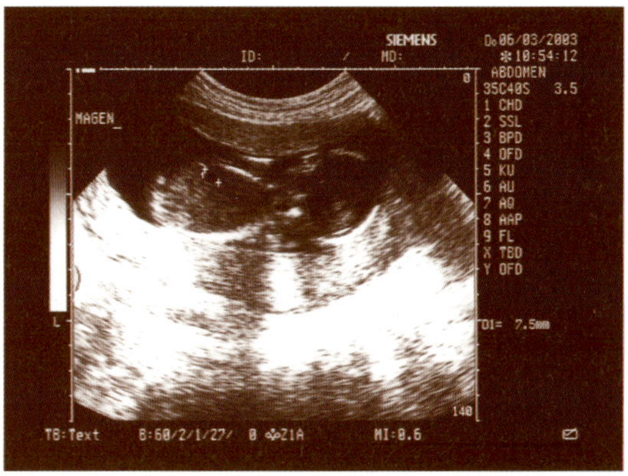


In der 18. SSW ging ich wegen der anhaltenden Blutungen zu meiner Ärztin. Sie sagte: „Ich werde Sie nicht ins Krankenhaus überweisen, dazu besteht noch kein Grund. Suchen Sie sich eine Hilfe und machen Sie nichts mehr im Haushalt selbst. Wir sehen uns dann am 27. März 2003 wieder." Wie, ich sollte nichts mehr tun? Mein Sohn war schließlich auch noch da. Die Grippe wurde schlimmer, ich bekam leichtes Fieber und eine heftige Mittelohrentzündung. Wenn ich im Krankenhaus gewesen wäre, dann wäre der Kleine zur Oma gefahren worden und ich mit Sicherheit all dem aus dem Weg gegangen. Am Ende dieser 18. SSW spürte ich Chantal zum ersten Mal in meinem Bauch klopfen und zaghaft treten. Ich wusste immer, sie ist ein Mädchen und ich sollte Recht behalten. Ihr schien es gut zu gehen, nur mir ging es sehr schlecht. Bei jedem Griff zum Taschentuch und heftigem Niesen merkte ich, dass ich Flüssigkeit verlor. Ich dachte, ich hätte mir nun auch noch die Blase verkühlt. 14 Tage lang ging das so. Sehnlichst wartete ich auf den 27. März 2003, um meinen Vorsorgetermin wahrzunehmen.

Zum ersten Mal hörte ich in der 20. SSW die kräftig und gleichmäßig schlagenden Herztöne meiner Tochter. Die Hebamme war sehr zufrieden. Nur nach der Untersuchung war nichts mehr so wie vorher. Von da an sollte sich alles ändern. Die Worte meiner Frauenärztin waren: „Es tut mir sehr leid, aber es sieht nicht gut aus für Ihr

Baby. Sie werden es wahrscheinlich nicht behalten können. Es ist nur noch ganz wenig Fruchtwasser da. Ich mache sofort die Überweisung fertig und Sie gehen heute noch ins Krankenhaus". Ich nahm meinen Sohn, fuhr nach Hause und frage mich heute noch, wie ich das geschafft habe. Pierre rief dann sofort bei seiner Arbeitsstelle an, um frei zu bekommen. So fuhren wir alle ins Krankenhaus. Ich hatte immer noch gehofft, aus diesem Albtraum aufzuwachen. Ich bekam ein Zimmer für mich allein und kam mir so hilflos und einsam vor. Keiner konnte sagen, wie lange ich bleiben müsste und ob sich die Fruchtblase auch wirklich wieder von alleine schließen könnte. Dann folgten zwei Untersuchungen, ich bekam Antibiotika-Infusionen und lag da und wusste vor lauter Schmerz und Tränen nicht, wo ich hinkriechen sollte. Meine Eltern kamen ins Krankenhaus, wo ich zwischen Hoffen und Bangen lag und holten meinen Kleinen. Der Oberarzt sagte zu uns: „Na, dann legen wir mal alles in Gottes Hand." Dieser Satz verfolgt mich noch heute. Damals gab er mir das Gefühl, als sei mein Baby schon nicht mehr am Leben.
In der Nacht von Montag, dem 24. auf Dienstag den 25. März 2003 hatte ich sehr starke Blutungen. Niemand hat mich deswegen untersucht, um mir sagen zu können, wo das Blut herkam und ob es meiner Tochter noch gut ging.

Ich war mit meinen Nerven am Ende. Niemand kümmerte sich um mich und mein Baby. Ich kam mir so schrecklich hilflos vor und meine Tränen suchten sich ihren Weg. Stundenlang lag ich alleine auf meinem Zimmer und wusste nicht, wie es weitergehen würde. Irgendwann kam dieser unsympathische Oberarzt und sagte: „Tut mir ja leid, aber das Baby werden Sie nicht behalten. Das wird wohl in den nächsten Tagen sterben, vielleicht auch schon in den nächsten Stunden."

Meine Welt war keine Welt mehr. Sie bestand nun nur noch aus einem Trümmerhaufen von Scherben. Ich wollte nicht mehr. Ich wollte nur noch nach Hause. Eigentlich war ich zu keinem klaren Gedanken fähig, denn viel zu viel ging mir durch den Kopf. Pierre kam nachmittags nach der Arbeit und ich erzählte ihm alles. Da Chantal sowieso nicht überleben sollte, entschieden wir uns beide nach einem langen Gespräch für einen vorzeitigen Abbruch der Schwangerschaft. Ich konnte einfach nicht mehr und war am Ende meiner Kräfte. Nachdem wir diese schwere Entscheidung getroffen hatten, gab es für mich den nächsten Schlag, als der Oberarzt sagte: „Das machen wir hier nicht, weil wir das nicht mit Gott vereinbaren können. Für einen Schwangerschaftsabbruch müssen wir Sie in eine andere Klinik überweisen". Ich dachte, ich spinne. Der redete vom lieben Gott und ich war dabei, meine kleine Chantal zu verlieren. Der „liebe" Gott, der konnte mich mal, wenn's ihn geben würde und er doch so lieb ist, dann würde ich nicht meine Tochter verlieren und sie nicht ihr Leben.

Pierre und ich überlegten nicht lange, denn für uns war klar, dass wir sofort gehen mussten. Keinen Tag länger hätte ich es in dieser Klinik ausgehalten. Also packte ich meine Sachen und wartete zwei Stunden auf meine Entlassungspapiere, bis wir endlich dieses Haus verlassen konnten. Der Weg zur Uni-Klinik kam mir wie eine Ewigkeit vor. Viel lieber wäre ich mit meiner Kleinen nach Hause gefahren. Der Gedanke, zu wissen, dass man mit der kleinen Tochter im Bauch in die Klinik fährt und diese ohne sie verlassen wird, war unerträglich. In der Uni-Klinik mussten wir fast eine Stunde warten. Diese Stunde kam mir wie eine Ewigkeit vor. Überall waren kleine winzige Babys zu hören. Ich hätte am liebsten laut geschrieen, weil ich wusste, dass ich Chantal nie so erleben würde. Nach diesem langen Warten kam dann eine sehr nette stellvertretende Oberärztin, die uns bat, mit ihr zu kommen.

Ich erzählte ihr, was bis jetzt in meiner Schwangerschaft passiert war. Nachdem sie mich untersucht hatte, sagte sie zu mir: „Das ist aber noch kein Grund, die Schwangerschaft abzubrechen!" Das war für mich ein erneuter Schlag ins Gesicht. Ich verstand die Welt nicht mehr. Wir hatten uns schon damit auseinander gesetzt, unsere Tochter zu verlieren, und nun sollten wir tatsächlich wieder neue Hoffnung schöpfen? Ich konnte keinen klaren Gedanken mehr fassen und mit meinem Durcheinander im Kopf wurde ich zum Ultraschall gebracht. Viel konnte sie nicht sehen, da ja kein Fruchtwasser mehr da war, aber sie konnte mir erst einmal sagen, dass es unserer Chantal gut ging. Ich weinte vor Freude und konnte das alles noch nicht so richtig fassen. Nun hätten wir es nur noch bis zur 24. SSW schaffen müssen. Am besten natürlich noch weiter.

Ich wurde auf mein Zimmer gebracht, Pierre fuhr nach Hause und dann war ich allein. Ich bekam von nun an jeden Tag 3-mal eine Infusion und Blutabnahmen. Obwohl ich wegen der Infusionen zweimal in der Nacht geweckt wurde, konnte ich zum ersten Mal nach langer Zeit endlich wieder richtig schlafen. Der nächste Tag wollte irgendwie nicht vergehen. Ich wartete so sehr darauf, endlich zur Feindiagnostik zu kommen. Pierre kam zur Mittagszeit und dann wurden wir endlich geholt. Die Herztöne unserer Tochter waren immer noch stabil und es schien ihr demnach gut zu gehen. Ich freute mich so sehr darüber, dass ich wieder anfing, zu weinen. Endlich hatten wir wieder Hoffnung, doch diese sollte nicht von Dauer sein. Die Oberärztin sagte uns, dass unser Baby sehr große Wasserkammern und ein zu kleines Köpfchen habe. Das hieße nicht allzu viel, da sich das während des Wachstums noch ändern könnte. Meine Angst war wieder da und die konnte mir auch keiner mehr nehmen. In der 22. SSW wurde eine Fruchtwasserauffüllung vorgenommen und ein Gentest gemacht. Ich wusste, es war ein Risiko, aber ich hätte alles für meine Kleine getan, um sie zu retten.

Heute mache ich mir deswegen nun doch die größten Vorwürfe. Vielleicht würde mein kleiner Engel noch leben, wenn ich das alles nicht gemacht hätte? Eine Woche später, also in der 23. SSW wurde wieder eine Feindiagnostik gemacht und die Diagnose lautete: „Die Wasserkammern haben sich weiter zurückgebildet." Und wieder habe ich vor Glück geweint. Sollte doch noch alles gut werden? Blutungen hatte ich nun schon seit einer Woche keine mehr, doch was die Ärzte mir dann mitteilten, zog mir den Boden unter den Füßen weg. Meine kleine Chantal hatte Wasser im Bauch und um ihr kleines, noch schlagendes Herzchen. Ich dachte, dass wenn man schon den Boden unter den Füßen verloren hat, nichts Schlimmeres mehr kommen könnte. Doch ich wurde eines Besseren belehrt, denn in diesem Moment brach meine Welt ein Stück weit ein und sie sollte noch ganz zum Einsturz kommen.

Ich wurde auf mein Zimmer gebracht, wo ich auf den Oberarzt warten sollte. Ich rief Pierre an, der so schnell kam, wie er konnte. Dann kamen so viele Ärzte zu uns, dass ich mir deren Namen nicht mehr merken konnte. Ich weiß nur, dass sie alle sehr nett und einfühlsam waren. Dann saßen wir da und hörten uns, an was sie über die Lebenserwartung unserer Tochter zu sagen hatten.
Da unser kleiner Engel zu wenig rote Blutkörperchen hatte, gab es für uns die Möglichkeit einer kompletten Bluttransfusion, welcher ich beim Ultraschall schon zugestimmt hatte. Nur gab es selbst mit dieser Maßnahme nicht viel Hoffnung, dass sie die nächsten zwei Tage, geschweige denn die nächste Woche überleben würde. Sollte sie aber überleben, was sehr unwahrscheinlich wäre, dann mit sehr schweren Behinderungen.

Die Ärzte zogen sich zurück und wir sollten uns in den nächsten 15 Minuten entscheiden. Es musste schnell gehen, denn eine Entscheidung sollte noch an diesem Tag getroffen werden. Aber mit welchem Ergebnis? Ich konnte keinen klaren Gedanken fassen. Ich wollte nur, dass meine kleine Chantal genauso unbeschwert und glücklich groß werden sollte wie ihr großer Bruder. Wir standen vor der Entscheidung, unsere Tochter, wenn sie es schaffen sollte, behindert leben zu lassen, oder ihr das Leben zu nehmen. Wir hatten eine Entscheidung getroffen und wenn ich könnte, würde ich diese wieder rückgängig machen. Das war der Moment, in dem der Rest meiner Welt zum Einsturz kam. Die Entscheidung fiel. Unsere Tochter bekam kein Recht auf ihr Leben.

Jetzt gab es mehrere Möglichkeiten die Geburt einzuleiten. Die Ärztin empfahl mir, Tabletten zu schlucken, mit welchen die Geburt dann nicht so schmerzhaft sein und sich auch nicht so lange hin ziehen würde. Am 17. April 2003, an diesem verdammten Tag, an dem uns jede Hoffnung genommen wurde, bekam ich am Nachmittag drei Tabletten, die ich unter Aufsicht einer Ärztin schlucken musste und bis heute weiß niemand, was ich in diesem Moment gedacht hatte. Ich habe es schon einmal aufgeschrieben und tue es hier auch ein zweites Mal. Aber aussprechen kann ich diesen Satz bis heute noch nicht:

„Jetzt bring' ich dich um, ich habe gerade dein Todesurteil gefällt".

Dieser Satz wird mich immer begleiten, so wie die Schuld, dass Chantal nie leben durfte wegen mir. Ich hatte am Vormittag die Entbindungsstation verlassen und wurde auf die normale Frauenstation verlegt. Am Samstag sollte dann die Wirkung der Tabletten einsetzen. Es würde vorher nichts passieren. Niemand hatte geahnt, dass Chantal gar nicht mehr so lange bei mir bleiben wollte. Die Nacht kam und mich verfolgte immer wieder derselbe Satz und doch schlief ich irgendwann ein und hatte nur noch ganz wenig Zeit mit meiner Tochter, die sich sehr oft noch meldete. Das dachte ich zumindest.

Der Karfreitag, der 18. April 2003, war mein letzter Tag mit Chantal. Ich weiß nicht mehr, wann ich wach wurde, aber ich weiß noch, dass ich kurz nach 8.00 Uhr meine erste Wehe bekam. Die Wehen waren nicht heftig, aber ich wusste, dass ich meine Kleine an diesem Tag hergeben würde. Sie trat immer heftiger und für mich war es wie ein Kampf, den sie krampfhaft zu gewinnen versuchte. Es tat so schrecklich weh, sie so zu spüren und zu wissen, dass sie doch nie das Licht der Welt sehen wird. Gegen 13.00 Uhr kam mein Mann, nachdem ich ihn angerufen hatte. Die Wehen kamen alle 15 Minuten. Ich war so froh, dass er da war, obwohl er mir ja auch nicht wirklich helfen konnte. Dann ging alles sehr schnell. Um 15.00 Uhr hatte ich alle 5 Minuten und eine halbe Stunde später schon alle 3 Minuten Wehen. Es war 16.00 Uhr, als ich etwas anderes zum Anziehen bekam. 10 Minuten später wurde ich aus meinem Zimmer geschoben und um 16.18 Uhr kam meine kleine Tochter Chantal ganz still und leise auf diese Welt, um sie dann wieder zu verlassen.

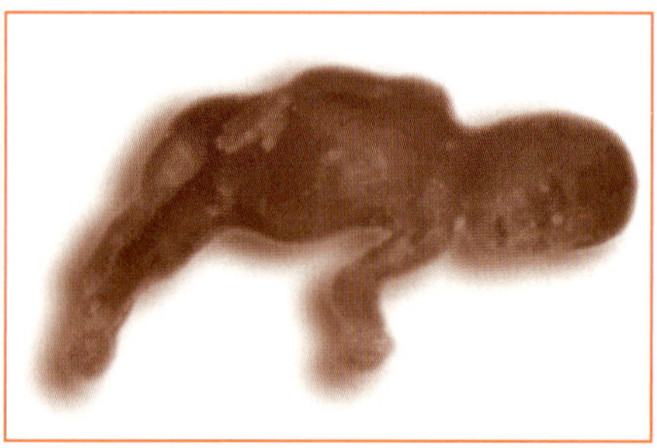

CHANTAL
*† *18. April 2003*
*um 16.18 Uhr in der 23. SSW*
*Gewicht: 420 g*
*Größe: 25 cm*

Sie wog 420 Gramm und war 25 cm groß. Bei den 420 Gramm wog wohl auch das Wasser mit, also wäre sie demzufolge noch leichter gewesen. Ich konnte sie in diesem Moment nicht in die Arme nehmen und weinen konnte ich auch nicht. Sie wurde hinausgebracht und mir war auf einmal total übel. Ich bekam die Beine hoch gelegt, bis es wieder einigermaßen ging. Die Hebamme kam und brachte uns einen

Umschlag. Mir ging es überhaupt nicht gut. Ich weiß nicht, wie spät es war, als ich in den OP geschoben wurde. Pierre meinte, dass ich wohl knapp eine Stunde oder etwas länger dort gewesen sei. Nun war sie also geboren, meine kleine Tochter, und ich hatte sie noch nicht in den Arm genommen. Ich hatte mir so sehr gewünscht, dass eine Hebamme oder ein Arzt sie mir gebracht hätte oder mich gefragt, ob ich denn nun zu ihr möchte. Ich konnte diese Frage einfach nicht stellen. Ich brachte so gut wie nichts über meine Lippen. Mir fehlte einfach die Kraft. Ich glaubte, nun alles verloren zu haben, was ich je geliebt hatte! Dieser Tag ging irgendwie zu Ende und ich schlief in der Nacht sogar. Das lag wohl an der Narkose und daran, dass ich mich in den Schlaf geweint hatte. Da waren sie, meine Tränen, und ich dachte, ich könnte nie wieder aufhören zu weinen.

Am Samstag habe ich auf eigene Verantwortung die Klinik verlassen, ohne meine Tochter auch nur einmal gesehen zu haben. Am Dienstag, den 22. April 2003, war ich alleine zu Hause und nahm den Umschlag, den die Hebamme uns im Kreißsaal gegeben hatte. Ich sah meine Tochter zum ersten Mal auf dem Foto. Ich weinte und schrie und weiß nicht wie lange, nur dass es irgendwann vorbei war. Ich fragte mich, wie sie wohl in echt ausgesehen hätte und ob ich das alles hätte verhindern können. Immer und immer wieder hörte ich mich in Gedanken sagen, dass ich Schuld an ihrem so sinnlosen Tod bin. Was wäre gewesen, wenn ich keine Untersuchungen hätte machen lassen? Ich hatte keine Ahnung, wie ich damit umgehen sollte. Nun warteten wir auf die Obduktionsergebnisse, die, wie man uns sagte, ein Jahr dauern könnten. Ich hoffe, dass mir das Ergebnis meine Schuldgefühle nehmen wird.

Ich fing an, meiner kleinen Chantal jede Woche am Freitag einen Brief zu schreiben. Einfach nur zu schreiben, was ich gerade dachte und fühlte. Die Tränen liefen dabei unaufhörlich, aber es tat gut und mir ging es hinterher immer etwas besser. Jeder 18. im Monat war ein Tag, an dem dieser Brief immer etwas länger war, als sonst. Durch das Stöbern im Internet fand ich die Seite der Engelskinder (www.engelskinder.ch) und war so froh darüber. Ich konnte zum ersten Mal jemandem erzählen, was mir passiert war und wie es mir ging. Es tat so gut, nicht mehr alleine zu sein und auch verstanden zu werden. Irgendwann im Mai fing ich damit an, eine Homepage für Chantal auf die Beine zu stellen (www.wir-verloren-unser-kind.de). Es tat weh und es war auch nicht immer einfach, alles noch einmal aufzuschreiben. Mir ging es danach aber irgendwie etwas besser. Wenn mein Mann zur Arbeit ging und der Kleine im Kindergarten war, hatte ich viel Zeit und Ruhe, etwas für meine Tochter zu tun. Aus dem Haus ging ich wirklich nur noch, um einzukaufen, und das auch gleich ganz früh, damit ich nicht so vielen Leuten begegnete. Das geschah zum Nachteil für meinen Sohn, denn der kam nicht mehr so oft vor die Tür, es sei denn, er ging alleine.

*Auszüge aus den Briefen, die ich an Chantal schrieb:*
*April 2003*
...Es vergeht kein Tag, an dem ich nicht um dich weine und auch keiner, an dem ich mir nicht die Schuld daran gebe, dass du nicht mehr bei mir bist. Dein erstes Ultraschallbild steht in einem schönen Rahmen neben unserem Telefon, sodass es für jeden zu sehen ist. Ich war so glücklich über dein Kommen, doch jetzt bleibt mir nur noch die Erinnerung an dich. Du warst ein wunderbarer Teil meines Lebens, bist es immer noch und wirst es für mich auch immer bleiben, mein Schatz."

*Mai 2003*
Jetzt schaust du deinem Bruder von dort oben zu und bist ihm ein kleiner Schutzengel. Warum hattest du keinen, als du ihn so dringend brauchtest? So gerne würde ich dich in die Arme nehmen, dich streicheln und küssen, einfach nur festhalten und deine Wärme spüren, die von deinem kleinen Körper ausgeht. Wie soll ich deinem Bruder erklären, dass du ein Engel bist, ohne dabei in Tränen auszubrechen? Er würde es doch nicht verstehen. Er wird doch erst 3 Jahre ..." Dein Ultraschallbild schaue ich mir jeden Tag mit viel Trauer an, aber mittlerweile auch mit einem kleinen Lächeln, denn du bist und bleibst meine kleine Tochter. Jede werdende Mami und jedes kleine Baby treibt mir die Tränen in die Augen ...

Wenn du jetzt noch bei mir wärst mein Schatz, dann wären wir zwei schon in der 27. SSW und ich bräuchte mir keine Vorwürfe zu machen, dass ich mich gegen dich entschieden habe. Heute würde ich mich anders entscheiden. Denn wenn du mich verlassen hättest, dann, weil du es so gewollt hast. So aber habe ich dir deine Chance zu leben genommen. Chantal, du wirst wegen mir nie die Sonne lachen sehen und auch nie erfahren, wie sehr ich dich liebe. Wenn dein Daddy über meinen Bauch streicheln möchte, nehme ich seine Hand immer weg, denn dann würde ich am liebsten laut schreien und meine Tränen halte ich krampfhaft zurück. Ich habe gerade mit deinem Daddy reden können und weiß nun, dass er dich auch vermisst und um dich trauert. Ich werde wohl nie verstehen, warum er mir das nie zeigt und mich immer wieder spüren lässt, dass er dich schon vergessen hat. Das tut so schrecklich weh. Und mir fällt es doch schon so schwer, normale Gefühle ihm gegenüber zu zulassen, merkt er denn nicht, dass ich mich dadurch noch mehr zurückziehe?

Ich habe dich einfach hergegeben und frage mich immer wieder, warum ich nicht weitergekämpft habe!

*Juni 2003*
Jetzt, nach zwei Monaten, frage ich mich immer mehr, warum ich nicht an deiner Stelle gehen durfte. Warum muss ich den schweren Schmerz auf meinen Schultern alleine tragen? Ich weiß, dass mir den niemand nehmen kann und ich mein Leben lang damit leben muss. Deiner Mami geht es nicht besonders gut und die Liebe zu

deinem Daddy leidet doch sehr darunter. Er macht es mir auch nicht gerade einfach. Immer wieder muss ich mir sagen lassen, ich solle mich doch endlich zusammenreißen. Wenn er dann mal sieht, dass ich weine, dann kommt nur: „Heulst schon wieder… ?"

Er hat mir gesagt, dass wir zum Grillen eingeladen wurden, was ja in Ordnung ist. Nur als er mir dann sagte, dass da eine Schwangere sei, stand ich in der Küche und fing an zu weinen. Eigentlich wäre ich das auch noch. Wenn er mich wirklich verstehen würde, dann wüsste er, dass ich mich nicht mit einer Frau an den Tisch setzen will, die ein Baby erwartet, wo ich dich nicht behalten habe. Wenn ich wieder schwanger wäre, würde vielleicht einiges etwas leichter werden. Ein Folgebaby würde dich nicht ersetzen aber ich denke doch, dass mir das sehr helfen würde. Nur dein Daddy, der möchte das nicht …

Warum hat er mich seitdem nicht mehr in den Arm genommen? Warum kann er mir nicht zeigen, dass er auch trauert, oder tut er es gar nicht? Er gibt mir das Gefühl, als sei ich die Einzige, die dich vermisst. So oft habe ich dich gestreichelt und mit dir geredet, bis zu dem Tag, an dem ich dich einfach aufgegeben habe. Und nun verlangt jeder von mir, dass alles wieder in Ordnung sein müsste. Warum sieht keiner, wie es mir wirklich geht und dass ich das alles noch lange nicht verarbeitet habe? Ich fühle mich so einsam, mein Schatz, so unverstanden und allein gelassen.

*Juli 2003*

Dein Entbindungstermin rückt näher und ich bin wieder ganz besonders traurig. Dein Geschwisterchen wird nun hoffentlich bald unterwegs zu mir sein, denn dein Daddy hat nichts mehr dagegen. Das macht es mir etwas leichter, auch wenn es mir nie den Schmerz, den ich in mir trage, nehmen wird. Manchmal ist der Schmerz so groß, dass ich glaube, nie wieder mit dem Weinen aufhören zu können, ein anderes Mal ist er erträglicher, aber nicht leichter. Ich glaube es wird alles besser, wenn mehr Zeit vergangen ist. Es gibt keinen Ersatz für dich und den wird es niemals geben, Chantal. Du wirst immer bei uns sein und deine Mami kann auch schon wieder etwas mehr lächeln, wenn sie an dich denkt. Eigentlich hatte ich mich ja gefreut, dass wir nun versuchen, werden ein Geschwisterchen für dich zu bekommen, aber nun habe ich Angst. Angst vor dem, was da noch kommen wird …"

Du fehlst mir so, mein kleiner Engel …

*August 2003*

Der 18. August rückte immer näher und ich wusste nicht, wie ich diesen Tag verbringen sollte. Ob ich weinen oder lachen, oder ihn einfach nur an mir vorüberziehen lassen sollte. Was soll ich sagen, ich war wieder schwanger. Wir waren glücklich, aber ich hatte Angst davor, dass alles noch einmal passieren könnte. So wurde es Montag, der Tag, an dem ich meine Tochter Chantal hätte in die Arme schließen sollen, und es ging mir den Umständen entsprechend. Ich holte einen Strauß mit Sonnenblumen, weil ich glaubte, dass sie zu ihr passen würden. Ich vermisse meine Tochter und einen Ort, an den ich gehen kann. Nirgends kann ich ihr Blumen hinlegen und eine Kerze anzünden, außer zu Hause natürlich. So zünde ich ihr nun jede Woche am Freitag eine Engelskinderkerze an und an jedem 18. im Monat und an Feiertagen oder wenn ich sie gerade wieder sehr vermisse. Die Kerze fand ich auf der Seite der Engelskinder, auf der ich mich sehr schnell wohl gefühlt habe, und es auch immer noch tue. Hier gibt es niemanden, der mich nicht versteht. Immer bekommt man liebe und aufmunternde Worte. Keiner, der sagt, dass es doch nun vorbei sein müsste und ich mich zusammenreißen solle.

Es wurde September, Oktober und der November zog ins Land. Mein Bauch nahm Form an und ich hatte immer noch Angst, dass etwas passieren könnte. Meine neue Frauenärztin war sehr zufrieden und ich konnte auch immer vorbeischauen, wenn meine Angst sehr groß war. Trotz der neuen Schwangerschaft gab es keinen Tag, an dem ich nicht an meinen kleinen Engel denke. Die Tränen laufen heute noch, aber ich denke auch an Chantal und kann dabei lächeln.

Es wurde Dezember und ich habe die ersten weihnachtlichen Sachen herausgesucht. Eigentlich freute ich mich jedes Jahr darauf, doch dieses Mal war es eben anders. Die Freude war nicht mehr die, die sie einmal war. Und noch mehr wurde meine Freude getrübt, als man mir sagte, dass ich einen Jungen erwartete. Es mag sich für einige wohl recht komisch anhören, aber ich fühlte mich in diesem Moment wie an dem Tag, an dem ich von meiner kleinen Chantal Abschied nehmen musste. Bis dahin hatte ich diese Schwangerschaft genossen und war froh, dass wir nun schon über die 16./17. SSW hinaus waren. Doch der Gedanke an einen Jungen machte mich nicht froh und ich kam mir wie eine Verräterin an meiner Tochter vor. Als ob ich sie nun zum zweiten Mal verlieren würde.

Hätte ich vor 8 Monaten einen Jungen verloren und würde jetzt ein Mädchen erwarten, wäre das genauso. Ich hätte dann lieber einen Jungen haben wollen, aber es war nun mal anders. Jetzt fehlte mir meine Kleine noch mehr und meine Tränen nahmen auch wieder zu. Ich wünschte mir einen Ort, an den ich hingehen könnte, um mit ihr zu reden. So fing ich an, im Internet nach einem Ansprechpartner zu suchen. Telefonisch hätte ich das nicht geschafft. Ich fand eine e-Mail-Adresse, an die ich alles was mir auf dem Herzen lag, schrieb, und das, obwohl ich gar nicht so richtig wusste, wo meine Mail hingehen würde.

Nach einer Woche klingelte es an der Tür und eine fremde Frau stand vor mir. Von ihr erfuhr ich, dass ich an die „Zentralrendantur der katholischen Kirchengemeinden" geschrieben hatte und es wohl eine Möglichkeit gäbe, einen Gedenkplatz für Chantal auf dem Friedhof im Ort zu bekommen. Damit hatte ich nicht gerechnet und mir kamen die Tränen, weil ich mich so über diese Nachricht freute. Irgendwie ging an diesem Tag ein wenig die Sonne für mich auf, auch wenn es draußen ganz anders aussah. Ich sollte jetzt nur etwas abwarten, weil das ein wenig dauern könnte. Nach vier Tagen bekam ich dann das O.K., einen Gedenkplatz einrichten zu dürfen. Ich hätte mir zwei Tage vor Heiligabend nichts Schöneres wünschen können.

Am 24. Dezember 2003 ging ich das erste Mal mit meinem Sohn auf den Friedhof und legte Blumen und einen kleinen Teddy zu den anderen kleinen Gräbern. Dann machte ich die Kerze an und Justin sagte: „Mama, ist die Chantal jetzt unten und wenn es dunkel ist, ist die wieder oben?" Ich fand das so rührend, dass ich anfing, zu weinen. Auch meine Tochter bekam zwei kleine Geschenke vom Weihnachtsmann und ihr großer Bruder durfte sie auspacken. Als er sie dann in der Hand hielt, sagte er: „Mama, das ist für die Chantal, muss ich hochstellen." Damit meinte er den kleinen „Altar" bei uns in der Wohnung, wo ihr Bild, ihre Kerze und ein paar Kleinigkeiten stehen. Es ist für jeden zu sehen, dass wir eine Tochter haben. Es gibt viele, die nicht verstehen können, warum ich das mache, aber das ist mir egal.

Was ich an diesem Tag nicht konnte, war, allen ein frohes Fest zu wünschen und die Wünsche, die ich bekam, hätte ich am liebsten nicht hören wollen. Ich hatte in diesem Sinne kein frohes Fest, denn Chantal sollte vier Monate alt und bei mir sein. So habe ich den Heiligabend gut überstanden bis zu dem Zeitpunkt, als ich ins Bett ging. Da lag Pierre neben mir und hat mich nach 8 Monaten zum ersten Mal in den Arm genommen, mich gestreichelt und gesagt, dass er sie auch vermisst.

Warum musste ich so lange darauf warten? Die Feiertage vergingen und Pierres Eltern, so wie seine Geschwister mit Familie fuhren wieder. Ich hatte mich so auf sie gefreut, aber außer Stress hatten wir alle nicht viel voneinander. Wir waren dann mit den Kindern spazieren und Justin schlug automatisch auf dem Heimweg den Weg zu Chantal auf dem Friedhof ein. Sie ist für ihn so allgegenwärtig wie andere auch. Die betretenen Gesichter der anderen taten mir weh. Ich kam mir vor, als hätte ich ein Verbrechen begangen, weil ich für Chantal die Kerze anzündete. Für mich spielt es keine Rolle, ob sie dort wirklich liegt oder nur in meinen Gedanken. Mich muss keiner verstehen, der das nicht will. Sylvester war schlimmer als Heiligabend. Wir haben nicht zu Hause „gefeiert" und am liebsten wäre ich nach zwei Stunden wieder heimgefahren. Ich war den ganzen Abend den Tränen nahe. Für Chantal und Justin gab es jeweils eine besondere Rakete. Bei Chantal war ein Engel drauf, mit dem Spruch: „Für unseren Engel Chantal" und bei Justin eine Sonne, in der stand: „Für unseren Sonnenschein Justin". Auch wenn die Bilder von diesen zwei Raketen nicht gerade viel zeigen, weiß ich doch, dass diese nur für meine zwei Kinder bestimmt waren. Neujahr waren wir noch schnell meine Tante besuchen und als sie erfuhr, dass wir einen Jungen erwarten, wusste sie, was in mir vorging und ich mich nicht darüber freute, ohne dass ich es ihr sagen musste. Es tat gut zu wissen, dass es da jemanden gab, der mich versteht. Auch meine Mom verstand mich sehr gut und sie wusste, was in mir vorging, ohne dass ich ihr dazu etwas sagen musste.

So verging das alte Jahr und das neue Jahr begann. Wir haben jetzt Mitte Januar und wenn es nach Justin gehen würde, sollte das Baby schon da sein. Ich finde mich so ganz langsam damit ab, dass es ein Junge wird, aber meine Freude hält sich immer noch in Grenzen. Der kleine Wurm kann ja nichts dafür. Ich habe Angst vor dem Tag, an dem er da sein wird. Ich habe auch Angst vor dem 18. April, an dem meine Tochter schon ein Jahr nicht mehr bei uns ist. Ich weiß auch nicht, wie ich mit dem Karfreitag umgehen soll, denn der fiel im letzten Jahr auf diesen Freitag. Auch wenn es in diesem Jahr ein anderes Datum ist, so habe ich Chantal doch am Karfreitag, den 18. für immer hergeben müssen. Nun gibt es zwei Gedenktage. Den Karfreitag und den 18. und am 27. April 2004 habe ich unseren Entbindungstermin. Ich wünsche mir so sehr, dass unser Sohn nicht doch eher kommen wird. Ich wüsste nicht, wie ich damit umgehen sollte, wenn die Geburt auf den 18. fallen würde!

Sicher, ich kann an dem, was kommen wird, nichts ändern, aber der 18. ist doch Chantals Tag und das soll er auch bleiben. Auch heute noch gehe ich auf die Homepage der Engelskinder, aber nicht mehr so viel wie am Anfang. Nicht nur, um zu schreiben, nein, ich bin sehr oft dort als stiller Leser. Wenn ich meine Tochter ganz besonders vermisse, dann schreibe ich ihr und zünde eine Kerze für sie an. Als mir damals immer wieder gesagt wurde, dass es besser würde, wollte ich das nicht glauben, aber es ist nicht mehr so schlimm. Man geht anders damit um. Die Trauer ist immer noch die gleiche, genau so wie der Schmerz. Aber es tut nicht mehr ganz so weh. Nur die Frage nach dem „Warum?", die stelle ich mir auch heute noch und frage mich, ob ich es hätte verhindern können? Was wäre gewesen, wenn meine damalige Frauenärztin eher reagiert hätte? Ich habe so viele Fragen und hoffe, dass ich mit dem Obduktionsbericht, auf den ich noch immer warte, einige Antworten bekommen werde.

April 2004. Folgebaby Étienne, geboren am 23. April 2004
August 2004. Ich warte immer noch auf den Obduktionsbericht…
3. 8. 2004. Chantal lernte heute ihren Ur-Opa kennen, der unerwartet verstarb.

In ewiger Liebe und Erinnerung
an meinen Osterengel Chantal

Deine Mami

## Ellen

*Daniel Nicolas –*
*30 Wochen in meinem Bauch,*
*für immer Teil unseres Lebens*

An dem Tag, an dem mein Sohn starb, lag ich nachmittags noch ganz entspannt im Mittelmeer und erklärte meinem Mann, dass ich bis zur Entbindung dort sitzen bleiben wolle. Ich war in der 30. Woche schwanger und wir verbrachten unseren vermeintlich letzten Urlaub zu zweit, am nächsten Tag sollte es nach Hause gehen und danach würde mein Mann nur noch eine Woche zu Hause sein, bevor er seine neue Stelle 500 km weit weg antreten sollte und danach nur noch am Wochenende bei uns sein würde. Der Tag war einfach traumhaft, obwohl ich schon mit gemischten Gefühlen an die kommende Zeit dachte, in der ich soviel alleine sein würde – und vor allem alleine mit einem Baby, dem unbekannten Wesen. Abends waren wir noch bei unseren griechischen Freunden zum Essen eingeladen – es wurde viel gelacht, getrunken (ich natürlich nicht!), gegessen und mein Bauch getätschelt, dort herrscht ja ein gänzlich anderer, unverkrampfter Umgang mit Schwangeren, Kindern und Müttern. Nachdem wir in unser Ferienhaus zurückgekehrt waren, setzten wir uns noch bequem einen Moment hin und in meinem Bauch ging es plötzlich rund, der Kleine tobte wie ein Verrückter. Da unser Sohn sonst immer ein rechter Faulpelz war, freuten wir uns und mein Mann legte ganz begeistert die Hände auf meinen Bauch und kam aus dem Staunen gar nicht mehr heraus, wie viel zu spüren war. Im Nachhinein denken wir, dass das, was dort in meinem Bauch vor sich ging, wohl der Todeskampf unseres Kindes war, was es später natürlich doppelt bitter machte, daran zurückzudenken - man überlege, wir FREUTEN uns damals über diesen Tumult!

Schließlich gingen wir zu Bett. Ich habe schlecht geschlafen in der Nacht und schob es auf die anstehende Reise. Am nächsten Morgen war es still in meinem Bauch, was aber nicht unbedingt ungewöhnlich war. Wir fuhren dann mit einem Taxi zum Flughafen, der Fahrer, ein Medizinstudent, befragte mich ausführlich über meine Schwangerschaft, während in mir ein leichtes Gefühl der Irritation, völlig unbestimmt noch, wuchs. Der Reisetag war anstrengend, erst der Flug nach Deutschland, dann ein innerdeutscher Anschlussflug, schließlich noch mit dem Auto nach Hause, ich war erledigt, als wir endlich ankamen. Meine Mutter war da, sie hatte bei uns eingehütet, und legte sofort die Hände auf meinen Bauch. „Der schläft", behauptete ich. Abends kamen noch Freunde von uns, so dass es mit der vielen Aufregung und Anstrengung tatsächlich bei dem unbestimmten Irritationsgefühl blieb, weil ich gar keine Zeit hatte, mich zu entspannen und mal richtig nach innen zu lauschen.

Auch diese Nacht blieb dann ziemlich schlaflos, allerdings dämmerte mir langsam, dass ich seit der „großen Räumaktion" an unserem letzten Urlaubsabend tatsächlich nichts Konkretes mehr von innen gespürt hatte. Ich drehte und wandte mich im Bett hin und her, stand auf, lief herum, legte mich wieder hin... um 6 Uhr morgens stand ich endgültig auf und kochte mir einen doppelten Espresso – in der Hoffnung, dass unser Kleiner auf den Koffein-Input irgendwie reagieren würde. Es blieb still... Um acht Uhr legte ich meinem Mann einen Zettel auf den Tisch, ich sei Brötchen holen gefahren und fuhr stattdessen zu meiner Frauenärztin. Unglücklicherweise war diese ebenfalls im Urlaub und ihr Praxiskollege alleine zuständig. Das Wartezimmer war gerappelt voll. Ich sagte der Sprechstundenhilfe mein Sprüchlein von den fehlenden Kindsbewegungen auf und nahm im Wartezimmer Platz – dort saß ich dann über eine Stunde, ich konnte die Anspannung kaum noch aushalten. Schließlich wurde ich zum CTG gerufen. Die Sprechstundenhilfe legte mir den Gurt um und begann, nach den Herztönen zu suchen. Nach der zweiten intensiven Suche quer über den ganzen Bauch hinweg sagte sie mir, ich solle mir keine Sorgen machen, die Kinder seien in dieser Schwangerschaftswoche noch sehr klein und könnten sich noch gut verstecken. Als sie zum vierten Mal zentimeterweise meinen Bauch abfuhr, konnte sie ihre Nervosität nicht mehr verbergen. Sie ging los und kehrte mit Verstärkung zurück. Auch die zweite Sprechstundenhilfe versuchte minutenlang vergeblich, einen Herzton zu finden und meinte dann, der Doktor solle doch erst mal per Ultraschall die Lage bestimmen, dann fände sie auch etwas. Also wurde ich erneut für 20 weitere Minuten ins Wartezimmer gesetzt – die Hölle! Als ich schließlich aufgerufen wurde, klebte auf meiner Krankenakte, die auf dem Schreibtisch des Arztes lag, ein Zettel – „k.T." – was wohl „keine Töne" hieß, jedenfalls habe ich es so interpretiert. Mir wurde heiß und kalt gleichzeitig und mit zitternden Knien legte ich mich auf die Liege zum Ultraschall. Wir starrten beide wie hypnotisiert auf den Bildschirm, der Arzt fuhr auf und ab mit dem Schallkopf in allen möglichen Winkeln und Anstellungen, aber mir war irgendwie klar, was ich da sah: Mein Kind – wie zuvor in meinem Bauch, im Fruchtwasser, nur treibend, nicht mehr schwimmend, denn sein Herz hatte aufgehört zu schlagen. Es folgten die schrecklichsten Worte, die ich je in meinem Leben gehört hatte:

„Ich fürchte, ich habe keine gute Nachricht für Sie. Das Herz Ihres Kindes schlägt nicht mehr. Es tut mir sehr leid." Während sich mein Kopf noch weigerte, zu verstehen, was das bedeutete, wurde einem Teil von mir gleichzeitig schon klar, dass ich es bereits gewusst hatte – noch bevor ich auf die Untersuchungsliege geklettert war, ja bevor ich überhaupt an diesem Morgen losgefahren war. Mechanisch zog ich mich an und nahm am Schreibtisch Platz, um „Und jetzt?" zu fragen. Mir wurde erklärt, dass ich nun in ein Krankenhaus gehen müsse, wo dann die Geburt eingeleitet werden würde. Ich rief meinen Mann an, der mich, da gerade aufgestanden, beim Bäcker wähnte, und sagte ihm, er solle mich beim Arzt abholen kommen, unser Kind sei tot. Ich musste es ihm dreimal erklären, bis er mich verstanden hatte. Danach fing ich an zu weinen und weinte und weinte, bis mich nach ein paar Minuten der Arzt fragte, ob ich nicht im Wartezimmer auf meinen Mann warten könne. In mir stieg trotz des Schocks der Zorn hoch, schon klar, dass sein Wartezimmer voll war, aber mein Baby war gestorben und ich sollte im Wartezimmer weiterweinen gehen? Ich stürmte dann aus der Praxis - die Sprechstundenhilfen hinterher, die schüttelte ich im Treppenhaus ab. Als ich aus dem Haus stürzte, sah ich aber glücklicherweise aus der Ferne meinen Mann, kreidebleich und aufgelöst. Nachdem ich alles von Weinkrämpfen geschüttelt erneut erzählt hatte, fuhren wir ins Kreiskrankenhaus, wo schreckliche 22 Stunden begannen.

Der Tod unseres Kindes wurde erneut bestätigt, ich wurde auf ein Zimmer gelegt und bekam ein erstes Prostaglandinezäpfchen zur Erweichung des Muttermundes und zur Geburtseinleitung gelegt. Eine forsche junge Assistenzärztin versuchte viermal vergeblich, eine Kanüle in eine meiner Hände zu legen und musste beim 5. vergeblichen Versuch, bei dem sie einen Nerv traf und daraufhin mein Ringfinger in einem merkwürdigen Winkel stehen blieb, mit zitternden Händen aufgeben und einen Oberarzt rufen, der die Sache auf Anhieb erledigte. Die junge Ärztin kam zurück mit einem Wust von Papieren, die gelesen und unterschrieben werden sollten – Einwilligung in eine PDA, Einwilligung in eine Vollnarkose, Einwilligung in eine Kürettage... eine Ausschabung? Sie erklärte mir, dass in der 30. Schwangerschaftswoche die Plazenta noch nicht vollständig abgehen werde und dass deshalb unbedingt die Reste per Nachkürettage entfernt werden müssten. Danach wollte sie noch „einige technische Details" mit mir besprechen. Technische Details? Ja, sie müsse halt noch wissen, ob wir unser Kind nach der Entbindung sehen wollten. Ich schaute diese Frau an, als ob sie nicht ganz richtig im Kopf wäre – ob ich mein Kind sehen wollte? War das eine ernst gemeinte Frage? Lag die Antwort etwa nicht auf der Hand? Natürlich wollte ich! Wir redeten von meinem Kind und nicht von einem zu entfernenden Gallenstein! Daraufhin erklärte sie mir überflüssigerweise noch, dass es ganz wichtig für Eltern sei, ihre tot geborenen Kinder nach der Geburt zu sehen, „damit sie später nicht denken, sie hätten ein Monster auf die Welt gebracht" – ihre Worte. Heute weiß ich, dass diese Frau recht unreflektiert, aus dem Zusammenhang gerissen und völlig entstellt aus Hannah Lothrops Buch „Gute Hoffnung, jähes

Ende" zitiert hat, und zwar das Fallbeispiel einer Frau, die ein schädeldeformiertes Kind tot geboren hat, das Kind nicht gesehen hatte und über die Jahre eine schwere Psychose entwickelte in Verbindung mit der Vorstellung, ihr Kind habe überhaupt keinen Kopf gehabt. Machen Krankenhausärzten sollte ein Crashkurs über die Behandlung von fehl- und totgebärenden Frauen verordnet werden, in dem ihnen ein paar grobe Leitlinien im Umgang mit „solchen" Frauen an die Hand gegeben wird. Woher hätte ich wissen sollen, dass es auch in unserem Fall bessere und schlechtere Kliniken gibt? Man geht ja nun mal nicht schwanger zur Kreißsaalführung, nimmt danach den Arzt beiseite und fragt ihn, wie denn die ganze Sache im Falle einer Totgeburt aussehen würde. Niemand rechnet doch nur im Entferntesten damit, dass ihm etwas in der Art widerfahren könnte. Ich habe nicht einmal gewusst, dass Kinder bis zur Geburt einfach so ohne ersichtlichen Grund im Bauch sterben können, es MUSSTE doch einen Grund geben, nur – welchen gab es bei uns? Es war doch immer alles normal gewesen und jede Vorsorgeuntersuchung ohne Befund. Mein Söhnchen war stets prima gewachsen und laut Fruchtwasseruntersuchung genetisch gesund. Warum also hatte er sterben müssen? Hatte ich irgendetwas getan, um seinen Tod zu verursachen?

Mittlerweile hatte ich sehr schnell regelmäßige Wehen bekommen, so dass ich nach einer Stunde auf der Station in den Kreißsaal verlegt wurde. „Wenigstens geht es schnell" dachte ich noch – wenn ich gewusst hätte, was mich noch alles erwartete... Das Krankenhaus verfügte zwar über mehrere Kreißsäle, wir wurden jedoch von vornherein in dem kleinsten, dunkelsten, fensterlosen Raum untergebracht, angeblich, weil dort ein breites Bett stand, in das mein Mann sich auch mit hinein-legen könne ... wahrscheinlich aber eher, damit wir keins der anderen Zimmer für eine produktive Geburt mit lebendigem Neugeborenen besetzten... Im Nachhinein muss ich sagen, dass mir die Enge des Raumes die ganze Sache noch schwerer gemacht hat, die Situation und die Wände erdrückten mich gleichermaßen. Zunächst gerieten wir an eine sehr nette, mitfühlende Hebamme, die kurioserweise ausgerechnet selbst ein paar Jahre zuvor durch diese Hölle gegangen war, als sie ihren Sohn in der 33. Woche tot gebären musste. Diese sieben Stunden, die ihr Dienst noch dauerte, haben bestimmt auch von ihr das Äußerste abverlangt, aber durch ihre offenes Mitgefühl konnte ich weinen, weinen, weinen und langsam auf das blicken, was mich erwarten würde. Das alles war so unwirklich – ich würde ein Kind bekommen, das ich niemals kennen lernen würde, das mich niemals anschauen oder anlächeln würde, niemals auch nur irgendetwas von dem erleben würde, was wir uns für unser Leben mit ihm ausgemalt und erträumt hatten. Ein Kind, von dem wir nicht wissen würden, wie es aussehen wird, nicht in einer Woche nach seiner Geburt und auch nicht nach 5, 10 oder 20 Jahren. Ich war 30 Wochen glücklich schwanger gewesen und hatte gewusst, dass in meinem Bauch ein Kind – MEIN Kind – heranwuchs, was es aber trotz aller Zukunftsträumerei eigentlich bedeutet, ein Kind – MEIN KIND – zu bekommen, ging mir erst da auf. Und mit dieser Erkenntnis wuchs mein Unwille und meine Unfähigkeit, mein Kind gehen lassen zu können, was die Hebamme immer wieder versuchte auszuhebeln. Sie wusste natürlich, dass es umso schwerer sein und länger dauern würde, je mehr ich mich weigerte loszulassen.

Schließlich kam der Chefarzt und legte mir eine PDA, die leider vom ersten Moment an nur einseitig wirkte – meine linke untere Seite war schmerzfrei, durch die rechte tobten die Wehen, die zunächst aber noch relativ erträglich waren. Nach sechs Stunden und keiner nennenswerten Muttermundsöffnung schwante mir, dass es wohl doch nicht so flott gehen würde und ich bat meinen Mann, meine Freundin Silvia anzurufen, auch, um etwas Druck von ihm zu nehmen und ihm eine Stütze und Ansprechpartnerin zur Seite zu stellen. Im Nachhinein eine der besten Entscheidungen, die ich noch mit meinem umnebelten Verstand traf. Silvia kümmerte sich sehr, sehr liebevoll um mich, als nebenan die Hebamme für eine andere Geburt gebraucht wurde, stellte mich unter die Dusche und, etwas, das ich nie vergessen werde, sie trocknete mich ab, sogar zwischen meinen Zehen, als ob ich eines ihrer Kinder wäre – ungefähr so hilflos fühlte ich mich allerdings auch. Während ich um mein totes Kind weinte und mich voller Angst fragte, wie es wohl sein würde, es schließlich zu gebären, schrie nebenan eine Frau ihren Wehenschmerz hinaus, krähte ein neu geborenes Baby und ein frisch gebackener Papa zog eine Spieluhr für sein Kind auf. Mein Kind war tot.

Mittlerweile kamen dann die Wehen ohne nennenswerte Pausen, durch die nur einseitige Wirkung der PDA war auch keine wirkliche Schmerzlinderung gegeben, so dass ich stöhnte und jammerte und jammerte und stöhnte… stundenlang, unerträglich für mich, aber auch für meinen Mann. Nun war auch Schichtwechsel und die eine Hebamme wurde durch das genaue Gegenstück ersetzt. Diese Frau schaffte es während ihrer gesamten Dienstdauer von 8 Stunden nicht ein einziges Mal, ein persönliches, freundliches Wort an mich, meinen Mann oder meine Freundin zu richten und schaute nur widerstrebend nach mir, wenn es sich denn gar nicht vermeiden ließ. Beim erneuten Schichtwechsel – glücklicherweise geht jede Schicht mal zu Ende – war ich mittlerweile vom Weinen und den Schmerzen so erschöpft, dass ich aufgab und von der nun diensttuenden Hebamme verlangte, den Arzt zu rufen und das Kind per Kaiserschnitt zu holen. Die Hebamme versuchte mir wieder und wieder zu erklären, dass ein Kaiserschnitt keine gute Idee sei und ich „es" nun zu Ende bringen müsse. Ich fühlte mich diesen Leuten einfach nur ausgeliefert und schaltete komplett ab, ergab mich wie ein Tier in mein Schicksal und in meine Schmerzen. Es kam, was dann natürlich kommen musste, nämlich dass durch die Aufgabe und die damit verbundene „Entspannung“ endlich, endlich die letzten Zentimeter Muttermund geöffnet wurden und die Hebamme zu meiner völligen Überraschung bei der nächsten Kontrolle verkündete, dass es nun Zeit sei zu pressen.

Nun ging alles sehr schnell. Wie auf ein Stichwort kam mein Mann herein, der Chefarzt und die wenig geschätzte Assistenzärztin vom Vortrag betraten den Raum; in dem winzigen Raum standen sich die Leute kreuz und quer gegenseitig auf den Füßen und ich gebar unseren Sohn. Die Welt und die Zeit standen still und mein Leben, wie es bislang gewesen war, endete. Ich hörte, wie der Arzt sagte „Da, die Nabelschnur!“ und bemerkte nur am Rande, dass mein Mann weinend aus dem Zimmer lief. Beide Ärzte verließen ebenfalls nach einer kurzen Untersuchung den Raum und die Hebamme kam vom Wickeltisch mit einem reglosen Bündel in einem Handtuch auf mich zu, das sie neben mich auf das Kreißbett legte – unseren Sohn. Mein Baby hatte eine kleine Verletzung auf der Brust, die dadurch entstanden war, dass die Hebamme ihn saubermachen wollte, sich aber schon die Haut anfing abzulösen, ansonsten war er vollkommen. Klein, aber absolut vollkommen und wunderschön. Er lag in seinem Handtuch, die eine Hand entspannt auf der Brust liegend und sah aus wie ein kleines schlafendes Elfenkind im Moos. Ich schaute ihn an, berührte ihn vorsichtig und versuchte, mir alles, alles von ihm einzuprägen, ich wusste, ich würde ihn bald wieder hergeben müssen – für immer. Meine Freundin schaute mich unsicher an, ich bat sie, nach draußen zu gehen und sich um meinen Mann zu kümmern, den ich immer noch vor der Tür weinen hörte. Und ich lag nur so da, meinen Sohn neben mir und schaute und schaute, ich weiß nicht wie lange. Schließlich fragte ich die Hebamme, ob sie bitte nachschauen könne, ob nicht mein Mann wiederkommen würde. Doch anstelle meines Mannes kam der Arzt und informierte mich, dass ich nicht mehr allzu viel Zeit hätte, man wolle möglichst bald mit der Ausschabung beginnen, der Anästhesist sei auch schon da. Danach konnte ich mich nicht mehr richtig auf mein Kind konzentrieren, ich wollte auch meinen Mann wieder um mich haben, sorgte mich um ihn, wollte ihn trösten und von ihm getröstet werden und sagte schließlich der Hebamme, dass sie mein Baby nun wegbringen könne. Mir war, als ob sie mein Leben und mein Herz im Handtuch wegtrug.

Danach war mir dann alles egal. Wir gaben unserem Sohn den Namen „Daniel Nicolas“, ließen seinen Namen in Papiere eintragen, willigten in die Obduktion unseres Kindes ein, danach kam das Umbetten auf einen OP-Tisch, Anästhesie, Aufwachraum – das alles zog nur am Rande an mir vorbei. Schließlich lag ich wieder auf meinem Zimmer auf der gynäkologischen Station und war leer und fühlte mich auch so. Wie amputiert an Leib und Seele. Dieses Gefühl der Leere war so entsetzlich allumfassend und beherrschend. Ich vermied es, meinen Bauch auch nur versehentlich und flüchtig zu berühren und schlief irgendwann ein. Im Halbschlaf bekam ich mit, dass in kurzen Abständen jemand nach mir sah, vermutlich um sicherzustellen, dass ich mich nicht aus dem vierten Stock stürzte – was mir dann in den Wochen danach ernsthaft als eine gute Alternative vorkommen sollte.

Am nächsten Morgen dann stand der Arzt vor meinem Bett und sagte, ich könne nach Hause gehen und solle mir halt da eine Hebamme zur Nachsorge suchen. Erfahrungsgemäß wollten die Frauen fluchtartig weg und es gäbe keine medizinische Notwendigkeit für einen weiteren Aufenthalt im Krankenhaus. Seiner Meinung nach sei unser Sohn an der Nabelschnurumschlingung gestorben, unter Umständen würde die Obduktion diese Vermutung bestätigen oder eine andere Ursache finden, meistens jedoch bliebe die Todesursache in einem Fall wie unserem im Dunkeln. Ein Vorfall wie dieser würde sich seiner Meinung nach bei einem weiteren Kind nicht wiederholen. Aha. Mein Mann holte mich ab, wir fuhren nach Hause und ich tat mechanisch alles, was man mir sagte. Zog mich an und wieder aus und wieder an, setzte mich aufs Sofa, legte mich aufs Sofa, stand auf, sprach mit meinem Mann, mit meiner Mutter, mit der eiligst organisierten, mir völlig fremden Hebamme und in jeder Minute zersprang mein Herz. Wenn ich im Bad war, drehte ich den Kopf weg, um nicht im Spiegel meinen schlaffen, leeren Bauch sehen zu müssen, irgendwann stand ich dann unter der Dusche und fasste bewusst hin und streichelte und tröstete richtiggehend meinen armen Bauch, dass er so leer war und sein Kind hatte hergeben müssen. Nachts musste das Licht in unserem Schlafzimmer anbleiben, denn wenn es dunkel war, gebar ich immer und immer wieder meinen Sohn und schluchzte und schrie, so dass wir schließlich immer im Hellen schliefen.

Einige wenige mutige Menschen kamen in der Zeit, um mich zu besuchen und waren wahrscheinlich froh, wenn sie wieder gehen durften. Die Tage vergingen alle wie im Nebel. Ab und zu fokussierte mein Verstand auf ein eher unwichtiges Detail, über das ich dann stundenlang nachdachte. Vielleicht braucht man solche eher trivialen Denkaufgaben, um nicht tatsächlich wahnsinnig zu werden. Ich erinnere mich zum Beispiel, dass mich direkt am ersten Tag eine Reitkollegin besuchen kam und ihre 14-jährige Tochter mitbrachte – Stunden habe ich danach damit zugebracht, mich zu fragen, ob der Besuch bei mir nicht zu hart für das Mädchen gewesen war, ob sie wohl freiwillig gekommen war oder, wenn nein, warum nur man sie mitgebracht hatte. Dann versank die Welt wieder um mich herum und ich bestand erneut nur noch aus Schmerz.

10 Tage nach seiner Geburt wurde unser Sohn beerdigt, außer uns stand auf unseren ausdrücklichen Wunsch hin nur meine Freundin Silvia mit ihrer Familie am

Grab. Der Pastor hatte sichtlich Schwierigkeiten damit, ein tot geborenes Kind zu beerdigen und drosch Phrasen wie für einen erwachsenen Menschen – immerhin hatte er uns aber schon vorher erklärt, dass es für ihn das erste Mal sei, dass er ein totgeborenes Kind beerdige. Insgesamt war dieser Tag nicht schlechter oder schlimmer als die vorhergehenden – und folgenden – denn nun hatte ich endlich einen Ort, an dem ich trauern konnte. Auch das Obduktionsergebnis lag nun vor – der Bericht enthielt jedoch nur Vermutungen, die genaue Todesursache konnte tatsächlich nicht nachgewiesen werden.

Wenn ich vorher gedacht hatte, das Schwierigste würde sein, mein totes Kind zu gebären, lernte ich bald, dass es das Schwierigste war, ohne mein Kind leben zu müssen. Nach einigen weiteren Tagen und zunehmender Funkstille von Leuten, von denen ich mir Unterstützung, Trost und Hilfe, in welcher Form auch immer, erhofft hatte, fing ich an, im Internet unter dem Suchbegriff „Totgeburt“ zu fahnden. Ich fand die eine und andere Seite und einige Foren, konnte mich aber nicht dazu überwinden, mich erst dort registrieren zu lassen. Schließlich stieß ich auf das Maximilianprojekt und dort auf den Beitrag einer Frau, deren ebenfalls frisch Erlebtes nahezu identisch mit meinen Erfahrungen war. Ich hatte mich früher nie viel im Internet aufgehalten, so dass ich nun etwas verunsichert einen eigenen Beitrag einstellte und von der traurigen Geburt unseres Sohnes erzählte. Zu meiner Überraschung wurde ich jedoch schnell in die „Trauergemeinde“ integriert und fing an, mit einigen Frauen regelmäßig zu kommunizieren, mit dreien sogar ganz intensiv, wir „sprengten“ alle Seiten. Diese Frauen habe ich auch später „im wahren Leben“ getroffen – es entstand eine Freundschaft fürs Leben. Mit Hilfe dieses wunderbaren Forums und vor allem durch den Kontakt mit meinen Schicksalsgenossinnen hievte ich mich durch die Tage und Wochen.

Exakt vier Wochen nach Daniels Geburt bekam ich Blutungen. Leider erfüllte sich nicht die Hoffnung, es könne sich um die erste Monatsblutung handeln, sondern stellte sich als wuchernder Plazentarest heraus, der sofort entfernt werden musste, denn meine Blutungen wurden stündlich stärker. Also fuhr ich zu einer weiteren Ausschabung in die Klinik, fragte mich allerdings schon, warum dies nötig geworden war, schließlich war ich um genau dies zu verhindern schon direkt im Anschluss an Daniels Geburt einmal ausgeschabt worden. Da ich – außer direkt nach der Geburt meines Kindes – normalerweise unter einer extremen Narkosephobie leide, drehte mein Mann auf dem Weg ins Büro – 480 km weit entfernt – um und machte sich auf den Weg zu mir. Mittlerweile wurde ich im Krankenhaus untersucht und dann ans Ende des täglichen OP-Planes verschoben, ich habe die Worte des Arztes noch gut im Ohr „Wir machen erst mal das reguläre Programm und die Kleinigkeit dann noch schnell im Anschluss, bis dahin wird Ihr Mann ja wohl da sein." Gegen Mittag war mein Mann schließlich tatsächlich da, ich wurde OP-fertig gemacht und bekam ein Beruhigungsmittel gegen meine Narkoseangst. Leider halfen diese Tropfen überhaupt nicht, vielleicht war es aber auch eine böse Vorahnung, die mich vor der OP-Schleuse mit OP-Hemdchen und Thrombosestrümpfen die Flucht durch das Krankenhaus antreten ließ. Schließlich siegte aber doch der gute Zuspruch meines Mannes sowie zwei weitere Dosen Beruhigungsmittel und ich versank in der Narkose und wurde zum zweiten Mal ausgeschabt. Nach einer weiteren Nacht im Krankenhaus ging ich erneut nach Hause in das mittlerweile schon bekannte Vakuum.

Wieder zurück aus dem Krankenhaus kam die lange Zeit der Trauer und Apathie, schließlich auch der Wut, der Verstocktheit und der Aggression. Meine Freunde und Bekannten wussten nicht viel mit mir anzufangen – mein Mann karrte mich z. B. regelmäßig zu meinem Pferd, wo immer die einen oder anderen Freunde und Bekannten anzutreffen waren. Er unterhielt sich dann mit ihnen und ich stand apathisch daneben und starrte Löcher in den Sand. Mit der Zeit stiegen immer mehr Leute in ihre Autos und machten sich aus dem Staub, wenn unser Auto um die Ecke bog. Auch die Besuche zu Hause ließen schnell und merklich nach, es tat mir unglaublich weh, dass sich außer meinem Mann, der aber die ganze Woche über weg war, und meiner Mutter niemand wirklich so intensiv, wie ich es mir gewünscht hätte, um mich kümmerte oder bemühte.

Im Nachhinein ist mir schon klar, dass ich auch viele Fehler gemacht habe, aber der Austausch mit anderen Betroffenen hat gezeigt, dass es bei allen mehr oder weniger das gleiche Phänomen war – zum Schluss kann man sich offensichtlich in jedem Fall glücklich schätzen, noch ein paar gute Freunde zu haben – oder vielleicht neue gewonnen zu haben. Und man fühlt sich so bestraft, dass man zusätzlich noch so missachtet und enttäuscht wird von vielen, von denen man ganz selbstverständlich Trost und Hilfe erwartet und vergeblich erhofft hatte. Wie oft habe ich später gehört „Ach, du bist doch so eine starke Frau, du warst so ablehnend und ich dachte halt, auch das wirst Du am besten alleine schaffen" – sonstige Stärke als willkommene Ausrede oder tatsächlich Angst, den Prozess zu stören?

Wie auch immer, ich war allein. So saß ich zu Hause und haderte mit dem Schicksal und der Art, wie man mit mir umging – bzw. eben NICHT mit mir umging. Selbst darum bitten, sich mehr um mich zu kümmern, konnte und wollte ich nicht, irgendwie war das für mich auch der Gradmesser, wie viel ich den anderen bedeutete, dass sie meinen Kummer auf sich nehmen mochten. Nun, die meisten mochten halt nicht. Ich bin der Überzeugung, vielen Menschen in unserem Alter – denn wir sind ja alle noch verhältnismäßig jung und mussten noch nicht so häufig mit dem Tod umgehen – ist einfach nicht bewusst, dass Trauer nicht so stattfindet, wie man sie aus der Ferne beobachtet oder – noch schlimmer – in Filmen sieht. Wer trauert, wirft sich nicht ständig seinen Freunden an den Hals, die dann nur die dankbare Aufgabe haben, die Taschentücher zu zücken und „wird schon wieder" zu säuseln. Trauer ist so unglaublich vielschichtig, Kummer, Schmerz, Verzweiflung, aber auch Wut, Ungerechtigkeit und Aggressionen gehören dazu, manchmal tritt man voller Zorn ausgerechnet nach dem, der helfen will, einfach, weil der gerade da ist oder ein falsches Wort gesagt hat, das nicht böse gemeint war, sondern vielleicht einfach nur ungeschickt. Nur ist man dann so empfindlich und so mit sich selbst beschäftigt, dass man die Gelegenheit verpasst, das Gesagte wieder gerade zu rücken. Diese Aggression und Ungerechtigkeit muss man als Freund und Helfer aber auch bereit sein auszuhalten, wenn man wirklich helfen will – man kann sich im Stillen darüber ärgern, aber sollte sich darüber im Klaren sein, dass das alles dazugehört – was, wie gesagt, bei den wenigsten der Fall ist.

Heute ist MIR dieser Umstand klar und ich glaube, ich könnte auch darüber reden, damals war ich nur zusätzlich zu allem noch zutiefst verletzt und fühlte mich unglaublich ungerecht behandelt und ungeliebt, was ja auch kein Wunder ist, denn mein Selbstwertgefühl war quasi nicht mehr vorhanden. Das Maß für gut und schlecht, richtig und falsch, zuviel und zuwenig war völlig aus dem Lot. Vielen Leuten ist allerdings auch nicht klar, dass ein Kind zu verlieren auch nicht annähernd zu vergleichen ist mit anderen „Trauerfällen" – dem Tod von Freunden oder auch eines Elternteils. Keiner der Außenstehenden hat das Kind gekannt, niemand hat es gesehen und gespürt, für die meisten ist eine Totgeburt wohl eine verspätete Fehlgeburt – tragisch, aber beim nächsten Mal wird's schon klappen, nicht wahr? Dass Frauen, die eine Fehlgeburt erlitten haben, zwar kein Kind regelrecht entbunden haben, aber dennoch ganz ähnlich empfinden, habe ich dabei auch erfahren.

Aber wie soll man auch als Nichtbetroffener nachfühlen können, wie es sich anfühlt – als ob einem das Herz herausgerissen wird, immer wieder aufs Neue. Wenn jeder Tag eine Überwindung darstellt, Überwindung, sich morgens anzuziehen, seinen Tätigkeiten nachzugehen, „normal" mit anderen Menschen zu reden, vor allem auch, mit dem Partner umzugehen und auch diesen nicht allzu oft vor den Kopf zu stoßen. Ich erinnere mich, dass ich eine Zeitlang an beinahe jedem Wochenende ein häusliches Drama geradezu inszenierte – ich brauchte einfach die Bestätigung, dass mein Mann mich trotz meiner „Unfähigkeit", ein lebendes Kind zu gebären und trotz meiner schwierigen Art und trotz meiner Szenen liebte und unterstützte. Ab und zu wollte ich es ihm auch etwas schwerer machen, gerade als klar wurde, dass er begann, sich langsam von dem Thema zu lösen. Männer haben es auf eine Art viel leichter und gleichzeitig viel schwerer: Einerseits können sie schnell wieder in ihre Arbeit flüchten und müssen nicht selber mit dem „Leeren-Bauch-Gefühl" leben, andererseits nimmt ihnen der Umstand, so schnell wieder funktionieren zu müssen, allerdings auch die Möglichkeit, sich wirklich intensiv und ausdauernd selbst mit ihrer Trauer zu beschäftigen – für den einen ganz willkommen, für den anderen schlicht eine unvermeidbare Tatsache. Wir Frauen lassen hingegen unsere Gefühle durch uns hindurchtoben und gehen völlig darin auf, was vielleicht nur oberflächlich betrachtet schwieriger ist – ich weiß es nicht wirklich und leider habe ich bis heute auch noch keinen Mann gefunden, der wirklich detailliert und freiwillig über seine Gefühle Auskunft gibt.

Bestimmt war ich auch zu einigen Menschen ungerecht und habe sie zu sehr vor den Kopf gestoßen, bei einigen bin ich mir über Ursache und Wirkung – Huhn und Ei – auch heute noch nicht ganz im Klaren. Einige waren so hilflos, dass sie mir schon fast Leid taten, aber trotzdem konnte ich es ihnen nicht leichter machen, indem ich auf sie zuging. Einige bedachten mich mit recht gefühllosen, ja richtiggehend dummen Phrasen, Allgemeinplätzen und geschmacklosen Bemerkungen. Es lohnt sich nicht, diesen Leuten noch eine Träne nachzuweinen. Aber auch allen anderen gegenüber war ich absolut kompromisslos – wer einen Fehler im Umgang mit mir machte, wurde eiskalt abserviert. Schließlich blieb nur eine Handvoll überaus Tapferer übrig, erstaunlicherweise darunter mehrere, von denen man es eigentlich gar nicht erwartet hätte – die, auf die ich fest gebaut hatte, erwiesen sich gerade als Nullnummern.

Mit dem Schwinden der Freunde und Bekannten und dem Rückzug ins Haus passierte dann das nächste Unglück: Ich vereinsamte mehr und mehr – ein Teufelskreis. Mein Mann war ja die meiste Zeit weg und ich konnte es nicht über mich bringen, dem einen oder anderen, den ich objektiv ungerecht behandelt hatte, die Hand zu reichen. Schließlich „hatte ich es ja nicht nötig", von den emotionalen Brotkrumen der anderen zu leben und Mitleid, nein, also wirklich, Mitleid brauchte ich nun schon gar nicht! Das konnten sie alle behalten! Die Einzige, die mit dieser Art zu denken zu Schaden kam, war natürlich ich bzw. auch mein Mann, der genauso unter meiner Art, den Freundeskreis einzudampfen, zu leiden hatte. Das Wort „Mitleid" hat sowieso für meine Begriffe einen beinahe negativen Beigeschmack und hat nur noch recht wenig mit „mit LEIDEN" zu tun, auch die Bedeutung von Mitgefühl „mit zu FÜHLEN" ist für viele nur eine Worthülse. Aber die meisten von uns müssen eben erst selbst durch ein tiefes, tiefes Tal gegangen sein, um sich darüber klar zu werden und von da an auch danach leben und handeln zu können.

Für meinen Mann und mich war von Anfang an klar, dass wir trotz der „offiziellen" Empfehlung, 6 bis 12 Monate mit einer „Folgeschwangerschaft" zu warten, nicht verhüten wollten und es drauf ankommen lassen würden. Meine „Internet-Freundinnen", begannen nun ebenfalls wieder, auf eine Schwangerschaft „hinzuarbeiten".

In jedem Monat, in dem unsere Bemühungen im Sande verlaufen waren, hoffte ich insgeheim, dass ich nicht die Einzige bleiben würde, die wieder mal nicht schwanger geworden war. Nicht, dass ich es den anderen nicht gegönnt hätte, schließlich durchlitten sie den gleichen Schmerz, aber es war so überaus tröstlich, dass ich nicht die Einzige war, bei der es nicht klappte. Ich fürchtete mich wahnsinnig davor, als Einzige kinderlos zu bleiben und das neue Glück der anderen betrachten zu müssen. Ich schämte mich zwar für diese Gedanken, aber abstellen konnte ich sie auch nicht. Als schließlich die erste Forumsfreundin schwanger wurde, musste ich diesen Kontakt radikal abbrechen – es hätte einfach zu weh getan, dieser Frau mit einer nahezu identischen Vorgeschichte durch eine Schwangerschaft hindurch zur Seite zu stehen und zu beobachten, dass sie hatte, was bei uns partout nicht klappen wollte!

Jede schwangere Frau, die ich auf der Straße sah, war wie ein Schlag ins Gesicht und schließlich fingen meine Bekannten sogar an, ihre Schwangerschaften vor mir möglichst lange zu verheimlichen, was die Sache nicht unbedingt besser machte, denn wenn ich es schließlich herausfand oder es sich nicht mehr verheimlichen ließ, kam ich mir zusätzlich auch noch hintergangen vor, weinte tagelang und zog mich noch weiter zurück. Ich ging nur noch, wenn es sich nicht vermeiden ließ, in die Stadt, vor lauter Angst, eine mir bekannte Schwangere zu treffen und mit dem Anblick ihres dicken Bauches konfrontiert zu werden.

Meine Monatsblutung war inzwischen nur noch ganz schwach und ich hatte den Verdacht, dass irgendwas nicht ganz richtig sein konnte bei einer nur ein bis anderthalb Tage andauernden ganz schwachen Blutung. Ich wechselte den Frauenarzt. Der neue gab sich zunächst sehr viel Mühe, machte zig Untersuchungen und drückte mir eine Reihe Vordrucke in die Hand, um mittels Temperaturmessung meinen Zyklus aufzuzeichnen. Nach einem Vierteljahr lief ich mit meinen ersten drei ausgefüllten Kurven hin – normaler Zyklus, schwache Blutung – und verließ die Praxis mit der Beurteilung, alles sehe normal aus, sowie drei neuen Vordrucken. Also wurde erneut drei Monate Temperatur gemessen, wobei mich diese ständige Selbstbeobachtung – Messen, Schleimbeobachtung, Muttermundabtastung – sowie der Sex nach Fahrplan zunehmend noch nervöser machten – es schien, von der schwachen Blutung mal abgesehen, doch alles in Ordnung zu sein… warum zum Teufel also wurde ich nicht mehr schwanger?

Mit drei weiteren ausgefüllten Temperaturkurven wurde ich erneut vorstellig, bereit, nun etwas energischer auf eine genauere Abklärung meiner mangelnden Blutungsintensität zu drängen. Der Gynäkologe schien einen überaus schlechten Tag erwischt zu haben. Auf meine Bitte um eingehendere Untersuchung hin blaffte er mich an, ich solle mich mal etwas zusammenreißen und gefälligst mehr Geduld haben, es sei alles in Ordnung, ich sei halt schon etwas älter (ich war 34), somit nicht mehr so besonders fruchtbar und Kinder kaufe man eben nicht im Versandhauskatalog! Einen kurzen Moment war ich sprachlos, dann siegte die Wut darüber, wie er einer Frau mit meiner Vorgeschichte nur etwas derart Gefühlloses sagen konnte – vielleicht hatte er ja sogar recht, aber musste er mir das so brutal und in eben diesen Worten um die Ohren hauen? Ich bestand auf eine Überweisung in eine Kinderwunschpraxis, die mir dann unter Gegrummel ausgehändigt wurde.

In der Kinderwunschpraxis gerieten wir an einen sehr kompetenten, freundlichen Arzt, der uns und unsere Sorgen und Ängste verstand und ernst nahm. Dort durchliefen wir nun beide die volle Diagnostik, die zunächst ohne Eingriff möglich war, also Hormonstatus und Zykluskontrolle, Ultraschall etc. Bei mir wurde im Ultraschall immer wieder das gleiche Bild gefunden – meine Schleimhaut baute sich nicht hoch genug auf, als dass eine Eizelle sich hätte einnisten können. Klar, dass damit auch eine schwache Monatsblutung einherging. Probeweise wurde ich dann also zunächst mit Östrogenen vollgestopft, was mich in ständige Euphorie brachte, an der Dicke meiner Gebärmutterschleimhaut aber leider rein gar nichts änderte.

Nun wurde zum ersten Mal die Vermutung geäußert, die Schleimhaut könne Schäden davongetragen haben durch die eine, die andere oder beide Ausschabungen. Schäden in der Art, dass zu viel bzw. zu tief abgetragen worden sein könnte. Etwas über ein Jahr nach der Geburt unseres Sohnes wartete also die nächste Vollnarkose auf mich, damit eine Gebärmutterspiegelung und eine Bauchhöhlenspiegelung durchgeführt werden konnten. Kaum aus der Narkose erwacht, wurde mir auch schon die Diagnose mitgeteilt: Inkomplettes Asherman-Syndrom, d. h. die Basalis, die zellbildende Schicht der Gebärmutterschleimhaut, fehlte stellenweise. In dem schriftlichen Befund, der mir bei Entlassung aus der Tagesklinik in die Hand gedrückt wurde, stand, dass die komplette Schleimhaut im Fundusbereich und auf der linken Gebärmutterseite fehlte und auf der rechten Seite nur noch Inseln zu finden seien. Ein katastrophaler Befund für einen Kinderwunsch – wo sollte sich denn noch etwas einnisten können? Mein Mann und ich wurden mit dem Befund in der Hand erneut bei unserem behandelnden Arzt in der Kinderwunschklinik vorstellig, der uns mitteilte, dass wir seiner Meinung nach nur noch eine Chance hätten, wenn wir eine IVF machen ließen, in der Hoffnung, dass die extreme hormonelle Überstimulation sowie die Hormonproduktion der Follikel zu einer Wucherung der Schleimhautreste führen würde. Bevor wir uns dazu entscheiden konnten, mussten wir allerdings erstmal diesen neuen Schock verdauen.

Ich weiß nicht, ob sich jemand vorstellen kann, was diese Diagnose für mich – uns – bedeutete. Es war uns immer klar gewesen, dass unser Schmerz wahrscheinlich erst mit der Geburt eines Geschwisterkindes gelindert werden könnte. Auch dieses albtraumhafte Geburtserlebnis meinte ich nur mit der Geburt eines gesunden Kindes überwinden zu können. Und nun war sehr stark in Frage gestellt, ob ich überhaupt noch einmal schwanger werden konnte!

Die Welt stürzte ein und ich saß mitten in den Trümmern und wusste nun endgültig nicht mehr weiter. Bis dahin hatte mich die Hoffnung auf eine neue Schwangerschaft durch die Monate getrieben, diese Hoffnung war nun dahin. Wie sollte ich nun weiterleben? Und wie sollte ich weiterleben, ohne selbst eine unzumutbare Belastung für meinen Mann zu sein? Der Umgang mit mir geriet nun langsam zum Spießrutenlauf, ich hasste mich selbst wie die Pest – allerdings noch mehr diesen Arzt, der die beiden Ausschabungen an mir vorgenommen hatte. Wir erkundigten uns, ob ein Kunstfehlerprozess Aussicht auf Erfolg haben würde, jedoch hatte ich schnell große Zweifel, ob ich solch einen Prozess überhaupt durchstehen würde. Davon abgesehen, dass die Beweislast auf unserer Seite lag (und es kaum zu beweisen war, das Ganze wäre ein gutachterliches Ping-Pong-Spiel geworden) – selbst im Erfolgsfall würden wir „nur" Geld bekommen, aber ich wollte doch schließlich kein Geld, ich wollte ein Kind! Obwohl uns ein Fachanwalt für Patientenrecht gut zuredete, nahmen wir Abstand von dem Gedanken, trotzdem hätte ich liebend gerne den Arzt und die gesamte gynäkologische Abteilung des Krankenhauses öffentlich geteert und gefedert – ein Schuldiger musste her, schuldig am Tod meines Kindes, an meinem Zustand und verantwortlich für meinen ausgeträumten Traum vom Kind. Es dauerte einige Zeit, bis ich davon wieder abkam und mich traute, zumindest ein Stück weit mit der Vergangenheit abzuschließen.

So konzentrierten wir uns lieber auf unsere erste In-vitro-Fertilisation. Im Dezember begann die Therapie damit, dass ich einen Zyklus lang die Pille nehmen musste, was ich ja beinahe schon wieder amüsant fand. Richtig ausgiebig lachen mussten wir dann doch, als die nächste Behandlungsstufe begann und ich mir täglich follikelstimulierende Hormone in den Bauch spritzen musste – auf der Packung stand nämlich, dass das Zeug aus Ovarialzellen des Goldhamsters gewonnen wurde. Der „running gag" dieser Zeit war also, dass unser Kind keinen Laufstall, sondern ein Laufrad bekommen würde... Wir retteten uns zunehmend in Galgenhumor, denn die Aussichten waren von vornherein nicht besonders gut und die nervliche Belastung einer künstlichen Befruchtung ist immens.

In den Tagen zwischen Embryonentransfer und Schwangerschaftstest waren meine Nerven zum Zerreißen gespannt und ich wurde täglich hysterischer, als schließlich der Bluttest gemacht wurde, wusste ich schon, dass das Ergebnis negativ sein würde. So war es dann auch und ich fiel mal wieder in ein tiefes Loch. Nie wieder wollte ich diese Tortur durchmachen! Wir begannen, uns für alle Alternativen zum eigenen Kind zu interessieren, vom Pflegekind bis zur Auslandsadoption, wir lasen sogar im Internet auf den Seiten amerikanischer Leihmütter nach – nicht zu fassen!

Der Kinderwunsch war zu einem Wahn geworden und mir wurde plötzlich zum ersten Mal bewusst, was ich mir, meinem Mann und meiner Umwelt damit wirklich antat. Wir willigten schließlich dennoch in eine zweite IVF ein, die 5-6 Monate später beginnen sollte. Der Arzt aus der Kinderwunschklinik machte den Vorschlag, ich solle mich bis dahin zur Vergrößerung der Einnistungschanchen zusätzlich einer naturheilkundlichen Therapie unterziehen und überwies mich an eine Gynäkologin, die Neuraltherapie und Naturheilverfahren anbot.

Nach drei Therapiesitzungen fuhren mein Mann und ich 10 Tage in die Sonne, um unsere Wunden zu lecken und Kraft zu tanken für den nächsten Psychostress, sprich, die nächste IVF. Mit der nächsten Menstruation sollte ich wieder mit dem Pillenzyklus beginnen, ausnahmsweise also konnte ich das Einsetzen der Blutung, sonst ja eher ein Schlag in die Magengrube, da ein eindeutiges Zeichen für ein andauerndes „Nicht-Schwanger-Sein", kaum erwarten. Zurück aus dem Urlaub fragte ich eine Woche später bei meinem 4. Besuch die Ärztin, ob ihre Behandlung unter Umständen „zyklusverlängernd" wirken könne, was diese zwar bejahte, mich dann aber schief anschaute und meinte „Vielleicht sind Sie aber auch schwanger?!" Ha-haha, an Wunder glaubte ich nun nach allem, was mir widerfahren war, wirklich nicht mehr! Bei der 5. Behandlung eine weitere Woche später überredete sie mich doch zu einer Ultraschalluntersuchung – und, oh Wunder über Wunder, ich war tatsächlich in der 6. Woche schwanger! Nie werde ich das Gesicht meines Mannes vergessen und meine Mutter weinte tagelang vor Freude. Ich selbst war in erster Linie verwirrt – erst sollte ich gar keine Kinder mehr bekommen können, dann nur noch unter Einsatz aller Mittel, die die Fortpflanzungsmedizin aufzuweisen hatte, und dann kam ich einfach so schwanger aus dem Urlaub zurück. Wir brauchten tagelang, um uns auch nur annähernd an den Gedanken zu gewöhnen, so unvorstellbar war eine Schwangerschaft mittlerweile für uns geworden.

In den ersten Wochen war ich in beständiger Panik, ich könne eine Fehlgeburt erleiden und dieses so hart erkämpfte, kostbare Kind wieder verlieren, später wurde ich fast wahnsinnig vor Angst, wenn das Baby in meinem Bauch mal ein Nickerchen machte und sich einige Zeit nicht mehr bemerkbar gemacht hatte. Für „Normal-Schwangere" war der Bauch ein kuscheliges Nest für ihr Baby, für mich eine potenziell gefährliche, feindliche Umwelt, die meinem Kind täglich nach dem Leben trachtete! Glücklicherweise hatte ich mittlerweile endlich einen Gynäkologen, der meine Vorgeschichte genau kannte, meine Ängste verstand und mir half, mich von Woche zu Woche mit wachsendem Bauch weiter in Richtung Geburt zu hangeln. Wie viele Stunden in Sorge, Angst und Panik ich dennoch verbrachte, können wohl nur Mitbetroffene nachvollziehen. Dennoch, ohne sein Verständnis und seine Unterstützung und die ruhige Art, mich immer wieder auf den Teppich zu holen, wären die neun Monate wohl noch schwerer zu ertragen gewesen. Auch ließ ich mich diesmal recht bald von einer Hebamme mitbetreuen – auch hier hatte ich unheimlich viel Glück und erfuhr sehr viel Hilfe und Unterstützung durch eine sorgfältige, gesprächsintensive und sehr menschliche Vorsorge. Keiner der beiden hat versucht, mir meine Angst kleinzureden oder wegzudiskutieren, sie haben mir „nur" geholfen, besser damit umzugehen, was der einzig richtige Weg war.

Zwei Jahre und drei Monate nach der traurigen Geburt unseres Sohnes kam in der Nacht nach einem wunderschönen Tag, der mit einem traumhaften Sonnenuntergang ausgeklungen war, unsere Tochter zur Welt. Nach all der Trauer, dem großen Schmerz, den Tränen und den vielen Ängste wurden wir mit einer sehr kurzen, schönen Geburt belohnt und hielten nach nur zweieinhalb Stunden unser persönliches Wunder im Arm. Etwas erschrocken waren wir schon, als wir unser kleines Mädchen betrachteten, sie ist quasi ein Zwilling unseres toten Sohnes. Aber auch ohne diese äußerliche Ähnlichkeit vergeht kein Tag, an dem ich nicht meine Tochter betrachte und dabei an meinen Sohn denke, der nur so kurz bei uns war und doch so tiefe Spuren in unserem Leben hinterlassen hat. Unsere Tochter Emilia wird immer einen kleinen „Großen Bruder" haben.

Ellen und Daniel Nicolas

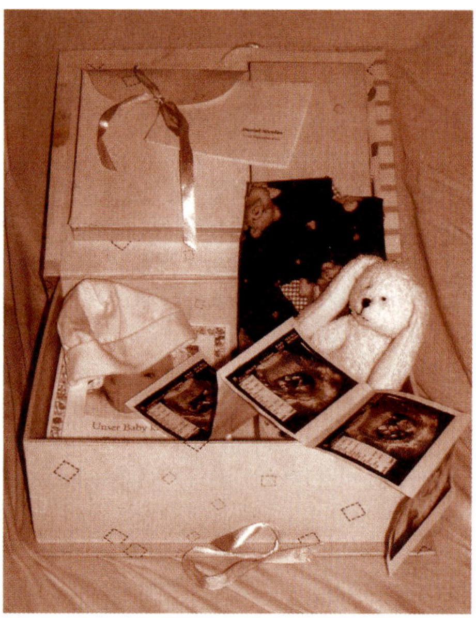

Erinnerungen an 30 Wochen mit Daniel

## Gabi

## Nur ein Traum

Vor 20 Jahren lernte ich meinen Mann Michael kennen. 10 Jahre später heirateten wir und stürzten uns auf unsere Familienplanung. Da Michael nun schon 30 und ich 27 Jahre alt war, wurde es höchste Zeit. Nach drei Jahren Erfolglosigkeit begannen wir, etliche Ärzte aufzusuchen, um die Ursache unserer Kinderlosigkeit herauszufinden. Nach vielen Untersuchungen hieß es: Alles in Ordnung! Da ich langsam ungeduldig wurde, beschlossen wir, es auf dem künstlichen Wege zu probieren. Obwohl der Arzt von einer nur 20-25%igen Chance sprach, glaubte ich ganz fest, diese Methode wäre eine 100%ige Garantie, ein Baby zu bekommen. Wir ließen insgesamt 3 künstliche Befruchtungen (IVF) vornehmen, doch ich wurde trotzdem nicht schwanger. Jedes Mal ließ ich drei befruchtete Eizellen in die Gebärmutter einsetzen. Jedes Mal hatten wir große Hoffnung, dass es klappen würde. Und jedes Mal diese riesengroße Enttäuschung! Zum Glück erzählten wir nie unseren Bekannten davon. Somit ersparten wir uns ständige Fragen oder Mitleid. Auch unsere Eltern wussten von nichts. Da die Krankenkasse nur drei Versuche bezahlte, probierten wir es nicht noch einmal. Mittlerweile bekamen unsere Bekannten, unsere Verwandten und Geschwister ihre Kinder. Und immer kam der Spruch: „Na, wann ist es denn bei euch endlich soweit?“

So langsam wurden auch unsere Eltern ungeduldig. Immer häufiger fragten sie, bedrängten uns oder gaben uns gute Ratschläge. Ich hatte es so satt! Es tat so weh, überall die kleinen Babys zu sehen und immer „gute Miene zum bösen Spiel“ zu machen, kleine Geschenke zur Geburt zu kaufen, Glückwunschkarten zu schreiben. Warum bekam denn ich kein Baby? Um mich vor weiteren Fragen und Anspielungen zu schützen, sagte ich nun zu jedem, dass wir keine Kinder wollen. Endlich ließen uns alle in Ruhe. Sogar unsere Eltern sagten nichts mehr zum Thema „Kinderkriegen“. An stressigen Tagen in der Schule, wenn ich geschlaucht und genervt von den Schülern nach Hause kam, glaubte ich schon fast selbst daran, dass es besser sei, kein Kind zu haben. Ab und zu träumte ich von einem Baby. Das gab mir dann wieder Hoffnung, da ich schon oft Sachen geträumt hatte, die sich bewahrheitet hatten. Ich sagte zu meinem Mann: „Wir bekommen noch unser Kind, ich weiß es! Nur wann, kann ich nicht sagen.“

Im Jahr 2000 kauften wir uns ein Haus. Zwei Jahre später, im Herbst 2002, feierte Michael seinen 40. Geburtstag. Es war eine riesige Party mit vielen Gästen. Noch am nächsten Tag schwärmte mein Mann von dem gelungenen Fest und den vielen

Geschenken. Ich brach in Tränen aus und sagte, dass ich ihm so gern ein Baby oder wenigstens einen positiven Schwangerschaftstest geschenkt hätte. Er tröstete mich und sagte: „Sei nicht traurig. Irgendwann bekommen wir bestimmt ein Kind. Du wirst schon sehen!". Zwei Monate später stellte sich am 38. Zyklustag immer noch nicht meine Regel ein. Ich dachte mir nichts dabei, da ich oft einen Zyklus von 36 Tagen hatte. Außerdem war ich mittlerweile auch schon 37 ½ Jahre alt und glaubte, der verlängerte Zyklus sei ein erstes Anzeichen der Wechseljahre. Da wir vom Aerobic-Kurs gerade für eine Aufführung probten, kam ich allerdings dann doch ins Grübeln. Ich dachte: „Was, wenn ich wirklich schwanger bin? Dann schadet das tägliche Training bestimmt". Ich besorgte mir deshalb einen Schwangerschaftstest. Als ich das Ergebnis in den Händen hielt, musste ich zittern und weinen. Ich bekam Schweißausbrüche und wusste gar nicht, was ich denken sollte. Sollte es wirklich wahr sein? Bekam ich nun endlich mein so lang ersehntes Baby?

Ich konnte es nicht glauben. Ich rief sofort meine beste Freundin an. Sie sagte:„Ich habe doch immer gesagt, dass du mit 40 ein Kind bekommst. Nun ist es schon etwas eher passiert, das ist doch toll". Inzwischen war es 15.30 Uhr. Noch eine Stunde, bis Micha nach Hause komme würde. Anrufen wollte ich ihn nicht, das fand ich für diesen tollen, supergroßen, genialen Moment nicht geeignet. Ich begann schon mal den Tisch zu decken. Ich stellte *drei* Teller auf den Tisch, setzte zu dem einen Teller noch einen Teddybären und legte einen Zettel dazu :

HALLO PAPA, HALLO MAMA!

Dann setzte ich mich auf meinen Küchenstuhl und wartete. Die Zeit verging so schrecklich langsam. Aber dann ging endlich die Tür auf. Als Micha in die Küche kam, fing ich gleich an zu weinen. Er nahm mich ganz entsetzt in die Arme und fragte, was geschehen sei. Ich zeigte nur weinend auf den dritten Teller mit dem Zettel und dem Teddy. Mein Mann las den Zettel laut vor und fragte dann ganz verwirrt, was das bedeuten solle. „Wir werden Eltern, Mama und Papa!", rief ich. Er schüttelte nur ungläubig den Kopf und fragte: „Woher weißt Du das?" Da kramte ich den Schwangerschaftstest aus dem Mülleimer hervor und hielt ihn ihm freudestrahlend unter die Nase. Michael wollte dem Test nicht glauben. Er meinte, so ein Test beweise gar nichts. Er würde es erst glauben, wenn der Arzt die Schwangerschaft feststellen würde. Damit war für ihn das Thema erledigt. Ich hätte am liebsten den ganzen Abend mit ihm über unser Kind gesprochen, Pläne geschmiedet usw. Aber er wollte davon noch nichts hören. Wir beschlossen, am nächsten Tag zum Arzt zu gehen. In der Nacht konnte ich vor lauter Aufregung kaum schlafen.

Doch schon am nächsten Morgen kam die bittere Enttäuschung. Auf der Toilette stellte ich fest, dass ich Schmierblutungen hatte. Diese kannte ich seit jeher als Vorzeichen meiner Regel. Ich saß auf dem Klo und weinte bitterlich. Micha hatte also mit seiner Vermutung recht gehabt: So ein Schwangerschaftstest taugt nichts! Ich rief meinen Mann an. Er tröstete mich und meinte, ich solle doch erstmal abwarten und einen Arzt aufsuchen. In der Schule konnte ich mich gar nicht auf den Unterricht konzentrieren. Am liebsten hätte ich mich in eine Ecke gesetzt und nur geheult. Zu Hause machte ich einen weiteren Schwangerschaftstest. Der war wieder positiv. Daraufhin wagte ich es dann auch, meinen OB, den ich seit morgens noch nicht gewechselt hatte, herauszunehmen. Es waren immer noch bräunliche Schmierblutungen zu sehen. Michael und ich gingen also zum Frauenarzt, um uns endlich Klarheit zu verschaffen. Der Arzt stellte eine Schwangerschaft fest: 6. Woche.

Wir waren so glücklich! Es war der 14.11.2002. Wir konnten es gar nicht fassen. Gott hatte uns nicht vergessen! Da mir bekannt war, dass die ersten drei Monate riskant sind und es in dieser Zeit oft zu Fehlgeburten kommt, nahm ich mir vor, die Neuigkeit nicht an die große Glocke zu hängen. Nur meine beste Freundin, meine Schwester, die genau an diesem Tag Geburtstag hatte, die Aerobic-Gruppe (da ich nun mit dem Sport aufhören wollte) und meinen Schulleiter weihte ich ein. Den gebuchten Ski-Urlaub ließen wir stornieren, was zum Glück problemlos ging. Nun hieß es, irgendwie diese gefährlichen drei Monate herumzukriegen.

Aufgrund der leichten Blutungen sollte ich mich schonen, was ich natürlich auch tat. Mitte Dezember bekam ich wieder diese Blutungen. Voller Angst um mein Kind ging ich zum Arzt. Er beruhigte mich, denn das Blut kam nicht aus der Gebärmutter. Er schrieb mich jedoch vorsichtshalber für eine Woche krank, in der ich mich schonen sollte. Zu meiner Erleichterung war nach 2-3 Tagen wieder alles in Ordnung. Am Wochenende vor Heiligabend luden wir unsere Verwandten zum Kaffee ein. Sie wussten von der Schwangerschaft noch nichts und dachten, wir würden wie immer am 1. Feiertag in den Ski-Urlaub fahren. Da ich nun schon in der 11. Woche war, beschlossen wir, unser Glück endlich offiziell zu verkünden. Alle waren vor Freude aus dem Häuschen und applaudierten (wie peinlich!). Stolz zeigten wir die ersten Ultraschall-Bilder. Nun war also die Bombe geplatzt und irgendwie fühlte ich mich richtig erleichtert. Kurz vor Silvester bekam ich wieder Schmierblutungen. Ich geriet wie immer in Panik. Doch nach 1-2 Tagen Bettruhe war alles wieder vorbei. Der Arzt sagte, dass die Blutungen wohl jetzt nicht mehr wiederkämen, denn oft würden sie nur in den ersten drei Monaten auftreten. Und so war es dann auch. Stolz kaufte ich die ersten Schwangerschafts-Hosen. Mein Bauch wuchs mir viel zu langsam. Am liebsten hätte ich von Anfang an einen dicken Bauch gehabt, so dass jeder meine Schwangerschaft sehen konnte.

Mitte Januar ließ ich eine Fruchtwasseruntersuchung vornehmen, da wir aufgrund unseres Alters schon zur Risikogruppe gehörten. Es war zum Glück alles in Ordnung und nun wussten wir auch, dass es ein Junge werden würde. Ich wusste bzw. ahnte es schon von Anfang an, da es sich in meinen Träumen immer um einen Jungen gehandelt hatte. Schon bald einigten wir uns auf den Namen Florian. Man hatte mit diesem Namen mehrere Möglichkeiten: Florian, Flo, Flöchen. Einfach perfekt! Flöchen wurde unser Lieblingsname. Sobald wir von unserem Baby sprachen, sagten wir Flöchen. Wir fingen an, die ersten Babysachen zu kaufen. Sie waren so süß und so winzig. Wir klapperten sämtliche Babyläden ab und erfreuten uns an den niedlichen Sachen, die es dort zu kaufen gab. Oft musste ich meinen Mann bremsen. Er hätte am liebsten schon alles mitgenommen: Vom Fläschchen bis zum Buggy. Im Keller stapelten sich so langsam, aber sicher viele Babysachen: Kleidung, Laufstall, Kinderwagen (von meiner Schwester ausgeliehen), Reisebettchen, Autositz, Stubenwagen... Es war eine schöne Zeit, voller Glück und Vorfreude. Mir ging es supergut und dem Baby auch, was die Kontrolluntersuchungen jedes Mal bestätigten.

Neben meiner Freude breiteten sich jedoch auch viele Ängste aus. Oft hatte ich Panik, dass ich aufwachen würde, und alles wäre nur ein Traum gewesen. Doch wenn ich dann meinen runden Bauch fühlte, wusste ich: Gabi, es ist wahr! Du bekommst wirklich ein Kind! Einmal träumte ich, dass ich zu meinem Nachbarn sagte: „Ach ja, ich bin auch mal schwanger gewesen." Entsetzt wachte ich auf, fühlte meinen Bauch und beruhigte mich wieder. Ich dachte: „So ein blöder Traum. Wieso erzähle ich denn, dass ich mal schwanger war, ich bin es doch!" Ich teilte meinem Mann meine Ängste mit, dass ich befürchtete, alles sei nur ein Traum, aus dem ich irgendwann erwachen würde.

Ich hatte auch Angst vor der Geburt, da ich schon so viele Horrorgeschichten gehört hatte. Für mich war von Anfang an klar: Ich lasse einen Kaiserschnitt machen, zumindest aber eine PDA. Eine ganz normale Geburt kam für mich überhaupt nicht in Frage. Diese Schmerzen wollte ich mir ersparen. Michael lächelte dann immer und meinte: „Wir bringen das Baby ganz normal zur Welt." Oft kam es darüber zum Streit. Überhaupt stritten wir in dieser Zeit sehr häufig. Einmal war es so schlimm, dass ich weinend meinen Bauch streichelte und sagte: „Ach Flöchen, überleg es dir noch einmal, ob du uns wirklich als Eltern haben möchtest." Zu der Angst vor der Geburt kam noch die Angst vor dem Stillen hinzu. Ich hatte viele Bekannte, die von Milchstaus, entzündeten Brustwarzen, usw. berichteten. Da ich eh so empfindlich an der Brust bin, war die Vorstellung, dass jemand daran saugen würde, eine reine Horrorvorstellung. Auch vor den ersten Wochen mit dem Baby graute mir ein wenig: Durchwachte Nächte, kaum Schlaf. Würde ich das durchhalten? Auf unseren Spaziergängen stellten wir uns vor, wie wir bald den Kinderwagen vor uns herschieben würden. Ich konnte mir das gar nicht so richtig vorstellen. Auch als wir Anfang Mai das Kinderzimmer einrichteten, konnte ich mir gar nicht vorstellen, wer darin wohnen sollte. Für mich war es immer noch unfassbar, bald ein Baby zu haben. Nach so vielen Jahren ohne Kind konnte ich es immer noch nicht so recht glauben. Ich freute mich zwar unendlich, spürte aber immer wieder diese Skepsis, immer wieder dieses „Ist-es-wirklich-wahr ?". Da ich von Beziehungen wusste, die wegen eines Kindes zerbrochen waren, hatte ich auch ein bisschen Angst um meine Ehe. So viele Jahre hatten wir zu zweit gelebt. Wie würde das Leben zu dritt werden? Ich hatte Angst, dass sich das Kind zwischen uns stellen würde und uns auseinander bringen könnte. Ich redete oft mit meinem Mann darüber und wir beschlossen, bei der Erziehung unseres Flöchens an einem Strang zu ziehen und uns nicht von ihm gegeneinander ausspielen zu lassen.

So langsam wurde mein Bauch immer dicker und runder. Anfang Mai stöhnte ich sogar schon darüber und sagte: „Von mir aus könnte er jetzt schon kommen. Viel dicker möchte ich gar nicht werden." Bis zum Entbindungstermin waren es noch 2 Monate. Ich hoffte zumindest immer, dass Flöchen 1-2 Wochen früher kommen würde, so dass mir die letzten anstrengenden Tage erspart blieben.

Am 7.5.2003 saß ich auf der Terrasse in der Sonne und betrachtete meinen Bauch, in dem rege geturnt wurde. So extrem hatte Flöchen das noch nie gemacht. Er war eher ein ruhiger Geselle. Doch an diesem Nachmittag tobte er stundenlang herum. Ich war total fasziniert. Am nächsten Tag war der Arzt mit dem CTG nicht zufrieden. Er sagte: „Wir müssen noch ein zweites CTG machen, da es sich bei dem ersten wohl um ein Schlaf-CTG handelt." Die Arzthelferin und der Arzt rüttelten an meinem Bauch, um Flöchen aufzuwecken. Irgendwie tat er mir leid, denn immerhin war er von dem vielen Geturne am Vortag bestimmt noch ganz müde. Das zweite CTG fiel zum Glück zufriedenstellend aus. Dennoch bestellte mich der Arzt nicht erst in zwei, sondern schon in einer Woche wieder.

Bislang hatte ich der Arzthelferin und dem Arzt bei jeder Untersuchung meine Sorgen erzählt, von meiner Angst, dass etwas passieren könnte. Sie beruhigten mich aber jedes Mal, denn die Untersuchungen zeigten ja auch, dass alles o.k. war. Als ich also am 15.5. wieder zum CTG ging, fragte mich die Arzthelferin, ob ich mir immer noch Sorgen machen würde und Angst um mein Kind hätte. „Nein", antwortete ich, „jetzt mache ich mir keine Sorgen mehr. Ich hab es ja bald geschafft." Sie begann das CTG anzulegen, konnte aber keinen Herzschlag finden. Mir wurde ganz mulmig zumute und ich sagte : „Nun ist er doch noch gestorben." Die Arzthelferin beruhigte mich und meinte, es würde oft bis zu 15 Minuten dauern, ehe man die Herztöne gefunden hätte. Sie fand aber nichts und schickte mich ins

Behandlungszimmer. Dort stellte der Arzt mit Hilfe des US-Gerätes fest, dass das kleine Herz von meinem Flöchen aufgehört hatte zu schlagen. Ich war wie betäubt, konnte nichts sagen, nichts denken, nichts fühlen. Wie in Trance zog ich mich an. Mein Frauenarzt war absolut schockiert und sagte andauernd, wie leid ihm das täte. Er wusste gar nicht so recht, was er machen sollte. Ich sah ihm seine Panik richtig an. Er fragte:„Möchten Sie etwas trinken? Soll ich Ihnen ein Glas Wasser holen?“ Ich schüttelte nur den Kopf und sagte: „Ich möchte gern meinen Mann anrufen.“ Michael konnte das alles gar nicht glauben und versprach mir, sofort zu kommen. Der Arzt ging nun doch los, um mir ein Glas Wasser zu holen. Ich saß alleine da und nun endlich kamen mir die Tränen. Ich war so schrecklich traurig, so furchtbar enttäuscht. Es tat so weh! Nun war er also doch zerplatzt, mein Traum von einem Baby. Wie eine Seifenblase: Peng! Einfach so, kurz vorm Ziel. Es war so gemein und so ungerecht! Ich kam mir regelrecht betrogen vor.

Während ich auf meinen Mann wartete, wurde ich in ein kleines Zimmer gesetzt. Die Arzthelferin schaute immer wieder mal zu mir herein und versuchte mich zu trösten. Meine Gefühle schwirrten nur so durcheinander: Warum hatte mich Flöchen verlassen? Warum hatte Gott mir mein großes Glück wieder so schnell weggenommen? Warum hatte er mich überhaupt schwanger werden lassen? Was sollte ich den Leuten sagen, wenn mein Bauch leer ist, ich aber kein Baby im Arm halte? Was sollte ich in der Schule sagen? Ich würde auf keinen Fall mehr in die Schule gehen, das könnte ich nicht! Was würden wir nun mit all den gekauften Sachen machen? Würde ich wenigstens einen Kaiserschnitt bekommen? Die würden ja wohl das Kind unter Narkose holen! Würde ich wohl noch mal schwanger werden, oder war es das für alle Zeiten? Würde ich nie wieder ein Baby bekommen? Was sollte nun werden? Wie sollte ich nur weiterleben? Ich konnte doch nicht noch einmal 10 Jahre auf eine Schwangerschaft warten! Ich war doch schon so alt! Endlich kam Michael. Wir fielen uns weinend in die Arme. Er hatte noch Hoffnung und meinte: „Vielleicht ist ja das Ultraschall-Gerät kaputt“. Er wollte es nicht wahrhaben und klammerte sich an den kleinsten Strohhalm. Der Arzt führte noch ein Gespräch mit meinem Mann und schickte uns dann ins Krankenhaus.

Wir gingen kurz nach Hause, um ein paar Sachen für die Klinik einzupacken. Ich weinte ununterbrochen. Der Schmerz, die Enttäuschung, die Trauer waren riesengroß. Zu Hause zerriss ich sofort sämtliche Babykataloge, räumte alles, was mich an die Schwangerschaft erinnerte, in Schubladen und Schränke. Sogar die US-Bilder warf ich weg. Ein Foto konnte Michael zum Glück noch retten. Ich war so wütend, so furchtbar enttäuscht und wütend! Wütend auf Flöchen, weil er mich einfach so verlassen hatte. Wütend auf Gott, der mir mein Glück weggenommen hatte. Wütend auf mein Schicksal, das so gemein und ungerecht war! Im Krankenhaus wurde noch einmal bestätigt, was der Frauenarzt schon festgestellt hatte: Keine Herztöne mehr! Ich weinte immer noch und konnte mich gar nicht mehr beruhigen. Ich hoffte, dass ich nun auf den Kaiserschnitt vorbereitet werden würde, aber dem war nicht so! Die Ärztin erklärte, dass am nächsten Tag die Wehen eingeleitet werden würden, ich das Kind ganz normal entbinden und es garantiert auch in meinen Armen halten würde. Ich saß da und dachte, ich wäre im falschen Film. Wieso normale Entbindung? Ich wollte einen Kaiserschnitt! Und von wegen das Kind in meinen Armen halten! Nie im Leben würde ich das machen! Was verlangten die von mir?!

Ich sagte: „Ich kann das nicht. Ich möchte einen Kaiserschnitt!" Die Ärztin erzählte und redete und erklärte. Ich bekam nur mit, dass kein Kaiserschnitt gemacht werden würde. Wir sollten nach Hause fahren, in Ruhe darüber schlafen und uns am nächsten Morgen wieder auf der Station melden. Ich verstand die Welt nicht mehr. Warum wollten die mich noch zusätzlich quälen? Hatten die alle den Verstand verloren? Warum sollte ich all die Schmerzen ertragen, die eine normale Geburt mit sich bringt, wenn ich hinterher sowieso keine „Belohnung" bekam? Ich war so wütend, so enttäuscht und so traurig. Michael beruhigte mich und meinte: „Das schaffen wir schon." Ich wollte und konnte das aber nicht schaffen! Keiner hörte auf mich, keiner verstand mich!

Zu Hause konnte ich es kaum aushalten. Ich merkte, wie ich krampfhaft versuchte, nicht mehr gegen meinen Bauch zu kommen. Ich konnte den Bauch einfach nicht mehr anfassen. Er war mir plötzlich so fremd, wie etwas, das nicht zu mir gehört. Ich rief meine Freundin und meine Schwester an. Es tat gut, mit anderen zu reden und gemeinsam zu weinen. Meine Schwester hatte große Angst, dass ich mir etwas antun würde. Aber auf solche Gedanken wäre ich gar nicht gekommen. Nie würde ich Michael allein lassen! In der Nacht konnte ich kaum schlafen. Immer wieder dachte ich: „Ich kann das Kind nicht normal auf die Welt bringen, ich kann und will nicht!". Am nächsten Morgen im Krankenhaus sprach der Chefarzt noch einmal mit mir. Ich bestand die ganze Zeit auf einen Kaiserschnitt, doch er meinte, das sei für mich zu gefährlich, ein zu hohes Risiko. Micha meinte, ich solle doch endlich vernünftig sein. Er wolle nicht auch noch mich verlieren. Wütend und enttäuscht kapitulierte ich schließlich. Die Ärzte machten ja doch mit einem was sie wollten! Ich hatte keine Chance! Genau wie die Ärztin am Vorabend sprach auch der Chefarzt davon, dass ich mein Baby anschauen und in den Armen halten würde. Nie im Leben würde ich das machen!

Ich wurde auf ein Zimmer gebracht, in das noch ein zweites Bett für meinen Mann hineingestellt wurde. Dann wurde mir das wehenauslösende Zäpfchen gegeben. Nach ca. zwei Stunden sollte es angeblich losgehen, doch es tat sich nichts.

Bis in die frühen Morgenstunden tat sich nichts. Doch dann, gegen 3.30 Uhr, fingen die Wehen an. So schmerzhaft hatte ich mir das alles beim besten Willen nicht vorgestellt. Ab und zu wurde mir eine angeblich schmerzhemmende Spritze gegeben, aber von der Wirkung merkte ich nichts. Ich stöhnte und jammerte. Schmerzvolle, langsame Stunden gingen vorbei. Um ca. 16 Uhr wurde ich in ein kleines Zimmer geschoben. Ob das der Kreißsaal war? Ich weiß es nicht. Die Hebamme (sie hieß auch noch ausgerechnet Frau Lustig) war sehr nett zu mir. Michael hielt meine Hand und kühlte mein Gesicht mit einem kalten Waschlappen. Plötzlich ging die Tür auf, und meine Schwester kam herein. Sie war den weiten Weg von der Eifel bis nach Hannover gefahren, um mir beizustehen. Sie gab mir eine Kette mit der betenden Maria als Anhänger, sie sollte mich beschützen. Ich nahm meine Schwester in die Arme und tröstete sie, da sie sehr weinte.

Ich selbst konnte nicht mehr weinen. Ich hatte nur noch Schmerzen. Um 16.37 Uhr kam Flöchen dann endlich zur Welt. Die Hebamme wollte ihn mir geben, doch ich legte den Waschlappen auf mein Gesicht und schüttelte den Kopf. Da ging sie mit dem Kind hinaus. Ich sagte Micha, dass er mitgehen solle. Wenigstens er sollte sich unser Baby ansehen. Auch meine Schwester sah es sich an.

Da sich die Nachgeburt nicht löste, wurde sie mir unter Narkose entfernt. Ich bekam noch am selben Abend Tabletten , die den Milcheinschuss verhindern sollten. Am nächsten Tag fragte mich Michael, ob ich nicht wenigstens die zwei Fotos von Flöchen anschauen möchte, welche die Hebamme gemacht hatte. Ich wollte und konnte nicht. Am Abend fragte er mich noch einmal. Ich überlegte sehr lange und rang mit mir hin und her. Schließlich willigte ich ein und klappte mit zittrigen Händen die Karte auf, in der Flöchens Fußabdrücke und die beiden Fotos waren. Als ich die Bilder sah, war ich enttäuscht, denn erstens hatte Flo schwarze Haare, und ich hatte mir ihn immer mit blonden Haaren vorgestellt. Zweitens hatte er noch die ganze Käseschmiere am Kopf, was nicht gerade sehr schön anzusehen war. Warum hatten sie ihn denn nicht wenigstens gesäubert, fragte ich mich. Michael sagte mir, dass er in „Natur" viel besser aussehen würde. Doch ich wollte mir mein Baby nicht anschauen.

Am nächsten Tag sollten wir entlassen werden. Als wir auf die Papiere warteten, entschloss ich mich, meinen kleinen Flo doch anzuschauen. Immerhin hatte er 8 Monate bei bzw. in mir gelebt . Ich war es ihm einfach schuldig. Bevor die Hebamme unser Baby brachte, kam die Seelsorgerin zu uns. Wir zündeten eine Kerze an und sprachen gemeinsam ein Gebet. Dann wurde unser Flöchen gebracht. Er war in einer weißen Decke eingewickelt. Er sah so süß aus. Die Finger waren schmal und lang. Seine Füßchen waren ziemlich groß. Ich fragte die Hebamme, ob ich ihn auch mal halten könne. Vorsichtig gab sie ihn mir und verließ dann mit der Seelsorgerin das Zimmer. Ich drückte Flöchen an mich und weinte furchtbar. Das also war mein Kind, mein Baby, mein Flöchen. Mein armes kleines Flöchen, warum hast du uns verlassen? Dann gab ich meinem Mann unser Baby. Wir waren so schrecklich traurig. Nach einer Weile kam die Hebamme herein und nahm Flo wieder mit. Vorher umarmte sie mich noch und sagte zu mir: „Sie waren so tapfer bei der Geburt, so stark. Sie werden garantiert noch einmal schwanger. In zwei Jahren sehen wir uns ganz bestimmt wieder. Sie werden schon sehen!"

Ich fand es sehr nett, dass sie versuchte, mir Trost und Hoffnung zu geben. Doch in diesem Augenblick konnte mich niemand trösten. Ich war so traurig! Danach sprachen wir noch eine zeitlang mit der Seelsorgerin. Sie gab uns ihre Visitenkarte und die Adresse einer Selbsthilfegruppe. Außerdem bot sie sich an, bei der Beerdigung dabei zu sein und ein paar Worte zu sprechen. Das Angebot nahmen wir dankbar an.

Woran unser kleiner Flo gestorben ist, wissen wir nicht. Wir waren uns einig, unser Baby nicht obduzieren zu lassen. Der Gedanke, jemand würde an unserem Kind herumschnippeln, war uns unerträglich. Die Untersuchung der Plazenta ergab auch keine Hinweise. Es war alles in Ordnung.

Flöchen wurde in einer Urne auf dem Grab seines Großvaters beigesetzt. Nur Michael und ich nahmen an der Beerdigung teil. Wir wollten niemanden dabei haben, da nur wir zwei eine wirklich richtige Beziehung zu unserem Kind hatten. Zum Glück organisierte mein Mann die Beerdigung mit dem ganzen Papierkram. Ich war dazu absolut nicht imstande. An unsere Freunde und Bekannten verschickten wir e-Mails mit der traurigen Nachricht, so dass alle Bescheid wussten. Daraufhin erhielten wir viele tröstende Briefe und Telefonate. So schnell wie möglich wollte ich alle Babysachen loswerden. Ich wollte an nichts mehr erinnert werden. Es war zu schmerzhaft. Michael tauschte die meisten Sachen um. Auch die Kinderzimmermöbel wollte ich verkaufen. Außerdem wünschte ich mir, dass Michael wieder in sein ehemaliges Arbeitszimmer einzog. Dieses hatten wir nämlich als Kinderzimmer eingerichtet und Michael hatte sich in meinem Arbeitszimmer einquartiert.

Abergläubisch, wie ich bin, wollte ich die Ursprungssituation wieder herstellen, mit dem Hintergedanken, dass ich dann vielleicht noch einmal schwanger werde. Michael sah die Sache ganz anders. Für ihn bedeutete das Abbauen der Kindermöbel und das Umfunktionieren des Kinderzimmers in sein altes Bürozimmer, dass wir den Kinderwunsch aufgeben würden. Immer wieder stritten wir über unsere verschiedenen Ansichten. Schließlich zog ich mit meinem Schreibtisch in Flöchens Zimmer. Das Kinderbettchen liegt auseinandergeschraubt auf dem Dachboden. In den Regalen stehen Aktenordner, im Kleiderschrank liegen einige belanglose Sachen. Doch spätestens nächstes Jahr, wenn ich 40 werde, möchte ich alles wieder so herrichten, wie es vor der Schwangerschaft war.

Die ersten Tage und Wochen nach Flöchens Geburt waren für mich sehr schrecklich. Es tat so unendlich weh! Ich fiel in ein tiefes schwarzes Loch. Ich war absolut nicht imstande wieder arbeiten zu gehen und ließ mich bis zu den Sommerferien krankschreiben. Ich wollte nicht in die Schule, in meinen Klassenraum, zu den Kindern. Alles hätte mich an meine Zeit der Schwangerschaft erinnert und das konnte ich noch nicht verkraften.

Michael ging schon nach zwei Wochen wieder zur Arbeit. Da ich nicht den ganzen Tag allein sein wollte, versuchte ich mich möglichst jeden Tag mit jemandem zu verabreden. Sobald ich allein war, tauchten alle schrecklichen Bilder wieder vor meinen Augen auf: Morgens, wenn ich erwachte; abends, wenn ich im Bett lag; beim Duschen; beim Haarefönen; beim Kochen usw. Lieder im Radio, die ich früher mitgeträllert hatte, Geschäfte, Kleidungsstücke – alles erinnerte mich an meine glückliche Schwangerschaft und an mein Baby. Ich war so traurig und weinte sehr oft. Ich vermisste meinen dicken Bauch, ich vermisste mein Flöchen. Mein Bauch war weg, aber ich hielt nichts in den Armen. Wenn ich morgens erwachte und meinen flachen Bauch fühlte, traf mich die Wahrheit jedes Mal mit voller Wucht: Gabi, es war alles nur ein Traum!

Das Leben war für mich nicht mehr lebenswert ohne mein Baby. Ich hatte mich so sehr auf eine Veränderung gefreut. Darauf, dass unsere Ehe einen „Sinn" bekam. Darauf, dass endlich Leben in die Bude kommen sollte. Und nun sollte alles so bleiben wie bisher?! Das wollte und konnte ich nicht glauben und akzeptieren. Ein Leben nur zu zweit, nur mit meinem Mann – nein! Micha war darüber sehr traurig und gekränkt. Oft fragte er mich: „Zähle ich denn gar nichts mehr für dich? Waren die letzten 20 Jahre, die du mit mir verbracht hast, so furchtbar und schrecklich?" Natürlich waren sie das nicht, und das sagte ich ihm auch. Nur konnte und wollte ich mich, im Gegensatz zu Michael, nicht so schnell mit der Situation abfinden. Ich weinte so oft und sprach so oft über meine Traurigkeit, aber Micha nicht. Ich machte ihm Vorwürfe und nahm es ihm sehr übel, dass er nicht seine Gefühle zeigte und so tat, als sei alles in Ordnung. Doch er meinte nur: „Im Gegensatz zu dir will ich leben. Klar, ich bin auch traurig, aber ich will nicht für immer in der Ecke sitzen und heulen. Es gibt genug schöne Dinge, für die es sich lohnt, weiterzuleben."

Michael zeigte mir, dass das Leben weitergeht. Er sorgte dafür, dass wir Besuch bekamen, dass wir etwas mit anderen Leuten unternahmen, dass wir zu Freunden fuhren usw. Obwohl ich merkte, dass mir der Umgang und die Gespräche mit anderen Menschen gut taten (manchmal konnte ich sogar auch schon wieder lachen und von Flöchen erzählen ohne gleich in Tränen auszubrechen), wollte ich mich meistens nur verkriechen und trauern.

Nach einiger Zeit machte mich meine tiefe Trauer mit dem ständigen Geweine wütend. Sollte das denn ewig so weitergehen? Konnte ich denn gar nicht mehr normal sein? Ich wurde ungeduldig mit mir und meinen Gefühlen, konnte jedoch nichts dagegen tun. Ich kam gegen meine Traurigkeit nicht an. Michael tröstete mich oft, indem er meinte: „Es gibt viel Schlimmeres! Uns geht es doch eigentlich gut: Wir haben Arbeit, verdienen Geld, haben ein Haus, ein Auto, können in den Urlaub fahren, sind gesund." Das stimmte natürlich, doch in meiner Trauer zählten all diese Argumente für mich nicht. Ich wollte mein Flöchen wieder haben!

Im Juli buchte Michael kurzfristig für uns eine Busrundreise durch Flanderns Metropolen. Es tat so gut, von allem wegzukommen, abzuschalten, ein anderes Land und andere Leute zu sehen. Anfang August flogen wir dann noch mit einer Bekannten nach La Palma. Beide Reisen waren wunderschön. Sie zeigten mir, dass das Leben noch viele andere schöne Sachen zu bieten hat. Nach den Sommerferien ging ich wieder zur Schule. Es war ein schwerer Gang, vor dem ich mich sehr gefürchtet hatte. Im Lehrerzimmer fing ich natürlich an zu weinen, aber die Kolleginnen hatten vollstes Verständnis und einige weinten sogar mit mir. Da meine 4. Klasse abgegangen war, bekam ich nun eine neue 1. Klasse. Das war sehr angenehm, denn so fiel mir der Neuanfang leichter.

Die Phase der tiefen Trauer hatte ich zum Glück überwunden. Doch nun kam eine Phase, die durch enorme Gefühlsschwankungen geprägt war. An einem Tag ging es mir gut und ich hatte das Gefühl, endlich wieder die Alte zu sein, war fröhlich, himmelhochjauchzend, vergnügt. Am nächsten Tag war ich das genaue Gegenteil: traurig, zu Tode betrübt, ein Häuflein Elend. Diese Gefühlsschwankungen, die ich überhaupt nicht steuern konnte, machten mir schwer zu schaffen. Nie wusste ich, wie es mir am nächsten Tag oder vielleicht sogar in der nächsten Stunde gehen würde. Es war kaum auszuhalten. Zum Glück hatte ich mittlerweile viele Bekanntschaften aus dem Internet geschlossen, die mich immer wieder aufbauten.

Reaktionen

Freunde, Bekannte, Verwandte, Arbeitskollegen reagierten sehr unterschiedlich. Viele schickten Briefe. Einige „trauten sich" anzurufen oder sogar uns zu besuchen. Doch manche ließen gar nichts von sich hören. Mit einigen Leuten konnte ich ganz offen über das Geschehene sprechen. Sie zeigten Interesse und Mitgefühl. Andere wiederum hörten sich meine Geschichte an, waren aber froh, wenn endlich das Thema gewechselt wurde. Einige sprachen das Thema überhaupt nicht an. Darüber war ich einerseits enttäuscht, andererseits fragte ich mich, wie ich reagiert hätte, wenn einer meiner Bekannten so etwas passiert wäre. Es war schwierig, da es sich um ein so genanntes Tabu-Thema handelt. Waren wir eingeladen, befand ich mich immer im Zwiespalt: Sollte ich das Thema ansprechen? Interessierten sich die Leute dafür? Wollten sie etwas davon hören? Oder würde ich mit meinen Erzählungen die Stimmung vermiesen?

Meinen Bekannten und Freunden erging es nicht anders: Sollen wir Gabi ansprechen? Möchte sie gern darüber reden? Oder ist sie dann verletzt und wird traurig? Möchte sie vielleicht gerne mal für ein paar Stunden abschalten und ist deshalb froh, endlich etwas anderes zu sehen und zu hören? Es war jedes Mal eine Art Balance-Akt. Meistens hörte ich auf meinen Bauch. Er sagte mir, wann und mit wem ich über Flöchen sprechen konnte. Abgesehen von meinem Mann und der Internetgruppe, sind es heutzutage nur noch eine Hand voll Leute, mit denen ich mich über das Thema unterhalten kann, die mir zuhören und immer noch Interesse zeigen. Für die Übrigen hat sich das Thema längst erledigt. Es ist „verjährt", vergessen, vorbei. Doch für mich wird es nie vergessen und vorbei sein.

Warum?

Die Frage nach dem „Warum" beschäftigte mich nach der Geburt ununterbrochen, und auch heute noch frage ich mich oft: „Warum ist das geschehen?" Leider werde ich auf meine Frage nie eine Antwort bekommen. Ich machte mir anfangs große Vorwürfe und suchte die Schuld bei mir: Hatte ich zu schwer gehoben? Hatte ich zu viel im Haushalt getan? Hatte ich zu viel Stress in der Schule? Hätte ich kein Fahrrad fahren sollen? Hätte ich nicht schwimmen gehen dürfen? Hätte ich mich nicht in die Sonne setzen dürfen? Hatten all meine Ängste unser Flöchen vertrieben oder waren unsere vielen Streitereien schuld? Vielleicht hätte ich nicht schon vor der Geburt das Geschlecht und den Namen verraten sollen? Wurde nicht auch immer gesagt, den Kinderwagen und andere Sachen solle man nicht vor der Geburt kaufen, denn das bringe Unglück? Ich, als abergläubischer Mensch, hätte das doch wissen müssen!

Ich grübelte und grübelte, doch eine Antwort bekam ich nicht. Meine Therapeutin, bei der ich insgesamt 6 Sitzungen hatte, versuchte, mir meine Schuldgefühle mit logischen Argumenten und Erklärungen auszureden. Doch sobald ich wieder ein Tief hatte, kamen all meine Selbstvorwürfe wieder hoch. Heute, fast 10 Monate nach dem Geschehen, bin ich zum Glück so weit, dass ich mir sage: „Gabi, es sollte einfach so sein. Niemand konnte etwas dafür." Mein Mann sagt immer: „Flöchen wurde abgeholt." Diese Vorstellung , „Jemand" hat ihn an die Hand genommen und dorthin gebracht, wo es viel schöner und besser ist, als bei uns auf der Erde, ist ein schöner und tröstender Gedanke. Doch nicht nur die Frage nach dem „Warum-ist-das-passiert" beschäftigt(e) mich. Zu gern würde ich auch eine Antwort erhalten auf die Frage: „Warum bin ich überhaupt schwanger geworden?" Letztendlich habe ich ja doch kein Baby. Wäre ich nicht schwanger geworden, hätte ich mich mit der Kinderlosigkeit abgefunden. Ich hatte mich ja auch eigentlich schon damit abgefunden. Und nun? Nun habe ich quasi „Blut geleckt".

Mein Kinderwunsch steht wieder an erster Stelle und jeden Monat warte, hoffe und bange ich erneut. Wie gerne würde ich den Knopf zum Abstellen betätigen, doch ich finde ihn nicht. Immer und immer wieder denke ich: „Wäre ich doch bloß nicht schwanger geworden!" Michael betrachtet das ganze von der positiven Seite. Er freut sich darüber, dass wir nun wissen: Alles ist in Ordnung – wir können ein Kind bekommen! Außerdem ist er dankbar, dass wir Flöchen haben. Er möchte ihn nicht mehr missen. Auch die Zeit der Schwangerschaft fand er toll: Babysachen einkaufen, Kinderzimmer einrichten, Pläne schmieden, die Freude auf das Baby usw. Selbst die Geburt empfand er als sehr schön. Nur, dass leider das so genannte „I-Tüpfelchen" gefehlt hat: Ein lebendes Kind zu bekommen. Manchmal kann ich Michaels Gedankengänge sogar nachvollziehen und denke auch mit Freude an die Schwangerschaft und an Flöchen zurück. Doch noch oft ist es so, dass ich mein Flöchen so sehr vermisse! Er fehlt mir so sehr!

Nachtrag

Heute, fast 10 Monate nach dem Geschehen, bin ich in meiner Trauerverarbeitung schon einen großen Schritt vorwärts gekommen. Das habe ich größtenteils meinem Mann zu verdanken. Hätte ich ihn nicht gehabt, wäre ich längst nicht so weit wie jetzt. Dadurch, dass er mir gezeigt hat, dass das Leben weitergeht und es Spaß macht zu leben, habe ich einen Großteil meiner Lebensfreude wiedergefunden. Seit 2-3 Monaten sind meine Stimmungen endlich wieder konstanter. Die Phasen, in denen es mir gut geht und ich das Gefühl habe, endlich wieder „normal" zu sein, werden immer länger. In diesen Phasen schaffe ich es sogar, mit Freude an die Zeit der Schwangerschaft zurückzudenken. Selbst an die Geburt erinnere ich mich gern. Ich bin stolz und froh, Flöchen ganz normal auf die Welt gebracht zu haben. Die Vorstellung, ich wäre nach einem Kaiserschnitt mit einem leeren Bauch aus der Narkose aufgewacht, finde ich furchtbar. So konnte ich in den 13 Stunden, die die Wehen dauerten, in Ruhe von meinem kleinen Flo Abschied nehmen. Ich bereue heute oft, dass ich mein Baby nicht gleich nach der Geburt in meine Arme genommen, sondern die Hebamme mit ihm weggeschickt habe. Auch, dass ich bei dem 3-tägigen Krankenhausaufenthalt nicht viel, viel mehr Zeit bei meinem Flöchen verbracht habe, bereue ich zutiefst. Leider kann ich die Zeit nicht zurückdrehen. Mein einziger Trost ist, dass ich Flo wenigstens am letzten Tag gesehen habe und ihn im Arm hatte, auch wenn es leider viel zu kurz war. In meinem Herzen wird er für immer und ewig sein. Natürlich gibt es auch noch Phasen, in denen ich sehr traurig bin. Vor allem immer dann, wenn ich meine Regel bekomme und ich weiß, dass es schon wieder mal nicht geklappt hat. Auch mein Mann zeigt mir durch Äußerungen, die er manchmal macht, dass er den Schmerz und die Trauer längst noch nicht überwunden hat. Doch die Tiefs werden immer seltener. Wie heißt es so schön: Zeit heilt Wunden.

Manchmal macht mir der Gedanke, vielleicht für immer kinderlos zu bleiben, keine Angst mehr. Denn eines ist sicher: Ob mit oder ohne Kind - das Leben geht weiter!

Gabi, 39 J.

Flöchen,
für immer in unserem Herzen
Deine Mama + Dein Papa

## Greta

## Mein liebes erstes Kind

mein kleines Mädchen, ich nenne dich Emma. Ich möchte dass du weißt, dass du mein Leben verändert hast wie niemand sonst. Ich liebe dich und bin dir unendlich dankbar. Du wirst immer in meinem Herzen sein und mich begleiten. Ich will dir deine Geschichte erzählen.

Erste Gewissheit, dass es dich gibt, hatte ich an einem wunderschönen Strand, auf Gran Canaria, in der Nähe herrlicher Wanderdünen. Ich ging in warmer Sonne und leichtem Wind spazieren, die Füße in den Wellen, mein Rock wehte mir um die Beine und alle, die mir entgegenkamen schienen zu lächeln. Vielleicht habe auch ich alle angelächelt? Da wusste ich plötzlich, dass du da bist. Vorher war es nur eine Ahnung gewesen, die ich noch nicht in meinen Gedanken verfolgt hatte. Weder mit deinem Vater, noch mit irgendeinem anderen Menschen hatte ich diese Gedanken geteilt. Schön war jetzt die Gewissheit und geheimnisvoll und ich wurde ganz ruhig. Immer wenn ich an dich denke, bin ich in Gedanken an diesem schönen Strand, an dem ich anfing, von dir zu träumen. Wieder zu Hause, begann ich die Veränderungen an meinem Körper und in meiner Seele zu spüren. Neugierig wie ein Kind beobachtete ich mich, horchte in mich hinein, erkundete dieses Mysterium, öffnete hier und da ein Türchen. Welch süßes und schönes Geheimnis hütete ich, welches ich noch immer nicht teilen wollte. Ich staunte und träumte, ging viel spazieren und sprach mit dir. Was für ein großes Geschenk du doch warst und immer noch bist!

Du warst eine Riesenüberraschung, warst nicht geplant, wie man so schön sagt. Deine Eltern Verliebte, noch nicht Liebende, ein leidenschaftliches Pärchen. Noch keine gemeinsamen Pläne, keine Sicherheit, kein Nest. Ein intensives Leben hatte ich immer gelebt, auch vor dir. Aber jetzt – was war es nur? Ich fühlte mich wärmer, weiblicher, zärtlicher, unendlich stolz, auch verwundbarer aber wunderbar. Ich kann es nicht beschreiben, aber mit dir war ich mehr als vorher, war ich besser als vorher, war glücklicher. Ich hatte mir immer Kinder gewünscht, aber nie darüber nachgedacht, wie es sich wirklich anfühlen würde, eines empfangen zu haben. Dann kamst du und die Erkenntnis traf mich mit einer Wucht, die ich nicht für möglich gehalten hätte. Meine Welt drehte sich, du stelltest sie auf den Kopf, so klein du noch warst. Ich sagte mir, das ist ein starkes Kind. Es hat sich einfach „eingeschlichen", es will zu mir, will zu uns. Was gestern noch undenkbar schien, heute war es möglich.

Dann kamen auch Zweifel. Was würde ich machen, wenn Dein Vater dich nicht wollte? Konnte ich dich alleine großziehen, durfte ich das, würde ich das schaffen?

Ich ging zu einer Beratungsstelle um für alle Fälle schon einmal den „Beratungsschein“ für eine mögliche Abtreibung in der Hand zu haben. Ich tat das wie etwas, was zu erledigen war, um mich für das Gespräch mit deinem Vater zu wappnen. Noch wusste ich nicht, ob ich ihm trauen konnte. Das Gespräch mit der Beraterin verlief in Tränen und Schluchzen. Sie sagte „Sie wollen das Kind doch gar nicht hergeben, kommen Sie vielleicht noch einmal mit dem Vater gemeinsam wieder.“

Dein Vater war böse auf mich, weil ich das ohne ihn gemacht hatte. Er fühlte sich ausgeschlossen, weil ich dich ihm so lange verschwiegen hatte. Wie sich das anhörte: „Ich bin schwanger“. Wie wunderbar, wie bedeutsam. Da saßen wir nun – ein bisschen sprachlos, ein bisschen fassungslos, ein bisschen fremd. Er war überrumpelt und sagte: „Ich muss nachdenken“. Später an diesem Abend gingen wir aus, redeten Belangloses und waren ein bisschen verlegen. Aber darunter war die ganze Zeit etwas, ein Glitzern der Augen, manchmal ein …….. Schweigen, ein leichtes Lächeln, ein gemeinsames Geheimnis, und erst viel später fand ich heraus was das war. In diesen Stunden waren wir unverkennbar stolz auf dich, mein Kind, und auf uns. Wir spürten das Wunder neuen Lebens an diesem Abend. Kaum zu Hause, fielen wir übereinander her, liebten uns in der Diele, gleich hinter der Eingangstür, heftig und ungeduldig. Wir feierten das Leben und die Liebe und dass wir dich gemacht hatten. Bald waren wir uns einig: Wir würden dich bekommen und ein Kind haben. Was für ein Abenteuer! Zwar erschrocken vor der eigenen Courage, aber glücklich und zuversichtlich waren wir. Nun ging ich strahlend durch die Welt und zählte die Tage bis ich es allen sagen durfte. Ich malte mir aus wie es sein würde, die Nachricht von dir deiner Großmutter unterm Weihnachtsbaum zu überbringen. Mit einem Ultraschallbild, schön eingepackt. Ich wurde gelassener, was zählten schon kleine Probleme im Job? Ich wurde mutiger, wir würden das schon finanziell schaffen mit einem Kind. Ich wurde heiterer, denn du strahltest ja aus mir, wie eine kleine Sonne in meinem Bauch und meinem Herzen.

Vielleicht war ich zu leichtsinnig und hielt dich für zu stark. Vielleicht beschützte ich dich nicht genug. Vielleicht nahm ich dich als eine Selbstverständlichkeit hin, weil ich nicht wie andere lange auf ein Kind warten musste. War es das Glas Wein hin und wieder, waren es die Zigaretten, die ich anfangs noch ab und zu mit schlechtem Gewissen paffte, weil ich es nicht schaffte, sofort ganz aufzuhören? Niemals werde ich es erfahren. Alle sagen, es ist keine Frage von Schuld. Und vielleicht habe ich ja auch alles richtig gemacht. Wenn nicht, hoffe ich, dass du mir verzeihst, mein Mädchen, wo auch immer du jetzt bist. An jenem Tag erwachte ich mit Bauchkrämpfen und hatte Angst. Stunden später sah ich die winzige Blutspur und wusste es. Als der Arzt mit dem Ultraschall lange suchte und schwieg, dachte ich: „Nein, nein, so darf es nicht enden. Es ist doch mein Traum, mein Glück, mein neues Leben.

Es kann nicht sein, es ist doch mein Baby." Der Arzt sagte: „Dieses hat es leider nicht geschafft. Es ist auch viel zu klein für die zwölfte Woche", und rettete sich in Professionalität: „Sie brauchen eine Ausschabung". Dieses Wort – so praktisch, so direkt, was hatte es mit uns zu tun, mein Baby?

Du warst gestorben, irgendwann in den vorangegangenen Wochen. Und ich hatte es nicht bemerkt. Während wir noch träumten von unserem Leben mit dir, hatte Dein kleiner Körper aufgehört zu wachsen und Dein Herzchen aufgehört zu schlagen. Der Arzt überwies mich ins Krankenhaus, weil ich wollte, dass es sofort gemacht würde. Nicht, weil ich dich loswerden wollte, sondern weil irgendjemand etwas mit mir „machen" sollte oder sagen sollte, wie es jetzt weiterging. Ich musste in professionelle Hände und konnte mich der Sache nicht alleine stellen. Unvorstellbar, jetzt einfach nach Hause zu gehen. Einen Trauerbegleiter hätte ich gebraucht, keinen Arzt, das weiß ich heute. Jemanden, der mich aus meinem Schock herausholte und mir erklärte was passiert war, der mit mir traurig war. Warum bekommt man die Adresse von einem Krankenhaus, aber nicht die von einem Psychologen? Warum gibt es keine erste Hilfe für die Seele? Warum gibt es keine Psychologen in Krankenhäusern für solche Fälle? Ich war so unvorbereitet. Ich hatte zwar gehört, dass so etwas passieren kann und mich ja unbewusst auch mit der Nachricht über meine Schwangerschaft zurückgehalten, aber ich wusste nicht wirklich, wie oft es passiert und dass es wirklich viele irgendwann trifft.

Ich rief deinen Vater an und er sagte einfach nur: „Nein, nein..." Er kam ganz schnell zu uns und hielt mich die ganze Zeit. Ich weinte endlich. Ab da weinte ich den ganzen Tag und noch viele Tage danach. Ich bekam ein Zäpfchen an den Muttermund, damit er für die Operation weich würde. Niemand hatte mir gesagt, dass es Wehen auslösen würde. Und so gebar ich dich in meinem Krankenhausbett. Nur, dass ich es nicht wusste. Ich wusste auch nicht, dass man nicht auf die Toilette gehen durfte, um kein „Abortmaterial" zu verlieren. So sah ich dich also später aus mir herausgleiten und da liegen. Du warst größer als ich erwartet hatte und die Fruchtblase hüllte dich ein. Ich hätte dich so gerne angeschaut. Aber niemand war da, der mich ermutigt hätte, es zu tun.

„Fehlgeburt". Das war es wirklich. Eine fehl geschlagene Geburt. Alles fühlte sich so falsch an. Ich hätte sechs Monate später ein gesundes lebendiges Kind gebären sollen. Und nun lag ich da mutterseelenallein und verlor dich im wahrsten Sinne des Wortes einfach so. Viel zu klein und viel zu früh. Die Operation danach war schnell vorbei. Ich hatte keine Angst davor und trauerte um dich, weil ich dich ja schon verloren hatte. Dein Vater nahm mich mit nach Hause. Auf keinen Fall wollte ich im Krankenhaus bleiben. Er kochte mir eine Hühnersuppe, versorgte mich und wiegte mich in den Schlaf. Er sagte: „Wein ruhig" und hielt mich fest. Er sagte: „Bleib zu

Hause und ruh dich aus". Er schirmte mich ab und nahm mich überall mit hin, wo er hinging, damit ich nicht alleine war. Er kümmerte sich um mich und trauerte mit mir. In diesen Tagen wurde er mein Mann und unter großen Schmerzen um deinen Verlust merkten wir, wie sehr wir uns liebten. Du, mein kleines Mädchen, hast uns nicht nur zu Mann und Frau gemacht, sondern auch zu Mutter und Vater. Auch wenn du, unser Kind, im Mutterleib gestorben warst. Du, meine kleine Emma, hast unsere Familie gegründet.

Liebe Emma, keine Worte können unsere Trauer um dich beschreiben. Dass du ein Mädchen bist, habe ich nicht gewusst, du konntest ja nicht mehr untersucht werden. Aber ich habe es irgendwie gespürt und ich sehe dich vor mir als blonden süßen Engel. Es war und ist so schwer ohne dich. Wir hätten so dringend Beistand gebraucht. Aber von wem? Wir hatten das Beste verloren was wir hatten und niemand sonst wusste überhaupt davon! Unser Baby war gestorben in meinem Bauch und ich hatte es nicht einmal gemerkt. In diesem Zusammenhang dachte ich darüber nach, warum fast alle Frauen von ihrer Schwangerschaft erst nach den „kritischen zwölf Wochen" erzählen. Warum wird verschwiegen, was doch so vielen zustößt? Selbstschutz oder Schuldgefühle? Warum ist es kein Thema, wenn es doch so vielen passiert und doch so viele anscheinend schweigend aber bitterlich darunter leiden?

Nach einer Weile begriff ich, dass es für mich besser war, allen möglichen Menschen von dir zu erzählen. Aber für alle anderen war es so schwer nachzuvollziehen, weil sie dich ja nicht gekannt und gespürt und geliebt hatten wie ich. Wenn ein Mensch stirbt, der auf der Welt gelebt hat, gibt es immer viele andere, die ihn auch gekannt haben und den Schmerz mit einem teilen und einen darin bestätigen. Aber in deinem Fall war es gespenstisch. – Du hattest für keinen, außer für uns existiert. Und so waren wir mit unserem Kummer ganz allein. Es fühlte sich so ohnmächtig an. Du warst doch da gewesen, ich hatte dich auf dem Ultraschallmonitor gesehen und gespürt. Wieso passierte so etwas? Wieso entstand neues Leben, wuchs und starb plötzlich? Bei mir in meinem Leib, wo es doch hätte beschützt und behütet sein sollen? Wieso wurde ich Mutter und hatte nun kein weiches, warmes, lebendiges Baby zum Kuscheln? WARUM? Ich wollte dich wieder haben, wie nie zuvor etwas in meinem Leben. Meine Gefühle rasten. Zum ersten Mal in meinem Leben wehrte sich mein Verstand gegen eine Tatsache, verließ mich, meinen Realismus und meine Beine standen nicht mehr fest auf der Erde. Ich fühlte mich entwurzelt und du fehltest mir so entsetzlich.

Und während das Leben weiterging und alle anderen zur Tagesordnung übergingen, begann für mich erst richtig der Schmerz. Am schlimmsten war es, andere Schwangere oder Babys zu sehen. Wo war MEIN Kind? Normalerweise hätte mir nun langsam ein kleines Bäuchlein wachsen müssen, bald hätte ich auch schon deine Bewegungen gespürt. Aber da war... einfach NICHTS mehr. Dieses Nichts brachte mich um den Verstand. Ich blutete stattdessen und hasste es. Was auch immer jemand sagte, nichts half. Auch wenn du krank gewesen sein solltest, war es deshalb etwa weniger schlimm? Wie sollte ich da noch FROH darüber sein, dass es so gekommen war? Und sicher konnte ich noch andere Kinder haben, aber ich wollte doch DICH!

Die Trostsprüche waren mühsam und ich war schwierig, überkritisch und ungeduldig. Ich hatte mich mit Trauer noch nicht viel beschäftigt und mir fiel auf, dass sich alle verpflichtet fühlten, mir irgendwie zu verstehen zu geben, dass es schon wieder besser würde. Ja, dass es einfach VORBEIGEHEN würde. Wie könnte die Trauer um dich einfach vorbeigehen? Keiner sagte: „Ach Mensch, das ist aber schlimm, komm her, ich halte dich fest. Das muss ja furchtbar für dich sein". Selbst meine Therapeutin, sonst eine sehr kluge und weise Frau, konnte mir nicht helfen. Bis ich im Internet euch fand, Leidensgenossinnen und Gefährtinnen, in Alexandras Forum, dem MaximilianProjekt für ihren kleinen Sohn.

Ich danke euch von Herzen. Ohne euch hätte ich diesen Weg nicht gehen können. Ihr wart und seid mir Stütze und Trost, Hoffnung und Heimat, weil wir uns ehrlich schreiben. Endlich einmal ohne Rücksicht. Wir wissen, dass wir uns verstehen. Wenn wir uns in Gedanken umarmen, geben wir uns gegenseitig Halt. Das ist der einzige Weg, nicht zu zerbrechen.

Zunächst einmal war ich also nicht mehr so alleine. Dann schlang ich in meiner Verzweiflung alle Geschichten in mich hinein, in denen Frauen nach einer Fehlgeburt in kürzester Zeit wieder schwanger und dann Mutter eines lebenden, gesunden Kindes geworden waren. Das baute mich trotz allem auf. Ich wollte zwar dich und hatte ein schlechtes Gewissen bei dem Gedanken, dich einfach zu „ersetzen", aber der Mutterinstinkt in mir war so machtvoll geworden, dass ich einfach ein Kind haben musste. Ich wollte ein Geschwisterchen für dich, wenn ich dich schon nicht mehr haben konnte. Mit Mitleid und Entsetzen las ich aber auch die anderen Geschichten, über mehrfache Fehlgeburten, totgeborene Kinder und Babys die nach der Geburt gestorben waren. Ich schlang all das in mich hinein, traurig und entsetzt aber auch froh, nicht mehr in meinem Schmerz alleine zu sein.

In meinem Kopf begann es zu hämmern. „Kommt oft vor", „kann mal passieren", „gleich wieder versuchen", was man eben so hört und gesagt bekommt. Ich wollte und wollte und wollte dich, und wenn ich dich doch nicht mehr haben konnte, dann eben schweren Herzens ein anderes Baby. Nur schnell musste es gehen. Ich wollte vergessen und wusste doch im Grunde, dass es nicht funktionieren würde. Andere rieten mir, erst einmal Abstand zu gewinnen und alles zu verarbeiten. Oh, ich war so wütend auf sie. Mögen sie vielleicht Recht gehabt haben? Ich konnte es damals nicht verstehen und ich wollte es auch gar nicht. So war ich noch sehr verletzt, wütend und traurig, als ich deinen Bruder empfing. Ich hatte dem Rat der Ärzte folgend, genau drei Monate gewartet. Deinen Verlust hatte ich noch längst nicht verwunden. Ich hatte keinen Weg gefunden damit zu leben. Aber mein Körper hatte den Schrei meiner Seele gehört. Ich wurde beim ersten Versuch wieder schwanger.

Ich war glücklich. Nie hatte ich mir auch nur ansatzweise ausgemalt, dass mir so etwas Furchtbares ein zweites Mal passieren könnte, das war einfach zu schlimm, um auch nur daran zu denken.

## Mein lieber Sohn

mein kleiner Junge, mein Sonnenschein, ich habe dich Nikolas genannt. Nicky, der kleine Krieger. Ein kleiner Krieger musstest du auch sein. Du kamst in einer sehr schweren Zeit zu mir. Tieftraurig war ich vom Verlust deiner Schwester und erschüttert durch den Anblick Deines Großvaters, der mit schweren Gehirnverletzungen im Koma lag. Kraftlos von den vielen Besuchen im Krankenhaus und den langen Fahrten dorthin. Von den Stunden am Bett, fassungslos von dem vielen Leid, was ich dort mit ansehen musste, spürte ich mich selbst nicht mehr. Ich wollte mich an dir festhalten, statt dir eine warme Heimat zu geben, die zum Bleiben einlädt. Du warst mein Hoffnungsstrahl.

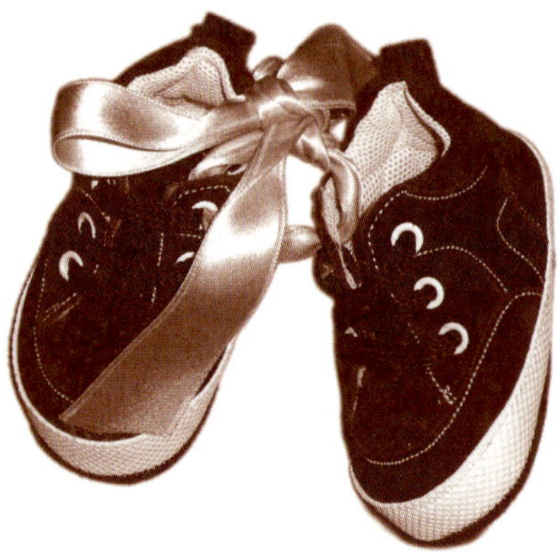

Am Geburtstag Deines Vaters kaufte ich klitzekleine blaue Turnschühchen, packte sie in ein wunderschönes blaues Kästchen ein und band ein hellblaues glänzendes Seidenband darum. Du warst mein Geburtstagsgeschenk für ihn. Dein Vater konnte sich anfangs nicht so uneingeschränkt freuen wie ich. So schnell wieder schwanger? Er war fast erschrocken.

Das machte mich tieftraurig und ich sah es als Beweis dafür an, dass es ihm möglicherweise gar nicht so unrecht gewesen war, dass ich unser erstes Kind nicht hatte austragen können. Was für schreckliche Gedanken, wie schnell kann eine Liebe daran zu Grunde gehen. Heute weiß ich, dass er vor allem Angst hatte. Angst, dass wir wieder mit einem schrecklichen Verlust würden leben müssen. Darin war er realistischer als ich. Es war für uns eine große Mutprobe, uns gegenseitig unsere Gedanken dazu einzugestehen und zu akzeptieren, dass jeder unterschiedlich trauert. Wie leicht kann man sich in solcher Not voneinander entfernen, statt zusammenzuhalten. Wir waren uns zwar einig, dass wir uns ein Kind wünschten, aber er hätte einfach gern mehr Zeit gehabt, den Verlust unseres ersten Kindes zu verarbeiten und auch, um für dich ein richtiges Nest zu bauen.

Aber nach einiger Zeit war seine Freude so groß wie meine. Dieses Mal wollte ich alles richtig machen. Ich rührte keine Zigarette mehr an, trank überhaupt keinen Alkohol mehr, ging ständig zum Arzt und überwachte meinen Körper mit Argusaugen. Immer horchte ich in mich hinein. Ging es dir auch gut? Warst du noch da? So zart, so ein kleines Leben, so zerbrechlich, das wusste ich ja jetzt.

Ich fragte mich, ob das alles nicht der Schwangerschaft schaden würde. Meine Sorge um deinen Großvater, die vielen Stunden an seinem Bett und meine Gedanken, die ständig um ihn kreisten. Oft rannte ich im Krankenhaus von seinem Bett zur Toilette, in Panik dass ich das gefürchtete Blut sehen würde.

Wenn ich an seinem Bett saß und seinen leblos scheinenden Körper betrachtete, hatte ich auf einmal das ganz starke Gefühl, dass seine Seele über ihm schwebte, unschlüssig, ob sie in diesen Körper noch einmal zurückkehren könnte. Und irgendwo her, tief in meinem Inneren hörte ich den Satz: „Einer kommt und einer geht". Das traf mich ins Mark, ich wollte schreien „so darf es nicht sein" und wurde noch ängstlicher und unruhiger.

Wir beschlossen, einen Urlaub zu machen, als es deinem Großvater anfing, ganz langsam ein bisschen besser zu gehen. Niemand wusste, wie weit er überhaupt genesen könnte, aber wir feierten jede noch so kleine Besserung. Ich war ihm so nahe gewesen in dieser Zeit wie nie seit meiner Kindheit. Diesen Vater zum Anfassen hatte ich immer gewollt. Unser Verhältnis wurde so innig wie nie zuvor. Dafür hatte ich bald mit Entsetzen feststellen müssen, dass ich von Zeit zu Zeit einen leicht bräunlichen, schleimigen Ausfluss bekam. Ich erstarrte, aber das Blut verschwand wieder, nur um ein paar Tage später ebenso schwach wieder aufzutauchen.

Es war am Freitag vor unserer Abreise. Sollte ich noch einen Arzt aufsuchen? Vielleicht lieber nicht fahren? Oder aber eine schreckliche Nachricht erhalten? Ich wusste mittlerweile dass es in solchen Fällen oft keine eindeutige Diagnose gab. Es war ja noch so früh in der Schwangerschaft. Vielleicht würde man mir raten, einfach abzuwarten, weil man nichts Genaues sehen könne? Wie furchtbar würde das sein. Mein Arzt war schon im Urlaub. Also vielleicht noch in ein Krankenhaus gehen? Wieder ein anderer Arzt, wieder neue Fragen, und Angst, Angst, Angst? Ich beschloss, einfach zu fahren, aber mit einem sehr unsicheren Gefühl. Ich hoffte, dass der Urlaub uns allen gut tun würde. Ich hatte gelesen, dass in der Frühschwangerschaft öfter schwache Blutungen vorkämen, die aber ungefährlich seien. Ich beschloss, dass es bei uns wohl so sein musste. Es musste einfach so sein.

Wir besuchten die Familie Deines Vaters in Polen. Seine Nichte hatte Windpocken. War das gefährlich für dich? Wir sagten keinem etwas von dir, aber ich dachte immer nur an dich. Beim Ferienhaus der Familie an einem wunderschönen See gingen wir spazieren und ich träumte von dir. Immer wieder musste ich diesen bräunlichen Schleim ansehen. Mal war er weg und kaum fühlte ich mich sicher, war er wieder da. Es schien auch mehr zu werden, bis er wieder völlig verschwand.

Und dann kam der Nachmittag, drückend schwül und gewittrig mit Unmengen von Mücken, als ich beschloss, meine zerstochenen Füße im See ein wenig zu kühlen. Und als ich da stand, von Mücken umschwirrt im kühlen Wasser, spürte ich plötzlich, wie sich in meinem Unterleib etwas löste. Es war ein deutliches Ziehen, keine Monatsschmerzen, auch kein Stechen, einfach das Gefühl, jetzt habe ich da etwas verloren. Jetzt bist du weg. Ich stand da und starrte in die regenschwangere Luft und wusste es. Ich hatte dich gerade eben verloren. Doch ich wollte es nicht wahrhaben. Viel zu früh und viel zu viel für meinen Verstand und meine Seele um zu begreifen. Trotzdem wusste ich mit unwiderruflicher Gewissheit, an diesen Moment werde ich mich immer erinnern.

Ironischerweise war es Muttertag, als zwei Tage später die Blutungen einsetzten. Es begann für mich ein Drama. Wir mussten nun die Familie einweihen. Es war aber keine freudige Nachricht, wie wir uns erträumt hatten, die zu überbringen war. Wir brauchten einen Arzt. Es war Sonntagabend, im Ausland und keine Verständigung mit den Ärzten war möglich. Im Krankenhaus gab es keinen Vaginalultraschall. Das hieß, man konnte dich nicht anschauen, du warst ja noch so klein. Aber Blut war am Muttermund, was weiter Ungewissheit bedeutete. Ich bekam Spritzen und Tabletten. Die Tante Deines Vaters ist Bankdirektorin und machte mir für den nächsten Tag einen Termin in einer Privatpraxis. In der Nacht konnten Dein Vater und ich nicht schlafen. Wir wussten es im Grunde beide. Absurderweise dachte ich in diesem Moment immer nur, wie sollen wir das jemals verarbeiten? Wie kommen wir da jemals darüber hinweg? Soviel Leid ist zuviel für uns, das können wir nicht mehr ertragen. Dein Vater hat mir hinterher erzählt, dass er in der Nacht von dir geträumt hat. Du fielst in den See und als er dich retten wollte, bist du ihm entglitten und versankst nach unten zwischen vielen Rohren am Seegrund. Ich fand das erschreckend, denn ich hatte ihm von meinem Erlebnis am See nichts erzählt. Er sagte, er hätte sich auf diese Weise wohl von dir verabschiedet. Es brach mir das Herz. Als der Arzt feststellte, dass Dein Herzchen nicht mehr schlug, war Dein Vater dabei. Er streichelte mein Knie und meine Hand. Es traf ihn hart und mit unerwarteter Wucht und noch viel härter als beim ersten Mal. Dich kleines vollkommenes Wesen zu sehen mit Kopf, Ärmchen und Beinchen. Unser Kind! Aber kein schlagendes kleines Herzchen. So dabei zu sein war sehr viel intensiver für ihn. Es schweißte uns in unserem Schmerz noch mehr zusammen. Der Arzt meinte, du wärest ansonsten zeitgerecht entwickelt, aber leider sei kein Herzschlag zu sehen.

Ich war wie betäubt und wusste nur, dass ich hier nicht ins Krankenhaus wollte. Ich wollte nach Hause. Acht Stunden Autofahrt, es war heiß, es gab nichts zu reden, gab so viel zu reden, es war zu schwer zu reden. Dein Vater bekam unterwegs Migräne. Es wurde immer schlimmer und bald konnte er vor Schmerzen nichts mehr sehen. Er konnte nicht mehr fahren und wimmerte nur noch. Das war seine Reaktion auf deinen Verlust und das, was er hatte sehen müssen. Und dann setzten bei mir die Wehen ein. So fuhr ich am Steuer unseres Wagens mit zusammengebissenen Zähnen nach Hause. Wellen von Krämpfen in meinen Körper und Schmerzen in meiner Seele.

Da ich spät in der Nacht zu Hause nicht mehr ins Krankenhaus gehen wollte, verbrachte ich die Nacht unter Krämpfen in den Armen Deines Vaters. Ich gehörte nicht ganz allein in ein dunkles fremdes Zimmer, wo ich mit meinem Herumwandern niemanden stören durfte. Das hier war unsere Sache, ich wusste ja, was kommen würde. Gegen Morgen ging ich zur Toilette und musste dich, wie ich schon erwartet hatte dort hergeben. Auch dieses Mal brachte ich es nicht übers Herz, dich, mein Kind genauer anzuschauen. Hätte ich es doch nur getan.

Eine Operation war dieses Mal nicht nötig. Wie ich schon richtig gespürt hatte, hattest du dich schon vollständig von meinem Leib gelöst. Mein kleiner Nicky, mein Baby. Du hattest gemerkt, dass da kein Bleiben mehr für dich war, also gingst du. Irgendwann musste ich wieder daran denken – die Seele meines Vaters war in seinen Körper zurückgekehrt, aber dich musste ich dafür hergeben. Wie seltsam, dass ich diesen Satz an meines Vaters Krankenbett gedacht hatte. – Einer kommt und einer geht. Nur, dass ich damals geglaubt hatte, ihn zu verlieren.

Nun bin ich nicht im eigentlichen Sinne religiös, glaube auch nicht so ganz an Wiederauferstehung und Seelenwanderung. Es war mehr so, dass ich heute glaube, in diesem Moment nicht die Kraft für alles gehabt zu haben, die schwere Zeit mit deinem Großvater durchzustehen, die Trauer um deine Schwester zu erleben und dir gleichzeitig eine warme und sichere Heimat zu sein. Es tut mir so leid, mein Kleiner. Wie gerne hätte ich dich behalten und in meinen Armen gewiegt. Aber wie sollte sich meine Seele, mein Herz von Dir lösen? Wieder überwältigte mich die ganze Trauer, die ich bereits nach dem Verlust deiner Schwester gespürt hatte. Nur war es nicht einfach doppelt so schlimm, es war tausendmal so schlimm. Es war mehr als man ertragen kann, es war die Hölle. Wo warst Du? Wo Deine Schwester? Wo waren meine Babys?

Zu allem Überfluss begann ich mich nun auch noch zu fragen, ob ich überhaupt ein Kind austragen konnte und ob wir jemals ein Baby haben würden. Ich fiel in dieses Loch und kam nirgendwo an. Es war klar, dass wir es nun nicht einfach weiter „probieren" würden. Niemand könnte das, der fühlen und lieben kann. Euren Verlust ertragen müssen und dann wieder schwanger werden, wieder ein Kind lieben und vielleicht riskieren, dass das noch einmal passierte, und dann vielleicht wieder und wieder? Ich hatte das Vertrauen in meinen Körper verloren. Das Vertrauen von dem ich doch einst voll gewesen war. Damals, als ich das erste Mal schwanger geworden war. Es war erst sieben Monate her, aber es schien, als wären Jahre vergangen. Ich war nicht mehr derselbe Mensch. Es musste nun etwas geschehen, nur wusste ich nicht, was das sein sollte. Mir wurde bewusst, was für einen Berg an Trauerarbeit wir vor uns hatten, und ich war müde, viel zu müde, ihn in Angriff zu nehmen.

Ich fürchtete um unsere Liebe, konnte sie soviel aushalten? Und ich trauerte um meine Kinder. Für uns war eine Welt zusammengebrochen, aber niemand außer uns wollte und konnte das sehen. Unser Kinderwunsch schien in unerreichbare Ferne gerückt. Waren wir zur Kinderlosigkeit verdammt?

Meine drei jüngeren Geschwister wurden alle in diesen Monaten Eltern. Wir hatten nun drei kleine Babys in der Familie – drei wunderschöne kleine Mädchen. Wer wollte uns da so auf die Probe stellen? War es noch nicht genug? Ich bekam eine Art Urangst, nun alles zu verlieren, was mir lieb und teuer war. Wie sollten wir jemals wieder glücklich sein?

Zudem musste ich mir Sprüche anhören wie: „Alles hat seinen Sinn" oder „Du kannst wohl die Kinder nicht halten", die sich wie Messer in meine ohnehin schon schmerzende Seele fraßen und mir endgültig klar machten, WIE alleine ich war. Ich wurde wütend, wenn in meiner Familie von den Babys geschwärmt wurde. Nur, was sollten sie tun? Wenn mit Rücksicht auf mich das Thema vermieden wurde, merkte ich das doch und es tat mir ebenso weh.

Es dauerte lange, bis ich einen Weg gefunden habe, meine Trauer um euch, meine zwei Kinder, genauso wie meine Liebe zu euch, als Teil meines Lebens anzunehmen. Es brauchte sehr viel Zeit. Erst viel später hat mich eine sehr weise Frau, der ich unsere Geschichte erzählt hatte, einmal gefragt, ob ich mich denn auch richtig von euch verabschiedet hätte. Verabschiedet? Dazu musste ich ja erst einmal euren Verlust akzeptieren und annehmen. Und ich musste euch eure Geschichten erzählen, an die mich zu erinnern mir viel zu weh tat. Die Geschichten, die nun Teil unserer Familiengeschichte sind. So wie ihr beide auf immer zu unserer Familie gehört.

Viele Tränen habe ich vergossen, während ich mich so intensiv erinnere. Wie oft denken wir an euch. Euer Vater und ich, wir malen uns das Leben mit euch aus und überlegen wie ihr wohl ausseht und welches Temperament ihr habt. Wir fühlen uns euch nahe und von euch beschützt. Die Liebe zu euch verbindet uns ganz besonders eng. So wie ihr zwei für alle anderen unsichtbar geblieben seid, ist auch das starke Band, das uns alle nun ganz besonders fest verbindet. Für andere unsichtbar.

Meine lieben Kinder, während ich diese Zeilen an euch schreibe, liegt neben mir friedlich schlafend euer kleines Brüderchen, unser Baby Paul. Er schnieft und grunzt ganz leise und zufrieden im Schlaf und ist wunderschön. Gleich werde ich seinen warmen duftenden Körper an mich drücken, werde ihn an meine Brust legen und sein weiches Haar streicheln. Was für ein großes Glück. Wie gerne hätte ich auch euch, meine beiden Kinder, so im Arm gehalten und mein Leben mit euch geteilt. Unsere Liebe für Paulchen wird niemals unsere Liebe zu euch oder unsere Trauer um euch schmälern. Unsere Herzen sind mit allen unseren Kindern mit gewachsen, es ist Platz darin für alle. Passt, wo immer ihr seid, gut auf Euren kleinen Bruder auf, nun hat er zwei Schutzengelchen. Natürlich werden wir ihm von euch erzählen, wenn er groß genug ist.

Es hat lange gedauert, bis wir uns wieder gewagt haben, von einem Kind zu träumen. Wir haben uns genauestens untersuchen lassen und wollten Klarheit und endlich wieder Hoffnung. Ich habe mein Leben geändert, eine andere Arbeit angenommen und mehr Zeit und Raum geschaffen für ein Kind. Vor allem haben wir uns viel Zeit gelassen, um euch zu trauern und uns auf eine neue Schwangerschaft einzulassen. Und wir haben ein gemütliches gemeinsames Nest eingerichtet und schließlich auch nach außen sichtbar eine Familie gegründet. Wir haben geheiratet. Da trug ich euren Bruder schon stolz in meinem gewölbten Bauch.

Woran es gelegen hat, dass ich euch nicht haben durfte und Paul jetzt in meinen Armen halte? Die Antwort darauf gibt es nicht. Immer wieder danach zu fragen, lähmt uns. Ihr alle drei seid meine Kinder. Sicher hat geholfen, dass wir eine gute medizinische Betreuung gefunden haben. In einer Spezialsprechstunde, bei einem Arzt, der fachlich wie menschlich gleichermaßen Großes geleistet hat.

Ich hatte nicht gewusst, dass wir so viele Frauen sind, die es trifft und dass es sogar Spezialisten zu diesem Thema gibt. Der Moment, in dem der junge Arzt uns erklärte, welche möglichen Ursachen es gibt und dass diese fast immer feststellbar und auch in fast allen Fällen therapierbar seien, war die Wende auf unserem Weg. So sachlich es auch bei diesem emotionalen Thema klingt, die Informationen waren die Basis für neue Hoffnung und Zuversicht. Viel wurde bei den Untersuchungen nicht festgestellt. Oder doch, sehr viel, wenn man bedenkt, dass eigentlich alles in Ordnung war.

Lediglich ein Blutwert, der die körpereigene Immunabwehr betrifft, war etwas zu hoch. Dies kann eine Ursache für Fehlgeburten sein. Es heißt, dass der Körper zu stark reagiert und die Frucht quasi „abstößt", so schlimm das auch klingt. Außerdem war meine Gebärmutterschleimhaut zum Zeitpunkt der Einnistung nicht optimal aufgebaut. Nun ja, das war keine niederschmetternde Diagnose und vor allem gab es eine sehr gute Nachricht: Man konnte endlich etwas tun. Unser Arzt sprach sehr verständnisvoll mit uns und sagte, dass ich mir auf keinen Fall die Schuld an Eurem Verlust geben solle. Es spräche nun nichts mehr gegen eine neue Schwangerschaft. Drei Monate später versuchten wir es zum ersten Mal nach fast einem Jahr wieder, und was soll ich sagen? Unsere Hoffnung und Zuversicht haben gesiegt und ich wurde gleich wieder schwanger. Ich bekam während der ersten drei Monate ein unterstützendes Hormonpräparat – Utrogest – und außerdem musste ich bis zur zweiunddreißigsten Woche täglich ein geringfügig blutverdünnendes Präparat einnehmen.

Dass ich meine Ängste und Zweifel in den kommenden neun Monaten besiegte, war der Verdienst eures Vaters und dieses hervorragenden jungen Arztes. Die allerbeste Medizin aber war der Beistand all der anderen Frauen, denen Gleiches widerfahren ist und die mir beistanden und mich auffingen, so wie ich versuchte, das Gleiche für sie zu tun.

Nun hat ein neues Kapitel unseres Lebens angefangen. Paulchen braucht unsere ganze Liebe und Fürsorge. Mit Ängsten müssen wir auch weiterhin leben. Nun sorgen wir uns täglich um seine Gesundheit und sein Wohlergehen. Aber wir haben gelernt, dass man sich von der Angst nicht besiegen lassen darf. Trauer und Abschied gehören zum Leben. Sie sind sehr, sehr schmerzhaft und brauchen viel Zeit. Aber sie sind auch Zeichen der Liebe zu denen, die wir gehen lassen mussten. Und diese Liebe hat ihren festen Platz in unserem Leben.

Lebt wohl, meine Kleinen, wir lieben euch sehr.

Wir können euch jetzt loslassen, denn ihr werdet immer bei uns sein.

Für Emma und Nikolas – meine geliebten Kinder. Ihr seid in meinem Herzen und in meinem Leben.

## Heike Ebadi

# Abschied

Ich heiße Heike und bin mittlerweile 25 Jahre alt. Meine Geschichte ist die einer jungen Frau, die manchmal glaubt, vom Pech nur so verfolgt zu sein. Alles fing an im Jahre 1995. Ich war gerade 16 Jahre alt und hatte damals einen Freund, mit dem ich zusammengezogen war. Er war ja meine große Liebe, dachte ich und ich war im 5. Monat schwanger.

Es kam alles anders. Kaum waren wir zusammengezogen, kam er immer später nach Hause und hatte immer so eigenartige Ausreden parat, an denen ich langsam zweifelte. Eines Abends kam er nach Hause, ich war dabei das Kinderzimmer einzuräumen und die Babywäsche einzusortieren. Schon von weitem konnte ich hören, dass seine Laune nicht besonders war, und dachte er würde sich in die Stube setzen und fernsehen, doch dem war nicht so. Er ging in unser Schlafzimmer und packte seine Koffer. Als ich ihn fragte, was er vorhabe, wurde er richtig sauer und schrie mich an, er bräuchte eine Auszeit und würde vorübergehend zu einem Bekannten ziehen. Als ich noch mal nachhaken wollte, wie er sich das vorstellte, rastete er vollends aus und schrie mich an, ich solle ihn in Ruhe lassen. Ich hatte kaum Zeit, etwas zu erwidern und stand mit dem Wäschekorb vor der Schlafzimmertüre. Naja, ich dachte, er würde schon noch zur Vernunft kommen und ging in Richtung Treppe. Mit einem Ruck ging die Türe auf und er raste an mir vorbei. Dabei hatte er eine solche Geschwindigkeit drauf, dass ich das Gleichgewicht verlor und kopfüber die Treppen runterstürzte. Ich wurde ohnmächtig!

Als ich wieder zu mir kam, war ich im Krankenhaus und meine Bekannte stand an meinem Bett. Sie erklärte mir, was passiert war und dass nach meinem Freund gefahndet würde, weil er einfach aus der Wohnung gestürmt sei, ohne sich um mich zu kümmern oder einen Arzt gerufen zu haben. Wenig später kam ein Arzt ins Zimmer und mir fiel wieder ein: „Ich bin schwanger".

Ich fragte den Arzt: „Was ist mit meinem Baby?"

Er sagte: „Es tut mir Leid, aber wir konnten nichts mehr für Ihr Kind tun. Es ist durch den Sturz so heftig verletzt worden, dass es im Mutterleib verstarb". Ich dachte: Das ist bestimmt nur ein schlechter Traum, gleich ist er vorbei. Doch dann durchfuhr ein höllischer Schmerz meinen Rücken. Der Arzt meinte, sie würden einen Kaiserschnitt machen, da ich selbst durch den Sturz verletzt sei und die Geburt sehr anstrengend sein würde. Ich nahm mir eine Stunde Zeit und für mich stand fest: Kaiserschnitt, nein danke! Denn Dakota, so sollte meine Tochter heißen, wollte ja nicht sterben. Sie konnte nichts dafür und wie sonst hätte ich mich gebührend von ihr verabschieden sollen. Also sagte ich dem Arzt, dass ich eine normale Geburt durchmachen wollte.

So kam es dann auch, Dakota kam am 17.9.1998 um 16.34 Uhr still zur Welt. Sie war ein süßes Baby, so klein und hilflos lag sie da und mir liefen die Tränen nur so übers Gesicht. Ich stellte mir vor, wie sie später einmal auf mich zulaufen und Mama sagen würde. Doch das konnte sie ja nicht, sie hatte mich verlassen, ohne Mama einmal gesehen zu haben. Es tat so weh, sie einfach so gehen lassen zu müssen. Als ich dann auch noch entscheiden musste, wie es weitergehen und was mit Dakota passieren sollte, traf ich eine Entscheidung, die ich bis heute bereue. Ich ließ sie anonym beerdigen. Es war so schon schwer genug, damit leben zu müssen, dass etwas fehlte und zu wissen, dass es mir niemand wieder bringen könnte. Aber keinen Ort zu haben, wo man hingehen kann, wo man das Gefühl hat, zumindest in der Nähe sein zu dürfen um die Trauer zu verarbeiten, das ist das Schlimmste.

Seitdem sind 6 Jahre ins Land gegangen und ich hätte nie gedacht, dass ich so etwas Schlimmes noch einmal erleben müsste. Mittlerweile habe ich eine kleine Tochter, sie heißt Shakira und ist 2 Jahre alt. Mein Mann und ich hatten uns erkundigt, wie wir unsere Familienplanung weitergestalten sollten, da Shakira hyperaktiv und nur schwer zu bändigen ist. Der Kinderarzt und der Psychologe meinten beide, dass es vielleicht das Beste wäre, wenn ein Geschwisterchen bald folgen würde. Dann würde sie vielleicht nicht noch mehr Kraft und Stärke an den Tag legen und wäre leichter zu händeln. Nach einigen Wochen hatten wir uns dann entschieden. Wir wollten ein weiteres Kind.

Im Juni 2003 wurde ich dann auch prompt schwanger und war total glücklich, dass es auf Anhieb geklappt hatte. Meine Schwangerschaften waren für mich in den ersten Monaten immer sehr schwer, da ich an Unterzuckerung leide. Schlimme Übelkeit und Brechanfälle verfolgen mich und alleine der Gedanke ans Essen ließ mich würgen. Alles ging bis Oktober ganz gut, aber dann fiel ich fast 3-mal einfach so in Ohnmacht. Meine Ärztin wies mich in die Klinik ein, um mich dort zu ernähren. Nach 2 Wochen war das Gröbste überstanden und ich durfte wieder heim.

Die weiteren Untersuchungen verliefen alle positiv und ohne jede Komplikation. Im Dezember wurde ich krank, aber wer wird das nicht? Ich hatte Husten, Schnupfen, Hals-, Kopf-, und Gliederschmerzen. Ich ging davon aus, dass ein Arzt bei einer Schwangeren mit einer Grippe ohnehin nicht viel machen kann und blieb einfach im Bett, trank viel heiße Zitrone und nahm Erkältungsbäder. Nach 3 Wochen war es dann endlich auch vorbei und ich war wieder gesund.

Alle Untersuchungen, die bis zum 11.02.04 folgten, waren unauffällig. Doch am 11.02.04 hatte ich einen Termin zum letzten Ultraschall und freute mich riesig, mein

Baby wieder zu sehen. Die Ärztin sah eine Komplikation. Sie meinte, dass sie eine Sache gerne in der Uni-Klinik Bonn abklären lassen würde. Ich sollte mir aber keine Sorgen machen, da ihr Schallgerät eventuell einen Schatten wirft. Sie sah, dass im Kopf hinter der Netzhaut eine Unstimmigkeit in der Menge der Wasseransammlungen war, die auf der einen Seite geringer schien als auf der anderen.

Ich bekam einen Termin für Freitag den 13.02.04. Dieser Tag sollte in einer Katastrophe enden. Wir mussten mit meiner Tochter, die schon richtig ungeduldig wurde, bis 14 Uhr warten. Als wir dann endlich an der Reihe waren und zum Ultraschall gingen, war ich noch guter Dinge. Die Ärztin, eine junge Frau, noch AIP (Ärztin im Praktikum) sprach erst eine Zeit lang mit uns und fragte, weshalb wir da seien. Dann machte sie die ersten Ultraschallmessungen und prüfte alles noch einmal nach. Zufrieden war sie noch nicht, das merkte man ihr an. Dann holte sie die Oberärztin, die uns in einen anderen Raum bat, in welchem es ein genaueres Ultraschallgerät gab. Noch dachte ich mir nichts dabei. Doch auch dort waren die Werte wohl unverändert, denn auch die Oberärztin schien nicht sonderlich zufrieden mit dem, was sie gemessen hatte. Sie fragten mich, ob es bei uns in der Familie einen Fall von Blutanämie gegeben hatte, was ich verneinte. Als ich dann fragte, was denn nicht stimme, erklärte sie mir, dass die wichtigen inneren Organe bei meinem Kind zu schnell durchblutet seien und das würde darauf hindeuten, dass das Kind an Blutarmut leiden und schwer krank sein könnte.

Nun machte ich mir dann doch Sorgen. Ich wurde zum CTG geschickt und nach einer 3/4 Stunde kam die Hebamme, schaute nur kurz auf das CTG und ging schweigend aus dem Raum. Keine 2 Minuten später stand sie mit einem Arzt wieder in der Türe und der meinte, dass ich mit dem CTG wieder nach unten zu den Ärzten müsste. Ich hatte langsam ein schlechtes Gefühl im Bauch und bekam eine Ahnung, dass ich die Klinik heute nicht mehr verlassen würde. Das bewahrheitete sich dann auch bald. Die Oberärztin rief noch 3 weitere Ärzte zusammen und ich wurde abermals in den Ultraschallraum geschickt, wo sich der Chefarzt das Baby ansah. Der konnte auch nichts anderes sagen. Die Oberärztin meinte dann, dass sie gerne eine Punktion der Nabelschnur machen würde, um dem Baby so Blut entnehmen und sehen zu können, was mit ihm nicht stimmte, da das CTG eindeutig „anämisch" sei.

Ich war nun nicht mehr so locker. Ich habe zwar eine Riesenangst vor Spritzen und Nadeln und dachte mir, die wollen mir durch den Bauch stechen, aber wenn es doch für mein Baby ist, dann mache ich es, wenn auch nur unter Beruhigungsmitteln. 30 Minuten später war es dann auch überstanden. Ich stand unter Valium und hatte nicht viel mitbekommen. Nach weiteren 5 Minuten kam dann das erste Ergebnis. Es stand fest, dass es meinem Baby nicht gut ging, denn sie hatte deutlich zu wenige rote Blutplättchen und noch viel weniger weiße Blutkörperchen.

Ich wollte wissen, was das bedeutete und natürlich auch, was man machen könnte. Die Ärztin sagte, dass sie das Blut soeben an das Notfall-Labor geschickt hätte und sie es jetzt auf Ringelröteln und Zytomegalie untersuchen lassen würde, denn diese Art der Blutarmut könne darauf hindeuten. Damit gab ich mich natürlich nicht zufrieden und hakte nach, was es bedeuten würde, wenn mein Baby eine dieser Krankheiten hätte. Sie sagte, Ringelröteln wären nicht so schlimm, da könnte man eine Bluttransfusion mit Fremdblut machen und dem Baby würde es dann wieder gut gehen. Bei Zytomegalie (CMV) hingegen müsste man damit rechnen, dass das Baby schwere Behinderungen davontragen könnte und im schlimmsten Fall sterben würde. Das war ein harter Schock für mich. Natürlich hoffte ich noch, dass sie sich irrten, aber tief im Inneren ahnte ich es schon - glaube ich .

Die Ärztin erklärte, dass dieses CMV-Virus eine sehr schwerwiegende Erkrankung hervorrufe, die schon jeder dritte Mensch einmal durchgemacht habe, ohne es auch nur zu ahnen. Doch wenn man dieses Virus in der Schwangerschaft bekäme, könnte dieser über den Mutterkuchen auf das Kind übertragen werden. Aber dieser Fall sei in der Klinik noch nie aufgetreten und auch noch nie in einer Akte niedergeschrieben worden. Also durfte ich wieder hoffen…

Etliche Male hatte ich nach dem Arzt gefragt, doch es wurde mir immer nur gesagt, er komme gleich. Das war morgens um 10 Uhr. Um 15 Uhr kam mein Mann mit unserer Tochter. Bis dahin war noch immer kein Arzt bei mir gewesen. So langsam wurde ich echt ungeduldig und ging wieder zu den Hebammen, um nach den Ergebnissen zu fragen. Diese sagten mir, dass der Arzt mit dem Chefarzt versuchte abzuklären, was zu tun sei, dieser aber frei hätte und zurzeit nicht erreichbar wäre. Es kam mir so vor, als sei es wichtiger, allen, nur nicht mir, der Mutter, das Ergebnis mitzuteilen. Ich sagte, dass ich ja nur wissen möchte, ob mein Baby dieses Virus hat oder nicht. Denn alles, was dann kommen würde, würde einen Schlag bedeuten und bis dahin hätte ich ja wenigstens Zeit, den ersten Schock zu verarbeiten.

Aber nichts geschah. Um 18 Uhr sagte ich zu meinem Mann, er solle nach Hause fahren, weil Shakira keine Lust mehr hatte still zu sitzen. Nun war ich wieder ganz alleine und wartete. Dann kam eine Hebamme und teilte mir mit, dass der Arzt gesagt hätte, er käme um 19 Uhr zu mir, um mit mir zu sprechen. Definitiv! Es wurde 19 Uhr und er kam nicht. Langsam staute sich in mir die Wut und ich wurde unausstehlich, glaube ich. Keiner kann nachempfinden, wie mir in diesem Moment zumute war. Ich wartete auf ein Ergebnis, welches über unser weiteres Leben entscheiden sollte. Da wir, wenn das Baby dieses Virus hätte, ja entscheiden müssten, ob wir unser Kind behalten könnten oder es in fremde Obhut geben müssten.

Weil Shakira durch ihre Hyperaktivität so schwer zu erziehen war, war eine Entscheidung sehr schwer geworden. Ich zweifelte daran, dass es klappen könnte, ein schwer pflegebedürftiges Kind und ein hochgradig hyperaktives zusammen unter einen Hut zu bekommen und beiden gerecht werden zu können.

Um 21 Uhr platzte mir dann der Kragen. Ich ging zur Hebamme, brach in Tränen aus und meinte, dass wenn nicht in 15 Minuten ein Arzt bei mir sei, um mir das Ergebnis mitzuteilen, würde ich diese Klinik verlassen und in eine andere gehen. Sie sagte, dass der Arzt um 20 Uhr da gewesen sei, aber der Kinderarzt keine Zeit gehabt hätte.

„Was interessiert mich Ihr dämlicher Kinderarzt? Ich möchte nur das Ergebnis aus dem Labor wissen. Hat mein Kind dieses Virus? Ja oder Nein? Der Rest interessiert mich jetzt nicht!"

Auf einmal, keine ganz 5 Minuten später, war der Arzt da. Er sagte, dass er mich zu einem Gespräch bitten möchte, woraufhin ich meinte, dass das auch Zeit würde. Ich glaube, er war sich dessen nicht bewusst, wie sehr er mich den ganzen Tag hatte leiden lassen. Er sagte: „Der Test ist positiv. Das Kind hat CMV (Zytomegalie)". Der Kinderarzt kam auch noch dazu. Ich saß auf meinem Stuhl und dachte, jetzt wollen sie mich foltern. Ich erfuhr, dass mein Kind einen Virus hatte, der im Mutterleib noch nicht behandelt worden war, und dass mein Baby durch die Blutarmut zusätzlich geschwächt sei. Sie erschlugen mich förmlich mit der Information, dass wenn sie mein Baby holen würden, die Wahrscheinlichkeit sehr hoch sei, dass es eine Lungenentzündung bekommen und zusätzlich noch Schaden nehmen könnte.

Eine weitere Möglichkeit, die auch nicht viel einfacher zu verkraften war, bestand darin, etwas zu versuchen. Es sollte sich um einen Test handeln, was bedeuten würde, dass ich über Infusionen das Medikament injiziert bekäme, welches sonst Erkrankte erhielten. Dieses Medikament habe aber schwerwiegende Nebenwirkungen. Es sei zwar ein Medikament, welches gegen diese Krankheit eingesetzt würde, aber da ich dieses Virus ja nicht hatte, sondern nur das Baby, hofften die Ärzte, dass dieses Medikament über den Mutterkuchen zum Kind gelangen könne, um ihm zu helfen, das Virus einzudämmen. So meinten die Ärzte, dass das Kind noch die Möglichkeit hätte zu reifen und sich zu stabilisieren, wenn der Test funktionieren sollte. Sollte das Medikament aber nicht wirken, hätte das Kind die Möglichkeit so zu sterben, ohne sich lange quälen zu müssen.

Jetzt war es vorbei ich konnte nicht mehr... Ich sagte, dass mir das alles zu viel sei und ich das nicht jetzt und vor allem nicht alleine, ohne meinen Mann, entscheiden könne und bat die Ärzte um ein weiteres Gespräch zusammen mit meinem Mann.

Der Termin wurde auf den nächsten Tag festgelegt. Ich hatte 2 Stunden die Möglichkeit, meinem Mann zu erklären, was mir die Ärzte erzählt hatten und wir waren uns dann einig, dass wir das Kind nicht quälen und auf Teufel komm raus am Leben halten wollten.

Unsere Entscheidung fiel auf die unsichere Therapie und ich hoffte, dass wenn der Versuch klappen sollte, dies anderen Eltern, die in dieser Situation stünden, das Loch, in welches man fällt etwas erleichtern könnte in dem die Therapie ja schon einmal positiv angewandt wurde. An diesem Abend lag ich lange wach und überlegte, ob es wirklich die beste Entscheidung war. Der nächste Tag kam schnell und ich wurde zum ersten Mal mit dem Medikament behandelt. Ich muss sagen, dass, außer einer unendlichen Müdigkeit, alle anderen Nebenwirkungen ausblieben.

Nach 4 Tagen bat ich dann, für ein paar Stunden nach Hause zu dürfen um etwas in meiner gewohnten Umgebung zu sein. Ich bekam die Erlaubnis. So nutzte ich die Zeit, um zu Hause im Internet nach Informationen über diese Krankheit zu suchen, um herauszufinden, ob es wirklich so selten war. Leider hatten die Ärzte recht und die Prognose war sehr schlecht für CMV-kranke Kinder. Ich fragte mich beim Durchlesen, was die Krankheit alles im Körper meines Babys kaputt gemacht hatte und wie es da noch leben konnte. Es musste ja schon sehr lange von dem Virus befallen gewesen sein.

Am Abend wurde in der Klinik ein CTG gemacht und ich war das erste Mal richtig erleichtert, als man sah, dass unser Baby zwar an Blutarmut litt, aber die Bewegungen deutlich sichtbar waren. Es wirkte lebendiger als in den vergangenen Tagen. Ich hoffte natürlich, dass diese positive Veränderung auf das Medikament zurückzuführen war, aber wie sich später herausstellen sollte, war dies ein echter Trugschluss. Am nächsten Morgen nach der Chefarztvisite sollte wieder ein CTG geschrieben werden. Aber nach der vergeblichen Suche der Herztöne wurde ich zum Ultraschall geschickt. Ich dachte mir nichts Schlimmes, doch es kam wieder wie ein Faustschlag in die Magengrube. Derselbe Arzt, der mich schon hatte so ewig auf das Ergebnis warten lassen, sagte mir: „Es ist genau das eingetreten, worauf wir sie hingewiesen haben. Sehen sie hier, und hier, und da, das sind Einlagerungen von Wasser. Das Herz, es steht still. Ihr Kind ist tot".

Einfach abgestorben? Ich hatte wirklich nicht das Gefühl, dass er hier von meinem kleinen Baby sprach, sondern von irgendeinem Tier. Ich war fertig. Am Vortag hatte ich das erste Mal wieder einen Funken Hoffnung und nun das. Ich brach in Tränen aus. Ich bat darum, dass jemand meinen Mann informierte, damit er kommen und mich unterstützen konnte. Als ich dann so in meinem Bett lag und überlegte, was mir gesagt worden war, fiel mir doch auf, dass mir das Baby vielleicht mit dem CTG vom Vorabend die Angst nehmen und mir damit sagen wollte, dass es so das Beste ist. Ich glaube fest daran, dass es die letzte Kraft war, die es in dieses CTG gesteckt hat um mich nicht ängstlich und unruhig verlassen zu müssen, sondern entspannt und voller Hoffnung.

Mein Mann und ich sprachen 2 Stunden miteinander und kamen dann zu der

Überzeugung, dass es, auch wenn es vielleicht schwer zu verstehen ist, die beste Lösung war und uns das Kind jede weitere Entscheidung abgenommen hatte. Jetzt war es auch einfacher, mich mit dem Gedanken zu befassen, das Baby auf natürlichem Wege tot zur Welt bringen.

Während dieser schweren Phase war kein Arzt für uns da, der uns beistand, sondern eine sehr nette Hebammenschülerin, die sich viel Mühe gab und mir Mut zusprach. Es war einfach erleichternd zu wissen, dass jemand für einen da ist. Ich werde ihr nie vergessen, was sie für mich getan hat.

Mein Mann brachte unsere Tochter Shakira zu ihrer Tante, um mich bei der Geburt zu unterstützen. Ich bekam ein wehenförderndes Mittel, welches sofort wirkte. Nach ca. 4 Stunden wurde ich in den Kreißsaal verlegt und bekam eine PDA, damit ich wenigstens ein bisschen ausruhen konnte. Weitere 4 Stunden später bekam ich Presswehen und um 1.22 Uhr war unser Engel, ein kleines Mädchen, die wir Shikiba nennen wollten, dann da. An ihr war alles dran und sie sah aus als würde sie schlafen und würde jeden Moment aufwachen. Ich ließ sie mir geben, damit ich sie ansehen konnte. Es ist doch wichtig zu wissen, in welcher Gestalt unser kleiner Engel uns verlässt, denn ich glaube an ein Leben danach und ich will sie ja dann auch erkennen können. Sie wurde angezogen und fotografiert, doch auf diesem Foto war sie kaum zu erkennen. Ich war sehr enttäuscht. Um 4 Uhr morgens wurde ich wieder in mein Zimmer gebracht. Total erschöpft und fertig schickte ich meinen Mann nach Hause, denn auch er war geschafft.

Am nächsten Tag schlief ich fast den ganzen Tag und am darauf folgenden Tag bekam ich Besuch von einer Frau der Diakonie, die mit mir ein Gespräch führte. Ich war total überfordert, als sie mich fragte, was wir denn mit dem Kind vorhätten und ob wir es beerdigen oder anonym bestatten lassen wollten. Ich sagte, dass ich es auf alle Fälle beerdigen lassen wollte, weil ich den Fehler mit der anonymen Bestattung schon einmal gemacht hatte. Sie bot mir an, uns mit der Abwicklung behilflich zu sein, wenn wir das wünschten. Ich war erleichtert, dass endlich jemand kam, der einem etwas von der ganzen Last abnahm.

Das Bestattungsinstitut rief mich am darauf folgenden Tag an und die Bestatterin teilte mir mit, dass sie alles Weitere übernehmen würden. Der Termin für die Beerdigung wurde auf den 26.02.2004 festgelegt und ich beschloss, Shikiba nicht einfach so gehen zu lassen. Ich wollte etwas von ihr als Erinnerung behalten und machte mit der Bestatterin aus, dass ich die Kleine waschen und anziehen dürfte, bevor sie meine Tochter abholen würden.

Dies tat ich auch. Ich hatte noch 2 weitere Stunden mit meinem Engel und konnte mit ihr sprechen und ihr sagen, dass ich sie nicht vergessen werde und dass ich ihr nicht böse war, dass sie uns verlassen hatte. Ich sagte ihr auch, dass ich Shakira später von ihr erzählen würde. Frisch gebadet und angezogen machte ich noch ein paar Bilder, um sie in bester Erinnerung zu behalten.

Für mich war es so wichtig, diese Zeit mit meiner Tochter verbracht zu haben. Ich weiß nicht, ob ich sonst schon jetzt in der Lage wäre, so offen über dieses Erlebnis zu sprechen oder zu schreiben.

Dieser Text wurde am Tage ihrer Beerdigung fertiggestellt und ich muss sagen, es tat echt gut und ich habe fast ein Gefühl der Erleichterung. Am Morgen der Beerdigung rief mich meine Frauenärztin an und erklärte ihr, was uns passiert war und wie sauer ich auch bin, dass man auf diese schwere Erkrankung noch nicht einmal hingewiesen würde. Denn dann hätte ich das Leid vorher beenden können, welches Shikiba so lange ertragen musste. Man wird auf Röteln getestet und auf Toxoplasmose, aber nach CMV fragt keiner und es weist auch niemand darauf hin. Sie versprach, dass sie das jetzt nach meinem Fall und meinen Erfahrungen ändern würde. Dies ist nur ein schwacher Trost, der mir Shikiba nicht zurückbringt, aber vielleicht kann dadurch anderen Schwangeren diese Erfahrung erspart bleiben.

Ich wünsche dieses Schicksal keinem.

*Vielleicht bedeutet Liebe auch lernen*
*jemanden gehen zu lassen*
*wissen, wann es Abschied nehmen heißt*
*nicht zulassen, dass unsere Gefühle*
*dem im Weg stehen*
*was am Ende wahrscheinlich*
*besser ist für die, die wir lieben.*

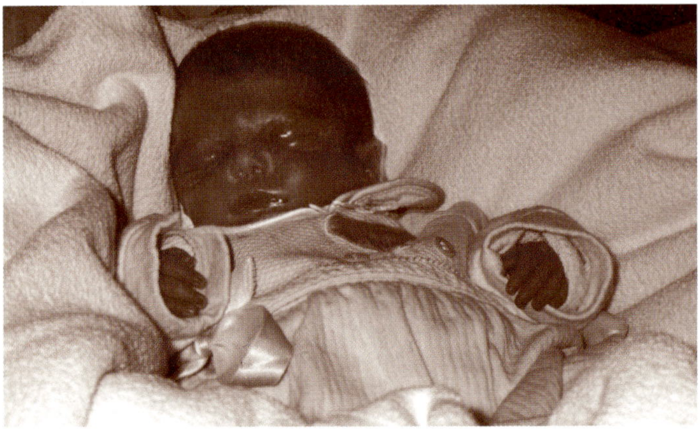

## Heike

## Marlene

Es war früh morgens, am 11. Januar 2003, als auf dem Schwangerschaftstest zwei rote Linien zu sehen waren. Ich war überglücklich, lief ins Schlafzimmer, wo mein Mann Jürgen noch schlief, und führte dort so lange einen Freudentanz auf, bis er begriff, was los war! Wir waren beide sehr glücklich, schließlich hatte ich schon vor einem halben Jahr die Pille abgesetzt. Es war einer der schönsten Tage in meinem Leben. Als mir ein paar Tage später mein Frauenarzt das Ergebnis bestätigte, war das Glück perfekt. Eigentlich wollten wir jetzt erst mal 12 Wochen abwarten bevor wir es allen erzählten. Aber schon Ende Januar konnten wir es dann doch nicht mehr aushalten und verkündeten stolz, dass wir Mama und Papa würden. Zuerst natürlich meinen Eltern, die sich sehr auf ihr erstes Enkelkind freuten. Meine Schwester Andrea und ihr Freund Markus waren dann gleich als nächstes dran. Natürlich freuten sie sich sehr für uns.

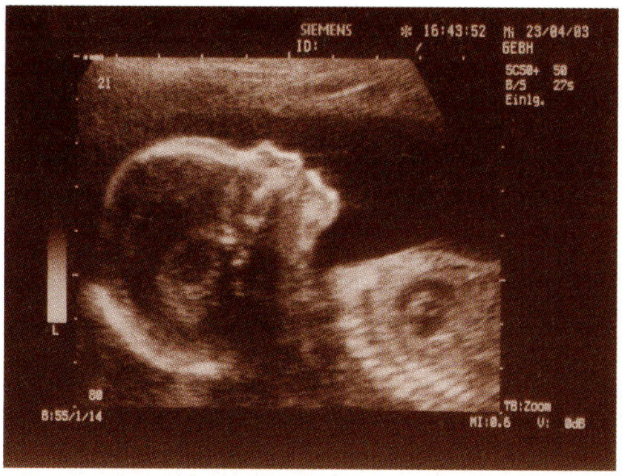


Von diesem Tag an ging alles eigentlich nur noch um das Baby. Es wurde so freudig erwartet! Meine Arbeitskollegin erwartete auch ein Kind, es sollte nur 4 Wochen früher zur Welt kommen. Das Beste aber war, dass meine Schwester schon bald auch in „anderen Umständen" war. Etwas Schöneres hätte ich mir nicht vorstellen können. Wir gingen zusammen shoppen für unsere Zwerge und schmiedeten dabei die tollsten Zukunftspläne. Wir waren sogar zusammen mit meiner Arbeitskollegin in der Schwangeren-Wassergymnastik-Gruppe. Opa sah sich in Gedanken schon die zwei Kinderwägen schieben und wir suchten uns schon die Namen aus:

Marlene für unsere Tochter und Jonas für den Sohn meiner Schwester. Und dann, als ich in der 33. Schwangerschaftswoche war, bewegte sich mein Baby nicht mehr.

Zuerst dachte ich mir nichts dabei. Ich dachte mir, dass Marlene einfach nicht mehr soviel Platz hatte und sich deshalb nicht mehr bewegte. Ein, zwei oder auch drei Tage vergingen, es war schon komisch, aber ich hatte keine Angst. Ich hätte nie gedacht, dass etwas nicht stimmte. Letzte Woche beim Frauenarzt war ja noch alles bestens! Nur auf Drängen von Andrea fuhr ich mit meinem Mann ins Krankenhaus. Vor der Türe hatte ich sogar noch die unmöglichsten Gedanken. Die werden sich denken, ich bin übervorsichtig! Muss die gleich ins Krankenhaus kommen?

Für diese Gedanken schäme ich mich heute sehr. Die Hebamme im Krankenhaus war sehr nett, ich schilderte ihr die Situation. Sofort schloss sie mich ans CTG an: „Deine Kleine versteckt sich aber gut!" sagte sie. Doch je länger sie es versuchte, umso deutlicher wurde uns allen die Situation. Keiner sagte etwas, aber ich wusste, dass etwas nicht stimmte! Die Hebamme schickte Jürgen und mich mit einer Ärztin zum Ultraschall. Ich hatte so unsagbare Angst. Die Ärztin sah sehr lange auf den Bildschirm und schwieg. Es war sehr still. Nach einer Weile drehte sie den Kopf zur Seite und sagte: „Ich kann keine Herzaktion erkennen".

„Ist mein Baby tot?" fragte ich. Sie nickte.

Ich weiß gar nicht mehr, was dann passierte. Ich schrie und weinte und war wie in Trance. Jürgen versuchte mich zu halten. Die Ärztin meinte, sie wolle noch eine zweite Meinung einholen. Bis dieser Arzt käme, könne es aber dauern. Die nächsten zwei Stunden waren wir allein auf einem Stationszimmer. Ich redete mir ein, dass dieser Arzt etwas anderes sagen würde.

„Ihr Baby ist nicht tot, wir haben uns geirrt" und „alles ist gut!".

Jürgen versuchte, mir meine Illusion zu nehmen. Es waren Stunden der Angst. Wir waren so allein. Jürgen saß auf dem Balkon und starrte nur vor sich hin. Dann kam der Arzt, doch auch er konnte uns nicht helfen. Er sagte zu mir: „Ihr Kind ist tot, wir werden noch heute Nacht die Wehen einleiten". Ich war voller Angst, Hass und Wut! Warum schneiden sie mir nicht einfach den Bauch auf, dachte ich. Warum soll ich jetzt auch noch die Geburt durchmachen? Für mich und Jürgen war es unverständlich. Am Abend besuchten uns noch Markus und Andrea. Wir weinten zusammen. Später bekam ich dann das erste Zäpfchen. Morgens um eins hatte ich von den Zäpfchen so starke Bauchschmerzen, dass ich in den Kreißsaal gebracht wurde. In mich wurden so viele Medikamente reingestopft, ich weiss gar nicht mehr genau, was alles. Eine PDA, die ständig nachgespritzt wurde, der Wehentropf, Mittel gegen Übelkeit, verschiedene Spritzen gegen die Schmerzen, da die PDA sehr einseitig wirkte. Ständig musste ich mich übergeben. Als mich meine Eltern besuchten, bekam ich auch noch Fieber. Jürgen war die meiste Zeit über bei mir, sogar ein Bett hat man ihm neben meines gestellt. Zum Schluss kam dann auch noch Andrea.

Ich konnte nicht mehr, es war die Hölle.

Es war inzwischen Sonntag, der 27. Juli. Um 13.00 Uhr, nach 36 Stunden war es dann soweit. Marlene, meine kleine süße Maus war da! Sie lag da, so friedlich - als würde sie schlafen. Die Hebammen machten Abdrücke der kleinen Füßchen und wogen sie. Marlene wog 1750 g und war 44 cm groß. Es war so komisch für mich, ich dachte, jetzt wird sie mir jeden Moment auf den Bauch gelegt, sie lebt. Aber nein, ich wurde sofort in den OP geschoben, da meine Plazenta sich nicht gelöst hatte. Sie wurde operativ geholt.

Von diesem Augeblick musste ich einfach damit klarkommen, dass man nach Monaten voller Vorfreude und Glück auf einmal nichts mehr davon hat. Wir durften Marlene zwar noch am nächsten Tag sehen und auch halten, jedoch hieß es auch Abschied nehmen und zwar für immer! Wir hätten sie so gerne bei uns gehabt! Wir haben Marlene gleich zur Obduktion freigegeben. Schließlich wollten wir wissen, warum sie nicht leben durfte. Es kam nichts heraus, sie war gesund, hatte keinerlei Missbildungen. Bei der Plazenta hat man allerdings viele kleine Infarkte gefunden. Sozusagen eine Verstopfung der Blutgefäße. Marlene wurde nicht mehr ausreichend versorgt und ihr Herz hörte plötzlich auf zu schlagen. Bei den Genuntersuchungen ist nichts festgestellt worden. Deswegen gibt es für uns wenigstens die Hoffnung, eines Tages ein gesundes Baby haben zu dürfen. Ein kleiner Lichtblick.

Das alles ist jetzt knapp 3 Monate her, ich bin sehr froh, dass es mir zumindest körperlich schnell wieder gut ging. Mir fiel es schwer, meine Geschichte immer und immer wieder zu erzählen, aber im Nachhinein hat mir das sehr geholfen. Man darf die Trauer, den Frust, die Angst nicht in sich hineinfressen. Ich habe mir Vorwürfe gemacht und mich gefragt, ob ich denn alles richtig gemacht habe. Auch der Neid auf andere Mütter war da. Dann denke ich, dass alles einfach zu perfekt gewesen wäre, jemand hatte es uns einfach nicht gegönnt.

Ohne meinen Jürgen, meine Familie und vor allem meiner Schwester hätte ich es nicht geschafft. Leider gab es für sie nichts Unpassenderes als gerade jetzt selbst schwanger zu sein. Doch inzwischen ist Jonas da, gesund und munter. Warum seine Cousine Marlene nicht bei uns sein darf, werden wir wohl nie erfahren. Heute geht es mir ganz gut, jedenfalls bemühe ich mich, mein Leben nicht wegzuwerfen.

Ich schöpfe neue Hoffnung, auch ich werde eines Tages ein gesundes Kind zur Welt bringen dürfen. Die Hoffnung darf man niemals aufgeben! Für eine Folgeschwangerschaft hat man mir geraten, Aspirin 100 einzunehmen. Dies soll das Blut verdünnen.

Ich besuche unsere kleine Maus jeden Tag auf dem Friedhof – ich habe sie sehr lieb!

*Für meinen lieben Engel Marlene,*

*Deine Mama*

Meine Schwester Andrea hat auf Marlenes Beerdigung eine wunderschöne Rede vorgetragen. Ich möchte sie gerne beilegen. Ich danke ihr sehr dafür.

*Liebe Marlene,*
*wir haben uns so auf dich gefreut.*
*Du warst noch gar nicht richtig bei uns*
*Und schon müssen wir wieder Abschied nehmen von dir.*
*Es ist so unsagbar traurig, dass wir dich nicht kennen lernen durften.*
*Wir hätten uns so gerne um dich gekümmert, mit dir gespielt, mit dir gelacht;*
*Doch wir wissen liebe Marlene, da wo du jetzt bist,*
*wirst du stets von guten Mächten behütet sein.*

*Wir werden uns noch ganz oft fragen – Warum?*
*doch die Antwort wird uns verborgen bleiben.*
*Unser einziger Trost ist, dass du von Anfang an ein kleines Engelchen sein darfst.*

*Tot ist, wer vergessen ist.*
*In unseren Herzen aber, wird es dich immer geben.*
*Vor allem in den Herzen deiner Eltern.*
*Deshalb werden wir gemeinsam den Schmerz und das Gefühl der Trauer besiegen.*

*Für unsere gemeinsame Zukunft bleiben uns Glaube, Hoffnung und Liebe,*
*diese Drei, aber die Liebe ist die größte unter ihnen.*

*Lieber Gott,*
*wir bitten dich für die kleine Marlene:*
*Nimm sie auf zu dir in den Himmel und in deinem Herzen.*
*Lass sie da wo sie jetzt ist, glücklich und zufrieden sein.*
*Behüte und beschütze Sie für alle Zeit, so wie wir es gerne getan hätten.*

*Und wir bitten dich für Heike und Jürgen:*
*Gib du ihnen die Kraft und die Liebe, diesen Schicksalsschlag gemeinsam zu bewältigen.*
*Lass uns, ihre Angehörigen, eine Hilfe für die Beiden sein und merken,*
*wenn sie uns brauchen.*
*Lass sie am Ende ihrer Trauer ein Licht am Horizont erkennen und ihren Weg*
*ins Leben zurückfinden.*

*AMEN*

## Irina

### So nah und doch so weit weg

Mein Name ist Irina. Ich bin 29 Jahre jung und seit fast einem Jahr verheiratet. Letztes Jahr, im Sommer 2003 verloren wir unsere kleine Tochter. Ich möchte euch von meinen Erlebnissen in dieser Zeit und der Zeit danach berichten.

Es war im Februar 2003. Jens, mein jetziger Ehemann, und ich spazierten durch den Schnee in der Heide und überlegten, ob es nicht möglich wäre, dass ich schwanger bin. Ich war doch schon ein paar Tage über den Termin hinaus, an dem ich eigentlich meine Periode hätte bekommen sollen. Je länger ich darüber nachdachte, umso sicherer wurde ich mir, dass es wirklich so war und so beschlossen wir, dass ich gleich am folgenden Tag zum Arzt gehen würde, um einen Test zu machen. Am Morgen des 3. Februar marschierte ich also zu einer Frauenärztin. Ich wohnte noch nicht lange in Celle und musste mir infolgedessen erst mal eine Ärztin suchen. Die Nächstbeste sollte es sein, denn ich wollte so schnell wie möglich das Ergebnis wissen. Diese Ärztin machte Ultraschall und da sah man es eindeutig: Die kleine schwarze Blase, mit einem kleinen weißen Pünktchen darin, 5. Schwangerschaftswoche. Ich freute mich und war völlig aus dem Häuschen. Sofort rannte ich in die Stadt, besorgte eine Tafel Schokolade und im Buchhandel das Buch „Der Mann in anderen Umständen". Ich wollte meinem Mann trotz Vorahnung eine schöne Überraschung bereiten, in Form einer Lektüre, Schokolade als Nervennahrung und dem Ultraschallbild als Beweismaterial. Wie schon erwartet, freute er sich tierisch, als er all diese Dinge auf dem Tisch an seinem Platz liegen sah. Mit Tränen in den Augen und voller Spannung freuten wir uns auf das, was in den kommenden 9 Monaten folgen sollte.

Die ersten 5 Monate verstrichen und ich erlebte einiges, was eine Schwangerschaft mit sich bringen kann. Aber es ging mir stets gut. Als gelernte Heilerziehungspflegerin hatte ich die letzten zwei Jahre in einer Sonderschule für schwerstbehinderte Kinder gearbeitet. Ich hatte in meinem neuen Wohnort noch keinen Job in diesem Bereich gefunden und konzentrierte mich somit voll auf die Schwangerschaft, ging viel schwimmen und träumte von einer Zeit mit unserem kleinen Baby, wie es aussehen würde, wie wir im Sommer darauf mit ihm am Ostseestrand sitzen würden – wie schön einfach alles sein würde als kleine Familie.

Jede Untersuchung notierte ich in unserem Kalender in der Küche. Man konnte alles nachlesen, z. B. wie der kleine Prömmel (wir nannten ihn so, weil der Zwerg auf dem ersten Ultraschallbild aussah, wie eine kleine prömmelige Bohne) wuchs, wie groß er schon war, wie er strampelte und das kleine Herzchen schlug. Am 9. Mai

2003 konnte ich den ersten Stups im Bauch fühlen und auch dieses Ereignis wurde sorgfältig notiert, damit wir unserem Kind später seine Entwicklung detailliert schildern konnten.

Niemand von uns machte sich zu diesem Zeitpunkt Gedanken darüber, dass irgendetwas nicht stimmen könnte. Wir hatten eigentlich alle Untersuchungen durchführen lassen, die angeboten wurden, wenn in der Vorsorge nicht etwas Außergewöhnliches entdeckt wurde: den Triple-Test, Messung der Nackenfaltentransparenz, Spina Bifida konnte ausgeschlossen werden. Da meine schwerstmehrfach behinderte Schwester an einer seltenen Erberkrankung leidet, haben wir vor der Schwangerschaft auch noch unser Blut zur Uniklinik geschickt, um dort eine humangenetische Untersuchung machen zu lassen. Alles war in Ordnung und wir waren uns ziemlich sicher, dass nichts mehr schief gehen konnte. So schlummerte unser kleines Kind weiterhin fröhlich in der Fruchtblase und wir beobachteten es voller Stolz.

In der 20. Woche ließen wir bei meiner Frauenärztin ein Ultraschallvideo von unserem Prömmel drehen. Das Geschlecht wussten wir bis dato noch nicht. Wir waren sehr gespannt darauf. In dem Video war allerdings „Schlafstunde" angesagt. Wir haben am Bauch gerüttelt, aber das interessierte Prömmel herzlich wenig. Zwischendurch kam mal eine Hand hoch, oder die Knie wurden angezogen. Alles halb so wild, dachten wir. Das Herzchen schlug und die sanften Bewegungen waren der Beweis für uns, dass es unserem Baby gut ging. Alles verlief gut und in der Zwischenzeit bekam ich von meinem Freund auch noch einen Heiratsantrag, weil wir so glücklich waren und damit „alles seine Richtigkeit hatte". Den Job hatte ich sowieso schon abgeschrieben. Ich dachte nur noch an unser Kind und ein schönes Leben zu dritt.

Mitte Mai schaute meine Frauenärztin den Prömmel auf dem Ultraschall an und vermaß ihn. Wir stellten mit Verwunderung fest, dass wir uns mit dem Geburtstermin vertan hatten, da das Kind noch kleiner war, als es eigentlich jetzt schon hätte sein müssen. Na ja, dann sollte der Geburtstermin eben zwei Wochen später sein als zuvor angenommen, also Mitte Oktober. Das sollte uns egal sein. Sie schlug uns vor, profilaktisch zu einem tollen Ultraschallspezialisten nach Hannover zu fahren, der klasse Ultraschallbilder machen könne und dabei auch sicherlich das Geschlecht unseres Prömmels feststellen könne. Wir waren immer scharf auf Bilder von unserem Sprössling und dachten uns, eine zusätzliche Untersuchung per Ultraschall könne nicht schaden. Wir waren immer darauf bedacht, alles für ein gesundes Baby zu tun (ich hatte Angst, dass es uns so gehen könnte wie meinen Eltern. Eine meiner beiden Schwestern war bereits an der schweren Erkrankung MPS (Mucopolysaccharidose) verstorben).

Am 10. Juni, elf Tage vor unserer Hochzeit, für ich nach Hannover zu dem Ultraschallspezialisten, damit wir tolle Bilder und endlich Gewissheit über das Geschlecht von unserem Prömmel hatten. Auf der Autofahrt dorthin musste ich die ganze Zeit an die vielen schönen Namen denken, die wir bereits gefunden hatten und wie wir uns heute entscheiden würden, wenn das Geschlecht feststand. Lächelnd und bei strahlendem Sonnenschein begab ich mich zur Praxis.

Ich lag auf der Liege und der Professor sah sich alles genau an. Er murmelte immer „hmm, ja, das ist in Ordnung, das ist in Ordnung, etc., etc..." Ich verfolgte auf dem Monitor stolz jedes Körperteil unseres kleinen Wunders. Dann warf er noch einmal einen Blick auf das Köpfchen. „Dort sind zwei Zysten im Kopf! Das ist nicht in Ordnung." Mir wurde heiß und kalt. Was meint er, was bedeutet das? Ich fühlte mich wie in einem Strudel. Alle Gedanken liefen durcheinander: Ist es krank, was ist mit der Erbkrankheit meiner Geschwister, was ist los, was passiert jetzt?

Ich musste gleich weinen vor lauter Angst. Ich war doch nicht dorthin gefahren, um nun diese Nachricht zu bekommen. Irgendwie kam der Professor mir plötzlich so gefühlskalt vor. In einem barschen Ton sagte er mir: „Ich solle mal ganz ruhig bleiben und mich hinsetzen". Von jetzt auf gleich war die Welt plötzlich nicht mehr in Ordnung? Mir ging diese Aussage von ihm „nicht in Ordnung" nicht in den Kopf hinein. Sie wiederholte sich immer nur. Ich konnte kaum zuhören, als er mir erklärte, dass er lieber eine Fruchtwasseruntersuchung machen möchte. Oh Gott, ich hatte schon immer Angst vor Spritzen und dann auch noch die Angst, dass dann die Wahrheit ans Tageslicht kommen könnte ... Was war mit meinem Prömmel? Ich bekam gleich einen Wisch in die Hand gedrückt und sollte diesen durchlesen und unterschreiben. Ich hatte das Gefühl, gar nichts mehr zu können.

Ich wollte nur noch Jens sehen und sprechen und rief ihn völlig fertig auf seiner Arbeitstelle an. Er kam sofort. D. h. es dauerte eine Stunde, da er von sehr weit her kommen musste. In der Zeit ließ man mich alleine in einer einsamen Ecke sitzen. Die Zeit verging gar nicht. Ich wünschte mich in eine andere Zeit, eine Zeit, in der alles in Ordnung war mit meinem Mann und mir schon zu dritt, mit einem kleinen gesunden Baby. Ich rief auch noch meine Mutter an. Sie versuchte mich zu beruhigen und mir die Angst zu nehmen, aber ich hörte auch in ihrer Stimme sehr viel Angst und Unsicherheit. Wir wussten alle nicht, was uns in den nächsten Stunden noch erwarten würde. Mein Kopf war innen nur noch ganz stumpf, ich konnte nicht mehr klar denken und meine Gedanken waren nur noch zäh, wie Kaugummi. Ich fühlte mich ohnmächtig.

Ich empfing meinen Mann auf der Straße. Ich heulte wie ein Schlosshund und auch er war fertig, versuchte, aber ruhig zu bleiben, um mir damit etwas die Angst zu nehmen. Sofort ließen wir die Fruchtwasseruntersuchung machen. Wir mussten einfach wissen, dass unser Baby gesund war und dass wir uns weiterhin auf unser Kind freuen konnten. Außerdem wollten wir doch auch noch heiraten in der folgenden Woche. Die Punktion überstand ich sehr gut.

Nachdem ich eine halbe Stunde nach der Fruchtwasserentnahme gelegen hatte, fuhren wir ganz langsam nach Hause. Ich war wie in Trance, konnte nicht glauben, dass etwas nicht in Ordnung war. Ich war doch so glücklich zu dem Ultraschallspezialisten gefahren und nun fuhr ich tieftraurig wieder nach Hause, obwohl ich Jens nun eigentlich freudestrahlend berichten wollte, ob es ein Junge oder ein Mädel werden würde. Das konnte alles nicht wahr sein! Ich fühlte mich wie in einem schlechten Film.

Jetzt hieß es auf das Ergebnis zu warten. Der Tag lief im Schneckentempo an uns vorbei. Das Ergebnis des Schnelltests, des so genannten „FISH - Tests" bekamen wir gleich einen Tag später. Trisomie 21 konnte ausgeschlossen werden, hieß es. Wie erleichtert waren wir alle. Unsere Familien natürlich auch. Eine Woche später sollten dann die übrigen Ergebnisse folgen. Wir informierten uns zwischenzeitlich im Internet, was diese Zysten zu bedeuten hätten und außerdem öffneten wir den Brief, der für meine Frauenärztin bestimmt war. Was es alles dort zu lesen gab: Trisomie 21, 18, 13, Begriffe und Beschreibungen , die ein normaler Mensch, der sich mit der Materie nicht befasst hatte, gar nicht verstehen konnte. Ich dachte nur, dass es gar nicht sein kann, dass unser Kind krank ist, nachdem ich in meiner Familie schon so viel Schmerz und auch den Tod miterleben musste. Aber irgendwie verfügt man dann über ein ganz bestimmtes Gefühl, welches einem sagt, dass leider Gottes doch etwas nicht in Ordnung ist. Man ahnt etwas Schlimmes aber möchte es nicht wahr haben. Die nächsten Tage waren entsetzlich lang. Gnadenlos langsam verging jede einzelne Stunde, Minute, Sekunde. Ich glaube, ich verbrachte die Zeit mit Hochzeitsvorbereitungen, den letzten Einkäufen, Deko organisieren, bloß irgendetwas tun, damit man sich den Kopf nicht noch mehr zerbricht. Irgendwie kommt mir im nachhinein die Zeit vor wie in einen Schleier gehüllt, schemenhaft zu erkennen, aber nicht völlig klar.

So heirateten wir samstags, den 21. Juni 2003 standesamtlich in unserer Heimat, feierten mit unserer Familie im kleinen Kreis und grillten dann noch mit allen Freunden später bei meinen Eltern im Garten. Es war ein schönes Fest. Aber in meinem Kopf nahmen andere Gedanken Platz, nicht diese, die man eigentlich am Tage der Hochzeit haben sollte, sondern starke Angstgefühle. Noch fast zwei Tage. Dann sollten wir das Ergebnis der Fruchtwasseruntersuchung im Labor in Hannover hinterfragen können.

Am Montag, um acht Uhr rief ich gleich in Hannover im Labor an. Der Arzt druckste herum, wir sollten erst mal vorbeikommen und faselte irgendetwas von der Trisomie 18. Da war mir gleich alles klar. Ich gab meinem Mann den Hörer. Er sprach weiter mit dem Doktor. Ich dachte nur, ich drehe durch. Der Boden wurde mir unter den Füßen weggezogen. Nein, es war nicht möglich, nicht wir, nicht unser Baby. Es kann nicht sein. Ich heulte ohne Ende, dachte, ich drehe durch, dachte gar nicht mehr, verlor den Verstand, meine Nerven drehten durch, es war der absolute Horror, ein Gefühl, welches ich meinem ärgsten Feind nicht wünschen würde. Mein Mann und ich lagen uns nur noch in den Armen und mitten unter uns, unser kleines Baby, von dem wir nun wussten, dass es ein kleines Mädchen war, schwer krank …

Meine Mutter rief sofort unseren Hausarzt an. Es dauerte keine zwei Minuten, da war er da und gab mir erst mal starke Beruhigungsmittel. Mein Vater kam auch sofort von seiner Arbeit. Völlig fertig standen wir zusammen. Auch die Eltern meines Mannes kamen zu uns gefahren. Sie brachten uns noch am gleichen Tag zu meiner Frauenärztin nach Celle. Wir waren nicht in der Lage zu fahren.

Meine Ärztin hatte uns am Freitag vor der Hochzeit nicht mehr erreichen können. Zum Glück. Sie kannte zu dem Zeitpunkt schon das Ergebnis der Fruchtwasseruntersuchung, wie sie uns dann bestätigte. Jens und ich saßen vor ihr, und ich war nur am Weinen. Auch sie hatte Tränen in den Augen und versuchte uns rücksichtsvoll zu erklären, wie es um Emma stand und was für Möglichkeiten wir nun hatten. Emma Maarit. So sollte unsere erste Tochter heißen.

Von einem sehr guten Kinderarzt aus der Kinderklinik, in der meine Schwester häufig lag, wussten wir bereits, dass unser Kind kaum eine Überlebenschance haben würde. Meine Mutter hatte ihn gleich, nachdem wir telefonisch von Emmas schwerer Erkrankung erfahren hatten, um Rat gefragt. Er riet ganz klar zu einem Schwangerschaftsabbruch, da er doch genug Fälle mit einer Trisomie 18 kannte. Auch meine Frauenärztin legte uns diese Möglichkeit nahe und sie erläuterte uns ganz lieb und einfühlsam, was im Krankenhaus bei einem indizierten Schwangerschaftsabbruch passieren würde. Mein Mann und ich sagten ihr gleich, dass wir einen Abbruch der Schwangerschaft für das einzig Richtige halten würden. Leider erfuhr ich dann, dass ein Kaiserschnitt in dieser Situation nicht sinnvoll wäre. Das Risiko einer Verletzung wäre hierbei zu groß und bedeutete eventuell, dass folgende Schwangerschaften mit Komplikationen einhergehen könnten. Immer wieder sagte ich, was für eine unglaubliche Angst ich hätte. Niemals würde ich das ertragen. Wenn ich mir alles hätte vorstellen können, nur nicht, dass mein krankes, vielleicht bereits verstorbenes Baby normal auf die Welt kommt und ich dieses miterleben sollte. Ich wollte auf keinen Fall irgendwelche Schmerzen spüren. Sie musste mir versprechen, dass ich mit schmerzstillenden Medikamenten nur so „vollgepumpt“ werden würde.

Ich weiß nicht. Mir wurde klar, was meine Eltern erlebt hatten. Sie haben eine schwerstbehinderte Tochter im Alter von 19 Jahren verloren und nun eine Tochter mit der gleiche Erkrankung. Das wollte ich nicht erleben, auch wenn viele sagen, dass eine Abtreibung ethisch nicht vertretbar sei. Ich weiß, was es bedeutet, mit einem behinderten Kind in der Familie aufzuwachsen und wie sehr ein Kind leiden kann, wenn es eine so schwere Behinderung hat, wie meine Schwestern. Was an Lebensqualität sowohl für das Kind, als auch für die Eltern verloren geht. Kein Mensch kann sich ein Urteil darüber erlauben, wenn er es nicht selbst am eigenen Leibe erfahren hat. So ein Leben wollte ich für mein Kind nicht. Es sollte sich nicht quälen und einen Großteil seines kleinen Lebens im Krankenhaus verbringen oder ewig viele Operationen über sich ergehen lassen müssen. Wir wussten, was diese Trisomie 18 bedeutete: Ein Kind mit schwersten Behinderungen, starken Organschäden, deformierten Knochen, schweren Herzfehlern, vielleicht sollte es nicht mal lebend auf unsere Welt kommen, weil eine Geburt zu viel Stress für das kranke kleine Herz bedeutete. Unsere Entscheidung stand fest, wobei ich sagen muss, dass alles ziemlich schnell ging. Im Nachhinein bin ich froh, dass ich nicht noch eine Woche Zeit zum Nachdenken hatte. Wer weiß, wie wir uns dann entschieden hätten.

Gleich am nächsten Tag kamen wir ins Uniklinikum Hannover. Fast drei Stunden verbrachten wir auf einem kahlen Flur und warteten darauf, dass ich endlich zu dem Humangenetiker zur Untersuchung gehen konnte. Emma lag in meinem Bauch und strampelte vor sich hin. Das machte mich wahnsinnig. Ich spürte meine Liebstes in mir und wusste gleichzeitig, dass es keine Chance auf Leben haben würde, obwohl es in diesem Moment so lebendig wirkte. Es war wie im Horrorfilm. Ich bat Emma darum, mich mit ihren Tritten zu verschonen und machte mir später fürchterliche Vorwürfe, dass ich dieses von ihr verlangt hatte. Woher sollte sie wissen, was in mir vorging. Als ich endlich den Untersuchungsraum betreten durfte, erwartete uns ein sehr netter Mann, der aber nicht gerade allzu viel Zeit für uns hatte. Er schaute sich Emma noch einmal genau an und vergaß zu Beginn des Ultraschalls dummerweise, den Ton auszuschalten. Ein letztes Mal sollten Jens und ich ihren Herzschlag hören.

Unser Kind hatte tatsächlich alle schweren Behinderungen, die man bei einer Trisomie 18 nur haben kann, allem voran einen ganz schweren Herzfehler. Laut Aussage des anwesenden Kinderarztes, würde Emma vermutlich nicht lebendig auf die Welt kommen, da der Herzfehler zu schwerwiegend war, als dass das Herz diesen Stress würde durchstehen können. Zufällig bekam ich auf der Untersuchungsliege mit, dass ein Fetuizid angedacht war, d. h., man hätte in die Nabelschnur einfach eine Lösung injiziert und Emma wäre schon in meinem Bauch gestorben. Durch meine vorherigen Nachforschungen im Internet wusste ich, was das Wort Fetuizid bedeutete. Als ich den Humangenetiker dies bei einem Telefongespräch sagen hörte, musste ich mich erst noch mal bei ihm vergewissern, ob ich wirklich richtig verstanden hatte und ob wir damit gemeint gewesen wären. Ich hatte richtig verstanden. Zum Glück. Denn Emma war unser Baby und sie sollte bestimmt keine tödliche Injektion von uns bekommen. Wenn sie nach der Geburt lebte, dann sollte es so sein. Insgeheim hofften wir beide, mein Mann und ich, dass es nicht so war. Ich hatte eine so entsetzliche Angst.

Nach der Aufnahme und einem letzten Ultraschall von unserem Prömmel mussten wir uns auf die Station begeben. Ich bekam gleich ein Einzelzimmer zugewiesen und es war sofort klar, dass Jens Tag und Nacht bei mir bleiben durfte. Der Doktor war sehr nett und auch die Schwestern kümmerten sich sofort sehr lieb um uns. Die Gesichter habe ich noch genau vor Augen und werde sie wohl auch nie vergessen.

Nachdem ich gegen 15 Uhr die Medikamente bekommen hatte, welche die Wehen in Gang bringen sollten, dauerte es genau 59 Stunden bis zur Geburt unserer kleinen Emma. Bis dahin sollte ich allerdings noch viel Leid erfahren. Bedauerlicherweise trifft man nicht immer auf so liebe Menschen wie meinen Arzt, der mich betreute, die Schwestern und den Zivi.

So kam eines Nachts ein südamerikanischer Arzt, um mich zu untersuchen. So etwas Brutales hatte ich in meinem Leben noch nicht erlebt. Er behandelte mich wie eine Puppe, wie einen Menschen ohne Gefühle. Ich jammerte und weinte bei der Untersuchung. Es tat nur noch alles weh und schmerzte. Dieses Monster von Mensch sagte gar nichts und ging nur grob seiner Arbeit nach. Ich dachte, der Schmerz zerreißt mich. Die Schwester bestätigte nachher bei der Übergabe, wie erbarmungslos mich dieser Arzt behandelt hatte, ohne jegliches Verständnis und Einfühlungsvermögen. Dann, als mein Mann nachts ein eigenes Bett in mein Zimmer bekommen sollte, musste ich kurz auf den Flur der Station gefahren werden. Gerade in diesem Moment, schob eine Mutter ihr Neugeborenes aus dem Zimmer heraus und ich blickte den beiden heulend nach. Die Nachtschwester tröstete mich und sagte, dass ich bestimmt auch bald ein gesundes Baby haben würde. Wie schrecklich konnte das Leben doch sein! Andere erfreuten sich an ihren geborenen Kindern und ich wusste, dass ich niemals so glücklich über diesen Flur fahren würde. Die Wehen wurden von Tag zu Tag schlimmer. Ich bekam permanent Schmerzmittel, die erst immer mitten in der Nacht anfingen zu wirken und bis zum nächsten Morgen anhielten, und ich das nächste Zäpfchen bekam. Mein Mann hatte glücklicherweise frei bekommen und war stets bei mir. Mittags schickte ich ihn immer nach Hause, damit er Zeit hatte, durchzuatmen. Auch für ihn war alles noch mehr als schwierig.

Am Donnerstagmittag ging es dann richtig los und ich konnte Jens unter starken Schmerzen gerade noch anrufen und ihm sagen, dass ich nun in den Kreißsaal kommen würde. Zum Glück war er schon auf dem Weg und ziemlich schnell bei mir. Im Kreißsaal bekam ich Schmerzmittel über einen Perfusor verabreicht anhand einer Fernbedienung, mit der ich selbst bestimmen konnte, wann ich wieder eine Ladung Schmerzmittel brauchte. Von mittags bis 17.30 Uhr hatte ich nur noch Schmerzen, obwohl ich mich an dieser Fernbedienung dumm und dusselig drückte. Irgendwann stellte Jens fest, dass dieses Gerät gar nicht richtig angeschlossen war. Ein Schlauch war eingeklemmt und das Schmerzmittel konnte nicht durchlaufen. Ich war so böse, sofern ich noch konnte und mein Mann auch. Es war schrecklich. Der Muttermund wollte sich einfach nicht öffnen und mein Körper unser Kind nicht gehen lassen. Bis zum Schluss hatte ich eine PDA verweigert aus lauter Panik vor Schädigungen am Rückenmark. Ich hatte in meinem ganzen Leben nie geglaubt, dass man so starke Schmerzen haben kann. Donnerstagnacht um 23.30 Uhr, sollte ich dann doch eine PDA bekommen. Eine halbe Stunde dauerte es, bis die Anästhesistin die PDA setzen konnte, da ich am ganzen Körper zu stark zitterte und die Wehen direkt ohne Pause nacheinander kamen. Mein Mann war immer bei mir. Ohne ihn hätte ich es nicht geschafft. Ich kann mich auch nicht mehr genau an alles erinnern und musste sehr viele Details von diesem höllischen Tag bei meinem Mann hinterfragen.

Nach der PDA schliefen mein Mann und ich sofort im Kreißsaal ein. Ich weiß nicht mal mehr, wie schnell. Ich glaube, ich war plötzlich weg vor lauter Erschöpfung. Die Schmerzen waren ja auch plötzlich wie weggeblasen. Gegen 2 Uhr wurde ich wach, als plötzlich ganz viel Wasser zwischen meinen Beinen floss – die Fruchtblase war geplatzt. Es ging alles ziemlich schnell. Jens holte umgehend die Hebamme. Diese war auch ganz lieb. Sie erklärte mir genau, was ich machen sollte. Ich glaube, es lief alles wie einstudiert. Ich kann mich wieder nur wie durch einen Schleier an alles erinnern.

Um 2.21 Uhr, nach 27 Schwangerschaftswochen, kam Emma dann zur Welt. Sie war bereits tot. Ganz klein lag sie vielleicht zwanzig Minuten, wenn überhaupt, in unseren Armen. Sie war sehr hübsch, ganz dunkle Haare hatte sie, wie mein Mann. Und meinen Mund, er war ganz rot. Sie wog nur 557 Gramm, obwohl ich schon im 7. Monat war. Ich hätte sie noch stundenlang so festhalten können. Die Hebammen haben uns meiner Meinung nach viel zu wenig Zeit gegeben, um uns von unserer Tochter zu verabschieden.

An dieser Stelle möchte ich alle betroffenen Eltern darauf hinweisen: Nehmt euch die Zeit mit eurem Baby, die ihr braucht! Verlangt danach, wenn man sie euch nicht von alleine gestattet! Jede Mutter und jeder Vater sollte ein Recht darauf haben, noch so viel Zeit mit seinem Kind zu verbringen, wie sie/er mag und benötigt! Ich bereue es, dass wir diesen Augenblick des Abschiednehmens nicht länger in Anspruch genommen haben. Wir sind auch einfach viel zu durcheinander gewesen, um darüber nachdenken zu können. Dabei ist es ein so wichtiger Moment.

Im Nachhinein bin ich froh darüber, dass Emma auf natürlichem Wege auf die Welt gekommen ist, dass ich noch so eine intensive Zeit mit ihr erleben durfte. Auch wenn sich diese 59 Stunden Geburtseinleitung grausam anhören, was sie zu dem Zeitpunkt auch wirklich waren, hätte es nicht weniger Zeit sein sollen. Ich habe mir schon so manches Mal überlegt, wie eine Geburt per Kaiserschnitt gewesen wäre, wenn ich in der Narkose gelegen hätte und gar nicht bei ihr gewesen wäre, auf ihrem Weg in die Welt. Gut, dass ich es nicht gemacht habe. Wahrscheinlich hätte ich mir später Vorwürfe gemacht. So habe ich bewusst mein Baby auf die Welt begleitet, auch wenn das kleine Herzchen schon nicht mehr geschlagen hat. Ich konnte sie gleich in den Armen halten und ihr meine Liebe und Wärme schenken. Ich möchte diese letzte Zeit mit ihr zusammen nicht missen.

Jens sagte morgens unseren Eltern Bescheid, dass Emma geboren war. So schnell wie möglich kamen sie ins Krankenhaus, um sich ihr kleines Enkelkind anzusehen. Ich bin froh, dass wir auch unseren Eltern die Kleine zeigen konnten, ihr Enkelkind, das sie auch schon auf Video im Mutterleib gesehen hatten.

Am gleichen Tag noch konnten wir das Krankenhaus verlassen und fuhren zu uns nach Celle. Meine Eltern leiteten in unserer Heimat alles für eine Beerdigung in die Wege. Wir hätten es nicht gekonnt. Am Montag beerdigten wir die kleine Emma Maarit im engsten Kreis. Beim Bestatter durften wir noch einmal zu ihr und ihr ein Schäfchen und einen Abschiedsbrief mitgeben. Eigentlich wollte ich ihr noch ein kleines Mützchen aufsetzen, damit das kleine Köpfchen nicht so friert (es ist total verrückt, aber man meint, man müsste das tun, obwohl sie leblos war), aber es war ihr viel zu groß.

Ich habe die Mütze später an ihren Bilderrahmen gehängt und ganz oft schnuppere ich daran, denn sie riecht immer noch nach Emma. Ich habe sie fotografiert und sie auch noch einmal in den Arm genommen. Auch das haben wir auf einem Bild festgehalten und ich bin sehr froh darüber. Der Bestatter war sehr verständnisvoll und hat auf unseren Wunsch hin noch Fußabdrücke von ihr gemacht. Alles war schön vorbereitet, um sie auf ihrem letzen Weg zu begleiten. So still wie sie geboren wurde, haben wir sie auch zu Grabe getragen. Sie liegt jetzt bei meiner großen verstorbenen Schwester. Die passt auf Emma auf.

Obwohl es mir schwer fiel, unsere Kleine auf dem Friedhof alleine zu lassen, machten wir uns ein paar Tage später auf, an die Ostsee zu fahren. Jetzt mussten wir erst mal das verarbeiten, was wir in den letzten 4 Wochen erlebt hatten. Mit meiner Mutter telefonierte ich fast jeden Tag. Mit unseren Freunden konnten wir zu Anfang gar nicht sprechen. Nicht, weil wir sie nicht teilhaben lassen wollten an unserem Schicksal. Wir wussten einfach nicht, was wir sagen sollten, hatten auch Angst, dass wir immer wieder erklären müssten und ausgefragt würden. Zu diesem Zeitpunkt waren wir einfach noch nicht dafür bereit. Irgendwie musste ich erst mal mit mir selbst klarkommen. Ich fühlte mich sowieso nur noch leer und vermisste die Kleine in meinem Bauch. Es war gut, dass mein Mann und ich in den drei Wochen Urlaub so nah zusammen sein konnten. Viel später sollte der Zeitpunkt kommen, wo wir mit unseren Freunden reden konnten und mussten. Unsere Freunde waren uns eine große Stütze. Sie haben viel an uns gedacht und sich mit unseren Eltern in Verbindung gesetzt, während wir im Krankenhaus waren. Unsere Eltern und Geschwister mit ihren Familien haben die ganze Zeit neben uns gestanden. Sie waren immer für uns da und spendeten uns Trost, wenn es nötig war, auch heute noch. Gerade meine Mutter konnte sich sehr gut in mich hineinversetzten, hatte sie doch auch schon ein Kind verloren und kannte diese Gefühle, die man als Mutter hat.

Schnell holte uns der Alltag wieder ein, zwangsweise. Mein Mann musste schließlich wieder arbeiten gehen. Und ich musste lernen damit umzugehen und von nun an alleine zu Hause zu sitzen, was ich vorher eigentlich auch schon getan hatte, aber da war die Kleine noch bei mir im Bauch!

Ich hatte noch keine Freundschaften aufgebaut, Arbeit hatte ich keine und in einem Sportverein war ich auch nicht. Es war wirklich fürchterlich. Die dunkle Jahreszeit fing an, es wurde kälter und der Geburtstermin von Emma rückte auch immer näher. Mit Furcht dachte ich an Weihnachten, dem Fest an dem wir eigentlich alle zusammen unter dem schön geschmückten Tannenbaum sitzen wollten. Dieser Traum war geplatzt wie eine Seifenblase. Oft saß ich zu Hause auf dem Sofa und war am Weinen, wenn Jens von der Arbeit kam. Unglücklicherweise hatte er oft lange zu tun. Es war einfach nur Depristimmung bei mir angesagt und ich steckte Jens schon damit an, denn er konnte mir ja auch nicht wirklich helfen. Wie sollte er arbeiten und gleichzeitig bei mir sein? Ich war auch nicht motiviert, in die Stadt zu gehen, denn wenn ich mal ein paar Schritte nach draußen wagte, sah ich entweder Hunderte von schwangeren Frauen, die stolz ihren dicken Bauch durch die Gegend trugen, oder Frauen, die mit ihren kleinen Babys durch die Straßen marschierten und stolz den Kinderwagen vor sich herschoben. Diesen Anblick konnte ich kaum ertragen. Die Welt war nur noch ungerecht. So hangelte ich mich eigentlich von Tag zu Tag. Irgendwann kamen wir noch auf die glorreiche Idee, mich bei der Volkshochschule für einen Nähkurs anzumelden, damit ich zumindest einmal die Woche aus der Wohnung kam. Das war eine wirklich gute Sache. Ich traf neue Leute, wenn auch nicht alle aus meiner Alterklasse und hatte Ablenkung und ein kleines Ziel vor Augen, nämlich etwas für mich zu nähen.

Das Wichtigste für mich aber war, dass ich in der Zwischenzeit bei meinen ewigen Recherchen im Internet über Emmas Erkrankung und andere betroffene Eltern eine Seite gefunden hatte, die mich wieder aufbaute: das Maximilianprojekt. Dort fand ich so liebe Menschen, die mich in schwierigen Phasen, mal abgesehen von meinem Mann und meiner Familie, trösteten, mich verstanden und nachempfanden, mir wieder Mut machten und zeigten: Du bist nicht alleine mit Deinen Gedanken und deiner Trauer. Es gibt noch ganz viele andere Menschen, die das Gleiche oder Ähnliches durchgemacht haben. Diese geschriebenen Gespräche waren und sind für mich noch heute die beste Therapie. (Ich bin zwischendurch einmal bei einer Psychologin gewesen, die mir im Krankenhaus schon einen Besuch abgestattet hatte. Die hat mir aber gar nicht geholfen). Was hätte ich in so manch trauriger Stunde, so alleine hier zu Hause ohne euch gemacht. Ich habe es sogar geschafft, durch die Weihnachtszeit zu kommen. Davor hatte ich doch so große Angst. Aber die Unterstützung aus der Familie und aus dem MaximilianProjekt hat uns geholfen, auch diese Zeit zu überstehen.

Allerdings konnte mir niemand die Angst davor nehmen, Freunde und Verwandte von uns zu treffen, die in der gleichen Zeit entbunden hatten, wie ich es eigentlich hätte tun sollen. Bis heute habe ich mir diese kleinen Zwerge nicht angeschaut. Kurz vor Weihnachten trafen wir uns mit vielen Freunden in unserer Heimatstadt. Irgendwann standen wir plötzlich dort und mit uns genau die Freunde, die ihre Babys zu Emmas Geburtstermin bekommen hatten. Sonst niemand. Das war zuviel für mich. Ich drehte mich um und konnte nur noch weinen, weil der Anblick einfach nicht zu ertragen war. Eigentlich hätten Jens und ich nun auch mit unserem kleinen Prömmel dort gestanden. Aber leider war dies nicht der Fall. Wir standen da mit Emma im Herzen, aber nicht mit Emma im Kinderwagen….

Auch für uns sollten wieder andere Zeiten kommen. Keine Zeiten, in der die Trauer etwa weggeblasen war. Nein. Aber eine Zeit der Hoffnung und Zuversicht, eine Zeit, die wieder Leben und Glück in unser Heim bringen sollte.

Das war nun meine Geschichte. Oftmals bin ich traurig, dass unser Kind für manche Menschen gar nicht existierte. Warum fragt nicht mal jemand nach ihr? Oder warum möchte nicht mal jemand mit mir zu ihrem Grab gehen? Mir ist klar, dass viele vielleicht denken, durch Gespräche über Emma wieder Wunden zu öffnen, die ja eh nicht verheilt sind. Dabei liegt mir soviel daran, mit anderen über sie zu reden. Aber soll ich ihnen immer wieder sagen, dass ich Bedarf an diesen Gesprächen habe? Es vergeht kein Tag, an dem ich nicht an meine kleine Emma denke. Mein Mann und ich fahren oft zu ihrem Grab und bringen ihr Blumen und zünden ihre Kerze an. Das Schäfchen, welches ich ihr mit in den Sarg gelegt habe, liegt auch noch mal in meinem Bett und ich habe das Gefühl, ihr mit dem Schaf nachts im Arm noch näher zu sein, weil sie genau dasselbe im Arm hält. Im Wohnzimmer haben wir ein kleines Tischchen aufgestellt mit ihren Fußabdrücken, der kleinen Mütze, einer Kerze, Muscheln, die ich im Urlaub für sie gesammelt habe und den getrockneten Rosen, die ich immer von ihrem Grab mitnehme, wenn ich eine frische Rose hinlege. Es ist gut, dass wir Emma noch fotografiert haben. So kann ich sie mir jederzeit ansehen.

Außerdem hat Emma im November 03 noch eine ganz große Aufgabe zugeteilt bekommen – sie wird im Sommer 2004 noch ein kleines Geschwisterchen bekommen. Der Geburtstermin ist am 29.06 2004, direkt zwei Tage nach Emmas Geburtstag, dem 27. Juni 2003. Ziemlich schnell nach ihrer Geburt bin ich wieder schwanger geworden und Emma soll nun über das kleine Wesen, was in meinem Bauch heranwächst, wachen und ein kleiner Schutzengel für dieses kleine Menschlein sein.

Die Angst, noch einmal ein Kind zu verlieren, ist stets präsent. Gerade die ersten Wochen, wenn das kleine Leben im Bauch noch nicht zu spüren ist, machen einen verrückt. Am liebsten möchte man jeden Tag zum Ultraschall laufen, um das winzige Herzchen schlagen zu sehen. Wir haben diesmal nicht alle Untersuchungen machen lassen wie bei Emma. Aber wir haben einen Humangenetiker zu Rate gezogen, der uns noch einmal aufgeklärt hat, was das Wiederholungsrisiko einer solchen Erkrankung angeht. Und außerdem konnten wir anhand einer Fruchtwasseruntersuchung feststellen lassen, dass unser jetziges Baby ganz gesund ist. Wir, die dieses Erlebnis einer Fehlgeburt erfahren mussten, werden nie mehr eine unbeschwerte Schwangerschaft genießen können. Soviel steht fest. Jedoch kann uns unsere Erfahrungen und wie diese unser Leben verändert haben, niemand nehmen. Man bekommt eine andere Sichtweise für viele Dinge und weiß, was im Leben wirklich wichtig ist.

Mit dem kleinen Baby in meinem Bauch keimt auch wieder Hoffnung im Leben meines Mannes und in meinem. Es gab und gibt auch immer noch sehr viele Tiefen in der Zeit nach Emmas Geburt. Wir werden sie immer vermissen und es wird auch keinen Ersatz für sie geben können, denn Emma ist und bleibt einzigartig. Unser kleiner Prömmel. Oftmals habe ich kaum noch Lebensmut verspürt und immer wieder mussten wir uns gegenseitig aus tiefen Löchern wieder nach „Oben" hieven. Viel reden und sich mit dem Erlebten beschäftigen, hat uns sehr weit gebracht und viel geholfen. Ich bin glücklich, im Internet auf das MaximilianProjekt gestoßen zu sein. Dort habe ich erleben dürfen, dass es auch anderen Müttern so ergangen ist, wie mir. Das Verständnis, was mir dort entgegengebracht wurde, war und ist mir so viel wert. Ich hätte mir gewünscht, dass man mich schon direkt nach der Geburt auf diese Möglichkeit hingewiesen hätte. In den Krankenhäusern fehlt es noch sehr vielen Ärzten und Angestellten an Einfühlungsvermögen und Verständnis. Dabei ist es so wichtig, dass man als Eltern gerade in der Zeit „danach" ordentlich beraten und vor allen Dingen verstanden und sensibel behandelt wird.

Ich bin froh, dass mein Mann stets an meiner Seite gestanden hat. Dieses Erlebnis hat uns noch mehr zusammengeschweißt. Und Emma ist auch immer da, stets in unsren Herzen und manchmal, habe ich den Eindruck, sie sitzt im Baum vor unserem Balkon und schaut uns zu, ganz weit weg und doch so nah.

Mein kleiner Prömmel. Mama und Papa denken oft an Dich und sind stets bei Dir. Wir sind froh, dass wir Dich, wenn auch nur für kurze Zeit, in unseren Armen halten durften und Dich unser Eigen nennen dürfen. Ich bin mir ganz sicher, dass wir uns bestimmt irgendwann, irgendwo mal wiedersehen.

In Liebe Deine Mama

Für meinen Mann:

Danke, Jens, für Deine Liebe und dein Verständnis in der für uns so schweren Zeit, für die vielen Umarmungen und tröstenden Worte, für Deine Hilfe, Tränen zu trocknen und wieder nach vorne blicken zu können. Schön, dass es Dich gibt!

Danke. In Liebe, Deine Irina.

*Nachtrag:*

Am 29.06.2004, genau ein Jahr und zwei Tage nach Emmas Geburts- und Todestag, ist unsere zweite Tochter, unsere kleine Johna auf die Welt gekommen. Sie war 47 cm groß und wog 3170 g, ist kerngesund und zuckersüß! Johna lässt jeden Tag die Sonne für uns scheinen und wir sind überglücklich, dass wir nun zu viert sind.

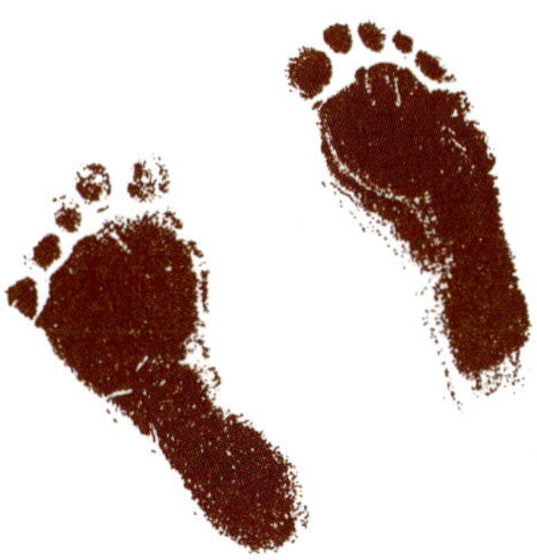

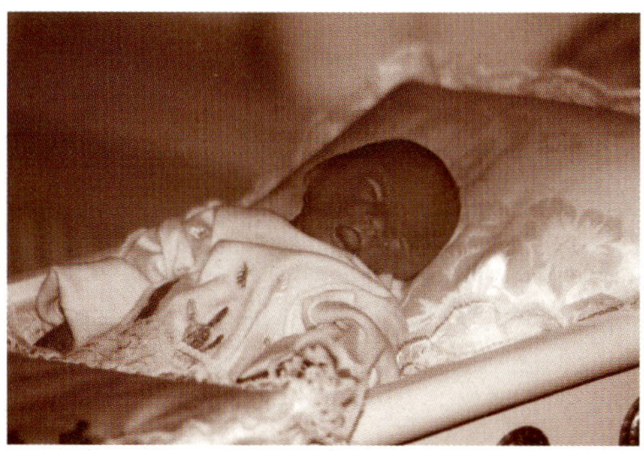

„Für Dich, meine geliebte Emma, unser kleiner Prömmel."

## Kathrin

Das kurze Leben eines ersehnten Wunschkindes

Irgendwann kam auch bei uns der Wunsch nach einem Kind, aber da es bei mir nicht so einfach ist, was wir wussten, hieß es erst mal einen passenden Frauenarzt zu suchen. Ich muss dazu sagen, dass ich eine Blutkrankheit (Antiphospholipid-Antikörpersyndrom) habe. Um es kurz zu beschreiben: Mein Blut verklebt sich und bildet Blutgerinnsel, die dann zu Thrombosen oder Embolien führen können. Durch diese Krankheit muss ich Marcumar und ASS 100 (Blutverdünner) nehmen. Das Marcumar führt bei einem ungeborenen Baby zu Missbildungen, so dass ich erst einmal auf Spritzen umgestellt werden musste.

Wir hatten einen geeigneten Arzt gesucht. Ich machte einen Termin und ging dorthin. Der erste Eindruck war nicht gerade gut, was sich auch bestätigte. Die Ärztin wusste nichts von der Krankheit und riet mir sogar von einer Schwangerschaft ab, wegen meines Übergewichtes. Also ging ich total deprimiert nach Hause und berichtete meinem Mann von dieser Sitzung. Wir riefen beim nächsten Frauenarzt an, denn so schnell wollten wir nicht aufgeben, und erhielten dann auch einen Termin. Dieses Mal kam mein Mann mit und wir erzählten von meiner Krankheit und dem Kinderwunsch und, siehe da, er sagte gleich: „Ja, da habe ich schon mehrere Patienten, die spritzen müssen. Wir kämpfen uns da durch!" Wir wurden gleich ins Kreiskrankenhaus zum Laborarzt geschickt, der sich mit der Problematik der Gerinnung auskannte. Mir wurde Blut abgenommen und ich ging zum Hausarzt, um mir Spritzen verschreiben zu lassen. Nach ein paar Tagen, es war im September 2001, hatte ich beim Hausarzt einen Termin. Er sprach mit mir die Medikamentenumstellung durch. Es wurde beides abgesetzt und das Spritzen konnte einmal täglich beginnen.

Oh war das ein Graus, ich und Spritzen. Es ging auch in der Anfangszeit überhaupt nicht. Jedes Mal wenn ich zustechen wollte, stockte meine Hand kurz vor der Bauchfalte. Es war wie eine Blockade! „Bis hierher und nicht weiter", sagte die Angst. Also gab mein Mann mir Abend für Abend die Spritze. Nun hieß es aber nicht gleich: „So, jetzt kann es losgehen …"– nein! Wir mussten 4 Wochen warten, bis das Marcumar aus meinem Körper raus war. Wer will schon freiwillig ein behindertes Kind? Wir nicht! Einmal im Monat musste ich zur Blutkontrolle ins Krankenhauslabor, ob die Spritzen auch ausreichen würden. Die Werte lagen immer im Normalbereich. Nun waren endlich die 4 Wochen rum und es wurde Matratzensport betrieben.

Dann kam im Januar 2002 etwas Außerplanmäßiges. Da ich schon über ein Jahr Probleme mit der Galle hatte, stand mir eine OP bevor und so musste der Kinderwunsch erst einmal beiseite gelegt werden. Aber lieber jetzt der Eingriff und dann ein Kind. Die Vorbereitungen zur Einweisung liefen. Die Frage, ob ich schwanger sei, konnte ich nicht beantworten, da meine „Mens" eigentlich schon überfällig war.

Ich hatte aber vor ein paar Tagen beim Frauenarzt einen Test machen lassen und so rief mein Mann dort an, um nach dem Ergebnis zu fragen. Er kam wieder: Ich war nicht schwanger. Also lief alles seinen Gang und ich wurde operiert. Nach ein paar Tagen wurde ich entlassen, aber es war nur für eine kurze Zeit, da sich eine Narbe wieder entzündete. Eine Woche später wurde ich dann endgültig entlassen und die Wundheilbehandlung wurde in Zusammenarbeit mit dem Hausarzt fortgeführt.

Mittlerweile hatten wir Mitte Februar und wir konnten uns wieder auf unsere Familienplanung konzentrieren. Der März verstrich und ich war so schrecklich müde und wunderte mich, dass mich die Frühjahrsmüdigkeit dieses Jahr so richtig erwischt hatte. Außerdem wich mir unser Mischlingshund Benji nicht von der Seite und war super liebesbedürftig, was ich von ihm eigentlich so nicht kannte. Meine „Mens" ließ auch auf sich warten, aber die Male davor sponn sie ja auch schon rum. Ich rief dann beim Frauenarzt an und ließ mir einen Termin geben.

Mein Mann wusste nichts davon, aber ich wollte Gewissheit haben. Es war der 12. April 2002, ich hatte gleich morgens den Termin und der Arzt stellte mit dem Ultraschall meine Schwangerschaft fest. Man sah einen kleinen Punkt. Ich war in der 4. Woche + 6. Tag und der Fruchtsack war 11,3 mm groß. Ein Ultraschallbild bekam ich auch gleich mit und die Freude bei mir war groß. Nun wusste ich auch, warum ich so müde war, und warum mir Benji nicht von der Seite wich. Er spürte es als Erster. Im Anschluss daran ging ich dann in ein Geschäft, um eine Kleinigkeit für den werdenden Papa zu holen, der von seinem Glück noch nichts wusste. Ich kaufte einen kleinen Karton mit Babyschuhen, eine Handrassel und ein Bildständer zum halten des US-Bildes. Danach musste ich zur Arbeit. Mein Mann kam abends nach seinem Dienstschluss kurz zu mir und fragte, ob er noch einen Schwangerschaftstest holen sollte, weil ich ja nun schon ein wenig überfällig wäre. Ich verneinte es und sagte ihm: „Lass es uns auf morgen verschieben!". Ich musste mich zusammenreißen, es nicht lauthals herauszuposaunen und versteckte meine Freude. Als ich dann Dienstschluss hatte, fuhr ich nach Hause und war total aufgeregt.

Ich hatte schon, bevor ich zur Arbeit gefahren war, alles vorbereitet und den Karton unterm Bett versteckt. Als wir dann ins Bett gingen, sagte ich ihm, dass ich noch eine Überraschung für ihn hätte. Er legte sich ins Bett und schloss die Augen, ich gab ihm den Karton und sagte, den Brief dahinter müsse er festhalten. In Wirklichkeit war es das Ultraschall-Bild. Nun durfte er die Augen wieder öffnen und schaute den Karton an. Er machte ihn auf, sah mich an und sagte: „Nein…". Ich sagte: „Doch!" und zeigte ihm nun das Ultraschall-Bild. Er musste vor Freude weinen. Es hat endlich geklappt. Ich sagte ihm, dass der errechnete Entbindungstermin der 14. Dezember 2002 sein würde. Wir scherzten: „Oh Mann, wenn der Zwerg sich Zeit lässt wird, es ein Weihnachtsgeschenk und wenn er es eilig hat, haben wir einen Nikolaus." Ich erzählte ihm, wie weit ich war, dass man einen schwarzen Punkt sah und dass er es noch für sich behalten sollte.

Der Rest der Verwandtschaft sollte erst ab der 12. Woche Bescheid bekommen. Er stimmte unter der Bedingung zu, dass er es seiner Oma (sie war damals 74 Jahre) erzählen dürfte. Es war ihr erstes Urenkel und sie war gesundheitlich nicht voll auf dem Dampfer. Ich stimmte zu. So fuhren wir am nächsten Tag zu seiner Oma und übergaben ihr den gleichen Karton, den mein Mann von mir bekommen hatte. Sie machte ihn auf und schaute uns an und sagte: „Nein…", mein Mann sagte: „Doch!" und ihr schossen die Tränen in die Augen mit den Worten: „Mein erstes Urenkel" dann drückte sie uns beide. Man sah, dass die Freude bei ihr groß war. Nun kam das Schwierigste für sie, sie musste uns versprechen, nichts zu sagen, bis die 12. Woche rum war, und das tat sie auch.

Am 16. April setzten auf einmal Blutungen ganz schwach ein, ich machte mir zuerst keine Gedanken dabei. Ich durchstöberte das Internet, aber als sie 2 Tage später immer noch da waren, gingen wir gemeinsam zum Frauenarzt. Wir hatten beide Angst, dass etwas nicht stimmte. Es wurde eine Zwillingshöhle entdeckt. Ich bekam 14 Tage Bettruhe verordnet und wir bekamen auch wieder ein US-Bild. Wir sahen, dass der Punkt größer geworden war. Nun war ich in der 5. Woche + 5. Tage und der Fruchtsack war auf 13,6 mm gewachsen. Die Tage waren so langweilig. Ich hing nur vor dem Fernseher, lag im Bett und stand nur zur Toilette auf. Da ich aber eigentlich nicht streng im Bett liegen durfte, da ich sonst vielleicht eine Thrombose riskierte, gingen wir eine Woche später wieder zum Frauenarzt. Es war der 25. April. Die Blutungen dauerten insgesamt 10 Tage, woraufhin die Bettruhe aufgehoben wurde. Aber trotzdem sollte ich mich schonen!

Mittlerweile waren wir in der 6. Woche + 5. Tage und haben unseren Zwerg im Ultraschall gesehen. Man sah das Bubbern des kleinen Herzens. Es war so faszinierend, diesen Punkt zu sehen, dieses schlagende Herz. Wir waren so gerührt und bei jedem lief eine Glücksträne.

Der nächste Termin wurde auf den 02. Mai festgelegt. Die Tage vergingen und der Tagesablauf war immer der gleiche. Spazieren, Liegen und Ruhen im Wechsel. Mich ereilte auch die morgendliche Übelkeit, die ich aber, bevor ich aufstand, mit einem Stück Knäckebrot oder Zwieback in den Griff bekam, was meinen Mann ganz schön nervte, da er jeden Morgen mit einen Knirschen und Knacken wach wurde. Mittlerweile konnte ich mich auch überwinden, selbst zu spritzen und es war gar nicht so schwierig. Die Angst beherrschte vorher meine Hand. Dann hieß es wieder zum Arzt. Diesmal alleine. Ich hatte den nächsten Krankenschein für 14 Tage bekommen. Ich sollte mich weiterhin schonen und mich nicht anstrengen. Beim Ultraschall sah alles aus wie vorher. Unser Baby war nur ein Stück gewachsen und hatte sich gut eingenistet. Von der Zwillingshöhle kamen wohl die Blutungen, sie war weiterhin leer (7. Woche + 5. Tag). Dann bekam ich den Termin zur Erstuntersuchung.

Am 7. Mai kam mein Mann mit und mir wurden dann Fragen zur Vorgeschichte gestellt. Ich gab eine Urinprobe ab, mir wurde Blut abgenommen, das Gewicht wurde kontrolliert (zugenommen), Blutdruck und Bauchumfang gemessen, und ein Gespräch mit dem Frauenarzt wurde im Mutterpass festgehalten. Dieser wurde mir dann ausgehändigt. Dazu bekamen wir noch Bücher und Lesestoff rund um die Schwangerschaft (8. Woche + 3. Tag) und einen neuen Termin. Nun sagte ich auch meinem Arbeitgeber Bescheid und zeigte ihm voller Stolz meinen Mutterpass. Das 1. Screening stand an. Wir waren ziemlich aufgeregt, was man nun sehen würde. Wir gingen zum Frauenarzt, setzten uns ins Wartezimmer und waren bald dran. Ich setzte mich auf den Stuhl. Da mein Mann kurz davor erst von der Arbeit kam, hatte er seinen Blaumann noch an und prompt unterhielt er sich mit meinem Frauenarzt über Autos und sagte dann zu mir: „So, nun wollen wir mal schauen, was der Egon so macht". Wir schauten uns an und lachten. Auf dem Monitor sahen wir unseren Zwerg. Einen dicken Schädel hatte er laut Arzt. Tja, das käme von meinem Mann, den habe er auch, scherzten wir. Dann sahen wir die Arme, die der Zwerg uns entgegenstreckte und nun ging der Arzt weiter runter, um zu schauen, ob es schon preisgeben würde, was es denn werden würde. Was macht Zwergi? Er haute seine Hände davor und versteckte es. Wir mussten alle herzhaft lachen. Der Arzt versuchte es erneut, aber nein, es wollte nichts verraten. Uns standen die Tränen in den Augen. Es war so schön, ein kleines Wunder wachsen zu sehen. Dann bekamen wir das Ultraschall-Bild. Ich war in der 11. Woche und die SSL (Scheitel-Steiß-Länge) betrug 41 mm. So gingen wir, mit einem neuen Termin in der Tasche, voller Stolz und Erleichterung nach Hause. Alles war in Ordnung. Wir unterhielten uns noch mal über das was wir gesehen hatten und stellten beide fest, dass der Zwerg wie ein Außerirdischer ausgesehen hatte. Der nächste Termin stand an.

Am 4. Juni gingen wir zum Arzt, aber es wurde kein Ultraschall gemacht. Wir waren ein wenig enttäuscht, aber dafür hörten wir zum ersten Mal die Herztöne. Es schlug so schnell und wir waren einfach überwältigt. Außerdem wurde noch Blutdruck und der Bauchumfang gemessen, Urinprobe abgegeben, Gewicht kontrolliert und Blut abgenommen. Der Frauenarzt erzählte uns, wenn wir den Tripel-Test machen möchten, sollte ich zwischen der 15.-20. SSW vorbeikommen. Er erklärte uns, dass beim Tripel-Test („Tripel" bedeutet „dreifach") drei Stoffe, nämlich zwei Hormone (Östriöl und HCG) und ein Eiweißstoff (alpha-Fetoprotein - AFP), aus dem Blut einer Schwangeren bestimmt und zum Alter der Mutter und ihrer gesundheitlichen Vorgeschichte in rechnerische Beziehung gesetzt würden. Das Ergebnis gebe rein rechnerisch an, ob im konkreten untersuchten Fall ein höheres oder niedrigeres Risiko als das einer durchschnittlichen Schwangeren im Alter von 35 Jahren bestünde, ein Kind mit einem Chromosomenschaden zu bekommen. Wir, vor allem ich grübelte hin und her, ob ja oder nein. Man hörte ja, dass das Ergebnis häufiger nicht stimmte. Ich war nun in der 12. Woche + 2. Tag und wir hatten die 12 Wochen ohne großartige Probleme geschafft. Die Müdigkeit wurde weniger und die allmorgendliche Übelkeit verschwand, wenn ich meine 5 Mahlzeiten am Tag einhielt.

Nun erzählten wir es auch in der Verwandtschaft. Sie hatten sich alle gefreut und ich fragte sie um Rat wegen des Tests. Wir kamen zum Entschluss, ihn durchführen zu lassen. Also fuhren wir am 17. Juni zum Frauenarzt. Mein Mann wartete draußen, da es ja eigentlich schnell gehen sollte. Also wurde mir Blut abgenommen und ich musste noch mal zum Ultraschall. Der Arzt vermaß den kleinen Zwerg, Gesamtlänge und Gliedmaßen. Die Maße waren alle in Ordnung und ich befand mich in der 15. SSW. Ich bekam einen neuen Termin und ging wieder zu meinem Mann. Ich erzählte ihm alles. Er war verärgert und bereute es nun doch, nicht mit reingekommen zu sein, da ja ein Ultraschall gemacht worden war. Ich durchstöberte immer mehr das Netz und sog alles, was ich über Schwangerschaft erfahren konnte, in mich hinein. Wanderte ab und zu von einer Babyseite auf die andere, machte auch aktiv in einem Forum mit und tauschte mich so mit anderen Kugelmamis aus.

Es verließen uns auch Frauen, da sie nun ein Sternenkind hatten, nun durchstreifte ich auch Seiten, die von diesem Thema handelten. Es tat so weh, dieses zu sehen, so dass ich es nie lange auf solchen Seiten aushielt. Aber ich hatte es ja geschafft, die berühmten schwierigen 12 Wochen waren ja vorbei. Ich wog mich in Sicherheit.

Langsam machten wir uns Gedanken, welches Zimmer der Zwerg bekommen sollte. Die Namen standen schon fest für uns. Nach vielen Diskussionen einigten wir uns bei einem Jungen auf Tyler Jeremy, wegen dem Kürzel TJ. Das gefiel meinem Mann ganz gut. Ein Mädchen sollte den Namen Kim Sophie bekommen. Ich durchstöberte Kataloge und das Internet, damit man sich ein Bild über Preise und Produkte machen konnte. Ich schlug auch schon bei dem einen oder anderen mal zu. Am 02. Juli, ich war jetzt in der 17. SSW, stand der nächste Termin an. Wir gingen gemeinsam hin und an der Anmeldung sagte man uns, dass man versucht hätte uns zu erreichen. Wir sollten uns ins Wartezimmer setzen und würden dann gleich aufgerufen.

Wir setzten uns und mir ging viel durch den Kopf vor Angst was jetzt kommen mochte. Ging es dem Kind nicht gut? Wir wurden aufgerufen und der Arzt sagte, dass beim Tripel-Test der AFP-Wert zu hoch gewesen wäre und wir zum Spezialisten in die nächst größeren Stadt müssten, um einen Organcheck machen zu lassen. Vielleicht handelte es sich auch um einen offenen Rücken. Wir waren erschrocken und gingen ins Nachbarzimmer, um nun nach den Herztönen zu hören. Wir schwiegen uns an. Es wurden noch Blutdruck und der Bauchumfang gemessen, Urinprobe abgegeben, Gewicht kontrolliert und Blut abgenommen. Wir bekamen eine Überweisung zum Spezialisten und man sagte uns, dass es nichts Böses sein müsse, da der Test nicht zuverlässig sei. Wir verließen mit gemischten Gefühlen die Praxis. Am nächsten Tag rief ich bei dem Spezialisten an und erklärte der Schwester die Situation. Ich bekam einen Termin für den 25. Juli. Wir wären dann in der 20. SSW und man könne die Organe am besten sehen. Wir waren zuversichtlich, da es in der Familie schon einmal so einen Fall gegeben hatte, wo der Test schlecht ausgefallen und nach dem Kontrolltermin alles in Ordnung gewesen war. Wir waren voller Hoffnung und dachten positiv. Ich hatte einen Twingo, der natürlich für Kind und Kegel zu klein war, also inserierten wir ihn und am 07. Juli wurde er verkauft. Am selben Tag kauften wir unsere neue Familienkutsche: Einen Kombi mit Trenngitter für den Hund, einfach perfekt.

Die Tage verstrichen langsam und die Warterei nervte. Auf der Arbeit stand ich irgendwie neben mir. Je näher der 25. rückte, umso unruhiger wurde ich. Trotz positivem Denken kamen beängstigende Gedanken auf. Von der Firma bekam ich keinen Urlaub und an sich war es auch sehr schwierig, sein Recht in Bezug aufs Mutterschutzgesetz durchzubekommen. Also hatte ich Frühschicht von 7.00 Uhr bis 15.00 Uhr. Danach hieß es duschen und los zum Spezialisten nach Hannover. Wir waren beide nervös, ich hatte Angst und kein gutes Gefühl. In der Praxis angekommen, nahmen wir Platz und mussten warten. Ich war so müde und fertig von der Arbeit, aber das sollte es heute noch nicht gewesen sein. Nach einer halben Stunde wurden wir aufgerufen und gingen ins Behandlungszimmer. Ich sollte den Bauch freimachen und mich hinlegen, mein Mann bekam einen Stuhl und setzte sich. Der Arzt kam, stellte sich vor und schaute sich die Unterlagen an, die wir mitgebracht hatten. Er sagte „Na, dann wollen wir mal schauen“, mich durchströmte Freude und Angst.

Freude, den Zwerg mal wieder zu sehen und Angst vor dem, was mich jetzt erwarten würde. Der Frauenarzt ging kreuz und quer über meinen Bauch und sagte nichts. Dann, „Hier, sehen sie, das ist der Oberschenkel“, dann wieder Stille. Ich sah auf den Monitor, aber man sah fast gar nichts, nur Streifen und die Zahlen, die der Arzt eingab. Er stellte auch komische Fragen, wie: „Haben sie in letzter Zeit viel Wasser verloren oder war Ihr Slip nass?" Ich verneinte beides. Dann gab er mir Papier, um den Bauch wieder abzuwischen. Ich zog mich an und er wies mir einen Stuhl zu. Ich hatte es im Gefühl, irgendwas stimmte hier nicht. Mein Herz schlug immer schneller. Er schaute uns an und sagte „Es ist wenig bis kaum Fruchtwasser vorhanden. Das Kind ist zu klein, der Kopf entspricht der 20. SSW (da wo wir uns auch befanden), der Rest 15.- 18. SSW. Die Nieren sind vorhanden, der Harnweg nicht darstellbar wegen schlechter Sicht. Die Versorgung durch die Nabelschnur ist sehr schlecht, aber das Herz schlägt. Aber sollten sie Bauchschmerzen bekommen sofort mit meinem Bericht ins Krankenhaus!" Mein Mann fragte, was man machen könne und wie man wieder Fruchtwasser reinbekäme. Der Arzt sagte nichts, außer: „Abwarten".

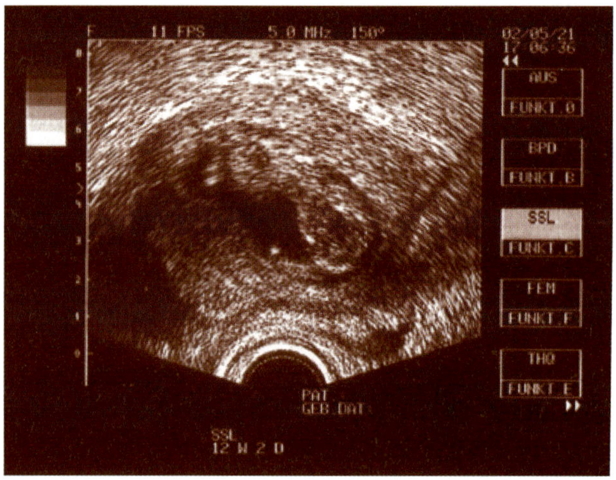


Ich sollte wieder zu meinem Frauenarzt gehen, der hatte aber Urlaub und würde erst am 29. Juli wieder zurückkommen, also hieß es wirklich warten. Wir sprachen den Arzt auf eine Krankmeldung an, denn in solch einem Zustand hätte ich nicht arbeiten können. Er stellte mir eine aus bis zum 29. Juli. Für mich brach eine Welt zusammen, ich konnte die Tränen nicht mehr zurückhalten und so flossen sie. Die Schwester brachte uns in einen freien Warteraum, wo ich mich erst einmal beruhigen sollte und wenn es mir besser ginge, könnten wir die Praxis verlassen. Wir setzten uns, mein Mann nahm mich ihn den Arm und hielt mich fest und sagte „Schatz, das wird schon wieder, das Herz schlägt noch". Nach ein paar Minuten verließen wir die Praxis. Wir stiegen ins Auto ein und ich weinte die ganze Strecke. Mein Mann sprach mir Mut zu und dachte positiv. Ich dagegen sah alles ganz schwarz. Wir fuhren bei seinen Eltern vorbei und berichteten von dem Arztbesuch. Sie waren bestürzt darüber und jeder war jetzt am Grübeln, was man machen und wen man um Rat fragen könnte. Wir fuhren nach Hause und ich schrieb meiner Mutter, meiner Schwester und meinem Vater ein Fax, da sie weiter weg wohnten und ich nicht telefonieren konnte. Es wäre nur ein Heul-Telefonat geworden, denn ich konnte keinen Satz formen, ohne zu weinen.

Ich schrieb von dem Ergebnis und dass sie auch nicht anrufen bräuchten, da ich eh nicht sprechen könne. Mein Mann setzte sich vor den PC und suchte im Netz danach, was Fruchtwasser überhaupt ist und wie es produziert wird. Wir schrieben in verschiedenen Foren und fragten und fragten. Wir bekamen auch Antworten, dass wir abwarten sollten, da sich das Fruchtwasser selbst wieder bilden würde. Ich solle viel trinken zur Unterstützung. Uns schrieb eine Frau, dass sie auch Fruchtwasser verloren hätte und in die Klinik an den Tropf musste und viel trank. Ich sprach mit meinem Mann darüber und er fuhr los und holte mir was zu trinken. Wir richteten unser Bett unten in der Stube ein und so lag ich im Bett und trank den ganzen Tag.

Die drei Tage unterschieden sich nicht viel, trinken, schlafen, zur Toilette gehen, weinen und die Gedanken kreisten ums Kind. Einen Tag später, am 26. Juli, fuhr ich mit meiner Schwiegermutter wegen der Ungewissheit und der Angst ums Kind ins Krankenhaus. Warum lasen wir immer wieder, dass die Frauen ins Krankenhaus kamen und bei mir wurde nichts unternommen? Wir gingen zur Aufnahme und ich schilderte die Situation. Wir wurden in den Kreißsaal geschickt, wo Hebammen waren, und sollten dort vorsprechen. Ich wurde von der Hebamme in ein Zimmer gebracht und für eine halbe Stunde an einen Wehenschreiber angeschlossen. Ich hatte keine Wehen. Eine Frauenärztin kam dann noch mal und weil man die Herztöne vom Zwerg nicht gefunden hatte, wurde noch mal ein Ultraschall gemacht.

Viel weiterhelfen konnte sie auch nicht. Ich sollte mich schonen, damit nicht noch mehr Fruchtwasser abgehen würde. Also liegen und trinken, aber ob es was bringen würde, konnte sie uns auch nicht sagen. Sie bot mir an, einen Kinderarzt vorbeizuschicken. Ich stimmte dem zu und so kam eine Kinderärztin, um klarzustellen, was wäre wenn das Kind jetzt käme. Was soll ich sagen, zu diesem Zeitpunkt gibt es keine Überlebenschance. Frühestens ab der 23./ 24. SSW und dann hängt es noch vom Kind ab, wie weit es entwickelt ist und ob es ein Kämpfer ist. Dann ging es zum Ultraschall und sie konnte nur den Befund vom Spezialisten bestätigen. Wenig bis kaum Fruchtwasser war zu sehen. Alles war sehr schlecht zu erkennen. Er wäre zu klein, aber das Herz schlug. Das Problem sei nur, dass die Lunge zur Entwicklung das Fruchtwasser braucht. Und sie meinte, man könne wirklich nur abwarten. Ich sollte Montag gleich zu meinem Frauenarzt, mich vorstellen und noch einen Termin mit dem Spezialisten ausmachen, damit er noch mal nachschauen könnte, ob das Kind noch wächst (also gewachsen ist), weil er als einziger die Daten hatte und bei meinem Frauenarzt der letzte Ultraschall in der 12. SSW gewesen war. Also fuhren wir wieder nach Hause und waren genauso schlau wie vorher. Ich fühlte mich so elend und unverstanden. Mein Mann kam abends nach Hause und wir unterhielten uns über den Klinikbesuch. Mir kam das alles sehr komisch vor. Warum half man den anderen und mir nicht?

Wir kamen zu der Erkenntnis, dass man unserem Kind gar nicht mehr helfen konnte, denn sonst hätten sie doch was unternommen. Man hatte uns so auf diesen Gedanken „Kein Fruchtwasser" fixiert, dass wir jetzt erst über die Größe sprachen und dass er ja wenig bis gar nicht durch die Nabelschnur versorgt wurde.

Am 29. Juli ging ich mit meiner Schwiegermutter zum Frauenarzt, da mein Mann arbeiten musste und ich nicht alleine hingehen wollte, aber aus Angst auch nicht konnte. Wir bekamen dann die schlechte Nachricht überbracht, dass das Kind nicht überlebensfähig und missgebildet sei. Woran es läge? „Keine Ahnung, ich weiß es nicht!" waren seine Worte. Ich sollte am 01. August anrufen, um zu erfahren, wie es weitergehen sollte. Er wollte sich erkundigen. Mittlerweile waren wir in der 20. Woche + 2. Tag, da sei es nicht mehr so leicht einen Abbruch zu machen. Von meiner Schwiegermutter kam nur der Satz „Seid froh, dass man entdeckt hat, dass das Kind behindert ist, oder wollt ihr nun auch noch ein behindertes Kind, bei deiner Krankheit?" Sie fuhr mich wieder nach Hause. Ich konnte nicht weinen und nichts sagen. Zu Hause angekommen rief sie auf mein Bitten meinen Mann an, denn er wollte auch wissen, was der Arzt gesagt hatte. Er meinte, ich sollte mit zu ihr fahren, um nicht alleine zu sein, aber ich konnte es nicht. Ich wollte alleine sein. Alleine mit unserem todgeweihten Zwerg.

Ich legte mich ins Bett, zog die Spieluhr auf, legte sie auf meinen Bauch, wie ich es schon öfters getan hatte und weinte. Benji war die ganze Zeit bei mir, er war mein Seelentröster. Am Abend, als mein Mann von der Arbeit kam, erzählte ich ihm noch mal genau alles vom Arztbesuch. Nun brach endgültig unsere kleine Traumwelt zusammen. Es zog uns den Boden unter den Füßen weg und wir gaben es im Verwandtschafts- und Bekanntschaftskreis bekannt. Es waren alle sehr bestürzt und fanden keine Worte oder für diesen Moment die Falschen, wie die von der Schwiegermutter.

Am 01. August rief ich beim Frauenarzt an, so wie ich es sollte, mir schlug das Herz bis hoch zum Hals und die Schwester meinte, ich solle vorbeikommen. Hatte ich eine Angst, und mein Mann war wieder arbeiten. Ich rief eine Freundin an und sie kam mit. Wir setzten uns ins Wartezimmer, keiner sagte ein Wort. Ich war nervös. Dann wurde ich aufgerufen und der Arzt sagte mir dann, dass er laut Gesetz NICHTS machen könne, ehe das kleine Herz nicht aufgehört habe zu schlagen. Mir wurde schlecht bei diesen Worten. Ich konnte nichts mehr sagen. Es wurde dann noch ein Vorsorgecheck gemacht, weil der letzte am 02. Juli gewesen war. Ich fragte mich, für was? Wie immer das Gleiche: Urinprobe abgegeben, Bauchumfang gemessen und Gewicht kontrolliert, welches sich in einem Monat nicht verändert hatte, und Blutdruck wurde gemessen. Der war zu hoch. Dann wurden die Herztöne vom Kind gemessen. Man konnte aber nichts hören. Mein Atem stockte. Also wurde ein Ultraschall gemacht. Der Arzt sagte mir, dass die Wirbelsäule total missgebildet und U-förmig sei. Das Herz schlug, aber ganz schwach, er zeigte mir alles. Er erzählte mir, dass es jetzt nicht mehr ums Kind ginge, sondern um mich und berichtete mir von einem Fall, in dem eine Frau eine Abtreibung gemacht hatte und das Kind seine eigene Abtreibung überlebt hatte. (Das Oldenburger Baby Tim). Ich musste jetzt einmal die Woche zum Frauenarzt, um nach den Herztönen schauen zu lassen und dann könnte er alles Weitere einleiten. Ich fuhr wie in Trance meine Freundin nach Hause und dann selber heim. Am Abend erzählte ich meinem Mann, was der Arzt mir gesagt hatte, ich konnte nicht mehr, ich lag am Boden. Meine Gedanken kreisten:

„Warum sind die Gesetze so grausam?"
„Wie lange schlägt sein kleines Herz noch?"
„Wann hat der Kampf für ihn ein Ende?"
„Wann hat die Quälerei endlich ein Ende?"
„Wann können wir endgültig LEBEWOHL sagen?"

Wir hielten es zu Hause nicht aus. Man muss doch was machen können, ohne so lange zu warten! Wir fuhren zu meiner Schwiegermutter, die Altenpflegerin ist. Vielleicht wüsste sie ja noch einen Rat. Sie telefonierte hin und her und man sagte ihr, dass wir nach Großburgwedel fahren sollten, um dort im Krankenhaus nachzufragen, ob man wirklich so lange warten müsse. Man hatte uns doch gesagt, das Kind sei nicht überlebensfähig, warum also warten?

Auf einmal klingelte mein Handy, meine Mutter war am anderen Ende und teilte mir mit, dass sie bei ihrem Frauenarzt gewesen war und sich auch erkundigt hatte. Man könne jederzeit einen Abbruch machen, wenn das Kind nicht lebensfähig sei und wenn die Ärzte sich quer stellen, sollten wir einen Antrag stellen, da das, was sie hier machten, menschliche Grausamkeit sei.

Die Mutter muss darauf warten, dass ihr Kind in ihr stirbt! Sie hatte mir noch mal alles per Fax geschickt und wenn man hier nichts machen würde, solle ich zu meinen Eltern kommen, denn in Mecklenburg-Vorpommern würde man die Mutter nicht so quälen, hatte ihr der Frauenarzt gesagt. Mein Mann und der Freund seiner Mutter holten das Fax und ich blieb bei meiner Schwiegermutter. Als sie wieder kamen, zog ich mich an und wir fuhren in die nächste Stadt ins Krankenhaus, da man uns ja in der eigenen Stadt nicht helfen wollte, das Fax in der Tasche.

Es war der 02. August gegen 18.00 Uhr, wir betraten das Krankenhaus, erkundigten uns an der Anmeldung und gingen in die gynäkologische Abteilung. Dort erzählte mein Mann, was uns hergetrieben hatte. Wir wurden in ein Untersuchungszimmer gebracht und warteten auf die diensthabende Frauenärztin und erzählten ihr alles. Sie meinte, dass es jetzt schwierig sei noch etwas zu machen, da es Freitagabend war. Wir sollten nun am Montag früh, mit allen Papieren noch mal vorbeikommen und dem Chefarzt der gynäkologischen Abteilung die Situation erklären. Unter solchen Bedingungen sei ein Abbruch jeder Zeit möglich, sagte sie uns noch.

Also fuhren wir wieder nach Hause, mit einem weinenden und einem lachenden Auge. Zu Hause wartete schon meine Schwester mit ihrem Freund und wir unterhielten uns noch eine Weile und gingen dann zu Bett. Am nächsten Tag frühstückten wir und ich fuhr mit meiner Schwester einkaufen, da ich am nächsten Tag Geburtstag hatte. Am Nachmittag kamen dann noch meine Eltern und wir aßen alle zusammen Abendbrot und unterhielten uns. Am Abend schauten wir fern. Am nächsten Morgen, es war der 04. August, mein 28. Geburtstag, und der Tag ähnelte dem Tag davor sehr. Gut, es gab Geschenke, aber die hätte ich gerne gegen ein kleines Leben eingetauscht. Mit mein Mann war abgesprochen, dass er den ganzen Tag am Auto schrauben würde, um sich abzulenken und um ein paar Teile per Post wegzuschicken. Nach Feiern war uns sowieso nicht zu Mute.

Der Rest der Verwandtschaft unterhielt sich, wir aßen, und nach dem Kaffee verabschiedeten sich meine Schwester und ihr Freund. Ich ging mit meinen Eltern spazieren, und als wir wieder kamen, war meine Schwiegermutter, ihr Freund und Franks Bruder da. Wir gingen rein, sie gaben mir mein Geschenk und wir unterhielten uns. Nach dem Abendessen saßen wir in der Stube, schauten fern, unterhielten uns und gingen alle früh zu Bett. Es war der traurigste Geburtstag, den ich bisher erlebt hatte und das, obwohl ja ein neues Lebensjahr begann.

Die Nacht vom 04. auf den 05. August schlief ich nicht gut und am Morgen ging es mir dem entsprechend schlecht. Ich machte mich fertig und fuhr zum Frauenarzt, um meine Unterlagen fürs Krankenhaus abzuholen, was mir der Arzt sehr schwer machte. Ich ging zur Schwester und sagte, dass ich die Testergebnisse vom Tripel-Test bräuchte, woraufhin sie sagte, dass ich mich noch kurz hinsetzen solle. Ich setzte mich und wartete, dann rief mich mein Frauenarzt rein und erzählte mir, dass er noch einen Termin in einer anderen Stadt machen wollte, da er den Arzt gut kannte und es ja nun nur noch um mich ginge. Ich stimmte dem zu, um nur die Praxis wieder schnell verlassen zu können. Er gab mir eine Überweisung und einen Termin und ich durfte wieder gehen. Hmmm, schon komisch, das, was ich wollte, hatte ich immer noch nicht. Also sprach ich die Schwester daraufhin an und bekam dann die Unterlagen.

Ich fuhr wieder nach Hause und war natürlich jetzt in Eile. Zu Hause angekommen verabschiedete ich mich von meinen Eltern und wir fuhren los ins Krankenhaus. Im Krankenhaus angekommen, ging es erst mal zum Gespräch mit dem Chefarzt der Frauenstation. Ich gab ihm die Unterlagen und schilderte ihm unsere Situation. Es war die 22. SSW. Er verstand nicht, warum man nichts unternahm und uns nicht helfen wollte. Dann wollte er sich noch mal alles per Ultraschall ansehen.

Ich setzte mich auf den Stuhl, mein Herz schlug hoch bis zum Hals und ich schaute nicht auf den Monitor. Er meinte nur, dass keine Herzbewegungen mehr zu sehen seien und sich somit die Frage wegen eines Abbruches selbst beantwortet hatte.

Meine Gefühle spielten verrückt. Einerseits Erleichterung darüber, dass sich der Kleine nicht mehr zu quälen brauchte, andererseits Enttäuschung, weil er den Kampf verloren hatte. Ich hatte Angst vor dem, was jetzt kommen mochte.

Nach der Untersuchung kam ich auf Station. Dann mussten wir uns anmelden und hatten danach noch ein Gespräch mit einem Frauenarzt, wie es jetzt weitergehen würde. Man erklärte uns, dass das Kind auf natürlichem Wege geboren werden müsste. Dass ich Zäpfen bekäme, 3 Stück an der Zahl, die direkt vor dem Muttermund gelegt würden, um die Wehen einzuleiten. Das könne aber manchmal bis zu 3 Tagen dauern und wenn es dann noch nicht voranginge, würde noch ein Tropf verabreicht.

Der Arzt erklärte alles gut und war sehr mitfühlend. Wir gingen dann ins Zimmer, mein Mann holte meine Sachen und ich wartete. Als er wieder da war, zog ich mich um und legte mich ins Bett. Dann kam noch mal eine Frauenärztin und erzählte uns den Ablauf. Sie fragte uns, ob wir Fotos sehen wollten nach der Geburt. Wir verneinten es, denn wir wollten unseren Zwerg so in Erinnerung behalten, wie wir ihn auf dem letzten Ultraschallbild gesehen hatten. Sie erzählte uns, dass trotzdem immer Bilder gemacht würden, falls man es sich noch anders überlegen würde. Dann fragte sie uns, ob wir das Kind beerdigen möchten, da dies hier in der Klinik angeboten würde. Wir verneinten auch dieses, denn wir wollten keinen Platz haben, wo man immer wieder hingehen und die Situation erneut durchleben würde.

Sie notierte sich alles und ging wieder. Danach kam ein Anästhesist und erklärte uns den Ablauf der OP und fragte, ob ich eine Teil- oder Vollnarkose haben möchte. Ich wusste, dass ich die Vollnarkose bei der Gallen OP nicht so gut vertragen hatte und mich viel übergeben musste. Ich entschloss mich trotzdem für eine Vollnarkose, da ich Angst hatte, irgendetwas mitzubekommen, wenn etwas schief gehen sollte und ich es dann vielleicht noch hören oder sehen würde. Mein Mann fuhr wieder nach Hause, da er mit Benji noch rausgehen, und dann auch zur Arbeit fahren musste. Ich packte meine Sachen aus und legte mich ins Bett und wartete. Um 14.00 Uhr bekam ich das erste Zäpfchen. Eine Stunde später spielte mein Körper verrückt.

Ich hatte Krämpfe, erste Unterleibsschmerzen, Durchfall, Schüttelfrost und mir war kalt. Um 18.00 Uhr war die erste Untersuchung des Muttermundes. Er war weich, aber noch geschlossen. Der Arzt entschied, dass es für heute reichen würde, damit ich die Nacht wenigstens schlafen konnte. Für die Nacht bekam ich zwei Schlaftabletten, damit ich ruhig schlafen konnte und für den nächsten Tag alle Kräfte beisammen hätte. Das Abendessen wurde gebracht, aber ich konnte keinen Bissen herunterbekommen. Abends bekam ich dann noch Hitzewallungen. Ich nahm die Tabletten und schlief ein. Am nächsten Morgen ging es weiter. Um 7.00 Uhr bekam ich das zweite Zäpfchen und ca. ½ Stunde später ging es wieder los: Krämpfe, Unterleibsschmerzen (die Wehen waren), Durchfall, Schüttelfrost und mir wurde wieder kalt. Mein Mann kam mich kurz nach der Arbeit besuchen, fuhr dann zum Schlafen nach Hause und kam später wieder. Die Schwestern waren alle sehr nett und machten es mir so angenehm wie möglich. Um 11.00 Uhr bekam ich einen Tropf gegen die Schmerzen, krampflösende Mittel und Flüssigkeit, da ich nichts zu mir nehmen durfte. Dann bekam ich noch ein Körnerkissen, da mir immer noch kalt war. Draußen war herrlichster Sonnenschein und ich lag hier dick eingepackt und fror. Um 13.30 Uhr traten dann vereinzelt Wehen auf, mir war immer noch kalt. Die Ärztin kam wieder, um den Muttermund zu untersuchen, sie sagte: „Er ist leicht geöffnet, es geht voran". Um 14.00 Uhr bekam ich das dritte Zäpfchen, ich konnte nicht mehr liegen und sitzen und so ging ich den Flur auf und ab. Um 15.00 Uhr kam mein Mann wieder. Er hatte ein wenig geschlafen, aber nicht gut. Dann setzten die ersten Blutungen ein. Um 16.00 Uhr wurden die Wehen stärker, die Schwester gab mir eine Spritze gegen die Schmerzen. Für was die Schmerzen aushalten? Für nichts und wieder nichts! Nach der Spritze waren die Schmerzen besser auszuhalten. Ich musste ständig auf Toilette wegen dem Durchfall. Um ca. 17.00 Uhr wurde mein Bett dann ins Untersuchungszimmer gefahren, damit ich mit meinem Mann alleine war. Ich fragte die Frauenärztin, ob ich auch weiterhin auf die Toilette gehen durfte, ohne zu fragen, sie sagte: „Ja".

Nun waren wir unter uns. Ab und zu kam noch eine Schwester rein, um zu schauen, wie es mir ging. Es war wieder soweit, die nächste Wehe kam und ich kniff die Augen zu und drücke die Hand von meinem Mann. Da kam eine Schwester rein, sah mich und sagte zu mir: „Verpusten Sie doch die Wehen!" Ich war so gereizt, dass ich sie anschnauzte und sagte: „Wie denn, eigentlich fangen ja jetzt erst die Kurse an". Sie zeigte es mir und so atmeten wir beide, dann ging sie wieder.

Mein Mann und ich unterhielten uns nicht viel, um nicht zu sagen eigentlich gar nicht. Wir waren froh, dass die Zäpfchen so schnell anschlugen und es keine

3 Tage dauerte. Er war ziemlich müde und ihm fielen immer wieder die Augen zu, aber er hielt meine Hand und das reichte. Er war bei mir und ich nicht allein. Dann war Abendbrotszeit und die Schwester kam und fragte, ob mein Mann mein Essen haben wolle, da ich ja nicht durfte. Es störte mich aber nicht im Geringsten, denn Hunger, hatte ich nicht, nur einen tierischen Durst.

Um 18. 00 Uhr ging es dann Schlag auf Schlag. Ich musste wieder mal auf die Toilette wegen des Durchfalls. Mein Mann begleitete mich bis zur Tür. Ich verrichtete mein Geschäft und merkte nur, wie vorne ein Druck entstand und schaute zwischen meine Beine und irgendetwas hing da.

Panik machte sich breit, ich rief mein Mann, dass er die Schwester holen sollte. Ich war so geschockt und konnte nicht einfach die Klingel betätigen. Es kamen 2 Schwestern. Die eine legte mir Papier zwischen die Beine und sagte: „Nicht drücken". Dann brachten sie mich ins Bett zurück. Ich musste mich seitlich ins Bett reinlegen. Dann schaute die Schwester nach und alarmierte sofort die Frauenärztin. Ich bekam 2 Tabletten zur Beruhigung und wurde zum OP gefahren. Mein Mann begleitete mich. Auf dem Weg zum OP fragte ich die Schwester, was ich da gesehen hätte, und sie meinte: „Das waren schon die Beinchen".

Nun stand ich mit meinem Mann noch ein paar Minuten vor dem OP-Raum. Dann kam die Schwester und schob mich rein, mein Mann musste draußen warten, weil die ersten Vorbereitungen gemacht wurden. Vom Bett auf den Stuhl, anschnallen, Sauerstoffmaske aufsetzen, Blut wurde abgenommen und die Narkose vorbereitet. Nach kurzem Warten kam der Chefarzt und es ging los.

Die Narkose wurde eingeleitet und kurz darauf das Kind mit der Plazenta entnommen. Dann wurde eine Ausschabung vorgenommen. Nach Aussage meines Mannes dauerte der Eingriff ca. ½ Stunde. Er saß direkt vor der Tür. Nach einiger Zeit kam eine Schwester aus der Tür und sagte: „Wir haben es nicht in einem Stück rausbekommen" und ging mit zwei Tüten an ihm vorbei. Er verstand diesen Satz nicht ganz und dachte: „Na ja, das Kind und den Mutterkuchen." Nun hörte er noch, wie man versuchte, mich wieder wach zu machen. Er hörte es klatschen und wie jemand meinen Namen rief. Dann ging die Tür auf und sie schoben mich wieder ins Zimmer zurück. Ich kam erst auf dem Flur richtig zu mir. Von davor weiß ich nichts. Mein Mann erzählte mir, dass ich, seitdem ich den OP verlassen hatte, schon am weinen war. Ich war noch leicht benommen von der Narkose, aber voll am weinen und ich konnte nicht aufhören. Mein Mann hielt mir die Hand und versuchte mich zu beruhigen. Ich fühlte irgendwie gar nichts. Die Frauenärztin kam und erzählte uns, dass alles gut verlaufen sei und es ein kleiner Junge war, dass er noch keine Haare hatte und dass keine Fotos gemacht worden waren, wie es eigentlich besprochen war. „Es ist kein schöner Anblick, da wir ihn nicht in einem Stück entnehmen konnten". So die Worte der Ärztin. Es wurde aber eine Karte mit Fuß- und Handabdrücken gemacht, die wir bekommen würden, wenn ich die Klinik verlassen würde. Und wir sollten die Klinik nicht so verlassen als wenn nie etwas gewesen wäre.

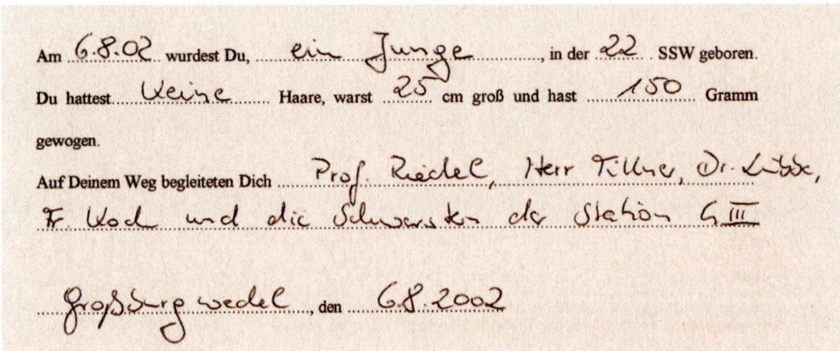
Am 6.8.02 wurdest Du, ein Junge, in der 22 SSW geboren. Du hattest kleine Haare, warst 25 cm groß und hast 150 Gramm gewogen.

Auf Deinem Weg begleiteten Dich Prof. Riedel, Herr Tillner, Dr. [illegible], F. Wock und die Schwestern der Station G III

Großburgwedel, den 6.8.2002

Am Abend bekam ich dann noch 2 Tabletten, damit die Milch nicht einschoss, Tropfen gegen die Übelkeit, die sich aber in Grenzen hielt und eine Spritze, da ich und das Kind die gleiche Blutgruppe hatten. Mein Mann fuhr nach Hause und ich schlief viel oder unterhielt mich mit einer Schwester, die immer mal nach mir schaute.

Am nächsten Morgen ging es „so lala". Frühstücken konnte ich nicht richtig. Ich bekam nichts runter und mir war immer noch übel. Ich bekam noch eine Tablette damit sich der Muttermund wieder zusammenziehen würde. Nach einem Spaziergang draußen kamen noch ein paar Nachwehen. Ich hatte Schüttelfrost und mir tat der Hintern weh. Um 10.30 Uhr wurden die Schmerzen immer heftiger und zwischen der Brust tat es auch weh. Als ich es dem Arzt sagte, war Alarmstufe rot angesagt, da ich schon mal eine Lungenembolie und Thrombose hatte. Um 12.00 Uhr wurde ich auf die Notfallstation verlegt und per Monitor überwacht. Es wurde ein EKG gemacht und ein Ultraschall der Beinvenen und des Herzens, aber Entwarnung, es wurde kein frisches Blutgerinnsel gefunden. Ich konnte kaum noch im Bett liegen und wälzte mich von einer Seite auf die andere vor Schmerzen. Mittlerweile konnte ich sagen, dass mir nicht der Hintern, sondern das Steißbein wehtat. Nach mehreren Stunden rief ich nach dem Pfleger, ob er mir nicht etwas gegen die Schmerzen geben könnte. Ich bekam eine Tablette, es war so ca. 14.30 Uhr. Mein Mann kam und hatte einen riesigen Schock hinter sich, weil ich nicht mehr in meinem Zimmer lag. Um 15.00 Uhr war Visite und da die Schmerzen weggingen und man nichts fand, kam ich auf die alte Station zurück. Ich fragte den Arzt, ob die Schmerzen und das Ziehen in der Brust zusammenhingen, was er verneinte. Es war nur komisch, dass beides nachließ. Die Schmerzen kamen wohl von den 2 Spritzen am Vortag und dem Gynstuhl. Um 17.00 Uhr bekam ich auf einmal heftiges Nasenbluten. Es lief wie aus einem Wasserhahn und mein Mann klingelte nach einer Schwester. Die rief die Ärztin und sie nahm mir noch mal Blut ab. Es wurde Abend und auch dieser Tag ging zu Ende. Mein Mann fuhr wieder nach Hause.

Ein neuer Tag begann, es war der 08. August und mir wurde wieder Blut abgenommen. Bei der Visite erzählte man mir dann, dass sich bei der Blutuntersuchung herausgestellt hatte, dass ich eine Schwangerschaftsvergiftung („HELLP-Syndrom") habe. Dass sie es noch nie so früh bei einer Patientin gesehen hätten und die Leberwerte total erhöht seien. Ich merkte davon nichts, mir ging es rein körperlich gut, aber psychisch war ich total am Boden. Ich war viel am Grübeln, gab mir die Schuld für alles und weinte viel. Ich versuchte mich mit Spaziergängen abzulenken, aber es gelang mir nicht. Mein Mann kam mich täglich entweder vor oder nach der Arbeit besuchen. Oder meine Tante und mein Onkel, die Schwiegermutter oder meine Eltern besuchten mich. Die Tage begannen und endeten immer gleich. Am nächsten Morgen wieder Blutabnahme und bei der Visite gab es nichts Neues. Die Blutwerte wurden besser. Ich hatte leichte Bauchschmerzen rechts und Übelkeit seit dem Mittagessen. Ich ging dann wieder viel spazieren und bekam Besuch von meinem Mann.

Am 10. August morgens ergab die Blutabnahme, dass sich die Werte langsam stabilisierten. Mir ging es psychisch immer schlechter. Ich lag auf einer Schmerzstation, rechts war ein Kindergarten und links die Entbindungsstation. Auf dem Flur sah ich glückliche Väter und viele Menschen mit Blumen kommen und ich stand hier mit leeren Armen. Ich hörte Säuglinge schreien und es war eine Qual. Dazu kam noch, dass ich mich mit meiner Bettnachbarin gar nicht verstand. Ich ging zu einer Schwester und fragte, wie lange ich noch bleiben müsste, da ich es hier nicht mehr aushielt und soweit ja auch alles in Ordnung war. Sie wollte mit der Frauenärztin darüber sprechen und so ging ich den Flur auf und ab. Die Zeit zog sich wie Gummi, dann wurde ich zur Ärztin gerufen und sie stimmte der Entlassung zu. Ich könnte die Klinik schon am Abend verlassen. Ich rief meinen Mann an und erzählte ihm alles. Dann wurde noch eine Abschlussuntersuchung gemacht, bei der alles in Ordnung war. Die Bauchschmerzen waren aber noch da. Laut Ärztin war es wohl eine Magenschleimhautentzündung, die durch die ganze Aufregung gekommen sei. Ich bekam dann von der Frauenärztin meine Entlassungspapiere und eine blaue Mappe. Sie meinte, dass da auch Infos von Hilfegruppen drinnen seien, an die wir uns wenden könnten, wenn wir es mit der Trauer nicht in den Griff bekommen sollten, oder wenn wir uns mit anderen austauschen möchten. Das Personal auf der Schmerzstation war sehr mitfühlend und ich hörte nie ein schlechtes Wort. Auf der Fahrt nach Hause war im Auto eine gedrückte Stille. Zu Hause angekommen, legte ich meine Sachen ab. Ich war froh, zu Hause zu sein. Die blaue Mappe legte ich in die Stube und wir setzen uns, nahmen uns in den Arm und weinten. Dann nahm ich die Mappe in die Hand und öffnete sie, ich las unter Tränen die Karte. Man sah oben die beiden Fußabdrücke und eine kleine verschwommene Hand, darunter war ein Gedicht von Antoine de Saint-Exupéry und ein paar Zeilen.

Ich gab meinem Mann die Mappe und er las es sich auch durch. Ich hatte ihn zuvor nie weinen gesehen. Er sprach auch nicht über seine Gefühle. Wir unterhielten uns noch lange, über die verschiedensten Dinge. Dann gingen wir zu Bett. Ich konnte vor Schmerzen nicht schlafen, stand immer wieder auf, um mir mein Körnerkissen warm zu machen. Am 11. August machten mir die Schmerzen unterm Rippenbogen und am Bauch rechts zu schaffen, ich lag den ganzen Tag auf der Couch. Abends bekam ich dann noch Temperatur und Gliederschmerzen. Mein Mann war kurz weggefahren und die Schmerzen wurden von Stunde zu Stunde immer schlimmer. Es schlug kein Schmerzmittel mehr an. Als am 12. August die Schmerzen immer stärker wurden, fuhren wir wieder in die Klinik. Um 4.50 Uhr kamen wir an und wurden auf die alte Station geschickt. Bis 7.30 Uhr warteten wir dann noch, bis die Ärztin endlich Zeit hatte. Sie war bei einer Geburt und konnte nicht weg. Mir wurde Blut abgenommen und wir mussten wieder warten, ungefähr eine halbe Stunde, bis das Ergebnis da war. Die Zeit verging überhaupt nicht und die Schmerzen wurden immer unerträglicher. Das Blutergebnis war nicht auffällig und ich kam dann aufs alte Zimmer. Internisten und andere Ärzte kamen. Keiner wusste, was mir fehlt. Ich wand mich vor Schmerzen, konnte nicht liegen, nicht sitzen und hockte im Bett. Dann wurde ein Ultraschall meiner Organe gemacht, alles war in Ordnung. Danach wurde noch mal Blut abgenommen, wieder nichts Auffälliges. Mittags wurde ich dann auf die IPA (Intensivstation) verlegt und an Monitor und Blutdruckgerät angeschlossen, da alle vor einem Rätsel standen. Dann bekam ich noch etwas gegen die Schmerzen und wieder eine Visite nach der anderen. Es war ein großes Fragezeichen in Punkto Diagnose.

Die Schmerzen kamen alle 2- 3 Stunden wieder und dann bekam ich das nächste Mittel. Ich wurde davon immer müder, schwebte auf Wolke 7 und das Fieber stieg. Ich schlief viel. Vom 13. August weiß ich nicht viel, ich war so „down" und beflügelt zugleich von den Schmerzmitteln, konnte die Augen fast gar nicht aufhalten und bekam von meinem Besuch nichts mit. Die Lunge wurde geröntgt, Blut wurde 3x abgenommen, die Entzündungswerte stiegen unaufhaltsam und ich bekam Infusionen, Schmerzmittel und Antibiotika. Am 14. August ging es mir besser, die Schmerzen in der Bauchgegend waren weg. Es tat nur noch der Rippenbogen höllisch weh, wenn ich nicht gerade unter Schmerzmitteln stand. Die Lunge wurde erneut geröntgt, 3x Blut abgenommen, wiederholter Ultraschall von den Organen und dem Herz und es wurde eine Magenspieglung durchgeführt. Es wurde aber nichts Auffälliges gefunden, außer einem Schatten auf der Lunge. Am 15. August ging es mir wesentlich besser. Ich hätte von der Intensivstation verlegt werden können, es war aber kein Bett frei. Deshalb musste ich noch eine Nacht auf der Intensiv bleiben. Die Schmerzen am Rippenbogen kamen um 22.00 Uhr das letzte Mal und Schmerzmittel gab es dann auch nicht mehr. So wie die Schmerzen gekommen waren, so sind sie auch wieder verschwunden. Die Ärzte wechselten die Diagnose täglich. Fünf kleine Flaschen Antibiotika bekam ich am Tag, leicht erhöhte Temperatur trat immer wieder mal auf und Blutabnahme war nur noch 1-mal am Tag. Ich durfte mit einer Schwester auf dem Flur spazieren gehen und wir waren auf dem Balkon. Die Sonne strahle mir entgegen. Es war das herrlichste Wetter und ich spürte, wie mich die Sonne wärmte.

Am 16. August durfte ich das erste Mal auf der Chirurgie wieder duschen gehen, und danach konnte ich mich anziehen und im Park spazieren gehen. Mein Körper spielte verrückt, draußen war es warm und ich fror, die Hormonumstellung nahm ihren Lauf. Mittags kam ich dann auf die innere Station und hatte keine Schmerzen mehr. Nur das Kreuz tat weh, vom vielen Liegen, und Antibiotika gab es weiter. Die Diagnose war für mich noch unklar. Die Ärzte redeten um den heißen Brei herum. Keiner gab mir eine genaue Auskunft.

Am 17. und 18. August traten keine Veränderungen auf, weitere Blutentnahmen folgten, es wurden weiter Antibiotika verabreicht und die Kreuzschmerzen blieben noch. Ich ging wieder viel spazieren, um mich abzulenken, denn ich hatte wieder viel zu viel Zeit, um zu grübeln. Mein Mann besuchte mich jeden Tag und brachte ab und zu unseren Hund Benji mit. Sie fehlten mir beide sehr. Die Ärzte rieten mir, von den Spritzen wieder auf das Marcumar umzustellen. Aber ich weigerte mich, was mit meinem Mann abgesprochen war, da wir unsere Familienplanung noch nicht abgeschlossen hatten. Was ich aber noch bereuen sollte. Eine Umstellung hieß erst mal kein Kind.

In der ganzen Zeit im Krankenhaus hatte ich verschiedene Meinungen gehört. Die Frauenärztin und der Arzt waren der Meinung, ich sollte mich in einer Gerinnungsambulanz vorstellen und dort sollte entschieden werden. Ein Internist und eine Ärztin meinten, ich sollte mir den Kinderwunsch aus dem Gedächtnis streichen. Das konnte ich aber nicht, denn nach diesem großen Verlust war der Wunsch nun noch stärker als je zuvor. Ich bekam auf einmal und urplötzlich starke Blutungen und mich packte die Angst. Als das Antibiotikum für den Nachmittag durchgelaufen war, schnappte ich mir meinen Mens Kalender und ging ein Stockwerk höher, wo ich vorher gelegen hatte. Es kam mir eine Schwester entgegen. Es war gerade Schichtwechsel, als ich fragte ob ich zur Ärztin rein könne. Aber sie hatte gerade eine Patientin. Als ich wieder gehen wollte, öffnete sich die Tür. Sie kam heraus und fragte: „Wollen Sie zu mir?", ich sagte: „Ja" und wurde hereingebeten. Ich erzählte ihr von der Blutung und sie schaute nach, aber es war alles in Ordnung. Sie fragt mich, ob wir den Obduktionsbericht schon erhalten hätten. Ich sagte: „Nein" und sie händigte ihn mir aus, mit dem Satz: „Ihr Sohn war frei von äußeren und inneren Missbildungen. Die Plazenta war voll Thromben und der Kleine wurde nicht mehr ausreichend versorgt". Ich sprach sie auf die U-förmige Wirbelsäule an und sie sagte: „Das kam vom Fruchtwasser. Wenn es fehlt, klappen die Körper sozusagen zusammen und werden an den Mutterkuchen rangedrückt." So ging ich zurück auf meine Station. Ich las mir den gesamten Bericht durch und dort stand auch, wie es gemeint war mit „nicht in einem Stück rausbekommen". Ich war total niedergeschmettert und es ging hart an die Substanz. Als mein Mann mich besuchte, zeigte ich ihm den Bericht und wir unterhielten uns darüber. Am 19. August ging es mir wieder gut, ich war noch ein wenig schlapp und schnell erschöpft. Morgens bekam ich noch 2-mal Antibiotika, dann folgte die Umstellung auf Tabletten. Ich musste noch mal zum Ultraschall wegen der Beinvenen. Es war alles in Ordnung. Am nächsten Tag war morgens Visite. Ich bekam das letzte Mal Antibiotikum. Die Lunge wurde noch einmal geröntgt und es war kein Schatten mehr zu sehen. Letzte Blutentnahme, die Werte waren wieder alle in Ordnung. Nun wurde mir auch die Diagnose mitgeteilt, nach langen Drängen. Es war eine Lungenentzündung – daher auch der Schatten beim Röntgen – aber eine Lungenembolie konnte man nicht ausschließen.

Am Abend, es war der 20. August, wurde ich dann entlassen. Ich dachte, der Alptraum wäre nun vorbei! Aber falsch gedacht, der Weg war noch nicht zu Ende. Zu Hause begann dann die Zeit der Trauerverarbeitung für mich. Ich hatte eine Homepage, die über die Schwangerschaft berichten sollte, und nun setzte ich mich dran und schrieb alles auf. Ich verkroch mich ins Netz, ging kaum noch raus und weinte viel. Ich lernte andere Sternenkindermütter kennen und stellte fest „Ich bin nicht alleine!" Ich schrieb in verschiedenen Foren und fand so viele Gleichgesinnte und fühlte mich verstanden.

Ich hatte noch einen Termin beim Frauenarzt zur Untersuchung und als ich dort war, fiel ich fast vom Stuhl. Er begrüßte mich mit dem Satz: „Na, nun haben Sie es ja hinter sich! Gut, dass sie es verloren haben, da wäre nichts Gutes bei rausgekommen." Ich war so geplättet und verließ die Praxis unter Schock, um sie auch nie wieder zu betreten. Ich hatte vor, mir einen neuen Frauenarzt zu suchen, zu solch einem taktlosen Menschen wollte ich nicht mehr. Die Tage verstrichen und ich bekam Schmerzen im linken Bein. An eine Thrombose dachte ich nicht, denn diese Schmerzen waren anders als sonst. Also ließ ich mir einen Termin beim Hausarzt geben, zur Vorsorge. Am 12. September ging ich dann ganz normal zum Hausarzt und der nächste Weg führte direkt ins Krankenhaus. Ich wurde untersucht und es wurde eine frische Thrombose festgestellt. Ich kam sofort an den Perfusor und aus der Traum von einer erneuten Schwangerschaft. Nach dem Perfusor folgte die Umstellung auf Marcumar und ASS 100. Für mich hieß es wieder liegen, liegen und für eine Woche nicht aufstehen. Die Thrombose war im linken Bein, die Vene war vom Becken bis zur Leiste verschlossen und alle Venenklappen durch die dritte Thrombose defekt. Am 19. August wurde ich dann wieder entlassen.

Wir waren geschafft. Es waren 3 anstrengende und nervenzerreißende Monate gewesen. Was ich im Nachhinein alles erfahren hatte, musste ich erst einmal verkraften. Da war z. B., dass bei meiner Krankheit die Kinder es nie bis in die 40. SSW schaffen, dass sie in Größe und Gewicht nachhängen und dass das ASS 100 nicht abgesetzt werden sollte, laut Laborarzt (der Hausarzt hatte sich nicht daran gehalten), und dass die Dosierungen der Spritzen für mein Gewicht nicht ausreichend waren. Ich erhielt diese Informationen nach und nach, als ich mir meine Berichte kopierte, und das, obwohl wir uns vorher erkundigt hatten, was die Schwangerschaft betraf. Wir hatten uns nicht ins Vergnügen gestürzt und die Ärzte vor vollendete Tatsachen gestellt, NEIN, aber trotzdem kam nachher mehr raus, als uns lieb war.

Ich dachte viel an unseren Engel, der immer noch keinen Name hatte. Ich widmete mich wieder meiner und seiner Seite im Netz und unterhielt mich mit meinem Mann über die letzten Monate, wie er sie aufgenommen hatte. Da immer nur gefragt wurde, wie es mir ging, und nicht, wie es ihm geht, war er ganz schön geknickt und fraß alles in sich hinein, was wohl keiner verstand. Auch er hatte seinen Sohn verloren, genauso wie ich.

Wir überlegten zum ersten Mal richtig und suchten einen passenden Namen für unser Kind. Wir waren uns einig, dass er nicht den Namen bekommen sollte, den wir uns für einen Jungen ausgesucht hatten. Es sollte ein besonderer Name sein. Wir entschieden uns für den Namen Jason, er bedeutet „Der Heilende“. Auf dass unsere Wunden schnell heilen mögen. Jeder einzelne Buchstabe hat für uns eine Bedeutung.

**J** *eden Tag haben wir genossen.*
**A** *uf dich hat sich jeder gefreut.*
**S** *o jung musstest du von uns gehen.*
**O** *hne dich zu spüren und zu sehen.*
**N** *ie werden wir dich vergessen.*

Durch meine Seite schrieben mich andere Mütter an, die auch einen Engel haben und ich merkte, wie es half, über dieses Schicksal zu reden und vor allem, wie viele es doch gibt. Ich habe festgestellt, dass es nicht selbstverständlich ist, ein Kind lebend auszutragen. Nein, es ist ein Wunder für sich.

Mein Mann kniete sich in seine Arbeit. Ich saß oft mit verheulten Augen am PC, aber es half mir über der Trauerphase hinweg. Ich las viele Bücher wie „Totgeburt weiblich" von A. Körner-Armbruster, „Zum Sterben geboren - Lebenshilfe" von Lisa und „Glück aus zweiter Hand - Erfahrungen" von Marion Lee Wassermann. Ich fand, dass sich so einige Episoden aus meinem Leben widerspiegelten und so manche Gedanken und Gefühle die beschrieben wurden, erkannte ich wieder. Auch wir mussten uns die Sätze anhören, die man nicht gerne hört, wie z. B. „Es sollte halt noch nicht sein" oder „Bein nächsten Mal klappt es bestimmt". Es gab so viele und so mancher Satz stach noch zusätzlich ins Herz. Niemand verstand unsere Trauer und unseren Standpunkt: „Wir wollten nicht irgendein Kind, nein, wir wollten dieses Kind!" Da wir kein Grab haben, habe ich zu Hause eine Wand zum Gedenken an Jason gemacht, an der die Karte mit den Abdrücken und die 3 Ultraschall-Bilder in einem Rahmen sind. Daneben hängen Bilder von Anne Geddes mit Kerzen und Blumen. Auch da mussten wir uns anhören: „Muss das denn sein?".

Ja, es muss sein, denn auch wenn er für andere nicht gelebt hat, für uns hat Jason gelebt. Wenn auch nur in mir und in unseren Träumen, er wird immer unser erster Sohn bleiben. Nach ca. 3 Monaten fielen auch Sätze wie: „Na, langsam müsst ihr aber mal drüber weg sein!" Oder „Nun vergesst das Ganze doch mal!" Diese Sätze taten sehr weh und ich verzog mich ins Netz, da verstand man mich. Mich beschäftigten viele Fragen wie diese: Ich hätte doch spüren müssen, dass etwas nicht stimmt, jeder hatte gefragt, ob ich mein Kind spüre und ich hatte es immer wieder verneinen müssen, aber ich war doch in der 22. Woche.

Ich stellte auch fest, dass ich viel bereue, z. B.: Warum wollte ich ihn nicht auf einem Foto sehen? Warum eine Vollnarkose, und vor allem: Warum haben wir ihn nicht beerdigt? Es wird immer bleiben, die Frage nach dem WARUM! Mein Mann redet nicht gerne über diese Ereignisse und seine Gefühle, aber er hat auf Jasons Seite (die mittlerweile eine eigenständige ist) in das Erinnerungsbuch geschrieben und diese Worte sagen sehr viel aus:

*„Hallo mein Engel.*
*Hiermit möchte ich mich auch mal in deinem Gästebuch verewigen.*
*Ich werde dich immer vermissen und ich werde dich nie vergessen,*
*du gabst uns das Gefühl eine Familie zu sein,*
*nur leider wollte der liebe Gott nicht,*
*dass du es schaffst, auf die Welt zu kommen.*
*Du wirst, auch wenn du nun im Himmel bist,*

*immer ein Teil von meinem Herzen besitzen,*
*denn auch mir hat es sehr, sehr weh getan, dass du uns verlassen musstest,*
*bevor du richtig bei uns warst.*
*Eines Tages werden wir uns im Himmel wieder sehen.*
*In Liebe, dein Papa!"*

Es ist nichts mehr, wie es einmal war, es hat sich vieles verändert. Ja, auch wir haben uns verändert. Wir sind jetzt Eltern. Ja, Eltern, besondere Eltern … nämlich von einem Sternenkind. So entstand auch dieses Gedicht:

*Alle reden von werdenden Eltern,*
*keiner denkt an ein schlechtes Ende*
*und es kommt doch noch eine Wende.*
*Es werden Kinder geboren*
*und sie sind doch keine Eltern geworden.*
*So denken Menschen, die es nicht kennen,*
*denn die, die das Kind geboren, werden sich Eltern nennen!*
*Eltern von einem Sternenkind,*
*manchmal den Namen nur für sich und den Wind.*

*Sie werden es nie aufwachsen sehen*
*oder wie sie die ersten Schritte gehen.*
*Nie hören was sie sagen*
*oder eine Umarmung wagen.*

*Nein, das werden sie alles nicht!*

*Aber was sie können, ist es lieben bis in die Ewigkeit,*
*denn dazu braucht man keine Zeit.*
*Nicht auf Erden, sondern im Herzen*
*werden sie leben*

*und so wird's für diese Eltern immer einen festen Platz geben.*
*Diese Liebe kann man nicht messen,*
*denn diese Kinder werden nie vergessen.*
*Sie haben gelebt, es waren Menschen, man kann sie nicht greifen*
*und das muss erst ein Außenstehender begreifen!*
© KathiB

Ich war seit dem 25. Juli 2002 krankgeschrieben, da ich an meinen alten Arbeitsplatz nicht zurück darf, laut Medizinischem Dienst, weil es eine stehende Tätigkeit ist. Eine Kur wurde zweimal abgewiesen. Nun suchte ich eine neue Arbeitsstelle, was nicht einfach war, mit meinen Vorraussetzungen. Es musste ein Platz sein, in welchem ich abwechselnd sitzen, stehen und gehen durfte. Dazu kam mein Krankheitsverlauf, und dafür einen Arbeitgeber zu finden, war sehr schwer. Aber ich würde auch das durchstehen! Zum 30. April 2003 erhielt ich dann meine Kündigung und wurde arbeitslos. Ich suchte nach einem neuen Job, was sich als ziemlich schwierig herausstellte und so dachte ich an eine Umschulung. Durch meine Schwiegermutter erhielt ich einen Drei-Monatsvertrag in einem Altenpflegheim, welcher Ende April 2004 auslief. Nun beginne ich am 01. Mai 2004 meine 3-jährige Umschulung zur examinierten Altenpflegerin. Unser Kinderwunsch besteht immer noch und wir sind seit Februar 2003 wieder am Basteln, aber die kleine Kinderseele lässt auf sich warten.

Seit dem 29. April 04 haben wir uns in die Hände meiner neuen Frauenärztin begeben und versuchen nun so, uns unseren Wunsch zu erfüllen. Wir geben die Hoffnung nicht auf! Auf diesem Wege möchte ich vor allem meinem Mann Frank danken, der in dieser und in der bevorstehenden schweren Zeit zu mir stand und auch noch steht.

Danke, dass du für mich immer da bist.

Danken möchte ich auch all denjenigen, die an mich gedacht haben, auch wenn ein falscher Satz mal gefallen ist, aber verstehen kann nur der, der es auch miterlebt oder durchgelebt hat. Und all denen möchte ich danken, die ich im Netz kennen gelernt habe, die mir das Gefühl gaben: „Ich bin nicht alleine" und „Lebe deine Trauer aus, denn eins haben wir gemeinsam: unsere Sternenkinder!"

Kathrin mit Sternenkind Jason † 06.08.2002 für immer im Herzen.

Für Jason
Und immer sind irgendwo Spuren
deines kurzen Lebens.
Ich liebe und vermisse Dich!
Deine Mama

## Frank

Ich, der Vater eines Sternenkindes, schreibe über unseren Sohn Jason

Als ich damals, am 12.04.2002 von der Arbeit nach Hause kam und gleich ins Bett ging, bat mich Kathrin, die Augen zu schließen. Sie drückte mir etwas in die Hand, das sich anfühlte wie zwei Babyschuhe.

Ich war überglücklich und wusste gar nicht richtig, was ich sagen sollte. Ich nahm sie in den Arm und sagte ihr, dass ich mich sehr auf unser Kind freue. Ich sah zum ersten Mal auf dem Ultraschall-Bild mein Kind als einen winzigen Punkt. Die Freude bei den Arztbesuchen war groß, nur leider hatte ich immer das „Glück", dass, wenn ich dabei war, keine Ultraschalluntersuchung gemacht wurde. Ein einziges Mal konnte ich dabei sein und miterleben, wie sich der kleine Wurm bewegte, und mir kamen fast die Tränen. Es war ein komisches Gefühl zu sehen und zu wissen, dass dort ein Kind wächst. Irgendwie habe ich aber immer meine Freude etwas zurückgehalten und laut Aussagen meiner Frau habe ich auch selten über unser werdendes Kind gesprochen. Während sie auf der Couch saß mit dem „Bebe Sound" und sich die Geräusche in ihrem Bauch anhörte, war ich die meiste Zeit am Computer und hoffte nur, dass alles gut gehen würde. Irgendwie hatte ich zu große Angst, mich auf irgendetwas zu freuen oder mir irgendetwas zu wünschen, und nachher passiert noch etwas.

Leider kam es dann auch so. Am 2.7.2002 erfuhren wir, dass etwas nicht in Ordnung war und fuhren am 25.7.2002 zu einem anderen Arzt nach Hannover. Wir hofften eigentlich nur, dass nicht das Schlimmste bestätigt werden würde. Der Arzt untersuchte meine Frau und es stellte sich heraus, dass das Kind aus irgendwelchen Gründen fast gar kein Fruchtwasser mehr hatte. Irgendwie war ich der Meinung, dass das Bild auch die Form unseres Kleinen stark deformiert zeigte.

Diese Diagnose bzw. dieses Ergebnis traf uns beide sehr schwer. Wir verließen den Arzt und ich versuchte meiner Frau irgendwie gut zuzureden, aber was soll man in solchen Augenblicken sagen oder wie soll man jemanden da aufbauen? Es ging nicht, bzw. ich bin der Meinung, ich habe es nicht geschafft. Dieses war mein bisher größter Schock in meinem Leben. Aber ich wusste ja nicht, dass es noch schlimmer werden würde. Wir fuhren wieder nach Celle zurück und es begannen sehr ruhige Tage ohne viel Reden. Irgendwie sah man überall nur noch schwangere Mütter herumlaufen oder man achtete halt sehr darauf. Nachdem Kathrin erneut bei ihrem Frauenarzt hier in Celle gewesen war, wurde ihr gesagt, dass sie ja nun schon leider über die 20. SSW hinaus sei und man leider keinen Abbruch mehr vornehmen könne. Wir sollten darauf warten, bis der Kleine keinen Herzschlag mehr haben würde. Wir waren beide am Ende und ich merkte, dass mir so langsam die Kraft fehlte. Ich wusste nicht, wie ich meiner Frau bei so etwas beistehen sollte. Ich versuchte stark zu bleiben, wenig zu weinen und immer für sie dazu sein.

Wie sich später herausstellte, war es die falsche Einstellung, ich denke mal, Frauen brauchen in dieser Zeit einfach nur gute Freunde, Liebe und Wärme, doch dieses konnte ich ihr irgendwie nicht geben. Es war für mich als brächen Welten zusammen, ich sah keinen Ausweg und wusste nicht, was ich tun konnte. Von allen Seiten kamen Worte wie: „Es tut uns Leid, aber ihr seid ja noch jung, das klappt schon noch mal." Dass wir in dieser Zeit gerade darauf warteten, dass unser Kind sterben würde, das hat irgendwie keiner verstanden.

Mein großer Vorteil war, glaube ich, dass ich auf meiner Arbeit sehr gut von meinen Kollegen unterstützt wurde. Jeder hatte Zeit oder nahm sie sich, um mit mir zu reden. Jeder bat mir seine Hilfe an: „Wenn was ist, komm vorbei oder rede mit mir!". Dies gab mir sehr viel Kraft, da man am Tag ja immerhin 8 Stunden mit seinen Kollegen zusammen ist und man dieses Thema nicht einfach verdrängen kann. Ich lebte wie in zwei verschiedenen Welten oder als ob ich zwei Persönlichkeiten hätte. Auf der Arbeit versuchte ich es irgendwie zu verdrängen, obwohl wir viel darüber redeten, aber wenn ich nach Haus kam, konnte ich nicht weiter darüber reden. Ich war der Meinung, dass wenn ich darüber rede, es meine Frau noch mehr belasten würde. Auch das war ein Fehler, den ich hinterher erkennen musste. Am 02.08.2002 erfuhren wir, dass ein anderes Krankenhaus Schwangerschaftsabbrüche nach der 22. SSW bei nicht lebensfähigen Kindern durchführen würde. Das war für mich eine große Erleichterung, denn wie schwer muss es für eine Frau sein, zu wissen, dass man nur darauf wartet, dass das Kind in ihrem Bauch stirbt, um es gebären zu dürfen.

Wir fuhren in die Klinik und da es Freitagabend war, konnte man uns nicht helfen. Wir sollten am Montag wieder kommen.

Kurz vor dem Geburtstag meiner Frau, am 04.08.2002 kamen ihre Eltern. Sie versuchten meine Frau zu unterstützen, in meinen Augen waren sie einfach nur fehl am Platz. Sie sagten uns, dass der vorherige Frauenarzt meiner Frau einen sofortigen Abbruch machen würde, da man so etwas einer werdenden Mutter nicht zumuten könne, da das menschliche Grausamkeit sei. Ich schlug vor, dass meine Schwiegereltern meine Frau mitnehmen und den Abbruch in Rostock durchführen lassen sollten. Leider hatte ich in der letzten Zeit meinen kompletten Urlaub schon geopfert und ca. 40 Minus-Stunden auf mich genommen, weil ich eher gegangen war. Deswegen wäre es mir nicht möglich gewesen, mit nach Rostock zu fahren. Aber ich wollte natürlich, dass meine Frau auch schnellstmöglich von ihrem Leiden erlöst würde. Nun konnte ich mir von meinen Schwiegereltern anhören, dass ich sie ja nur abschieben und damit nichts zu tun haben wollte, und was ich denn für ein Ehemann sei. Als ich das hörte, war ich kurz davor meine Schwiegereltern rauszuschmeißen. Wie kann man so etwas sagen, in so einer Situation, das war mir unverständlich. Ich hatte mich monatelang immer um meine Frau gekümmert, war immer für sie da gewesen und dann solch einen Satz von den Schwiegereltern. Nein, das konnte nicht sein.

Am Montag, den 05.08.2002, fuhren wir dann wie vereinbart zur Klinik. Der Weg ins Krankenhaus war sehr zwiespältig. Auf der einen Seite freut man sich, dass das ganze schreckliche Geschehen bald vorbei ist und auf der anderen Seite verliert man nun sein Kind endgültig. Wir gingen ins Untersuchungszimmer, wo Kathrin sofort untersucht wurde. Man stellte fest, dass unser Kind keine Herztöne mehr hatte. Selbst wenn er noch leichte Herztöne gehabt hätte, wäre der Eingriff trotzdem durchgeführt worden, da man so was einer werdenden Mutter einfach nicht zumuten kann. Kathrin und ich wussten, dass es nun bald soweit war. Sie kam auf Station. Dort waren alle sehr lieb und gaben sich sehr viel Mühe. Für mich war es zu der Zeit eine besonders große Belastung. Ich war alleine zu Hause, wollte die ganze Zeit bei meiner Frau sein und hatte Nachtschicht. Ich musste mich auch noch um unseren kleinen Hund Benji kümmern. Das alles irgendwie zu koordinieren fiel mir zu der Zeit sehr schwer und laut Aussagen von Kollegen soll ich sehr schlecht ausgesehen haben. Ich hatte wenig geschlafen und war sehr viel unterwegs gewesen.

Als ich dann am 06.08.2002 nach meiner Schicht im Krankenhaus ankam, wurden bei meiner Frau schon die Wehen eingeleitet. Sie hing an einem Tropf und bekam etwas gegen die Schmerzen. Ein wenig später wurden wir dann in ein Untersuchungszimmer gebracht. Sie musste ziemlich viel auf Toilette und nach ich weiß nicht mehr wie vielen Gängen rief sie mich. Ich eilte zu ihr und sie sagte mir, dass ich eine Schwester holen solle, was ich auch tat. Dann ging es sehr schnell, sie brachten Kathrin zurück ins Bett und sie bekam Tropfen und wurde nun in einen Raum gebracht, in welchem sie unser Kind gebären sollte. Was sie nicht verstand, war, dass sie von vornherein eine Narkose bekam und nicht, wie andere Mütter erzählten, nach der Geburt, erst zur Ausschabung. Ich saß draußen auf dem Flur und musste warten. Ich fühlte mich so hilflos und wusste nicht, was mit meiner Frau passierte, was hinter der Tür vor sich ging. Es war ein schreckliches Gefühl. Nach 10 oder 20 Minuten, mir kam es vor wie 10 oder 20 Stunden, kam erst eine Schwester mit einer kleinen Tüte aus dem Raum, mit etwas kleinem Roten darin. Mir wurde heiß und kalt und irgendwie war mein Kreislauf am Ende. Circa 10 Minuten später wurde meine Frau in einem Bett herausgeschoben. Sie war die ganze Zeit am weinen und ich wusste nicht, ob es an der Narkose lag oder an der gerade geschehenen Geburt. Man kann das Gefühl nicht beschreiben, aber man fühlt sich so hilflos und man weiß nicht, was man tun kann. Man könnte heulen, aber man will seiner Frau nicht noch mehr Traurigkeit geben, sondern für sie da sein und ihr zuhören. Ich verließ dann abends das Krankenhaus und ging zur Nachtschicht. Meine Tageszeiten waren zu der Zeit ca 4 Stunden schlafen, den Rest des Tages nur Stress und das merkte man mir dann auch auf der Arbeit an. Es häuften sich Fehler und zu Hause brach dann immer alles über mich ein.

Alle fragten „wie geht es deiner Frau?“, „Mann, das ist aber schrecklich!“ und vieles mehr. Eltern, Verwandte, alle fragten, wie es meiner Frau ging, aber wie es dem Mann geht, danach wird meist nicht gefragt. Der Mann leidet ähnlich schlimm wie die Frau, nur zeigt er es meist dann nicht so, sondern frisst es in sich hinein.

Ich habe abends lange wach gelegen, Tränen in den Augen, unseren Hund im Arm und wusste nicht, was ich machen sollte und wie es weitergehen würde. Aber ich wusste, ich muss für meine Frau da sein und ihr Halt geben. Genau das war falsch, ich hätte ihr zwar Halt geben sollen, aber ich hätte ihr auch meine Gefühle zeigen sollen und genau zu der Zeit mit ihr drüber reden sollen, wie ich fühlte, wie ich dachte und wie es mir ging. Dadurch, dass ich ihr gegenüber alles unterdrückt hatte, musste ich mir von ihr sagen lassen, dass ich kalt zu ihr war in dieser Zeit. Als hätte ich nicht an unser Kind gedacht, doch das war nicht so. Ich wollte nur nicht neben ihr am Bett sitzen und weinen. Ich wollte stark sein und ihr zuhören. Was sie aber gebraucht hätte, wären meine wahren Gefühle gewesen. Ich hätte ihr zeigen sollen, dass auch ich unseren Jason vermisste und wie sehr ich litt. Es brachen nun in meinen Augen die schlimmsten Minuten, Stunden und Tage meines bisherigen Lebens an und sicher auch die meiner Frau. Es war ein komisches Gefühl, auf der Arbeit zu stehen und zu arbeiten, sich die Gespräche der Kollegen anzuhören, auch über Witze zu lachen, obwohl einem nicht wirklich danach zumute war. Aber man kann auch nicht alles um sich herum vergessen. Es muss irgendwie weitergehen und man muss in solchen Dingen oder Situationen stark sein und darf nicht vergessen, dass das Leben weitergeht.

Als Kathrin entlassen wurde, war es eine sehr ungewöhnliche Situation. Ich glaube, keiner wusste genau, wie er sich verhalten sollte und was er sagen sollte. Deswegen war erst einmal eine ganze Zeit lang Schweigen angesagt. Zu Hause angekommen war die Freude unseres Hundes Benji über Frauchens Heimkehr groß, was aber nicht von Dauer sein sollte. Ich musste Kathrin sagen, dass an dem Tag, als sie ins Krankenhaus gekommen war, unsere Katze Candy weggelaufen war. Sie kam auch nie wieder zurück. Knapp einen Tag später bekam Kathrin Schmerzen. Ich brachte sie vor lauter Panik wieder ins Krankenhaus. Die Fahrt kam mir ewig lang vor. Ich hatte schreckliche Angst vor dem, was nun auf uns zukommen würde.

Gegen 24 Uhr oder später waren wir im Krankenhaus angekommen. Kathrin kam wieder auf ihre alte Station und ich blieb bis um 5 Uhr morgens bei ihr. Dann, als ich kaum noch meine Augen aufhalten konnte, sagte sie: „Fahr nach Hause und schlaf, du musst morgen auch wieder arbeiten.“ Knapp 20 Minuten später fuhr ich wieder. Gegen 7 oder 8 Uhr kam ich zu Hause an. Ich war seit ca. 42 Stunden wach gewesen, und das Schlimmste war, dass ich nicht schlafen konnte. Ich wusste nicht, was mit Kathrin war. Ich rief gegen 10 Uhr gleich wieder im Krankenhaus an, wo mir gesagt wurde, dass sie leider noch nichts wüssten. Dann schlief ich ein, gegen 14 Uhr wachte ich wieder auf und rief gleich wieder im Krankenhaus an, dort sagte man mir, dass ich doch bitte kommen möchte, meine Frau läge auf der Intensivstation. Nun wusste ich gar nicht mehr, was ich machen sollte, war es nun richtig gewesen, dass ich morgens nach Hause gefahren war oder hätte ich warten sollen? Aber lange hätte ich es eh nicht mehr durchgehalten, und so war ich wenigstens heile zu Hause angekommen. Ich ging mit Benji eine große Runde spazieren und begab mich wieder ins Auto, um ins Krankenhaus zu fahren. Auf ihrer alten Station wurde mir dann genau gesagt, wo sie lag, und ich ging mit einem sehr mulmigen Gefühl zur Intensivstation. Ich klingelte und mir wurde geöffnet, ich musste mir die Hände desinfizieren und mir einen schicken blauen Kittel überziehen. Erst in diesem Moment wurde mir wirklich klar, wie schlecht es um Kathrin stehen musste und dass die Ärzte sehr vorsichtig sein mussten. Ich ging zur ihr ans Bett und sie sagte mir, dass sie und die Ärzte auch nicht genau wüssten, was sie habe. Nun ging das Warten und die Ungewissheit wieder los. Ich versuchte, irgendetwas über die Ärzte zu erfahren, aber irgendwie wusste keiner etwas Genaues, was sie mir hätten mitteilen können. Abends bin ich mit gemischten Gefühlen nach Hause bzw. zur Arbeit gefahren. Das erste Gefühl war, dass Kathrin zwar auf der Intensivstation lag und dort bestens überwacht wurde, das zweite Gefühl war reine Angst. Ich dachte wirklich oft daran, ob sie das Krankenhaus lebend verlassen würde, da es einfach kein Ende nahm. Sie lag dann fast 10 Tage auf der Intensivstation. Es waren 10 Tage ohne richtige Informationen und ohne ein Wissen, ob es besser werden würde oder nicht.

Am 9. Tag wurde mir dann gesagt, dass sie wohl in den nächsten 2 Tagen auf eine andere Station verlegt werden sollte. Ich dachte, dass sie wenigstens wieder auf die alte Station kommen würde, da dort die Schwestern sehr nett waren. Aber sie kam auf eine Innere Station, wo es in meinen Augen sehr kalt zuging. Die Patienten wurden einfach nur abgefertigt. Dieses spiegelte sich auch bei Kathrin wider, denn nach 2-3 Tagen war sie mit ihren Nerven völlig am Ende und sagte mir, wenn ich sie besuchte, immer nur: „Ich will hier weg, ich will hier nicht mehr bleiben.“ Das hatte mit der Station und den Schwestern auf der Inneren zu tun. Nach weiteren 5 Tagen konnte ich sie dann mit nach Hause nehmen. Die Rückfahrt war auch wieder sehr komisch, denn wir hofften, dass Kathrin nun etwas länger zu Hause bleiben könnte. Gott sei Dank lief es dann endlich etwas besser und Kathrin brauchte daher erstmal nicht wieder ins Krankenhaus.

Heute, 2 Jahre später, denke ich immer noch viel drüber nach und mache mir Gedanken, wie es hätte sein können, wenn alles anders gelaufen wäre? Dann hätten wir hier nun einen kleinen Fratz rumhüpfen. Vielleicht hätte durch Kathrins Krankheit auch nur einer der beiden die Geburt überlebt? Ich weiß es nicht und ich möchte es auch gar nicht wissen. Ich kann mir nicht vorstellen, dass ein Vater oder eine Mutter, die so etwas Schlimmes erleben mussten, so etwas jemals vergessen werden.

Wir haben ein Kind verloren, aber trotzdem ist es unser Sohn Jason. Er ist zwar nicht hier bei uns, aber in unseren Herzen tragen wir ihn immer bei uns, auch wenn man es vielleicht nicht immer zeigt oder nicht ständig mit dem Partner darüber reden möchte. Jeder Mensch behält diejenigen, die er liebt und die er verloren hat, anders in Gedanken und im Herzen, das sollte man nie vergessen!

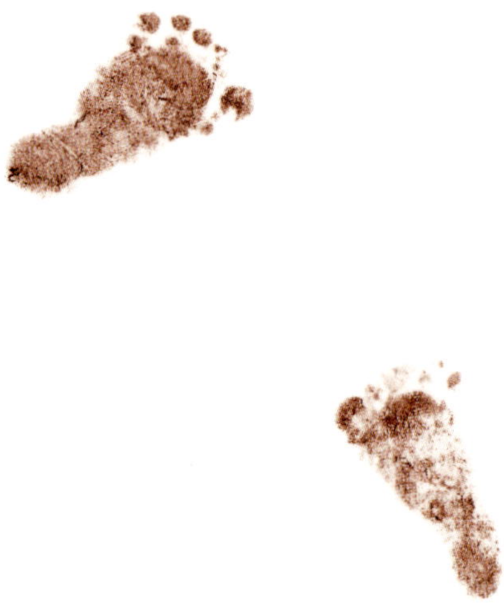

## Katja

## Okke

Wir haben am 20. Dezember 2003 unser Baby verloren. Es tut uns sehr weh. Wir versuchen, einander zu trösten, es gelingt nicht immer. Einige unserer Freunde sagen, ich hätte es gewusst. Mir ging es kurz nach Pauls Geburtstagsfeier mit der Familie Ende November nicht mehr gut. Ich war mir irgendwann nicht mehr sicher, ob es ein Junge wird. Ich war mir am Anfang sehr sicher. Ich hatte immer mehr Angst und dann kamen Blutungen und Bauchschmerzen dazu. Es wäre ein Junge geworden, aber er hat in der 12. Woche aufgehört zu wachsen. Erst dachten wir, er wäre zu schwach gewesen, aber inzwischen wissen wir, dass er viel stärker war als wir. Er hat uns eine Entscheidung abgenommen, die wenig später auf uns zugekommen wäre.

Wir haben unserem kleinen Jungen Okke einen Apfelbaum gepflanzt, welcher im Juni blüht und Ende September Früchte trägt. Paul hat alles verstanden und freut sich, dass sein Baby ihm einen Schmuser-Teddy mitgebracht hat, der auf ihn aufpasst, und

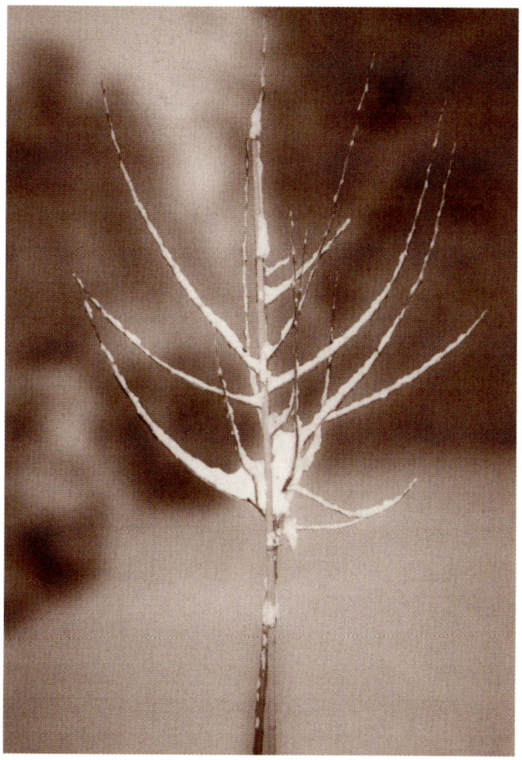

*Okkes Apfelbaum – Wir haben im Mai unser Apfelblütenfest gefeiert und hoffen, dass wenn der Baum das erste Mal Früchte trägt, ich dann auch wieder schwanger bin.*

dass es unserem Okke im Himmel gut geht. Ich hoffe dies wirklich sehr.
Daniel macht jeden Abend ein Licht unter dem Apfelbaum an und ich kann dann ruhiger schlafen gehen. Ich weiß jetzt, dass ich zwei Kinder lieben kann und ich wünsche mir von Herzen, dass ich noch einmal Mama werden kann und Okkes kleine Seele zu mir zurückfindet.

Wir versuchen, nach vorne zu schauen. Besonders ich habe große Hoffnung, noch einmal schwanger zu werden. Ich sage auch, dass ich es mir sehr wünsche. Daniel hat viel Angst und sagt dazu leider sehr wenig. Ich wünschte, ich wäre noch schwanger. Es ist schwer, immer stark zu sein. Außerdem bin ich manchmal sehr neidisch, wenn ich Corinna sehe, die glücklich ihre kleine Kugel vor sich herschiebt. Es ist schwer für uns beide. Entgegengesetzter hätte unser Weg nicht sein können und gerade deshalb ist es mir wichtig, dass wir wieder einen gemeinsamen finden. Es ist erstaunlich, was wir alles erleben. Es gibt Menschen, die mich sehr beeindrucken, wenn ich sehe, wie sie uns trösten, aufmuntern und mit uns trauern… Von manchen Menschen hätten wir das nie erwartet. Das ist ein gutes Gefühl. Ich möchte gerne über unser Kleines reden. Es tut mir gut, aber es reden nur wenig Menschen „richtig, mit intensiven Gedanken und Gefühlen“ mit mir. Das ist wohl so.

Es gibt auch gute Dinge, die wir unserem Schicksal abgewinnen können. Paul war in der Nacht nicht da, sondern bei Daniels Eltern und bevor er zu ihnen gefahren ist, hat er meinen Bauch geküsst und dem Baby tschüss gesagt. Ich habe den Abend viel geweint, ohne zu wissen warum. Ich habe gebadet und Daniel hat Essen gemacht. Beim Fernsehen war er schon fast eingeschlafen, aber irgendwie wollte ich nochmal zu Petra ins Krankenhaus, einfach einen Ultraschall machen lassen. Daniel ist zum Glück mitgekommen. Ich wollte mich niemals von Petra untersuchen lassen, schließlich ist sie meine Freundin und ich wollte ihr doch anschließend immer noch in die Augen gucken können… Aber als Pelle mir die Untersuchung wieder anbot, war es mir zwar ziemlich peinlich, aber irgendwas hat mich ja wohl doch getrieben. Es war alles in Ordnung und anschließend haben wir „Babyfernsehen“ gemacht, so hat Daniel einmal unser Kleines gesehen. Alles war gut. Für den Augenblick war ich sehr erleichtert, aber meine Bauchschmerzen waren nicht weg. Ich ging schlafen und irgendwann hatte ich so furchtbare Bauchschmerzen, dass ich Daniel rief. Meine Hose war ein bisschen nass und mir war klar, dass es kein Urin sein konnte. Daniel brachte mir ein Wärmkissen und ich hatte solche Schmerzen.

Ich hatte einen furchtbaren Druck in meinem Leib und ging zur Toilette. Die Fruchtblase platzte und das weiche, zarte Fruchtwasser lief. Ich wusste sofort, was passiert war und ich höre mein eigenes Stöhnen noch immer. Irgendwie klang es erleichtert. Es fing an zu regnen und die Wassertropfen fielen auf das Dachfenster. Daniel kam zu mir gelaufen und ich sagte nur: „Es ist vorbei“.

Ich wurde ganz ruhig. Daniel wusste nicht, was er tun sollte, und ich hatte plötzlich so ein komisches Gefühl. Ich griff nach Toilettenpapier und hielt es zwischen meine Beine und ich hatte unser Kleines in meiner Hand. Ich hatte schreckliche Angst, es nicht halten zu können. Daniel hat immerzu gefragt: „Was soll ich tun?". „Petra anrufen". Ich hörte ihn sagen: „Wir haben, glaub` ich, unser Baby verloren". Daniel rief dann den Notdienst an. Wir brauchten nicht lange warten. Daniel weinte und ich hatte nur Sorge, dass mir unser Kleines wegrutscht. Und ich wollte nicht hinsehen, weil ich mir sicher war, dann wäre ich nicht mehr ruhig.

Der Rettungsdienst kam, völlig überfordert. Sie waren nicht in der Lage, mir zu sagen, was ich tun sollte. Ich wollte, dass jemand hinsieht und mir sagt, was ich eigentlich ja wusste, aber sie wichen aus und gingen nochmal nach draußen und ich saß immer noch da, ohne zu wissen, was ich tun konnte. Sie wussten selber leider auch nicht weiter, bis Daniel mir zwei Handtücher vor die Toilette legte. Ich wollte mich da erstmal raufsetzen, aber Daniel sollte es nicht sehen. Er ging in die Schlafstube, seufzte laut und weinte. Der eine Pfleger meinte nur zu ihm, er solle sich zusammenreißen, er wäre ja nicht der Patient. Daniel tat mir sehr leid und ich hätte gerne vor Wut gebrüllt, aber es hätte niemandem geholfen. Daniel brachte mir seine weite Jogginghose und ich sollte dort samt unserem Kleinen rein. Langsam ging ich dann die Treppe runter und legte mich auf die Transportliege. Sie schnallten mich fest und mir tat doch der Bauch so weh. Draußen regnete es und ich habe wohl noch nie so den Regen genossen. Im Krankenhaus war Pelle dann gleich da. Ich denke es war unheimlich schwer für sie. Sie hat mir später erzählt, dass Daniel vor der Tür zusammengebrochen sei und dass sein Weinen für sie schrecklich war. Sie war stark und wir haben erzählt und ich wollte so laut schreien wie es ging.

Ich dachte an mein Baby und wie ungerecht alles ist. Wir hatten uns so gefreut. Daniel hielt meine Hand und wir weinten. Ich sagte, dass es das war, dass ich nicht noch einmal schwanger werden möchte und dass wir doch einfach mit Paul zufrieden hätte sein sollen. Pelle sagte nur, ich bräuchte jetzt nichts zu entscheiden. Petra war mir sehr nah und ich war froh, dass sie die Ausschabung machen wollte. Ich hatte doch Angst, ich hatte noch nie eine Narkose gehabt und es fällt mir doch so schwer, mich fallen zu lassen. Vor der OP wollte ich noch mein Baby sehen, ich dachte, danach hätte ich keinen Mut mehr. Daniel nicht, ich wusste das, aber es war nicht schlimm. Eine liebe Ärztin brachte uns ein kleines Licht und sprach mit uns. Ich weiß nicht mehr, was, aber es tat uns gut. Petra kam wieder, sie hatte mit Holger telefoniert und ich wusste, dass sie mich nicht mehr operieren würde. Später erzählte sie mir, sie habe es nicht gekonnt. Aber sie war dabei und würde auch anschließend dabei sein, wenn ich mir unser Baby ansehen würde. Es wäre ein Junge geworden. Es tat sehr weh. Meine größte Sorge war, dass ich nach der Narkose nicht mehr aufwachen würde.

Mein Herz tat mir doch so weh, und was, wenn mein Körper weiterschlafen wollte? Ich sprach mit dem Anästhesisten, der meinte, ich solle mir keine Sorgen machen. Die OP war überstanden und ich war froh, dass ich wieder aufgewacht war. Ich habe mich wohl mit dem Transportpfleger unterhalten und in meinen Erinnerungen hat er mir erzählt, dass er vier Kinder hat. Ich bin nicht sicher, ob das stimmt, aber ich habe ihm beim Weggehen hinterhergerufen: „Alles Gute für ihre Kinder". Ich hatte nichts gemerkt, keine Schmerzen und sollte mich erst einmal ausruhen und schlafen. Das konnte ich nicht. Ich dachte nach, träumte, dachte an Paul und Daniel und an unseren kleinen Okke. Daniel war zwischendurch nach Hause gegangen. Morgens rief ich dann Mama und Papa an, ich wusste, dass sie meinen Schmerz teilen würden.

Pelle kam und sah mit mir gemeinsam unser Kleines an. Ich hatte Angst, aber ich war mir sicher, dass es gut für mich wäre. Er war so hübsch. Er lag in einer Wiege und ich konnte mit ihm alleine sein. Ich war unendlich traurig und war mir sicher, dass es ihm bei uns gefallen hätte. Eine Hebamme hat Bilder von unserem Kleinen gemacht. Ich bin darauf sehr stolz. Es ist mein kleiner Schatz. Daniel holte mich aus dem Krankenhaus ab. Als ich mich später mit Petra traf, hat sie mir erzählt, dass sie sehr glücklich war, als ich nach der OP aufwachte und sagte, dass jetzt alles wieder gut werden und es beim nächsten Mal klappen würde. Das ist mein sehnlichster Wunsch.

Katja

Liebes Okke,

die zauberhaftesten Momente sind jetzt,
wenn Dein Bruder Paul uns von Dir erzählt
und wenn ich Dich bei mir spüre.
Wir winken Dir manchmal zu,
siehst Du uns dann?

In Liebe Mama, Papa
und Paul

Unser Dank gilt Pelle, die uns als
Ärztin und Freundin in den
schwersten Stunden unseres Lebens beigestanden hat.

## Katrin

*Es wird erst schlimmer, bevor es besser wird.*

Heute ist das alles fast genau 16 Wochen her und ich möchte es aufschreiben:

Ich heiße Katrin, bin 33 Jahre und vor 3½ Jahren der Liebe wegen zu meinem Partner Adrian, 42, nach England gezogen. Wir leben in der Mitte von Nirgendwo mit Schäfchen vor der Haustüre und drei Nachbarn. Wir lieben uns, sind glücklich und zufrieden und als Krönung des Ganzen sagte sich dann im letzten Juni ganz überraschend unser Sohn Max bei uns an. Adrian wollte eigentlich keine Kinder mehr, weil er schon zwei hat, aber Max passierte einfach und wir waren nach anfänglicher Überraschung auch überglücklich.

In England ist die medizinische Versorgung während der Schwangerschaft etwas anders als in Deutschland. Bis zur 12. Woche ist man mit seiner Schwangerschaft alleine. Dann gibt es Bluttests und eine Ultraschalluntersuchung um zu sehen, ob der ausgerechnete Entbindungstermin ungefähr stimmt. Man wird von einem Hebammenteam betreut und hat in der Regel alle vier Wochen einen Termin. In der 20. Woche gibt es ein großes Organscreening und ab der 30. Woche dann 14-tägige Hebammenbesuche. Mir hat während der ganzen Schwangerschaft niemand mal „da unten reingesehen". Wenn Frau keine Beschwerden hat, dann gibt es hier keinen Grund für eine ärztliche Untersuchung und die Hebammen sind durchaus in der Lage, mit einer halbwegs normal verlaufenden Schwangerschaft umzugehen.

Am 20. November, fast auf den Tag genau drei Monate vor Mäxchens Fälligkeitstermin hatten wir einen Routinetermin bei unserer Hebamme Jane. Blutdruck, Urin-Untersuchung und Herzschlag, alles war bisher normal gewesen und an diesem Tag war Adrian dabei, um endlich einmal dem Herzschlag seines Sohnes zu lauschen.

Von da ab ging es in eine Horrorgeisterbahn, denn Jane fand keine Herztöne mehr. Auch sonst fand niemand einen Herzschlag mehr, weil unser Mäxchen nämlich nicht mehr lebte. Ich sollte am nächsten Tag meine 28. Schwangerschaftswoche beginnen… Wir rasten ins Krankenhaus, wurden abgehört, angeschlossen und durchleuchtet. Max war da, aber Max regte sich nicht mehr. Oh, ich war wie mitgestorben. Taub und emotionslos ließ ich alles über mich ergehen, während Adrian schon bittere Tränen weinte. Vielleicht hatte ich auch einen Schock, aber seit diesem Tag habe ich eigentlich das Gefühl, unter einem Dauerschock zu stehen.

Unser Sohn ist tot.

Wir wurden in einem extra Raum erst einmal allein gelassen und dann kam irgendwann ein Arzt – mein Arzt, den ich an diesem Tag zum ersten Male sah – und erklärte uns, was wir jetzt für Möglichkeiten zwecks der Geburt hätten. Ich dachte nur dumpf „schläfert mich ein und holt ihn heraus“, aber sowas machen die ja nicht. Inzwischen bin ich sehr, sehr froh darüber, dass ich unseren Max ganz normal auf diese Welt gebracht habe und darf die Geburt sogar unter die Rubrik "gute Erinnerungen" stecken. Am 20. November wollte ich dem Arzt nach dieser Erklärung einfach nur eine Tüte über den Kopf stülpen und festhalten. Er erzählte und erklärte, aber nach der Information „Geburt“ rutschte ich wieder ins Taub-Land. Man schickte uns nach Hause, damit wir uns überlegen konnten, ob wir warten wollten, dass Mutter Natur einsetzt oder ob die Geburt eingeleitet werden sollte. Ich war froh über diesen Zeitaufschub und die Möglichkeit, erst einmal zu bedenken und zu begreifen.

Ich weiß gar nicht mehr, wie wir den Abend und die Nacht verbracht haben, es war furchtbar. Ich war glücklich, meinen Max noch bei mir behalten zu dürfen und doch machte mich der Gedanke, dass er da tot in meinem Bauch schwamm, ganz verrückt. Nebenbei wollte ich alle informieren, ohne es sagen zu müssen, denn sprich doch mal aus „Mein Baby ist tot“, dass geht überhaupt nicht ohne Schreikrampf. Ich wollte verrückt werden, mich auflösen, sterben... Wir weinten und weinten und klammerten uns aneinander, ließen uns gegenseitig nicht aus den Augen. Ich schickte dann mit dem Handy einen Text an meine beste Freundin und schaltete alle Telefone aus. Das war vielleicht nicht die feine englische, aber die einzige mir zu dem Zeitpunkt mögliche Art. Am nächsten Morgen stand meine Hebamme Jane vor der Tür, um zu sehen, wie wir klarkämen, mit uns zu weinen und noch einmal alles ganz in Ruhe zu erklären, auch den Abschied von Max.

Von seinem Baby Abschied nehmen – kann man das überhaupt? Nach der furchtbaren Nacht hatten wir uns inzwischen für eine Einleitung entschieden und Jane rief sofort auf der Entbindungsstation an. Wir könnten sofort kommen, hieß es, doch abends sei es ruhiger. So entschlossen wir uns also für den Abend und packten in Ruhe die von Jane aufgelisteten Sachen für uns und für Max. Nach allem, was ich bisher von anderen Müttern in Deutschland erfahren habe, waren die hier in England menschlich weit voraus. Als wir im Krankenhaus ankamen, wurden wir zum Hintereingang – fernab von fröhlichen Kullerbäuchen und weinenden Säuglingen in einen eher wohnzimmerartigen Raum gebracht. Wir hatten ein Schlafsofa für Adrian, ein Krankenbett für mich, Tisch und Stühle, ein eigenes Bad, Fernseher, Stereoanlage, Teekocher und eine Hebamme ganz für uns: Hannah. Max sollte auch einmal Hannah heißen. Hannah erklärte uns noch einmal alles und drückte uns Prospekte einer Selbsthilfeorganisation in die Hand zum Umgang mit Max nach der Geburt, zu den ganzen wilden Gefühlen, zu sämtlichen Möglichkeiten betreffs Segnung, Begräbnis, Obduktion...und, und, und.

Hannah ließ uns allein, aber nie lange. Und auch, wenn es mich ein wenig nervte, glaube ich inzwischen, dass Hannahs wiederholtes Hereinkommen und Erklären zum „Programm" gehörte und recht gut so war. Ansonsten wäre ich auf Gedanken gekommen oder vielleicht durchgedreht. Ich wundere mich bis heute, wie ruhig wir waren.

Ein Arzt kam und legte etwas vor den Muttermund zur Einleitung der Wehen. Von da ab sollte ich außerdem alle drei Stunden zwei Pillen schlucken. Das war um 18 Uhr. Um 21 Uhr war Schichtwechsel und Hannah stellte uns Justine vor, die mir dann die erste Dosis Pillen verabreichte. Ganz anders als die aufgeweckte Hannah war Justine viel ruhiger, wenn auch sichtbar mitgenommen von der ganzen Situation. Vielleicht waren wir ihr erstes totes Baby. Ich habe ihr hinterher eine Dankeskarte geschickt, weil ... ja, weil ich dankbar war dafür, wie empfindsam sie mit uns umgegangen ist und dass ich nicht verrückt geworden bin. Ich glaube, damit hatte sie viel zu tun.

Adrian und ich redeten, liefen herum, weinten, sahen uns die Prospekte an und machten zwischendurch vor lauter Erschöpfung Kreuzworträtsel. Gegen 23 Uhr gingen wir schließlich gemeinsam auf Adrians Sofa. Da fingen die Wehen gerade an, aber es war noch nicht weiter schlimm und so schliefen wir merkwürdigerweise sogar eine Stunde. Um 24 Uhr kam Justine mit der zweiten Ladung Pillen und erklärte mir noch, ich brauche nicht den Helden zu spielen, sondern könne ruhig alles an Schmerzmitteln einpfeifen, was auf der Karte stehe. Ach ja, mein Kind war ja tot, aber ich wollte irgendwie trotzdem nicht und fragte nur nach ein paar Kopfschmerztabletten, die ich auch gleich bekam. 20 Minuten später lief ich auf und ab und auf und ab und überlegte, ob sie nicht vielleicht doch Recht hatte. Adrian massierte mir den Rücken, aber nichts schien zu helfen. Weitere 20 Minuten später hätte ich King-Kong besiegt und verlangte nach dem mir versprochenen Morphium. Endlich mal ein Rausch, dachte ich, aber das Mittel schien von irgendwo aus den Tiefen des Krankenhauses zu kommen und auch erst noch eine Unterschrift zu benötigen. Justine kam erst um 1 Uhr mit der Spritze, die dann eigentlich auch nicht mehr nötig war, denn ich sprang auf und raste auf die Toilette, um unseren Sohn zur Welt zu bringen. Ja, auf dem Klo und mit den Füßen zuerst.

Also es war nicht ganz so. Gegen Justines Rat musste ich unbedingt noch bis zum Bett, aber dann kam alles gleichzeitig: Fruchtblase, Max und Chaos. Wie eine Rakete kam er und fiel auf den Boden. Das klingt gruselig, aber ich fand es gar nicht schlimm, denn es tat ihm ja nicht weh und es war auch niemandes Schuld.

Justine hatte noch eine andere Hebamme und eine Ärztin gerufen, aber ich weiß gar nicht mehr, was die alles gemacht haben, denn ich hatte inzwischen unseren Sohn im Arm.

Adrian stand hilflos hinter mir und beschwerte sich einmal kurz, dass er doch meine Hand halten wollte, er wollte doch wenigstens bei mir sein. Aber das war er ja auch so, mein lieber süßer Adrian. Max war eine Mini-Version von Adrian. Alles dran, ich habe mehrmals gezählt. Ein ganz normales Baby. Winzige kleine Fingerchen, genauso knubbelig wie die von Adrian, aber meine Zehen und meine Wichtelnase. Ein kleines Wunder.

Unser Kind, aber so still. Still geboren, sagt man, und treffender geht es auch gar nicht. Es war so unendlich still. Und auch jetzt noch, wenn ich in die Nacht horche, wenn ich aufwache, es ist so still und bleibt so still. Für einen merkwürdigen Moment war ich glücklich und hatte das „Jetzt-bin-ich-Mama-Gefühl", dann habe ich mit Adrian geweint – ganz still. Justine weinte auch. Adrian wollte Max zunächst nicht halten. Justine wog Mäxchen dann, maß ihn und wickelte ihn in ein Tuch, bevor sie ihn wieder mit uns alleine ließ. Ich weiß gar nicht, wie lange. Immer wieder hoffte ich, dass alles vielleicht ein Fehler gewesen sei und mein Sohn gleich anfangen würde zu atmen. Später presste ich dann die Plazenta mit Hilfe einer Spritze so heraus und ersparte mir so die Ausschabung und die Vollnarkose.

Wir waren so müde, so unendlich müde und baten Justine, Max die von uns mitgebrachten Sachen anzuziehen und ihn mitzunehmen. Ich konnte es nicht, auch wenn ich mir jetzt wünschte, ich hätte ihn selbst angezogen. Wir hätten ihn auch bei uns behalten können, aber dann hätte wohl keiner von uns geschlafen. Bevor Justine dann mit Mäxchen verschwand, legte ich ihn kurzerhand Adrian noch einmal in den Arm.

Wir haben tief und fest geschlafen in jener Nacht. Seitdem nicht mehr…

Um kurz vor 6 Uhr bin ich dann aufgestanden und ins Bad gegangen voller freudiger Erwartung, dass ich mir gleich mein Kind wieder bringen lassen würde. Dass lässt sich unheimlich schwer beschreiben, denn ich wusste schon, dass nichts so war, wie es hätte sein sollen. Justine kam und verabschiedete sich – Schichtwechsel. Sie nahm uns in die Arme, weinte mit uns und ging. Die nächste Hebamme – Debbie – brachte uns dann unseren inzwischen angezogenen Sohn in einem Körbchen. Er sah einfach nur aus, als würde er schlafen und wie sehr wünschten wir uns, das dem so wäre.

Aber er war tot und dies sollte unser Abschied werden.

Wir sind beide keine Kirchgänger, aber hatten plötzlich beide das Gefühl, unser Max würde noch etwas auf den Weg brauchen. Also ließen wir uns auf den Rat der Hebamme hin den Krankenhauspriester kommen, damit er ihn segnete. Taufen darf man ein totes Kind ja nicht, aber so genau nehmen wir es ja auch nicht. Wir

wussten nicht einmal eine Antwort auf die Frage, welcher Religion wir denn angehörten. Der Egal-Religion? Der vom lieben Gott halt, denn der kategorisiert doch nicht, oder?
Wir machten Fotos, bestaunten noch einmal ausgiebig unser Mäxchen und küssten ihn zum Abschied. Danach unterhielten wir uns lange mit Debbie über Verluste.

Ich wollte nie wieder gehen, so ohne mein Kind. Dieses Krankenhaus zu verlassen war irgendwie erst der Anfang, denn von da an hieß es: Zukunftsträume ade, ihr habt jetzt einen toten Sohn. Seht zu, wie ihr klarkommt. Den Abschied vom Arzt spare ich mir hier. Wir hatten uns gegen eine Obduktion entschlossen, nachdem wir Max so im Arm gehabt hatten. Wie konnten wir auch?

Ich klingelte das Beerdigungsinstitut am Wochenende heraus und saß lange neben Mäxchens Sarg und erzählte ihm alles, was er so wissen musste. Ich ließ ihm Fotos von uns, einen Brief und seine Spieluhr, die mit in den Sarg gelegt wurden. Damit er nicht so alleine ist, uns nicht vergisst und Unterhaltung hat. Unser Max, unser Kind... Der Bestatter stellte uns hinterher ganze £70 für alles in Rechnung.

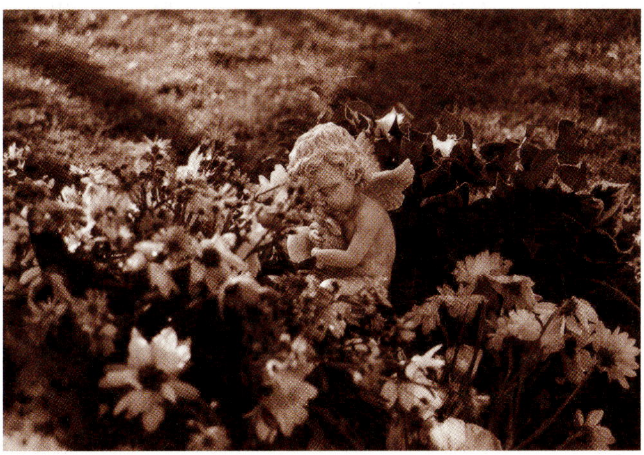

Dabei hatten wir solche Angst vor seiner Rechnung. So viele Menschen überall ...

Am 08. Dezember war die Beerdigung – man hatte auf die Ankunft meiner Mutter aus Deutschland gewartet. Wir hatten uns vorher mit unserer Dorfpfarrerin getroffen, die genau unseren Vorstellungen entsprach und eine riesige Hilfe war. Wir waren insgesamt elf Personen zur Beerdigung und ich fand es schön, dass Max scheinbar nicht nur für uns ganz wirklich war. Hebamme Jane war auch gekommen. Wir hatten einen blauen Stern-Luftballon mitgebracht, den wir als Symbol des

Loslassens am Grab steigen ließen. Loslassen ... Wenn das so einfach wäre. Also, es war eine schöne Beerdigung und ich fand es auch nicht so schlimm, denn wenigstens drehte sich alles um Max.

Seitdem dreht sich bei uns eigentlich alles und für den Rest der Welt nur noch sehr wenig um Max. Wir leben weiter und versuchen „normal" zu sein. Wir waren bei einer Therapeutin, aber die kann ja auch nichts ändern. Obendrein war ich dann bis vor kurzem auch noch arbeitslos und hochgradig depressiv. Ich habe andere Mütter im Internet aufgetan und die erste hat mich besucht. Das tat so unendlich gut. Es ist richtig, wenn man sagt, geteiltes Leid ist nicht so schlimm. Was nicht ganz stimmt, ist die Aussage, dass die Zeit alle Wunden heilt. Wie denn?

Ich habe inzwischen viele Bücher gelesen und möchte für Max, alle anderen und für Adrian und mich gerne irgendetwas Positives aus der Geschichte machen. Mir ist noch nichts eingefallen, aber alles zu seiner Zeit. Die Art und Weise, wie Menschen mit Trauer umgehen, bedarf einer Änderung. Es gibt Wildfremde, die aus dem Dunkel auftauchen und Freunde, die nicht mehr anrufen können, weil sie ein Problem damit haben, dass wir ein Problem haben.

Jetzt fragt man sich wahrscheinlich die ganze Zeit nach einem „Warum". Ich frage mich das auch schon seit Monaten und besonders, wenn ich an Mäxchens Grab stehe und hinter mir die Kinder im Schulhof spielen höre – Ach, er hat ein so nettes Plätzchen. Die Obduktion der Plazenta hat nichts ergeben und auch die tausend Tests und Blutuntersuchungen nicht: alles wunderbar. Der Arzt hat mir noch erklärt, dass auch eine Untersuchung von Max nicht zwingend zu einer Antwort geführt hätte. Äußerlich war er ja ganz normal entwickelt. Also NICHTS, die ganze Angelegenheit völlig unnötig und umsonst und dazu noch selten. Im Salisbury Hospital gibt es zwei Fälle im Jahr.

Jetzt geht unser Leben weiter, wie wir ja immer wieder gesagt bekommen. Natürlich tut es das, aber es ist ein anderes geworden und wir gehen viel wacher durch diese Welt. Da hat uns unser kleiner Sohn schon was beigebracht und mitgegeben.

*Alles Gute !*

## Adrian

### I have not given this a title, as what would you call an experience like this?

It all really started on the morning of Thursday the 20th of November 2003. Prior to this day, Katrin had been having normal days of pregnancy. Feeling Max jumping around inside her, talking to him and just generally enjoying being pregnant with the child of the man that she loved.

Which leads me back to the summer and when she first knew she was expecting. Well it was no secret that Max had not been planned and as for me? Well let's just say I wasn't exactly over the moon when I first knew I was going to be a Dad again. But the thought eventually enveloped me and after a few days I was talking to friends and enjoying the comments from people at work about being a Dad again at 42 years young. Of course it wasn't until later that we knew we were going to have a Max. It might have been a Hannah for all we knew. It would be good to tell you about Katrin at this stage. She was 33 and worried that she would never see motherhood. When she found she was pregnant and got over the shock, she was transformed into a being with a sole purpose in life. This is the tragedy, for Katrin being pregnant was a precise science for her. She pulled out all the stops, nothing but nothing was left to chance. Nothing was to go wrong, not only did she not smoke, she stayed away from smoke. No drink no soft cheese no patty, only the odd glass of coffee and always gallons of bottled water. She read every article in every magazine on motherhood. She had a chart on how things would go on a week to week basis. Max took over our world as so he should have done.

We were given loads of clothes for him, not to mention many items of equipment that one always needs. As I spruced up the downstairs living rooms, Katrin painted what was to be Max's room a lovely mint green and we filled it with his stuff, ready for the day we thought we would be bringing our baby home. I suppose because we decided we wanted to know the sex of our baby at that the scan, it was much easier to relate to the little fella who was jumping around in Mummies Tummy. Max had a character and we both grew to love him more because he was now a little person that we could relate to. Only a few days before that horrible Thursday, Katrin had told me that Munchy, that's the cats name, had got a bit too close to her belly and Max gave her a kick! Kicking the cat I thought, I never would have got away with it and then proudly thought to myself „that's my boy".

Although we did not know it when we woke up on the that Thursday, our world was going to be taken from us. It was a decision for me whether to work from home that day or go into London. Because the job I was doing or going to do in London required a lot more preparation work, I decided to stay and work from home. That morning Katrin had an appointment with the Midwife Jane, at 9.30. Because I was home she asked if I wanted to go along and listen to the baby's heartbeat. Good job I did, the initial check up was going fine. I remember all the drawings on the wall in the doctor's room. All from children, I remember one which was a painting of the Queen. It made me smile as it looked more like a gorilla in a blue dress, with its arms swinging on the floor. I never got to comment on them, as my thoughts went back to Katrin's check up. Jane could not find a heartbeat. Before we knew what was happening anxiety had set in. First of all we thought that baby was being obstinate and facing the wrong way. Jane made several attempts, but told us that if she could not find a heartbeat, we would have to go to the hospital to see if they could hear him. Well needless to say she did not.

The car ride to Salisbury was very quiet. We were both anxious, but never really expected anything serious to be wrong. But why should we? Max had been kicking away. Katrin had been sitting in the bathroom just this morning stroking her tummy and talking to him. She didn't feel ill and was happy in her self. No nothing was wrong, the baby was just not playing ball and had his back to us that's all.

We arrived at Beatrice ward, that's the ward or one of the maternity wards. We were taken in by a young nurse called Mandy, I think that was her name. She took us to a bed and drew the curtains. She explained that she was going to listen for the heartbeat and if she did not detected it, we would go for a scan. I think it was the sound of concerned in her voice and that we should prepare ourselves for the worst, which really started to hit home. She listened for the heart beat. Nothing. Nothing.

The next thing we knew was being shown into a room with a sofa. This was next to the scanning room. We were to wait here until the scanner was free. Now I think about it, I feel for the poor woman whose bladder must have been at bursting point and that we had jumped the queue on! By now I think the panic had set in. We held on to each other, hugging, thinking about our last desperate hope. The hope that the scan which would show our baby fit and healthy. By now personally I felt that hope had, or was, quickly fading. It seemed an eternity before we were ushered into the scan room. Oh how I knew this piece of machinery. Always had it brought joy to me and the mother of my child, who was inside her. But now as Katrin lay down on the bed, I knew too well the machine this time had a different message to deliver. Even before the poor girl operating the scan spoke, I could see for myself. His little body from all angles. But no movement, no heartbeat no kidneys, no circulation. Even so, I waited for her to speak in the vain hope I would be wrong. She spoke "I'm afraid there is no movement. I'm very sorry". I put my head to Katrin's arm and wept. Wept the first tears of many. Poor Katrin just having to lie there with her naked stomach, having to take in those dreadful words. I remember feeling sorry for that poor girl having to do the scan on her own and tell us that awful news. It was as if the whole of the hospital had run away like cowards and left her to it. We were shown back into the room with a sofa and left to cry in each other's arms. After a while the specialist came to see us and ran through a few things. I don't think either one of us was really listening. Shortly we went to the car. How I drove home I will never know. Our world started going in slow motion.

We arrived home and hell entered our lives. It would not do this journal justice if I tried to describe what was going on, because we simply did not know. We just sat and cried and waited. Waited for what? We did not know. The thought of now being at home with our dead unborn child was more than I could stand, let alone Katrin. So we cried and we cried. We seemed to take it in turns in grieving and comforting. Katrin wanted to blame herself for everything. Of course there is no one to blame, but you can't convince the mother of such a thing.

We had a day and a night of sheer agony. Friday eventually came and we phoned to see if we could contact Jane. Katrin would not to talk to anyone but her. We waited a while and the phone rang. I answered and thank God Jane was on the other end. She said she would come around later that morning to discuss what to do next. It seemed an age before she arrived, as time by now was virtually standing still. When she did come we sat and discussed options. Katrin took the decision to be induced and to my surprise, we were able to go to the hospital that afternoon. Before we started off, we did some menial tasks like washing a few dishes and packing a few things. This seemed to take up most of the day. I suppose because we were mainly hanging around waiting. We set off to Andover to get a few bits before the trip to Salisbury. Again, we felt like we were in someone else's bodies. This was not happening to us the pain of constantly crying. The exhaustion. This was not happening to us. Our baby was fine.

Of course this was happening to us. We arrived at the hospital and Hannah, a midwife, showed us in. As Jane had said we were given a room to ourselves, the family room as they call it. It had the standard bed and a bed settee for yours truly. There was a private bathroom, we also had a TV and two chairs. Hannah was very attentive and made us feel at ease. Although she was very young and doing their best to be professional, which incidentally, she was all of the time. Hannah stayed for a while, popping in and out. She retold us what Jane had said regarding how Katrin would be started off with the drugs and what options of painkillers were available.We made up our bed and settled down. Halfway through the evening, Hannah introduced us to Justine. She was a young tall thin Midwife, who was ever so kind.

She would be with us throughout the night and told us to call if we wanted anything. She had us as her sole duty throughout the night. God they all seemed so young to me and how could they deal with such tragic circumstances at such a tender age. I remember feeling sorry for them but reminded myself that they were committed to the work that they did. Angels indeed. In the meantime the doctor came in to administer the first inducing drugs. We were not struck on him, and found out the next day that his nationality was Australian (we beat them at Rugby the following morning)! The nurses thought that was why he was late to get to see us because he had been watching the Rugby. But it wasn't his nationality background which put us off him, he just seemed kind of creepy. Anyway that Friday night, while Hannah was still on duty, this would have been before 9 p.m. we went for a wander around the main hospital to play in vending machines. Hannah before we left started to explain where everything was, but I told her I was an old hand at the hospital and why . While out in in the cold, I turned my phone on and received a message of comfort from my colleague. I text back and thanked him for his kind thoughts. I joined Katrin in the now closed cafe by the main entrance, who had already started on the machines. I joined her in a machine that made a cup of coffee but pointed out and especially interesting vending machines that after putting your money in and waiting a while it gave out hot baguettes with several tasty fillings. This I knew because of being at the hospital not that long ago with my mother, who was admitted for a hip operation. We enjoyed one each mother and me. Thinking about it Mum's operation was the only thing good to have come out of the hospital from my family. Bearing in mind we lost My Father there in 1997. Although I was born there in 1961, but I will let you make your own minds up about that.

Anyway I was not up for such a feast that evening. We walked the corridors a bit taking in the paintings on the walls and of course the vending machines. We stopped by the chapel and had a quick peek inside. I remember saying to Katrin that such places spooked me a bit, still there was a place on the wall just by the entrance with little cards on which people had written prayers for friends and loved ones. Katrin placed a card for Max. All of these people would have prayers said for them during a service. It somehow gave us some comfort. We just made it back before nine o'clock. Just as well because Hannah was to hand over to Justine then and we had strict orders to be back before then. Our little Angels changed shifts and treatment from one to the other of these darlings stayed at its constant professional concerned level.

Katrin had the first inducing drugs at 6 p.m., by 9 p.m. she was given the next set by Justine. I think a little after that cat started getting twinges. The pain was really kicking in by between 11 and 12 that evening. We buzzed for Justine to come and give her some painkillers. The first level, don't ask me what it was, did not do any good. By that time Katrin was pacing up and down because she could not stay laying down. She said that the only way she would be comfortable was by sitting on the toilet. Every time she did this though she would have to go, poor thing. I am sorry this is getting a bit graphic, but it is important to know that she could not get any comfort. She hurt and I could not do anything for her, but to rub her back occasionally. At about 12 .45 Katrin was injected with the one which is morphine but not the full Monty if you see what I mean. It was on one of her many trips to the bathroom that she suddenly announced" I think it's coming". Thankfully Justine had then just entered the room and buzzed for some more help. The two nurses just managed to get Katrin back into our room and Max was born, although in not a very dignified way. This I mention only because I feel Justine felt somehow she was to blame for Max's sudden appearance. Well for the record, she did nothing wrong she was completely professional and nothing but the hugs and many thank you's go out to her and her colleague for being there when we needed them most. I say this looking on like a helpless bystander, that indeed I was. Max was born at four minutes past one on Saturday morning the 22nd of November 2003. 756 g or 1 pound 10 1/2 ounces. 35 centimetres long which we were told was a good weight and height for a little man at his stage of growth.

What can I say at this stage? Our little bundle was wrapped up. He was so tiny, he looked as if he was asleep. He was so great and wrinkled like a little old man. Katrin straight away said that he looked like me when I was asleep. My forehead looking all worried with a frown. He is a little old bold man who looks just like his dad but with his Mum's nose. Katrin was cleaned up and we were left with Max for long while, wrapped in his blanket, he looked so peaceful. Just asleep. Just waiting for the time he would need to be fed. He was so small but he had all of his parts. He had little eyes, ears, nose and lips. His little arms had perfect hands with perfectly formed fingers. Also his feet and had perfect little toes, with I say so, but Katrin might not agree, my toes. Our little man, our little Max we loved him so before he came to say hello, we loved him even more when he did.

Time went on in the night. We decided to ask Justine to take him away and bath and dress him and we would see him in the morning. I felt for this young lady, having to do this for us. If we had the strength we could have done it ourselves, but I don't think either one of us was willing to handle such a fragile little baby even if it was our child, we were just too tired. So again my heart and our thanks go out to this wonderful young lady who was tasked with this unenviable duty. Katrin was first to dose off with her morphine induced sleep. But it was to be an on off sleep routine for both of us.

Next thing I remember was being woken by Katrin at about 7:30 in the morning to say that tea was on its way. I remember going to the bathroom and coming into our room to find my jeans. Justine put her head round the door just at that moment to say goodbye and she hopes to to see us when we were passing. We wished her goodbye and a big thank you for everything.

Next up was Debbie. Now Debbie was a bit older than the other two, but very inexperienced and just as lovely. We asked Debbie if she would bring Max to us, which she did in a little basket with an embroidered lid on top, surrounded by Pearl type decorations. She lifted the lid to reveal a little duvet. Underneath that, swaddled in a little blanket was our Son. Little Max wearing a knitted blue hat and little striped pyjamas with Tigger on them. Of course you could not see his feet as the clothes were too long but Katrin had rolled up his sleeves so you could see his little hands. Justine had done a wonderful job of presenting him to us. Again we thank her for that.

It was at this point we decided not to have a post-mortem done on him. He was our little child and deserved to be placed intact at a resting place where we would visit and talk to him. Especially as we were told that although a post-mortem would take place it was likely that we would not know the cause of death. So if we were to have another child, it may have or may not have told us what was wrong this time around. I will stress that I would not go through this again if I had to, but life is a gamble. We did the paperwork and came away from that place. Leaving our little son in the hands of Oddstock Hospital and the wonderful people in there. At this point in time, it is intended to bring Max back to his village. The village we have taken into our hearts and called home. We wanted to give Max small simple funeral and have him buried in the local parish. We do miss him, but will also feel that he is around. The last three days have been, well have been and gone. Gone with them are the hopes of tiny feet pattering up and down, of Max giving munchy an interesting rest of her life. Of laughs and smiles, of the first tooth, the first walk, the first word. Of the first school uniform, the first worry about exams, the first worry about girls. But life goes on and remembering you and the night you joined us, will make us strong. For you will never be forgotten and for what you gave to your mother and me. A family.

God bless you xx

## Adrian

### Ich habe diesem Beitrag keinen Titel gegeben – wie könnte man eine solche Erfahrung eigentlich nennen?

Alles begann im Grunde an einem Donnerstag morgen, dem 20. November 2003. Bis zu diesem Tag hatte Katrin eine normale Schwangerschaft gehabt. Sie spürte, wie Max in ihr herumturnte, sprach zu ihm und war einfach glücklich, mit dem Kind des Mannes schwanger zu sein, den sie liebte.

Womit ich zurück in den Sommertagen bin, als sie gerade von ihrer Schwangerschaft erfahren hatte. Es war kein Geheimnis, dass Max nicht geplant war und was mich anbetraf, machte ich nicht gerade einen Luftsprung vor Freude, noch einmal Vater zu werden. Aber schliesslich nahm der Gedanke von mir Besitz und nach ein paar Tagen erzählte ich es unseren Freunden und schmunzelte über die Kommentare von Arbeitskollegen zu meiner Vaterschaft im zarten Alter von 42 Jahren. Natürlich wussten wir erst später, dass wir einen Max bekommen würden. Es hätte damals ebenso gut eine Hannah sein können. Ich möchte Euch an dieser Stelle etwas über Katrin zu jenem Zeitpunkt erzählen. Sie war 33 und hatte befürchtet, niemals Mutter zu werden. Als sie feststellte, dass sie schwanger war und den ersten Schock überwunden hatte, verwandelte sie sich in ein Wesen mit einem einzigen Lebenszweck. Darin lag die eigentliche Tragik, denn Katrin ging mit ihrer Schwangerschaft um wie mit einer hochwissenschaftlichen Aufgabe. Sie tat alles Menschenmögliche, nichts, aber auch gar nichts wurde dem Zufall überlassen. Sie wollte alles richtig machen, sie gab nicht nur das Rauchen auf, sondern hielt sich von jeglichem Rauch fern. Kein Alkohol, kein Weichkäse, keine Pasteten – nur gelegentlich eine Tasse Café und literweise Wasser. Sie las jeden einzelnen Artikel in jeder Zeitschrift über Mutterschaft. Sie besaß ein präzises Diagramm über den normalen Verlauf von Woche zu Woche. Max dominierte unsere Welt, wie es nicht besser hätte sein können.

Wir bekamen sackweise Kleider für ihn, ganz zu schweigen von zahllosen Dingen, die man immer gebrauchen kann. Während ich die Erdgeschossräume renovierte, strich Katrin das für Max vorgesehene Zimmer in einem wunderschönen zarten Grün und wir füllten es mit seinen Sachen für den Tag, an dem wir unser Baby nach Hause bringen würden. Ich denke, als wir beschlossen, uns beim Ultraschall über das Geschlecht unseres Kindes informieren zu lassen, konnten wir noch viel leichter eine Beziehung zu dem kleinen Jungen in Mamas Bauch herstellen. Max war eine

Persönlichkeit geworden und wir liebten ihn immer mehr als ein Wesen, mit dem wir uns identifizierten. Nur wenige Tage vor jenem schrecklichen Donnerstag hatte Katrin mir berichtet, dass Munchy, unsere Katze, zu nahe an ihren Bauch gekommen war und von Max einen Tritt bekommen hätte. Die Katze treten, dachte ich – das hätte ich mir nicht erlauben dürfen, doch gleichzeitig war ich stolz auf „meinen Jungen".

Obwohl wir nichts ahnten, als wir an diesem Donnerstag aufwachten, war es der Tag, an dem uns unsere Welt genommen wurde. Ich musste die Entscheidung treffen, ob ich zu Hause arbeiten oder nach London fahren wollte. Da der Job, den ich in London zu erledigen hatte, noch längere Vorbereitungen erforderte, zog ich es vor zu Hause zu bleiben und von dort aus zu arbeiten. Katrin hatte vormittags einen Termin mit ihrer Hebamme Jane um 9.30 Uhr. Da ich nicht weggefahren war, fragte sie mich, ob ich sie begleiten wolle, um die Herztöne des Babys zu hören. Es war gut, dass ich es tat, bei der ersten Untersuchung war alles in Ordnung. Ich erinnere mich an die Zeichnungen im Sprechzimmer – alles Kinderzeichnungen, darunter eine von der Queen. Ich musste grinsen, da sie darauf eher wie ein blau angezogener Gorilla aussah, der die Arme am Boden baumeln liess. Ich kam jedoch nicht mehr dazu, auf diese Komik hinzuweisen, denn meine Aufmerksamkeit wandte sich wieder Katrins Untersuchungen zu. Jane konnte keine Herztöne feststellen. Völlig unversehens schlich sich ein Angstgefühl ein. Erst dachten wir, das Baby verharrte hartnäckig in einer ungünstigen Lage. Jane bemühte sich intensiv, erklärte jedoch, dass wir – falls es ihr nicht gelang – ins Krankenhaus gehen müssten, um dort die Herztöne abhören zu lassen. Es erübrigt sich zu sagen, dass sie erfolglos blieb.

Auf der Fahrt nach Salisbury waren wir schweigsam. Wir waren beide angsterfüllt, obwohl keiner von uns mit einem ernsthaften Problem rechnete. Warum sollten wir auch? Max hatte sich ständig bewegt. Morgens noch hatte Katrin im Badezimmer gesessen und zu ihm gesprochen, während sie ihren Bauch streichelte. Sie fühlte sich wohl und war glücklich in sich. Es konnte nichts schief gegangen sein, das Baby wollte einfach nur nicht mitspielen und kehrte uns den Rücken zu, das war alles. Wir wurden auf eine Station namens Beatrice gebracht, das war die oder eine von mehreren Entbindungsstationen. Die Aufnahme erfolgte durch eine junge Schwester, die wahrscheinlich Mandy hiess. Sie führte uns an ein Bett und zog die Vorhänge zu. Sie erklärte, sie würde die Herztöne abhören, aber falls sie keine finden könnte, müssten wir zum Ultraschall gehen. Ich glaube es war die Besorgnis in ihrer Stimme und der Mitklang, dass wir auf das Schlimmste gefasst sein müssten, was uns die Situation schlagartig bewusst machte. Sie versuchte, die Herztöne zu hören, aber es kam nichts, gar nichts.

Als nächstes fanden wir uns in einen Raum mit einem Sofa wieder. Er lag direkt neben dem Ultraschallraum. Wir sollten dort warten, bis das Gerät frei war. Wenn ich jetzt darüber nachdenke, bedaure ich es, uns der armen Frau vorgedrängt zu haben, deren Fruchtblase kurz vorm Platzen gewesen sein muss! Ich glaube, dass uns inzwischen Panik ergriffen hatte. Wir hielten einander fest umschlungen, klammerten uns an eine letzte verzweifelte Hoffnung. Die Hoffnung, dass im Ultraschall ein munteres, gesundes Baby erscheinen würde. Ich selbst spürte, wie die Hoffnung zu diesem Zeitpunkt bereit mehr oder weniger geschmolzen war. Es schien eine Ewigkeit, bis wir in den Untersuchungsraum gebeten wurden. Wie gut ich dieses Gerät kannte. Es war stets ein Anlass zur Freude für mich und die Mutter meines Kindes, das in ihr lebte. Aber jetzt, als Katrin auf der Liege lag, wusste ich nur zu gut, dass es dieses Mal eine andere Botschaft bringen würde. Noch bevor die bedauernswerte junge Schwester an dem Gerät zu uns sprach, sah ich es selbst. Seinen kleinen Körper aus allen Perspektiven. Aber ohne Bewegung, ohne Herzschlag, ohne Nierentätigkeit, ohne Kreislauf. Trotzdem wartete ich auf ihre Worte in der vergeblichen Hoffnung, mich zu täuschen. Ihre Worte waren „Ich befürchte, da sind keine Bewegungen, es tut mir sehr leid". Ich legte meinen Kopf in Katrins Arm und weinte. Weinte die ersten Tränen von vielen. Die arme Katrin musste einfach so daliegen mit ihrem entblössten Bauch und die schrecklichen Worte in sich aufnehmen. Ich erinnere mich an mein Mitleid mit der armen jungen Frau, die nicht nur die Untersuchung, sondern auch die grausame Mitteilung machen musste. Es war, als sei das gesamte Krankenhauspersonal feige davongerannt und hätte alles ihr überlassen. Wir wurden in den Raum mit dem Sofa zurückgeführt, wo wir uns in die Arme fielen und weinten. Nach einiger Zeit kam der Facharzt und ging ein paar Punkte mit uns durch. Ich glaube, keiner von uns beiden hörte ihm richtig zu. Kurz darauf gingen wir zum Auto. Ich werde nie wissen, wie wir nach Hause gekommen sind. Unsere Welt begann, sich wie in Zeitlupe zu drehen.

Zu Hause angekommen wurde unser Leben zur Hölle. Ich würde diesem Beitrag nicht gerecht, wenn ich beschreiben wollte, was in uns vorging, weil wir es schlicht nicht wussten. Wir sassen einfach da, weinten und warteten. Warteten auf was? Auch das wussten wir nicht. Der Gedanke, dass wir jetzt mit unserem toten ungeborenen Kind zu Hause waren, war mehr als ich ertragen konnte, ganz zu schweigen von Katrin. Also weinten wir endlos. Wir schienen uns im Trauern und Trösten abzuwechseln. Katrin entwickelte eine Tendenz, sich selbst die Schuld zu geben. Natürlich hatte niemand schuld, aber davon kann man eine Mutter niemals überzeugen.

Wir verbrachten einen Tag und eine Nacht in purem Entsetzen. Endlich war es Freitag und wir telefonierten, um Jane ausfindig zu machen. Katrin wollte mit niemandem außer ihr sprechen. Es dauerte eine Weile, bis das Telefon klingelte. Ich antwortete und zum Glück meldete sich Jane am anderen Ende. Sie sagte, sie würde am späteren Vormittag vorbeikommen, um die nächsten Schritte zu besprechen. Es kam uns ewig vor, bis sie endlich da war, die Zeit schien für uns stehen geblieben zu sein. Wir setzten uns hin und diskutierten unsere Möglichkeiten. Katrin entschied sich für die Einleitung der Geburt und zu meiner Überraschung waren wir in der Lage, nachmittags ins Krankenhaus zu fahren. Bevor wir losfuhren, erledigten wir ein paar Routinearbeiten wie Geschirrabwaschen und einige Sachen zusammenpacken. Dies schien den ganzen Tag in Anspruch zu nehmen, weil wir vermutlich meistens nur herumstanden und warteten. Auf dem Weg nach Salisbury fuhren wir noch nach Andover, um ein paar Dinge einzukaufen. Wieder fühlten wir uns, als seien wir nicht wir selbst. Das konnte nicht uns geschehen, dieser Schmerz vom ständigen Weinen. Die Erschöpfung. Das passierte nicht uns. Unser Baby war okay.

Natürlich passierte es uns. Wir kamen im Krankenhaus an und Hannah, eine Hebamme, führte uns hinein. Wie Jane angekündigt hatte bekamen wir ein separates Zimmer, das so genannte Familienzimmer. Es war ausgestattet mit dem üblichen Bett und einer Schlafcouch für den getreuen Begleiter. Es gab ein eigenes Badezimmer, einen Fernseher und zwei Stühle. Hannah war sehr aufmerksam und wollte, dass wir uns wohl fühlten. Obwohl sie sehr jung war, gab sie sich große Mühe und erwies sich ausnahmslos als absoluter Profi. Sie blieb eine Weile in unserer Nähe, kam und ging. Sie wiederholte, was Jane uns bereits erklärt hatte über die Geburtseinleitung mit Medikamenten und welche Methoden der Schmerzlinderung zur Verfügung standen. Wir schlugen unsere Betten auf und legten uns hin. Später am Abend machte uns Hannah mit Justine bekannt. Sie war eine junge hochgewachsene hyperschlanke Hebamme von großer Liebenswürdigkeit. Sie würde während der Nacht bei uns bleiben und bat uns zu rufen, wenn wir etwas brauchten. Wir waren ihre einzige Aufgabe in dieser Nacht. Sie kamen mir alle so jung vor - und wie sie trotzdem mit einer tragischen Situation wie dieser umzugehen wussten! Ich weiß noch, dass sie mir damals leid taten, aber dann wurde mir klar, dass sie ihre Arbeit mit Engagement und Hingabe machten. Wahre Engel! Zwischenzeitlich war der Doktor hereingekommen, um die ersten Wehenmittel zu verabreichen. Wir waren von ihm nicht besonders beeindruckt und erfuhren am nächsten Tag, dass er Australier war (die wir am nächsten morgen im Rugby geschlagen haben!). Die Schwestern meinten, dass er sich mit seiner Visite verspätete, weil er das Match im Fernsehen verfolgt hatte. Unsere Abneigung hatte jedoch nichts mit seiner Nationalität zu tun, er war einfach unsympathisch. Jedenfalls sind wir Freitagabends, als Hannah noch Dienst hatte, also vor 21.00 Uhr, zum Hauptgebäude geschlendert, wo die Verkaufsautomaten waren. Hannah wollte uns vorher noch informieren, wo sich was befand, aber ich erklärte ihr, dass ich das Krankenhaus kannte wie meine Westentasche – und warum. Draußen in der Kälte schaltete ich mein Handy ein und fand eine tröstende Nachricht von meinem Kollegen. Ich textete eine Antwort und dankte ihm für sein Mitgefühl. Dann holte ich Katrin an dem jetzt geschlossenen Café am Haupteingang ein, wo sie sich bereits an den Automaten zu schaffen machte. Sie bediente einen Caféautomaten, aber ich machte sie auf eine richtige Wundermaschine aufmerksam, die nach dem Geldeinwurf und einer längeren Wartezeit warme Baguettes mit verschiedenen leckeren Füllungen servierte. Ich kannte den Automaten, weil ich unlängst mit meiner Mutter in diesem Krankenhaus gewesen war, die sich einer Hüftoperation unterziehen musste. Wir hatten beide ein Stück probiert. Die Operation meiner Mutter war das einzig gute, das meiner Familie in diesem Krankenhaus widerfahren ist, wenn ich bedenke, dass mein Vater 1997 hier starb. Zwar bin ich dort 1961 auf die Welt gekommen – aber ich möchte Sie an dieser Stelle Ihrem eigenen Urteil überlassen.

Jedenfalls hatte ich an diesem Abend keine Lust auf ein Festmahl. Wir liefen durch die Gänge und betrachteten die Gemälde und natürlich die aufgestellten Automaten. Bei der Kapelle blieben wir stehen und sahen kurz hinein. Ich sagte zu Katrin, dass solche Orte mir Angst machten, aber eine Wandfläche neben dem Eingang war mit kleinen Karten bedeckt, auf denen Gebete standen, die für Freunde und geliebte Menschen verfasst worden waren. Katrin brachte eine Karte für Max an. Für alle diese Menschen würde während eines Gottesdienstes ein Gebet gesprochen werden, das hatte etwas Tröstliches für uns. Wir waren gerade noch vor neun Uhr zurück in unserem Zimmer. Das war gut so, denn Hannah übergab den Dienst an Justine und wir hatten strikte Anweisung, spätestens dann wieder da zu sein. Unsere Engel wechselten die Schicht, aber die Betreuung, sei es durch den einen oder anderen von ihnen, blieb auf dem gleichen professionellen Niveau und unverändert besorgt. Katrin hatte die ersten Wehenmittel um 18.00 Uhr bekommen, die nächste Dosis wurde um 21.00 Uhr von Justine verabreicht. Ich glaube, kurz darauf spürte Katrin die ersten Stiche. So zwischen 23 und 24 Uhr an diesem Abend wurden die Schmerzen heftig. Wir klingelten nach Justine und verlangten ein Schmerzmittel. Die erste Verabreichung, keine Ahnung, was es war, nutzte nichts. Zu diesem Zeitpunkt lief Katrin ständig auf und ab, weil sie nicht mehr liegen bleiben konnte. Sie sagte, die einzig für sie erträgliche Stellung sei es, sich auf die Toilette zu setzen. Aber jedes Mal, wenn sie dies tat, musste sie prompt. Ich befürchte, ich werde hier etwas ausschweifend, aber es ist wichtig zu erzählen, dass es keine Erleichterung für sie gab. Sie hatte Schmerzen und ich konnte nichts tun, außer ihr gelegentlich den Rücken zu massieren. Gegen 24.45 bekam Katrin eine Morphiuminjektion, aber keinen richtigen Holzhammer, wenn Ihr versteht, was ich meine. Auf einem ihrer zahllosen Gänge zum Bad rief sie plötzlich „ich glaube es kommt". Zum Glück war Justine gerade hereingekommen und rief sofort weiteren Beistand herbei. Die beiden Schwestern verfrachteten Katrin zurück in unser Zimmer und Max wurde geboren, aber auf eine nicht sehr würdige Art und Weise. Ich erwähne dies nur, weil ich den Eindruck hatte, dass Justine sich für sein abruptes Erscheinen verantwortlich hielt. Für die Akten stelle ich fest, dass sie nichts falsch gemacht hat, ihre Vorgehensweise war professionell und sie und ihre Kollegen verdienen nichts als unsere Umarmung und Danksagung dafür, da gewesen zu sein, als wir sie am meisten brauchten. Ich sage dies als ein hilflos Herumstehender, der ich damals war. Max wurde um vier Minuten nach eins am Samstag, dem 22. November 2003, geboren. Mit 756 g und 35 cm waren sein Gewicht und seine Grösse für einen kleinen Mann in seinem Entwicklungsstadium vergleichsweise gut.

Was kann ich über diesen Moment sagen? Unser kleines Bündel wurde eingewickelt. Er war so winzig und sah aus, als würde er schlafen. Er war grossartig und verknittert wie ein kleiner alter Mann. Katrin meinte sofort, er sähe aus wie ich, wenn ich schlief, mit sorgenvoll gerunzelter Stirn. Er ist ein kleiner mutiger alter Mann, der genau wie sein Vater aussieht, aber die Nase seiner Mutter hat. Schlafend. Darauf wartend, dass er gefüttert werden muss. So klein er war, nichts fehlte an ihm. Er hatte kleine Augen, Ohren, Nase und Lippen. An seinen kleinen Armen waren perfekte Hände mit perfekt ausgebildeten Fingern. Unser kleiner Mann, wir hatten ihn schon geliebt, bevor er kam, um uns Hallo zu sagen und liebten ihn danach noch mehr.

Die Nacht verging. Wir beschlossen, Justine zu bitten, ihn zu holen, zu baden und anzuziehen, wir würden ihn dann morgens wiedersehen. Ich hatte Mitleid mit dieser jungen Frau, die dies alles für uns tun musste. Wenn wir die Kraft gehabt hätten, hätten wir es selber machen können, aber ich glaube, keiner von uns fühlte sich in der Lage, mit einem so zerbrechlichen kleinen Baby umzugehen, auch wenn es unser Kind war – wir waren zu erschöpft. So sage ich nochmals unseren aufrichtig empfundenen Dank an diese bewundernswerte junge Frau, die eine nicht beneidenswerte Pflicht erfüllte. Katrin fiel als erste in einen durch das Morphium ermöglichten Schlaf, aber es war für uns beide eine ruhelose Nacht.

Meine nächste Erinnerung ist, dass Katrin mich gegen 7.30 Uhr morgens weckte und sagte, es würde Tee gebracht. Ich ging ins Bad und kam zurück in unser Zimmer, um meine Jeans zu suchen. Justine sah genau in diesem Moment durch die Tür um sich zu verabschieden, sie hoffte uns bei Gelegenheit wiederzusehen. Wir verabschiedeten uns und dankten ihr nochmals.

Als nächste hatte Debbie Dienst. Debbie war etwas älter als die anderen beiden und sehr unerfahren, aber ebenso liebenswürdig. Wir fragten Debbie, ob sie uns Max bringen könnte. Sie kam mit einem kleinen Korb mit besticktem Deckel und Perlenverzierung am Rand. Sie hob den Deckel und wir sahen eine winzige Steppdecke. Darunter, einwickelt in eine kleine Decke, war unser S o h n. Unser kleiner Max mit einer blauen Strickmütze und gestreiftem Pyjama mit Tigger als Aufdruck. Natürlich waren seine Füße unsichtbar, weil die Hose zu lang war, aber Katrin hatte die Ärmel hochgekrempelt, damit seine Hände zu sehen waren. Justine hatte Unglaubliches vollbracht, dass er uns so präsentiert werden konnte. Nochmals unseren Dank.

Zu diesem Zeitpunkt beschlossen wir, keine Obduktion machen zu lassen. Er war unser kleiner Junge und verdiente es, unversehrt an einem Ruheort zu liegen, wo wir ihn besuchen und mit ihm sprechen konnten. Zumal man uns gesagt hatte, dass, auch wenn eine Obduktion durchgeführt würde, die Todesursache wahrscheinlich nicht gefunden werden könnte. Für den Fall einer weiteren Schwangerschaft hätten wir also keinen Aufschluss darüber bekommen, was bei dieser das Problem gewesen war. Ich möchte betonen, dass ich dergleichen freiwillig nicht noch einmal mitmachen wollte, aber im Leben weiß man nie. Wir erledigten den Papierkram und verließen den traurigen Ort. Ließen unseren kleinen Sohn in den Händen des Oddstock Krankenhauses und der wunderbaren Menschen dort. Zur Zeit planen wir, Max zurückzubringen in sein Dorf. Das Dorf, das wir in unser Herz geschlossen haben und unsere Heimat nennen. Wir wollen für Max eine schlichte Trauerfeier und ihn auf dem Gemeindefriedhof beerdigen. Wir vermissen ihn, aber er wird immer bei uns sein. Die letzten drei Tage sind geschehen und vorüber. Mit ihnen vorüber ist die Vorfreude auf das Getrippel kleiner Füße und auch darauf, dass Max Munchys restliches Leben viel interessanter gemacht hätte. Auf Kinderlachen und Lächeln, den ersten Zahn, das erste Wort. Die erste Schuluniform, die ersten Prüfungssorgen, den ersten Liebeskummer. Aber das Leben geht weiter und die Erinnerung an Dich und die Nacht, in der Du zu uns gekommen bist, wird uns Kraft geben. Du wirst nie vergessen werden, weder Du noch was Du deiner Mutter und mir geschenkt hast – eine Familie.

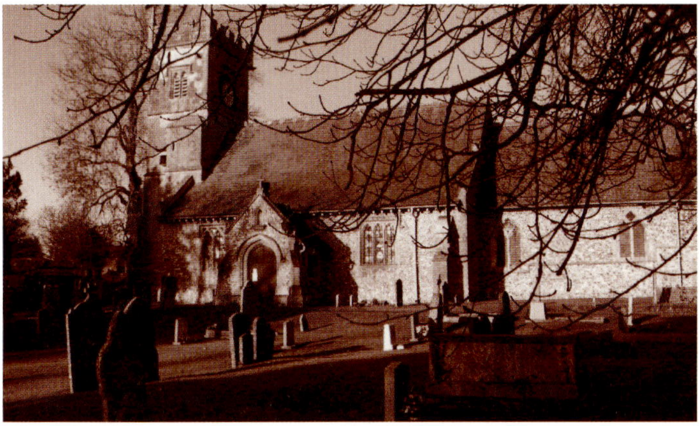

## Manuela

*Für unser Engerl Elena / Isaak und zwei weitere Sternchen*

*Mama*

Es war ein schöner Sommertag, der erste Tag nach unserem zweiwöchigen Bulgarienurlaub. Für mich ein turbulenter Tag: Schon im Urlaub waren wir alle krank und jetzt lag mein Mann mit 39 Grad Fieber im Bett und mein fast dreijähriger Sohn Elias hatte Durchfall. Aber, obwohl mich mein Mann nicht zum Arzt begleiten konnte, freute ich mich schon auf die zweite Mutterkindpassuntersuchung beim Frauenarzt. Ich war in der 21. Woche und fühlte mich sehr wohl. Endlich mein Baby im Ultraschall wieder sehen, beim letzen Mal hatte es gewunken! Es hatte damals die richtige Größe und keinerlei Auffälligkeiten. Endlich ein bisschen zur Ruhe kommen beim Arzt.

Aber es sollte anders kommen.

Ich legte mich auf die Liege und der Arzt machte Ultraschall. Nach etwas Tasten am Bauch und einer endlosen Pause des Schweigens erklärte mir der Arzt: „Liebe Frau K., ich muss Ihnen leider mitteilen, dass kein Herzschlag mehr zu sehen ist". Diesen Satz werde ich wohl nie mehr vergessen. Er hat mein bisher recht ruhiges Leben völlig aus der Bahn geworfen. Ich hatte doch keine Schmerzen, keine Blutungen! Wie konnte das passieren? Wieso gefiel es dem Baby nicht in meinem Bauch? Was hatte ich nur falsch gemacht? Ich lebte doch gesund und rauchte nicht. Trotzdem plagten mich Selbstvorwürfe. Wie konnte es nur sein, dass ich nicht bemerkt hatte, dass mein Baby starb? Wofür hatte ich in den ersten drei Monaten so oft erbrochen? Wieso hatte ich mich schon so gefreut auf unser zweites Kind, Elena oder Isaak? So viele Fragen und keine Antworten.

An den ersten Tag nach der Hiobsbotschaft kann ich mich kaum erinnern. Ich stürzte nur in ein tiefes Loch. Am zweiten Tag ging es meiner Familie schon besser und so begab ich mich ins Krankenhaus. Am 29. August um 7.30 Uhr sollte ich dort sein. Hinterher stellte ich kurioserweise fest, dass genau um 7.30 Uhr mein Wecker stehen geblieben war.

Im LKH in Graz war ich gut versorgt. Ich bekam ein Einzelzimmer, damit ich nicht mit anderen Schwangeren zusammen liegen musste – schließlich war es die geburtshilfliche Abteilung. Nach den Untersuchungen bekam ich ein Wehenzäpfchen in die Vagina gesteckt. Angeblich sind die Wehenschmerzen stärker als bei einer natürlichen Geburt, deshalb wurde mein körperlicher Schmerz mit Infusionen und Spritzen gelindert. Nach dem zweiten Zäpfchen, vier Stunden später ging alles recht schnell. Ich brauchte nicht einmal in den Kreißsaal, sondern konnte gleich im Zimmer entbinden. Mein Mann, der während der ganzen Zeit bei mir gewesen war, wartete vor der Tür. Eine Hebamme und eine Ärztin halfen mir. Die Wehen annehmen und loslassen – wie bei der Geburtsvorbereitung des ersten Kindes – leichter gesagt als getan. Nun waren die Schmerzen doch stark. Eine Ärztin und eine Hebamme standen mir zur Seite und machten mir immer wieder Mut weiterzukämpfen. Aber auch wenn es schwer fällt das zu glauben: Für mich war es eine schöne Geburt.

Da Elias leider per Kaiserschnitt geholt werden musste, habe ich nun endlich eine Geburt erleben dürfen. Ich war nur sehr enttäuscht, weil ich mir vorgenommen hatte: Ich will das Baby unbedingt sehen. Aber man zeigte es mir nicht, weil es angeblich schon 2 Wochen tot und deshalb geschrumpft und schlecht erkennbar war.

Man konnte nicht einmal das Geschlecht feststellen. Das Baby lag in einer Nierenschale mit einem weißen Tuch bedeckt. Ich wurde sofort zur Ausschabung gefahren – keine Zeit zum Abschiednehmen. Aber die Psychologin im LKH tröstete mich später, ich solle das Baby in Erinnerung behalten wie auf den Ultraschallfotos. Ich sollte sie kopieren, da die Originale mit der Zeit verblassen. Auch das Buch von Hannah Lothrop: „Gute Hoffnung – jähes Ende" empfahl sie mir. Es half mir weiter. Schon nach einem Tag im Krankenhaus durfte ich nach Hause, im Kreise meiner Familie war ich besser aufgehoben. Nur die Sache meinem Sohn beizubringen war nicht einfach. Er küsste meinen Bauch, um dem Baby sein übliches Bussi zu geben, das schmerzte sehr. Er verstand nicht, wieso es plötzlich nicht mehr da war und wurde in dieser Phase auch etwas anhänglicher. Jetzt schicken wir das Bussi zum Himmel, wo das Baby sei, erklärte ich ihm.

Da ich bis jetzt noch nicht bewusst Abschied nehmen konnte, war es mir wichtig, das Baby nicht einfach im Spital zu lassen. Außerdem wollte ich es gut aufgehoben wissen. Trotz finanziellem Aufwand und bürokratischer Mühen kann ich es nur weiterempfehlen, das Baby beerdigen zu lassen.

Am 8. September wurde uns ein kleiner Raum in der Feuerhalle in Graz zu Verfügung gestellt. Dort war das kleine weiße Holzkästchen aufgebahrt, auf das ich noch weiße und rote Rosen legte. Der katholische Priester, den ich seit meiner Kindheit kenne, gestaltete eine schöne Abschiedsfeier auch für unsere nahen Angehörigen. Schließlich hatten sich auch die künftigen Großeltern und Onkel und Tanten schon gefreut und waren bestürzt. Aber durch dieses Ritual konnten wir das Kind segnen und Abschied nehmen. Trotz vieler Tränen half es uns allen unheimlich. Die Urne bekamen wir nach Hause und suchten im Garten ein schönes Plätzchen zum Beerdigen. Mein Mann hatte die Idee, einen naturbelassenen Stein darauf zu stellen. Er sollte uns an unser Baby und auch stellvertretend an unsere 2 Sternchen, die ich schon vorher, jeweils in der 7. und 9. Woche verloren hatte, erinnern. Es sollte nur ein

Symbol sein, denn ihr Geist hatte sowieso ein Zimmer in unserem Herzen. Natürlich suchte ich den Grund für mein dreifaches Pech. Es wurde festgestellt, dass die Versorgung durch die Plazenta nicht mehr funktioniert hatte, aber warum? Einige Ärzte meinten: „Was wollen Sie, Sie können schwanger werden und haben ein gesundes Kind". Welch ein Trost. Schließlich machte ich eine genaue Blut- und Schilddrüsenuntersuchung mit positivem Ergebnis: Ich bin gesund. Also müssen wir es als Schicksal hinnehmen.

Das Positive an der Tragödie ist, dass man durch Tiefschläge wirklich stärker wird. Mit meinem Mann konnte ich mich immer austauschen und jeder respektierte die Art und Weise des Trauerns des Anderen. Ich kann ihm doch nicht vorwerfen, dass er nicht soviel weint wie ich. Er hat eben eine andere Art damit umzugehen. Das stundenlange Reden schweißte uns zusammen. Auch mit meiner Familie redete ich sehr viel. Sehr schmerzlich ist aber, dass die Umwelt nicht mit Trauer umgehen kann. Die meisten Arbeitskollegen und Bekannten taten, als wäre nichts gewesen. Sie trauten sich einfach nicht, mich anzusprechen. Dabei tat es mir so gut über alles zu sprechen. Ich habe Freundschaften verloren, dafür aber andere vertiefen können.

Auch unser Sohn Elias half uns mit seiner kindlichen Unbekümmertheit und Frohnatur. Er wünscht sich aber trotzdem noch ein Baby in meinem Bauch. Man darf nicht ständig zurückschauen und denken, was wäre wenn… Das bringt einen nicht weiter, sondern das nach Vorne blicken.

Mein Wunsch nach einem zweiten Kind ist trotz der riesigen Angst vor weiteren Verlusten noch größer geworden. Vielleicht geht er mit Gottes Hilfe doch noch in Erfüllung. Wir beten und üben jedenfalls dafür.

Meinen Mann trösten die Sprüche aus: „Der kleine Prinz" von Saint-Exupéry und mich tröstet ein Spruch, den meine Mutter gefunden hat:

Wenn du traurig bist und nicht mehr weiter weißt,
kommt auch zu dir ein guter Engel.
Er ist einfach da und nimmt dich zärtlich an der Hand.
Ihm kannst du sagen, was dich bedrückt.
Er trocknet deine Tränen und führt dich heraus
Aus deiner Dunkelheit zum Licht.

Diesen Beitrag schrieb ich am 9. Jänner, dem errechneten Geburtstermins von Elena oder Isaak.

Lieber Manfred! Danke, daß du IMMER an meiner Seite stehst! Ich liebe dich. Manuela

## Melli

*Die Geschichte meiner kleinen „Sophie-Marie"!*

Eigentlich dachte ich damals, dass ich nicht so schnell Mutter werden würde. Ich war in der Ausbildung als Arzthelferin und hatte meinen Freund Nicky erst ein halbes Jahr zuvor kennen gelernt, aber schon wohnten wir in einer gemeinsamen Wohnung. Wir wussten, als wir uns das erste Mal sahen, dass wir für immer zusammenbleiben möchten.

Im Juli 2001 habe ich erfahren, dass „wir" schwanger waren. Zuerst war es ein kleiner Schock für uns, aber schnell freute ich mich riesig. Denn ich liebe Kinder über alles. Meine Schwester hat mittlerweile 4 Kinder und ich habe mich früher oft um die kleinen Würmchen gekümmert.

Also wusste ich schon viel über Säuglingspflege etc. Mein Freund war erst gar nicht so begeistert von der Schwangerschaft, aber er sagte mir, ich solle das machen, was ich für richtig halte. Er würde bei jeder Entscheidung hinter mir stehen. Das tat er auch! Er kam oft mit zum Arzt und musste sich meine Stimmungsschwankungen antun. Die ersten drei Monate war ich nur von Übelkeit geplagt. Es war manchmal wirklich schrecklich, aber die Freude war größer. Ich war noch jung, ganze 18 Jahre, aber ich hielt mich nie für zu jung, um Mutter sein zu können. Ich war ziemlich reif für mein Alter, habe oft die Verantwortung für meine kleinen Neffen getragen und wusste also genau, was auf mich zukommen würde, obwohl ein eigenes Kind doch ganz anders ist.

Jedes Mal, nachdem ich beim Arzt gewesen war, war ich die glücklichste Frau der Welt. Schon allein zu sehen, wie das Herz am Bildschirm klopft, ist doch ein wirkliches Wunder. Jeden Monat wurde unser Kind Zentimeter für Zentimeter größer. Sogar mein Freund freute sich ein wenig über unsere Tochter. Eigentlich war es uns damals egal, was wir bekommen, Junge oder Mädchen, aber wir waren doch eher für ein Mädchen. Was ja dann auch geklappt hatte. In unseren Familien sind halt meist nur Jungs. Vielleicht hatten wir es uns deswegen gewünscht. Aber die Hauptsache war, dass unsere Kleine gesund ist! Ich war immer so froh, wenn mir die Ärztin sagte, dass unsere kleine Sophie-Marie gesund sei.

Welche Mutter hört das nicht gerne von ihrem ungeborenen Kind?

Ich war so beeindruckt, als ich bei dieser Feindiagnostik-Untersuchung im 6. Monat war. Die Kleine war auf einer riesengroßen Leinwand zu sehen. Sie war zu dem Zeitpunkt wach und strampelte kräftig. Die Ärztin meinte noch, es käme selten vor, dass die Kinder bei dieser Untersuchung wach seien. Schon ein komisches Gefühl, zu sehen, wie sie mich in meinen Bauch trat. Ich möchte das nie mehr missen. Ich kann mich noch ganz genau erinnern, wie zum ersten Mal ihr Beinchen an meinem Bauch zu sehen war. Zum Glück war gerade mein Freund auch da. Dieses Gefühl war so wundervoll. Eigentlich kann ich nur sagen, dass diese Schwangerschaft mein ganzes Leben verändert hat. Ich bin zu jeder Untersuchung gegangen und habe schon darauf geachtet, was ich meinem Kind zu Essen geben würde. Ich rauche und trinke nicht und habe auf alles verzichtet, was Koffein enthält, z. B. Cola.

Als ich im 8. Monat war, war es gerade Weihnachten. Ich hatte sehr viel Wasser eingelagert und sah aus wie ein Schwamm. Innerhalb eines Tages nahm ich über 20 Kilo zu. Leider war nach den Feiertagen meine Frauenärztin nicht da. Also ging ich zu einen anderen Arzt. Dieser meinte allerdings nur, ich solle Spargel essen, weil das entwässern würde. Aber mir ging es die Tage danach immer schlechter. Ich bekam sehr starke Schmerzen und dachte, es sei mein Magen. Es war aber meine Leber, die sehr groß anschwoll, was sich auch später bestätigte.

Am 3. Januar 2002 ging ich dann endlich wieder zu meiner Ärztin. Sie nahm mir Blut ab und gab mir Tropfen für den Magen. Ein Tag später, der 4. Januar, sollte ein schlimmer Tag für mich werden.

Am frühen Morgen klingelte bei mir das Telefon. Meine Ärztin war dran und meinte, ich solle schnellstmöglich zu ihr in die Praxis kommen, was ich natürlich sofort tat. Nur eine Stunde später war ich bei ihr. Sie sagte, meine Blutwerte seien sehr schlecht und meine Leber sei sehr stark betroffen. Ich solle sofort ins Krankenhaus fahren! Ich fuhr schnell noch einmal zu mir nach Hause und nahm mir ein paar Sachen mit und sagte meinem Freund Bescheid. Er kam natürlich nach diesem Schreck sofort mit mir mit.

Im Krankenhaus wurde ich sehr lieb im Kreißsaal empfangen und uns mitgeteilt, dass meine Ärztin sie schon informiert habe. Ich wurde also schon erwartet. Danach wurde ich ganze 6 Stunden untersucht und es wurde Ultraschall gemacht. Sie meinten, dem Kind gehe es sehr gut, aber meine Werte seien sehr schlecht. Ich bekam etwas gespritzt, damit die Lungen meines Kindes schneller reifen könnten, und sie wollten unsere Tochter zwei Tage später per Kaiserschnitt holen, um mich zu schonen, denn mein Gesundheitszustand ließ sehr zu wünschen übrig.

Es kam zwar alles sehr schnell, aber wir freuten uns, schon so bald unsere Kleine im Arm halten zu dürfen. Ich kam dann also auf Station. Mein Freund begleitete mich die ganze Zeit und hielt mir die Hand. Im meinem Zimmer lag auch noch eine Frau, die vorzeitige Wehen hatte. Sie war sehr nett zu mir. Als wir nun im Zimmer ohne Ärzte und Schwestern waren, musste ich dringend auf die Toilette, dachte ich. Ich bekam ein Ziehen im Bauch, als wenn ich sehr dringend müsste. Mein Freund ging nun nach diesem langen Tag nach Hause in der Hoffnung, dass es mir ja hier gut ginge. Dieses Ziehen im Bauch wurde leider immer schlimmer, so als wenn man starke Regelschmerzen bekäme. Ich ging dann zur Schwester und erzählte ihr das. Sie schaute eine andere Schwester an und meinte zu ihr, es seien bestimmt Wehen. Ich musste dann zurück in mein Bett und sie suchten mit dem CTG die Herztöne des Babys. In diesem Moment krümmte ich mich nur so vor Schmerzen. Ich bekam das alles irgendwie kaum mit, weil ich so unter Schock stand. Anscheinend fanden sie die Herztöne von unserem Engel nicht. Ich sollte dann alleine eine Etage tiefer gehen und beim Kreißsaal klingeln. Dort erzählte ich dann alles und sie versuchten auch noch einmal, die Herztöne zu finden. Als sie auch nichts fanden, rannten sie wie Verrückte hin und her.

Mir wurden innerhalb von Sekunden die Kleider vom Leib gerissen, der Intimbereich rasiert und ich wurde sofort in den OP geschoben. Sie rannten mit meinen Bett regelrecht durch diesen Flur. Ich versuchte noch schnell zu sagen, dass sie meinen Freund anrufen sollten, und gab ihnen die Nummer. Mir wurde sofort die Narkosemaske aufgesetzt und das Letzte, was ich zu den Ärzten sagte, war: „Rettet mein Kind!"

Als ich wach wurde, sah ich über meinem Kopf meinen Freund und meine Mutter. Meinen Schatz habe ich in diesem Augenblick zum erstenmal weinen gesehen. In diesem Augenblick wusste ich sofort, was passiert sein musste.
Unser Baby war jetzt im Himmel. Mir liefen die Tränen jetzt so sehr.

Meine Mutter und mein Freund waren in diesem Augenblick für mich da. Die Hebamme fragte mich, ob ich unser Kind gerne einmal im Arm halten möchte, worauf ich sofort ja sagte, obwohl ich noch ganz benommen war von der Narkose.

Ich hätte es mir nie verziehen, wenn ich sie nicht im Arm gehalten hätte. Schließlich hatte ich mich die ganzen 8 Monate gefragt, nach wem unsere Süße kommen würde. Ich konnte mir nie vorstellen, wie mein eigenes Kind aussehen könnte. Das war immer ein sehr komisches Gefühl gewesen. Es war alles so traurig, als ich sie in meinem Arm hatte.

Das erste, was ich tat, war, dass ich ihr die kleine Windel abmachen wollte, um zu sehen, ob sie wirklich ein Mädchen war. Die Hebamme bestätigte mir das, aber ich wollte ihren ganzen Körper betrachten. Sie war und ist das hübscheste Mädchen der ganzen Welt. Ich hätte nie gedacht, dass wir ein so wunderschönes Mädchen gemacht hatten und war so stolz auf sie, auch wenn sie nicht leben durfte.

Nach einer Stunde wurde ich auf eine neue Station verlegt, die genau neben dem Kreißsaal lag. Das konnte ich nicht verstehen. Warum musste man mir das antun? Ich hörte alle paar Minuten Babygeschrei und sah ständig den Storchenwagen rollen. Die Ärzte und die Schwestern hatten überhaupt kein Mitgefühl. Die ganze

Nacht weinte ich so schrecklich. Warum musste gerade sie sterben? Die Ärzte meinten, zwei Minuten früher, und die Kleine hätte gelebt. Sie hätten noch probiert, sie wiederzubeleben, aber es habe nicht geklappt.

Ich gebe den Ärzten heute noch die Schuld am Tod unserer Tochter. Sie hatten mich ganze 6 Stunden untersucht und dabei nicht gemerkt, dass sich die Plazenta gelöst hatte. Andere Mediziner haben zu mir gesagt, dass man das bei einer richtigen Untersuchung hätte sehen müssen. Die Plazenta löst sich nicht innerhalb von Sekunden ab, sondern braucht schon einige Stunden dafür.

Deswegen sind sie schuld am Tod von meiner Sophie-Marie.

Am nächsten Tag ließ ich mir noch einmal die Kleine bringen, um mich richtig von ihr zu verabschieden. Sie war seit gestern schon im Kühlschrank, aber sie sah noch so lebendig aus. Sie hatte ein bisschen Schnupfen, ich hätte ihr am liebsten die kleine Nase geputzt.

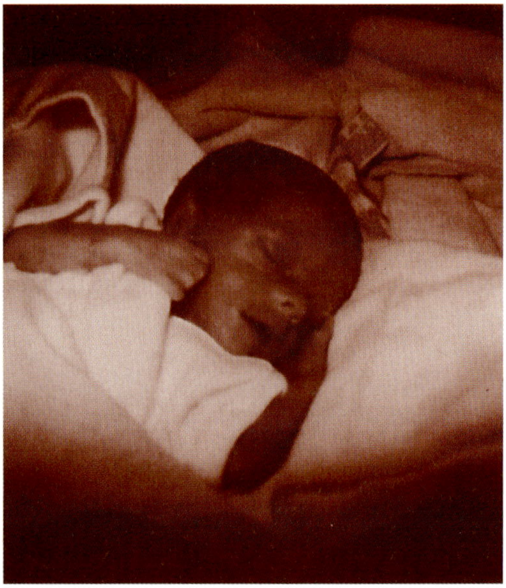

Es war so wichtig für mich, sie noch einmal im Arm zu halten. Ich entließ mich nach 3 Tagen auf eigene Verantwortung, weil ich es nicht mehr aushielt, neben dem Kreißsaal zu liegen. Wie kann man das jemanden antun, der gerade sein Kind verloren hat? Erst als ich gehen wollte, fragten sie mich, ob ich mit einen Therapeuten sprechen wolle. Doch der Arzt hatte gerade mal zwei Worte für mich übrig und gab mir noch zwei Adressen, wo ich hingehen könnte. Doch diese waren ganze 1½ Jahre ausgebucht. Also musste ich das Ganze mit mir selber klären.

Das erste, was ich zu Hause tat, war, in ihr Kinderzimmer zu gehen. Ich nahm mir ihre Sachen und weinte mehrere Stunden. Das ging sehr viele Wochen, in denen ich mich einfach nicht beruhigen konnte. Und meine Mitmenschen sagten einfach nur, ich sei noch jung und könne noch genug Kinder bekommen.

Doch was hat das denn damit zu tun, wie jung jemand ist? Rein gar nichts!

Ich habe doch genauso ein Herz wie eine ältere Frau. Das ist doch so. Ich hatte mich so wahnsinnig auf meine Tochter gefreut, alles war schon für sie fertig gewesen. Ich kann es bis heute noch nicht begreifen.

Auch zwei Jahre danach geht es mir noch nicht so gut. Ich denke immer noch jede Minute an sie und gehe so oft es geht zum Friedhof. Ich erzähle auch jedem, der mich fragt, dass ich eine Tochter habe, die halt im Himmel ein kleiner Engel ist. Sie beschützt jetzt ihre Mama und ihren Papa. Heute, zwei Jahre danach, weiß ich, ich könnte mich daran gewöhnen, ein neues Kind zu bekommen. Aber Sophie-Marie wird immer unsere Erstgeborene sein. Das spätere Geschwisterchen soll auch wissen, dass es noch eine Schwester im Himmel hat. Und egal, was noch passiert, wir werden immer unsere liebe kleine süße Sophie-Marie lieben.

An Sophie-Marie:

Unser lieber Engel.
Ich schaue immer, bevor ich ins Bett gehe, aus dem Fenster und sage Dir Gute Nacht.
Denn ich kann und will Dich einfach nicht vergessen.
Ich verspreche Dir, dich immer in meinem Herzen zu haben.
Denn dein Papa und ich lieben dich über alles.

Wir lieben dich.

An alle Eltern die ihr Kind verloren haben:
Vergesst nie eure Kinder, denn sie sind immer in euren Herzen und schauen auf euch herab.

## Mikki

Für Quentin!
In tiefer Liebe, Deine Mami ♡

Mein Name ist Michaela, ich bin 30 Jahre alt und hatte am 01.04.03 eine Fehlgeburt in der 14. SSW. Aber vielleicht fange ich von vorne an …

Obwohl ich „schon" so alt bin, habe ich noch nicht eine richtige Beziehung gehabt. Ich war immer alleine und wollte doch so gerne einen Freund und eine Familie haben. Ich liebe Kinder abgöttisch. Letztlich will ich vielleicht auch eher ein Kind als einen Mann? Ohne einen Mann zu leben, kann ich mir vorstellen! Aber ohne ein Kind?

Im August 2002, auf der Suche nach einem Mann, landete ich schließlich im Internet auf einer Single-Page. Dort „lachte" ich mir J. aus N. an. Erst antwortete er nur zögerlich auf meine Mails. Aber plötzlich, nachdem ich ihm mein Mitgefühl wegen des Hochwassers mitteilte, flogen mir seine Mails nur so zu. Nachdem er gerade im Hochwassergebiet unterwegs war (er stammt aus Sachsen), telefonierten wir sehr häufig miteinander, bis wir uns schließlich, als er zurück war, zu einem Frühstück trafen. J. war sofort Feuer und Flamme! Was ich nicht ganz verstand, weil ich ja nun wirklich nicht jedermanns Traumfrau bin (und auch nicht sein will). Aber natürlich genoss ich es, weil ich noch nie so umsorgt worden war. Ich fand J. sehr nett. Aber im Nachhinein betrachtet, war es das wohl auch schon.

Ich wünschte mir immer, dass sich an meinen Gefühlen noch etwas ändern würde, wollte diese Beziehung auch nicht beenden, weil es neu war und auch schön, dass es jemanden gab, der sich wegen mir Gedanken machte, sich um mich kümmerte und mich, angeblich, liebte. Aber J. kümmerte sich nicht nur um mich, er wollte mich auch vereinnahmen. Dagegen konnte ich mich ganz gut wehren. Ich macht ihm auch klar, dass meine Gefühle für ihn nichts mit Liebe zu tun hätten. Er konnte damit leben. Ich musste ihm versprechen, ihm zu sagen, falls sich etwas ändern würde, sowohl für als auch gegen ihn. Eigentlich stritten wir uns nie. Es gab nur immer wieder Diskussionen über meine Gefühle zu ihm und die Freiheit, die ich mir nahm, mich nicht jede Minute, die er Zeit hatte, mit ihm zu treffen. Eigentlich hatte ich auch nie Sehnsucht nach ihm. Wie auch! Er lief mir ja regelrecht die Türe ein. Ich machte mir häufig Gedanken, ob es nicht besser wäre, das Ganze zu beenden. Aber schließlich wusste er ja, wie es in mir aussah …

Ende Januar 2003 blieb plötzlich meine Regel aus. Genauso plötzlich wusste ich auch, dass J. ganz sicher nicht der Mann meines Lebens war und auch nie sein würde. Am selben Tag, als ich wusste, dass ich schwanger war, machte mir ein Telefonat klar, dass J. auch gar nicht mit der Situation „er liebt mich, ich ihn aber nicht" umgehen konnte. Ein Tag der Erkenntnis, leider nur viel zu spät. Er war beruflich viel unterwegs und ich wollte ihm nicht am Telefon erzählen, dass er Vater werden würde. So wartete ich, bis er freitags nach Hause kam. Es war furchtbar! Ich saß da auf seinem Sofa und kam mir vor, als ob ich einem wildfremden Typen erzählen würde, dass ich ein Kind von ihm erwarte.

Ich traute meinen Gefühlen noch weniger als es sowieso schon der Fall war. Natürlich wollte ich nichts überstürzen. Er klebte die meiste Zeit an mir, hielt meine Hand oder hatte mich im Arm. Ich weinte die ganze Zeit, weil sich mein Leben plötzlich verselbstständigte und ich mit musste, obwohl ich nicht wollte. J. wurde die Heulerei irgendwann zu viel und er machte mich an, ich solle aufhören nachzudenken, weil ich sonst eh nur die falsche Entscheidung treffen würde. Ihm war klar, dass unsere Beziehung auf dem Spiel stand.

Am Dienstag darauf trennte ich mich von ihm. Die einzig richtige Entscheidung, die ich aber schon viel eher hätte treffen müssen. Ich hätte mich niemals gegen das Baby entschieden, aber wie oft weinte ich und sagte im Stillen zu ihm, es solle sich überlegen, ob es wirklich hier bleiben wolle …

Mein Körper war gleich richtig „schwanger". Mein Kreislauf machte nicht mehr richtig mit, aber das sollte nicht das einzige Problem sein. Ab der 5. SSW fing ich an, mich zu übergeben. Erst nur einmal. Das fand ich noch lustig und dachte, das müsse halt sein! Aber es blieb nicht bei einmal am Tag. Eine Woche später übergab ich mich schon dreimal. Gott sei Dank hatte ich bald einen Termin bei der Frauenärztin.

Am Abend vor dem Termin rief plötzlich J. an. Er wollte wissen, was nun mit uns sei. Ich sagte ihm, dass nichts mehr sei und ich ihm das schon vor einer Woche klar gemacht hätte! Da war plötzlich eine Frauenstimme, die auf mich einredete.

„Michaela, Sie wissen gar nicht, was hier los ist. Ich mache mir solche Sorgen um J". Seine Mutter! Sie redete 20 Minuten auf mich ein. Warum ich mich von ihm getrennt hätte? Er habe genug Geld, um eine Frau und ein Kind zu ernähren! Sie hätte seinen Vater damals auch geheiratet, obwohl sie ihn nicht geliebt hatte. Scheinbar wollte sie das gleiche Schicksal auch für ihren Sohn. Ich hörte mir Einiges an, unter anderem auch, dass ich einen Menschen zerstört hätte und J. nur als „Zahlemann" bräuchte! Ich hatte mich an diesem Tag mehrmals übergeben und gerade eine Tasse Tee bei mir behalten. So wehrte ich mich gegen all diese Anschuldigungen und erklärte, dass ich niemals einen Mann heiraten würde, den ich nicht liebte. Irgendwann verstand sie wohl, dass man mich nicht so leicht beeinflussen konnte wie ihren Sohn.

Am nächsten Tag bei der Frauenärztin sah ich zum ersten Mal mein Baby! Es war ein bohnenförmiges Etwas. Aber in der Mitte schlug das Herz. Meins schlug auch wie verrückt! Das in MEINEM Bauch! Sofort war klar, dass ich trotz aller Zweifel dieses Kind haben wollte! Aber ich machte mir Sorgen wegen der heftigen Übelkeit! Die Frauenärztin tröstete mich und meinte, dass mein Körper sich auf die Schwangerschaft einstelle. Mir ging es dabei zwar schlecht. Aber dem Baby ging es gut. Also verließ ich mit gemischten Gefühlen die Praxis.

Zu Hause rief ich J. an. Ich sagte ihm, dass mit dem Baby alles in Ordnung ist! Seine Antwort lautete: „Ich habe noch mal darüber nachgedacht und beschlossen, dass du das Kind abtreiben lässt!"

Ich dachte, ich hör nicht recht. Natürlich kam das nicht in Frage und das wusste er auch. Ich hatte ihm schon bei unserer Trennung gesagt, dass ich erst mal nichts mit ihm zu tun haben wollte. Das war nicht wirklich fair, aber ich musste erst selbst mit der Situation klarkommen. Nach dem Telefonat wollte auch er erst mal nichts mehr mit mir zu tun haben. Er hätte wohl gerne einen Plan gehabt, wie ich mir das in Zukunft vorstellte. Den konnte ich ihm natürlich nicht geben.

Erstmal hatte ich kaum Gelegenheit nachzudenken. Mir ging es einfach zu schlecht. Ich übergab mich manchmal acht Mal am Tag! Mein Leben spielte sich zwischen Kloschüssel, Bett und Teekocher ab. Unnötig zu erwähnen, dass ich nicht mehr arbeiten gehen konnte! Ich schaffte es gerade, ein paar Minuten am Tag an die frische Luft zu kommen. So ging das drei Wochen lang, dann bekam ich die Situation dank Tabletten etwas in den Griff. Ich machte wieder einen Arbeitsversuch, der mir seelisch sehr gut tat. Rauskommen, an was anderes denken, Leute treffen. Nicht mich immer nur mit meiner misslichen Lage zu beschäftigen. Eine Lösung nach Schema F gab es eh nicht.

Nach zwei Tagen auf der Arbeit war ich ziemlich schwach. Ich schob es auf die ungewohnte Anstrengung. Aber es war eine Grippe, die mich zurück in mein Bett zwang! Fieber, Kopfweh, Herzrasen, Husten. Meine erste Grippe nach 8 Jahren. Es war wie verhext. Natürlich war auch mal gerade wieder Wochenende und nur der Notdienst evtl. zu erreichen. Ich schleppte mich also durch das Wochenende, meist im Tiefschlaf. Auch erbrochen habe ich oft, noch mal verstärkt durch den heftigen Husten! Am Montag erschien ich fix und fertig bei meinem Hausarzt. Das Fieber war weg, also bekam ich eine Krankschreibung und Hustensaft! Den Rest der Woche versuchte ich, wieder auf die Beine zu kommen.

Am Montag darauf ging es mir ganz gut. Ich war noch sehr erschöpft, aber am Nachmittag ging ich mit meiner Nachbarin spazieren! Danach fiel ich ins Bett. Ich hatte kaum etwas gegessen und getrunken, da die Übelkeit mein ständiger Begleiter war. Wenn ich die Tabletten nahm, musste ich mich zwar nicht übergeben, aber dafür fiel ich für Stunden ins Bett! Also nahm ich sie nur an ganz besonders schlimmen Tagen. Nachdem ich drei Stunden geschlafen hatte, wachte ich ziemlich gerädert wieder auf. Als ich aufstand, merkte ich, dass mir irgendetwas aus der Scheide lief. Ich flitze aufs Klo. Blut!

Ich rief bei meiner Nachbarin an, die mich sofort in die Notaufnahme des Klinikums fuhr. Ich war in heller Panik. In der Notaufnahme blieben alle erstmal ganz ruhig. Zuerst wurden die Formalitäten, dann einen Schwangerschaftstest. Ich verstand die Welt nicht mehr. Ich hatte denen doch meinen Mutterpass gegeben! Wozu dieser Test? Dann wurde ich endlich in ein Behandlungszimmer gebracht. Die Ärztin, die kam, stellte sich, glaube ich, noch nicht einmal vor, schwang sich hinter den Schreibtisch und fragte ein paar Sachen, die sie hätte aus dem Mutterpass entnehmen können. Eine richtige Anamnese machte sie aber nicht. Sie fragt nicht nach einer Infektion und meine ständige Übelkeit interessierte sie auch nicht. Dann machte sie Ultraschall. Das Herz schlug, der Muttermund war zu. Ich blutete heftig.

Der Kommentar der Ärztin: „Sie müssen hier bleiben. Relative Bettruhe. Sie bekommen Magnesium, ansonsten bleiben Sie nüchtern, damit wir morgen evtl. die Ausschabung machen können! Das Blut nehme ich gleich ab!" Ich dachte, ich drehe durch! Eine Prognose konnte sie mir nicht geben. Am Morgen sollte noch mal Ultraschall gemacht werden, um dann zu entscheiden, ob ich etwas essen durfte.

Auf Station durfte ich noch laufen. Dort fragte ich erstmal nach einer Infusion, die ich auch bekam. Ich schluckte das Magnesium, dann sollte ich schlafen. Daran war natürlich nicht zu denken. Wie sollte ich schlafen, wenn vielleicht gerade das Baby in meinem Bauch starb?? Auf meine Frage hin, ob ich etwas zur Beruhigung bekommen könne, brachte mir die Schwester Baldrian. Ich beruhigte mich tatsächlich, aber geschlafen habe ich trotzdem nicht.

Am Morgen war die Blutung schwächer, aber nicht weg. Um 7.30 Uhr stand die Visite vor meinem Bett. Auf meine Frage nach dem Ultraschall bekam ich die Antwort, dass nicht jeden Tag ein Schall gemacht würde. Sollte ich nun zwei Tage nüchtern bleiben, ohne Infusion? Ich war nüchtern und es sollte doch ein Schall gemacht werden und durfte auch wieder laufen. Aus Mangel an Kleidung, ich hatte ja nur ein Nachthemd und meine Wanderschuhe, fuhr mich die Stationsärztin doch im Rollstuhl. Der Ultraschall war okay und dem Baby ging es gut, es turnte in mir herum. Die Oberärztin freute sich richtig für mich. Auch die Blutung hatte aufgehört. Ab jetzt musste ich die Bettruhe richtig einhalten.

Am Mittwoch früh hatte ich nochmals Blutungen, die aber schnell wieder aufhörten. Dann wurde ein HCG-Wert abgenommen. Nachdem ich mir natürlich noch immer furchtbare Sorgen machte, wartete ich sehnsüchtig auf das Ergebnis. Der Arzt im Spätdienst hatte keine Zeit und die Schwester wollte mir den Wert nicht sagen. Ich machte mir auch Sorgen um meinen Rippenbogen, der unter der heftigen Husterei sehr weh tat, weshalb ich sogar aufwachte, wenn ich mich rumdrehte. Abends um 20.30 Uhr stand endlich der Arzt vor meinem Bett. Auf die Frage nach dem Wert sagte er mir ein Ergebnis, mit dem ich nichts anfangen konnte. Auf meine Nachfrage erklärte er mir, ich hätte noch einen HCG-Wert, was gut sei und er würde auch steigen, was noch besser wäre. Na also! Auf die Frage nach meinem Rippenbogen antwortete er: „Sie sind in der 12. SSW, da wächst die Gebärmutter".

Am nächsten Morgen untersucht die Oberärztin den Rippenbogen. Ich hatte nachts schon getestet, ob meine Atembewegungen gleichmäßig waren. Am Donnerstag wurde noch mal geschallt. Alles war in Ordnung, auch die Nackenfalte war okay. Nachdem das Baby mal nicht so rumturnte, wurde es auch noch mal vermessen und ich bekam ein schönes Bild ausgedruckt, für das ich jetzt unendlich dankbar bin. Ich sollte bis Montag dableiben und durfte aber schon wieder etwas mehr aufstehen.

Seitdem ich in der Klinik war, hatte ich nicht mehr erbrochen. Ich aß und wachte sogar einmal um 5.00 Uhr auf, weil ich so Hunger hatte! Allerdings schlief ich sehr viel. Mehr als drei Stunden am Stück war ich nie wach. Von den Magnesiumtabletten wurde mir immer etwas übel, deshalb wurden sie abgesetzt. Wegen meiner zunehmenden Müdigkeit setzte man sie schließlich ganz ab.

Am Samstagvormittag rief meine Mutter an. J. hatte sich gemeldet und wusste nun, dass ich im Krankenhaus lag. Er fuhr sofort nach B. Dort ließ man ihn aber nicht rein, da noch keine Besuchszeit war. Ich wollte ihn eh nicht sehen. Aber er rief an. Es war dasselbe wie vorher. Er wolle für mich da sein, er liebe mich und das, was er vor sechs Wochen gesagt hatte, täte ihm Leid. Ich antworte ihm, dass sich auch bei mir nichts geändert hätte. Das traf ihn natürlich. Aber sollte ich ihm etwas vormachen? Ich wollte von ihm keine Hilfe!

Mit seinem Auftauchen kam auch die Übelkeit zurück. An diesem Tag erbrach ich zweimal. Am Tag darauf rief ein Freund von mir an, dass J. bei ihm angerufen hätte und mit ihm sprechen wollte. Er würde das auch tun, wollte aber wissen, ob ich damit einverstanden wäre! Ich gab ihm mein okay, da ich die Hoffnung hatte, danach würde J. endlich zur Vernunft kommen. Danach erbrach ich noch einmal. Da wurde mir schlagartig klar, dass diese ganze Übelkeit hauptsächlich psychisch war. Als mein Bruder mit seiner Freundin zu Besuch kam, saß ich weinend in meinem Bett. Er tröstete mich ganz lieb! Danach eröffneten mir die beiden, dass sie auch schwanger sei. Sie waren gerade mal sechs Wochen zusammen. Es tröstete mich etwas, da die beiden auch in einer misslichen Lage waren. Aber sie schienen zusammenzugehören …

Am Montag wurde ich entlassen. Ich war sehr aufgeregt, wie es wohl werden, würde wieder alleine in meiner Wohnung. Vor allem, nachdem diese doofe Übelkeit wieder da war. Aber am Mittwoch hatte ich ja einen Routinetermin bei meiner Frauenärztin.

Der Termin war gut. Das Baby war wohlauf, turnte in mir rum und war schon größer als es sein musste. Aber das wusste ich ja auch schon aus dem Krankenhaus! Es sah also alles nach einer stabilen Schwangerschaft aus. Nur meiner Psyche ging es sehr schlecht. Am Abend vorher hatte mir der Freund der mit J. geredet hatte erzählt, J. wolle sich umbringen! Ich hatte jegliche Achtung vor diesem Mann verloren, dabei war er doch der Vater meines Kindes und ich wollte die beiden nicht trennen! Aber ich machte mir Gedanken, wie es wohl werden würde, wenn das Kind da wäre. Wenn J. so labil wäre, würde ich ihm das Kind niemals anvertrauen! Immer wenn ich darüber nachdachte, bekam ich einen ganz harten Bauch. Also ließ ich mir Beruhigungstabletten verschreiben. Ich nahm sie nicht, aber schon die Tatsache, dass sie nicht weit weg waren, beruhigte mich ungemein. Auch für meine ständige Müdigkeit bekam ich nun eine Erklärung. Mein Hb-Wert war gefallen, so, dass ich Vitamin B 12 gespritzt bekam und Eisentabletten nehmen musste. Das war im Krankenhaus wohl niemand eingefallen …

Am Donnerstag bekam ich wieder leichte Blutungen. Ich war gerade bei meinen Eltern, also blieb ich dort und rief am nächsten Morgen bei der Frauenärztin an. Sie beruhigte mich und meinte, ich solle vielleicht doch wieder Magnesium nehmen! Aber die Tabletten waren so groß, dass ich sie kaum runterbekam. Am Samstag fuhr mich mein Bruder zum Notdienst. Beim Schall war alles okay, der Arzt konnte aber nicht feststellen, woher die Blutung kam. Auch er beruhigte mich. Manche Frauen würden immer mal wieder bluten. Das müsse nichts bedeuten. Auch solle ich mich nicht zwingen, das Magnesium zu nehmen. Im schlimmsten Falle würde das ohnehin nichts ändern. Wenn ich mehr bluten sollte, solle ich sofort ins Krankenhaus. Er gab mir keine Einweisung, da ich mich bei meinen Eltern auch ins Bett legen konnte. Das tat ich brav. Die Blutung hörte aber nicht auf, schlimmer wurde sie aber auch nicht, das ließ mich hoffen.

Am Montag war es zum ersten Mal etwas wärmer. Nachdem ich meinen morgendlichen Kakao gut bei mir behalten hatte, setzte ich mich auf den Balkon. Ich hatte seit fünf Tagen nicht mehr erbrochen. Die Gesellschaft, die ich bei meinen Eltern hatte, tat mir gut. Ich aß zwar noch wenig, aber dafür regelmäßig. Trotzdem war ich sehr schwach. Von den Eisentabletten bekam ich Verstopfung, die sich mit Orangensaft etwas besserte, aber nicht wegging. An diesem Tag drückte es ständig, aber ich konnte nicht wirklich aufs Klo. Ich wollte auch nicht zu stark drücken, um mein Baby nicht zusätzlich zu gefährden.

Abends bekam ich Besuch von meiner besten Freundin. Seit ich schwanger war, besuchte sie mich immer mal wieder. Nachdem wir etwas gegessen hatten, gingen wir in mein Zimmer. Ich war sehr müde. Gerade, als ich mich zum Schlafengehen fertig machen wollte, begann ich heftig zu bluten. Gleichzeitig hatte ich furchtbare Schmerzen. Mir war sofort klar, dass nun alles vorbei war.

An den Rest kann ich mich nur noch wie im Nebel erinnern. Wir fuhren ins Krankenhaus, diesmal in ein anderes. Ich lag auf dem Rücksitz und schrie immer wieder vor Schmerzen. Im Rollstuhl wurde ich dann in den Kreißsaal gebracht. Ich zitterte am ganzen Körper. Die Hebamme kam mit einem Bett. Obwohl ich mich vor Schmerzen kaum rühren konnte, verlangte ich noch von ihr, sie solle ein Moltex ins Bett legen. Ich kam mir so ausgeliefert und schmutzig vor und machte mir doch tatsächlich Gedanken, dass ich hier die volle Sauerei anrichtete. Die Hebamme blieb ganz ruhig. Eine Ärztin kam, und mir wurden alle möglichen Fragen gestellt. Ich verlangte nach einem Schmerzmittel, das ich aber nicht bekam. Sie legte einen Zugang, dann machte sie Ultraschall. Die Gebärmutter war leer! Es war ein furchtbarer Anblick. Und ich hatte immer noch Wehen. Die Ärztin fragte, ob das Kind sicher noch in mir sei. Wo sollte es sein?

Sicher war es noch in mir, wenn es nicht in der Hose oder dem Bett war. Es war ganz bestimmt nicht ins Klo gefallen. Dann wollte sie einen vaginalen Schall machen. Ich wehrte mich dagegen. Man hatte das Kind immer von oben gesehen und auch wenn es nicht mehr in der Gebärmutter war, es war sicher noch in mir!

Die Hebamme sorgte schließlich dafür, dass ich untersucht wurde. Dazu musste ich auf den Stuhl. Vorher waren immer entweder meine Freundin oder meine Mutter am Bett. In diesem Untersuchungszimmer war ich aber alleine. Das Kind lag in meiner Scheide und die Suche hatte ein Ende. Die Ärztin sagte: „Na, Sie brauchen ihren Mutterpass nicht mehr!"

Ich dachte noch daran, dass ich das Kind ansehen wollte. Da bekam ich noch mal eine heftige Wehe. Gleichzeitig bohrte die Ärztin mit einer Zange in mir rum. Ich solle noch einmal drücken. Es fühlte sich so an, als holte sie zwei Klumpen aus mir raus! Da vergaß ich zu verlangen, das Baby zu sehen. Es hört sich vielleicht doof an, ich vergaß es wirklich. Von einer Sekunde zu anderen! Sobald ich von dem Stuhl stieg, ging es mir körperlich gut. Ich denke manchmal, das Kind hat mich vergiftet oder so. Es kommt mir vor, als hätte sich mein Körper die ganze Zeit gegen dieses kleine Wesen gewehrt. Gegen mein geliebtes Kind!

Die Ärztin wollte sofort die Ausschabung machen. Mir war inzwischen eh alles egal. Der Oberarzt wurde gerufen und ich in den OP gefahren. Meine Mutter und meine Freundin fuhren wieder nach Hause.

Nach der OP wollte ich nur wissen, ob alles okay sei mit mir. Ich hatte furchtbare Angst, ich könne vielleicht nie wieder ein Kind bekommen. „Es ist alles okay, soweit man das in Ihrem Fall sagen kann". Die Schwester legte die Hand auf meine

Schulter. Ich schlief sofort weiter. Kurz darauf wurde ich auf Station verlegt. Auf dem Weg dorthin hörte ich noch, wie jemand sagte, es könne sein, dass mir schlecht würde. Ich dachte noch: „Warum soll mir schlecht werden? Ich bin doch nicht mehr schwanger!" Kaum war ich an meinem Platz verlangte ich schon nach der Nierenschale! Dieses einmalige Erbrechen sollte die einzige Nachwehe dieser OP sein. Nachdem ich mich ausgeschlafen hatte, war ich schon fast wieder fit. Ich hatte Durst und Hunger! Dank der vielen Infusionen musste ich auch auf die Toilette. Die Nachtschwester hatte Angst, ich würde Kolabieren. Aber davon war ich weit entfernt. Es schien so, als hätte mein Körper einen bösen Virus abgestoßen und sofort darauf war ich wieder gesund.

Ich durfte gleich am Mittag wieder nach Hause. Meine Freundin holte mich ab. Meine Eltern hatten einen Kaffee gekocht. Kaffee hatte ich seit Wochen nicht getrunken. Aber alle waren mit dieser Situation völlig überfordert. Den Nachmittag verbrachte ich mit meiner Freundin am See auf der Wiese. Wir bestellten Klamotten. Aber es machte einfach nicht mehr so viel Spaß wie vorher. Nichts machte mehr Spaß! Ich hatte früh im Krankenhaus schon viel geweint. Abends im Bett konnte ich gar nicht einschlafen. M. versuchte, mich zu trösten. Sie hielt mich fest und bediente mich mit Taschentüchern. Es war so gut, dass sie da war.

Am frühen Abend hatte ich mich dazu durchgerungen, J. Bescheid zu geben. Ich wollte eigentlich nicht mit ihm sprechen, aber schließlich war er noch immer der Vater meines Kindes. Er war erstaunt, dass ich mich meldete. Ich kam gleich zur Sache und sagte ihm, dass ich das Baby verloren hatte. Erst schwieg er und dann fragte er: „Warum muss das ausgerechnet uns passieren?" Das Wort ‚"uns" ging mir voll gegen den Strich. Ihm ging es doch die letzten Wochen immer nur um sich. Er hatte sich aufgeführt, als hätte er sein Lieblingsspielzeug verloren! Ich war eiskalt, wirklich eiskalt. Ich kam mir vor, als wäre mein Herz eingefroren. Ich war total vor mir selbst erschrocken. Nachdem J. nur in den Hörer schwieg, legte ich wieder auf! Das war das letzte Mal, dass ich mit ihm zu tun hatte und so wird es wohl auch bleiben!

Am nächsten Morgen wachte ich schon weinend auf. Ich war völlig neben mir. M. musste am Abend wieder fahren und kaum war sie weg, kam ich mir völlig alleine vor. Meine Mutter wollte ständig, dass ich etwas esse. Mir war aber nicht nach Essen. Mir war es auch egal, wenn ich in meine Tasse weinte. Ich hatte das Liebste, was ich jemals hatte, verloren. Nichts hatte mehr einen Sinn. Ich saß tagelang am Fenster, starrte hinaus und weinte. Es war sehr schwierig, mit mir umzugehen. Mit meinen Eltern verstand ich mich kaum, obwohl ich normal ein gutes Verhältnis zu meiner Mutter hatte. Aber davon war nichts zu spüren. Es war mir auch klar, dass sie noch mit J. telefoniert hatte, aber ich wollte es nicht wirklich wissen!

Die Freundin meines Bruder war sehr oft da und sprach mit mir. Ihr war es egal, ob ich weinte oder ob ich etwas aß! Sie tat mir sehr gut und manchmal hatte ich ein schlechtes Gewissen. Schließlich war sie auch schwanger und es war bestimmt nicht einfach, das alles mitzubekommen.

Fünf Tage nach der Fehlgeburt wachte ich das erste Mal nicht weinend auf. Das änderte sich aber ganz schnell, als ich erschrocken feststellte, dass aus meinem Busen Milch kam. Milch für ein Kind, das nicht mehr da war. Ich reagierte panisch. Meine Mutter verstand mal wieder gar nichts. Aber sie rief in der Klinik an, da es Sonntag war. Die Schwester auf Station stellte sich erst etwas an, aber dann verband sie mich mit dem Kreißsaal. Die Hebamme sagte, wenn ich mich wieder beruhigt hätte, solle ich doch einfach vorbeikommen. Also fuhren wir nach dem Mittagessen (ich aß natürlich nicht mit) in die Klinik. Die Hebamme war sehr nett und verständigte auch gleich eine Ärztin, die sich wirklich lange mit mir unterhielt. Sie sagte mir einen Satz, den ich sicher nie vergessen werde:

„Jedes Kind hat ein Recht sich auszusuchen, wann es wieder gehen will"

Sie hatte auch meine Akte dabei. Ich fragte, ob das Kind Missbildungen gehabt hatte und ob sie wisse, ob es ein Junge oder ein Mädchen war! Aber das stand nirgends. Das Kind habe ganz normal ausgesehen. Es würde aber untersucht und sobald der Befund da sei, würde sie sich melden. Ich bekam Globuli gegen die Muttermilch, da ich ja noch sehr wackelig auf den Beinen war und die Abstilltabletten sehr auf den Kreislauf schlagen. Ich könne mich auch jederzeit melden und eventuell nochmal mit der Hebamme sprechen, die bei der Fehlgeburt dabei war.

Ich hatte furchtbare Angst davor, wieder in meine eigene Wohnung zu gehen. Aber bei meinen Eltern war ich nicht gut aufgehoben, obwohl meine Mutter mich natürlich noch länger dabehalten wollte. Nach einer Woche fuhr ich also nach Hause. Dort räumte ich erstmal alles weg, was von J. war. Seine eigenen Sachen stellte ich in den Keller. Viele seiner Geschenke, mit denen er mich überhäuft hatte, schmiss ich einfach weg, einschließlich der Briefe und Fotos. Das Ganze dauerte eine Stunde. Danach ging ich zu meiner Nachbarin und heulte mich erstmal aus. Als ich wieder in meiner Wohnung war, hatte die Ärztin aus dem Krankenhaus angerufen. Der Befund sei da! Ich rief sofort zurück.

Man hatte nicht wirklich was gefunden. Das Baby war normal entwickelt, alle Organe waren vorhanden und es gab keine Missbildungen. Die Plazenta sah wohl etwas komisch aus, aber eine wirkliche Ursache konnte man mir nicht sagen, weil ich ja solange geblutet hatte.

Das Baby war ein Junge. Erstmal war ich geschockt. Ich hatte ganz am Anfang der Schwangerschaft das Gefühl, dass es ein Junge würde. Je mehr Probleme ich aber mit J. bekam, umso mehr redete ich mir ein, es würde ein Mädchen. Ich unterdrückte meine Gefühle, die mich selten täuschen, aus reinem Egoismus. Natürlich hätte das Geschlecht keinen Unterschied gemacht. Aber ein Mädchen hätte vielleicht seinem Vater nicht so ähnlich gesehen.

Mit der Zeit hatte ich immer mehr Probleme damit, dass ich mein Baby nicht gesehen hatte. Ich konnte mir selbst nicht verzeihen, weil ich von meiner Arbeit auf einer Früh- und Neugeborenen-Intensivstation weiß, wie wichtig es ist, sich von seinem Kind zu verabschieden. Andere Mütter unterstützte ich auf diesem schweren Weg und ich selbst vergaß es bei meinem eigenen Kind einfach! Mittlerweile kann ich damit etwas besser umgehen, aber ganz verzeihen werde ich es mir wohl nie. Ich schrieb einen Brief an die Ärztin, die mich an dem Sonntag wegen der Milch betreut hatte und bat darum, dass man sich überlegen, sollte, in Zukunft Müttern anzubieten sich von ihrem Kind verabschieden zu können und dass man evtl. Fotos oder Hand- und Fußabdrücke machen solle. Die Ärztin rief an und sagte, sie würde das mit ihrem Team besprechen. Ich weiß leider nicht, was dabei rauskam. Aber sie erklärte mir auch, dass es in meinem Zustand ganz normal sei, dass ich nicht selbst daran gedacht hatte. So was muss eindeutig vom Personal kommen, nicht von den Müttern. Es half mir etwas, nicht so sauer auf mich selbst zu sein.

Ein paar Wochen später rief ich in der Pathologie an, um mich zu erkundigen, ob dort eventuell Fotos von meinem Sohn gemacht worden waren. Leider nicht, aber ich hatte es zumindest versucht! Um mir vorstellen zu können, wie mein Baby wohl ausgesehen hatte, malte ich mir selbst anhand des Befundes ein Bild von meinem Kind. Natürlich war das kein wirklicher Ersatz. Das Ultraschallbild fotografierte ich ab. Ich hatte so oft beim Betrachten darauf geweint, dass ich Angst hatte es könnte irgendwann kaputt sein. Eines dieser Bilder trage ich noch immer in meinem Geldbeutel bei mir. Andere Leute haben schließlich auch Bilder von ihren Kindern im Geldbeutel!

Ganz gegen meine Befürchtungen fühlte ich mich in meiner Wohnung sehr wohl. Es ging mir noch häufig so, dass ich Angst vor Begegnungen oder Unternehmungen hatte. Normal konnte ich mich gut einschätzen, aber in dieser Zeit kannte ich mich selbst nicht wieder. Wie musste es also meiner Umwelt gehen?

Das erstemal Einkaufen, das erstemal Tanken nach der Fehlgeburt war eine richtige Herausforderung. Ich kam mir vor, als hätte ich noch nie auf eigenen Beinen gestanden. Wochenlang war ich jeden Tag einkaufen, weil ich so unkonzentriert war, dass ich viel vergaß. Ich aß auch immer noch nicht viel und kaufte einfach jeden Tag das, worauf ich gerade Lust hatte.

Die größte Herausforderung war, wieder zu arbeiten. Wie sollte ich es aushalten, ständig vor mir zu sehen, was ich gerade im Bauch haben sollte? Die Zeit bis zu meinem errechneten Entbindungstermin war sehr schwer. Ich fuhr immer mit Herzklopfen und völlig angespannt zum Dienst. Dazu kam noch, dass ich weiterhin sehr unkonzentriert war. Meine Kolleginnen waren sehr lieb. Sie nahmen sehr viel Rücksicht auf mich und halfen, wo sie konnten. Aber ich musste oft eine Auszeit nehmen, die ich weinend auf dem Balkon verbrachte. Als ich in der 30. SSW gewesen wäre, kamen vier solcher Kinder zu uns. Ich drehte fast durch! Ich weiß nicht, wie ich die Zeit überstanden habe. Baldriantee und Tabletten hatte ich immer dabei. Und ohne Taschentücher brauchte ich eh nirgendwo hin. Ich weinte auf dem Weg zur Arbeit und auf dem Heimweg. Im Nachhinein kann ich froh sein, dass ich nicht auch noch einen Unfall gebaut habe. Aber es gibt wohl doch Schutzengel. Manchmal, wenn ich ganz arg angespannt war, drehte ich das Radio voll auf und brüllte dagegen an, dass mir fast die Ohren wegflogen. Danach ging es mir immer etwas besser.

Vier Monate nach meiner Fehlgeburt bat ich meine Stationsleitung um Urlaub, damit ich mir noch mal eine Auszeit nehmen konnte. Ich stieß auf Unverständnis, weil es mir immer noch so schlecht ging. Aber den Urlaub bekam ich. Und danach ging es auf der Arbeit auch wieder besser.

Von dem Jahrhundertsommer bekam ich nur wenig mit. Anfangs, als es abends noch abkühlte, ging ich spazieren oder Rad fahren! Aber als es dann so heiß war, ließ ich die Rollos runter und verschanzte mich größtenteils in der Wohnung. Mal abgesehen von drei oder vier Schwimmbad- oder Biergartenbesuchen! Aber kaum, dass ich vor der Tür war, verfolgten mich schwangere Bäuche oder Babys. Einmal traf ich mich mit einer Freundin zum Frühstück. Als ich aus dem Parkhaus kam, fiel ich fast über ein Baby, das friedlich in seinem Maxi Cosi schlief. Danach fing ich zu weinen an und hörte erst am Nachmittag wieder auf!

A. hielt es aber nicht davon ab, mit mir im Café zu sitzen. Und auch meine Mutter machte halt mit einer weinenden Tochter den Einkaufbummel. Mittlerweile hatte sie akzeptiert, dass ich wohl noch lange brauchen würde, um über das Ganze hinwegzukommen.

Natürlich hatte sie auch noch mal mit J. telefoniert. Irgendwann, als es mir eh schlecht ging, fragte ich sie danach! Er hatte sich die Telefonnummer von ihrer Arbeit gesucht und an dem Morgen angerufen, nachdem ich ihm abends von der Fehlgeburt erzählt hatte. Zu Hause konnte er nicht anrufen, weil er ja genau wusste, dass ich da war. Er fragte, was ich gemacht hätte, um das Baby zu verlieren, oder so ähnlich. Nachdem ich das gehört hatte, wollte ich erst recht gar nichts mehr mit ihm zu tun haben. Er kann von Glück reden, dass er seine Sachen noch bekommen hat. Die hat er sich irgendwann bei einem Freund abgeholt. Meine Sachen hatte er nicht dabei. Es war nicht viel und ich will es sowieso nicht wieder haben.

Meine Gefühle waren oft sehr durcheinander. Auf der einen Seite war da die Trauer über mein Baby und die Sehnsucht danach. Auf der anderen Seite fühlte ich mich erlöst von J. und seiner Mutter. Und dann machte ich mir auch immer noch Vorwürfe, dass ich überhaupt was mit ihm angefangen hatte. Ich habe ihn und mich damit sehr verletzt. Natürlich, konnte ich nicht wissen, wie das Ganze ausgehen würde und dass J. mich, wenn auch nur indirekt, so unter Druck setzen, würde. Und, dass ich dem Druck nicht standhalten konnte. Jetzt, mit etwas Abstand betrachtet, war ich wohl nur so anfällig, weil meine Psyche das Ganze nicht auf die Reihe bekam. Nachdem ich anfangs nur traurig und enttäuscht, wütend und neidisch auf andere Muttis und mit mir und meinem Leben absolut unzufrieden war, schaffte ich es irgendwann, das Leben wieder zu genießen.

Ich fing an, mir Klamotten zu kaufen und versuchte ein paar abgerissene Kontakte wieder aufzunehmen. Das kostete Kraft und viele Kontakte blieben nur bestehen, weil sich die Leute bei mir meldeten. Gute und schlechte Phasen wechselten sich munter ab! Und das ist auch noch immer so. Aber die guten Phasen werden länger und die schlechten kürzer.

Nach dem Entbindungstermin hatte ich längere Zeit Urlaub. Ich plante, mit M. nach Andalusien zu fahren. Dieser Urlaub hielt mich die ganze Zeit aufrecht. Ich hatte etwas, auf das ich mich freuen konnte!

Glücklicherweise konnte ich ja vorher nicht wissen, dass ich mit M. Probleme haben würde. Damit hatte ich auch gar nicht gerechnet. Schließlich kannten wir uns seit der Ausbildung und hatten schon mehrere Tiefs hinter uns. Im Nachhinein betrachtet, waren das aber immer ihre Tiefs. Ich machte mir nie Gedanken, wie ich mit ihr umgehen sollte. Aber M. war wohl etwas überfordert, drei Wochen mit mir in den Urlaub zu fahren und zu wissen, dass es mir zeitweise noch immer sehr schlecht ging. Ich war auch überfordert, weil anfangs die ganze Planung an mir hängen blieb. Dabei hätte ich mal jemanden gebraucht, der mir das abnimmt. Schließlich musste ich zu Hause auch immer alles alleine machen. Mein Nervenkostüm war noch sehr dünn, was man in den engen Gassen kleiner Dörfer beim Autofahren natürlich merkte. So wurde dieser Urlaub ein ziemlicher Reinfall, zumal das Wetter auch gar nicht mitspielte. Ich war froh, als ich wieder zu Hause war.

Dazu kam noch, dass mein Bruder während meiner Abwesenheit geheiratet hatte und ich natürlich gerne dabei gewesen wäre, obwohl seine Frau schon den dicken Babybauch hatte. Auch in dieser Beziehung war ich immer sehr hin- und hergerissen. Ich gönnte den beiden ihr Glück natürlich. Aber manchmal war es sehr schwer für mich. Ich ging ihnen auch oft aus dem Weg, weil der Bauch mich immer noch mal mehr daran erinnerte, dass ich auch Mami hätte werden sollen. Mein großer Bruder war auch erst Papa von einem süßen Sohn geworden. Mein kleiner Bruder bekam auch einen Sohn. Und ich musste meinen Quentin hergeben!! Den Rest meines Lebens werden mich die zwei Jungs daran erinnern, dass es eigentlich drei sein sollten! Trotzdem liebe ich meine Neffen und spiele gerne den Babysitter. Obwohl natürlich auch die Zeit nach der Geburt des Kleinsten sehr schwer war. Alle freuten sich über das Baby. Und schienen meines schon vergessen zu haben!

Ich werde mein erstes Kind aber niemals vergessen. Er ist ein Teil meines Lebens. Quentin hat seinen festen Platz in meinem Herzen, und den kann ihm niemand streitig machen.

Ein Erlebnis muss ich noch erwähnen. Dank meines Jobs hatte ich vor kurzer Zeit die Möglichkeit, Zwillinge anzuschauen, die in der 15. SSW geboren wurden. Jetzt habe ich in etwa eine Vorstellung, wie mein Sohn ausgesehen haben muss. Und ich war völlig fasziniert, wie perfekt ein solch kleines Wesen schon ist. Die Minihände und -füße werden mir immer in Erinnerung bleiben!

Noch hat meine Geschichte kein Happyend. Aber das kommt bestimmt noch.

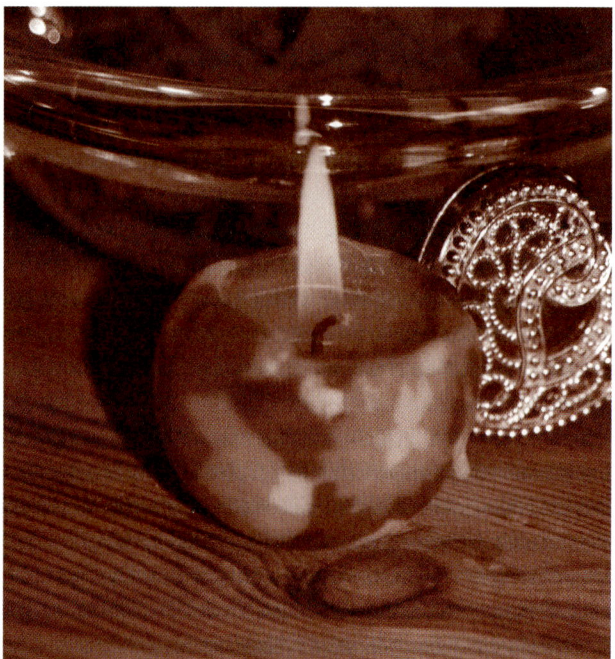

## Rachel

Merit

Ich heiße Rachel Strotmann, bin 36 Jahre alt und Mutter von vier Kindern, ein Mädchen (11 Jahre) und zwei Jungen (8 und 3 Jahre) leben mit uns, unser drittgeborenes Kind MERIT ist ein Sternenkind.

Seit Schwangerschaftsbeginn schreibe ich für meine Kinder Tagebuch.

So auch für Merit, seit ich erfuhr, dass sie in mir heranwächst. Auch heute, vier Jahre nach ihrem Tod, schreibe ich ihr noch....

*Freitag, 12. November 1999*

Heute morgen bin ich zu meinem Frauenarzt gefahren. Meine Vermutung, die ich seit knapp drei Wochen hatte, hat sich bestätigt. Und obwohl ich wusste, dass du dich schon bei mir eingenistet hast, habe ich mich so sehr über diese Bestätigung meiner Ärztin gefreut. Ich hatte Tränen vor Glück in meinen Augen und hätte deinen Papa am liebsten sofort angerufen. Auch ihm und deinen Geschwistern Malin und Lasse war die Freude anzusehen, als ich ihnen von dir erzählte. Sie meinten aber: „Es dauert noch soooo lange, bis du endlich bei uns bist." Wie Recht sie haben...

*Sonntag, 21. November 1999*

Mein Gefühl sagt mir, du bist ein Mädchen und dann heißt du MERIT. Den Namen hatten Papa und ich schon bei Lasse, wenn er denn ein Mädchen geworden wäre und ich habe große Erinnerungen an diesen Namen.

Es war im Juni 1995 als ich bei meinen Eltern den schwedischen Namen MERIT erwähnte. Mein Vater – dein Opa – war begeistert. Er war ein „Ägypten-Fan" und sagte uns, dass eine ägyptische Sonnengöttin MERIT geheißen hätte. Zwei Wochen später ist er im Alter von 60 Jahren gestorben....

*Donnerstag, 23. Dezember 1999*

In der Nacht von Dienstag auf Mittwoch habe ich von dir geträumt. Du bist per Kaiserschnitt auf die Welt gekommen und warst ein ganz kleines Mädchen...

*Donnerstag, 13. Januar 2000*

Mein kleiner Wurm im Bauch, wir sind jetzt in der 14. Woche, dein Körper ist nun völlig ausgebildet, jetzt nimmst du nur noch an Größe zu.

Deine Bewegungen fühle ich schon seit einiger Zeit, es ist wunderschön dich zu spüren und ich freue mich dann immer ganz besonders auf dich. Ich bin so gespannt auf dich.

*Montag, 17. Januar 2000*

Wir waren heute bei unserer 3. Vorsorgeuntersuchung, und es soll alles in Ordnung sein. Malin war mit, sie war etwas enttäuscht, da sie auf dem Ultraschall nur dein Köpfchen erkennen konnte. Heute Nachmittag waren Papa, Malin, Lasse und ich in Attendorn. Wir haben dir einen Body mitgebracht. Du kannst dich so sehr auf deine Geschwister freuen. Sie sind überglücklich, dass du in meinem Bauch wächst, total stolz und freuen sich riesig auf dich.

*Montag, 7. Februar 2000*

Lasse ist letzte Woche 4 Jahre alt geworden. Nächstes Jahr feierst du mit ihm…

*Dienstag, 15. Februar 2000*

Ich komme gerade von unserer 4. Vorsorgeuntersuchung. Dir geht es prima, du hast ganz viel gezappelt und bist von Kopf bis Steiß 12,5 cm groß.

Momentan renoviert Papa dein Kinderzimmer, Malin und Lasse helfen kräftig mit. Wir alle freuen uns so riesig auf dich.

*Montag, 28. Februar 2000*

Gekämpft – gehofft – und doch verloren.

Es ist für uns alle unfassbar, dass du jetzt schon von uns gegangen bist.

Am Samstag, den 19. Februar bin ich um 10.00 Uhr ins Krankenhaus gefahren, da ich leichte Schmierblutungen hatte. Ich wollte nur nachsehen lassen, ob mit dir alles in Ordnung ist. Aber ich musste direkt dort bleiben, strengste Bettruhe. Ich verstand die Welt nicht. Am Sonntag habe ich leichte Unterleibschmerzen bekommen. Montagmorgen hatte ich bereits sehr starke Blutungen. 7.00 Uhr Ultraschall, mit dir war alles in Ordnung. Mein Blutdruck nicht ganz so, 100:50 und Temperatur von 37,5°. Dann wurde ein CTG gemacht, die Wehen wurden stärker und damit auch die Blutungen. Ich bekam eine Tablette, die die Wehen hemmte, nachmittags noch einmal ein Zäpfchen gegen die starken Schmerzen. Es stellte sich die große Frage, ob man der Natur freien Lauf lassen oder ob man medizinisch eingreifen sollte. Auch die Ärzte waren sich nicht einig. In der darauf folgenden Nacht habe ich nicht geschlafen. Dienstagmorgen war ich moralisch auf einem Tiefpunkt, obwohl ich kaum Wehen hatte. Da mir am Montagnachmittag eine Ärztin mitgeteilt hatte, sie könne mir zwar etwas gegen meine Schmerzen geben, für dich aber sei die wehenhemmende Tablette etwas Einmaliges gewesen, meldete ich mich auch bei den Schwestern trotz starker Schmerzen nicht. Nachts um 3.00 Uhr konnte ich nicht mehr. Es wurde Ultraschall gemacht, wieder alles o.k. bei dir und die Untersuchung zeigte, dass doch eine Fehlgeburt drohte. Ich bekam noch einmal die Tablette und ein Zäpfchen. Nach über einer Stunde wurde es besser und ich schlief um 5.00 Uhr morgens endlich ein. Nach knapp zwei Stunden wurde ich geweckt, Blutdruck 80:50, aber kaum Schmerzen.

Um 15.00 Uhr war wieder Ultraschalluntersuchung, alles war in Ordnung bei dir. Der Arzt sah sich alles genau an und erklärte mir alles. Jeden Zeh zählte er und, und, und... Und dann machte er zwei Fotos von dir. Ich war so voller Hoffnung, er meinte, du wärst ein Mädchen – meine MERIT.

16.00 Uhr waren die Wehen und Blutungen wieder so heftig – und wieder eine Tablette und ein Zäpfchen.

Abends entschieden dein Papa und ich uns für eine Fruchtwasseruntersuchung. Wir wollten wissen, was mit dir ist. In der 20. Schwangerschaftswoche gibt es keine Überlebenschancen, dafür hätten wir 5 Wochen weiter sein müssen. Sollten wir jetzt alles versuchen, um diese Zeit zu überbrücken oder sollte die Natur entscheiden? Wir wollten dich unbedingt, darum haben wir uns für die Fruchtwasseruntersuchung entschieden.

Um 22.00 Uhr wurden die Wehen wieder unerträglich – und wieder eine Tablette und ein Zäpfchen. Ich schlief die Nacht kaum, die Wehen waren so stark, die Medizin half gar nicht mehr. Ich war so traurig, ich wollte dich nicht hergeben. Wir alle hatten uns doch so auf ein Leben mit dir gefreut und du konntest dich auch so sehr auf uns freuen.

Morgens um 9:00 Uhr wurde ein CTG gemacht, natürlich heftige Wehen. Der Arzt meinte, jetzt müssten wir konsequent sein, d. h. die Wehen so lange unterdrücken bis wir in 8 bis 10 Tagen das Ergebnis der Fruchtwasseruntersuchung haben würden. Ich kam zuerst an den Tropf, dann die Untersuchung, ich hatte wieder total starke Wehen. Dadurch war es sehr schwierig, diese Untersuchung durchzuführen. Immer wieder bewegtest du dich und es war zu gefährlich. Bestimmt 10-mal wurde ich in den Bauch gestochen, bis es endlich klappte. Es war fürchterlich. Dann stand ich auf, weil ich wieder am Tropf im Kreißsaal liegen sollte. Während ich stand, blutete ich wahnsinnig viel. Die Milliliter, die pro Stunde durch den Tropf laufen, wurden erhöht, erst auf 12 ml, dann 15 ml und schließlich auf 20 ml. Es half alles nichts mehr. Der Arzt kam, untersuchte mich und meinte, jetzt könnten wir dich nicht mehr halten. Ich habe nur noch geweint...

Der Tropf wurde gegen eine PDA eingetauscht, nach ca.15 Minuten merkte ich keine Wehe mehr. Erst dann war ich in der Lage, deinen Papa anzurufen.

Um kurz nach 12.00 Uhr am 24. Februar 2000 wurdest du geboren. Da lagst du zwischen meinen Beinen und sahst so süß aus, aber hattest keine Chance, du warst tot.

Wir haben den Kampf verloren und fragen uns immer wieder warum? Es tut so weh und wir sind so verdammt traurig. Wir hätten dich so gern bei uns gehabt.

Um kurz vor halb eins kam dein Papa. Und wir nahmen noch einmal unter uns Abschied von dir. Papa hat mit dir gesprochen und dabei fürchterlich geweint. Und dann hatte er die schwere Aufgabe, nach Hause zu fahren und Malin und Lasse alles zu erklären.

*Donnerstag, 2. März 2000*

Es ist für mich immer noch wie in einem schlechten Traum. Wann werde ich wieder wach? Mein süßer kleiner Fratz, vor einer Woche warst du noch in mir, ich vermisse dich so sehr. Alles ist so leer und traurig. Wo bist du jetzt nur?

*Mittwoch, 8. März 2000*

Morgen habe ich einen Termin zur Nachuntersuchung. Ich hatte so sehr auf diesen Termin hingefiebert, weil ich mir Ergebnisse wenigstens schon einmal von der Fruchtwasseruntersuchung erhofft hatte. Aber jetzt bekomme ich Angst

Was ist, wenn du gesund warst? Dann stelle ich mir doch erst recht die Frage WARUM? Und was ist, wenn ich erfahre, dass du krank warst? Werde ich damit fertig, zu wissen, dass du 4 Monate krank in mir gelebt hast? Ich hoffe, es geht dir gut – dort, wo du jetzt bist.

*Freitag, 10. März 2000*

Meine liebe Merit, gestern war ich beim Arzt. Du warst gesund und hattest dieses verdammte Pech, dass die Plazenta sich unten, am Gebärmutterhals, eingenistet hatte. Die Fruchtblase hatte sich entzündet, ein riesengroßer Bluterguss hatte sich gebildet und dadurch hatte sich die Plazenta von der Gebärmutter gelöst.

Es ist alles so traurig und ich kann kaum an etwas anderes denken als an dich. Du bist meine kleine MERIT und die Spuren, die du hinterlässt, sind riesig.

Momentan versuche ich alles, um dich doch noch hier in Helden beerdigen zu dürfen. Ich hoffe so sehr, dass es noch nicht zu spät ist.

*Samstag, 12. März 2000*

Meine kleine Merit, du kommst zu uns. Wir dürfen dich hier in Helden beerdigen, dann weiß ich endlich, wo du bist.

*Dienstag, 14. März 2000*

Liebe Merit,

heute ist der Tag deiner Beerdigung und ich möchte dir für unsere gemeinsame Zeit danken. Du sollst wissen, dass du mich in den 4 Monaten sehr glücklich gemacht hast und dass wir jeden Tag mit dir genossen haben, auch wenn es mir so oft schlecht ging.

Es war so schön, dich zu spüren und nach dir zu tasten.

Ich hoffe, du hast gespürt, wie sehr wir uns auf dich gefreut haben. Papa, Malin, Lasse und ich – wir haben den Tag herbeigesehnt, an dem wir dich zum ersten Mal in die Arme schließen dürfen. Wir wollten dich mit all unserer Liebe empfangen und hatten so viele Pläne. Jetzt sind wir so traurig, dass wir nicht mit dir leben dürfen. Wir sind aber auch so traurig, dass DU nicht mit uns leben darfst. Es ist so unfair, dass du nie den Himmel und die Sonne sehen wirst und nie das Erwachen der Natur im Frühling, dass du nie mit deinen Geschwistern spielen darfst und nie erfahren darfst, wie schön es hier bei uns ist.

Ich habe immer große Angst vorm Sterben gehabt und du musstest diesen schweren Weg schon ganz allein gehen. Wer oder was hat das entschieden? Hast du gelitten? Oder hast du mich doch irgendwie gespürt? Ich wünschte mir so sehr, dass ich dir hätte helfen können. Aber Antworten gibt es darauf nicht.

Wir werden dich nie als Kind oder als Erwachsene sehen, du wirst in unseren Erinnerungen immer unser winzig kleines Baby sein – unsere MERIT. Danke, dass ich deine Mama sein darf.

Und nun meine kleine Merit, schlafe gut, wo immer du auch jetzt sein magst.

Ich liebe dich von ganzem Herzen.

Deine Mama

*Mittwoch, 15. März 2000*

Du bist zu uns zurückgekehrt und ich fühle mich sehr wohl bei dem Gedanken, dass du ganz in meiner Nähe bist. Ich weiß, wo du bist und kann jeder Zeit zu dir ans Grab gehen.

Gestern hat es den ganzen Tag geregnet, es war, als hätte der Himmel auch geweint. Der Pastor sagte: „ Ich weihe dich mit dem Wasser, mit dem du getauft worden wärst." Ich habe trotz meiner großen Trauer zum ersten Mal eine Beerdigung als sehr schön empfunden. Es war so beruhigend, zu wissen, dass du wieder da bist.

Dein Tod hat mir die Angst vorm Sterben genommen. Ich weiß jetzt, dass ich mich auf ein Wiedersehen mit dir freuen kann. Mit dir ist ein Teil von mir gestorben. Mit dir sterben auch meine Träume, Hoffnungen und Vorstellungen für mein weiteres Leben. Es gibt keine Erinnerungen, die ich mit anderen austauschen kann. Ich bin doch die Einzige, die dich wirklich kennt.

*Montag, 7. August 2000*
Meine kleine Merit, ich bin wieder schwanger und dieses Baby lebt, weil du gestorben bist. Es sind so viele Gefühle in mir: ich habe Angst und ich freue mich riesig, aber eigentlich möchte ich doch dich!!!

*Dienstag, 5. Dezember 2000*
Sonntagabend blutete ich etwas, ich bekam riesengroße Angst, auch dein kleines Geschwisterchen zu verlieren. Die Bilder vom Februar gingen mir nicht mehr aus dem Kopf.

*Freitag, 24. Februar 2001 – 1. Todestag*
Meine kleine Merit, an diesem Tag werde ich wohl mein ganzes Leben traurig sein. Ich hatte immer etwas Angst vor diesem Tag. Ich wurde schon mit traurigen Gedanken wach. Und dann ließ ich den Tag Revue passieren. Ständig schaute ich auf die Uhr und erinnerte mich an die Ereignisse vor einem Jahr. Als um 12.00 Uhr die Glocken läuteten, wurde mir bewusst, dass das damals die letzten Minuten für dich waren. Ich hoffe so sehr, dass es dir gut geht, dort wo du jetzt bist. Ich schicke dir ganz viele Küsse, sei lieb umarmt, ich liebe dich.

*Mittwoch, 25. April 2001*
Am 06. April haben wir einen kleinen Jungen bekommen. Er heißt Laurits und wir sind glücklich und dankbar, dass er gesund bei uns ist.

Er wäre heute nicht bei uns, wenn du für ihn nicht gestorben wärst. Dieser Gedanke macht mich ganz unglücklich. Ich werde dich nie vergessen und du sollst wissen, dass ich so gern auch mit dir gelebt hätte. Ich liebe dich.

*Sonntag, 16. September 2001*
Meine kleine Merit, ich denke so oft an dich. Durch Laurits ist unser Leben wieder sehr schön geworden, aber es gibt auch immer wieder traurige Stunden, in denen ich dich so sehr vermisse. Leider habe ich das Gefühl, dass für meine Umwelt „doch jetzt alles wieder in Ordnung sein muss". Ist es aber nicht, ich möchte dich doch gar nicht vergessen, ich möchte weiterhin über dich reden.

*Montag, 3. Dezember 2001*
Im Internet habe ich die Seite MaximilianProjekt entdeckt. Nachdem ich erst ei-

nige Tage ein stiller Leser war, habe ich mich nun getraut, zu schreiben. Und es tat so gut, mal wieder über dich zu „reden".

*Montag, 21. Januar 2002*

Lasses Geburtstag rückt näher und vor zwei Jahren war ich noch fest im Glauben, dass das damals der letzte Geburtstag ohne dich gewesen sei. Heute wissen wir, dass du nicht einen Geburtstag mit uns feiern durftest...

Meine kleine Merit, deine Geburt und dein Tod liegen jetzt schon fast zwei Jahre zurück und dennoch gibt es keinen Tag, an dem ich nicht an dich denke. Ich bin stolz auf Malin, Lasse und Laurits, wie sie sind und was sie können. Auf dich bin ich ganz besonders stolz. Du bist gestorben, damit dein Bruder Laurits leben darf.

*Sonntag, 3. März 2002*

Ich habe gestern einen wunderbaren Brief bekommen. Nachdem wir uns im Forum beim MaximilianProjekt „kennen gelernt", „gechattet" und uns schon einige E-Mails geschickt hatten, kam gestern dieser wunderbare Brief mit Fotos von Svenja. Obwohl ich sie noch nie richtig gesehen habe, mag ich sie so sehr, dass ich sie schon als meine Freundin bezeichne. Auch sie hat ihr drittes Kind verloren: Ole. Und ich bin mir sicher, so wie wir uns gefunden haben, wirst du Ole auch gefunden haben.

*Freitag, 15. November 2002*

Im Oktober habe ich Svenja besucht. Es war so schön, sie richtig kennen zu lernen. Wir haben so viel über dich und Ole geredet. Es tat so gut.

Heute morgen bekam ich einen Anruf aus dem Krankenhaus von ihr. Ihr Baby ist da, ich habe mich so sehr gefreut und ganz besonders freue ich mich, dass der Junge auch Laurits heißt. Sie lag nach der Kaiserschnittgeburt noch im Kreißsaal als wir telefonierten und es bedeutet mir so viel, dass ich zu den Ersten gehöre, die von diesem freudigen Ereignis erfahren durfte.

*Montag, 24. Februar 2003 – 10.15h*

Vor drei Jahren warst du noch in meinem Bauch... In 6 Wochen wird Laurits schon zwei Jahre alt. Wenn ich ihn sehe, weiß ich, er ist ein Geschenk von dir. Ich habe ein riesiges Gefühl der Dankbarkeit dir gegenüber. Ich brauche ihn so sehr, ohne ihn hätte ich nie gelernt, deinen Tod zu akzeptieren. Ich brauche aber auch dich, ich bin glücklich über die gemeinsamen Wochen, die wir hatten. Du hast mich in dieser Zeit sehr glücklich gemacht. Oft habe ich mir nach deinem Tod gewünscht, diese Wochen und diesen Schmerzen hätte es besser nie gegeben. Jetzt aber bin ich froh, dass ich dich wenigstens ein paar Wochen in mir haben durfte. Ich bin und werde immer dankbar sein, dass ich deine Mama sein darf. Traurig bin ich immer wieder, dass du nicht mit uns leben durftest. Du hättest es bestimmt toll bei uns gefunden und wir hätten dir all unsere Liebe zeigen dürfen.

*Samstag, 3. Januar 2004*

Meine liebe Merit, genau an Heiligabend kam ein Päckchen mit einem Brief von Svenja.

„Liebe Rachel, Ralf, Malin, Lasse und Laurits!

Wir alle wünschen euch ein schönes Weihnachtsfest und ein gutes Jahr 2004.

Wir haben am 14.12. einen ganz schönen Gedenkgottesdienst besucht. Wir konnten mit den Steinen und den Kerzen eine Brücke zu unseren Kindern bauen. Alle Namen wurden verlesen und eine Fürbitte gesprochen. Ole und Merit waren direkt nebeneinander. Als Erinnerung schicken wir Euch die Kerze und den Stein und umarmen euch ganz herzlich … “

*Donnerstag, 29. April 2004*

Wir waren mit der ganzen Familie bei Svenja und es war einfach nur toll. Ich bin so glücklich, sie kennen gelernt zu haben. Mit ihr und ihrem Mann Chris können wir auch noch nach vielen Jahren die immer wieder aufkommende Trauer und Traurigkeit verarbeiten.

*Montag, 3. Mai 2004*

Meine liebe Merit, jetzt liegt dein Tod schon mehr als vier Jahre zurück. Darf ich heute nach dem Sinn deines Todes fragen?

Wir haben an Erfahrungen gesammelt, wie wir mit so einem Schicksal leben.

Wir haben eine sehr, sehr nette Familie kennen gelernt, mit meiner Freundin Svenja.

Du hast uns einen ganz tollen Jungen geschenkt – deinen Bruder Laurits.

Und dennoch, wir hätten dich so gern gekannt…

In Liebe deine Mama

## Svenja

# Mein Leben mit Ole ...

Ich heiße Svenja und bin 38 Jahre alt. Ich bin verheiratet mit Christian und wir haben 3 Kinder, die hier bei uns leben. Berit (8 Jahre), Bjarne (6 Jahre) und Laurits (21 Monate). Und dann gibt es noch Ole. Er lebt nicht bei uns, aber er begleitet uns jeden Tag. Ole starb am 22. August 2001 – er wäre bald drei Jahre alt.

Da ich selbst als Einzelkind aufgewachsen bin war immer klar, dass ich eine große Familie haben wollte. Auch mein Mann hatte diesen Wunsch und so begannen wir mit unserer Familienplanung. Wir lasen viel zum Thema Schwangerschaft und Geburt und dachten eigentlich wir wären auf alles gut vorbereitet.

Ich erinnere mich noch, wie ich einmal in meiner ersten Schwangerschaft in einer Zeitschrift einen Artikel über eine Frau las, die ihr totes Kind durch eine natürliche Geburt mit Wehen gebären „musste" – ich war entsetzt und schockiert und hatte eine Riesenwut auf die Ärzte, die so etwas von einer Frau verlangten! Damals ahnte ich nicht, dass ich selbst noch durch diese Hölle würde gehen müssen!

Bei meinen großen Kindern hatte ich niemals Probleme in der Schwangerschaft. Allerdings wollte ich meine Kinder nicht gerne loslassen und bekam keine Wehen, so dass sie per Kaiserschnitt geboren wurden.

Wir freuten uns sehr, als sich im Frühjahr 2001 noch einmal Nachwuchs ankündigte. Bei der näheren Verwandtschaft löste die Nachricht einer weiteren Schwangerschaft jedoch eher Kopfschütteln aus – wozu braucht man denn auch noch ein Kind, wenn man schon ein Mädchen und einen Jungen hat! Ich sollte doch besser wieder zurück in den Job gehen! Ob wir uns die „Sache" auch gut überlegt hätten! Diese Haltung hat uns beide sehr gekränkt und verletzt.

Es war die erste Schwangerschaft bei der unsere Großen alt genug waren und natürlich die entsprechenden Fragen stellten. Sie waren sehr neugierig, waren mit bei den Vorsorgeuntersuchungen und gingen ganz in der Vorstellung auf, für ihr kleines Geschwisterchen die großen Vorbilder zu sein. Sie waren also vollkommen in das Geschehen integriert und fieberten dem großen Ereignis entgegen. Sie halfen mir beim Auspacken und Waschen der Babywäsche, beim Großputz des Kinderwagens usw. Sie wollten sogar schon frühzeitig wieder im gemeinsamen Zimmer schlafen, damit Ole ein eigenes Zimmer haben würde, das sie selbstverständlich mit mir bereits einrichteten.

Die ersten Monate der Schwangerschaft vergingen wie im Fluge. Wenn man noch zwei kleine Kinder zu versorgen hat, hat man einfach nicht mehr so viel Zeit, sich mit der Schwangerschaft so zu befassen wie beim ersten Mal. Trotzdem fieberte ich dem Moment entgegen, wo ich mein Kind zum ersten Mal spüren würde. Dies ist ja wohl für jede Schwangere ein unbeschreibliches Gefühl! Auch bei mir war es dann ganz plötzlich eines morgens soweit und ich war darüber so glücklich, dass ich die ganze Welt hätte umarmen können.

Natürlich gingen uns viele Fragen durch den Kopf. Und eine dieser Fragen war auch immer: Amniozyntese – ja oder nein? Bei den beiden anderen hatten wir daran nicht gedacht, aber nun war ich ja mittlerweile aus Altersgründen risikoschwanger. Obwohl wir, glaube ich, die Konsequenz dieser Entscheidung nie ganz bis zu Ende gedacht hatten, entschieden wir uns zu einer Amniozyntese. Ein sehr guter Freund von uns ist Oberarzt an einer Unifrauenklinik. Er hatte unsere beiden Großen entbunden und nahm auch die Fruchtwasseruntersuchung vor. Der Eingriff verlief ohne Komplikationen. Das Ergebnis hielten wir nach einiger Zeit in den Händen: „Sie erwarten einen genetisch gesunden Jungen!" Wir waren glücklich und sicher, dass alles nun auch weiterhin gut klappen würde. Die weiteren Vorsorgetermine erwartete ich immer mit besonderer Neugierde. Wie würde er wohl aussehen? Würde er schlafen oder wach sein?

Am 11. August 2001 fuhren wir dann zu unserem Freund in die Klinik, um von ihm den so genannten Fehlbildungsultraschall vornehmen zu lassen. Er machte einen sehr ausführlichen Ultraschall und auch eine Doppler-Untersuchung. Die Untersuchung dauerte sehr lange und war gegen Ende komischerweise etwas schmerzhaft. Dies kannte ich von den anderen Schwangerschaften so nicht. Er bestätigte aber seine früheren Untersuchungsergebnisse und sagte uns, dass er nichts erkennen könne, was uns in irgendeinerweise beunruhigen müsste. Von einer seiner Untersuchungen besitzen wir heute noch eine Videokassette. Ich weiß noch, dass es wunderbare Aufnahmen sind und wir ganz begeistert waren, dass man so viel erkennen konnte – wir haben die Kassette nie mehr angesehen!

Am 12. August 2001 besuchten wir noch Freunde und auf der Rückfahrt bekam ich schreckliche Bauchschmerzen. Ich ließ mich aber nicht weiter beunruhigen, da meine Freundin anrief und sagte, sie hätte auch Bauchschmerzen, wir hätten uns wohl den Magen verdorben. Später habe ich mir sehr lange schlimme Vorwürfe gemacht, dass ich nicht sofort ins Krankenhaus gefahren bin. In der Rückschau bin ich mir fast sicher, dass Ole in diesem Moment von uns gegangen ist!

Am 13. August 2001 hatten wir unseren 8. Hochzeitstag. Wir waren essen und ich weiß noch, dass eine richtig romantische Stimmung nicht aufkam, weil ich beunruhigt war, da ich Ole nicht viel gespürt hatte. Ich war mir nicht sicher, ob ich durch den hektischen Alltag mit den Kindern einfach nicht so viel Zeit hatte, in mich hineinzuhorchen – war ich nach zwei Schwangerschaften schon so abgestumpft?

Wir waren aber trotzdem noch guter Dinge und planten fürs Wochenende, an meinem Geburtstag, mit den Kindern Zelten zu gehen. Dies hatten sie sich schon sehr lange gewünscht und wir wollten ihnen diesen Wunsch gerne erfüllen.

Am 18. und 19. August 2001 verbrachten wir ein schönes Wochenende mit den Kindern. Wir wanderten und machten schöne Entdeckungen. Am Abend machten wir Lagerfeuer und grillten Würste am Stock. Christian und ich feierten noch in meinen Geburtstag und er schenkte mir einen sehr schönen Ring. Ein Sternsaphir – wenn Licht auf den Stein fällt bildet sich ein Stern. Später sah ich darin eher ein Kreuz – Ole´s Kreuz ! In der Nacht unseres ersten gemeinsamen Zeltabenteuers mussten wir einen ziemlich starken Gewittersturm überstehen – die Kinder waren beeindruckt. Ich schlief in dieser Nacht sehr schlecht.

Am 20. August 2001 hatte ich dann früh am Vormittag einen weiteren Vorsorgetermin. Mittlerweile war ich in der 26. Woche. Ich sollte nüchtern kommen, weil bei mir ein Zuckerbelastungstest gemacht werden sollte. Ein Ultraschall war eigentlich nicht geplant. Ich trank also dieses süße Getränk und musste dann eine Zeit lang warten. Meine Frauenärztin wollte dann aber doch noch einen Ultraschall machen. Wir schäkerten noch so ein bisschen herum, da wir uns eigentlich auch persönlich ganz gerne mochten und plötzlich – wirklich wie aus heiterem Himmel – wurde sie ganz ruhig. Erst sagte sie nichts, doch ich sah an ihrem Gesicht, dass etwas nicht stimmte. Sie sagte, sie könne keine Herzaktionen sehen und würde jetzt ihren Kollegen holen. Ich hörte, wie sie draußen ganz tief Luft holte und um Fassung rang. Sie ist noch nicht so alt und hat selbst eine kleine Tochter, von der sie öfter erzählt hatte.

Der Kollege kommt und untersucht mich nochmals. Von ihm höre ich dann: „Da ist nichts mehr zu machen, das Kind ist tot!" Weiter nichts – weg ist er. Ich liege immer noch da und fange plötzlich wie verrückt an zu zittern und zu heulen. Ich will, dass Christian kommt und bei mir ist. Meine Ärztin versucht, mich irgendwie zu beruhigen und überlässt mir ihr Zimmer um zu telefonieren. Ich rufe Christian in der Klinik an, heule und bin völlig aufgelöst. Ich kann überhaupt nicht mehr klar denken und bin auch nicht fähig, darüber nachzudenken, was jetzt die nächsten Schritte sein werden.

Christian kommt sehr schnell. Er ist selbst vollkommen fertig und wir liegen uns erst mal in den Armen und heulen. Dann habe ich plötzlich nur noch den Wunsch diese Praxis zu verlassen und zu Hause meine Kinder zu sehen und zu drücken. Wir fahren wie gelähmt nach Hause. Christian holt die Kinder vom Kindergarten ab und erklärt den Erzieherinnen, was geschehen ist. Eine von Ihnen bricht in Tränen aus – auch sie ist eine der vielen Frauen, die von diesem „Tabuthema" betroffen sind.

Später versuchen wir, den Kindern das zu erklären, was für uns so unfassbar grausam ist! Sie sind auch erkennbar traurig und verunsichert, weil sie ihre sonst so starken Eltern noch nie so traurig erlebt haben. Zum Glück können unsere Mütter kommen und die Kinder etwas ablenken.

Ich bin jetzt eigentlich nicht mehr ansprechbar. Ich liege auf meinem Bett und heule Rotz und Wasser. Ich lege meine Hände auf meinen Bauch und versuche mein Baby aufzuwecken, so wie ich es schon manches Mal gemacht habe. Ich singe und rufe und schreie, aber es bleibt alles in mir still!

Wir rufen unseren Freund an und sagen ihm, was geschehen ist. Er sagt, wir sollen sofort kommen. Seine Klinik ist 200 km entfernt, aber dort ist uns von den anderen Geburten noch alles so vertraut, dass wir noch am späten Nachmittag aufbrechen. Die Fahrt dorthin werde ich wohl mein ganzes Leben lang nicht mehr vergessen. Es gehen uns tausend Gedanken durch den Kopf. Abwechselnd fangen wir an zu weinen und fragen uns immer wieder, warum das geschehen konnte. Wir wissen beide nicht, was jetzt in den nächsten Stunden auf uns zukommen wird. Kein Schwangerschaftsratgeber, keine Hebamme, keine Geburtsvorbereitung erwähnt jemals, dass eine Schwangerschaft so abrupt beendet werden kann. Und die Frauen, denen so etwas auch passiert ist, lernt man erst danach kennen!

Wir kommen in der Klinik an und unser Freund empfängt uns. Auch er ist vollkommen erschüttert und sagt, dass er jetzt erst noch einmal einen Ultraschall machen muss, um sich ein genaues Bild machen zu können. Ein letzter Hoffnungsschimmer keimt in uns: Es war eine Fehldiagnose – gleich sehen wir das Herz schlagen und alles wird gut! Leider ist dem nicht so. Die Diagnose war richtig und wir müssen jetzt besprechen, wie weiter vorgegangen wird.

Nach zwei Kaiserschnittgeburten war für mich eigentlich klar, dass es jetzt wieder einen Kaiserschnitt geben wird. Und zwar unter Vollnarkose, damit ich überhaupt gar nichts davon mitbekomme! Doch unser Freund meint, dass er den Kaiserschnitt nur bei Gefahr für Mutter oder Kind machen würde, und dies sei jetzt nicht gegeben. Außerdem wollte er uns die Möglichkeit offen lassen eventuell noch mal ein Kind zu bekommen – ein vierter Kaiserschnitt wäre schon ein ziemliches Risiko.

So erfahre ich also, dass ich meine dritte Geburt, die Geburt unseres toten Sohnes, zum ersten Mal auf natürlichem Wege, mit wehenfördernden Mitteln und allem was dazu gehört, durchstehen muss. Ich kann es nicht fassen, sehe aber ein, dass es wahrscheinlich nicht anders gehen kann.

Ich habe unglaubliche Angst vor dem, was jetzt auf mich zukommt! Gott sei Dank hat unser Freund für uns schon ein Einzelzimmer organisiert, so dass Christian die ganze Zeit bei mir sein kann. Am Abend bekomme ich das erste Zäpfchen und wir warten, was geschehen wird.

Wie zu erwarten war, passiert erst mal gar nichts. So war es ja bei den anderen Kindern auch. Ich bekomme einfach keine Wehen. Ich werde immer wieder von gewaltigen Weinkrämpfen überwältigt und fange an, mir und dem Rest der Welt die wildesten Schuldzuweisungen zukommen zu lassen.

Freunde kommen und versuchen, uns beizustehen und uns in diesen schweren Stunden zu unterstützen. Ich habe den Eindruck, ich sitze hinter einem Schleier und kriege alles nicht mehr richtig mit.

Die Dosis der wehenfördernden Mittel wird erhöht und am 21. August 2001 spätnachmittags fangen dann die Wehen an stärker zu werden. Ich habe starke Schmerzen, aber die Geburt geht einfach nicht voran. Mein Kind kann ja leider nicht mithelfen und ich will es einfach nicht loslassen. Während all dieser Torturen erzählt mir Christian, dass er von einer Hebamme das Buch: „Gute Hoffnung – jähes Ende“ von Hannah Lothrop bekommen hat und er es, um sich abzulenken, geradezu verschlingt. Er erzählt mir, wie wichtig es ist, dass wir uns von unserem Sohn richtig verabschieden und dass wir ihn unbedingt anschauen müssen. Er organisiert einen Fotoapparat, damit wir Aufnahmen von ihm als Erinnerung machen können. Ich bin ihm unendlich dankbar, dass er sich um all diese Dinge kümmert. Ich werde in den Kreißsaal verlegt, aber das bekomme ich gar nicht mehr richtig mit. Da die Schmerzen so stark sind, bekomme ich gegen Ende doch noch eine Durchgangsnarkose.

Früh am Morgen des 22. August 2001 kommt unser Ole ganz still und leise auf die Welt. Christian ist da und nimmt unser Sternenkind in Empfang, wäscht ihn und macht Fuß- und Handabdrücke von ihm.

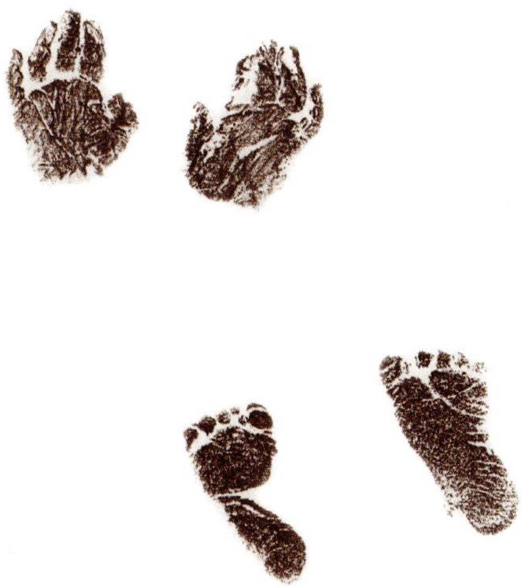

Einige Stunden später werde ich ihn dann zum ersten und dann auch gleichzeitig zum letzten Mal sehen. Ich habe am Anfang eine gewisse Scheu, ihn anzusehen, aber je länger er bei uns im Zimmer ist, desto mehr muss ich ihn betrachten. Er ist so klein, aber eigentlich wirklich vollkommen. Wir machen viele Fotos von ihm. Allein, aber auch mit uns gemeinsam. Diese Fotos sind heute die wichtigsten, die wir besitzen!

Wir lassen eine Klinikseelsorgerin kommen, um ihn segnen zu lassen. Eine Taufe lässt das Kirchenrecht nicht zu. Es scheint mit dieser Situation vollkommen überfordert zu sein.

Wir entscheiden uns dazu, Ole obduzieren zu lassen. Ich muss unbedingt wissen, warum er sterben musste. Direkt bei der Geburt hat man gesehen, dass er die Nabelschnur um den Hals und um einen Arm gewickelt hatte. Aber ob das wirklich die Todesursache war…?

Am Nachmittag will ich unbedingt die Klinik verlassen. Ich ertrage es nicht, dass rings um mich herum glückliche Mütter mit ihren Kindern liegen und unser Kind gestorben ist. Es fällt mir jedoch unglaublich schwer, unser Kind, das ich wenige Stunden zuvor geboren habe, zurückzulassen und nicht zu wissen was mit ihm geschieht. Die Rückfahrt ist furchtbar. Alles in mir ist so leer. Meine Gedanken kreisen nur um unser totes Baby – wo ist er jetzt?

Zu Hause empfangen uns unsere Kinder. Sie sind eigentlich ganz unverändert und erzählen uns ganz unbefangen, was sie in den vergangenen Tagen erlebt haben. Ich gehe erst mal ins Bett und ruhe mich aus. Als ich an Oles vorbereitetem Zimmer vorbeikomme, kommt wieder alles hoch und ich weine und weine. Die Kinder versuchen mich zu trösten und kuscheln ganz viel mit mir.

Die nächsten Tage verbrachten wir damit, die Beerdigung zu planen. Wir hatten uns dazu entschlossen, Ole auf dem Friedhof in Christians Heimatgemeinde zu beerdigen. Dies ist zwar weit entfernt, aber wir waren nicht sicher, ob wir nicht doch noch mal unseren Wohnort wechseln müssten. Dies war übrigens eine ganz zentrale Erfahrung für uns und unser bis dato sehr unstetes, von vielen berufsbedingten Wohnortwechseln geprägtes Leben. Wo beerdige ich mein Kind? Wo ist meine Heimat?

Da wir eigentlich geplant hatten, in den Urlaub zu fahren, hatte Christian sowieso Urlaub und konnte die ganze Zeit zu Hause sein und sich um viele organisatorische Dinge kümmern. Ich war so froh darüber, dass er bei uns zu Hause sein konnte.

Ich singe seit Jahren in den verschiedensten Chören und als ich mir Gedanken über die Musik machte, die bei der Trauerfeier gespielt werden sollte, kam mir ganz plötzlich ein Gospel in den Sinn, von dem es von meinem letzten Chor eine CD-Aufnahme gab. Das Stück heißt: „Shine on us" und in einer Liedzeile heißt es dort: „Lord, let your light shine on us ... to find our way through the darkest night ... " Genau so fühlte ich mich – mitten in der dunkelsten, tiefsten Nacht! Ich begann, über das Lied und die Melodie so eine Art Meditation zu erfinden, und so überstand ich die Tage bis zur Beerdigung. Der Pfarrer war sehr verständnisvoll und ging auf alle unsere Wünsche ein. Auch er kannte so einen Fall aus der näheren Verwandtschaft.

Mit dem Bestattungsunternehmer hatten wir großes Glück. Er war sehr einfühlsam und machte wirklich alles möglich, was wir uns vorgestellt hatten. Wir hatten beide eine Aversion gegen diese weißen Kindersärge, die ja auch für unseren kleinen Schatz viel zu groß gewesen wären. So besorgte er uns einen ganz schlichten, kleinen Holzsarg. Wir tauften ihn erst mal um – für uns und die Kinder wurde es Oles Kästchen. Ich kaufte verschiedene Plakafarben und wir gestalteten das Kästchen nach unseren Vorstellungen. Wir machten alle einen Handabdruck und jeder malte noch etwas darauf. Auch das Innere wurde mit einem schönen Stoff ausgepolstert.

Die Kinder waren in diese Aktion vollkommen integriert. Sie legten jeder ein Stofftier für ihren Bruder hinein, auch Blümchen und Gummibärchen wurden noch dazugelegt. Wenn ich mir heute die Bilder von dieser Aktion betrachte wird es mir ganz mulmig, aber andererseits haben unsere Kinder heute eine ganz unbefangene Art mit Friedhöfen, Tod und Sterben umzugehen.

Am 26. August 2001 mache ich am späten Nachmittag einen Spaziergang und gehe noch mal am Friedhof vorbei. Als ich plötzlich das bereits vorbereitete Grab für Ole sehe, breche ich vollkommen zusammen und kann mich gar nicht mehr beruhigen.

Am 27. August 2001, einem herrlichen Sommertag, ist Oles Beerdigung.

Es sind viele Verwandte und Freunde, teils von weit weg, gekommen. Wir freuen uns sehr darüber, weil es ihre Wertschätzung uns und vor allem Ole gegenüber, den ja außer uns niemand gekannt hat, ausdrückt.

Während des Gottesdienstes kommt dann das Lied von der CD. Ich habe immer mit dem Gedanken gespielt, für Ole dieses Lied zu singen, aber ich war mir nicht sicher, ob ich es auch schaffen könnte. Doch bei den ersten Takten stehe ich wie in Trance auf und stelle mich vorne vor sein Kästchen mit dem Rücken zu den Trauergästen. Ich singe für mein Kind – mein Abschiedslied oder Schlaflied für Ole! Von meiner Umwelt kriege ich in dem Moment überhaupt nichts mit und als die letzten Takte verklungen sind, merke ich erst, wie sich alle Gäste im Halbkreis hinter mir und Ole aufgestellt haben, fast wie wenn sie uns beide beschützen wollten. Als die Anspannung von mir abfällt fange ich an zu zittern und kann nur sehr mühsam dem restlichen Gottesdienst folgen.

Unser Wunsch war es, Ole gemeinsam zur Grabstelle zu tragen. Es wird unser schwerster Gang – es tut so unermesslich weh!

All diese Dinge, die Gestaltung des Gottesdienstes, des Kästchens, der Wunsch unser Kind selbst zu seiner Grabstelle zu tragen, waren für uns auf der Fahrt zum Krankenhaus nur eine Woche zuvor absolut undenkbar gewesen. Wir wollten alles nur schnell hinter uns bringen und wieder in den Alltag zurückkehren. Doch mit Hilfe des Buches von Frau Lothrop haben wir verstanden, wie wichtig es ist, dies alles ganz bewusst zu durchleben, weil es nämlich ein ganz wichtiges Stück Trauerarbeit darstellt. Später haben wir oft gesagt, dass wir in dieser Woche erst so richtig erwachsen geworden sind!

Ein paar Wochen nach der Beerdigung erhielten wir den Obduktionsbericht. Er brachte leider keine wichtigen Erkenntnisse. Eigentlich wissen wir bis heute nicht genau, warum Ole gestorben ist.

Bald begann uns der Alltag wieder einzuholen und wir versuchten beide so gut es ging, mit unserem Leben ohne Ole klarzukommen. Relativ schnell erkannten wir, dass wir professionelle Hilfe brauchten. Wir begannen eine Gesprächstherapie, die jedoch, wie ich heute meine, hauptsächlich dazu diente, einfach weiter über Ole zu reden, ihn nicht totzuschweigen. Ich begann ziemlich schnell mit ziemlich viel schlechtem Gewissen darüber nachzudenken, ob ich noch mal schwanger werden wollte. Christian wollte davon am Anfang nicht allzu viel wissen. Sicherlich war es auch eine Flucht vor der Vergangenheit, hin zu einer neuen, hoffentlich erfreulicheren Zukunft. Aber ich wollte einfach diesen wichtigen Abschnitt meines Lebens nicht mit diesem Schockerlebnis beenden. Wir fanden in der nächsten größeren Stadt eine Gruppe der „Verwaisten Eltern" zu deren monatlichen Treffen wir regelmäßig gingen. Uns tat es einerseits gut, dort über unsere Trauer und über Ole reden zu können. Anderseits fiel es mir jedoch oftmals schwer, in Gegenwart von Müttern und Vätern, deren ältere Kinder bei Autounfällen oder durch Suizid oder Krankheiten von ihnen gegangen waren, die Geschichte von meinem Kind zu erzählen.

So kam ich auf die Idee, im Internet zu recherchieren, und fand nach einiger Zeit die Seite Maximilianprojekt.de. Zu allererst war ich nur fassungslos darüber, wie viele Frauen ein ähnliches Schicksal erlitten hatten und teilweise Jahre später noch darüber berichten wollten. Täglich, wenn ich ins Forum schaute, war wieder eine neue Geschichte hinzugekommen. Dann fasste ich Mut und erzählte meine Geschichte. Ganz schnell bekam ich Antworten, Trost und Zuspruch von mir völlig unbekannten Frauen, die einfach nur die gleichen Erfahrungen gemacht hatten.

Mitte November schaltete sich Rachel in ein Gespräch ein. Ihre Art zu schreiben und ihre Denkweise waren mir sofort sehr sympathisch. Auch sie hatte ihr drittes Kind, eine kleine Merit, verloren. Auch ihre Geschichte ist hier im Buch abgedruckt. Wir begannen regelmäßig zu chatten und auch e-Mails zu schreiben.

Sie wurde meine ganz besondere Stütze, denn sie wusste Rat, wenn ich Fragen zur Trauer der Geschwisterkinder oder auch zu einer eventuellen Folgeschwangerschaft hatte. Sie hatte eine weitere Schwangerschaft gewagt und dann einen Sohn bekommen. Wir fanden nach und nach immer mehr Gemeinsamkeiten, besonders auffallend war die gleiche Vorliebe für nordische Kindernamen. Genau wie ich brauchte sie einen Raum, indem sie über ihr verstorbenes Kind reden konnte, denn schon nach kurzer Zeit hörte die Umwelt auf, über unsere Kinder zu reden oder an sie zu denken. Ganz besonders wichtig wurde ihre Hilfe um den 26. November 2001. Diesen Tag hatten wir gemeinsam mit unserem Frauenarzt als Tag für die geplante Kaiserschnittgeburt von Ole festgelegt.

Wir hielten weiter Kontakt, allerdings auf privater Ebene. Anfang 2002 war klar, dass dieses neue Jahr ein Jahr voller Neuanfänge werden würde. Es würde Mitte des Jahres einen weiteren Umzug für uns geben. Die Planungen, die Suche nach einem neuen Haus, die Erkundung der neuen Gegend – all das war eine willkommene Ablenkung. Jetzt waren wir doch froh, dass wir Ole nicht an unserem Wohnort beerdigt hatten, obwohl es uns immer sehr geschmerzt hatte, ihn nicht einfach besuchen zu können, wenn uns danach gewesen war.

Ende März 2002 wusste ich, dass ich wieder schwanger war. Rachel, die ich mittlerweile als meine Freundin bezeichne, war nach Christian die erste Person, der ich es erzählte. Sie freute sich so und machte mir soviel Mut! Die Schwangerschaft verlief praktisch vollkommen parallel zur Schwangerschaft mit Ole. Sogar der errechnete Geburtstermin war der gleiche!

Man hat natürlich permanent die Gedanken an das Vergangene im Kopf. Schon allein der Gang in die Frauenarztpraxis kostete mich jedes Mal große Überwindung. Ich ließ natürlich dieses Mal keine Fruchtwasseruntersuchung machen, denn die Konsequenzen, die man daraus zu ziehen hat, kannte ich, und wollte sie nicht noch Mal auf mich nehmen. Bald erfuhren wir, dass es ziemlich sicher wieder ein Junge sein würde. Sein Name war uns schnell klar, denn er stand bereits bei Ole ziemlich weit oben auf der Hitliste. Er würde Laurits heißen. Dass Rachels nachgeborener Sohn ebenfalls so heißt, war natürlich ein schöner Zufall. Den Kindern sagten wir dieses Mal erst sehr spät, dass wieder ein Geschwisterchen unterwegs ist. Auch sie freuten sich, obwohl sie genau wussten, dass es keine Garantie gibt, dass diesmal alles gut gehen würde.

Anfang April 2002 musste Christian bereits an den neuen Wohnort ziehen um zu arbeiten und vor Ort alles Weitere zu regeln. Es waren drei harte Monate. Alleine mit den Kindern, schwanger die Umzugskisten packen und immer Angst, dass mit dem Kind auch wieder etwas passieren könnte. Da tat es gut, abends mit Rachel zu telefonieren und sich auszutauschen.

Anfang August 2002 zogen wir dann um. Es gab immer wieder Tage, da glaubte ich, ich würde mein Kind nicht mehr spüren. Gott sei Dank konnte ich dann zu Christian in die Praxis gehen und er machte schnell einen Ultraschall. Ich wollte immer nur sehen, wie das Herz schlägt und dann war es wieder gut. In den Herbstferien besuchte uns dann Rachel zum ersten Mal. Es war schon komisch, jemanden, der einem so vertraut ist, von dem man so viel Privates weiß, das erste Mal „leibhaftig" zu sehen. Wir redeten sehr viel über unsere beiden Kinder und es tat uns beiden so gut.

Am 15. November 2002 wurde unser Laurits geboren. Wir wissen, dass er ein Geschenk von Ole an uns ist – ohne seinen Tod wäre Laurits nicht in unsere Familie gekommen. Er bereichert unser Leben sehr und wir sind froh, dass wir nochmals eine Schwangerschaft gewagt haben. Auch wenn er es jetzt noch nicht versteht, erzählen wir ihm von seinem großen, kleinen Bruder Ole, der für immer ganz fest in unseren Herzen weiterleben wird.

Mittlerweile hat uns Rachel mit ihrer ganzen Familie besucht und ein Gegenbesuch wird nicht mehr lange auf sich warten lassen.

Danke an Alexandra, dass sie das MaximilianProjekt geschaffen hat. Ohne ihre Initiative hätten wir uns nie kennen gelernt!

Bei einem Gedenkgottesdienst für verstorbene Kinder, der am jährlich stattfindenden Candle-Lighting-Day (2. Sonntag im Dezember) begangen wird, wurde folgender Text von Thornton Wilder verlesen:

*Da ist das Land der Lebenden und da ist das Land der Toten. Die Brücke zwischen ihnen ist die Liebe, das einzig Bleibende, der einzige Sinn.*

Allen, die dieses Buch lesen, weil sie selbst solch eine Grenzerfahrung gemacht haben, wünsche ich, dass die Brücke zu ihren Kindern niemals abreißt!

Svenja mit Ole im Herzen

## Christian

## Ole

Leider haben wir nicht, wie andere, Tagebuch geführt. Aber während ich diese Zeilen schreibe, wird die Erinnerung wieder sehr lebendig. Anlass, diese Dinge doch noch zu Papier zu bringen, ist ein Manuskript von unserer Freundin Rachel, die uns sehr nahe steht, für das vorliegende Buch. Wir haben sie während der ersten Trauerphase durch das Internet kennen gelernt.

Wir sind eine sechsköpfige Familie. Ich heiße Christian und bin 39 Jahre alt und Autor dieser Zeilen, Svenja 38 Jahre, Berit 8 Jahre, Bjarne 6 Jahre, Laurits 21 Monate und Ole, unser Sternenkind, das am 22. August vor 3 Jahren tot geboren wurde. Wir wollten immer mindestens 3 Kinder. Svenja ist wieder schwanger und wir sind alle sehr gespannt. Die beiden „Großen" erleben diese Schwangerschaft ganz bewusst mit und erfreuen uns mit ihren Fragen und Wünschen.

Doch manches ist auch anders. Bei den beiden Großen haben wir auf eine Amniozyntese ganz bewusst verzichtet. Diesmal nicht. Es ist ein ganz komisches Gefühl. Bis zum Eintreffen des Ergebnisses hatte ich eine gewisse Distanz zu dem werdenden Leben. Schließlich macht eine Amniozyntese nur Sinn, wenn man auch die Konsequenzen daraus zieht. Diese Konsequenzen wären furchtbar. Endlich ist das Ergebnis da: „Sie erwarten einen genetisch gesunden Sohn". Welch eine trügerische Sicherheit!

Es ist der 20. August. Ich bin in der Arbeit und Svenja hat einen Termin bei ihrer Frauenärztin. Gegen 10 Uhr werde ich angefunkt. Am Telefon ist Svenja. Völlig verzweifelt. Ich laufe von meiner Arbeitsstelle durch die Stadt in die Frauenarztpraxis.

Unser Sohn ist tot.

Dieser Moment hat sich in meinem Gedächtnis eingebrannt. Die eigene Gefühlswelt kippt völlig aus den Fugen. Man hat schon von Menschen gehört, denen das so gegangen ist. Aber uns? Was passiert denn jetzt? Wir fahren wie in Trance nach Hause und holen die Kinder aus dem Kindergarten ab. Wir erzählen ihnen, was passiert ist. Aber wie soll man zwei 3 und 4 Jahre alten Kindern etwas erklären, das man selbst für unfassbar, für unerklärlich hält?

Wir rufen den mit uns befreundeten Gynäkologen an, der schon die anderen Kinder entbunden hat. Wir fahren in seine Klinik. Sie liegt weiter entfernt. Diese Fahrt geht wie ein Film an uns vorüber. Plötzlich habe ich wieder Hoffnung. Ich wünsche mir, dass das alles eine Fehldiagnose war. Wir werden die Klinik erreichen, er macht einen Ultraschall und wird uns sagen, dass alles in Ordnung ist. Unglaublich, wie irrational man in einer solchen Extremsituation handeln und denken kann.

Natürlich bestätigt er uns die unfassbare Diagnose. Das Herz von Ole steht still, das Gewebe ist aufgequollen. Im ersten Reflex erwarte ich eine Art „Ausschabung". Ein kurzer Eingriff und wir fahren wieder nach Hause. Von wegen: Meiner Frau steht eine vaginale Entbindung bevor. Mit Wehen und allem drum und dran (und das nach zwei Kaiserschnitten!). Unser Wunsch nach einem Kaiserschnitt wird abgelehnt (im Nachhinein aus guten Gründen; wir dachten allerdings, ein Kaiserschnitt mache die Geburt „einfacher") .

Wir waren auf unzähligen Vorträgen und Geburtsvorbereitungskursen. Aber darüber hat nie jemand ein Wort verloren.

Die Geburt wird eingeleitet. Wir bekommen zum Glück ein Zweibettzimmer und sind unter uns. Zwei Tage und fast zwei Nächte ein Hin und Her zwischen Wehen, Weinen und Erschöpfung. Ich habe ein Gefühl, als bohre mir jemand permanent mit einem Messer ins Herz. Ich fühle mich so hilflos wie nie zuvor in meinem Leben. Zwischenzeitlich bringt uns eine der Hebammen das Buch von H. Lothrop.

Welch ein Glück! Ich verschlinge die wesentlichen Kapitel in wenigen Stunden, erwache aus meiner Lethargie. Ich nehme das Buch wie ein „Drehbuch". Kaufe Kerzen und Blumen für die Zeit nach der Geburt. Besorge einen Fotoapparat. Es gibt praktisch keine Frage, die in diesem Buch nicht angesprochen wird. Es bereitet einen auch auf die Reaktion der Umwelt vor.

All die schmerzhaften Kommentare:

„Die Natur weiß schon, was sie tut",

„Ihr habt doch zwei gesunde Kinder"

„Er wäre doch gar nicht lebensfähig gewesen"

Auf den Chefarzt mit der Sozialkompetenz einer Dampfwalze

Auch auf die Hilflosigkeit der Mitmenschen, ihre Unsicherheit im Umgang mit unserer Trauer.

Mitten in der Nacht wird Ole geboren. Die letzten Wehen, geschäftiges Treiben des medizinischen und pflegerischen Personals. Und plötzlich: absolute Stille. Unfassbare Stille. Ich durchschneide die Nabelschnur. Zum ersten Mal, nach drei Schwangerschaften!

Da meine Frau doch noch eine Kurznarkose bekommt, gehe ich mit meinem Sohn und der Hebamme in den Vorraum. Ein richtiges kleines Kind! Oft sieht man in der Zeitung Bilder von Frühgeborenen, kaum größer und schwerer als Ole. Doch keine Bewegungen, kein Schreien, kein Heben und Senken des Brustkorbes. Nichts.

Wir waschen Ole und machen Abdrücke von Händen und Füßen.

All die früher empfundene Distanz kehrt sich vollkommen um. Eine sehr schmerzhafte, aber zugleich wunderbare Nähe zu meinem Sohn. Ich halte ihn im Arm und bin zu erschöpft um zu weinen. In diesem Moment überwiegt die Erleichterung, dass alles vorbei ist. Obwohl es mitten in der Nacht ist, begleiten mich zwei Freunde. Dies sind Momente, in denen man erfährt, was Freundschaft wirklich bedeutet.

Wir schlafen erschöpft ein. Am nächsten Morgen hole ich unseren Sohn im Kreißsaal (!) ab, um ihn zum ersten mal seiner Mutter zu zeigen. Ich gehe vorbei an all den glücklichen Müttern mit ihren Babys. Und ich trage mein totes Baby, unter einem Tuch verborgen, an ihnen vorbei.

Wir heulen uns die Seele aus dem Leib. Doch dann schmücken wir das Bett mit Blumen und machen Fotos. Von Ole allein und von ihm mit uns. Diese Fotos sind ein sehr wertvoller Schatz. Die Klinikseelsorgerin kommt auf unseren Wunsch. Sie ist mit der Situation überfordert und keine große Hilfe. Ole wird gesegnet. Sie hält sich an den kirchenformalen Grundsatz, dass Tote nicht getauft werden können. Wir entschließen uns, Ole obduzieren zu lassen. Denn die Frage nach dem „Warum" quält vor allem meine Frau.

Ich entwickle einen gewissen Aktionismus. Eine, wie ich im Nachhinein finde, sehr gute Form der Trauerarbeit. Nachdem Hannah Lothrop einem Mut macht, das Kind nicht „totzuschweigen", entwickle ich Todesanzeigen. Besorge einen Eintrag für das Familienstammbuch. Spreche mit dem Bestattungsunternehmer. Habe das Gefühl, dass er uns abzocken will. Feilsche mit ihm um die Kosten für die Überführung (er verlangte über 1.000.– DM für 200 km Überführung). Wechsle den Bestattungsunternehmer, was sich als Glücksfall erweist. Er ist sehr einfühlsam, aber nicht pseudo-betroffen. Er besorgt uns auf unseren Wunsch einen Spezialsarg für Totgeborene.

48 Stunden zuvor hätte ich mir nie träumen lassen, dass ich einmal mit einem Sarg unter dem Arm nach Hause gehe. Wir schmücken ihn selbst aus, sprechen ab sofort nur noch von dem „Kästchen für Ole". Das Wort „Sarg" ist einfach schrecklich. Die Kinder legen je eines ihrer Kuscheltiere hinein. Auf Wunsch von Bjarne legen wir noch Gummibärchen für seinen Bruder dazu. In einem unbeobachteten Augenblick holt er die Hälfte der Gummibärchen wieder aus dem Kästchen und isst sie auf.

Einerseits ärgert man sich maßlos über die Sprüche: „Ihr habt doch zwei gesunde Kinder", weil man das Gefühl hat, der tote Sohn werde entwürdigt. Andererseits war uns die Unbefangenheit der Kinder doch eine große Hilfe. Ich stelle mir vor, um wie viel schwieriger die Situation sein kann, wenn es sich um das erste Kind handelt, das verstirbt.

Die Verantwortung für die lebenden Kinder ist Chance und Risiko zugleich. Es ist vor allem für ältere Kinder eine existenzielle Bedrohung, die Eltern so verzweifelt und hilflos zu sehen. Man selbst fühlt sich ständig in der Pflicht, sich „zusammenzunehmen", die Kinder nicht zu sehr zu belasten.

Da wir in den letzten Jahren aus beruflichen Gründen mehrfach umgezogen sind und möglicherweise noch werden, entschließen wir uns, Ole auf dem Friedhof meiner Heimatstadt zu beerdigen. Angeblich lässt die Friedhofsordnung nur die Beerdigung am Wohnort zu. Es kostet uns viele Telefonate und einigen Druck, damit unser Wunsch erfüllt wird. Der Pfarrer ist sehr einfühlsam. Man spürt, dass er selbst Kinder hat. Er geht, obwohl er uns nicht kennt, auf unsere Wünsche ein.

Wir informieren nach und nach unsere Freunde. Auch hier herrscht eine große Unsicherheit im Umgang mit uns. Auch wir drücken uns missverständlich aus. Ich möchte von niemandem verlangen oder erwarten dass er den zum Teil langen Weg auf sich nimmt und zur Beerdigung kommt. Andererseits wünsche ich mir Beistand und freue mich doch über jede Zusage. Nur meinem besten Freund sage ich am Telefon, dass ich möchte, dass er dabei ist.

Früher konnte ich mit Floskeln und Ritualen wenig anfangen. Mit einem „Herzlichen Beileid" tat ich mich schwer. Doch was ist die Alternative. Schweigen. Man ist als Trauernder plötzlich mit einem großen Schweigen konfrontiert. Der Tod wurde so aus unserer Gesellschaft verdrängt. Auch die Rituale sind uns verloren gegangen. Aber sie wurden durch nichts ersetzt. Somit reagieren viele Mitmenschen mit Abwendung und Unsicherheit. Doch gerade dieses Abwenden und Schweigen ist sehr verletzend.

Als ich nach 3 Wochen wieder in meine Arbeitsstätte zurückkehrte, war ich mir sicher, dass fast alle davon wussten. Doch fast niemand sprach mich darauf an. Nur ein Kollege, mit dem ich zuvor ein gespanntes Verhältnis hatte, hat uns spontan sehr einfühlsam geschrieben. Er hat selbst einen Sohn verloren... Bei den meisten anderen, obwohl als Ärzte täglich mit dem Tod konfrontiert, dieselbe Unsicherheit, dieses aus dem Weg gehen, Normalität erwartend.

Von denen, die uns ansprachen, hatte fast jeder einmal Kontakt mit einer Totgeburt in der Familie oder bei Freunden. Ich bekomme den Eindruck, dass Totgeburten eine richtige Epidemie sind. Immer hört man davon, dass die Säuglingssterblichkeit drastisch zurückgegangen ist. Man hört Vorträge und erhält Broschüren zur Vermeidung des plötzlichen Kindstodes. Aber von Totgeburten spricht man kaum. Schon gar nicht gegenüber Schwangeren und Vätern. Welch ein Versäumnis.

Die Beerdigung. Es ist ein wunderschöner Sommertag. Unsere Familie und Freunde haben sich auf unseren Wunsch hin entschlossen, keine Trauerkleidung zu tragen. Jeder Mensch der anwesend ist, ist eine Bereicherung. Wir sehen es als große Wertschätzung uns und vor allem Ole gegenüber, den ja keiner der Trauergäste außer uns kennen gelernt hat. Wir treffen allerdings wieder auf den ursprünglichen Bestattungsunternehmer, der ein Monopol auf die Bestattungen auf diesem Friedhof hat. Wir wollen den Sarg von der Trauerhalle selbst zum Grabfeld tragen. Er versucht, uns dies zu verweigern. Noch ein Wort und ich gehe ihm an den Kragen, was er zum Glück bemerkt und sich zurückzieht. Dieser Moment gehört Ole und uns, sonst niemandem. Unfassbar, wie gefühllos manche über diese Selbstverständlichkeit hinweggehen. Man reagiert sicher auch sehr empfindlich. Aber ist das ein Wunder? Gibt es einen schwereren Gang, als das eigene Kind zu Grabe zu tragen?

Wir suchen wieder den Weg zurück in den Alltag. Die Kinder gehen wieder in den Kindergarten, Svenja managt die Familie und ich gehe arbeiten.

Doch Ole hat eine große Lücke hinterlassen. Er hat doch schon bei uns gewohnt. Sein Zimmer ist komplett eingerichtet und steht nun leer. Wir haben mit ihm gesprochen, seine Bewegungen gespürt. Sonographiebilder gemacht. Eine Videokassette von einer Ultraschalluntersuchung steht in unserem Regal (wir haben sie nie mehr angesehen). Aber für die Menschen um uns herum fehlt nicht mehr als der dicke Bauch von Svenja. Diese Diskrepanz wird immer größer. Wir sollen wieder funktionieren. Je länger der Tod zurückliegt, desto größer ist der Anspruch auf Normalität aus der Umgebung.

Aus dem Buch von Hannah Lothrop wissen wir von den Gruppentreffen trauernder Eltern. Endlich werden wir in der Nachbarstadt fündig. Die Gruppe wird von zwei Psychologen sehr gut geleitet. Gleich am ersten Abend treffen wir auf zwei Mütter mit den selben Erfahrungen. Es tut gut, auf Menschen zu treffen, mit denen man diese Erfahrung teilt. Jeder kann seine Geschichte erzählen und muss nicht befürchten, auf Unverständnis zu treffen. Erschütternd ist die Erfahrung, dass manche noch nach Jahren in die Gruppe kommen. Oft ist die Gruppe der einzige Ort, an dem über den Verstorbenen gesprochen wird. Zu Beginn sind wir froh, dass sich die Gruppe auf Eltern mit Totgeburten beschränkt (leider bin ich der einzige Vater und mit meiner männlichen Trauer doch etwas allein). Viele Mütter beklagen die Sprachlosigkeit ihrer Männer. Einige dürfen den Todesfall oder ihre eigene Trauer nicht mehr ansprechen. Ich fühle mich dann immer etwas mitschuldig und verantwortlich für meine Geschlechtsgenossen.

Es ist der 11. September 2001, der Tag des Anschlags auf das World Trade Center. Schon wieder eine Erfahrung, die einen das ganze Leben begleiten wird. Aber ich mache eine weitere, ganz sonderbare Erfahrung. Bislang habe ich darunter gelitten, dass um mich herum alles so „normal" weitergegangen ist, während es mir doch so elend geht. Durch den furchtbaren Anschlag in New York gleicht sich plötzlich die Stimmungslage der Menschen um mich herum an meine an. Das tut mir richtig gut, auch wenn das im Nachhinein sonderbar klingen mag.

Wir gehen sehr regelmäßig zu den Treffen und merken, wie wir langsam ins Leben zurückkehren. Auch wenn jeder neue Teilnehmer mit seinen zum Teil erschütternden Erlebnissen einen etwas zurückwirft. Aber im Kontakt mit den neuen

Teilnehmern mit einem akuten Trauerfall hat man das Gefühl, dass man etwas zurückgeben kann an Unterstützung, die man initial selbst erfahren hat.

Nach einem erneuten Umzug müssen wir die Gruppe leider verlassen. An unserem neuen Wohnort konnten wir uns noch nicht entschließen, eine neue Gruppe aufzusuchen. Aber wir nehmen an den jährlichen Gedenkgottesdiensten für die Sternenkinder teil. Auf dem Friedhof unserer neuen Heimatstadt gibt es ein Grabfeld für anonym bestattete Sternenkinder. Wegen der Entfernung zu Oles Grab besuchen wir manchmal diesen Ort zum Gedenken an ihn.

Svenja ist wieder schwanger. Früher als auch ich es erwartet habe, ist sie wieder bereit für ein Kind. Ist es nicht ungerecht Ole gegenüber? Ist er doch kein vollwertiges Mitglied unserer Familie? Wir schwanken zwischen Freude und schlechtem Gewissen. Ich selbst betrachte Oles kleinen Bruder Laurits als Geschenk von Ole an uns. Ohne ihn hätte es Laurits vielleicht nicht gegeben. Was für ein wunderbares Geschenk und ich bin Ole unendlich dankbar. Die Schwangerschaft ist geprägt von Freude und Angst. Jede Vorsorgeuntersuchung ein Horrortrip. Natürlich keine Amniozyntese. Laurits kommt gesund zur Welt.

Wir feiern inzwischen viermal im Jahr Kindergeburtstag. Denn für mich ist auch der 22. August ein Geburtstag. Der Geburtstag von Ole. Denn Ole lebt. Tief innen, in meinem Herzen und im Herzen unserer Familie. Er hat mir eine Grenzerfahrung beschert, an der ich und die Familie gereift sind. Unsere Kinder haben einen sehr natürlichen Umgang mit dem Tod gefunden. Dies hat sich beim Tod ihrer Urgroßmutter gezeigt. Sie haben keine Hemmung vor Beerdigungen und Friedhöfen, wie ich es früher selbst hatte. Ich bin stolz auf sie, wie sie mit ihrem Bruder Ole umgehen.

In den Seminaren und Gruppentreffen erfährt man immer wieder, dass Männer „anders" trauern. Das ist unser gutes Recht. Falsche Trauer gibt es nicht. Aber wenn ich die Schilderungen der Mütter so höre, wünsche ich mir doch, dass mehr Männer die Chance ergreifen, sich zu öffnen. Ihre Gefühle anzusprechen. Offen mit dem Tod des Kindes umzugehen. Als Einstieg kann ich das Buch von Hanna Lothrop jedem Betroffenen nur empfehlen. Auch der Besuch eines Gruppentreffens der trauernden Eltern kann eine Hilfe sein.

Alles Gute.

## Sarah

*Für meine Engel*
*Jan und Hannah*

Als ich im Juni 2003 erfuhr, dass ich schwanger war, war das für mich ein unbeschreiblicher Moment. Tausend Gefühle und Gedanken stiegen in mir hoch; Glück, Freude und das Bedürfnis, die ganze Welt zu umarmen. Ich musste immer wieder auf den Teststreifen schauen – aber es waren immer noch zwei dunkelrote Linien! Noch am gleichen Nachmittag war ich mit meinem Mann bei meiner Frauenärztin und erst nachdem ich das Herzchen hatte schlagen sehen, begann ich unser Glück ein wenig zu fassen.

Ich sah die Welt auf einmal wie durch eine rosarote Brille. Ich erlebte die erste Zeit der Schwangerschaft unendlich positiv, mir war weder schlecht, noch fühlte ich mich oft besonders müde und auch die Untersuchungsergebnisse waren immer zur vollsten Zufriedenheit meiner Ärztin.

Deswegen machte ich mir auch keine großen Gedanken, als ich in der 21. Schwangerschaftswoche ein leichtes Ziehen im Unterbauch verspürte. Im Gegenteil, ich ärgerte mich ein wenig, denn ich hatte einen Tag Urlaub genommen und wollte diesen nicht unnötig im Wartezimmer des Arztes verbringen. Außerdem soll ein leichtes Ziehen in diesem Schwangerschaftsabschnitt ja nicht ungewöhnlich sein. Als ich nach dem Duschen aber eine leichte Blutung feststellte, ging ich, nachdem ich meinen Mann angerufen hatte, doch zu meiner Ärztin. Sie legte mich direkt ans CTG und stellte eine leichte Wehentätigkeit fest. Mir war zu diesem Zeitpunkt überhaupt noch nicht der Ernst der Lage bewusst. Als sie mich anschließend ins Untersuchungszimmer bat, merkte ich aber an ihrer Art und Stimme, dass irgendetwas nicht in Ordnung war. Zum Glück kam in diesem Moment mein Mann, denn ich wüsste nicht, wie ich die nun folgenden Minuten alleine überstanden hätte.

Sie untersuchte mich vaginal und stellte fest, dass der Muttermund sich komplett geöffnet hatte und die Fruchtblase sich schon nach außen wölbte. Sie sagte uns, dass wir sofort in ein Krankenhaus fahren sollten und dass sie sich nicht sicher sei, ob die Schwangerschaft noch zu halten wäre.

Wie in Trance fuhren wir ins Krankenhaus. Im Auto unterhielten wir uns noch darüber, ob ich nicht besser liegen sollte; wir wussten es nicht – die Ärztin hatte es uns nicht gesagt.

Als uns auch die Ärzte im Krankenhaus keine Hoffnungen mehr machten, bekamen mein Mann und ich es langsam mit der Angst zu tun. Was war und ist passiert? Warum hatte ich erst so spät gemerkt, das etwas nicht in Ordnung war? Wie kann es sein, dass die moderne Medizin in der Lage ist, Kinder in einem Reagenzglas zu züchten, aber keine Möglichkeiten hat, einen Geburtsvorgang zu stoppen?! Wir konnten und wollten einfach nicht glauben, dass es keine Rettung mehr für unser Kind geben sollte.

Auf unser Bitten hin wurde mir gegen die Meinung der Ärzte ein Magnesium-Tropf als wehenhemmendes Mittel gegeben. Aber die Wehen waren bereits so stark, dass man sie auch mit dem Magnesium nicht mehr aufhalten konnte. Sie wurden gegen Abend immer stärker und auch schmerzhafter. Noch am selben Abend, dem 17. September 2003, wurde unser Sohn Jan in der 21. Schwangerschaftswoche still geboren. Mein Mann war die ganze Zeit bei mir, wofür ich ihm unendlich dankbar bin, denn ich wüsste nicht, wie all die Schmerzen und Ängste ohne ihn überstanden hätte.

Ich war nach der Geburt so benommen, dass ich nicht einmal in der Lage war, meinen Sohn zu sehen. Erst spät in der Nacht gingen mein Mann und ich zu unserem Kind. Man hatte ihn auf ein Kissen in das so genannte Moses-Körbchen gelegt und liebevoll zugedeckt. Er sah aus wie eine schlafende Puppe in einem Puppenbettchen – unendlich zart und friedlich. Als ich ihn da liegen sah kam auf einmal der ganze Schmerz in mir hoch, ich brach weinend zusammen. Ich wollte nur noch schreien, aber ich konnte nicht, mein Hals war wie zugeschnürt. Ich wollte und konnte einfach nicht glauben, dass unser Sohn tot war!

Am nächsten Morgen wurden wir gefragt, ob wir Jan beerdigen wollten. Wir entschieden uns dagegen. Mein Mann und ich sind keine guten Friedhofsgänger, außerdem erhofften wir uns von einer Untersuchung Ergebnisse, die Aufschluss über die Ursache für die vorzeitige Öffnung des Muttermundes geben würden.

Die darauf folgenden Wochen nahm ich wie in Trance wahr. Ich hatte das Gefühl, in einem Vakuum gefangen zu sein. Ich befand mich in einem dunklen Tunnel, ohne ein Licht an dessen Ende zu erkennen. Ich redete mit niemandem und wollte auch niemanden sehen. Ich wollte in Ruhe weinen können, also mauerte ich mich wochenlang zuhause ein, ging weder ans Telefon noch an mein Handy, welches ständig klingelte.

Unser Umfeld reagierte sehr unterschiedlich auf den Verlust unseres Sohnes. Viele sagten aus Unwissenheit Dinge, die mich mehr verletzt als getröstet haben. Ich wollte nicht hören, dass ich noch jung sei (23), dass es sicher „besser“ so war, dass beim nächsten Mal alles gut gehen würde oder das mit meinem Kind etwas nicht in Ordnung gewesen wäre. Ich fragte mich immer wieder „Warum?“

Nach drei Wochen bekamen wir von unserem Arzt die Antwort: Man hatte bei der Untersuchung der Plazenta ein Hämatom mit älterem Blut festgestellt, welches wohl auf eine vorzeitige Plazentaablösung schließen ließ. Jetzt hatte ich also die Antwort auf meine Frage. Aber sie tröstete mich nicht, im Gegenteil, sie machte für mich alles nur noch viel sinnloser. Mein Kind war gesund gewesen, es musste sterben, weil bei mir etwas nicht in Ordnung gewesen war!

Mein Mann und ich lebten uns in dieser Zeit völlig auseinander. Er ging nach einer Woche wieder arbeiten, ich hingegen hatte meine betriebliche Ausbildung abgeschlossen und war den ganzen Tag zuhause. Wenn er dann abends nach Hause kam und ich mit ihm reden wollte, wollte und konnte er dies nicht. Er ging mit seiner Trauer ganz anders um als ich. Ich ließ meiner Wut und Trauer stets freien Lauf, weinte viel. Er hingegen machte alles mit sich selber aus, nach außen hin wirkte er dadurch immer teilnahmslos und unberührt.

Es war die schlimmste Zeit in unserer Beziehung.

Nach und nach ging es dann aber doch bergauf. Im Januar 2004 erfuhren wir, dass ich wieder schwanger war und da man uns sagte, dass die Wahrscheinlichkeit einer nochmaligen Plazentaablösung gleich Null sei, machten wir uns auch keine großen Sorgen.

Wir wechselten die Ärztin und erlebten diese zweite Schwangerschaft völlig neu, ja sogar fast angstfrei. Wider aller Erwartungen dachten wir sehr wenig an die erste Schwangerschaft, machten uns kaum Gedanken darüber, dass wieder etwas schief gehen könnte.

Doch in der 20. Schwangerschaftswoche bekam ich wieder ein Ziehen im Bauch, welches ich erst auf eine Magen-Darm-Grippe schob, die ich seit einigen Tagen hatte. Als es aber nicht besser wurde, ging ich doch zum Arzt. Die Diagnose war schockierend: Der Muttermund hatte sich wieder zwei Zentimeter geöffnet!!! Ich wurde direkt vom Untersuchungsstuhl liegend ins Krankenhaus gebracht. Dort bekam ich direkt wehenhemmende Tokolyse und wurde alle halbe Stunde an das CTG angeschlossen. Aber glücklicherweise war noch keine Wehentätigkeit festzustellen. Die Ärzte waren optimistisch und meinten, dass dies ein gutes Zeichen wäre und so bekamen mein Mann und ich wieder etwas Hoffnung. Am Abend kam der Professor und sagte, dass er bei einem negativen Bakterienbefund einen Muttermundverschluss machen wollte und wenn weiterhin keine Wehen einsetzen würden, sähe es recht gut aus, die Schwangerschaft zu halten. Zur Sicherheit bekam ich aber dennoch fünfmal täglich ein Antibiotikum.

Die darauf folgenden Tage wurden wir zunehmend optimistischer, ich war weiterhin wehenfrei und auch als der Wehenhemmer runterdosiert wurde, blieb das CTG unauffällig.

Am dritten Tag dann das schockierende Ergebnis: der Bakterienabstrich war positiv! Man hatte beta-hämolysierende Streptokokken gefunden! Also mussten wir weiterhin bangen, denn der Muttermundverschluss konnte erst gemacht werden, wenn keine Bakterien mehr nachzuweisen wären.

Die Ärzte kümmerten sich unendlich liebevoll um uns. Sobald es neue Ergebnisse gab, kamen sie direkt zu uns und sprachen mit uns. Ich bekam auch von Anfang an ein Einzelzimmer, welches es meinem Mann ermöglichte, zu jeder Tag- und Nachtzeit bei mir zu sein. Mein Mann verbrachte seine Tage ununterbrochen an meinem Bett und ging immer erst spät nachts nach Hause, um morgens um acht wieder da zu sein, wenn Visite gemacht wurde.

Ich bekam ein Einzelzimmer, so dass seine permanente Anwesenheit niemanden störte – noch heute bin ich meinen Eltern für die „Zweibett-Zimmer Zusatzversicherung" dankbar, die uns dies möglich machte.

Nach einer Woche merkte ich jedoch beim Wasserlassen, dass relativ viel Flüssigkeit in der Binde war. Man nahm erst an, dass diese auf die Vaginalzäpfchen zurückzuführen wäre. Erst beim nächsten Abstrich stellte man fest, dass es sich um Fruchtwasser handelte. Aber auf dem Ultraschall sah alles völlig normal aus; dem Kind ging es gut und die Fruchtwassermenge war auch ausreichend. Nur den Muttermundverschluss, den wollte man nun aufgrund des Blasenrisses nicht mehr machen. Das Risiko, dass die Fruchtblase bei diesem Eingriff ganz platzten würde, wäre zu groß. Aber man sagte uns auch, dass sich ein solcher Riss durchaus wieder schließen könnte, man müsse einfach abwarten. Nach zwei unerträglich langen Wochen des bangen Wartens und Hoffens kam dann die gute Nachricht: Die Bakterien waren nicht mehr nachzuweisen. Man wollte nun eine gründliche Ultraschalluntersuchung des Kindes machen. Ich wurde also in den großen Untersuchungsraum gebracht und einem Arzt vorgestellt, den ich bis dahin noch nicht kannte. Über eine halbe Stunde bewegte dieser dann schweigend den Ultraschallkopf auf meinem Bauch. Es war schrecklich, mein Mann und ich versuchten krampfhaft, auf dem Bild etwas zu erkennen, aber wir sahen fast nichts. Am Ende der Untersuchung stellte dieser Arzt auf unsere Frage, wie es denn aussehe, nur fest: „Das Kind liegt so gut wie auf dem Trockenen."

Für uns brach eine Welt zusammen. Anschließend wurde ich noch vaginal untersucht und auch danach sagte dieser Arzt nicht viel. Nur, dass man die Fruchtblase schon sehen könne.

Aber mehr wollte er dazu nicht sagen. Als wir wieder auf dem Zimmer waren, wurden wir auf einmal sehr rational. Uns war beiden bewusst, dass wir auch unser zweites Kind verlieren würden. Aber in diesem Moment fühlten wir weder Trauer noch Angst noch hatten wir sonst ein Gefühl. So als hätte der Körper unsere Herzen vorübergehend ausgeschaltet. Noch heute bewundere ich diese Selbstschutzkräfte des Körpers, mit denen wir in der Lage sind, in solchen Momenten nicht komplett durchzudrehen. Wenig später kam der Oberarzt und sagte, dass unser Kind keine Überlebenschancen hätte und er empfehlen würde, die Tokolysebehandlung abzubrechen. Wir stimmten dem ohne Zögern zu; wir hatten jede Hoffnung auf ein gutes Ende verloren. Er redete anschließend noch sehr lange mit uns – ich weiß heute nicht mehr worüber. Nur dass mein Kind in den nächsten 12 Stunden zur Welt kommen würde, dass ich es auf dem Zimmer bekommen könnte und dass ich erst anschließend in den OP zur Ausschabung gebracht werde. Dann ließ man uns allein. Schon eine halbe Stunde später setzten die ersten Wehen ein, die recht schnell sehr schmerzhaft wurden.

Fünf Stunden, nachdem die Tokolyse abgeschaltet worden war, wurde unsere Tochter Hannah am 06. Mai 2004 in der 22. Schwangerschaftswoche still geboren. Sie wurde noch in der Fruchtblase geboren und anschließend meinem Mann in den Arm gelegt. Aber schon wenig später brachte man unseren Engel nach draußen und in diesem Moment habe ich meinen Mann zum ersten Mal weinen sehen. Er stand an meinem Bett und wir fielen uns in die Arme und weinten beide. Es war ein unendlich schmerzhafter und doch unendlich befreiender Moment für mich. Ich konnte in diesem Moment in seine Seele sehen.

Nachts lagen wir noch lange gemeinsam mit unserer Tochter im Bett, weinten viel und redeten noch mehr. Über unsere Gefühle, unsere Gedanken und über die Zeit danach. Ich konnte auf einmal verstehen, warum er so anders trauerte als ich. Mir wurde bewusst, dass sein reserviertes Verhalten bei Jan nichts mit mangelnder Liebe zu unserem Sohn zu tun hatte. Er wollte mir Mut machen, hatte das Gefühl, für mich stark sein zu müssen. Es fällt ihm schwer, sich mit Dingen auseinander zu setzen, die geschehen und nicht mehr zu ändern sind. Er trauert dadurch nicht weniger aber im Gegensatz zu mir verarbeitet er seine Trauer, indem er in die Zukunft schaut, ich hingegen muss mich mit dem Schmerz selbst auseinander setzen.

Auch bei Hannah haben wir uns gegen eine Beerdingung entschieden. Wir werden unsere Kinder immer in unserem Herzen tragen, ihnen in Gedanken begegnen und in Gedanken mit ihnen sprechen. Sie werden immer ein Teil unserer Herzen, unsere ersten beiden Kinder sein.

Hannah wird Ende des Monats bei einer Gemeinschaftsbeerdingung früh geborener Kinder beigesetzt.

Seit dem Tod unserer Tochter sind vier Wochen vergangen und mein Mann und ich sind nun in der Lage, unsere unterschiedlichen Trauerrituale zu akzeptieren. Ich habe über das Forum „MaximilianProjekt" Frauen kennen gelernt, die mir helfen, meine Trauer zu verarbeiten. Je mehr ich mir meinen Kummer von der Seele schreibe, desto besser geht es mir. Gestern habe ich auch meine Periode wieder bekommen. Ein Zeichen dafür, dass wenigstens körperlich alles wieder in Ordnung ist. Bis die seelischen Wunden geheilt sind, wird es noch ein langer Weg sein, aber wir haben die Hoffnung noch nicht aufgegeben, irgendwann ein drittes Kind, ein Geschwisterkind für unsere beiden Sternenkinder Jan und Hannah zu bekommen.

Wir wissen heute, dass wir beide Kinder aufgrund einer Muttermundschwäche verloren haben. Eine Ursache, die man bei einer nächsten Schwangerschaft präventiv mit einem frühen totalen Muttermundverschluss behandeln kann. Auch diese Tatsache macht uns Mut und lässt uns zuversichtlich in die Zukunft schauen.

In Liebe
Eure Mama

Am Ende möchte ich mich noch von ganzem Herzen bei meinem Mann bedanken, der mir die ganzen letzten Monate eine unendliche Stütze gewesen ist; der mich mit all meinen Launen und Zusammenbrüchen ertragen und mir stets mit Verständnis und bedingungsloser Liebe zur Seite gestanden und Kraft gegeben hat.

Lieber Schatz, es tut mir leid, dass ich oft so ungerecht zu dir war, ich bin froh, dass ich erkannt habe, dass auch für dich der Verlust unserer Kinder die schmerzlichste Erfahrung in unserem Leben war. Ich liebe dich und ich weiß, dass nicht nur der Tod unserer Kinder uns für den Rest unseres Lebens verbinden wird.

Deine Sarah

*Nachtrag:*

Wärend dieses Buch entstanden ist, bist auch du, mein drittes Sternenkind, in meinem Bauch gewachsen – ein Lichtstreif am Horizont – und nun bist auch du von uns gegangen. In der 9. Schwangerschaftswoche hat dein Herz nicht mehr geschlagen.

Nun haben wir drei Sternenkinder. Der Schmerz ist groß, aber ein Hoffnungslicht aus Sternenstaub leuchtet in meinem Herzen.

# Mike

Heute ist mal wieder so ein Tag. Nichts Böses getan, um andere gekümmert und trotzdem Schuld am Unglück dieser Welt – zumindest, wenn ich meine Frau reden höre. Dabei könnte das Leben so schön sein, ich bin jung und gesund. Verheiratet mit einer tollen Frau. Unsere Eltern leben und wir haben zwei Kinder. Aber die Idylle ist getrübt… Mein Vater ist schwer krank und mein großer Sohn Jan und seine kleine Schwester Hannah leben nicht bei uns.

Beide Kinder haben es nur bis zur Hälfte der Schwangerschaft geschafft.

Bis September 2003 lief alles perfekt. Die Beförderung war da, fast ein Jahr Ehe gut überstanden und Sarah trug unser Kind in ihrem Bauch. Ein Wunschkind, wie es im Buche steht. Dann ein Anruf, Sarah ging es nicht gut und sie fuhr zum Arzt. Ich wollte nur eben was zu Ende bringen und dann nachkommen. Das machte ich dann aber doch nicht, die Unruhe ließ mich nicht los und ich flog sofort los. Beim Arzt dann der Schock: „Die Schwangerschaft wird wohl nicht zu halten sein, Sie gehen am besten direkt ins Hospital nach Bochum, die sind auf Frühgeburten spezialisiert." Geschockt, aber uns an einen Strohhalm klammernd, fuhren wir in die Klinik. Dort dann der Hieb mit dem stumpfen Schwert direkt ins Herz: „Machen Sie sich keine Hoffnung", sagte uns der Arzt.

Auf unser Verlangen wurden trotzdem Wehenhemmer gegeben. Aber nach sieben Stunden voller angsterfüllter Blicke auf das CTG dann die traurige Realität: Die Wehen waren nicht zu stoppen. Unser Kind würde kommen und es hätte keine Chance zu leben. Es sei sogar unwahrscheinlich, dass es den Geburtsstress überhaupt überleben würde. Obwohl ich nie bei einer Geburt wirklich dabei sein wollte, ließ ich meine Frau nicht eine Sekunde aus den Augen. Ihre Hand konnte ich allerdings nicht immer halten, denn im Rausch der Geburtschmerzen wurde sie etwas handgreiflich und beleidigend, schrie mich an, um sich anschließend direkt wieder zu entschuldigen. Noch nie hatte ich mich so hilflos und unwissend gefühlt. Was konnte ich nur tun? Das durfte es doch nicht gewesen sein!

Aber das war es.

Als ich sah, wie unser Kind auf diese Erde schoss, war es für mich wie ein innerer Zwang. Sarah schrie, ich sollte sie anschauen – aber ich konnte nicht. Die Ärztin sagte, es sei ein Junge und ich dachte noch, dass ich Recht behalten hatte. Mein Sohn. Mit Argusaugen versuchte ich zu sehen, ob sich unser Kind bewegte. Wenn es schon sterben musste, dann nicht in den Händen einer Fremden. Bereit, es der

Hebamme zu entreissen, mußte ich feststellen, unser Sohn schlief für immer. Früher hatte ich mich gegen den Begriff „Schlafen" bei Toten gewehrt, aber nachdem ich Jan so sah, wusste ich: er schläft.

Ein Häufchen Mensch, so klein und doch so perfekt. Es war erstaunlich, wie rational ich gerade dachte. Aber ab dem Moment, in dem mir klar wurde, dass mein Kind tot zur Welt gekommen war, funktionierte mein Verstand so klar wie noch nie. Ich bekam richtige Angst vor meiner emotionalen Kälte. Aber auch Sarah war nahezu emotionsfrei. Wir sprachen mit der Ärztin noch in der gleichen Nacht über eine Obduktion und über den Verzicht auf eine Bestattung. Am nächsten Tag ging es nach Hause, gerade mal 20 Stunden, nachdem ich mein Büro so übereilt verlassen und der Alptraum begonnen hatte.

Nachdem Sarah und ich langsam begriffen, was geschehen war, zeigte sich auch gleich, wie unterschiedlich wir trauerten. Sarah wurde fast unnahbar und verkroch sich immer mehr in ihr Schneckenhaus, während ich immer versuchte, für sie da zu sein. Nach drei Wochen ging ich endlich wieder arbeiten.

Jeden Tag zwei Stunden Autobahn ganz für mich alleine. Nachdenken und weinen. Zuhause dann wieder stark sein, versuchen Sarah ins Leben zurückzuholen. Weg von der ewigen Frage nach der Schuld und dem Warum. Es gab kein Warum!

In der Firma erwartete man von mir, dass ich nach einer Woche wieder der Alte war. Schließlich war ich ja Führungskraft. Ich war aber nur nach außen der Alte. Eine meiner Mitarbeiterinnen war auch schwanger. Ich glaube, ich war der rücksichtsvollste Chef, den man nur haben kann, nur dumm, dass es ausgenutzt wurde. Aber ich wollte mir nicht selber etwas vorwerfen müssen. Nach der ersten Woche holte mich mein Job wieder ein, denn obwohl mein Chef mir alle Freiheiten und Urlaube gegeben hatte, die ich brauchte, um für meine Frau da zu sein, wurde jetzt erwartet, dass alles schnell fertig wurde. Also stürzte ich mich in die Arbeit. Sie half mir, meine Trauer nicht zu stark werden zu lassen. Zumindest augenscheinlich, denn noch heute bin ich tief traurig, es gibt Momente an denen ich nur noch weinen möchte, aber das tun Männer ja nicht. Es war eine harte Zeit für unsere Ehe. Es gab Diskussionen darüber, ob ich denn nicht traurig sei, ob ich alles schon verdrängt hätte oder nicht direkt im Büro bleiben wolle. Es gab Tage, da wäre es mir lieber gewesen.

Endlose Gespräche darüber, warum ich so anders trauerte und warum ich Sarah angeblich nicht verstand.

Ich verstand sie ja, ich verstand nur nicht, warum jedes Gespräch den gleichen Inhalt haben musste, immer die gleichen Worte und nie ein Ergebnis. Okay, ich bin kein gesprächiger Typ, wenn ich einmal etwas gesagt habe, dann muss ich es nicht wiederholen. Aber trauere ich deshalb nicht? Trauere ich nicht, nur weil ich versuche, meiner Frau zu helfen, ein Leben ohne lebendes Kind auch als lebenswert zu empfinden? Doch, ich trauere und ich verstehe die Welt nicht mehr. Aber ich lebe und das hoffentlich noch sehr lange. Der Verlust meines Sohnes hinterlässt ein Loch in meinem Herzen, ein Gefühl, dass das Leben gemein ist. Aber ich weiß auch, dass es schön sein kann. Also lebe ich, trotz Trauer.

Nach ca. 3 Monaten dann das Unfassbare, direkt beim ersten Versuch wurde Sarah wieder schwanger. Obwohl es so geplant war, war da immer dieses mulmige Gefühl. Nicht wirklich Angst, denn man hatte uns gesagt, dass das, was bei Jan passiert war, so selten sei, dass kein Grund zur Besorgnis bestünde – und dennoch war es uns mulmig. Es dauerte eine ganze Zeit, bevor „wir" uns wieder schwanger fühlten. Aber nach ein paar Wochen war es einfach nur schön. Wir würden Eltern … und dann wieder der Tag, an dem Sarah sich nicht wohlfühlte, nur eine Schwangerschaftswoche früher als bei Jan. Wieder zur Ärztin und wieder dieser Gesichtsausdruck bei Sarah. Nur diesmal viel verzweifelter, denn sie wusste, was passieren konnte. Diesmal direkt mit dem Krankenwagen ins nächstgelegene Krankenhaus. Dort dann der Spießrutenlauf der Bürokratie. Ich hätte den Ersten der mir dumm gekommen wäre, wahrscheinlich verprügelt. Sarah musste liegen, den Po in die Höhe und auf den Arzt warten. Ich lief, um die Aufnahmeformalitäten zu erledigen, durchs gesamte Krankenhaus, denn ohne Patientenaufkleber konnte das Blut nicht untersucht werden. 20 Minuten Spießrutenlauf, anstelle bei meiner Frau zu sein!

Nach den Untersuchungen dann die Diagnose. Vorzeitige Öffnung des Muttermundes, absolute Bettruhe und hochdosierter Wehenhemmer. Hoffnung! Es gab sie, wenn auch nicht im Übermaß. Wenn keine Bakterien vorhanden wären, würde ein Verschluss gemacht und das Kind in den überlebensfähigen Bereich gebracht werden können. Einige Tage später: Bakterien vorhanden! Also Antibiotika fünf Mal am Tag. Ein paar Tage später wurden die Entzündungswerte zwar besser, aber nun trat Fruchtwasser aus. Nachdem die Bakterien weg waren, kamen weitere eineinhalb Wochen im Krankenhaus. Sarah lag nur im Bett, mit dem Po nach oben, und ich ging für maximal 4 Stunden am Stück nach Hause, z. B. um zu duschen, und dann kam irgendwann das niederschmetternde Ergebnis: Das Kind lag auf dem Trockenen. Eineinhalb Wochen lang hatten wir hypnotisiert das CTG angestarrt, bloß keine Wehen, bloß keinen Ausschlag, und doch war es dann soweit: Der Wehenhemmer wurde abgesetzt.

Fünf Stunden später wurde unser Mädchen Hannah tot geboren.

Es war das erste Mal seit 20 Jahren, dass ich vor anderen geweint habe – der Moment, als ich mein Würmchen auf den Arm nahm. Ich wollte sie nie wieder loslassen, am liebsten ins Leben streicheln – wie bei dem Film 101 Dalmatiner – aber es nützte nichts. Meine kleine Tochter war bei ihrem großen Bruder.

Ich wusste nicht mehr, wie ich mich fühlte, auf der einen Seite total abgeklärt und rational, besorgt um Sarah, Angst vor der bevorstehenden Ausschabung – auf der anderen Seite ein großes Loch. Ich war kurz davor, zusammenzubrechen.

Erst das langsame Zurückfinden in die Normalität, dann eineinhalb Wochen banges Hoffen und Mut machen und dann lag mein Kind doch tot in meinen Armen. Ich wollte am liebsten mit ihr wegrennen. Egal wohin, Hauptsache weg und alles wird gut. Da ich in den Tagen im Krankenhaus wieder angefangen hatte zu rauchen, hätte ich an diesem Abend sicher die goldene Kundenkarte von Phillip Morris und Jacobs verdient.

Zwei Stunden später war Sarah wieder aus der Narkose erwacht und ich musste für sie stark sein. Ich hielt mich immer an einem Satz fest. Ihr geht es schlechter als mir. Sie hat unser Kind 5 Monate gespürt und es zur Welt gebracht. Am nächsten Tag ging es nach Hause, voller Angst, dass unser Leben wieder in ein großes Loch fallen würde. Aber wir hatten nur ein paar Tage Zeit, gemeinsam zu trauern, dieses Mal ging es ein wenig besser als zuvor, obwohl wir immer noch nicht gut miteinander reden konnten.

Konnte man tatsächlich Übung bekommen im Trauern?

Wenig später wurde mein Vater ins Krankenhaus gebracht, direkt auf die Intensivstation. Ungewollt drängte sich ein neues Problem in unser Leben. Wo wir doch mit unseren Sorgen und Gefühlen schon genug zu tun hatten. Seit 6 Wochen geht es nun immer wieder bergauf und bergab mit meinem Vater und ich habe langsam das Gefühl, dass es mich zerreißt.

Immer wenn ich mir Zeit für Sarah und unsere Beziehung nehme oder nehmen will, passiert etwas mit meinem Vater und ich muss mich um das aktuelle Problem kümmern. Sarah hat zu Recht das Gefühl, dass ich sie vernachlässige, aber ich weiß nicht, wie ich mich zerteilen soll. Die Zeit, die ich früher im Auto genossen habe – alleine zu sein im Stau, um nachdenken – sie ist heute zur Qual geworden. Was muss ich mit wem wann tun? Sarah hat sich mittlerweile distanziert von mir – kein Wunder – sie redet kaum noch über sich oder unsere Kinder, sie sucht und findet ein Stück Trost im Internet bei anderen betroffenen Frauen. Aber gemeinsam stehen wir diese Zeit nicht wirklich durch. Ich wache nachts auf und rede im Schlaf von der Firma, sitze im Büro und denke an mein Kind, denke an meinen Vater und bekomme ein schlechtes Gewissen, weil ich mich auf nichts wirklich einlassen und konzentrieren kann. Ich kann nur an Abenden wie heute ahnen, wie sehr Sarah sich alleine gelassen fühlt, wenn sie mir aus heiterem Himmel (die Diskussion ging darum, weshalb ich noch nicht diesen Text verfasst hatte), an den Kopf wirft, ich solle vielleicht lieber über das Problem mit meinem Vater schreiben.

Es ist wie verhext, wenn wir Zeit haben, reden wir nicht, wir haben es uns wohl angewöhnt, dass anderes gerade wichtiger ist und wenn wir dann reden oder reden wollen, kommt etwas dazwischen. Ich weiß, dass ich die Situation kaum ändern kann, aber ich sitze wirklich zwischen den Stühlen und egal was ich tue, ich vernachlässige etwas mir sehr Wichtiges.

Ich hoffe, dass Sarah die Zeit noch irgendwie übersteht, in der mein Vater sich so in den Vordergrund rückt und wir wieder lernen miteinander zu reden. Ich weiß nicht, was ich zum Tod unserer Kinder noch sagen soll, aber ich freue mich darauf, Kinder mit Sarah zu bekommen. Auch wenn die Zeit der nächsten Schwangerschaft nicht angenehm sein wird und wir sehr viel zu den Ärzten müssen. Ich werde nun wieder einmal einen Versuch wagen, mit Sarah zu sprechen und wahrscheinlich wieder einmal allein voller Sorgen, Trauer und Gedanken in den Schlaf sinken, um mit jedem neuen Tag ein bisschen mehr Lebensfreude zurückzugewinnen.

## Schirin

*für Elli*

Ich heiße Schirin, bin 29 Jahre alt und seit August 2003 mit Patrik verheiratet. Unsere Tochter Elli starb am 25.9.2002 während der Geburt in der 41. SSW.

Im Sommer 2001 wollte ich nicht mehr die Pille nehmen, weil mir das mittlerweile zuviel Chemie war. Wir entschieden uns für natürliche Verhütung. Wir wollten noch nicht unbedingt ein Kind, waren aber auch nicht total dagegen. Wenn ich schwanger werden sollte, sagten wir uns, wäre das auch OK. Im Januar 2002 war ich dann bei meiner Frauenärztin. Ergebnis: 7. Schwangerschaftswoche, voraussichtlicher Geburtstermin: 23.9.2002. Am Anfang wusste ich nicht, ob ich mich freuen sollte. Wir hatten so viel vorgehabt in diesem Jahr. Aber im Laufe der Schwangerschaft freute ich mich immer mehr auf unser Baby, unsere „Frucht der Liebe", und entwickelte schon richtige Muttergefühle. Es war eine unkomplizierte Schwangerschaft. Mit ging's gut. Dem Baby ging's gut.

In der 37. Schwangerschaftswoche ließ meine Frauenärztin zur Vorsicht einen Doppler machen, weil ich nur 8 kg zugenommen hatte. Der Arzt sagte, es sei alles in Ordnung. Meine Ärztin wollte dann in den Urlaub und ich fragte sie noch, ob es ihrerseits irgendwelche Einwände gäbe, wenn ich im Geburtshaus entbinden würde. Sie meinte, das Baby wäre sehr klein, und wenn die Geburt sehr lange dauern würde, könnte es das vielleicht nicht schaffen. Sie empfahl mir aber auch nicht, unbedingt in die Klinik zu gehen. Mich beunruhigte das alles nicht sehr, weil ich Vertrauen in die Arbeit der Hebammen im Geburtshaus hatte. Diese bestätigten mir auch, dass mein Kind nicht so groß sein würde, aber wo sollte das bei meiner zierlichen Statur (1,70 m, 55 kg) auch herkommen. Und im Notfall könnte schnell geholfen werden. Die nahe gelegene Frauenklinik würde immer informiert, wenn eine Geburt anstand. Ich hatte also keine Bedenken, warum auch?

Es verlief alles normal!

Am 24.9. bekam ich dann gegen 22.30 Uhr alle 5 Minuten Wehen. Um 1.30 Uhr kamen wir im Geburtshaus an. Bis dahin waren die Wehen für mich gut verkraftbar.

Um 4.30 Uhr war der Muttermund vollständig geöffnet, und um 5.00 Uhr kam Elli mit nur 3 Presswehen zur Welt.

Stille.

Meine Hebamme meinte sofort, dass etwas nicht stimme. Die Nabelschnur pulsierte nicht. Sie schnitt sie durch, nahm Elli zur Seite und begann mit Wiederbelebungsmaßnahmen. Ich saß einfach nur da und schaute zu. Ich fühlte gar nichts. Alles war so unwirklich. Die ganze Schwangerschaft, die Geburt, ich konnte nie glauben, dass da wirklich etwas Lebendes herauskommt. Es war immer alles ein großes Wunder für mich. Ich weiß nicht, wie lange wir dasaßen und warteten. Ich dachte nur: „das wird nichts". Irgendwie wusste ich, dass Elli nicht leben würde. Meine Hebamme kam zu mir, schüttelte stumm den Kopf und gab mir Elli in einem weißen Tuch.

Sie war so schön. So perfekt. Ich betrachtete staunend die Händchen und Füßchen, streichelte über ihr Köpfchen. Ich war mit dem Rücken an Patrik gelehnt, der hinter mir saß, und hielt Elli im Arm. Alles war so friedlich. Nur wir drei. Patrik hielt Elli dann auch noch lange im Arm. Später sagte er mir, dass das sehr wichtig für ihn gewesen war, diese Zeit zu haben, um Abschied zu nehmen. Nach einer Weile kamen meine Hebammen zurück, kümmerten sich um die Nachgeburt und die Versorgung des kleinen Dammrisses. Der Notarzt untersuchte Elli im Nebenraum. Er kam dann zu uns und sagte, dass alles sehr tragisch sei, er aber nichts feststellen könne. Wir nahmen Elli nicht noch mal zu uns. Wir hatten damals die Vorstellung, dass sie vielleicht schon blau angelaufen oder steif sein könnte. Auf Fotos sah ich dann später, dass dies nicht so war. Meine Hebamme hatte einen der Polizisten, die von der Kriminalpolizei kamen, gebeten, ein paar Fotos zu machen.

Am Anfang wollten wir nichts davon wissen. Alles sollte schnell vorbei sein. Jetzt sind wir sehr froh, dass wir diese Erinnerung haben. Überhaupt sind wir sehr dankbar dafür, wie unsere Hebammen mit allem umgegangen sind. Sie kümmerten sich um alles, trösteten uns und kamen bis 2 Wochen nach der Geburt täglich, manchmal sogar zweimal täglich zu uns. Ich glaube auch, für sie war das ein wichtiger Schritt für die Trauerverarbeitung. Sie empfahlen mir einen netten Bestatter, der selbst ein Kind verloren hatte, und gaben mit das Buch von Hannah Lothrop. Wir sprachen über die Geburt und was wohl schief gelaufen sein könnte. Über meine Zweifel und Ängste. Sie selbst hatten sich in der Klinik und in Büchern informiert, ob sie vielleicht etwas falsch gemacht hatten. Aber Ellis Herztöne waren die ganze Zeit gut gewesen und die Geburt ging gut voran. Es bestand zu keinem Zeitpunkt die Notwendigkeit, schnell einzugreifen. Kriminalpolizei und Gesundheitsamt untersuchten unseren „Fall". Letztendlich ordnete das Gesundheitsamt eine Autopsie an.

Meine Hebammen erzählten mir etwas von okkulter Nabelschnurverschlingung. Patrik ließ sich im Januar den Autopsiebericht zeigen und erzählte mir das Ergebnis. Ich jedoch nahme das alles irgendwie gar nicht richtig wahr. Monatelang plagten mich Zweifel, ob man es nicht doch hätte erkennen können, es hätte verhindern können. Bis ich dann 8 Monate nach Ellis Tod endlich die Kraft aufbrachte, selbst zum Gesundheitsamt zu gehen und mir den Autopsiebericht zeigen zu lassen. Ich kann nicht die genaue Ursache so wiedergeben, dass sie medizinisch korrekt ist. Für mich waren nur folgende Aussagen der Amtsärztin wichtig: „es war einfach Schicksal oder Pech. So etwas kommt selten vor, aber es passiert. Auch in der Klinik! Man hätte es nicht vorher erkennen können. Trotz aller Technik und Vorsorge sterben auch heute noch Babys unter der Geburt."

Elli hatte sich sehr unglücklich in die Nabelschnur hineingedreht und sie dann noch mit ihrer Hand nach vorn zum Kopf gezogen. Als dann die Fruchtblase platzte, was kurz vor den Presswehen passierte, war der Schutz weg und die Nabelschnur wurde wie bei einem Nabelschnurvorfall plötzlich abgeklemmt. Jegliche Hilfe, wie Kaiserschnitt oder Zange, wäre zu spät gewesen. Für mich war und ist eigentlich nur eines wichtig: Elli hatte keine organischen Schäden, sie war gesund und mit 2900 g und 48 cm normal entwickelt. Also nicht zu klein oder zu schwach und es war nicht zu verhindern gewesen und wäre auch genauso in einer Klinik passiert. Nachdem ich das wusste, relativierten sich für mich so viele Aussagen und Meinungen von Leuten, die angeblich genau wussten, wer Schuld war und wo die Fehler lagen. Man sollte sich wirklich immer wieder die Frage stellen, inwieweit diese Leute überhaupt Bescheid wissen können.

Waren sie bei der Geburt dabei? Nein!

Haben sie den Autopsiebericht gelesen? Nein!

Und trotzdem schafften sie es immer wieder, dass in mir Zweifel aufkamen, die ich schon längst ausgeräumt hatte. Jeden Tag sprach ich mit Patrik über alles. Er half mir sehr. Für ihn waren die ersten Tage nach Ellis Tod die schlimmsten. Doch für ihn stand fest, dass alle Beteiligten ihr Bestes getan hatten, dass kein menschliches Versagen vorlag und dass der Mensch trotz allem Fortschritt nicht alle Risiken ausräumen kann. Ein „Hätte, Wäre, Könnte" würde unsere Tochter nicht zurückbringen. Man musste es einfach akzeptieren! Letztendlich ist das Kind im Bauch doch ein Mensch, der auch seinen eigenen Willen hat, den man nicht kontrollieren kann. Ingeborg Stadelmann hat dies in ihrem Buch „Die Hebammensprechstunde" gut beschrieben: „Erstens kommt es anders, zweitens als man denkt, und drittens wie das Kind es will." Warum hatte Elli die Nabelschnur vorgezogen? Warum hatte mir mein Körper kein Zeichen gegeben, dass etwas nicht stimmte? Warum konnte man es vorher nicht feststellen? Warum war gerade mit das passiert? Immer dieses Warum!

Niemand kann die Antwort geben! Als ich die Amtsärztin fragte, was ich bei meiner nächsten Schwangerschaft beachten soll, sagte sie, ich solle alles so machen wie bei der ersten auch. So schlimm es klingt: Es ist, wie es ist!

Restrisiken könne man nicht ausschließen. Und richtig hineinsehen in die Frauen kann man noch nicht!

Ich musste mir das auch immer wieder sagen. Zu oft fällt man in die alten Zweifel zurück und ist wie in einer Endlosschleife gefangen. Patrik und auch meine Schwester hörten mir immer wieder zu und trösteten mich. Auch einige Freundinnen halfen mir in dieser Zeit sehr, indem sie einfach nur zuhörten, ohne zu werten, ohne kluge Ratschläge zu geben. Ganz im Gegensatz zu der „älteren" Generation, die gern belehrend ist und einen Schuldigen braucht, selbst meine eigene Frauenärztin beschimpfte mich regelrecht, warum ich ins Geburtshaus gegangen sei. Sie hätte mir eindeutig davon abgeraten, was natürlich nicht stimmte. Ich konnte mich noch genau an meinen letzten Termin bei ihr erinnern. Ich fand das alles sehr traurig, dass sie kein Wort des Trostes für mich übrig hatte. Gerade als Frauenärztin sollte man doch auch auf der psychischen Ebene etwas sensibler sein. Ich denke, viele Ärzte wollen es einfach nicht wahrhaben, dass Babys auch sterben können. Aber viele haben ja in solchen Situationen Probleme, die richtigen Worte zu finden. Und leider bleiben gerade die schlechten Erfahrungen besonders in Erinnerung.

Am Anfang hatte ich immer das Bedürfnis, jedem, der mich fragte, zu erzählen, was passiert war, es zu erklären, mich zu rechtfertigen. Manche sagten darauf einfach Dinge, ohne zu überlegen, ob sie einen damit verletzen oder sehr traurig machen. Ich stellte dann fest, dass es die besten Methode war, es nur denen zu erzählen, bei denen man merkt, da ist Anteilnahme da. Man muss es ja niemandem erzählen, man muss sich auch nicht rechtfertigen! Vielleicht sollte man in solchen Situationen auch einfach sagen: „Das verletzt mich sehr, dass du das sagst" oder „Das macht mich sehr traurig". Aber ich habe das nie fertiggebracht. Gerade das fällt mir auch heute noch sehr schwer, weil einen Worte so verletzen, kann ich oft nicht reagieren. Hinterher gehen mir die Kommentare noch ewig im Kopf rum und ich überlege mir passende Antworten für das nächste Mal. Natürlich trifft es einen dann wieder völlig unvorbereitet. Ich habe mir dann irgendwann gesagt: Die wissen es nicht besser! Sie wollen dir nichts Böses, sondern wissen nur nicht, wie sie sich richtig ausdrücken sollen.

Bei meiner Familie und der Familie meines Mannes musste ich mir das immer wieder ins Gedächtnis rufen, wenn wir zu Besuch fuhren. Man möchte gerade, dass die eigene Familie einen versteht, einfühlsam ist und Trost gibt. Man möchte, dass alle auf einen Rücksicht nehmen. Im Nachhinein muss ich leider sagen, man sollte da nicht zu viel erwarten. Auch unsere eigenen Familien fanden oft nicht die richtigen Worte. Und eigentlich gut gemeinte Ratschläge trafen uns sehr. Sie drückten ihre Anteilnahme eher über liebevolle Geschenke oder ein herzliches und warmes Willkommen aus. Ich weiß, dass es allen sehr leid getan hat, aber ich glaube dass sie gar nicht erkannt haben, wie tief der Tod von Elli uns getroffen hat. Ich bin darüber auch heute noch sehr traurig und wütend. Andererseits kann ich aber auch verstehen, dass sie unseren Schmerz nicht in dem Maße, wie wir es gerne hätten, nachvollziehen können. Vielleicht hätte man alle Familienmitglieder ins Geburtshaus holen sollen, damit sie alle Elli im Arm halten und so begreifen, was wirklich passiert ist, dass nämlich ein Mensch gestorben ist. Aber ich glaube, wir wollten damals nur für uns sein, auch später bei der Beerdigung.

Meine Gefühle gehen da zwischen Wut und Verständnis hin und her, je nachdem in welcher Gemütslage ich gerade bin. Aber mittlerweile finde ich, man sollte sagen, wie man sich fühlt und wenn es einem noch so schwer fällt. Denn woher soll die Familie wissen wie es uns geht, wenn wir es nicht erzählen. Ich glaube, ich hätte mir viel Kummer erspart, wenn ich mich eher geöffnet hätte. Doch für mich war das immer ein Zeichen von Schwäche. Als wir letztes Jahr heirateten, hatte unsere Festrednerin alle unsere Gefühle nach Ellis Tod mit in die Rede eingebaut. Unsere ganze Familie hörte so, wie es uns ergangen war. Das war sehr wichtig für uns, da wir bei Elli keine Trauerfeier gemacht hatten. Und ich glaube, seitdem ist es wirklich besser.

Die Hochzeit an sich hat mir auch viel Kraft gegeben. Patrik und ich spürten nach Ellis Tod so stark unsere Liebe zueinander und wir hatten trotz der Trauer sehr intensive glückliche Momente. Es ist schon paradox, aber Glück und Trauer liegen manchmal sehr nah beieinander. So habe ich nicht nur negative Erinnerungen an diese Zeit. Allein die Geburt zeigte mir meine Kraft und Stärke. Wir haben uns zu zweit viele schöne Momente geschaffen, sind viel in die Natur gefahren. Wir sind auch viel verreist. Es war gut, von allem eine Weile weg zu sein und die ganzen Leute, die uns kennen, nicht zu sehen.

Natürlich war die Trauer immer da. Ich weinte anfangs jeden Tag und fragte mich, wann das wohl aufhören würde. Ich hatte eine Zeit, in der ich jeden Tag an die Geburt dachte und wie schön es gewesen wäre, wenn Elli gelebt hätte. Aber Patrik und ich haben uns immer wieder Mut gemacht. Das Leben war doch nicht vorbei! Ich war und bin gesund, habe einen lieben Mann, eine gute Familie, eine Wohnung, Geld, mein Studium, ich kann noch viele Kinder bekommen! In irgendeinem Buch hatte ich gelesen: „Mein Kind ist doch nicht gestorben, damit ich mein ganzes Leben lang traurig sein soll!" Wir haben versucht, einen Sinn in Ellis Tod zu finden. Ich las viele Bücher dazu. Ich sagte mir, nur das, was ich selbst denke, entscheidet darüber, wie ich mich fühle. Ich habe mich auch viel mit dem Tod beschäftigt, was ich früher immer gemieden hatte. Mir hat es sehr geholfen, mich mit diesem Thema auseinanderzusetzen. Ich habe einfach nach Anhaltspunkten gesucht, die mir die Hoffnung gaben, dass mit dem Tod nicht alles vorbei ist. Im Endeffekt weiß doch keiner wirklich, was nach dem Tod passiert. Ellis Tod hat mir auch bewusst gemacht, wie schnell alles vorbei sein kann und dass man jeden Tag genießen sollte. Ich will jetzt mehr auf mein Innerstes hören und versuchen, das zu tun, was für mich das Beste ist. In mein Tagebuch habe ich alles hineingeschrieben, was mich aufbaut: eigene Gedanken und Zitate aus Büchern. Und immer, wenn es mit nicht so gut geht, lese ich darin und erinnere mich daran, dass das Leben trotz allem schön ist. Und das es anderen Menschen auf der Welt viel schlechter geht als mir.

Ich denke jeden Tag an Elli. Doch nicht mehr mit viel Schmerz wie am Anfang. Es ist nun eher wie eine sanfte Trauer. Manchmal ist es stärker, manchmal schwächer und die Abstände zwischen Tagen, an denen ich sehr traurig bin, werden immer größer. Manchmal geht es mir lange Zeit sehr gut und dann kommt irgendwie eine Situation, in der ich wieder sehr traurig bin. Ich glaube, solche Situationen werden mein ganzes Leben immer mal wieder vorkommen und Elli wird immer in meinen Gedanken sein. Sie ist mein erstes Kind, auch wenn sie tot ist, und das kann man doch nicht vergessen oder „überwinden". Seitdem ich das für mich akzeptiert habe, bin ich auch wieder offen für ein neues Kind.

Anfangs wollte ich erst in 5 oder 10 Jahren wieder schwanger werden. Ich hatte zu große Angst vor einem weiteren Verlust. Ich wollte mich noch ein bisschen auf mich konzentrieren, mein Studium fertig machen, reisen und später eine Arbeit finden. Doch irgendwie ist der Gedanke an eine Schwangerschaft immer da. Wie wird es wohl diesmal sein?

Wohin gehe ich zur Entbindung? Wird es ein Mädchen oder ein Junge? Wird alles gut gehen? Tausend Fragen!

Ich beobachte Mütter und Väter mit ihren Kindern und stelle mir vor, wie wir zwei mit unseren Kindern herumlaufen. Ich habe im Urlaub viele schöne Kindersachen gesehen und schon welche gekauft. Patrik und ich haben eine ganz andere positive Sichtweise bekommen was Kinder betrifft. Vor einem Monat, 1 ½ Jahre nach Ellis Tod haben wir uns dann entschlossen wieder ein Kind zu bekommen. Patrik meinte, meine Gedanken würden ja sowieso nur um dieses Thema kreisen. Und meine Ängste würden in 5 Jahren genauso groß sein wie jetzt. Im Endeffekt habe ich auch immer die Frage vor Augen: Wird es das nächste Mal klappen? Diese Ungewissheit kann manchmal eine ganz schöne Belastung sein.

Seit wir die Entscheidung über eine erneute Schwangerschaft getroffen haben, bin ich auch irgendwie erleichtert. Ich werde vielleicht schon in einem Jahr ein gesundes, lebendes Baby haben. Ich werde die Antwort auf meine Fragen vielleicht schon nächstes Jahr haben. Natürlich ist die Angst vor einem erneuten Verlust da, aber die Hoffnung ist größer.

Und diese Ungewissheit müsste ich dann nicht mehr ewig mit mir herumschleppen. Ich habe mir auch überlegt, auf was ich eigentlich noch warten will? Ich bin fast 30. Ich habe schon viel erlebt. Ich bin verheiratet. Studieren und reisen kann ich auch noch mit Kind. Und wenn es diesmal wieder nicht klappt, wie viel Zeit habe ich dann noch? Und weiß ich denn, wie viel Zeit ich noch mit Patrik habe? Solche Gedanken gehen mir durch den Kopf. Es ist wirklich eine schlimme Zeit, die man da durchmacht. Aber letztendlich war für mich entscheidend, was denke ich selbst?

Mein größtes Problem waren und sind jetzt manchmal immer noch die Leute um mich herum. Was denken die über mich? Was erzählen sie über mich? Aber eigentlich ist das doch egal! Ich muss mit mir selbst klarkommen! Und im Endeffekt weiß ich ja gar nicht, was sie wirklich denken. Ich glaube, damit werde ich auch bei meiner nächsten Schwangerschaft zu kämpfen haben, wenn dann wieder die vielen gut gemeinten Ratschläge und Kommentare kommen. Aber diesmal will ich offen aussprechen, was mich stört, und zu mir selbst stehen. Ich habe viel über mich und die Menschen gelernt in den letzten 1 ½ Jahren. Ich glaube schon, dass ich durch alles stärker geworden bin und ich glaube, dass ich nun besser auf die nächste Schwangerschaft und das Muttersein vorbereitet bin.

Ich glaube, dass alles im Leben seinen Sinn hat, ob gut oder schlecht.

Und ich glaube, dass das nächste Mal alles gut wird.

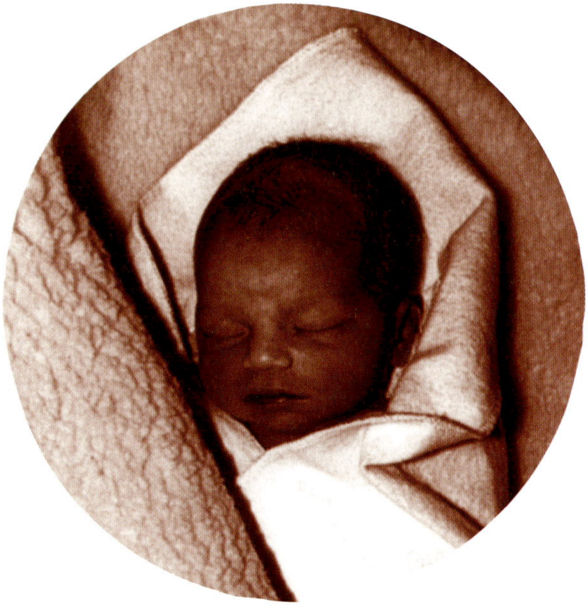

## Patrik

### Wir waren dem Glück so nahe

Es war für mich die aufregendste Nacht meines Lebens, mit Gefühlsschwankungen, wie ich sie bis dahin noch nicht erlebt hatte. War es Vorfreude, Aufregung vor einer Veränderung in unserem Leben oder war es doch, wie ich mich oft gefragt habe, eine Art Vorahnung?

Alles lief nach Plan, die Schwangerschaft war eine schöne Zeit, die Tests alle in Ordnung und unsere Beziehung zueinander wuchs mit dem Kind im Bauch von Schirin. Es sollte eine „angenehme" Geburt werden ohne Hektik und Stress, weshalb wir uns auch für das Geburtshaus entschieden. Ich fühlte mich von Anfang an, nachdem Schirin sagte, dass es losgeht, etwas mulmig, nicht so erregt und freudig, wie ich mir das vorher immer so vorgestellt habe.

Während der Geburt wich ich keine Sekunde von meiner Frau und dachte nur an sie und das Kind. Ich war wie in Trance oder im Halbtraum. Es ging alles relativ schnell und ich war sehr gefasst, als die Hebammen die Kleine herausholten und sie keinen Schrei von sich gab. Sie versuchten in kurzer Zeit alles erdenkliche, um unsere Elli in unsere Welt zu holen, während wir eng umschlungen (ich saß hinter Schirin), fast hypnotisch auf das Handeln der Hebammen starrten.

Sie kamen nach einigen Minuten zu uns und gaben uns unser Baby. Es lag da, so friedlich, so ein perfektes Wesen, welches einige Minuten vorher noch sehr lebendig im Bauch der Mutter lebte. Sie kam mir trotzdem sehr bekannt vor, obwohl ich nicht glauben konnte, dass ich jetzt meine eigene Tochter tot in den Armen halte. Ich dachte sie schläft nur, müde von der Geburt, es war schwer zu begreifen.

Erst als die Hebammen sich mit der Nachgeburt beschäftigten, hatte ich etwas Zeit, mich mit Elli zu beschäftigen. Ich trug sie fast eine halbe Stunde auf dem Arm und unterhielt mich mit ihr. Eine innere Stimme sagte mir: „Es ist alles nicht so schlimm, wie es scheint, sie ruht in Frieden und ist im ewigen Licht. Kümmere dich um deine Frau, heile ihre Wunden und sei geduldig."

Danach verabschiedete ich mich von ihr und gab sie den Hebammen und dem Notarzt. Ich half meiner Frau, auch die Nachgeburt zu überstehen, denn sie fragte sich schon: „Für was das alles noch?"

Es war im Nachhinein sehr wichtig für mich, die Zeit mit Elli gehabt zu haben. Ich war damals jedoch zu besorgt um Schirin, so dass ich glaubte, sie sei nicht stark genug, Elli noch einmal zu sich zu nehmen, nachdem der Notarzt sie untersucht hatte. Das war nicht gut. Sie hätte auch mehr Zeit mit Elli verbringen sollen.

Das Gute war, eine der Hebammen kümmerte sich gleich um uns und fing an, sich mit uns über die möglichen Ursachen zu unterhalten. Es war ein Schock, auch für das Geburtshaus, denn dies war die erste Totgeburt.

Da ich selbstständig bin, habe ich auch keine Auftrag in der Zeit danach angenommen und meine Frau gepflegt und mich um den Haushalt gekümmert.

Die ersten drei Tage waren die entscheidenden, in denen ich alle extremen Gefühle durchlebte. Ich weinte viel und ich fragte mich: „Warum passiert das uns?" Da halfen mir viel die ständigen Gespräche mit Schirin, aber auch mit ihrer Schwester und den Hebammen. Ich zog mich oft allein zurück und meditierte. Ich bin dann zur Erkenntnis gekommen, dass Elli eine uralte Seele sein muss, welche gerade noch das Erlebnis einer vollkommenen Schwangerschaft und Geburt brauchte. Es klingt sehr einfach, aber es war ihre eigene Entscheidung. Ich habe erkannt, dass man nur ein Teil vom Ganzen ist und jedes Teil etwas Einzigartiges, Eigenständiges und Besonderes ist. In diesem Moment fühlte ich mich stark und glücklich wie noch nie, und meine Liebe zu Schirin war unendlich. Elli hat uns endgültig zusammengeschweißt.

*„Das wahre Glück empfindet man meist erst am stärksten im Angesicht des Todes."*

Ich weiß jetzt, wie wertvoll und sensibel ein menschliches Wesen ist, welches wir als Geschenk betrachten sollten. Die Erfahrungen der ersten Tage gaben mir die Kraft, mich um meine Frau zu kümmern, ihr Trost zu spenden und neuen Mut zu geben.

Vergessen werden wir Elli nie. Sie wird immer unser erstes Kind sein, welches einen Platz in unserem Herzen hat.

## Silke

## Jessica

Ich heiße Silke und unsere Tochter wurde am 3.9.1997 in Hedelfingen tot geboren. Meine Schwangerschaft mit Jessica war nicht schön, ich hatte schon sehr früh Blutungen und wechselte den Frauenarzt, da meiner, wie viele, nichts gegen Blutungen unternahm.

Ich lag dann sechs Wochen im Krankenhaus und etwa in der 22. Woche hörten die Blutungen auf. In der 35. Schwangerschaftswoche, an einem Freitag, war ich beim Frauenarzt und fragte ihn nach Risiken einer Totgeburt, als hätte ich irgendwie eine Vorahnung gehabt. Ich bekam eine komische Antwort.

Am darauf folgenden Mittwoch ging ich mit meinem Mann ins Krankenhaus, weil ich das Kind den ganzen Tag nicht gespürt hatte. In der Nacht war sie sehr lebhaft gewesen und hatte sehr stark und ruckartig gestrampelt. Im Krankenhaus aber fanden die Hebamme und der Arzt keine Herztöne mehr. Der Arzt klärte uns auf und mit Beruhigungstabletten gingen wir nach Hause. Am anderen Morgen sollten wir wieder kommen und die Geburt wurde eingeleitet. Es dauerte sehr lange, bis Jessica da war. Ich ließ mir eine PDA geben.

Für den Frauenarzt, der mich in dieser Schwangerschaft betreute und von Jessica entband, war es die erste Totgeburt. Ich war in einer kleinen Klinik und da wir nicht richtig wussten, wie wir damit umgehen sollen haben wir unsere Tochter, als sie dann da war, nicht angesehen. Wir hatten sie auch nicht auf dem Arm. Meine Eltern haben sie gesehen, aber Bilder wurden keine von ihr gemacht. Dass ich sie nicht gesehen habe und nicht auf dem Arm hatte beschäftigt mich noch sehr.

Der Frauenarzt redete sehr einfühlsam mit mir und sagte, dass ich eine negative Einstellung ihr gegenüber entwickeln könnte. Ich dachte: „Nein, das werde ich nicht," aber er hatte recht .

Wir hatten zu dieser Zeit nur einen Sohn und ich wünschte mir nichts sehnlicher als ein Mädchen. Ich hatte solch einen Schmerz, dass ich immer wieder an die Schwangerschaft dachte und wirklich die Fehler beim Frauenarzt suchte. Da wir in der gleichen Gemeinde wohnen, sahen wir uns auch öfters und damit konnte ich schwer umgehen. Der Frauenarzt empfahl uns, nach einem halben Jahr so schnell wie möglich den Kinderwunsch wieder anzugehen. Ich hatte sehr große Angst, nicht wieder schwanger werden zu können und kaufte mir ein Gerät, um die fruchtbare Tage herauszufinden. Für meinen Mann war es auch eine schwere Zeit, denn er durfte seine Trauer nicht so zeigen.

Ich wurde im Februar darauf wieder schwanger und ging zuerst wieder zum gleichen Frauenarzt. Er zeigte sich wieder sehr verständnisvoll, aber dennoch wechselte ich den Frauenarzt, da mich die Praxis zu stark an die vorherige Schwangerschaft erinnerte. Ich hatte in der Schwangerschaft immer Angst und wenn sich Sabrina nicht bewegte, rüttelte ich meinen Bauch und weckte das Kind auf. Sabrina erschrak noch circa ein halbes Jahr lang, wenn man sie aus dem Bett holte oder auf dem Arm hatte und dabei an ihren Popo kam.

Der Frauenarzt, der mich jetzt betreut, war sehr genau und ging sehr gut auf mich ein. Nach einem Doppler-Ultraschall war ich wieder für kurze Zeit beruhigt und ich fühlte mich bei ihm sehr gut aufgehoben. In der 36. Woche fuhren wir in eine Klinik, um uns vorzustellen. Sie erklärten sich bereit, die Geburt einzuleiten.

In der 37. Woche war meine Angst so groß. Ich rüttelte wieder an meinem Bauch, aber sie bewegte sich nicht. Wir zogen uns an, um ins Krankenhaus zu fahren, da endlich bewegte sie sich. Mein Mann und ich entschlossen uns, trotzdem ins Krankenhaus zu fahren. Die Ärzte hielten ihr Versprechen und leiten die Geburt ein und am anderen Tag war unsere Tochter mit 3050 g da.

Danach folgte noch die Schwangerschaft von Moritz. Diesmal habe ich es bis zur 38. Woche geschafft. Aber auch diese Geburt wurde vorzeitig eingeleitet.

Meine letzte Schwangerschaft war die von Dennis. Ich war während der Schwangerschaft wieder beim selben Frauenarzt. Dennis brachte der Arzt auf die Welt, der auch Jessica entbunden hatte. Es war eine sehr schöne Geburt, denn mittlerweile haben wir einen sehr guten Kontakt zueinander, da der Freund unseres größten Sohnes der Sohn dieses Arztes ist und unser christlicher Glaube unsere Familien verbindet. Deshalb war diese positive Erfahrung für uns sehr wichtig.

Unsere Tochter Jessica vermissen wir immer noch sehr. Es wäre so schön gewesen, zwei Mädchen zu haben, unsere mittlerweile 5-jährige Tochter fragt am häufigsten nach ihrer Schwester, sie ist für sie ein Schutzengel. Wir sind sehr dankbar für unsere Vier, aber dennoch fehlt uns Jessica.

Für mich war während meinen Schwangerschaften sehr wichtig zu wissen, dass ich die Geburt einleiten lassen kann. Für uns war es die richtige Entscheidung, die 3 Kinder nach Jessica vor dem Geburtstermin zu holen, denn mein Frauenarzt sagte einmal zu mir, dass man sich immer die Konsequenzen bewusst machen muss.

Wir waren uns dessen bewusst, dass die Kinder mehr Zuneigung benötigen, bis sie den errechneten Geburtstermin erreicht haben, aber ich konnte stillen. Für uns war es einfacher dies zu bewältigen, als das Warten mit in einer Unruhe, die sich auf das Kind überträgt. Ich bin Erzieherin und in der Ausbildung wurde uns vermittelt, wie wichtig die vorgeburtliche Zeit ist, deshalb fand ich es für uns richtig, die Kinder früher kommen zulassen.

Einige Freundschaften sind zerbrochen, aber auch neue entstanden. Der Austausch mit Betroffenen war für mich sehr wichtig. Viele verstanden nicht, wie man um ein Kind trauern kann, das noch gar nicht gelebt hatte, aber sie haben vergessen, dass in der Schwangerschaft auch eine Beziehung zu dem Kind entsteht.

Die ersten 2 Jahre hatte unser Ältester sehr wenig von mir. Ich war so viel traurig, aber er wurde dadurch ein sehr einfühlsames Kind.

Es gibt ein Lied von Daniel Kallauch: „Jedes Kind ist ein Geschenk" und als solches sehe ich auch meine Kinder und ich frage mich immer wieder, wie es gewesen wäre wenn Jessica weitergelebt hätte. Dann aber hätten wir vielleicht keinen Dennis und der ist so ein wunderbares Geschenk und so tröste ich mich auch immer wieder.

Der Pfarrer hat zu uns in unserem Trauergespräch gesagt, Fruchtbarkeit ist ein Geschenk und wir danken Gott, dass er uns nach dieser Totgeburt noch dreimal Fruchtbarkeit geschenkt hat. Ich habe sehr oft gebetet, wieder schwanger zu werden und Gott hat mich erhört.

Unser Hochzeitsspruch war: „Befehle dem Herrn deine Wege, er wird es wohl machen". Ich habe mich lange gefragt: „Welchen Weg will er mit uns gehen und warum hat er das zugelassen?" Ich habe mich gefragt: „Was habe ich getan? Ist es vielleicht mein Weg, anderen zu helfen?

Ich möchte den Ärzten des Margaritenhospitals in Schwäbisch Gmünd meinen Dank aussprechen, die uns durch ihr Verständnis und ihre gute Betreuung sehr geholfen haben.

## Silvia

Für Leonie und Tom

Leonie

* 12.12.2001

Alles begann im Juli 2001. Da erfuhr ich, dass ich schwanger war. Damals war ich gerade 18 Jahre alt, doch dieses Baby sollte ein Wunschkind werden. Ich steckte noch mitten in der Ausbildung, aber wir würden das schon irgendwie hinkriegen und auch mein damaliger Chef sprach mir Mut zu. Eigentlich konnte jetzt nichts mehr schief gehen. Ich hatte gerade 4 Wochen die Pille abgesetzt, als der Schwangerschaftstest ein positives Ergebnis zeigte. Wir waren doch ziemlich überrascht, dass es so schnell ging, schwanger zu werden.

Ich rief gleich bei meiner Frauenärztin an, um einen Termin für die erste Vorsorgeuntersuchung zu bekommen. Zwei Wochen später war es dann endlich soweit. Ich war natürlich total aufgeregt, denn ich wusste ja nicht so recht, was nun auf mich zukommen und wie denn nun unser Baby aussehen würde. Aber in der 7. Woche gab es ja noch nicht viel zu sehen. Sie machte einen Ultraschall, nahm Blut ab und überprüfte den Urin. Es war absolut alles okay! Etwas enttäuscht, dass mein Baby noch so klein und unscheinbar war, aber doch glücklich verließ ich die Praxis. Ich musste sofort jedem von meiner Schwangerschaft erzählen und auch mein Freund war überglücklich, dass alles in Ordnung war. Wenn ich damals gewusst hätte, was noch alles auf mich zukommen würde, dann hätte ich lieber niemandem von meinem Baby erzählt.

In der 9. Schwangerschaftswoche bekam ich dann endlich den heiß ersehnten Mutterpass. Stundenlang hätte ich drin blättern können, aber es stand ja noch nicht viel drin.

Ein paar Tage später bekam ich plötzlich leichte Schmierblutungen und meine Frauenärztin stellte eine Chlamydieninfektion fest. Doch sie meinte, die würde meinem Kind nicht schaden und ich bekam ein in der Schwangerschaft verträgliches Antibiotikum. Allerdings litt ich da schon unter ständiger Übelkeit und Erbrechen und anstatt die ganze Schachtel zu Ende zu nehmen, nahm ich nur drei Tabletten. Ich hatte die einfach nicht vertragen. Meine Frauenärztin unternahm aber deswegen nichts. So hoffte ich, dass die Infektion bald von allein verschwinden würde, was dann angeblich nach einer Woche auch geschehen war. Das war dann so ungefähr Ende 10. SSW.

Unsere Maus turnte zu diesem Zeitpunkt schon munter in ihrer warmen Höhle hin und her, aber es war natürlich noch nichts davon zu merken. Wir waren glücklich, als wir unser erstes Ultraschallbild bekamen. Ich konnte gar nicht genug von dem Bild bekommen. Dieses kleine Würmchen sollte also unser Baby werden, es war zwar noch sehr winzig, aber ich stellte mit vor, dass es richtig süß sein würde. Die Übelkeit war zu diesem Zeitpunkt immer noch nicht überstanden. Ich musste zweimal ambulant behandelt werden und bekam zwei Infusionen. Ich hatte große Angst, dass mein Baby nicht gut genug versorgt sein würde. Aber auch dieses Problem legte sich nach einer Woche.

Ende der 15. SSW wurde uns gesagt, dass wir ein Mädchen erwarten. Wir strahlten vor Freude, obwohl sich mein Freund eigentlich einen Jungen gewünscht hatte. Die nächsten 6 Wochen hatte ich absolut keine Beschwerden mehr, ich begann unsere Maus zu spüren. Anfangs noch zart, dann immer stärker. Ich hatte jetzt wohl die kritische Phase überstanden und freute mich schon so auf den Tag, an dem wir unser Mäuschen im Arm halten dürften. Viel zu früh wurde dieser Tag bittere Realität. Unser Glück war nicht von Dauer.

Es war Mittwoch, der 12. Dezember, 22. SSW. Ich war gerade in der Berufsschule, als ich plötzlich ein Ziehen im Bauch bemerkte. Ich dachte mir nicht viel dabei, denn schon am Tag zuvor veranstaltete unsere Kleine ein wildes Turnprogramm in ihrer Höhle. Auch diesmal strampelte sie wie wild. Doch nach ein paar Minuten kehrte Ruhe ein. Das sollte das letzte Lebenszeichen von unserer Maus gewesen sein.

Wieder bekam ich dieses Ziehen. Ich ging nach draußen, um ein bisschen frische Luft zu schnappen und umher zu laufen. Doch ich wurde unruhig, als es noch stärker wurde, und ging schnell zur Toilette, um nachzusehen was da los war.

Dort angekommen, traf mich fast der Schlag, es war alles voller Blut und Schleim. Der Muttermund hatte sich also geöffnet und das Ziehen waren Wehen. Ich rief sofort meinen Freund an, er war ja selbst auf der Arbeit und nach ein paar Minuten war auch schon der Rettungswagen da. Diese Minuten kamen mir wie Stunden vor, denn die Wehen kamen nun alle 3 Minuten. Ich bekam sofort Wehenhemmer und das half auch erst einmal. Ich musste sofort ins Krankenhaus.

Dort angekommen, brachte man mich gleich in den Kreißsaal. Seit der ganzen Zeit, die jetzt vergangen war, bewegte sich unser Baby kein einziges Mal mehr. Die Hebamme war freundlich und beruhigte mich erst einmal. Sie hängte mich ans CTG und zu meiner Überraschung waren die Herztöne in Ordnung. Mein Freund war auch bei mir. Nach ca. einer halben Stunde kam dann endlich mal ein Arzt. Er machte zuerst Ultraschall und da sah ich, dass die Kleine seelenruhig schlief. Fürs

Erste war ich beruhigt. Das war wohl der Grund, warum sie sich nicht bewegte.

„Ihr Baby wiegt jetzt 320 Gramm", verkündete mir der Arzt. Doch wenn ich gewusst hätte, was mich die nächsten 5 Stunden noch erwartete, hätte er sich diesen Satz sparen können.

Die Tastuntersuchung tat furchtbar weh, ich hätte vor Schmerzen vom Bett springen können. Er sah uns an und schüttelte den Kopf. Alles was er sagte war: „Ihre Freundin wird das Baby jetzt bekommen, aber es wird nicht lebensfähig sein." Diese Worte trafen uns wie ein Schlag. Nie würden wir unser Kind im Arm halten dürfen...

Nicht mal der Wehentropf ist mir erspart geblieben. Durch dieses Zeug wurden die Wehen immer stärker. Als der Arzt mich nach einer Stunde noch mal untersuchte, zerstach er auch noch die Fruchtblase. Da wusste ich, ich muss mein Kind wirklich bekommen. Jetzt gab es keine Hoffnung mehr. Dieser Mensch tat alles, um mich von meinem Baby zu trennen.

Nach weiteren 4 Stunden hatte ich es dann fast geschafft. Unser Kind war auf der Welt. Doch anstatt es mir in die Arme zu legen, trug es die Hebamme sofort weg von uns. Weinend fielen wir uns in die Arme. Aber das alles war ja noch nicht genug, jetzt musste ich auch noch zur Ausschabung. Das Wort allein ist schon demütigend genug.

Am nächsten Tag wollte ich mich dann von meinem Schatz verabschieden. Lieblos war sie in ein Handtuch eingewickelt, als die Hebamme sie mir brachte. Ich gab ihr den Namen Leonie. Sie war ganz süß, ein richtiges Baby eben, mit einer kleinen Stupsnase, einem niedlichen Mund und sogar Fingernägel waren schon gewachsen. Nur, dass sie eben kleiner und dünner war als andere Babys – und tot. Leonie hat jetzt ein anonymes Wiesengrab auf einer großen Wiese auf dem Friedhof. Dort ist sie mit noch einem Baby in der Urne.

Vom Krankenhauspersonal war ich total enttäuscht. Die Schwestern waren unfreundlich und redeten so gut wie kein Wort mit mir. Da lag ich also. Allein, ohne Baby, nur zwei Fotos in der Hand. Ich überlegte, wie es wohl wäre, wenn ich einfach aus dem Fenster springen würde. Einfach raus aus dieser grausamen Welt. Doch ich würde mir wahrscheinlich nur die Beine brechen, denn mein Zimmer war nur im 1. Stock.

Wieder zuhause angekommen, brach für mich eine Welt zusammen. Die Spieluhr saß im Bett, noch vor einer Woche hatte ich unserer Maus ein Schlaflied damit vorgespielt. Die Wickelkommode, der Stubenwagen – alles erinnerte mich an mein totes Baby. Meine Familie hatte sich zwar anfangs über mein Befinden informiert, aber über „so was" spricht man eben nicht. Das tat mir sehr weh und ich suchte Kontakt im Internet. So stieß ich auf das Maximilianprojekt. Der Austausch mit anderen betroffenen Frauen half mir sehr. Die dummen Ratschläge aus meinem Bekanntenkreis hingen mir zum Hals raus. Als wenn die wüssten wie es ist, ein Kind zu verlieren. Mein Freund stand mir in dieser schweren Zeit immer zur Seite. Dafür bin ich unendlich dankbar.

Wir werden unsere süße Maus nie vergessen.

Tom

* 17. 8. 2002

Anfang Mai 2002 wurde ich endlich wieder schwanger. Denn nach meiner ersten Fehlgeburt war mir noch im Krankenhaus klar geworden, ich muss sofort wieder schwanger werden. Um alles in der Welt wollte ich ein Baby haben. Doch Anfangs gab es einige Probleme. Die Pille hab ich gar nicht erst wieder genommen und ich wollte auch kein viertel Jahr warten, wie Ärzte und Hebammen mir geraten hatten. Ich dachte immer nur, die haben doch gar keine Ahnung wie es ist.

Ja ich war sogar schon voller Panik, weil schon 3 Monate um waren und noch nichts passiert war! Mit meinem Freund schlief ich hauptsächlich nur noch, um endlich wieder schwanger zu werden. Irgendwie war das ein riesengroßer Druck. Ich hatte nach der ersten Fehlgeburt den Arzt gewechselt und war nun bei einer neuen Frauenärztin in Behandlung. Bei ihr fühlte ich mich besser aufgehoben. Meine Frauenärztin meinte, wenn man immer daran denkt, schwanger zu werden, dann wird das nie was. Damals fand ich es schwierig, einfach nicht daran zu denken. Aber ich sollte mich mehr ablenken und alles auf mich zu kommen lassen. Gesagt – getan. Nach 4 Wochen war ich tatsächlich schwanger! Ich konnte es kaum glauben, aber ein Test brachte die Gewissheit: Positiv!

Was für ein Glück! Endlich würde alles wieder gut werden und in 9 Monaten haben wir auch so ein kleines Würmchen! Ich rief gleich bei meiner Ärztin an, wegen der ersten Vorsorgeuntersuchung.

Die sollte in der 9. Schwangerschaftswoche sein, da würde dann auch gleich meine Schwangerschaft in den Mutterpass eingetragen werden. Ich hatte ihn ja noch vom ersten Kind. Überglücklich strahlte ich auf den Monitor des Ultraschall-Gerätes. Da strampelte ganz aufgeregt mein kleines Mäuschen!

Am liebsten hätte ich den ganzen Tag dort liegen und auf den Bildschirm starren können. Aber es waren ja auch noch andere Patientinnen da, die vielleicht genauso wie ich ihr kleines Wunder bestaunen wollen. Mit einen Bild von meinem Schatz verließ ich wie auf Wolken die Praxis. Mein Freund strahlte über's ganze Gesicht, als ich ihm das Bild zeigte. Doch schon in der 10. SSW musste ich wegen Blutungen ins Krankenhaus. Zu meinem Übel auch noch in das, wo ich schon beim ersten Kind lag. Nach 3 Tagen wurde ich dann wieder entlassen. Ich war gerade 4 Stunden zuhause, als ich erneut eingeliefert wurde.

Ich hatte keine Schmerzen und mich auch nicht überanstrengt. Mir lief das Blut nur so die Beine runter und ich dachte jeden Moment fällt mein Kind mit raus. Ein schreckliches Gefühl wenn man nichts dagegen machen kann. Dem Ultraschall nach war angeblich nichts zu sehen und dem Kind würde es gut gehen. Na wenigstens etwas. Aber irgendwo mussten diese Blutungen ja herkommen.

An die Tastuntersuchung haben sich die Ärzte gar nicht rangetraut – tolle Ärzte! Nach einer Woche wurde ich endlich wieder entlassen. Ich hasse Krankenhäuser!

Ab der 14. Schwangerschaftswoche ließ ich dann eine Hebamme zur Vorsorge jede Woche nach Hause kommen. Sie hörte den Herzschlag ab und nahm sich auch mal Zeit für meine Sorgen und Probleme. Doch auch die Herztöne waren immer ausgezeichnet. Zusätzlich gingen wir noch zum 3D Ultraschall. Da ist alles deutlicher als mit den herkömmlichen Geräten. Wir mussten zwar immer fast 50 Kilometer weit fahren, doch das Krankenhaus gefiel mir sehr gut.

Alle waren nett und besorgt. Doch auch da fanden die Ärzte keine Ursache für die Blutungen. Es war alles völlig o.k. An einem Montag waren wir nochmals dort und erfuhren, dass wir diesmal einen Jungen erwarten würden. Und es sähe alles so gut aus, da bräuchten wir erst in der 24. SSW wiederkommen. Ich war erst in der 18. SSW – 5 Tage später war Tom bereits tot.

Es war Freitagabend, der 16. August 2002 und ich saß gemütlich vor dem Fernseher, die Katze neben mir und wartete auf meinen Freund, der noch auf Nachmittagschicht war. Ich ahnte nichts Böses, als ich plötzlich ein komisches Ziehen im Bauch bekam. Ich achtete nicht weiter darauf, wahrscheinlich war es nur die Dehnung der Gebärmutter. Doch irgendwann wurden die Schmerzen stärker und als mein Freund da war, fuhren wir ins Krankenhaus. Als der Arzt mich untersuchte, verletzte er mich auch noch mit dem blöden Instrument und es fing wieder zu bluten an. Da war ich echt sauer. Ich musste über Nacht da bleiben, da der Kopf des Babys bereits ins Becken eingetreten, und der Muttermund weich war. Ich bekam Wehenhemmer, als Tabletten.

Das wunderte mich, denn ich kannte das bisher nur als Infusion. Am nächsten Morgen hatte ich dann Hoffnung. Wahrscheinlich würden sie mir heute den Muttermund zunähen und ich bekam schon mal vorläufig kein Mittagessen. Mir wurde ständig übel und ich erbrach die Tabletten wieder raus.

Wieder unternahmen die Ärzte nichts und es würde doch nicht zugenäht werden, weil es zu riskant sei, wenn es blutet. Alle Hoffnungen waren wieder dahin und die Wehen nahmen wieder zu.

Abends hatte ich dann wieder mein Essen, doch ich kam gerade noch dazu, mir ein Stück Wurst abzuschneiden. Ich hatte plötzlich eine frische rote Blutung und musste sofort zur Untersuchung.

Seit vorigem Abend, an dem ich eingeliefert wurde, hatte ich ständig Wehen. Nur die Ärzte unternahmen einfach nichts. Als mich die Ärztin untersuchte, konnte sie erst mal vor lauter Blut nichts sehen. Was sie dann sah, war schon das Köpfchen meines Sohnes. Ich hatte ihn schon fast zur Welt gebracht. Es würde nur noch ein paar Minuten dauern, bis er da war. „Ihre Schwangerschaft ist hiermit wieder beendet", teilte mir die Ärztin mit. Ganz kurz und bündig.

Erst meine süße Maus, jetzt mein kleiner Junge – alle verließen mich. Ich konnte gar nichts mehr sagen, ich weinte vor mich hin. Gleich zwei Kinder zu verlieren war mehr als genug. Sofort musste ich den OP zur Ausschabung, man wartete nicht mal, bis Tom geboren war. Alles ging so schnell und schon war ich im OP angekommen. Das letzte, was ich sah, war die große Uhr an der Wand – dann schlief ich ein.

„Sie haben es geschafft, jetzt ist alles vorbei", hörte ich dann wieder eine Stimme sagen. Ich lag also wirklich im OP und hatte gerade mein zweites Kind verloren. Für einen Moment dachte ich, er wäre noch bei mir im Bauch, doch wahnsinnige Schmerzen brachten mich wieder zurück in die Realität. Diese OP-Schwester hatte wirklich keine Ahnung was sie da redete. Von wegen vorbei. Jetzt fing alles wieder von vorne an. Die Trauer, die Einsamkeit… und diese Person redete von vorbei, als wenn es sonst was gewesen wäre, nur nicht mein Kind.

Zwei Stunden später verabschiedete ich mich dann von meinem Jungen. Als ich sah, dass er lieblos in einer Nierenschale lag, überkam mich richtige Wut. Wie kann man nur so herzlos sein, sie hätten ihn ja wenigstens schön einpacken können in eine Decke, aber nicht in so eine „Kotzschale"!

Ich streichelt ihm sanft über seine schon kalte Wange und ließ ihn für immer von mir forttragen. Von Tom hab ich nur eine Kopie des Fotos, sie wollten mir das Original nicht geben. Es wäre für die Unterlagen. Aber wir werden ihn nie vergessen. Auch Tom hat ein anonymes Wiesengrab und ist mit noch einem Baby in der Urne, genau auf der gleichen Wiese wo auch schon seine Schwester begraben ist. Da ist keiner von beiden ganz allein….

Anders als bei meiner ersten Fehlgeburt, hab ich mich gleich von meiner Trauer abgelenkt. An manchen Tagen hatte ich keine Kraft mehr zum Weinen, ich hatte einfach keine Tränen mehr. Ich räumte die Wohnung um, wir kauften neue Möbel, machten es uns richtig schön gemütlich, nur damit ich von allem abgelenkt war. Das hat mir irgendwie geholfen. Auch heut bin ich noch oft in Gedanken bei meinen Babys. Es tut nicht mehr ganz so weh wie am Anfang, jedoch die Todestage der Kinder und Weinachten sowie Silvester sind nicht ganz einfach für mich. Da kommen alle

Erinnerungen wieder hoch. Und wieder haben mir viele Frauen aus dem Maximilianprojekt viel Mut und Hoffnung gemacht, man darf sich einfach nicht aufgeben, egal wie groß die Trauer und der Schmerz gerade sind. Irgendwie muss es weitergehen. Nach einem Jahr und vielen Untersuchungen hab ich die Pille abgesetzt. 8 Wochen später war ich schwanger.

Nun bin ich in der 11. Schwangerschaftswoche und in allen Dingen übervorsichtig geworden. Bis jetzt ist alles in Ordnung, keine Blutungen oder Schmerzen und ich hoffe so sehr, dass ich dieses Baby durchbringen werde.

Ich möchte mich auch noch mal bei allen ganz herzlich bedanken, die mir soviel Mut gemacht und in diesen schweren Zeiten immer zu mir gestanden haben.

In Liebe
Mama + Papa

*Nachtrag vom 15.8.2004*

Nach 21 Wochen Krankenhausaufenthalt wurde unsere Maya am 10.7.2004 gesund und munter in der 34. + 5 SSW geboren. Nach weiteren 3 Wochen auf der Kinderstation durften wir sie endlich mit heimnehmen. Wir sind so glücklich, es hat endlich geklappt und das lange Liegen hat sich gelohnt.

Silvia mit Leonie und Tom im Herzen und Maya im Arm.

## Stefanie

### Dennis und Fabián

Lange Zeit wollte ich keine Kinder. Zwar hatte ich schon mit knapp 22 Jahren geheiratet (mein Mann war damals 31), aber nicht, weil wir „mussten", sondern weil wir es wollten. Kinder kamen für mich nicht in Frage. Ich wollte mein Studium abschließen, daran schloss eine Promotion an. Im Oktober 2000 trat ich meine erste Vollzeit-Arbeitsstelle an. Im Sommer des darauf folgenden Jahres passte dann alles zusammen: Mein Mann wollte schon immer gerne Kinder und war bereit, eine zeitlang beruflich auszusteigen und Elternzeit zu nehmen; ich verdiente genug, um eine Familie ernähren zu können, so dass Kinder nicht gleichzeitig ein Hausfrauendasein für mich bedeuten würden. So langsam kam auch der Gedanke, dass es schön sein könnte, ein Kind zu haben. Also setzte ich im September 2001, kurz nach meinem Geburtstag, zu dem ich 29 Jahre alt geworden war, die Pille ab und ging davon aus, dass es wahrscheinlich sowieso mindestens ein halbes, wenn nicht ein ganzes Jahr dauern würde, bis ich nach der jahrelanger Hormoneinnahme überhaupt wieder einen normalen Zyklus haben würde.

Im November fuhren wir dann nach Frankreich in den Urlaub. Schon bald stellte ich fest, dass wir ein kleines Urlaubsandenken mitgebracht hatten: Ich war schwanger. Mein erster Frauenarztbesuch nach dem positiven Schwangerschaftstest galt aber nicht primär der Feststellung der Schwangerschaft. Ich hatte starken Juckreiz und Brennen im Genitalbereich. Mein Arzt stellte eine Pilzinfektion fest, verschrieb mir eine Salbe und Vaginaltabletten und eher beiläufig kam dann das „Herzlichen Glückwunsch, Sie sind schwanger." Ich fühlte mich gar nicht glücklich. So schnell hatte ich nicht mit einer Schwangerschaft gerechnet. Es ging mir miserabel, meine Beschwerden durch die Pilzinfektion gingen trotz Behandlung nicht weg, so dass ich kaum noch sitzen konnte – fatal bei einem Bürojob! Alles war so ganz anders, als ich es mir vorgestellt hatte und in mir kamen noch einmal alle Bedenken hoch, die ich je gegen ein Leben mit Kindern gehabt hatte. Ich hatte das Gefühl „da passiert jetzt etwas mit mir und ich bin mir gar nicht sicher, ob ich das wirklich will, kann aber nichts mehr tun". Meine Beschwerden blieben, auch wenn ich laut Frauenarzt keine Infektion mehr hatte.

Mitte Januar wurden dann erneut Pilze festgestellt und behandelt. Meine Beschwerden wurden etwas besser. Zwei Wochen später ging es wieder los. Der Arzt konnte im Abstrich nichts feststellen, ich kam mir vor wie eine Simulantin. Kurz bevor wir Mitte Februar in den Urlaub fliegen wollten, wurden wieder Pilze festgestellt. Ich nahm die Medikamente mit in den Urlaub, wir wollten zwei Wochen auf Lanzarote verbringen. Sonntag kamen wir an. Zwei Tage später, am Dienstag, verspürte ich abends ein starkes Ziehen im Bauch. Ich schob es auf das Essen und unsere langen Wanderungen. Als ich am nächsten Morgen immer noch ein Ziehen im Bauch spürte, schlug ich vor, heute keinen Spaziergang zu machen, sondern gemütlich am Hotelswimmingpool zu faulenzen. Beim Umdrehen auf der Liege geschah es dann: Plötzlich war ein riesiger Wasserfleck auf der Liege. Wir verstanden erst gar nicht, was da passiert war. Zwar dachte ich daran, dass die Fruchtblase geplatzt sein könnte. Doch ich bekam weder Blutungen noch Wehen, es ging mir gut. Vorsichtshalber fuhren wir dann aber doch in das rund 20 km entfernte Krankenhaus. Dort wollte man mich erst mal eine Nacht zur Beobachtung dabehalten. Erst am folgenden Morgen bekam ich den Gynäkologen zu sehen, der im Ultraschall feststellte, dass kein Fruchtwasser mehr da war, aber mein Kind lebte. Am Tag des Blasensprungs war ich in der 18. SSW gewesen. Ich hatte keine Ahnung gehabt, dass zu diesem Zeitpunkt noch etwas passieren konnte, hatte gedacht, die Gefahr für das Leben des Kindes wäre nach den ersten 12 kritischen Schwangerschaftswochen vorbei.

Was jetzt begann, war ein Alptraum. Ich lag im Krankenhaus in einem Land, dessen Sprache ich kaum verstand. Mein Mann und ich ganz alleine, niemand in der Nähe, der uns unterstützen konnte. Ich bekam strenge Bettruhe verordnet, durfte noch nicht mal auf's Klo gehen. Das führte dazu, dass meine Verdauung völlig zusammenbrach und ich regelmäßig Einläufe bekam, die wiederum dazu führten, dass ich das wenige Fruchtwasser, das sich nachbildete, immer wieder verlor. Der Arzt hatte uns zwar gesagt, dass die Überlebenschancen unseres Kindes nicht gut waren, doch da das Kind weiterhin auch ohne Fruchtwasser lebte, hoffte ich, dass alles gut gehen würde. Dass ein Kind, das zu so einem frühen Zeitpunkt in der Schwangerschaft ohne Fruchtwasser auf dem „Trockenen" liegt, im Falle eines Überlebens mit Sicherheit behindert sein würde, hat man uns damals verschwiegen.

Ich diskutierte am Telefon mit meiner Auslandsreisekrankenversicherung über einen Rücktransport nach Deutschland. Der spanische Arzt befürwortete einen Rücktransport, der deutsche Vertragsarzt meiner Versicherung war unsicher und wollte mich lieber noch 10 Wochen lang auf Lanzarote liegen und dann zum Kaiserschnitt nach Gran Canaria fliegen lassen (Gran Canaria verfügt über die einzige Klinik auf den Kanaren, in der Frühgeborene versorgt werden können). Ich war fix und fertig, es war klar, dass mein Mann keine 10 Wochen Urlaub nehmen konnte und ich wollte nicht völlig allein auf den Kanaren bleiben. Am nächsten Tag war mein Kind tot, im Ultraschall konnten keine Herztöne mehr festgestellt werden. Da das Kind schon halb aus mir herauskam (obwohl ich mir keiner Wehen bewusst gewesen war; ich lernte erst später, dass sich Wehen und Bauchschmerzen sehr ähnlich sein können), musste sofort eine Ausschabung gemacht werden. Ich hatte vorher gegessen, deshalb war Vollnarkose nicht möglich und ich bekam eine Spinalanästhesie. Nach der OP war ich erst mal erleichtert, dass alles vorbei war und dass ich bald ins normale Leben zurückkehren konnte. Das Verstehen, was da passiert war, setzte erst später ein. Als ich schon auf dem OP-Tisch lag, fragte man mich, was mit dem Kind geschehen sollte. Soweit ich das Gemisch aus Englisch und Spanisch verstand, waren die Alternativen Obduktion oder Einäscherung. Da wir gar nicht wussten, warum ich den Blasensprung hatte, entschied ich mich für Obduktion. Später war es sehr schwierig für mich, dass nichts von unserem Kind geblieben war. Ich kam mir vor, als hätte ich mir die ganze Schwangerschaft nur eingebildet, mir fehlte ein Ort, der mir zeigte, dass es mein Kind gegeben hatte.

Zurück in Deutschland, versuchte ich eine Antwort auf die Frage nach dem Warum zu bekommen. Warum war meine Fruchtblase geplatzt, warum musste mein Kind sterben? Mein Frauenarzt, den ich zuerst fragte, schickte mich – nachdem ich 2 Stunden im Wartezimmer zwischen lauter Schwangeren sitzen musste – nach noch nicht mal 5 Minuten mit einer Verlängerung der Krankschreibung und dem lapidaren Kommentar „Das passiert halt".

Wieder nach Hause. Ich wechselte den Frauenarzt. Der neue Arzt schickte als erstes einen Abstrich ins Labor. Das hatte mein früherer Arzt nie gemacht, er hatte nur unter dem Mikroskop untersucht und Pilzkulturen angelegt. Die Bakterienkultur ergab, dass ich reichlich B-Streptokokken und Klebsiellen hatte – beides Bakterien, die man unter dem Mikroskop meist nicht entdeckt. Der neue Arzt vermutete, dass die Bakterien den Blasensprung ausgelöst hatten. Ich bekam Antibiotika. Über das Internet suchte ich Kontakt zu anderen Betroffenen. So traurig der Anlass war, es war dennoch sehr tröstlich für mich zu erfahren, dass ich nicht die Einzige war, die ihr Kind zu so einem späten Zeitpunkt in der Schwangerschaft (21. SSW) verloren hat. Außerdem erfuhr ich, dass man in Deutschland zunächst mit künstlichen Wehen eine Geburt eingeleitet hätte, bevor man die Ausschabung gemacht hätte. Das kam mir damals barbarisch vor, ich war froh, dass mir eine Geburt erspart geblieben war. Ich las das Buch von Hannah Lothrop „Gute Hoffnung – jähes Ende" und wunderte mich, dass man mich im Krankenhaus gar nicht gefragt hatte, ob ich mein Kind hätte sehen wollen. Als der Obduktionsbericht kam, wusste ich dann, warum. Ich saß mit dem Wörterbuch (der Bericht war auf Spanisch) über dem Fax und begann zu übersetzen „männliches Kind, Kopf vom Körper abgetrennt, Kopf zerquetscht, ..." Offensichtlich hatte man mein Kind (wir erfuhren erst durch den Obduktionsbericht, dass es ein Junge war) in Einzelteile zerlegt und den Kopf zerquetscht, um es per Ausschabung aus mir herauszubekommen.

Bald dachten wir an eine erneute Schwangerschaft, d. h. ich dachte daran, mein Mann war eher zögerlich. Wir hatten jetzt sozusagen unsere Rollen getauscht. Während er vor meiner ersten Schwangerschaft gerne Kinder wollte, hatte er jetzt gesehen, was alles schief gehen konnte. Auf der anderen Seite hatten mir die Wochen im Krankenhaus und der Tod unseres Kindes erst so richtig bewusst gemacht, was ich verloren hatte. Ich war mir jetzt sicher, dass ich ein Kind wollte und ich bin dankbar, dass mein erstes Kind mir diese Sicherheit geschenkt hat und mir bewusst gemacht hat, dass Kinder etwas Kostbares sind, für das man dankbar sein sollte.

Vor einer neuen Schwangerschaft wollte ich aber die Bakterien loswerden, weil ich Angst vor einem erneuten Blasensprung hatte. Das war gar nicht so leicht. Nach jeder Antibiotika-Behandlung waren die Bakterien wieder da, so dass wir etwas anderes versuchen mussten. Im Sommer 2002 bekam ich die Gynatren-Impfung. Das brachte Besserung, aber es waren immer noch Streptokokken im Abstrich, wenn auch weniger als vorher. Im Oktober waren dann wieder mehr Bakterien da. Ich war total verzweifelt, hatte das Gefühl, ich könnte keine Kinder bekommen, weil ich immer nur Bakterien hätte. Wir beschlossen, den Kinderwunsch erstmal zu begraben und ich buchte Urlaub für Februar.

Der Gedanke, eine neue Schwangerschaft womöglich um Jahre zu verschieben, machte mich aber völlig verrückt. Ich wollte Hoffnung haben. Im Dezember nahm ich meinen Mann mit zum Frauenarzt, der uns erklärte, die Bakterien, die ich hatte, wären häufig (20 – 30 % aller Frauen haben sie), nur in den wenigsten Fällen gäbe es deshalb Fehlgeburten und er würde sie in einer neuen Schwangerschaft aufgrund meiner Vorgeschichte sofort mit Antibiotika behandeln. Außerdem schlug er mir eine Akupunkturbehandlung vor, mit der im Januar 2003 begann. Ich fühlte mich körperlich super, die Akupunkturbehandlung, die ich eigentlich für Humbug hielt und nur begonnen hatte, um mir sagen zu können, dass ich alles versucht hatte, schlug offensichtlich an. Mein pH-Wert, den ich, obwohl ich noch nicht schwanger war, aus Interesse maß, brauchte vor der Akupunkturbehandlung nach einer Monatsblutung immer fast eine Woche, bis er wieder im normalen Bereich (4,0) lag. Nach Beginn der Akupunktur verging nach Ende der Monatsblutung noch nicht mal ein Tag, ehe der pH-Wert wieder im normalen Bereich war. Ich fand dieses eindeutig messbare Ergebnis sehr faszinierend.

Im Februar 2003 setzte ich dann die Pille ab. Da wir ein zweites Kind planten, beschlossen wir, unserem ersten Kind, das für uns immer „unser Baby" gewesen war, nachträglich einen Namen zu geben. Wir nannten es Dennis. Bald darauf wurde ich wieder schwanger, was ich lange Zeit nicht bemerkte, da ich Schmierblutungen hatte, die ich für meine Periode hielt. Erst als mir schon 2 Wochen lang übel war und ich mich beim Hausarzt wegen Magenverstimmung anmelden wollte, kam ich auf die Idee, einen Schwangerschaftstest zu machen. Positiv! Im Gegensatz zur ersten Schwangerschaft gab es diesmal keine zwiespältigen Gefühle. Ich freute mich riesig. Alles lief gut, ich hatte keine Beschwerden, der Abstrich zeigte, dass ich zum ersten Mal seit über einem Jahr endlich keine Bakterien mehr hatte.

Dann kam die 17. SSW, es nahte der Zeitpunkt, bei dem ich in der ersten Schwangerschaft den Blasensprung gehabt hatte. Obwohl es eigentlich zu diesem Zeitpunkt im Rahmen der normalen Vorsorgeuntersuchungen nicht vorgesehen war, machte mein Frauenarzt eine vaginale Ultraschalluntersuchung – und stellte eine starke Trichterbildung fest. Das Baby drückte mit dem Kopf schon in den Gebärmutterhals, der Muttermund war aber noch zu. Ich sollte noch am selben Tag ins Krankenhaus fahren, um eine Cerclage zu bekommen. Als ich wenige Stunden nach dem Arztbesuch im Krankenhaus ankam, war dort das Entsetzen groß. Mein Muttermund hatte sich zwischenzeitlich geöffnet, die Fruchtblase hing schon heraus. Normalerweise wartete man im Krankenhaus mit der OP, bis das Ergebnis der Abstriche vorlag. Da bei mir jedoch die Situation so kritisch war, wurde schon am nächsten Morgen eine Cerclage gelegt. Ein glattes Wunder, dass nicht dabei schon die Fruchtblase platzte. Dafür bekam ich so heftige Wehen, dass ich befürchtete, mein Kind zu verlieren. Mit Wehenhemmern beruhigte sich das aber nach einigen Stunden.

Nach einer Woche wurde ich aus dem Krankenhaus entlassen. Der Abstrich hatte allerdings gezeigt, dass ich vor der OP wieder Streptokokken gehabt hatte, aber man hoffte, dass die Antibiotika, die ich während und nach der OP bekam, die Bakterien vernichtet hätten. In der 19. SSW hatte ich dann eine Kontrolluntersuchung bei meinem Frauenarzt. Er stellte fest, dass sich trotz Cerclage mein Muttermund schon wieder geöffnet hatte und schickte mich per Krankenwagen ins Krankenhaus. Am nächsten Morgen wurde eine zweite Cerclage gelegt. Alles ging gut, keine Wehen – man traute sich aber nicht mehr, mich zu entlassen.

Es begann die 21. SSW. Montag war ich in der 20.+2 SSW – der Tag, an dem in der ersten Schwangerschaft Dennis gestorben war. Mir ging es gut, ich war aber froh, als dieser Tag vorüber war. Am nächsten Tag bekam ich Wehen, die trotz Wehenhemmer so schlimm wurden, dass man mich von der Station in den Kreißsaal verlegte. Den nächsten Tag dämmerte ich unter Wehenhemmern und Schmerzmitteln vor mich hin. Mir war übel, ich konnte nichts mehr essen. Abends fing ich an zu bluten – die Wehen drückten auf die Cerclagefäden und brachten den Muttermund zum Einreißen. Es war klar, dass man die Cerclagen würde öffnen müssen. Dann platzte auch noch meine Fruchtblase. Ich begann zu weinen, denn jetzt war eindeutig, dass auch mein zweites Kind sterben würde. Die Cerclagefäden wurden gezogen, was unter Wehen eine sehr unangenehme Prozedur war. Ich bekam zwar Schmerzmittel, doch die hatten keinerlei Wirkung. Es war mitten in der Nacht, dunkel und ich dachte „was soll das nur werden, wenn ich jetzt schon solche Schmerzen habe und die Presswehen haben noch nicht mal begonnen." Die Hebamme verließ den Kreißsaal, um mit den Ärzten zu besprechen, ob ich eine PDA bekommen sollte. Als sie zurückkam, war mein Kind schon da.

Ich hatte nur drei oder vier leichte Presswehen gehabt, als das Kleine aus mir herausrutschte. Ein unbeschreiblich schönes Gefühl. Dieses Mal hatten wir zwar gehofft, dass das Kind überleben würde, hatten uns aber auch Gedanken gemacht, was wir im Falle einer erneuten Fehlgeburt wollten. Wir hatten uns schon Namen ausgedacht und ich wollte mein Kind sehen. Die Überraschung war groß, dass es ein Junge war – alle Ultraschalluntersuchungen hatten auf ein Mädchen hingewiesen. Der Kleine hatte uns also die ganzen Wochen zum Narren gehalten. Ich hatte darum gebeten, dass ein Pastor kommt und das Kind segnet, da eine Taufe bei schon verstorbenen Kindern normalerweise nicht möglich ist. Der Pastor war sehr freundlich und meinte, wenn ich das möchte, würde er das Kind auch taufen. Also wurde Fabian noch im Kreißsaal getauft – in Anwesenheit der Hebamme und der Ärztin. Mein Mann war nicht dabei. Wir wohnen 40 km vom Krankenhaus entfernt und als klar war, dass die Geburt nicht mehr aufzuhalten war, wollte ich ihn nicht anrufen, denn wir hatten vorher besprochen, dass er bei der Geburt eines toten Kindes nicht dabei sein wollte, es sei denn, ich würde es wollen. Außerdem wurde Fabian so schnell geboren, dass er sowieso nicht mehr rechtzeitig das Krankenhaus hätte erreichen können.

Nach der schönen stillen Stunde, in der Fabian getauft wurde, musste ich noch zur Ausschabung und zum Nähen des Zervixrisses (der Druck der Wehen auf die Cerclagen hatte den Muttermund einreißen lassen) in den OP. Danach muss ich völlig weggekippt sein, mein Bewusstsein setzt erst wieder gegen vier oder fünf Uhr morgens ein, als ich mit einer anderen Flasche am Tropf aufwachte als ich eingeschlafen war und mit einem Arm in einem automatischen Blutdruckmeßgerät hing, das ziemlich niedrige Werte anzeigte. Gegen 7 Uhr wurde ich dann zurück auf die Station gebracht und bekam ein Einzelzimmer. Fabian kam mit mir auf die Station, ich konnte ihn jederzeit sehen, wenn ich wollte. Dieses Mal entschieden wir uns, auf eine Obduktion zu verzichten und Fabian begraben zu lassen. Das Begräbnis hielt der Pastor aus dem Krankenhaus, der ihn auch getauft hatte. Außerdem haben wir auf den Grabstein die Namen beider Kinder gravieren lassen. Der einzige Sinn von Fabians Tod liegt für mich darin, dass so auch Dennis noch nachträglich einen sichtbaren Platz gefunden hat.

Wie geht es nun weiter? Der Tod von Fabian war traurig, aber leichter zu ertragen als der Tod von Dennis. Es traf mich nicht mehr unvorbereitet, ich hatte keine Schuldgefühle, denn es war alles getan worden, was man hätte tun können. Bei

Dennis hatte ich mich sehr lange mit Selbstvorwürfen gequält, weil ich mich nicht richtig auf ihn gefreut hatte, weil ich mich zu wenig über die Wirkung von Infektionen informiert hatte, weil ich nicht rechtzeitig den Arzt gewechselt hatte etc. Bei Fabian war klar, was passiert war: Mein Muttermund hatte sich vorzeitig geöffnet und es waren Bakterien eingedrungen, die dann die Wehen ausgelöst hatten. Der Pathologe stellte später eine Entzündung und Vereiterung der Plazenta fest. Wenn ich noch einmal schwanger werde, dann soll frühzeitig (in der 13. SSW) ein totaler Muttermundverschluss gemacht werden. Im Gegensatz zur Cerclage wird dabei der Muttermund vollständig zugenäht, so dass keine Bakterien mehr eindringen können. Die Erfolgsprognosen dieser Methode sind gut. Wir hoffen, dass wir eines Tages doch noch ein lebendiges Kind bekommen werden. Aber wir wissen auch, dass wir kein lebendiges Kind erzwingen können. Es gibt keine Garantien.

*Nachtrag:*
Im August 2004 kam Tobias in der 30. SSW zur Welt. Ich hatte in der Schwangerschaft einen totalen Muttermundverschluss, der den Kleinen vor Infektionen geschützt hat. Allerdings bekam ich ab der 28. SSW so eine starke Gestose, dass die Schwangerschaft zwei Wochen später aufgrund von Lebensgefahr für mich beendet werden musste. Tobias geht es aber sehr gut und wir sind sehr glücklich, dass wir alle Strapazen gut überstanden haben und er nun bei uns ist.

## Susa

„Jemanden zu verlieren ist besser,
als ihn nie gehabt zu haben.
Denn der Schmerz über den Verlust
tötet nur das Herz –
und nicht die Seele!"

Gewidmet meinem geliebten Sohn Siegmar, der am
9. Jänner 2001 nach 13 Wochen Schwangerschaft
viel zu früh das Licht der Welt erblicken musste.

Ich werde Dich nie vergessen, mein Kleiner!
Du bist in meinem Herzen, jeden Tag und jede Stunde.
Du wirst mir immer fehlen, aber ich habe auch gelernt,
mich darüber zu freuen, dass Du da warst.

Deine Mama

Diese Zeilen zu schreiben, ist für mich sehr sehr schwierig. Einerseits habe ich das Gefühl, dass ich es dir, mein Kleiner, einfach schuldig bin, deine Geschichte niederzuschreiben, dass du ein Recht darauf hast. Schließlich soll die Welt wissen, dass es dich gibt! Andererseits ist dieser Ausflug in die schwerste, aber auch glücklichste Zeit meines Lebens für mich mit massiven Erinnerungen verbunden, die ich manchmal am liebsten für immer wegsperren möchte. Dreieinhalb Jahre „danach" und genau in dem Monat, in dem du deinen dritten Geburtstag hättest feiern sollen, kann ich sagen, dass ich deinen Tod „überlebt", ja über lange Strecken hinweg sogar „ganz gut überstanden" habe. Ich hätte anfangs nie geglaubt, dass ich je wieder zu einer Art Normalität zurückfinden würde – damit meine ich natürlich relativ „normal", denn nichts ist mehr so, wie es vorher war. Es muss irgendwie ähnlich sein, wenn man nach einem schweren Unfall voller Narben und mehr schlecht als recht „zusammengeflickt", wieder halbwegs vernünftig existieren kann.

Manchmal, Siegmar, bin ich heute sogar durchaus zufrieden, um nicht zu sagen „glücklich".

Trotzdem, immer und überall fehlt jemand. Es fehlt mein kleiner munterer frecher Dreijähriger. Und manchmal, wenn ich nicht wachsam genug bin und Erinnerungen zulasse, die besser verschlossen bleiben, dann fehlst du mir so sehr, dass es mir die Tränen in die Augen treibt, die Kehle zuschnürt, und ich wieder genauso tief unten im schwarzen Loch sitze wie in den ersten Monaten nach meiner Fehlgeburt. In solchen Situationen frage ich mich, warum ich damals eigentlich weitergemacht habe.

Ja, ich habe deinen Tod überlebt. Nicht ohne Blessuren – dafür aber auch mit dem Wissen, dass du für mich immer da sein wirst und dass es dir dort, wo immer du jetzt bist, gut geht. Ich bin sicher, irgendwann, wenn es für mich auch Zeit ist, zu gehen, werden wir uns endlich wieder sehen. Du hast mir die Angst vor meinem eigenen Tod genommen!

Nie werde ich den für mich „magischen" Spätherbst 2000 vergessen, jene Wochen im November und Dezember 2000, in denen ich schwanger war! Meine Gefühle in diesen Tagen waren total ambivalent. Eine bunte Mischung aus „Zu hoch gepokert", „Worauf habe ich mich da bloß eingelassen", „Warum kann es nicht nur ein böser Traum sein" bis hin zur absoluten reinen überschwänglichen Freude, dass ich endlich ein Kind bekomme.

Zu diesem Zeitpunkt war ich 27, fast 28, und ich habe ganz bewusst auf Risiko gespielt. An jenem 25. Oktober 2000 war mir klar, dass eine Empfängnis durchaus im Bereich des Möglichen lag. Umso enttäuschender, dass mein Körper zwei Wochen später alle Anzeichen für eine beginnende Regelblutung zeigte. Zwei, drei Tage vor dem Termin bereits Schmierblutungen, aber genau das lief bei mir ja immer so ab und war also nichts Außergewöhnliches. Immer das Gefühl „Jetzt und jetzt beginnt's wirklich", aber es blieb bei den Schmierblutungen, die schließlich wieder ganz aufhörten. Zu dem Zeitpunkt ist dann meine Stimmung wirklich gekippt: Aus der Enttäuschung, nicht schwanger zu sein, wurde die Angst vor einer Schwangerschaft. Und vor allem natürlich die Angst vor der Reaktion des „werdenden Vaters".

Damit Siegmars Geschichte überhaupt verstanden werden kann, sind ein paar Worte zu seinen Eltern angebracht. Wir kennen uns nun seit gut siebeneinhalb Jahren. Müsste ich unsere Beziehung näher definieren, würde sich wohl das Wort „locker" aufdrängen. Objektiv gesehen ist sie das. Daneben ist sie aber auch noch überraschend stabil und geprägt von viel Vertrauen und einer großen Portion Freundschaft. Dazu kommt noch ein Altersunterschied von gut zwanzig Jahren, der sich meiner Meinung nach zwar überhaupt nicht auswirkt, aber der Ordnung halber erwähnt werden soll.

Nachdem ich also zwei Wochen „überfällig“ war, konnte ich die Möglichkeit einer Schwangerschaft nicht mehr länger ignorieren. Vor allem aber musste ich A. reinen Wein einschenken. Zwei Tage vor meinem Termin beim Gynäkologen – für einen Test war ich natürlich zu feige – habe ich ihn so schonend wie möglich vorbereitet. Mit einer Wahnsinnsangst im Bauch. Ich rechnete mit einem Wutausbruch, mit gebrüllten Vorwürfen, mit seinem Versuch, die Vaterschaft abzustreiten, und dass er mich zu einer Abtreibung zwingen würde – kurz, mit allen Registern, die ein Mann ziehen kann, wenn er eben nicht Vater werden will. Und damit hatte ich ihn völlig falsch eingeschätzt: Ein überraschtes, aber irgendwie durchaus positives „Hmmmmm“, gefolgt von einem gedehnten „Najaaaaaa“, begleitet von ungläubigem Zwinkern und amüsiertem Grinsen. An seine genauen Worte kann ich mich nicht mehr erinnern, ich weiß aber, dass sie irgendwie flapsig und belustigt waren. Jedenfalls musste ich ihm versprechen, ihn sofort anzurufen, sobald ich Klarheit hätte.

Nie werde ich jenen Tag vergessen, an dem ich erfahren habe, dass du da bist, mein Kleiner. Der pulsierende Punkt am Ultraschall, die Herztöne … aber nun der Reihe nach.

Zuerst Enttäuschung und nicht – wie zu erwarten gewesen wäre – Erleichterung, als der Arzt meine Temperaturkurve auswertete und kategorisch meinte, zu DEM Termin sei eine Empfängnis höchst unwahrscheinlich. Von einem „stecken gebliebenen“ Zyklus war die Rede. Und dann sein Gesicht beim Ultraschall, als er zugeben musste, dass er sich geirrt hatte und das „höchst Unwahrscheinliche“ eben doch Realität war. Tatsächlich schwanger, sechste Woche. Ich weiß noch, dass ich meinen Kopf in die Polsterung des Untersuchungsstuhls drückte und kurz meine Augen schloss, bevor ich von einem bis zum anderen Ohr grinste. Endlich schwanger! Ja!

Damals wusste ich, wie sich ein Lottogewinner fühlen muss. Kurz, ich war rundherum glücklich und ich wollte nur eines: dich beschützen.

Es war der Beginn einer kurzen, unkomplizierten Schwangerschaft ohne jegliche Beschwerden. Übelkeit, Erbrechen, Ekel vor gewissen Gerichten oder Düften oder besonderen Appetit kannte ich nur von Erzählungen. Wäre nicht meine Regelblutung ausgeblieben, und hätte ich nicht das kleine Herz am Ultraschall pulsieren gesehen, ich wäre niemals auf den Gedanken gekommen, schwanger zu sein. Nach einer Blutabnahme verließ ich, bewaffnet mit einem Rezept für Vitaminpillen, einem Ultraschallbild, einer Terminliste für weitere Vorsorgeuntersuchungen, aber ohne Mutter-Kind-Pass, die Praxis. Den wollte mir mein Arzt erst im Jänner ausstellen. Das mache er mit seinen Patientinnen immer so, denn wenn „etwas schief gehen sollte", dann wäre es besser, leichter, wenn man noch keinen Vorsorgepass hat. Ein schlechtes Omen. Und außerdem wäre ich heute glücklich, ein wenig mehr Unterlagen von meinem Sohn zu haben.

Enttäuschend war auch das Telefonat mit A. Ich hatte ihm ja versprochen, ihn sofort anzurufen. Offenbar hatte er die zwei Tage genützt, um gründlich nachzudenken. Von seiner gutmütigen und vorsichtig positiven Stimmung war wenig übrig. Er begegnete mir relativ kühl und präsentierte mir in knappen Worten seine Vorstellungen von „Vaterschaft":

Erstens habe er nicht vor, sein Leben in irgendeiner Art und Weise zu ändern. *(Das war mir immer bewusst, ich hätte es daher auch nie von ihm verlangt und außerdem frage ich aus heutiger Sicht: „ Und MEIN Leben?" – Am 28. November 2000 war ich für diese Frage aber zu feige, sie ist daher nie gestellt worden.)* Zweitens werde er mit Sicherheit kein „erziehender Vater" sein. Anerkennung der Vaterschaft mit allen Konsequenzen: Ja. Unregelmäßige Besuche: Ja. Verantwortung: Nein. *(Auch das war mir von vornherein klar, aber musste er mir das in derart trockenen Worten mitteilen?)* Drittens liege eine etwaige Entscheidung, das Kind zu bekommen oder auch nicht, ausschließlich bei mir. Diese müsse ich selber treffen. *(Aus heutiger Sicht finde ich es einfach unfair, die ganze Verantwortung auf die Mutter abzuwälzen und so zu tun, als hätte man gar keine Meinung. Frei nach dem Motto: „Welche Entscheidung auch immer du triffst, mir soll´s recht sein!" Jedenfalls muss ich zugeben, dass ich damals REIN HYPOTHETISCH nachgerechnet habe, bis wann eine Abtreibung noch möglich wäre. Rein hypothetisch deshalb, weil ich, als mir mein Arzt sagte, dass ich schwanger bin und mir auch „andere Alternativen" erklärte – und mir entsprechende Adressen geben wollte –, ganz entrüstet abgelehnt habe. Trotzdem, ich kann nicht leugnen, dass ich nach gerechnet habe.)* Schließlich erklärte mir A., er habe derzeit kaum eine freie Minute, werde sich aber zu einem späteren Zeitpunkt mit mir „zusammensetzen", damit wir in Ruhe über die ganze Sache reden können.

Dieses Telefonat war ein kalter Guss für meine Freude. Ich fühlte mich allein, im Regen stehen gelassen. Die ganze Verantwortung lag nur bei mir. Und ich sollte mich entscheiden, ob ich das Kind bekommen wolle oder nicht. Ich habe mich in der Zeit vor Weihnachten oft sehr hilflos und im Stich gelassen gefühlt. A. – obwohl er mir versprochen hatte, dass wir uns zusammensetzen und reden – hat sich ganze drei Wochen nicht gemeldet. Der Gedanke lag nahe, dass er mich sitzen lassen würde. Oft habe ich mir gewünscht, dass alles wieder so wird wie vorher. Und dann gab´s auch oft wieder Phasen, in denen ich mich von ganzem Herzen gefreut habe und die Welt hätte umarmen können.

Ich weiß, dass er vor Weihnachten beruflich sehr viel zu tun hatte, dazu steckte er in Reisevorbereitungen, weil er damals mit Freunden über Weihnachten und Silvester eine größere Tour plante – aber in diesen drei Wochen hätte er doch wenigstens ein einziges Mal anrufen können! Schließlich hat er´s dann doch getan, und er war auch sehr lieb, aber ich hätte mir von ihm schon mehr Unterstützung gewünscht.

Trotzdem, ich kann und darf nicht verschweigen, was ich oft gedacht und manchmal gesagt habe. Manchmal habe ich mein Kind ganz einfach weggewünscht — nein, nicht Siegmar, sondern meine Zwangslage. Und jetzt die trauernde Mutter herauskehren? Wie passt das zusammen?

Manchmal habe ich das Gefühl, dass irgendeine zynische „gute Fee" einfach wahr gemacht hat, was ich mir doch gewünscht habe. Dass ich selber schuld bin, weil ich meinem Kind gegenüber nicht positiv genug eingestellt war. Und außerdem habe ich, und das werde ich mir wohl nie verzeihen, einem Freund in einer ganz banalen e-Mail, völlig aus dem Zusammenhang gerissen, geschrieben, dass mein Leben „endgültig aus und vorbei ist". Schreibt so was eine Frau, die sich auf ihr Kind freut? Wohl eher nicht. Und ich bin abergläubisch genug, um wider alle Logik zu denken, dass ich den Tod meines Sohnes durch solche Gedanken mitverschuldet habe.

Die Zeit bis Weihnachten verging wie im Flug. Trotzdem traute ich mich kaum, richtig glücklich zu sein, und A. ging fast den ganzen Dezember auf Tauchstation. Ich weiß heute, dass ich auch ihm zugestehen muss, dass er die ganze Sache erst einmal weit von sich weg schob und sich mit dem Gedanken, Vater zu werden, auch erst vertraut machen musste. Schließlich habe ich selbst in den zwei Wochen vor meinem Arztbesuch meine Situation negiert und ebenfalls Scheuklappen aufgesetzt.

In meinem Job war der Advent eine stressige Zeit, aber ich schonte mich kaum, wozu auch, es ging mir ja ausgezeichnet. Von Schwangerschaftsbeschwerden keine Spur. Auch eine Magen-Darm-Infektion überstand ich in zwei Tagen – vermeintlich – super. Nur Feiglinge gehen in so einem Fall zum Arzt, dachte ich, und kurierte mich selbst aus. Dass ich auch die Verantwortung für mein Kind trug, war mir zu wenig bewusst.

„Eine Schwangerschaft ist keine Krankheit", lautete mein Motto. Daher schleppte ich zwei Sätze Autoreifen – schließlich war ja Winter, Zeit für den Reifenwechsel – genauso wie volle Getränkekisten. „Wir sind alle sowieso total verweichlicht", dachte ich, und außerdem, was hätten die Frauen vor hundert Jahren gemacht? Die haben bis zum letzten Tag hart gearbeitet und trotzdem ihre Kinder gesund zur Welt gebracht...

Im Büro habe ich meine Schwangerschaft ganz für mich behalten. Ich hatte wohl Angst vor blöden Sprüchen von wegen „Unfall", „nicht verheiratet", „schlampige Beziehung" oder was meinen netten Kollegen mit Sicherheit sonst noch eingefallen wäre. Wie grausam sie in ihrer Dummheit oder mangelnden Sensibilität sein konnten, habe ich ja nach meiner Fehlgeburt noch zur Genüge erfahren dürfen. Anstatt stolz zu erklären: „Ich werde ein Kind bekommen – und muss eure Neugier leider enttäuschen, ihr kennt den Vater nicht!", habe ich mich feige zurückgehalten und meine „Beichte" auf Jänner verschoben. Aber da war es bereits zu spät.

Knapp vor Weihnachten, am 18. Dezember, tauchte A. aus der Versenkung auf und rief mich an. Ehrlich besorgt wollte er wissen, wie es mir geht, fragte belustigt, ob mir schon recht schlecht sei und wie es mit den anderen typischen Schwangerschaftswehwehchen stehe. Und vor allem aber solle ich auf keinen Fall denken, dass er nichts mehr von mir wissen wolle, er sei bloß in der letzten Zeit total im Stress gewesen, dazu stecke er noch mitten in seinen Reisevorbereitungen. Aber nach dem Dreikönigstag würde er wieder genug Zeit für unser Treffen haben.

Dieses kurze Telefonat hatte meine schlimmsten Bedenken zerstreut. Zutiefst zufrieden und mit mir und der Welt im Einklang freute ich mich auf die Feiertage. Ich war schwanger, du warst da, und das Leben war wunderbar!

Kurz vor Weihnachten sah ich in der Fußgängerzone in einem Schaufenster einen riesengroßen wunderschönen Teddybären. Der ist etwas für dich, dachte ich, aber dann fiel mir ein, dass es heißt, so etwas würde Unglück bringen. Schweren Herzens habe ich deinen Teddy nicht gekauft, aber das Unglück hat sich trotzdem nicht abhalten lassen. *(Im März, zwei Monate nach dem Tod meines Kindes, habe ich den Teddy doch noch erstanden. Natürlich war DER Teddy schon lange weg, aber auch der Ersatz kann sich sehen lassen. Er ist relativ groß, zottelig, sieht aber immer ein wenig traurig aus.*

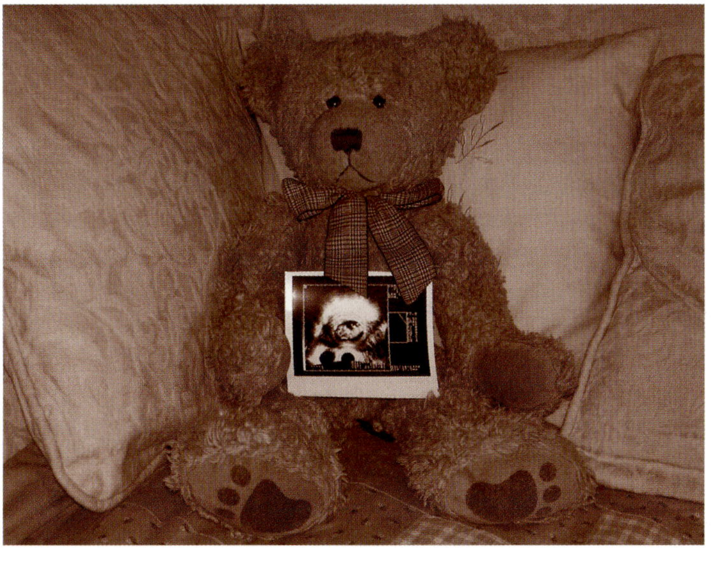

*Offiziell gehört er meinem Kleinen – ich habe ihn nur „leihweise". Im Laufe der Jahre hat er einiges anhören müssen und auch sein Fell wurde schon ziemlich oft nass geweint. Der Teddy ist, obwohl nachträglich gekauft, SEIN Bär und eine Art Verbindungskabel zwischen uns. Mir hilft er jedenfalls enorm!).*

Einen Tag vor Weihnachten, am Samstag, dem 23. Dezember, hatte ich sogar noch einen Vorsorgetermin. Warst du gewachsen! Aus dem Pünktchen war ein richtiges Baby geworden, am Ultraschall konnte man Arme und Beine erkennen, mit denen du ganz kräftig gerudert hast. Und trotzdem, als mich mein Arzt auf Dein Strampeln aufmerksam machte, meinte ich bloß abfällig „Na reizend!". Warum habe ich das bloß gesagt? Ich wollte dich doch so sehr – und das nicht erst, nachdem du gestorben warst!

Mit dir war an diesem Tag jedenfalls alles in bester Ordnung: Deine Herztöne kräftig und regelmäßig, deine Größe ganz normal, allerdings wurde dein Geburtstermin vom 20. auf den 28. Juli 2001 verlegt, aber mein Arzt sagte mir, dass sich das alles in der Bandbreite bewegt und der Termin sich wohl noch ein paar Mal ändern werde. Auch die Nackendichte-Messung war völlig unauffällig. Nur ob du ein Junge oder ein Mädchen bist, konnte mir mein Arzt nicht sagen. Aber irgendwie hab ich´s damals sowieso schon gewusst!

Im Nachhinein betrachtet war diese Untersuchung wohl der Anfang vom Ende. Denn durch den Ultraschall-Stab wurde eine leichte Blutung ausgelöst. Nichts Ungewöhnliches bei mir, denn ich hatte schon seit einigen Monaten ein Problem mit einem kleinen Schleimhaut-Feld, das über den Muttermund hinausgewachsen war und bei jedem Kontakt zu bluten begann. Aus der Blutung wurde eine Infektion, vermute ich heute, aber das erfuhr ich alles erst, als es bereits zu spät war.

Wenige Tage später, am 29. Dezember, setzten bei mir schlimme Bauchkrämpfe ein. Wie eine Katze, die zum ersten Mal trächtig ist, und es einfach nicht versteht, dass es Wehen sind, die ihren Bauch zusammenkrampfen, dachte ich zuerst an Verdauungsbeschwerden. Ich hatte doch erst vor kurzem eine Magen-Darm-Infektion überstanden und seit Beginn meiner Schwangerschaft bzw. seit ich diese Eisentabletten einnahm, war meine Verdauung sowieso durcheinander. Als dann auch noch eine ganz leichte Schmierblutung dazukam, war ich wirklich in Panik. Meine Mutter versuchte mich zu beruhigen, Blutungen in der Frühschwangerschaft seien nichts Ungewöhnliches, und die paar Tröpfchen nicht wirklich Besorgnis erregend.

Tags darauf waren die Krämpfe schon wieder weg, die Blutung hatte aufgehört, kurz, ich war fit genug, meinen damaligen Chef zu einem Termin zu begleiten. Ganz wohl war mir bei der Sache nicht, aber ein guter Mitarbeiter ist nicht krank und lässt seinen Chef auf keinen Fall hängen. Und wieder habe ich ganz bewusst das Leben meines Kindes auf´s Spiel gesetzt.

Gegen Mittag habe ich mich dann doch entschlossen, die Sache im Krankenhaus abklären zu lassen. Leider nicht im großen Klinikum, sondern bei uns im Provinzspital. Auf dem Ultraschallbild zeigte sich ein regloses Baby – mit ziemlich kräftigen Herztönen. Mein Zwerg schlief in aller Ruhe und hatte mir einen Riesenschreck versetzt. Allerdings war auch klar und deutlich ein Hämatom in der Gebärmutter zu sehen.

Am Befund stand zwar „abortus imminens" – „drohende Fehlgeburt", aber der Dienst habende Arzt beruhigte mich sofort, das sei in so einem Fall die Standardbezeichnung, ich solle mir keine Sorgen machen, er würde mich aber lieber zur Vorsicht stationär aufnehmen. Also verbrachte ich das Silvesterwochenende, den Jahrtausendwechsel, im Krankenhaus. Und es ging mir prima. Ein feines Einzelzimmer, umhätschelt und umsorgt von den Schwestern, ich war schwanger, ich fühlte mich wohl, und ich war absolut zuversichtlich. Jede Menge Magnesiuminfusionen (zur Vorsicht), keine Krämpfe mehr und vor allem kein Blut. Und weil der Bereitschaftsarzt am Silvesterabend nichts zu tun hatte (kein Neujahrsbaby in Sicht), widmete er sich nochmals gründlich meinem Zwerg mit einer langen Ultraschalluntersuchung und sogar einem Abstrich – zur Sicherheit. In jener Nacht stand ich auf dem Balkon meines Zimmers, sah die Silvesterraketen in den Himmel steigen, begrüßte das neue Jahrtausend und prostete mir selbst mit einer Tasse Tee zu. Auf 2001. Auf mein Baby! Silvester ist für mich seither tabu. Es findet einfach nicht mehr statt, und Mitternacht habe ich in den vergangenen drei Jahren noch jedes Mal demonstrativ verschlafen.

Am 1. Jänner 2001 wurde ich aus dem Krankenhaus entlassen. Ich sollte mich noch eine Woche schonen – von Liegen war nicht die Rede – und brav meine Magnesiumbrause nehmen; die nächste Untersuchung sollte ganz wie geplant im Rahmen des Vorsorgetermins bei meinem Arzt Mitte Jänner gemacht werden. Aber irgendetwas war definitiv nicht in Ordnung. Kaum zu Hause, setzten wieder leichte Bauchschmerzen ein. Zu stark, um sie ganz zu ignorieren – aber zu schwach, um zum Arzt zu gehen. Und manchmal verschwanden sie ja ganz.

Am 6. Jänner war ich dann bei meiner Firmpatin eingeladen. Ich spielte mit ihren zwei Söhnen, damals 9 und 7, die sehr sehr lebhaft sind, typische Lausbuben, und sich jedes Mal wahnsinnig freuen, wenn ich da bin.

Seither war ich nicht mehr dort. Ich kann einfach nicht. Denn es war der letzte Tag, an dem die Welt noch relativ in Ordnung war. Und auch an diesem Abend habe ich nichts von meiner Schwangerschaft erzählt.

Die folgende Nacht verbrachte ich schlaflos unter schmerzhaftesten Krämpfen. Mein Bauch war hart. Eine harte Stelle, die irgendwie wanderte. Mal war sie oben, dann wieder weiter unten. Einmal eher links, dann wieder rechts. Und am Morgen war auch das Blut wieder da. Der Gang ins Krankenhaus war schon Routine für mich. Ehrlich gesagt, war ich weniger besorgt als beim ersten Mal. Eine junge Turnusärztin machte den Ultraschall, und wieder war mein Zwerg quietschvergnügt und fidel. Trotz des mittlerweile schon ziemlich großen Hämatoms. Nebenbei hatte man meine Krankenakte aus der Vorwoche verlegt, bzw. bereits archiviert. Und alle Ärzte, mit denen ich bei meinem letzten Krankenhausaufenthalt zu tun hatte, waren auf Urlaub. Zwischen den Feiertagen fahren die kleineren Krankenhäuser ihr Personal ja meist auf Minimalbesetzung, und genau das war mein Pech. Vielleicht wäre alles anders gekommen, hätte man den Befund meines Abstriches an diesem Tag gehabt. Betahämolysierende Streptokokken lautete das Ergebnis. Ich weiß nicht, ob eine Antibiotika-Infusion noch etwas geändert hätte. Aber ich mache mir noch heute den Vorwurf, dass man in einer größeren Klinik mit mehr Personal und mehr technischen Ressourcen mein Kind vielleicht hätte retten können.

Richtig Angst bekam ich dann im Laufe des Tages. Aus dem bisschen Blut war eine gewaltige Blutung geworden. Und die Krämpfe, die am Vormittag pausiert hatten, wurden trotz Magnesiuminfusionen immer mehr. Ich hatte große Angst, denn mein Kind war ja im Zentrum dieser Krämpfe und des vielen Blutes. Und ich erinnere mich noch, als wäre es gestern, denn immer wenn ich die Augen schließe und intensiv daran denke, dann bin ich wieder im Krankenhaus, im Jänner 2001, und alles ist wieder da, der Krankenhausgeruch, die Angst und die Schmerzen. Der mittlerweile vierte Arzt, der mich in diesem Krankenhaus untersucht und mir sagt, es bestehe kein großer Grund zur Sorge, das Hämatom sei zwar da, die Blutung könne man aber in den Griff kriegen und dem Zwerg gehe es soweit prächtig. Ich weiß noch genau, dass ich ihn ganz besorgt fragte wegen der Krämpfe, und ob der arme kleine Kerl die spüren würde – Nein, das könne er natürlich nicht, denn schließlich sei er durch die Fruchtblase gut geschützt, und außerdem, woher wolle ich wissen, dass es ein kleiner „Kerl" sei, vielleicht sei es auch ein kleines Mädchen.

Weniger als 30 Stunden später kannte ich das Geschlecht meines Kindes. Siegmar kam in der Nacht des 9. Jänner 2001 nach einem Blasensprung in der 13. Schwangerschaftswoche zur Welt.

Ich kann nicht genau sagen, wann er gestorben ist. Am 8. Jänner 2001, gegen Mittag, waren meine Krämpfe trotz Magnesiuminfusionen gewissermaßen am Höhepunkt. Es wurde einfach nicht besser. Das ganze Blut… Und um 13.40 dann plötzlich noch mehr Flüssigkeit – und gleichzeitig ein Nachlassen der Krämpfe. Klare Flüssigkeit. Ich habe nach der Schwester geläutet. Und dann, wenige Minuten später, kam eine Arztin mit einer Antibiotika-Infusion. Blasensprung.

Ich sagte nur: „Dann ist es wohl jetzt vorbei". Kopfnicken. Ich fragte sie, ob mein Kind jetzt stirbt, und ob es wenigstens schnell geht. Sie darauf: „Ja, das geht jetzt ganz schnell". Gleichzeitig fragte sie mich, ob ich noch einen Ultraschall wolle – das habe ich abgelehnt, denn ich wollte nicht mein totes Kind auf dem Schirm sehen! Als ich die Infusion drinnen hatte, bin ich rauchen gegangen. Ich musste ja nicht mehr liegen – und auf Nikotin musste ich auch nicht mehr verzichten. Ich habe mir gleich ein halbes Päckchen Marlboro reingezogen. Mein Sch…-Körper sollte so richtig voll gepumpt werden mit Gift. Bei der Abendvisite erklärte mir dann ein Arzt, dass es sehr wohl noch eine Chance gebe, dass ich ruhig liegen bleiben solle, dass man morgen auf jeden Fall noch einen US machen werde… vor der Operation. Es könne schließlich sein…

Mit einer ordentlichen Dosis Beruhigungstabletten und mit ein bisschen Hoffnung bin ich dann eingeschlafen. Bis ich irgendwann in der Nacht auf der Toilette meinen winzigen Sohn auf die Welt gebracht habe.

Ich möchte hier nicht die Gefühle beschreiben, die man in einem solchen Moment hat. Wie man reflexartig die Spülung drücken will und sich in Sekundenbruchteilen entscheidet, es nicht zu tun. Wie ich mit meinem Kind, das bequem in meiner Handfläche Platz hatte, ins Schwesternzimmer marschierte. Dein eigenes Baby, Deine „Hand voll Kind", wie ein Vogel, der aus dem Nest gefallen ist, so etwas zerreißt einem das Herz. Und so etwas vergisst man nie.

Die halbe Nacht durchstreifte ich wie ein Geist die leeren Krankenhausgänge. An meine Brust gepresst ein kleines Glas, gefüllt mit Formalin, darin mein Sohn. Ich durfte ihn bei mir behalten. Stundenlang bin ich mit dem Glas durch die menschenleeren Gänge im Krankenhaus gewandert. Von einem Raucherzimmer zum nächsten. Irgendwann war ich komplett schwindelig – der Cocktail aus Marlboros, Beruhigungstabletten, Blutverlust und Schock tat seine Wirkung. Wäre ich zusammengebrochen, hätte mich der Reinigungsdienst wohl erst am Morgen gefunden. Und das war mir zu diesem Zeitpunkt auch völlig egal.

Den Rest der Nacht habe ich mit dem Gläschen in meinem Bett verbracht.

Trotzdem! Ich bin froh, meinen Kleinen normal zur Welt gebracht zu haben. Ich bin froh, dass wenigstens ihm die Ausschabung erspart blieb.

Und ich bin froh, dass ich so hartnäckig war! Denn zum ersten Mal in all den Tagen, die ich im Krankenhaus war, traf ich an diesem Morgen meinen Gynäkologen, der dort eine Stelle als Facharzt hat. Er war mein Operateur. Und mit ihm schloss ich einen Deal ab. Ich würde mein Kind behalten dürfen. Man würde mir Siegmar nicht wegnehmen und gemeinsam mit dem „Krankenhausmaterial" entsorgen. Mein Kind würde das Krankenhaus mit mir verlassen.

Ich weiß nicht, woher ich damals den Mut genommen habe. Ich muss wohl ziemlich stur gewesen sein, habe irgendwas gefaselt von wegen, das sei MEIN Kind, und niemand könne es mir wegnehmen. Jedenfalls hat er sich darauf eingelassen, und mir gleichzeitig eingeschärft, dass diese Sache nicht ganz legal sei und deswegen unter uns bleiben müsse.

An einem Freitag verließ ich das Krankenhaus. Tags darauf kehrte ich zurück, um Siegmar zu holen. Mein Arzt hatte Wochenenddienst, die Abteilung war halb leer, und so war es relativ leicht, mein Kind hinauszuschmuggeln. Ich durfte ihn sogar noch einmal halten, nachdem ihn mein Arzt aus dem Glas geholt hatte. Er war so winzig, war aber schon ein fertiger kleiner Mensch. Winzige Finger, winzige Zehen und so dünn – nicht rundlich, wie Babys normalerweise sind.

Als ich ihn so hielt, flossen wieder Tränen – und, im vergeblichen Versuch, cool wie immer zu sein, fragte ich meinen Arzt: „Schon schlimm, wie ich mich aufführe, finden Sie nicht?" Darauf er: „Nein, das finde ich ganz und gar nicht. Denn egal wie klein ein Mensch ist, wenn er stirbt, er hat das Recht, dass man um ihn trauert."

Nun, ich habe Siegmar in eine ovale Seifenschachtel aus Blech gebettet, außen rot mit einem Teddybärenmotiv, drinnen ein weiches Nest aus Watte und eine Decke aus Seide, von einem meiner Unterleibchen, das ich noch in der Nacht zuvor getragen habe. Dazu ein Brief, ein goldener Ring mit einem Delphin (ich glaube, der sollte ihn beschützen) und eines der wenigen Fotos von A. und mir.

Daheim habe ich dann meine Mutter erpresst, sie solle ein kleines Grab im Garten ausheben. Ich konnte ja nicht, war viel zu klapprig dazu. Dort liegt Siegmar nun, an einem Platz, den ich von meinem Schlafzimmer aus gut sehen kann, rund herum die Gräber unserer Katzen, die im Lauf der Jahre gestorben sind, und die für mich ebenfalls Familienmitglieder sind. Er ist also nicht allein. An seinem Grab blüht heuer den dritten Sommer eine weiße Rose. Eine Zweite, rosa, die ich daneben gepflanzt habe, hat leider den letzten Winter nicht überstanden. Und immer, wenn ich am Wochenende zu Hause bin, führt mein Weg an Siegmars Grab. Heute bin ich sehr sehr froh, dass ich ihn beerdigen konnte. Als hätte ich geahnt, wie wichtig es noch für mich sein würde, ihn immer in meiner Nähe zu haben.

So richtig bewusst, dass wirklich ALLES aus ist, wurde ich mir erst nach meiner Entlassung aus dem Krankenhaus. Blasensprung am Montag, Operation am Dienstag, Entlassung am Freitag – und DANN fiel ich erst in das richtig tiefe Loch. Im Krankenhaus ist man ja noch in Watte gepackt, man wird umsorgt und immer ist jemand da.

Im Großen und Ganzen habe ich mich dort so wohl gefühlt, dass ich gar nicht mehr raus und zurück in den Alltag wollte. Die einzige wirklich negative Erfahrung habe ich mit der Krankenhauspsychologin gemacht. Unendlich „einfühlsam" hat sie meinen Sohn mit einem Apfel verglichen. So nach dem Motto: „Einige werden reif und viele andere fallen herunter, noch ehe sie reif sind..." – na, ich danke. Die Dame hat mir fast den Rest gegeben.

Ziemlich verletzend waren auch die Äußerungen diverser „Freunde" und Kollegen. Ein befreundeter Arzt, gut sechzig Jahre alt und aufgrund seiner Erfahrungen wohl ziemlich abgebrüht, erklärte mir, es sei kein Kind, das ich verloren hätte, sondern bloß ein Embryo. Das sollte mich wohl trösten. Eine Kollegin, die selbst bereits eine Fehlgeburt hinter sich hatte und zu der Zeit wieder schwanger war – ihre Tochter wurde einen Monat vor Siegmars Entbindungstermin geboren – meinte: „Ein gesundes Kind stößt der Körper nicht ab!" (Mein Kind war allerdings gesund, die Infektion hatte ICH!). Und mein damaliger Chef setzte dem Ganzen die Krone auf: Ich solle froh sein, schließlich sei es so am besten für mich…

Ähnlich verhielt sich auch der Vater meines Kindes. Bei unseren Telefonaten anfänglich noch sehr verständnisvoll und bemüht mich zu trösten, riss ihm schon bei unserer ersten zufälligen Begegnung die Geduld: „Du läufst herum mit dem Gesicht einer trauernden Pietà. Lass dich – verdammt noch mal – nicht so hängen!". Und das fünf (!) Tage nach dem Tod meines Kindes. Für mich war die Welt zusammengebrochen, für ihn hatte sich offensichtlich ein ziemlich lästiges Problem ganz von allein und wundersamer Weise in Luft aufgelöst.

Ich habe aber auch Reaktionen erlebt, mit denen hätte ich nie gerechnet, so positiv waren sie. Ein Kollege, den ich nur ganz flüchtig kannte, hat mich mehrere Male regelrecht aufgefangen, wenn es mir ganz schlecht ging. In seiner Gegenwart durfte ich weinen, wenn mir danach war. Er hat sich nie abgewendet, wenn sich die Frage nach dem „Warum" stundenlang im Kreis drehte. Und von ihm stammt ein Satz, an den ich mich geklammert habe, wenn ich gar nicht mehr weiter wusste: „Der Kleine ist jetzt ganz sicher dein Schutzengel, der immer über dir wacht und jedes Unheil von dir abwendet – so ist er auch immer bei dir." (Auch für einen Nicht-mehr-Katholiken wie mich hat diese Vorstellung etwas Tröstliches).

Gelesen habe ich damals alles, was mit zum Thema Tod, Trauer, Leben danach und Wiedergeburt in die Finger kam. Von seriösen Autoren wie Elisabeth Kübler Ross bis hin zu ziemlich fragwürdigen esoterischen Ratgebern. – Und jedes Buch hat mir auf seine Weise ein wenig geholfen.

Irgendwann im März 2001 stieß ich im Internet auf das MaximilianProjekt. Ich hatte bereits dutzende Seiten zum Thema Fehlgeburt gefunden und jedes Mal, wenn ich las, wie man „es" möglicherweise hätte verhindern können, dann wurde ich fast verrückt vor Trauer und Selbstvorwürfen. Ich habe lange gebraucht, bis ich langsam verstand, dass auch ein wieder und wieder durchgekautes „Hätte ich doch", „Wäre ich doch" und die ewige Suche nach Gründen und Ursachen mir mein Kind nicht wieder zurückbringt. Gewisse Dinge KANN man nicht rückgängig machen.

Der Austausch mit Menschen, die die gleiche Erfahrung machen mussten, war für mich sehr hilfreich und tröstlich. Dazu kommt auch noch, dass das Verhältnis zwischen Geben und Nehmen in diesem Forum sehr ausgewogen ist: Wer eine gute Phase hat, hilft jenen, die gerade tief unten im schwarzen Loch sitzen – und kann sich sicher sein, dass auch er aufgefangen wird, wenn die Trauer wieder überhand nimmt. Man braucht, aber man wird auch gebraucht. Aus dieser Situation heraus sind einige dauerhafte Freundschaften entstanden, die für mich nach wie vor sehr wichtig sind.

Ohne euch hätte ich es wohl nicht geschafft!

Mit dem Tod meines Kindes war ich – außerhalb des Maximilianprojektes – ziemlich auf mich allein gestellt. Ich trauerte um einen Menschen, den ich nie kennen lernen durfte. Ich trauerte nicht um eine gemeinsame Vergangenheit, sondern um die Zukunft mit meinem Kind. Ich werde nie wissen, wie mein Sohn ausgesehen hätte, welche Farbe seine Augen gehabt hätten. Ich werde ihn nie lachen hören. Ich werde ihn nie halten dürfen.

Ich trauerte um jemanden, den nur ich allein wirklich wahrgenommen hatte. Von der Umwelt wurde dies kaum akzeptiert oder gar verstanden. Wenn man körperlich wieder fit ist, dann hat man in den Augen der Menschen die Sache überstanden. Wie es einem dabei seelisch geht, hat man tunlichst für sich zu behalten.

Es dauerte auch mehr als ein halbes Jahr, bis ich wieder relativ normal mit A. reden konnte. Ich war sicher, dass es zwischen uns aus und vorbei war. Meine Schwangerschaft oder die Fehlgeburt (oder beides) war der Grund dafür, glaubte ich.
Ich hatte Zweifel, ob ihm der Tod unseres Kindes nicht doch sehr gelegen kam, wusste nicht, wie ich in dieser Situation mit ihm umgehen sollte – daher habe ich es ganz gelassen und A. zog sich zurück.

Heute ist unser Verhältnis wieder so wie früher oder besser ausgedrückt wie „vorher". Allerdings habe ich fast alle seine Versuche, darüber zu reden, abgeblockt. Ich hatte und habe zu viel Angst davor. Ihm gegenüber ist Siegmar für mich ein Tabu-Thema. Nur einmal konnte ich ihm nicht ausweichen, es war unser einziges, dafür aber sehr offenes und ehrliches Gespräch über unser Kind. Damals meinte er, es würde ihm Leid tun, dass ich unser Baby nicht austragen konnte. Seither würde er mich in einem anderen Licht sehen.

Das war im Herbst 2001.

Ob A. heute noch manchmal an unser Kind denkt, weiß ich nicht. Ich bin zu feige, ihm diese Frage zu stellen. Ich stelle sie hier.

## Ute

Für Frederik ♡

Ich nahm dich nicht in meinen Arm
2.12.1994

heute wärest du 7 Jahre, 1 Monat und 19 Tage alt. Was mich sehr beschämt ist, dass ich die genauen Daten vom Kalender ablesen muss. Eine wirklich gute Mutter müsste so etwas doch auswendig wissen, oder? Eine gute Mutter, was ist das? Ich denke, dass ich den Anspruch auf diese Bezeichnung nicht erheben kann. Doch alles was dir – meinem Kind – widerfahren ist, widerfuhr auch unmittelbar mir, deiner Mutter.

Nach dir habe ich noch zwei Kinder bekommen, deine Schwester Lisa-Marie ist nur elf Monate jünger, als du jetzt wärst, also 6 Jahre. Dein Bruder Jannis-Alexander ist 4½ Jahre. Ich glaube, die ganze Zeit, bevor deine Geschwister geboren wurden, hat mich zu einem nach außen ziemlich kalt wirkenden Menschen werden lassen und ich habe große Angst, dass deine Geschwister durch mich Schaden nehmen werden, weil sie sich vielleicht nicht geliebt fühlen. Dabei würde ich alles für meine Familie tun, nur das Zeigen von Gefühlen fällt mir unendlich schwer und ich selbst leide am meisten darunter.

Wie alles begann:

Die Vorgeschichte ist für mich schwer zu erzählen, denn seit deinem Todes- bzw. Geburtstag habe ich aufgehört zu fühlen, zu denken und realistisch zu leben. Eigentlich fing alles damit an, dass mich eine längst vergessene „Jugendfreundin“, von der ich lange nichts gehört hatte, anrief und mir überglücklich von der Geburt ihres Kindes berichtete, einem Sohn. Ich dachte mir, es müsse sie wohl sehr mit Stolz erfüllen, dass sie nach all der Zeit meine Telefonnummer herausfand und mir ihr Glück mitteilen wollte. Nun, ich ergriff die Gelegenheit beim Schopfe und nahm ihren Anruf zum Anlass, sie aufzusuchen; es war für mich irgendwie aufregend und interessant zu sehen, wie ihr Kind war, wie sie nach all den Jahren aussah und wie sie sich als Mutter fühlte. Kurzum ich war neugierig und aufgeregt. Ich besuchte sie und fand sie so vor, wie ich sie nicht in Erinnerung hatte. Sie war unheimlich dick, hatte einen Mann, der sich kaum um sie und das Kind kümmerte aber sie war unheimlich stolz auf ihren kleinen Sohn und darum beneidete ich sie. Hätte ich doch nur damals schon nachgedacht, ich tat es nicht. Ich fand es faszinierend, dass so ein kleines Wesen da war und das Leben eines Menschen so sehr verändern konnte. Früher, als wir noch eng befreundet waren, war unser Leben leicht und lustig; oft wurde gefeiert und wir hatten viel Spaß miteinander. Das soll nicht heißen, dass wir nicht auch gearbeitet haben und nur in den Tag gelebt hätten. Wir fanden es mit 18 Jahren einfach toll, Musik zu hören, zu tanzen und zu feiern, eben wie wir es damals nannten „zu leben". Von alledem schien meine Freundin sich gelöst zu haben und ich nahm an, dass dieses kleine quäkende Wesen die entscheidende Wende dazu beigetragen hatte. Ich fand es einfach toll, dass ein Kind die Welt verändern konnte. Nachdem ich einige Male bei meiner Freundin gewesen war, wollte ich meinen Mann mit dem Kleinen bekannt machen und ich hatte den Eindruck, dass ihm gefiel, was er sah. Er kannte meine Freundin ebenfalls von früher; wir hatten uns durch sie kennen gelernt.

Wir beschlossen jedenfalls, zu diesem Zeitpunkt, ebenfalls eine Familie zu gründen.

Es dauerte nicht lange und ich hatte allen Grund, bei einem Frauenarzt vorzusprechen. Und tatsächlich, der Schwangerschaftstest war positiv. Ich weiß gar nicht mehr, wie ich aus der Praxis herauskam, ohne es jedem der mich ansah, mitzuteilen. Meinem Mann muss es wohl ähnlich ergangen sein, denn er nahm im ersten Überschwang der Gefühle sogar meine Mutter in den Arm und teilte ihr mit, dass sie nun „OMA" würde. Leider hielt diese Freude nicht lange an. Schon kurze Zeit später, vielleicht zwei, drei Tage, bekam ich am Wochenende schlimme Krämpfe, die ich auf eine Magen-Darm-Infektion schob. Eine Nacht war so schlimm, dass ich mich vor Krämpfen krümmte: Doch ich kam gar nicht auf den Gedanken, dass dies mit der festgestellten Schwangerschaft in Verbindung zu bringen wäre. Erst als leichte Blutungen auftraten, kam uns der Gedanke, dass etwas nicht in Ordnung sein könnte mit unserem Baby.

Jedenfalls suchte ich montags den Gynäkologen auf, der mir dann sagte, er könne mir wenig Hoffnung auf eine Fortführung der Schwangerschaft machen; es deute alles auf einen „Abgang" hin. Ich bekam die Anweisung mich hinzulegen, zu schonen und zu hoffen. Doch es nutzte alles nichts. Die Blutungen nahmen zu und kurz vor Weihnachten 1985 musste ich ins Krankenhaus, um eine Ausschabung vornehmen zu lassen, weil eine Fehlgeburt eingetreten war.

Ich weiß auch nicht, warum ich das alles relativ gelassen hinnahm. Die Fehlgeburt empfand ich nicht als wer weiß wie schlimm. Zu dieser Zeit nahm ich noch alles ziemlich locker. Ich war rechnerisch in der 7. Woche, also maximal 3 Wochen über meine übliche Regelzeit und ich fühlte mich auch nicht irgendwie anders als vorher. Die Gebärmutterausschabung wurde unter Vollnarkose durchgeführt und ich fand alles nicht so sehr schlimm oder gar unangenehm. Ich hatte auch (so glaubte ich jedenfalls) psychisch keinerlei Probleme. Die Schwangerschaft war für mich beendet, bevor sie begonnen hatte. Das Einzige was mich damals störte, war der Umstand, dass ich sofort wieder arbeiten gehen musste. Ich hätte gerne etwas mehr Zeit gehabt, die Situation zu verarbeiten. Schließlich hatte ich gleich nach dem positiven Test jedem im Büro mitgeteilt, dass ich schwanger sei. Es schien mir unpassend, so kurz nach einer Fehlgeburt wieder arbeitsfähig im Büro aufzutauchen. Der Arzt sah das ganz anders und schrieb mich umgehend gesund.

Im Krankenhaus hatte man mir gesagt, ich könne sofort wieder schwanger werden und solle dies – sofern ich selbst es auch wollte – nicht herausschieben. Zu diesem Zeitpunkt war ich noch von der Allwissenheit der Ärzte überzeugt und eine brave und folgsame Patientin, die nie in Frage stellte, was die „Götter in Weiß" sagten. Wie dumm und naiv ich doch war…

Wir überlegten nicht lange und kurze Zeit später war ich erneut schwanger. Ich hatte den Arzt gewechselt und war mir sicher, dass es sich beim ersten Mal nur um eine nie wiederkehrende Episode in meinem Leben gehandelt hatte. Der Arzt stellte eine Schwangerschaft in der 7. Woche fest. Ich war sehr glücklich, denn nach dem ersten Misserfolg hatte ich die Befürchtung, vielleicht nicht so schnell wieder schwanger zu werden. Jedenfalls war ich im März 1986 bereits erneut schwanger und fühlte mich sehr gut. Der Arzt machte mir alle Hoffnung, dass ich eine „ganz normale" werdende Mutter sei.

In der 8. Woche beim Ultraschall waren noch keine „Herztöne" zu sehen. Ich beunruhigte mich nicht weiter, weil auch der Arzt keinerlei nervösen Eindruck machte. Er sagte mir lediglich, dass ich in der nächsten Woche vor der Ultraschalluntersuchung recht viel trinken solle, damit er die dann gefüllte Blase gut von den anderen Organen unterscheiden könne. Der Fötus sei für ihn dann besser zu erkennen. Brav trank ich also eine Woche später meinen Tee und eine Flasche Mineralwasser, bevor ich zusammen mit meinem Mann zur Untersuchung eintraf. Der Arzt sagte nicht viel und auf meine Fragen bekam ich keine Antwort. Mir wurde zu diesem Zeitpunkt schon etwas mulmig, doch schob ich – wie immer – die mögliche Realität weit von mir und wartete darauf, was weiter geschah. Der Arzt hielt mich eine weitere Woche nur hin, ohne mir etwas Konkretes zu sagen.

Ich war mittlerweile in der 11. Woche, als er wohl endgültig zu dem Schluss kam, dass hier nichts mehr zu retten war. Mein Mann und ich wurden in die Sprechstunde bestellt; man stelle sich vor, wir waren der festen Überzeugung, es müsse ja alles in Ordnung sein, denn vorher hatte der Arzt uns nichts anderes gesagt. Ich sehe uns heute noch vor dem Schreibtisch des sehr beschäftigten Gynäkologen sitzen. Wir fragten uns natürlich vorher schon die ganze Zeit, was er uns wohl Wichtiges zu sagen haben könnte. Doch wir dachten damals nicht im Entferntesten daran, dass sich der Albtraum wiederholen würde. Der Arzt saß vor uns – hinter seinem mächtigen Schreibtisch – und drehte eine Packung Pillen vor sich hin und her. Er begrüßte uns mit einer Geste und sprach gleichzeitig eine Notiz über eine andere Patientin auf Band, der das in seinen Händen befindliche Präparat verordnet werden sollte. Währenddessen taxierten seine Augen uns, die wir vor seinem Schreibtisch saßen und warteten, was er uns wohl zu sagen hätte. Als sein Diktat beendet war, wandte er sich uns mit den Worten zu: „Tja, es ist leider so, dass Ihre Schwangerschaft nicht korrekt ist, der Fötus ist in Ihrem Uterus abgestorben, es sind keinerlei Herztätigkeiten zu erkennen. Ich schlage vor, dass Sie sich morgen früh hier einfinden, damit ich ambulant eine Ausschabung Ihrer Gebärmutter vornehmen kann, keine große Sache".

Ehe wir reagieren konnten – bzw. überhaupt verarbeiten konnten, was er uns da gerade eröffnet hatte, sahen wir uns außerhalb des Sprechzimmers auf dem Flur wieder. Ich konnte nicht begreifen, was ich da gehört hatte. 11 Wochen Hoffnung und nun dies? Ich glaubte dem Arzt nicht. Schließlich, sollte mein Baby wirklich tot sein, ich hätte es doch merken müssen. Ich hatte keine Blutungen, weder Schmerzen noch Krämpfe wie beim ersten Mal. Für mich stand fest: Der Arzt hatte sich geirrt und ich würde keineswegs am nächsten Morgen in der Praxis erscheinen, um eine Ausschabung über mich ergehen zu lassen. Ich wollte einen weiteren Arzt aufsuchen. Noch am gleichen Tag ging ich zu dem Frauenarzt, den ich vor meinen Schwangerschaften stets konsultiert hatte. Nur weil seine Praxis nicht so nah gelegen war, hatte ich die beiden anderen Gynäkologen aufgesucht. Zu der Zeit dachte ich noch, dass Arzt gleich Arzt sei und eine Schwangerschaft nichts besonderes. Schließlich wurden zig Frauen schwanger und brachten gesunde Kinder zur Welt. Warum sollte dies bei mir anders sein ? Gott sei Dank wusste ich zu dem Zeitpunkt noch nicht, was mir noch alles widerfahren sollte, bis ich endlich ein gesundes Kind in meinen Armen halten sollte.

Der Albtraum beginnt

Ich suchte also noch am gleichen Tag meinen mir bekannten Gynäkologen auf. Dieser nahm mir zunächst erst einmal die Panik, die mich zuvor überfallen hatte. Er konnte zwar auch keine Herztöne auf dem Ultraschall erkennen, doch meinte er, es könne ja auch möglich sein, dass der Kollege sich ganz einfach „in der Zeit" geirrt habe und meine Schwangerschaft noch gar nicht so weit fortgeschritten sei. Zumindest, meinte er, solange noch keine Abbruchblutung vorhanden sei und ich mich körperlich gesund fühle, sähe er noch keine Veranlassung für einen Abbruch. Ich klammerte mich an seine Aussage, weil ich einfach nicht wahrhaben wollte, dass es mir schon wieder misslungen sein sollte, eine Schwangerschaft erfolgreich weiterzuführen. Na ja, langer Rede, kurzer Sinn: Am Nachmittag, nachdem ich in der Praxis war, traten starke Blutungen auf und mir blieb nichts anderes übrig, als mich ins Krankenhaus einweisen zu lassen.

Was dann mit mir geschah, war wirklich schlimm. Mal hieß es „die Schwangerschaft ist intakt" ich solle mir keine Sorgen machen, ein anderes Mal war die Diagnose „intrauteriner Fruchttod". Letztendlich war es so, dass das Baby in meinem Bauch nicht lebensfähig war und ich mich wiederum einer Ausschabung unterziehen musste.

Ich war zu diesem Zeitpunkt gerade 26 Jahre und irgendwie immer noch nicht erwachsen. Denn anstatt meine Trauer auszuleben, stürzte ich mich in die Vorbereitungen für die Konfirmation meiner jüngeren Schwester, die am Wochenende stattfinden sollte. Ich kam mir so hilflos vor und sah es als Chance an, um alles andere zu vergessen. Allerdings muss ich zugeben, dass es mir ziemlich „bescheiden" ging, während sich die Verwandten amüsierten. Alle lobten mich für die Zubereitung all der guten Sachen, jedoch weiß ich jetzt, dass eine unendliche Leere mich erfüllte und ich damals – ja, jetzt erkenne ich es – zum ersten Mal fühlte, dass mit mir schlimme Dinge geschahen, die kein anderer nachvollziehen konnte. Auch dieser Tag – der Konfirmationstag meiner Schwester – ging vorbei und ich musste sehen, wie es mit mir weitergehen sollte. Jedenfalls blieb ich in der Behandlung meines letzten Gynäkologen, weil er mir irgendwie menschlicher und kompetenter erschien als die beiden vorherigen Ärzte. Ich fühlte mich dort gut aufgehoben.

Es folgten dieser Fehlgeburt noch zwei weitere, die jedoch bereits in der 6. und 7. Woche stattfanden und sich lediglich in einer verspäteten stärkeren Regelblutung äußerten.

Mittlerweile war ich von dem Gedanken, endlich ein Kind zu haben, wie besessen. Erneut wurde ich schwanger. Ich wollte es zu diesem Zeitpunkt und nahm keinerlei Verhütungsmittel. Wir hatten zwischenzeitlich auf Anraten des Gynäkologen unser Blut untersuchen lassen und konnten sicher sein, dass keinerlei genetische Defekte vorlagen, die eine Häufigkeit von Fehlgeburten verursachten.

Die fünfte Schwangerschaft. Ich ging diesmal erst zum Arzt, als meine Regelblutung zum zweiten Mal ausblieb. Und tatsächlich, ich war bereits in der 11. Woche schwanger und alles schien in Ordnung. Nun, ich wollte mich (noch) nicht freuen und wartete ab …

Als der vierte Monat anfing und der Arzt mir auf dem Ultraschall zeigte, wo sich das Herz meines Kindes befand und auch schon die ersten Bewegungen meines Kindes zu verzeichnen waren, glaubte ich langsam an eine gesunde Schwangerschaft. Nachdem der fünfte Monat überstanden war und mein Kind wuchs und wuchs und stetig zunahm, verdrängte ich endlich das Vergangene und war überzeugt davon, dass nun nichts aber auch nichts mehr schief gehen könne. Zu meiner und wahrscheinlich auch seiner Sicherheit machte der Arzt regelmäßige Ultraschalluntersuchungen und schloss mich genau so regelmäßig an das Gerät an, das die Herztöne des Babys deutlich machte. Ich war mir jedenfalls völlig sicher, dass diesmal alles in

Ordnung sein würde. Mein Baby nahm weiter zu und ich konnte seine Entwicklung auf dem Ultraschallgerät intensiv verfolgen. Mein Mann und ich hatten keinerlei Zweifel, dass diesmal wirklich alles gut gehen würde. Im August – der Geburtstermin meines Baby war mit dem 22.10.1987 festgelegt – bekam eine Bekannte von mir ihr Baby viel zu früh. Ich weiß noch, wie ich auf dem Krankenhausflur neben ihrem Mann saß und wartete, was nun geschehen sollte. Das kleine Würmchen – nicht mehr als 1500 g schwer – wurde damals aus dem Kreissaal herausgeschoben. Es war nicht viel zu erkennen, nur ein kleines Köpfchen und viele Schläuche und Geräte. Mir tat die Bekannte leid, die ihr Kind noch nicht einmal nach der Geburt hatte sehen, geschweige denn in den Arm nehmen können und ich streichelte damals meinen Bauch, weil ich überzeugt war, dass mein Kind gesund und munter und mit dem richtigen Geburtsgewicht zur Welt kommen würde.

Meine Schwangerschaft schritt weiter fort und ich fühlte mich jeden Tag sicherer, dass ich ein gesundes, kräftiges Kind zur Welt bringen würde. Ich hatte überhaupt keine Ängste, dass nun noch irgendetwas „schief gehen" könnte. Die regelmäßigen Ultraschalluntersuchungen zeigten, dass mein Kind sich gut entwickelte und stetig zunahm. Alle Körperfunktionen, die laut Ultraschall festgestellt wurden, waren völlig o.k.

Circa 14 Tage vor dem berechneten Geburtstermin stimmten meine Blutwerte nicht mehr so recht und der Arzt beschloss, dies in kurzen Abständen zu überprüfen. Und wieder waren es meine Naivität und mein viel zu großes Vertrauen zu den Medizinern, die mich falsch handeln ließen.

Geschieht das alles wirklich mir?

Spätestens nach dem ersten Anruf aus der Arztpraxis hätte ich handeln müssen. Doch ich war mir so sicher, dass dem Kind in meinem Bauch nichts mehr geschehen könnte, dass ich die Tragweite nicht begriff: Irgendetwas stimme „mit meinen Hormonwerten" nicht, so wurde mir von dem Arzt berichtet. Da es so kurz vor dem eigentlichen Entbindungstermin wäre, solle man dies besonders „aufmerksam" verfolgen.

Ich könnte heute noch laut losheulen, wenn ich bedenke, dass da nicht alle Alarmglocken in mir schellten. Meine Schwägerin, mit der ich damals sprach, riet mir ganz eindringlich: „Bestehe darauf, dass dein Kind geholt wird, es ist groß und schwer genug und irgendetwas stimmt nicht in deinem Uterus". Wie dumm war ich … Ich nahm die Warnung nicht ernst genug. Die nächste Untersuchung fand am Freitag, den 9.10.1987 statt. Um mich und mein Gewissen zu beruhigen, sagte ich dem Arzt, während er die Herztöne des Kindes abhörte: „Ich habe Angst, dass mein Kind plötzlich tot sein könnte in mir, vielleicht sollte ich besser ins Krankenhaus gehen und das Kind holen lassen?" Ich höre noch heute sein überhebliches und für mich damals gleichermaßen beruhigendes und bestätigendes Lachen: „So schnell stirbt es sich nicht, Frau H., jeder Tag in Ihrem Bauch ist für Ihr Kind und dessen Entwicklung von Vorteil". Allzu gern nahm ich seinen Optimismus auf und wischte alle Zweifel und Ängste fort. Wie dumm von mir. Hätte ich doch nur darauf bestanden, dass die Schwangerschaft zu diesem Zeitpunkt, etwa 14 Tage vor dem berechneten Entbindungstermin, beendet worden wäre, mein Kind würde heute leben und wäre bereits 7 Jahre alt.

Was danach kam, hat bis heute mein ganzes weiteres Leben bestimmt. An dem Wochenende, das dieser Untersuchung folgte, fühlte ich mich nicht besonders gut. Am Sonntag, während ich bei meiner Großmutter zu Besuch war, sagte meine Mutter: „Mein Gott, was ist mit dir, deine Lippen sind ganz weiß, geht es dir nicht gut?" Nun, außer, dass sich mein Bauch gelegentlich verhärtete, spürte ich nichts. Ich glaubte, dass sich mein Körper auf die bevorstehende Geburt vorbereitete und dachte mir nichts weiter dabei. Mein Mann, der in den letzten Tagen durch Auflegen seines Ohres auf meine Bauchdecke stets die Herztöne unseres Kindes gehört hatte, konnte diese plötzlich nicht mehr hören; wir schoben dies darauf, dass sich das Kind wohl gedreht habe. Doch wahrscheinlich lebte unser Baby zu diesem Zeitpunkt bereits nicht mehr. Nur wollten wir wieder einmal nicht wahrhaben, was da mit uns geschah …

Am Montag besuchte ich zum vereinbarten Termin die Arztpraxis. Ich war wieder einmal völlig arglos und dachte mir nichts dabei, als der Arzt zunächst keine Herztöne des Kindes finden konnte. Erst als es in der Praxis zunehmend hektischer um mich herum vorging, bekam ich Angst. Schließlich teilte mir der Gynäkologe mit, er könne keinerlei Herztätigkeit des Kindes in meinem Leib feststellen! Ich glaubte meinen Ohren nicht zu trauen und lachte zuerst, doch sollte mir das Lachen sehr schnell vergehen, denn es war sein Ernst. Ich sagte: „Aber ich habe am Freitag zu Ihnen gesagt, dass ich Angst habe, mein Baby würde sterben und es solle geholt werden, bevor etwas Derartiges geschehen könne. Sie haben gelacht und getan, als wäre so etwas völlig absurd…" Er antwortete mir nicht auf diese Vorhaltung.

Wie im Traum sehe ich meinen Mann hereinkommen und fassungslos dastehen. Wir fahren nach Hause. Ich soll ins Krankenhaus. Ich kann nicht denken, nicht glauben, was da mit mir geschieht. Aber es ist Wirklichkeit, kein böser Traum. Zu Hause angekommen packe ich wie in Trance meine Krankenhaustasche. Die bereitgelegten Babysachen nehme ich mit. Ich rufe meine Mutter an und teile ihr mit, was der Arzt festgestellt hat. Sie weint …, ich kann nicht weinen. Ich habe nur einen Gedanken: „Es ist etwas Totes in dir, du musst es weghaben!" Nicht ein Gedanke an dieses kleine unschuldige Wesen, in dem Moment. Nur das Gefühl von Abscheu, Ekel, Verwesung, ich will davon befreit werden. Im Krankenhaus lasse ich alles mit mir machen, ich werde untersucht. Immer wieder denke ich: „Das kann nicht wahr sein, gleich sagen sie, dass alles ein Irrtum ist, schließlich spüre ich das Kind, wie es gegen meinen Leib tritt. Ich sage, dass ich das Kind spüre. Die Ärzte schauen mich mitleidig an und sagen: „Das sind Wehen, der Körper leitet die Abstoßung des toten Kindes ein; glauben Sie uns!" Ich will es nicht glauben, wir bestehen auf einer erneuten Ultraschalluntersuchung. Die Ärzte können wiederum nur feststellen, was schon bekannt ist: Keinerlei Herztätigkeit, das Kind ist tot.

ICH KANN ES NICHT GLAUBEN.

Dann finde ich mich im Krankenzimmer wieder. Zwei weitere Patientinnen liegen dort. Mein Mann darf nicht bei mir bleiben. Ich bin unendlich allein…

Zweimal in dieser langen Nacht kommt der Dienst habende Arzt zu mir. Er führt mir ein Zäpfchen ein, dass die Wehen einleiten soll. Es wirkt, ich bekomme stärkere Wehen. Irgendwie geht auch diese Nacht zu Ende. Mein Mann ist bereits früh morgens wieder bei mir. Ich fühle nichts, ich kann nichts fühlen. Irgendwann lande ich im Entbindungszimmer. Ich kann immer noch nicht glauben, dass ich ein totes Kind auf normalem Weg zur Welt bringen soll. Warum machen die Ärzte keinen Kaiserschnitt, damit ich diesen Albtraum endlich verlassen kann ?

Ich bekomme eine PDA, die den unteren Teil des Körpers gefühllos werden lässt. Nun beginnt das Warten. Irgendwann wird die Fruchtblase gesprengt, ich nehme alles gar nicht richtig wahr, glaube immer noch, jeden Moment aus diesem furchtbaren Traum aufzuwachen. Die Stunden vergehen. Mein Mann, meine Mutter sind bei mir. Ich mache mir Sorgen um meinen Mann. Doch ich habe das ohnmächtige Gefühl, dass ich ihm und er mir nicht helfen kann. Zu schlimm ist, was uns gerade widerfährt. Die Zeit schleicht weiter. Plötzlich ist das Zimmer voller Menschen; es scheint loszugehen. Bin wirklich ich es, der das alles geschieht? Ich höre die Hebamme wie sie sagt: „Los, jetzt pressen", und ich frage mich: „warum, wofür, ist vielleicht doch noch alles zu retten?" Ich mache folgsam, was sie mir sagt, jedoch ich spüre nichts. Bei der Anweisung zu hecheln, merkt die Hebamme selbst, dass sie sich vergessen hat und sagt: „Ach, das ist ja hier nicht nötig!". Da wird mir wieder bewusst, dass alles real ist, was ich hier erlebe. Plötzlich erscheint der Oberarzt auf dem Plan. Die Geburt dauert wohl zu lange und ich kann nicht richtig mitarbeiten, weil ich mit Medikamenten vollgepumpt bin. Er fasst über meinen Oberkörper, schlingt das Bettuch um sein Handgelegenk und drückt seinen Ellenbogen unterhalb meiner Brust in meinen Bauch. So schiebt er mit aller Kraft und ohne ein Wort zu sagen mein Kind aus mir heraus. Irgendwann sagt jemand, dass der Kopf da ist; kurze Zeit später höre ich meinen Mann: „Es ist ein Junge". Doch kein Schrei eines Babys erfüllt das Zimmer, alle sind peinlich bemüht, die Sache so schnell wie möglich zu Ende zu bringen. Warum nur habe ich das Gefühl, dass ich Schuld daran bin, dass sich diese Leute alle unwohl fühlen? Das Baby – mein Junge – wird herausgebracht und ich werde versorgt. Dann sind wir allein. Mein Mann weint. Ich weiß nicht, wie ich ihn trösten soll und fühle mich wieder schuldig.

Ein junger Assistenzarzt kommt mit einem weißen Bündel auf dem Arm herein. Er ist der Einzige an den ich mich erinnern kann, der etwas Anteilnahme ausstrahlte. Er war es, der zu mir bereits vorher gesagt hatte: „Sie müssen sich Ihr Kind ansehen, wenn es geboren ist. Sonst werden Sie immer das Gefühl haben, Sie hätten ein entstelltes oder deformiertes Kind zur Welt gebracht. Das wird nicht der Fall sein, sehen Sie sich auf jeden Fall Ihr Baby an!". Da steht er nun und zieht das Tuch etwas zur Seite. „Dies ist Ihr Sohn, ein wunderschönes Baby, 6 Pfund schwer, wollen Sie ihn selbst in den Arm nehmen?" Seine Frage richtet er an uns beide.

Ich *kann* dich, mein eigenes Kind nicht in den Arm nehmen. Doch ich schaue dich an. Auch mein Mann kann das Baby nicht halten. Wir stehen unter Schock. Wir schauen ihn an, diesen kleinen Jungen der aussieht als schlafe er. Der Arzt geht mit unserem Kind hinaus und wir bleiben allein zurück.

Hätte ich dich doch nur einmal in meinem Arm gehalten, ich bereue es so sehr. Du sahst so friedlich und wunderschön aus, als ob du fest schliefest.

Danach

Die nächsten drei Tage verbringe ich auf der gynäkologischen Station des Krankenhauses. Zu der Zeit gab es noch keine Unterstützung oder irgendwelche Informationen, was mit unserem Kind geschehen solle. Meinem Mann wurde lediglich gesagt, dass es sich um eine Totgeburt handele. Dies sei insofern relevant, da die Krankenkasse für ein totgeborenes Kind keine Bestattungskosten übernehme. Am besten sei es, wir würden unsere Einwilligung zur Obduktion und anschließenden Beilegung des Kindes bei einem erwachsenen Toten geben. Ich will mich unmittelbar nach der Geburt nicht damit beschäftigen und überlasse meinem Mann die Entscheidung und die Formalitäten. Es ist mir lästig, ich will nur vergessen…

3 Tage nach der Entbindung fühle ich mich körperlich gut und bestehe auf einer vorzeitigen Entlassung aus dem Krankenhaus. Ich habe mich diese drei Tage lang nach außen aufgeführt, als wäre das alles nicht mir passiert. Sogar die Willkommensgeschenke für Neugeborene (Proben von Babynahrung, Nuckel und Flasche, Windelproben, etc.) habe ich mir abgeholt. Ich will das alles mit nach Hause nehmen.

Am ersten Tag zu Hause bitte ich meinen Mann inständig, mir Alkohol oder Tabletten zu besorgen, ich will die letzten Tage vergessen, will nicht darüber reden, wie ich mich fühle. Dann bekomme ich einen Weinkrampf und schreie einmal alles Elend aus mir heraus. Mein Mann hält mich fest in seinen Armen und ist hilflos. Und schon wieder fühle ich mich schuldig und will nicht, dass er traurig ist. Deshalb nehme ich mir vor, dass ich mich nicht wieder so gehen lassen werde.

Am nächsten Tag packen wir gemeinsam die Babysachen weg. Alles stand schon bereit für die Ankunft unseres Kindes. Doch kein Aberglaube, man solle erst nach der Geburt das Kinderzimmer herrichten? Ich habe nie an so etwas geglaubt.

Vor dem Zusammentreffen mit anderen Menschen habe ich Angst. Wie soll ich mich verhalten? Ich versuche die Flucht nach vorne und erzähle denen, die es hören wollen, was mir passiert ist. Später werde ich erfahren, dass viele es unpassend fanden und nicht verstehen konnten, warum ich ihnen davon erzählt habe. Im Kollegenkreis heißt es „die will sich wichtig machen" und „ob das vorher überhaupt tatsächlich Fehlgeburten waren". Anfang November habe ich wieder angefangen zu arbeiten, aber ich hatte das Gefühl, meine Kollegen kamen mir anders entgegen als früher. Einbildung? Vielleicht. Nach einigen Wochen bekomme ich nächtliche Angstzustände. Ich träume von meinem Sohn und sehe sein Gesichtchen vor mir. Ich sehe mich und meinen Mann im Entbindungszimmer. Diesmal habe ich mein totes Kind im Arm. Es fällt mir aus den Armen auf den Zimmerboden. Mein Mann will sich herabbeugen und den Kleinen hochheben; ich höre mich sagen: „Ist doch nicht so schlimm, er ist doch sowieso tot!" Wie kann man nur solche Träume haben? Kurz vor Weihnachten kommt der Obduktionsbericht. Fassungslos lese ich den Befund. Mein armes Kind, was haben sie dort mit dir gemacht. Nachts stelle ich mir vor, wie sie mein Baby aufgeschnitten und obduziert haben. Ich kann nicht damit aufhören, obwohl ich es gar nicht will, beschäftige ich mich damit, dass ich nichts von meinem ersten Kind habe. Kein Foto, kein Fußabdruck, gar nichts was mich an ihn erinnern könnte. Nur dieser nüchterne Bericht beweist, dass es ihn tatsächlich gegeben hat.

In meiner Not suche ich einen Psychologen auf. Er hört sich verständnisvoll meine Ängste an und verschreibt mir Psychopharmaka. Außerdem brauche ich die nächste Zeit nicht zu arbeiten. Die Tabletten helfen mir nicht, sind keine Lösung. Sie betäuben mich nur. Ich bin wie unter Drogen, gar nicht ich selbst. Also setze ich die Behandlung nicht fort und werfe die Pillen in den Müll. Am Anfang des neuen Jahres beschließen wir, doch noch einmal zu versuchen, ein Kind zu bekommen.

Heute weiß ich, dass ich dadurch nur versuchen wollte, der Situation, in der ich mich befand, zu entkommen.

Ich wollte wieder einmal nur vergessen und verdrängen.

Wieder dauert es nicht lange. Mitte Februar 1988 bin ich erneut, zum 5. Mal schwanger. An die Zeit dieser Schwangerschaft kann ich mich kaum richtig erinnern. Die Ärzte sind sehr besorgt und bemüht. Ich verbringe viel Zeit im Krankenhaus, weil ich mich dort sicherer fühle und jederzeit darum bitten kann, die Herztöne zu kontrollieren. Gegen Ende der 34. Woche werde ich zunehmend unruhiger. Das Kind ist vom Gewicht noch nicht so weit, um es bedenkenlos holen zu können, außerdem liegt es quer. Der junge Assistensarzt von damals ist mittlerweile Stationsarzt und betreut mich. Ein sehr engagierter und aufmerksamer Mensch, der mir das Gefühl gibt, nicht nur ein „Fall“ zu sein. Er rät mir dazu, Ruhe zu bewahren und unter stationärer Kontrolle die Schwangerschaft so weit wie irgend möglich fort-zuführen. Ich habe große Angst, vertraue ihm aber trotzdem.

In der 36. Woche bin ich kurz davor „durchzudrehen“. Als der Arzt erkennt, dass ich psychisch einfach nicht mehr durchhalte, beschließt er das Kind per Kaiserschnitt zu holen, obwohl das Gewicht des Kindes nicht so toll ist. Ich will auf gar keinen Fall eine Vollnarkose und beschließe, mit Peridualanästhesie mein Kind zur Welt zu bringen. Ich will die Erste sein, die sich davon überzeugt, dass das Kind lebt. Ich habe Angst, es könnte, während ich in Narkose bin, wieder etwas passieren und alle würden mich belügen, wenn ich aufwache. Außerdem besteht Anlass zur Sorge, dass das Baby nach der Geburt sofort in die Kinderklinik muss, weil es nicht schwer und groß genug ist.

Aber es geht alles gut und am 19.9.1988 wird meine kleine Lisa-Marie geboren. Sie ist zwar nur 2.130 Gramm schwer, aber ziemlich munter. Man hält mir ihr kleines Köpfchen kurz zur Begrüßung hin: „Sag deiner Mami guten Tag, kleine Lisa“. Alle sind fröhlich und erleichtert. Was für ein Unterschied zu dem Tag vor 11 Monaten. Wird jetzt alles gut ???

Nach 10 Tagen holt mein Mann uns nach Hause. Unsere Wohnungstür ist geschmückt. „Herzlich Willkommen“ steht auf einem großen Schild, das meine Schwester angebracht hat. In der Zeit des Krankenhausaufenthaltes hat mein Mann das Kinderzimmer hergerichtet. Alles steht zum Empfang unserer kleinen Tochter bereit. Im Krankenhaus hatte ich immer Angst, wenn mein Kind mir nicht zum Stillen gebracht wurde. Das war deshalb oft der Fall, weil Lisa unheimlich viel schlief und die Schwestern meinten, das täte dem „Muckelchen“ besonders gut. Immer dieses Misstrauen und die Angst, meinem Kind könne etwas geschehen. Es fällt mir schwer, damit umzugehen.

Nach den ersten Wochen zu Hause habe ich Angst, Lisa könnte am „plötzlichen Kindstod“ sterben. Ich setze beim Kinderarzt durch, dass sie nachts an einen Monitor angeschlossen wird, der sofort Alarm gibt, wenn die Atmung aussetzt. Mit 7 Monaten kommt Lisa für eine Nacht ins Schlaflabor der Kinderklinik. Als die Ärzte uns mitteilen, dass absolut alles in Ordnung ist und ich wirklich diesbezüglich keine Angst haben müsse, bin ich zunächst beruhigt. Aber das Misstrauen bleibt. Erst als Lisa ungefähr ein Jahr ist, legt sich meine Angst.

Nach Lisa bin ich, eigentlich nicht unbedingt gewollt, bereits im Dezember 1989 wieder schwanger. Unser Sohn Jannis kommt am 26.7.1990 ebenfalls mit Kaiserschnitt, gesund zur Welt. Ich finde, er sieht aus wie sein Bruder Frederik. Allerdings wiegt er fast 8 Pfund und ist ein richtiger Brocken. Von Anfang an wickelt er mich um seinen Finger, ich bin hin und weg von ihm. Was für ein prächtiges Kerlchen…

Ich denke in diesen aufregenden Jahren kaum an unser erstes Kind. Der Alltag mit meinen beiden Kindern hält mich auf Trab und alles geht seinen Gang. Mit der Zeit merke ich, dass ich nicht so richtig fühlen kann. Andere Mütter erzählen über ihre Glücksgefühle usw. Ich fühle nichts bzw. kann meine Gefühle, die sicher für meine Kinder vorhanden sind, nicht zum Ausdruck bringen. Vielleicht habe ich auch unbewusst Angst davor, dass wieder irgendetwas geschieht, was mir weh tun könnte und ich könnte eines meiner Kinder verlieren ? ich weiß es nicht. Wenn einem von meinen Kindern etwas geschehen würde, ich könnte bestimmt nicht mehr weiterleben.

14.1.2004

So lebe ich jetzt

Während ich meine Aufzeichnungen von 1994 lese, weine ich hemmungslos. Was ist nur mit mir und meinem Leben geschehen?

Ich habe zwei tolle Kinder, die mir wenig Kummer bereiten. Besonders meine Tochter ist ein völlig problemloses Mädchen, das uns viel Freude bereitet. Die Beziehung zu meinem Sohn ist für mich schwierig. Von Anfang an hat er mich mit Beschlag belegt und ich konnte mich dem nicht entziehen. Ich habe Angst vor dieser festen Bindung, die er beansprucht und weise ihn unbewusst wohl oft zurück.

Ab und zu überkommen mich urplötzlich große Ängste, dass meinen Kindern etwas geschehen könnte. Ich versuche zwar, diese Ängste vor den Kindern zu verstecken, aber immer gelingt es nicht.

Immer öfter bekomme ich depressive Verstimmungen und in den letzten Jahren denke ich viel an unser erstes Kind. Es ist, als hätte ich ein schlechtes Gewissen, dass es den Geschwistern so gut geht und der arme kleine Kerl noch nicht einmal von mir in den Arm genommen wurde. Ich wünschte ich hätte vieles in meinem Leben anders gemacht. Aber dafür ist es jetzt zu spät. Ob es mir noch mal gelingen wird, wieder „richtig“ zu fühlen und anderen Wärme und Liebe entgegenzubringen?

Ich hoffe, mit dieser Niederschrift habe ich den ersten Schritt dazu getan, meinem Leben doch noch eine Wende zu geben.

Ute

Du bist unser Sternenkind und
bleibst in unseren Herzen
Deine Eltern Ute und Werner
Deine Großeltern Deine Geschwister
Es tut uns so leid…

# III. Erfahrungen

## 3. Die Geburt eines toten Zwillingskindes

---

*Wir gedenken im Verlust und in der Gefahr des Verlustes*
*nur des Verlierens, das empfinden wir unmittelbar.*
*Aber recht wäre es, an dem Schmerz des Verlierens*
*die Größe dessen zu messen, was uns gegeben war,*
*und die Güte des Gebers, der dies Sonnenlicht, auf das*
*wir keinen Anspruch hatten, auf unseren Weg fallen liess.*

Kleinert

---

## Alexandra

*Für Marvin,*
*den ich so gerne kennen gelernt hätte.*
*Ich vermisse dich!*

Jetzt sitze ich hier also und will mir endlich einmal alles von der Seele schreiben, aber wie fängt man an? Wie schreibt man eine Geschichte, die eigentlich gar keiner hören will? Denn das ist leider so, und früher, bevor ich selber betroffen war, ging es mir ja schließlich selber so.

Also, wie fange ich an? Am Besten am Anfang.

Ich habe mich ziemlich schwer getan mit der Entscheidung ein Kind zu bekommen. Ich wollte immer gern ein Baby, aber ich hatte und habe unheimliche Angst vor der großen Verantwortung, die man mit dieser Entscheidung übernimmt. Ich habe mich dann aber trotzdem für ein Kind entschieden. Aus irgendeinem Grund war ich aber so sehr davon überzeugt, dass das zumindest nicht so schnell klappen würde, dass mir erst in der 11. SSW endlich dämmerte, dass da etwas nicht stimmte. Ich muss aber auch sagen, dass meine Regel immer sehr unregelmäßig war und ich mir daher gar nichts dabei dachte, als sie ausgeblieben war. Erst als ich schon sechs Wochen überfällig und mir jeden Morgen speiübel war, kam ich auf die Idee, einen Schwangerschaftstest zu machen. Der war natürlich positiv, im nachhinein nicht besonders verwunderlich. Ich weiß noch, dass ich am ganzen Körper gezittert habe als ich diesen positiven Test gesehen habe, gleichzeitig vor Freude und vor Angst.

Ich ließ mir die Schwangerschaft dann natürlich sofort von meiner Frauenärztin bestätigen und gleich bei der zweiten Untersuchung gab es dann den nächsten Schock, beim Ultraschall hörte ich meine Ärztin plötzlich sagen: „Ach wie schön, da kann man die Beiden ja schön sehen". Leider hatte sie vergessen mir zu sagen, dass ich Zwillinge erwartete. Zum Glück lag ich ja schon. Ich muss dazu sagen, mein Mann und ich hatten uns immer Zwillinge gewünscht, aber das war doch nur so ein dummer Spruch gewesen, es gab weder in meiner noch in seiner Familie Zwillinge. Leider wusste ich nicht, dass so eine Zwillingsschwangerschaft gleichzeitig eine Risikoschwangerschaft bedeutet, aber das sollte ich ziemlich schnell merken. Gleich bei der ersten Messung war ein Baby kleiner als das andere, aber die Ärztin sagte, das sei nicht schlimm und bei Zwillingen fast immer der Fall und das nahm ich so hin. So blieb das die nächsten Wochen und der Unterschied zwischen den beiden wurde von Woche zu Woche größer, aber die Ärztin versicherte mir immer, dass mit beiden alles in Ordnung sei. In der 20. SSW musste ich dann zur Untersuchung ins Krankenhaus für einen Feinultraschall, das gehörte bei einer Mehrlingsschwangerschaft zur Vorsorge.

Im Krankenhaus wurde mir dann gesagt, dass der Größenunterschied doch ziemlich groß sei, es den Babys aber gut ginge, es aber weiter beobachtet werden müsse. Bei den nächsten Untersuchungen gab es aber nie etwas Neues, der Unterschied wurde immer größer, den Babys ging es aber angeblich immer gut. So langsam verwandelte sich mein mulmiges Gefühl in Angst und es ging mir gar nicht mehr gut, aber ich glaubte den Ärzten, die mir immer wieder versicherten, dass es meinen beiden gut ginge.

Die nächste Routineuntersuchung hatte ich dann an einem Donnerstag und die Ärztin vom Krankenhaus hatte mir geraten, lieber gleich eine Tasche mitzubringen, denn wenn mein kleinster Schatz nicht deutlich gewachsen wäre müsste ich im Krankenhaus bleiben. So kam es dann natürlich und ich war total fertig und verzweifelt, zumal ich am folgenden Dienstag eigentlich heiraten wollte. Ich wurde an den Tropf gelegt und bekam Wehenhemmer, obwohl ich keine einzige Wehe hatte, das sollte das Wachstum anregen. Der Chefarzt erklärte mir, dass ich, wenn es helfen würde, den Rest der Schwangerschaft im Krankenhaus verbringen würde, liegend. Das wären dann noch 12 lange Wochen gewesen.

Bereits nach einem Tag hatte ich den totalen Krankenhauskoller und war fix und fertig und wünschte mir doch tatsächlich, dass das blöde Mittel nicht helfen würde. Dafür werde ich mir den Rest meines Lebens Vorwürfe machen, aber ich kann es nicht mehr zurücknehmen. Als nächstes hatte ich dann die Wahl, mich im Krankenhaus nottrauen zu lassen, oder auf eigene Gefahr für einen Tag das Krankenhaus zu verlassen, um zu heiraten. Was soll ich sagen, eine Nottrauung war mir einfach zu peinlich, und so verließ ich das Krankenhaus für einen Tag. Ich glaube nicht, dass das der ausschlaggebende Punkt war, aber ich werde es nie wissen. Nach nur 10 Tagen wurde ich aus dem Krankenhaus entlassen, weil die Behandlung nichts brachte, ich hatte es ja so gewollt. Die nächsten Routineuntersuchungen brachten dann immer wieder das gleiche Ergebnis der Unterschied zwischen den beiden wurde immer größer, aber es ging ihnen gut.

In der 32. SSW musste ich dann mal wieder zur Untersuchung ins Krankenhaus, da meine Ärztin im Urlaub war. Ich hatte fürchterliche Angst, dachte aber damals, es läge am Krankenhaus. Heute denke ich, unbewusst wusste ich schon, dass etwas nicht stimmte. Der Ultraschall verlief erst ganz normal, aber als dann das zweite Baby geschallt wurde, sagte die Ärztin plötzlich kein Wort mehr, ich konnte nur deutlich sehen, dass sie etwas suchte. Und dann sagte sie diesen blöden Satz, den ich bis heute im Ohr habe: „Ich will sie ja nicht beunruhigen, aber ich kann keinen

Herzschlag finden." Selbst heute noch kann ich es nicht glauben, obwohl es mittlerweile schon acht Jahre her ist, das konnte doch mir nicht passieren, doch nicht meinem armen Baby.

Ich wurde dann direkt in den Kreißsaal gebracht, es folgten Untersuchungen und Besprechungen mit den Ärzten. Es verlief alles recht dramatisch, aber irgendwie lief das alles so neben mir her, ich hatte nicht wirklich das Gefühl, als wenn mich das beträfe. Ich sollte drei Infusionen mit Cortison bekommen für die Lungenreife des überlebenden Babys, das dann danach per Kaiserschnitt geholt werden sollte. Die erste bekam ich dann auch sofort. Durch die Infusion wurde bei mir ein Nierenstau ausgelöst, was wirklich äußerst schmerzhaft war und außerdem mit Antibiotika behandelt werden musste. Ich bekam dann also als nächste Infusion das zweite Mal Cortison, Antibiotika und ein Schmerzmittel und stand dann so neben mir, dass ich mir nachts alles abmachte, um aufs Klo zu gehen, was die Schwestern gar nicht begeisterte. Durch die zweite Cortisongabe wurden bei mir starke Wehen ausgelöst. Wieder Panik unter den Ärzten, und bei mir erst, alle fünf Minuten kam ein anderer Arzt, um an der anscheinend öffentlichen Diskussion teilzunehmen, ob jetzt sofort ein Kaiserschnitt gemacht werden müsse oder nicht. Irgendwie schien es überhaupt niemanden zu stören, dass ich da lag und das alles mitbekam. Mit mir redete keiner, ich war irgendwie zur Unperson geworden, und da es mittlerweile mitten in der Nacht war, war ich auch allein, mein Mann war nach Hause gefahren, er konnte ja nicht ahnen, was so ein bisschen Cortison so alles verursachen kann.

Irgendwann setzte sich zum Glück der neu hinzugekommene Stationsarzt durch, der beschloss, auch nach der dritten Cortisongabe, nach der merkwürdiger Weise überhaupt nichts passierte, keinen Kaiserschnitt zu machen, sondern die Schwangerschaft so lange wie möglich zu erhalten. Ich wurde also vom Kreißsaal auf die Station gebracht, auf der ich noch 10 Höllentage verbrachte. Wie es mir in dieser Zeit ging mit einem toten und einem lebenden Baby in meinem Bauch, kann ich nicht beschreiben, es war einfach die schrecklichste Zeit in meinem Leben. Ich konnte nicht mehr essen und nicht schlafen (das lag auch an dem Wehenhemmer, den ich nun die ganze Zeit auf höchster Stufe bekam) ich weinte ständig nur und hatte solche Schuldgefühle. Wenn ich weinte, dann meinem lebenden Baby gegenüber, weil es das doch alles mitfühlte, und falls ich doch mal nicht weinte, dann gegenüber meinem toten Baby. Diese Schuldgefühle habe ich bis heute.

Nach 10 Tagen wurde dann eine Fruchtwasseruntersuchung gemacht, bei der herauskam dass ich nun eine Schwangerschaftsvergiftung hatte und die Babys jetzt doch sofort geholt werden mussten. Ich hatte solche Angst vor dem Kaiserschnitt, der mit einer Rückenmarksnarkose gemacht werden sollte, und er war dann auch der Horror. Durch die Narkose wurde mir so schlecht, dass ich mich übergeben musste. Dann fand die Hebammenschülerin den Herzschlag des Babys nicht und dadurch geriet ich dann so in Panik, das der Arzt meinte, es hätte keinen Sinn und mir, ohne es mir zu sagen, doch eine Vollnarkose verpasste. Die ganze Zeit kämpfte ich im Schaf gegen die Narkose an, weil ich immer dachte, hier stimmt was nicht, während ich einen total merkwürdigen Traum hatte.

Aus der Narkose wachte ich dann total hysterisch auf und weinte nur noch. Ich konnte mich gar nicht wieder beruhigen. Mir wurde dann ein Arzt geschickt, ob ich nicht doch der Obduktion des Babys zustimmen würde, das hatte ich nämlich vorher schon zweimal abgelehnt, weil ich diesen Gedanken so schrecklich fand. Da ich einfach nicht mehr konnte stimmte ich dann zu und ich weiß heute auch, dass es gut so war (aber trotzdem schrecklich). Das Ergebnis war, dass mein Baby völlig gesund war, aber dadurch, dass die Plazenten der Babys zusammengewachsen waren, wurde eins zu sehr und eins zu wenig versorgt, hätte man ihn früher geholt, hätte er überlebt.

Als ich nach der OP in mein Zimmer zurückgebracht wurde, erwartete mein Mann mich dort mit der Nachricht, dass unser Sohn auf dem Weg ins Herzzentrum Bad Oeynhausen war. Er hatte direkt nach seiner Geburt selbstständig geatmet, dann aber plötzlich aufgehört. Die Ärzte hatten es trotz hohem Druck nicht geschafft, ihn optimal zu beatmen und vermuteten nun einen Herzfehler, da sie keinen anderen Grund finden konnten. Was soll ich sagen, mein Sohn fing noch auf dem Weg dorthin an, wieder alleine zu atmen und sein Herz war kerngesund. Die Ärzte konnten nie herausfinden, was ihm gefehlt hatte, ich denke, er hatte sich überlegt, wo er hinwollte, zu uns oder zu seinem Bruder.

Leider war der Chefarzt im Krankenhaus noch einer vom alten Schlag, der nichts davon hielt, dass man sich von seinen toten Babys verabschiedet. Ich muss zugeben, ich hatte nach diesen ganzen Ereignissen einfach keine Kraft mehr, darum zu kämpfen, außerdem hatte ich so große Angst davor, wie er wohl aussehen würde, ich wusste ja, dass er schon mindestens seit 10 Tagen tot war.

Das war mein größter Fehler!

Es gibt vieles, das ich seither bereue, aber die Tatsache, dass ich meinen Sohn nie gesehen und ihn nie im Arm gehalten habe, macht mich immer noch total fertig. Ich würde wirklich viel dafür geben, wenn ich das noch mal ändern könnte. Ich habe mir drei Jahre später durch meine Frauenärztin die Obduktionsbilder ausgeliehen, so konnte ich ihn mir wenigstens einmal auf Fotos anschauen. Es war wirklich nicht so schlimm wie ich gedacht hatte, und ich bin sehr froh, dass ich es gemacht habe, danach konnte ich es wenigstens etwas abschließen. Drei Jahre habe ich gebraucht, weil dann mein zweiter Sohn geboren wurde (die Schwangerschaft war die Hölle, aber es hat sich auf jeden Fall gelohnt), und an manchen Tagen bin ich wirklich davon überzeugt, dass die Seele meines toten Babys dadurch zu mir zurückgekehrt ist. Ich weiß, es gibt viel schlimmere Fälle als meinen, aber für mich war es das Schlimmste.

Ich weiß, ich hatte noch ein lebendes Baby, aber dadurch wurde mir die Trauer um mein totes Baby von der Umwelt total verwehrt und das tat so weh. Jeder sagte mir nur, ich müsse an mein überlebendes Baby denken, aber ich dachte und denke nun mal ständig an mein totes. Besonders schlimm war für mich, dass ich genau wusste, wenn das irgendjemand anderem passiert wäre, hätte ich genauso reagiert.

Das würde mir heute nicht mehr passieren, diese ganzen Sprüche: „Du bist noch jung, ihr bekommt schon noch ein Baby", „versucht es doch einfach wieder" oder „vielleicht war es besser so, weil das Baby krank war" sind für Betroffene wie Ohrfeigen. Sonst kann ich nicht mehr viel sagen, außer dass der Schmerz wirklich nachlässt und nicht besser, aber irgendwie anders wird.

Eins würde ich mir noch wünschen, dass wirklich jede Mutter, jeder Vater und auch jeder, der es gerne möchte, die Chance zum Abschiednehmen bekommen würde, denn ein richtiger Abschied erleichtert den Neuanfang danach ganz enorm.

## Kerstin

### Bastian – immer in unseren Herzen

Es war im Herbst 2002, als wir uns entschlossen, noch ein Kind zu bekommen. Wir hatten zwar schon drei, aber die beiden großen Mädels (Dominique, damals 16 und Lisa 10 Jahre) gingen ja doch schon sehr viel ihrer eigenen Wege.

Jan Niclas, unser Nachzügler, war gerade 1½ Jahre und sollte noch ein Geschwisterchen bekommen. Bernd und ich, Kerstin, wir waren damals beide 34 Jahre und hatten wenig Hoffnung, dass sich unser Wunsch so bald erfüllen würde.

Ende November hatte sich so ein Gefühl eingeschlichen und meine Brust schmerzte ab und zu. Ich redete mit Bernd darüber und besorgte mir ein paar Tage später einen Test. Er war positiv und wir freuten uns, obwohl es für uns doch etwas sehr zeitig passiert war. Ich machte schnell einen Termin bei meiner Frauenärztin und sie bestätigte uns meine Schwangerschaft.

3 Wochen später bestellte sie uns zu einer größeren Untersuchung. Bernd saß im Warteraum, er war ja schon ein erfahrener Papa. Die Ärztin machte auch Ultraschall, um die Größe des Embryos zu messen. Aber so richtig kam sie nicht dazu und ich glaubte meinen Augen nicht so recht. Als erfahrene Ultraschallmutti sah ich, was sie auch sah: Da schlugen zwei kleine Herzen. Sie ließ Bernd hereinrufen und wir freuten uns beide riesig. Das schafft ja auch nicht jeder. Alles, was die Ärztin untersuchte, war in Ordnung und dennoch überwies sie uns zu einem Spezialisten. Zu Hause und unterwegs, immer rätselten wir, was sich wohl in mir drinnen entwickelte. Sollten es zwei Buben sein oder doch zwei Mädchen? Mir war es von Anfang an lieber, es würde ein Pärchen werden und ich hatte ein gutes Gefühl. Ich fühlte auch, dass es den beiden gut ging.

In der 12.SSW hatten wir dann den ersten Termin beim Spezialisten und er machte lange und ausgiebig einen Dopplerultraschall und bestätigte uns, dass wir zwei gesunde Kinder bekommen sollten. Eine Fruchtwasseruntersuchung lehnte ich wegen der Risiken ab, denn wir wollten annehmen, was wir bekommen würden.

In der 20. SSW erfuhren wir dann, dass wir mit einem Jungen und einem Mädchen schwanger waren. Das war für mich so toll. Ich fühlte mich rundum pudelwohl und die anfängliche Übelkeit hatte auch nachgelassen. Letztendlich mussten wir uns auch nach einer größeren Wohnung umschauen, denn für zwei neue Erdenbürger würde es zu eng werden. Vor der auf uns zukommenden Belastung hatten wir wenig Angst.

Wir fanden eine größere Wohnung und zogen, als ich in der 28. SSW war um. Für die Kinder war schon diese Zwillingsschwangerschaft etwas Neues und Aufregendes, aber nun lernten sie eine neue Stadt und eine neue Umgebung kennen. Aber alle verkrafteten den Umzug gut und fanden auch bald Anschluss und einen neuen Freundeskreis. Ich musste auch den Arzt wechseln und ging zu meiner früheren Ärztin, die mich bei meiner ältesten Tochter betreut hatte.

Sie war sehr lieb und bestellte mich häufig ein, um die Schwangerschaft im Auge zu behalten und meinen Gesundheitszustand zu kontrollieren. Auch sie konnte keinen Anhaltspunkt dafür finden, dass etwas nicht in Ordnung wäre, und das beruhigte mich sehr.

Der Sommer 2003 machte mir sehr zu schaffen, ich lagerte auch ganz schön Wasser ein und musste öfter Reistage einlegen, an denen ich dann auch immer etwas Wasser abnahm. Unser Entbindungstermin war der 3. August, aber wir bekamen schon beizeiten mitgeteilt, dass Zwillinge häufig früher auf die Welt wollten und die Geburt wahrscheinlich 3 – 4 Wochen eher eingeleitet werden sollte.

Im Juni, als ich in der 34. SSW war, bekam ich dann eine Hepatose, wie schon in jeder Schwangerschaft zuvor und musste für eine Woche Medikamenteneinstellung in die Klinik. Dort lernte ich die Ärzte, Hebammen, Schwestern und werdenden Muttis kennen, die mich nach der Entbindung auch begleiten sollten. Es war eine schöne Zeit, ich konnte mich viel ausruhen und hörte jeden Tag beim CTG die Herzen meiner Kinder schlagen. Es war alles gut und nach einer Woche durfte ich wieder nach Hause. Das war am 20. Juni und ich machte gleich wieder einen Termin zum CTG bei meiner Ärztin für den 24.

Ich fühlte mich schon etwas angeschlagen und sagte es ihr auch, aber alle Befunde und auch das CTG waren gut. Sie überwies mich aber gleich wieder zurück in die Klinik zur Geburtsplanung. Diesen Termin hatte ich gleich einen Tag später beim Oberarzt persönlich. Am 25. Juni am Nachmittag untersuchte der Arzt die Babys erst einmal mit dem Dopplerultraschall. Die Impulse beim einen Zwilling fand er sehr schnell und befand sie für gut, aber beim zweiten Zwilling dauerte die Suche nach einem guten Ergebnis (dem Impuls der Nabelschnur und der Plazenta) eine Ewigkeit. Aber der Arzt befand diesen dann auch als normal und ich bekam die erste Spritze zur Lungenreifung.

Der Entbindungstermin wurde nun auf den 8. Juli vorverlegt. Es sollte ein Kaiserschnitt gemacht werden, warum, wurde mir nicht gesagt. Ein Kind lag richtig, mit dem Köpfchen nach unten, und das andere saß in meinem Bauch. Nun ja, ich erzählte auch dem Oberarzt von meiner Appetitlosigkeit und meiner Müdigkeit. Er meinte, dass ich vielleicht an einer Sommergrippe brüte. Ja, das konnte gut möglich sein. Zuhause packte ich meine Kliniktasche fertig und legte mich an diesem Abend sehr zeitig hin, so als wüsste ich, dass ich die Tasche bald brauchen würde. In dieser Nacht schlief ich recht unruhig, es war ja auch so warm. Aber zwischen 2.00 und 3.00 Uhr wachte ich auf und verspürte dieses starke Strampeln im Bauch. Ich umschlang ihn mit beiden Händen und versuchte die Babys zu beruhigen. Nach 1–2 Minuten war es dann wieder ruhig und ich schlief auch irgendwann wieder ein.

Immer, wenn ich wieder wach wurde wanderten meine Gedanken zu dem Moment zurück, als es so wild in meinem Bauch gestrampelt hatte. Aber immer wieder schlief ich ein. Ab und an vernahm ich ein leichtes Ziehen im Unterleib, aber ich hatte ja noch heute einen zweiten Termin in der Klinik. Mir ging es immer schlechter. Ich zwang mich beim Frühstück, etwas zu essen, denn ich wartete auf die gewohnten Kindsbewegungen, die meist heftiger waren, wenn ich aß. Aber die hielten sich in Grenzen.

Da mein Bruder für einige Wochen bei uns eingezogen war, um sich um die Kinder zu kümmern, wenn es nötig wäre, konnte ich mich getrost zurückziehen und mich ausruhen. Dann bekam ich auch noch Temperatur und legte mich ins Bett. Immer wieder wanderten meine Gedanken zur vergangenen Nacht und ich versuchte in mich hineinzuhorchen. Ich hatte ein sehr mulmiges Gefühl in der Magengrube.

Als Bernd von der Arbeit kam, schlief ich noch immer und er musste mich wecken. Mein Fieber war auf 39° gestiegen. Ich rief in der Klinik an und sagte, dass ich gleich mit Tasche kommen und dableiben würde. Ich verabschiedete mich von den Kindern und meinem Bruder und meinte, dass ich jetzt nur noch mit den Babys im Arm nach Hause kommen würde.

In der Klinik angekommen, musste ich erst einmal ans CTG. Die Hebamme fand einen Zwilling sehr schnell, aber den anderen nicht. Ich erzählte ihr was in der Nacht geschehen war und sie meinte, er hätte sich vielleicht gedreht und suchte weiter, fand aber keine weiteren Herztöne. Mein Fieber steig weiter und ich konnte nur noch „nein“ sagen.

Bernd hatte mich in der Zwischenzeit angemeldet und war wieder da als die Ärztin Ultraschall machen wollte. Wir gingen mit und konnten kaum reden. Er hielt meine Hand und saß neben mir. Was sahen, was auch die Ärztin sah. Ein Kind zeigte keine Herztätigkeit mehr. Ich dachte nur noch an den lebenden Zwilling. Wie sollte er so alleine, ohne seinen Zwilling weiterleben?

Es sollte so schnell wie möglich ein Kaiserschnitt gemacht werden, da keiner wusste woher mein Fieber kam. Auf dem Weg zum Kreißsaal brach ich zusammen. Ich war am Ende, ich trug ein totes Kind in mir. Alles lief nur noch wie im Nebel neben mir ab. Den Narkosearzt bettelte ich um eine PDA an – ich wollte doch meine Kinder gleich sehen und hören – das wurde aber wegen meines gesundheitlichen

Zustandes abgelehnt. Aber die Ärzte hatten wohl alle zusammen Angst vor meiner Reaktion. Nicht mal Bernd durfte beim Kaiserschnitt dabei sein, er musste ganz alleine warten. Der Narkosearzt hielt meine Hand und streichelte mein Gesicht, das wäre wohl Bernds Platz gewesen. Kurz bevor es losging, bat ich die Ärztin, das tote Kind sehen zu dürfen. Wir wussten bis zur Entbindung nicht, welcher der Zwillinge den Weg ins Leben nicht geschafft hatte. Die Betroffenheit über die Diagnose ließ uns keinen klaren Gedanken mehr fassen.

Es war fast 18.00 Uhr, als es hieß, es ginge gleich los, und dann bekam ich um mich herum nichts mehr mit. Der Kaiserschnitt wurde ganz schnell gemacht und als erstes Kind wurde unser Sohn auf die Welt geholt. Er wurde tot geboren. Um 18.00 Uhr, gerade mal eine Minute später kam unser Mädchen dazu. Und ich konnte sie nicht sehen, hören, riechen, streicheln und halten. Die OP dauerte eine Weile, da ich mich gleich sterilisieren ließ. Aber um 18.45 Uhr war ich wieder voll da und bekam alles um mich herum mit. Kaum wurde ich aus dem OP geschoben fragte ich die Ärztin: „Wer?“

Sie schaute mich an und sagte leise: „Der Junge.“

Ich war so geschockt und konnte noch immer nicht klar denken. Auf dem Flur, dem Weg zu meinem Zimmer, sah ich dann Bernd mit den Kindern und meinem Bruder. Die Ärztin meinte noch: „Muss das denn jetzt sein?“ Aber das war mir so egal, ich wollte und konnte jetzt nicht alleine sein. Ich war so froh, meine Familie um mich zu haben und verstand die Äußerung der Ärztin nicht. Hätte ich mehr Kraft gehabt, dann hätte ich ihr am liebsten meine Meinung gesagt.

Im Zimmer bekam ich gleich einen Tropf mit Antibiotikum gelegt und fragte nach meiner Tochter. Die Ärztin sagte, ihr ginge es gut, sie würde selbst atmen. Da noch niemand wusste, warum ich so hohes Fieber hatte und ob das Kind ganz in Ordnung war, wurde sie auf die Frühchenstation der Kinderklinik verlegt. Es sei ja nur zur Beobachtung.

Mir war als hätte sich die ganze Welt gegen mich gewandt. Ich hatte Zwillinge in mir getragen und konnte sie nicht selbst gebären. Dann wachte ich auf und hatte wirklich ein totes und ein lebendes Kind, die ich nicht sehen durfte.

Da kam meine Familie ins Zimmer und ich bemerkte zum ersten Mal, dass ich nicht alleine in dem 3-Bett-Zimmer lag. Die andere Frau schlief. Es war mir ja auch egal. Ich hatte nur darum gebeten, meinen Sohn sehen zu können. Die Schwester ging auch sofort hinaus und es dauerte nicht lange bis sie mit meinem Kind ins Zimmer kam, welches in zwei Tücher gewickelt war. Sie legte mir den Kleinen in meinen rechten Arm. Ich sah dieses Kind und mich durchströmte mit einem Mal eine heiße Woge. Sie trieb durch meinen ganzen Körper und ich empfand mit einem Mal eine so große unendliche Liebe für dieses Kind. Ich streichelte sein Gesicht und seine kleinen Händchen und roch an seinem kleinen Kopf, der so viele kleine dunkle Locken trug.

„Bastian, so soll er heißen!"

Alle schauten mich und Bastian an und waren einverstanden. Wir hatten ja so viele Namen gehabt, aber uns noch nicht festlegen können. Für mich sah dieses kleine Wesen wie ein Bastian aus und der Name bedeutet: „Der Verehrungswürdige." Ich verehrte ihn, meinen Sohn, weil er schon einen Schritt getan hatte, den wir alle noch machen müssen. Meine Kinder hielten Bastian genauso wie ich im Arm und waren ganz still. Lisa liefen leise Tränen über ihre Wangen und ich drückte sie an mich. Sogar Jan Niclas lernte seinen Bruder kennen und zeigte mir auf seine kindliche Weise, wie traurig er war. Auch mein Bruder nahm Bastian in die Arme, aber irgendwann musste Bernd mit den Kindern gehen. Ich bat meinen Bruder, unsere Eltern zu informieren und rief die Schwester, da ich doch noch sehr schwach war und mir die Augen fast zufielen. Sie nahm mir Bastian ab und versprach mir, dass ich ihn noch mal sehen könnte. Dann schlief ich wirklich eine Weile.

Etwas später weckten mein Bruder und meine Mutti mich. Ich war so froh, sie zu sehen und wir umarmten uns still und weinten. Mein Bruder klingelte nach der Schwester und sie brachte uns Bastian. Er war schon nicht mehr ganz so warm wie zuvor und meine Mutti hielt ihn auch und schaute ihn sich an. Als er wieder in meinen Armen lag bestellte sie mir liebe Grüße von meiner kleinen Tochter und gab mir ein erstes Foto von ihr. Sie erzählte mir von ihr, wie sie so im Wärmebettchen läge und dass sie gesund sei und ihrem Zwillingsbruder sehr ähnlich sähe.

Dann fragte sie mich, wie die Kleine heißen sollte, aber ich konnte keinen Namen sagen. Ich hatte einfach keine Ahnung, es sollte nur kein so außergewöhnlicher sein. Es wurde sehr spät und mein Besuch musste gehen und auch Bastian wurde geholt. Ich bat die Schwester, ihn am Morgen noch einmal sehen zu dürfen und sie versprach es mir. Dann deckte sie Bastians Gesichtchen zu und ging hinaus.

In dieser Nacht schlief ich sehr schlecht, aber nun endlich liefen mir die Tränen. Es war wie eine Erlösung und mir wurde etwas leichter ums Herz. Meine Trauer um Bastian, die Sorge um meine kleine Tochter und die Gedanken an meine Familie zerrissen mir das Herz. Es tat weh. Ab und zu kam die Nachtschwester und sah nach mir. Ganz langsam fiel auch das Fieber. Ich hatte so Durst und durfte noch nichts trinken. Hin und wieder schlummerte ich ein, aber so richtig schlafen konnte ich nicht. Immer wieder liefen die letzten Stunden vor mir ab und immer wieder musste ich an das heftige Strampeln in der letzten Nacht denken.

Jetzt wusste ich es, Bastian hatte um sein Leben gekämpft, obwohl laut Oberarzt 12 Stunden zuvor noch alles so normal gewesen war.

Ich frage mich, wo Gott in dieser Stunde gewesen war, und warum er mich so hart prüfen musste. „Warum" und immer wieder fragte ich mich „warum"?

Ich konnte den Tod nicht verstehen. Wir hatten uns doch so auf die Zwillinge gefreut. Hatten wir etwas verkehrt gemacht? Es waren so viele Fragen, auf die ich keine Antwort bekam. Was sollte denn nun bloß werden?

Endlich, irgendwann, ging diese Nacht vorüber und Bernd kam schon sehr zeitig. Wir nahmen uns still in die Arme und klingelten nach der Schwester. Diese war von unserem Wunsch, Bastian sehen zu wollen, nicht gerade begeistert und fragte, ob wir das wirklich möchten.

Ja, und wie wir das wollten. Dann kam sie und brachte uns unseren Sohn und schaute uns komisch an. Ich hielt Bastian im Arm und war im ersten Moment sehr erschrocken darüber, wie kalt er war. Aber ich sah ihn mir wieder an und Bernd und ich verabschiedeten uns von unserem Bastian. Ich sagte ihm, wie lieb ich ihn habe und wie sehr wir ihn vermissen und dass er immer ein Teil meines Lebens sein würde und dass ich seiner Zwillingsschwester von ihm erzählen werde.

Ich hielt ihn und schaute ihn mir genau an, streichelte ihn und küsste ihn zum Abschied. Dann kam die Schwester und mein Herz krampfte sich zusammen, als sie ihn nahm. Sie deckte sein Gesicht zu und trug ihn hinaus auf den Flur und weg von uns. Ich wusste in diesem Augenblick genau, dass es das letzte Mal war, dass ich Bastian sah. Es schmerzte unendlich.

Bernd musste gehen, wir konnten beide kaum ein Wort sagen. Er hatte unsere Tochter auch noch nicht gesehen und wollte nun schnell zu ihr. Auf seinen Schultern lastete nun so viel. Er war der Kontakt zwischen dem kleinen Mädchen und mir und musste auch zuhause stark sein. Und ich, ich konnte nichts tun. Ich vermisste Bastian. Ich fand keinen Namen für unsere Tochter und konnte nicht zu ihr. Sie war doch so alleine ohne Bastian und mich.

Am Vormittag kam die Visite und mir gegenüber stand der Oberarzt, der noch ein paar Stunden vor Bastians Tod alles für „normal" erklärt hatte. Er sagte mir, wie leid es ihm täte und dass das schon mal passieren würde und ich doch froh sein könnte, noch ein gesundes Kind zu haben. Diese Ignoranz war nicht auszuhalten. Mein Kind war gestorben und ich sollte froh darüber sein, noch eins zu haben.

Leider hörte ich diesen Satz immer und immer wieder. Es stellte sich heraus, dass meine Zimmergenossin auch am 26.06. einen Kaiserschnitt hatte und von einem gesunden Mädchen, das auch auf der Frühchenstation lag, entbunden worden war. Sie war Kroatin und noch nicht lange in Deutschland und so konnte ich nicht mal mit ihr reden. Sie schaute den ganzen Tag fern und telefonierte mit ihren Verwandten um die Welt und das in einer Lautstärke, die ich nicht vertragen konnte. Es war alles so nervenaufreibend, warum nur konnten sie mich nicht in Ruhe lassen, damit ich ungestört weinen und schreien konnte?

Aber so versuchte ich mich zusammenzureißen, um nicht für verrückt erklärt zu werden. Ich musste lernen wieder aufzustehen und biss die Zähne zusammen, nur um zu meiner Tochter zu können. Im Laufe des Tages kam die Ärztin, die mich entbunden hatte, vorbei und wollte mit mir über Bastian reden und darüber, was mit ihm geschehen sollte. Ich wollte ihn untersuchen lassen, um zu wissen ob er gesund gewesen war, und ich wollte ihn beerdigen, um einen Ort zu haben, an dem ich ihm nahe sein könnte. Die Ärztin konnte mir nichts weiter sagen, für sie war das Gespräch mit diesen Informationen beendet. Sie wollte sich um die Formalitäten kümmern. Ich bekam einige Fotos von der Hebamme, die gerade Dienst hatte. Es waren Fotos von Bastian, die ich mir unter Tränen immer und immer wieder anschaute und sie dann mit unserer Tochter verglich. Ja, die beiden sahen sich wirklich sehr ähnlich.

Ich verkroch mich unter der Decke und weinte bis ich immer wieder für ein paar Minuten einschlief. Am Nachmittag kam meine Familie und berichtete mir, wie süß und lieb unsere kleine Maus war. Mein Bruder fuhr dann mit den Kindern nach Hause, so dass ich noch ein paar Minuten mit Bernd hatte. Wir dachten über einen Namen nach und fanden keinen. Als er ging, hatten wir noch immer keinen Einfall. Am Abend schwirrte mir dann der Name „Hannah" im Kopf herum.

Ich rief zuhause an und sagte es meiner Familie. Sie sollten eine Nacht darüber schlafen und mir am Samstag Bescheid geben. Für mich hieß unsere Tochter da schon Hannah. Ich fand diesen Namen einfach schön und hoffte, er würde zu ihr passen. Sie war so alleine und ich war es ebenso. Ich hoffte die ganze Zeit, dass sie meine Liebe spüren konnte und sie nicht so einsam war. So kam sie dann am Samstagnachmittag zu ihrem Namen und ich hatte sie noch immer nicht sehen können.

Bastian lag auf einer Pritsche irgendwo in der Pathologie gegenüber der Entbindungsklinik und ich konnte nichts mehr für ihn tun. Mir kam nur immer und immer wieder die Frage in den Sinn, ob es richtig sei, ihn untersuchen zu lassen. Ja, für mich schon, ich brauchte die Gewissheit.

Als es mir besser ging und ich wieder alleine aufstehen konnte, kämpfte ich darum, so schnell wie möglich wieder zu Hannah zu kommen. Ich fing an, Milch abzupumpen, und in den ersten beiden Tage kam auch schon einiges zusammen. Am Sonntag kam die Visite schon sehr zeitig und die Ärztin entschied, dass ich noch am Vormittag zu Hannah dürfte. Ich zog mich an und wartete ungeduldig auf den Krankentransport. Auch meine Bettnachbarin konnte mit. Auf dem Weg in die Kinderstation wurden wir im Rollstuhl transportiert. Als wir an der Pathologie vorbei kamen, konnte keiner verstehen, warum mir die Tränen liefen. Ich wollte auch nicht reden, die Krankenpfleger taten doch auch nur ihren Job. Auf der Frühchenstation wurde ich bis ins Zimmer meiner Tochter gefahren. Ich erkannte Hannah sofort und erschrak, wie klein sie doch wirkte. Sie wog bei der Geburt 2490 Gramm und war 47 cm groß. Damit war sie 245 g schwerer und 2 cm größer als es Bastian war. Er hatte so groß gewirkt, als ich ihn gesehen hatte und auch auf den Fotos hatte er eine „Größe".

Hannah lag im Wärmebettchen und schlief. Mir liefen die Tränen und die Schwester hielt meinen Arm und strich mir über den Rücken. Sie zeigte mir so ihre Anteilnahme und fragte mich, ob ich Hannah halten möchte. Und wie ich wollte, ich hatte mich ja so nach diesem ersten Augenblick gesehnt. Dann lag sie auf meiner Brust, wie ein kleiner Frosch und ich genoss die nächsten Stunden. Das erstemal Stillen war ein großer Erfolg, sie zog und mir war, als wären wir nie getrennt gewesen. Sie akzeptierte mich und erwiderte meine Liebe. Ich war so glücklich, sie zu haben und dennoch vermisste ich Bastian so schrecklich, dass ich glaubte, an den Gefühlen zu zerbrechen.

Ich konnte nicht richtig trauern, denn ich hatte Hannah gegenüber ein schlechtes Gewissen. Freute ich mich aber an und über Hannah, dann hatte ich Bastian gegenüber das schlechte Gewissen. Ich war so hin- und hergerissen zwischen diesen gegensätzlichen Gefühlen und konnte bis Montag mit niemandem darüber reden. Da hatte endlich meine Hebamme Dienst. Sie kam auch gleich zu mir und nahm mich in die Arme und ich erzählte ihr, was geschehen war. Sie fragte mich, ob ich schon mit jemandem hatte reden können. Als ich verneinte, war sie sehr verwundert und versprach mir gleich, Kontakt zu einer Seelsorgerin der Klinik aufzunehmen. Emilia war die erste und einzige auf der Station, die ehrlich mit mir redete und versuchte, mir Trost zu spenden. Andauernd bekam ich zu hören, wie froh ich doch sein sollte, es hätte ja noch schlimmer kommen können. Aber daran wollte ich nicht denken, denn meine Situation war für mich schon schlimmer als schlimm.

Kurz darauf lernte ich Frau Kutter, die Seelsorgerin kennen. Sie kam in die Frühchenstation und wir verstanden uns gleich. Mit ihr konnte ich über meine Gefühle reden und über alles was passiert war. Da sie mich nach Bastian fragte, fühlte ich mich sofort von ihr verstanden. Der Trost, den sie spendete, tat so gut. Sie konnte verstehen, warum ich so durcheinander war und versuchte mir Mut zu machen. Sie verabredete sich gleich wieder für den nächsten Tag mit mir.

Der Namen „Hannah" gefiel ihr so gut, dass sie mir die Bedeutung des Namens heraussuchen wollte. Hannah heißt „Gnade und Anmut", ja es war Gnade pur, dass wir sie haben durften.

Die Tage vergingen und ich traute mich nicht, in der Gegenwart anderer zu weinen. Nur bei Frau Kutter machte es mir nichts aus. Ständig war ich zwischen meinen Gefühlen hin- und hergerissen. Immer fühlte ich mich Hannah oder Bastian gegenüber schuldig.

Am 4. Juli 2003 wurden Hannah und ich entlassen. Sie wog gerade mal 2300 Gramm, aber wir kannten uns schon gut und das Stillen klappte. Wir fuhren mit dem Befund, der mir im Kopf umherschwirrte, nach Hause. Bastian war an plötzlichem Versagen der Plazenta verstorben – ob er gesund war, sollten wir erst Wochen später erfahren. Mein Herz krampfte sich zusammen, als wir das Gelände der Klinik verließen. Wir waren nicht komplett, irgendwo da drinnen lag er noch, mein Sohn.

An den nächsten Tagen planten wir die Beerdigung. Es sollte alles ganz still und leise geschehen. Ich versuchte so viel wie möglich selbst zu organisieren, was sehr bei der Trauerarbeit helfen sollte. Für mich war es in erster Linie Ablenkung.

Ich ging für Bastian neue Sachen kaufen, denn alles was wir da hatten, war ihm viel zu groß. Dann wusch ich die kleinen Kleider mit der Hand und war in Gedanken ganz bei ihm. Bernd kaufte ihm eine Maus zum Kuscheln, die ihre Augen, wie er auch, geschlossen hatte. Eine neue Decke hatte ich ja schon für ihn. Dann fand ich noch kleine Marienkäfer aus Holz zum Aufkleben und brachte all diese Dinge zu unserer Bestatterin, die sich liebevoll um das kümmerte, was wir nicht tun konnten.

Am 18. Juli 2003 war Bastians Beerdigung. Es war der schwerste Tag meines Lebens, ich musste ein Kind – mein Kind – begraben. Noch wusste ich nicht, dass die wirklich schlimme Zeit noch kommen sollte. Kurz vor der Beisetzung nahm ich eine Tablette, die ich mir extra von einer Ärztin verschreiben ließ, um diese Stunde durchstehen zu können. Als ich den kleinen weißen Sarg sah, der mit Käferchen und einem Herz aus Blumen verziert war, da liefen mir die Tränen, die ganze Zeit. An Bastians Grab versprach ich ihm, dass er immer einen Platz in meinem Herzen haben würde und für immer ein Teil von mir bleibt.

Als alles vorbei war, fuhren wir nach Hause und ich ging ins Bett. Die Tablette tat ihre Wirkung. Ein paar Tage später konnte Bernd die Fotos von Bastians Sarg bei der Bestatterin abholen. Ich bin ihr so dankbar, dass sie daran gedacht hatte.

Heute weiß ich wie wertvoll diese Erinnerungen sind. Alles was mir von Bastian geblieben ist, sind die Fotos aus der Klinik, ein Foto auf dem ich Bastian im Arm halte und Lisa um ihren Bruder weint und die Fotos der Bestatterin. Aber was noch wichtiger ist, sind meine Gedanken, meine Erinnerungen, die mir niemand nehmen kann. Bernd hat teilweise andere Erinnerungen und es tut gut, wenn wir uns austauschen.

Nach der Beerdigung war das noch gar nicht so. Er hatte sich verschlossen, wenn ich mit ihm reden wollte. Ich weinte viel und er ging alleine ans Grab. Wir hatten uns zwischenzeitlich so voneinander entfernt, dass ich schon Angst um unsere Beziehung hatte. Er trauerte anders, was ich aber es erst später erkannte. Ich dachte oft, er hätte ihn schon vergessen, aber jetzt weiß ich, wie sehr er seinen Sohn vermisst. In der Weihnachtszeit aber änderte sich wieder alles, als wir mit den Kindern und Bekannten in der Stadt bummeln waren. Ausgerechnet an diesem 1. Advent sahen wir innerhalb von ein paar Minuten 3 Zwillingswägen. Ich war geschockt und mir liefen die Tränen, es war so ungerecht. An diesem Tag redeten wir wieder über alles, was uns bedrückte. Es tat so gut.

Ein paar Wochen zuvor lernte ich eine Mutti kennen, der das gleiche Schicksal widerfahren war. Es tat so gut, sich mit ihr auszutauschen und wir stellten sehr viele Gemeinsamkeiten fest. Aus unserem anfänglichen Briefkontakt entwickelte sich eine liebe Freundschaft. Wenn alles gut geht, lernen wir uns in den nächsten Monaten auch einmal persönlich kennen.

Mittlerweile habe ich angefangen, Kontaktanzeigen zu schalten um andere Betroffene kennen zu lernen. Jedes Schicksal ist so einzigartig, aber eines verbindet ungemein – die Trauer um sein Kind, das man kaum kannte. Ich bin nun dabei, eine Selbsthilfegruppe aufzubauen und erfahre von vielen Seiten Hilfe.

An unserer Kliniksituation möchte ich auch etwas ändern. In den Köpfen ist leider noch kein so rechter Platz für tote Kinder und deren Eltern. Ich möchte allen Eltern, denen ein solches Schicksal widerfährt, die Chance geben, einiges besser zu machen, als ich es tat. Deshalb arbeite ich gerade an einem Heftchen, welches als kleiner Ratgeber ausgelegt oder wenigstens betroffenen Eltern ausgehändigt werden soll. Auch die Kommunikation zwischen Klinikpersonal und Eltern sollte sich bessern, denn nichts ist so schlimm wie eine schlechte Erinnerung an eine Geburt und die Zeit danach. Ich hätte gerne mehr Zeit für und mit meinem Kind gehabt. Nun kann ich nichts mehr tun.

Wir sind unendlich froh, dass uns ein Zwilling geblieben ist. Die kleine Hannah entwickelt sich gut und oft denke ich, sie möchte uns alles doppelt zurückgeben. Das braucht sie nicht, wir lieben sie so wie sie ist. Ein bisschen Angst bleibt aber doch. Wird sie eines Tages verstehen, was geschehen ist? Wird sie mir einen Vorwurf machen? Auch auf diese Fragen wird es eines Tages Antworten geben. Ich bin mir sicher, dass Bastian jetzt all diese Kinder kennt, deren Eltern sich nun mit uns austauschen. Sie sind alle der Sonnenschein und die Blume, der Schmetterling und die kleinen Marienkäferchen.

Hätte die Plazenta nicht versagt, dann hätten wir heute einen gesunden Zwilling. Das Ergebnis der Obduktion erfuhren wir erst Wochen später. So kann ich nicht einmal sagen, dass es für ihn besser gewesen wäre.

Neulich lernte ich eine Frau kennen, als ich Fotos von Bastian kopieren lassen wollte. Sie meinte, dass er ein schönes Kind sei und ich erzählte ihr, was geschehen war. Da war sie sehr erstaunt und erzählte mir von ihrer Tochter, die 3 Tage nach der Geburt verstorben war und heute 30 Jahre alt wäre. Ihre Offenheit freute mich und ich erzählte ihr, was ich alles vorhatte. Sie war begeistert und hofft nun, dass ich sie auf dem Laufenden halte. Das werde ich tun und ich habe gemerkt, dass die Wunden wirklich heilen, aber die Narben bleiben doch.

Bastian hat seinen Platz in unserem Leben gefunden und es gibt kleine Rituale, an denen Hannah auch ihren Spaß hat. So haben wir ein Windspiel, das wir anstoßen und wenn Musik erklingt, dann weiß er, dass wir an ihn denken. Erklingt es durch den Wind, dann wissen wir, dass er bei uns ist. Oft gehen wir an sein Grab, um ihm nah zu sein und doch muss ich immer wieder an einen Satz denken:

„Wenn man etwas verloren hat, das man kaum kannte, dann wünscht man sich nichts sehnlicher, als dass man mehr Zeit gehabt hätte."

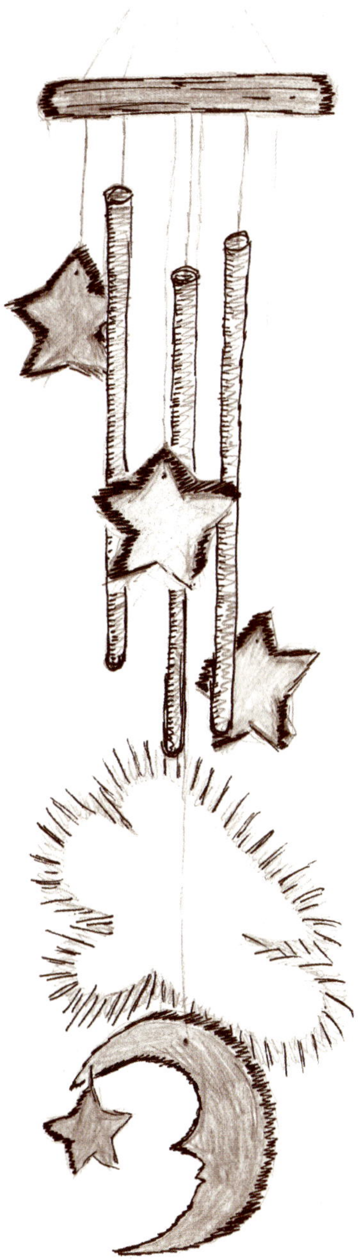

## Natascha

Chris

Wenn früher bei uns ein Familienfest anstand, hörte ich meine Mutter zum hundertsten Mal erzählen, wie sie damals in ihrer 2. Schwangerschaft im 5. Monat meine beiden Brüder verloren hatte und wie schlimm das alles doch war. Da fragte ich mich immer, was meine Mutter und mein Vater da wohl durchgemacht hatten …

Vor 9 Monaten machte ich das so ähnlich durch, als ich ein Zwillingskind, unseren ersten Sohn Chris, verlor. Ich frage mich oft: „Warum habe ich es damals geschafft, vor fast 30 Jahren?" Ich kam 8 Wochen zu früh zur Welt und musste unendliche Untersuchungen über mich ergehen lassen. Nach 8 Monaten Krankenhausaufenthalt durften mich meine Eltern endlich mit nach Hause nehmen. Das war wieder eine schwere Zeit für meine Eltern. Sie kämpften mit den Ärzten um mein Leben. Ich frage mich oft: „Hat es sich gelohnt, so ungerecht, wie das Leben manchmal sein kann. Warum passiert mir das auch? Warum mussten wir auch so einen tiefen Schmerz durchleben? So machtlos, so eine Enttäuschung!"

Über unsere Nachricht, dass ich schwanger war, freuten sich alle Bekannten und Freunde mit uns, ganz besonders unsere Tochter, die heute 3 ½ Jahre alt ist. Bis der Arzt dann feststellte, dass es zweieiige Zwillinge sind. Wir waren zuerst einmal geschockt – gleich zwei! Meine Zukunft machte mir schon große Sorge. „Schaffe ich das alles?" Eines Tages, als mein Mann und ich uns wegen einer Kleinigkeit in die Haare bekommen hatten, sagte ich zu ihm: „Mir wäre auch lieber, es wäre nur ein Kind". Der Gedanke, drei Kinder zu haben, machte mir zu dieser Zeit große Angst. So hatte ich es damals schon nicht gemeint. Ich kam nur mit der Situation noch nicht zurecht. Mein Mann machte mir allen Mut, dass wir es schaffen würden. Andere schafften das schließlich auch. Die Schwangerschaft verlief ganz normal. Ich nahm regelmäßig meine Vorsorgetermine wahr.

In der 35. Schwangerschaftswoche merkten die Arzthelferin und ich beim Blutdruckmessen, dass die Werte viel zu hoch waren. Der Arzt untersuchte mich und alles war bestens, bis auf den Blutdruck. Da ich schon eine Vorgeschichte hatte, wollte er kein Risiko eingehen. Zu Hause musste ich stündlich den Blutdruck messen, denn die Grenze von 100 zu 110 durfte nicht überschritten werden.

Natürlich war der Blutdruck nicht wieder nach unten gegangen und als ich in der Praxis anrief, meinte die Arzthelferin, nach Absprache mit meinem Arzt, dass ich bis heute Mittag im Krankenhaus sein sollte. Da ich schon in der 35. Woche war, fragte ich nach, in welche Klinik ich gehen sollte. Zur Wahl stand eine etwas größere Klinik mit Kinderklinik, in welcher häufiger Zwillingsentbindungen vorkamen oder in die näher gelegene Klinik, die mir noch von meiner ersten Entbindung vertraut war. Mir wurde die Klinik empfohlen, in welcher ich mich schon bei der ersten Geburt gut aufgehoben gefühlt hatte.

An diesem Morgen rief ich meine Schwester an und erzählte ihr, dass ich ins Krankenhaus müsse. Ich fühlte mich alleine ohne meinen Mann und meine Tochter und fragte mich, wie sie wohl ohne mich zurechtkommen würden. Eigentlich brauchte ich mir ja keine Sorgen zu machen, da meine Mutter meine Tochter tagsüber versorgte, bis mein Mann nach Hause kam. Als die beiden mich am selben Tag abends besuchten, brach ich in Tränen aus. Ich freute mich einerseits, dass sie da waren, andererseits wünschte ich mir, es wäre alles schon vorbei. Unsere Tochter schaute sich um und fragte mich, wo die Babys seien. Noch musste sie sich mit der Antwort zufrieden geben, dass die Babys noch in meinem Bauch seien. Das verstand Alina gar nicht. Die ganze Zeit hatte ich ihr erzählt, dass, wenn ich ins Krankenhaus käme, die Babys dann da seien.

Ich fragte die Ärzte, was sie jetzt mit mir machen wollten, da ich nicht vor hatte, lange im Krankenhaus zu bleiben und bisher nichts passiert war. Nach ein paar Tagen wurde ich auf Tabletten eingestellt, woraufhin sich mein Blutdruck normalisierte. Bei einer Visite fragte ich den Chefarzt nach einem Kaiserschnitt, woraufhin er dann ganz trocken meinte: „Ihnen und den Kindern geht es doch gut. Je länger sie in Ihnen sind, umso besser geht es ihnen." Da saß ich auf meinem Bett und ärgerte mich: „Wenn es mir gut ginge, dann wäre ich zu Hause und nicht im Krankenhaus". In der Klinik herrschte die totale Hektik. Die Zimmer waren überfüllt, drei Betten standen in 2-Bett-Zimmern. Es gab so viele Schwangere und Frauen, die entbunden hatten. Nach langem Betteln und Überzeugungsgerede durfte ich nach Hause. Ich musste mich schonen und ging häufig zum Arzt.

Bei meinem letzten Frauenarzttermin war alles soweit in Ordnung. Die Herztöne unserer Tochter waren ganz normal und die unseres Sohnes etwas niedriger als sonst. Beide Werte waren noch im Rahmen, sodass ich mir keine Sorgen zu machen brauchte. Ich wollte unbedingt noch einen Ultraschall machen lassen. Der Arzt war bester Laune und guter Hoffnung, dass sie bald kommen würden, da ich schon leichte Wehen hatte. Er wünschte mir dann: „Eine gute Geburt und bis spätestens in 6 Wochen." Ich verließ die Praxis unter Tränen, war froh, dass alles in Ordnung war und dass die beiden Babys endlich kommen würden. Ich informierte meine Eltern, dass sie auf Alina aufpassen könnten, für den Fall, dass es losginge, bis Eric wieder aus dem Krankenhaus zurückkäme. Es geschah aber nichts und das Wochenende ging vorbei.

Eigentlich war ich dann doch froh, als es Montagmorgen wurde, denn die Friseurin kam, um mir die Haare nach meinem Wohlbefinden zu schneiden. Mittags erledigte ich noch meinen Haushalt und nahm ein Fußbad. Das waren Dinge, die ich noch vor der Geburt machen wollte. Es verlief so, wie ich es mir wünschte und ich fühlte mich gut und bereit für meine zwei Babys.

Als wir am Montagabend, dem 21.3.2003, mit dem Essen fertig, noch am Tisch saßen und ich dann aufstand, spürte ich einen kurzen, schmerzhaften Stich – oder war es ein Tritt von Chris? Es ging gleich wieder vorbei und ich fühlte mich wie immer. Als wir zu Bett gingen, strampelte Chris so heftig, als ob er jeden Augenblick aus mir heraushüpfen wollte. Ich redete mit den beiden, wie jeden Abend, und wünschte ihnen eine gute Nacht. Da habe ich Chris das letzte Mal gespürt, als er kämpfte ... Er wollte sich von mir verabschieden. Im Nachhinein habe ich von anderen betroffenen Müttern erfahren, dass es ihnen auch so ging. Mit dem Einschlafen hatte ich meine Probleme. Alina kam nachts um 3 Uhr und wollte in die Küche etwas trinken. Ich ging mit ihr und brachte sie danach wieder ins Bett. Als ich wieder in meinem Bett lag, sagte ich zu meinem Mann, der gerade aufgewacht war, dass ich gar nichts mehr spürte – komisch. Er beruhigte mich und sagte, ich solle doch weiterschlafen. Es ging mir so viel durch den Kopf. Von Schlaf war da keine Spur.

Plötzlich um 4 Uhr platze die Fruchtblase. Wir machten uns sofort auf den Weg in die Klinik. Während der Fahrt gingen mir 1000 Sachen durch den Kopf: „Wie es wohl werden wird? Bekomme ich einen Kaiserschnitt oder bekomme ich sie normal? Wie geht es den beiden jetzt?" Ich fühlte nichts außer diesen Schmerzen. Es waren Wehen. Wie sollte ich das nur diesmal aushalten? Ich war in der 38. Schwangerschaftswoche + 6 Tage. Die Hebamme empfing uns recht freundlich. Sie wusste, dass ich vor ungefähr vier Wochen schon einmal in der Klinik war und suchte meine Aufnahmepapiere, die sie zuerst nicht finden konnte. Um 4.25 Uhr schloss sie mich ans CTG. Zuerst suchte sie nach den Herztönen von Chris und fragte mich, wo er läge.

„Da müsste er eigentlich sein". Ich dachte nur: „Warum findet sie ihn nicht? Man kann doch nicht viel verkehrt machen." Die Hebamme prüfte die Stecker nach, wir hörten nichts ... Dann tauschte sie das CTG-Gerät aus ... nichts ... Sie meinte dann: „Wir probierens zusammen ... das gibt's doch nicht. Wo bist du denn?"

Ich saß da, mir wurde ganz warm, schaute meinen Eric an und dachte: „Ist er vielleicht tot? Nein, das kann nicht sein!"

Bei Lea schrieb das CTG-Gerät wunderbar ihre Herztöne auf. Plötzlich schien es, als würden seine Herztöne doch da sein, dann wieder nicht. Dann musste die Hebamme in den anderen Kreißsaal und schaute ab und zu mal vorbei. Als sie wieder nach Chris schaute, meinte sie zu uns: „Das ist auch schon ein Dickkopf, der weiß, was er will." Nach einer Stunde rief sie die Ärztin an, um einen Ultraschall zu machen. Wir gingen ins Untersuchungszimmer, ich legte mich auf die Liege und Eric stellte sich neben mich ans Fußende. Die Ärztin tippte meinen Namen in den Computer des Ultraschallgerätes, machte Gel auf meinen Bauch und nahm den Scanner zur Hand. Ich sah gleich auf dem Monitor einen Kopf, das Herz und da blieb sie einen Augenblick stehen und ging weiter zu Lea, dann wieder zurück zu Chris ... Und da sah ich, dass sein kleines Herz nicht mehr schlug.

Die Ärztin sah mich an und sagte: „Entweder stelle ich mich gerade blöd an oder es stimmt etwas nicht. Ich will ihnen ja keine Angst machen, aber ..." Ich antwortete: „Jetzt machen Sie mir richtig Angst. Ich habe es schon gesehen, holen Sie schnell einen Stuhl für meinen Mann". Eric wurde immer blasser, als die Ärztin sagte: „Es tut mir Leid aber ich kann hier keinen Herzschlag mehr finden."

Ich lag auf der Liege und fühlte mich wertlos, enttäuscht.

Ein Kind tot ...

Und ausgerechnet Chris, den ich während der Schwangerschaft am meisten gespürt hatte. Der Ärztin tat das so Leid. Sie fragte mich, ob ich eine normale Geburt oder einen Kaiserschnitt möchte. Damit Lea nichts passieren würde, entschlossen wir uns für einen Kaiserschnitt.

Eric nahm mich in den Arm.

Dann liefen wir in den Kreißsaal, wo das OP-Team schon stand. Der Anästhesist fragte die Oberärztin: „Was, hier oben machen wir einen Kaiserschnitt? Das habe ich noch nicht erlebt." Als ich da lag, wurde mir eine Nadel gelegt. Ich wollte nur noch einmal meinen Mann sehen. Er kam, drückte mir die Hand ganz fest und küsste mich. Dann ging er. Die Hebamme zog mir ein OP-Hemd und Thrombosestrümpfe an und rasierte mich. Meine Füße zitterten und ich fragte die Oberärztin, ob das normal sei. Sie sagte: „Machen Sie sich keine Sorgen. Alles wird gut." Dann unterschrieb ich noch schnell die Einverständniserklärung für den Kaiserschnitt und hörte kurz darauf schon den Anästhesisten sagen: „Schön gleichmäßig weiteratmen ..."

Zuerst wurde Lea um 6.36 Uhr mit einem Gewicht von 2970 g und 51 cm Länge geboren. Dann kam Chris um 6.38 Uhr mit 2340 g und 45 cm.

Als ich gegen 8 Uhr langsam wieder zu mir kam, saß mein Mann rechts neben mir auf dem Stuhl. Sein Gesicht war ganz weiß und traurig als er mich fragte, wie es mir ginge. Ich war noch wie im Nebel und die Hebamme lief um uns herum.

Wenige Minuten später brachte sie mir Lea. Wir machten noch Bilder, dann kam die Kinderschwester und nahm sie mit. Die Hebamme fragte dann, ob ich Chris auch sehen möchte. „Aber natürlich!"

Er lag die ganze Zeit hinter mir auf der Wickelauflage, mit Windel und Unterhose bekleidet und in ein Handtuch eingewickelt.

Ich nahm in auf den Arm – so ein schöner Junge. Sein helles Gesicht ... die Lippen etwas violett ... und die dunklen Haare mit den hellen Spitzen. Die Ähnlichkeit der beiden ... Er war so klein, seine Füßchen, Ärmchen ... Er lag in meinem Arm als ob er schläft. Nach einer Weile legte die Hebamme ihn zurück auf die Ablage, in der Hoffnung, dass Eric ihn sich genau anschauen sollte, aber er konnte nicht.

Zwei Ärzte kamen in den Kreißsaal zurück und erzählten uns, dass Chris 2-mal die Nabelschnur um den Hals und zum Teil um den Körper hatte. Das Fruchtwasser sei voller Blut gewesen und die Plazenta hatte ihn nicht mehr versorgt. Sie fragten uns, ob wir Chris obduzieren lassen wollten, obwohl die Todesursache eindeutig sei. Der Gedanke, dass jemand an unserem Sohn herumschneiden wollte, war für uns in diesem Augenblick undenkbar.

Wir hatte gerade unseren Sohn verloren und bekamen so viele Fragen gestellt. Ich war wir vor den Kopf gestoßen, als uns gesagt wurde, dass wie Chris beerdigen müssten. Wir wollten ihn doch nicht hergeben. Im Gegenteil! Zurück! Wir wollten unseren Sohn gesund und lebend in die Arme schließen. Es war doch schon alles für ihn zu Hause gerichtet. Neun Monate in meinem Bauch und ich hatte so einen engen Kontakt zu ihm. Er strampelte immer oder hatte Schluckauf. Lea dagegen hatte ich kaum gespürt.

Ich wurde alleine auf ein Zimmer verlegt und wollte nur meine Ruhe. Meine Mutter kam, um mich zu besuchen. Sie fand keine Worte und sagte immer wieder: „Warum ... warum..." Ich konnte den Rest des Tages nicht weinen. Erst am nächsten Tag kam alles hoch, was geschehen war. Nur Eric verstand mich auf seine Art, aber richtig reden wollte er über den Tod von Chris nicht. Er blockte ab, egal, wie oder wann ich versucht hatte, damit anzufangen. Das tat mir sehr weh.

Ich hatte Schmerzen vom Kaiserschnitt und dazu diesen Schmerz um Chris. Während dem Krankenhausaufenthalt bin ich einmal auf die Waage gestanden und stellte fest, dass ich mein altes Gewicht wieder hatte. Zu Hause nahm ich noch mehr ab und musste mir neue Hosen kaufen, weil alle zu groß waren.

Eines abends, als Eric ins Krankenhaus kam, ging es ihm sehr schlecht und er sagte, er wollte Chris gerne noch einmal sehen. Er hatte sich nie von seinem Opa und seinem Patenonkel verabschieden können. Dann wollte er das wenigstens von seinem Sohn. Wir redeten lange und fragten uns, ob wir wohl den Mut und die Kraft hätten, diesen Schritt zu gehen und uns von Chris zu verabschieden. Wir wünschten uns so sehr, ihn nur noch ein einziges Mal zu sehen. Der Tag kam, an dem wir uns von unserem Sohn verabschieden sollten. Eric holte mich ab und die

Krankenschwester gab uns noch etwas zum Beruhigen mit. Wir fuhren zum Bestatter, der uns schon erwarte hatte. Dann gingen wir in die Leichehalle und ...

Da lag er, im Kerzenschein. Wir standen da und ich freute mich. Er war eingepackt in eine Bärendecke, als ob er schlafen würde. Wir hielten uns an den Händen und weinten – weinten, und umarmten uns. Ich machte noch Bilder als Erinnerung und berührte ihn an der kleinen kalten Nase und an seinen Händen. Dann wünschten wir ihm eine gute Reise, er solle alle von uns grüßen.

Mein Klinikaufenthalt ging zu Ende. Mit gemischten Gefühlen fuhren wir nach Hause und da stand im Garten der Storch – aber nur mit einem Namen. Und im Zimmer, nur ein Bett, so leer!

„Warum?"

Zwei Tage später beerdigten nur Eric und ich unseren Chris. Er trug den kleinen weißen Sarg bis an die Stelle, an der er jetzt liegt. Es war so schlimm... Da lag nun unser Sohn und wir konnten nichts für ihn tun. Wir werden ihn nie mehr sehen, in diesem Leben nicht mehr. Aber wir denken immer an ihn, ganz besonders an dem Gedenktag, dem immer der 2. Sonntag im Dezember.

Dann kam das Gerede der Leute: „Ihr habt ja wenigstens noch ein Kind." Damit sollte wir uns trösten? Es war doch mein Kind, das Baby, das 9 Monate in meinem Bauch herangewachsen ist, mich ständig boxte und mir zeigte, dass es da war. Er ist ein Teil meines Lebens.

Vor ein paar Wochen sprach mich eine 92 Jahre alte Frau auf dem Friedhof an und fragte mich, ob da mein Sohn liegen würde, denn vor 45 Jahren habe sie ihren Sohn an dieser Stelle beerdigt. Wenn ich diese Frau sehe, freue ich mich, denn sie läuft jetzt immer noch an die gleiche Stelle, dort wo unser Sohn jetzt liegt.

Die Monate vergingen und ich fiel in ein tiefes Loch. Alles war nur dunkel, kein Licht, kein Ausweg. Da entschloss ich mich, all meinen Mut und meine Kraft zu sammeln und über das „Baby-Heft" aus der Apotheke eine Anzeige zu schalten. Daraufhin bin ich mit Post nur so überschüttet worden. Das hätte ich nie gedacht. Ich schloss mich für kurze Zeit einer Selbsthilfegruppe an, bis ich merkte, dass diese mir nichts brachte. Die Frauen hatten nur ein ähnliches Schicksal wie ich, aber nicht das Gleiche erlebt. Durch den Tod unserer Kinder sind wir alle auf irgendeine Weise in Kontakt getreten. Ein wenig half es schon, miteinander zu reden. Jetzt im Moment pflege ich mit 22 betroffenen Müttern einen regen Briefkontakt, der mir sehr hilft. Es gibt zwei Lieder, die uns an Chris erinnern, da an diesem Morgen im Radio kamen: „Kein Zurück" vom Sänger Wolfsheim und von Xavier Naidoo: „Abschied nehmen."

Wir werden immer und ewig an unseren kleinen Jungen denken und er bestimmt an uns und besonders an seine Schwester.

... bis wir uns wiedersehen.

## Tatjana

Für Simon

Kurz nachdem wir geheiratet hatten, stand für uns fest: Wir wollen ein Kind! Nach langem Warten sollte dieser Wunsch im Jahr 2000 in Erfüllung gehen.

Das Schicksal traf uns und ich hatte im November 2000 eine Fehlgeburt.

Meine Gynäkologin versuchte mich immer zu trösten: „Es wird schon, beim nächsten Mal klappt es bestimmt". Kurze Zeit später stellte sich heraus, dass mit dem Samen meines Mannes Roland etwas nicht in Ordnung war. Es gab zu wenig Spermien und diese waren fast nicht aktiv. Daraufhin überwies meine Ärztin uns an einen Arzt für Reproduktionstherapie. Wir vereinbarten einen Termin, nach welchem sofort feststand, dass wir eine künstliche Befruchtung (ICSI: Intracytoplasmatische Spermieninjektion) machen müssten, um uns unseren Kinderwunsch zu erfüllen.

Ich musste mir Hormone spritzen und immer wieder zur Kontrolle zum Arzt gehen, bis am 27.2.2002 die Follikelpunktion gemacht wurde. Am 28. bekamen wir das Ergebnis: Es hatten sich von 8 reifen Eizellen 6 Zellen befruchtet. Dem zufolge bekam ich am 1.3.2002, zwei Embryonen eingesetzt, die sich nur noch einzunisten brauchten. Bei vielen anderen Frauen kam das schon mehrfach zu Abgang. Bei uns aber was es anders. Sie hatten sich beide eingenistet und am 14. März stand fest: „Ich bin schwanger"!

Was waren wir glücklich. Wir hätten niemals daran geglaubt, dass es beim ersten Mal schon klappen würde. Am 25. März erfuhren wir dann, dass wir Zwillinge bekommen. Mein Mann war zuerst geschockt, aber wir gewöhnten uns schnell an den Gedanken. Bei den Vorsorgeuntersuchungen war stets alles in bester Ordnung. Hin und wieder hatte ich Schmerzen im Unterbauch, die auf Blähungen zurückzuführen waren. Dagegen bekam ich Magnesium-Tabletten. Ich bin auch wieder arbeiten gegangen. Da ich Altenpflegerin bin und eigentlich nachts arbeite, wurde ich ins Büro versetzt.

Am 9. Juli hat mich meine Frauenärztin bis zur Geburt krankgeschrieben, da ihr

das Risiko zu groß war, dass doch noch etwas passieren könnte. Beide Babys waren sehr lebhaft, obwohl ich davon noch nichts gemerkt hatte. Während dem Ultraschall konnte man die beiden schön beobachten, wie sie am Turnen waren. Ein unbeschreibliches Gefühl …
Am 22. Juli habe ich sie dann zum ersten Mal gespürt. Es war ganz interessant, wie sich meine Bauchdecke hob und senkte, überall hatte ich Beulen. Sobald Roland seine Hand auf meinen Bauch legte oder mit ihnen sprach, hörten sie sofort damit auf. Er war immer enttäuscht.

Am 24. Juli waren wir in Bonn-Meckenheim zu einer Spezialuntersuchung für Zwillinge. Die Babys waren altersgerecht groß, die Plazenten waren da, wo sie hingehörten und beide Babys waren bestens versorgt. Bei dieser Untersuchung konnten wir alles ganz genau sehen: die kleinen Finger, die Füße, ein Gesicht mit einer Stupsnase etc. Das war so schön.

Die folgenden Untersuchungen waren weiterhin einwandfrei. In der Nacht vom 22. auf den 23. September fing nachts gegen 2.00 Uhr mein Bauch an, im 10-Minuten-Takt zu schmerzen. Roland fragte noch, ob etwas nicht stimmte. Ich sagte ihm er solle weiterschlafen. Um 8.00 Uhr bin ich gleich zur Frauenärztin gefahren. Auf dem CTG waren keine Wehen nur Herztöne und Bewegungen zu verzeichnen gewesen.

Beim Ultraschall hatte ich dann aber leichte, bräunliche Blutungen und wurde mit der Diagnose: „Zervixinsuffizienz und Blutungen" ins Krankenhaus überwiesen. Meine Ärztin gab mir die Hand und sagte: „Dann wünsche ich Ihnen noch alles Gute bis zur Geburt im November." Ich hoffte, bis dahin nicht so lange im Krankenhaus bleiben zu müssen.

Ich holte Roland von der Arbeit ab und habe nur noch geheult. Gegen 11.00 Uhr waren wir dann im Krankenhaus. Dort wurde ich von einem Arzt untersucht und hatte dabei das Gefühl, er würde mir den ganzen Genitalbereich aufreißen. Dann sagte er: „Ich fühle ein Köpfchen". Das war kein Wunder so, wie er gebohrt hatte. Ich fragte dann voller Angst, ob es möglich wäre, dass die beiden jetzt schon kommen könnten. Er sagte: „Das kann passieren." Dann bekam ich Infusionen, um die Wehen zu hemmen und dachte mir: „Was passiert, wenn die Babys jetzt kommen?" Ich war doch erst in der 31. SSW + 3 Tage.

Da das CTG keine Wehen schrieb, fuhr Roland zwischenzeitlich nach Hause. Gegen 14.00 Uhr kam ich dann endlich aufs Zimmer und hatte ein bisschen Ruhe.

Kurze Zeit später kam eine Ärztin und rief mich zum Ultraschall. Dann fragte sie mich: „Sind Sie sich sicher, dass Sie nur 2 Babys bekommen? Ich sehe hier 3!" Das war ein ganz großer Schock! Die Ärztin versuchte den Oberarzt zu erreichen, der mit einem Kaiserschnitt beschäftigt war. Ich konnte nur ganz leise mithören, wie sie draußen tuschelte: „Ein Köpfchen ist verbeult."

Dann durfte ich wieder aufs Zimmer. Gegen 16.00 Uhr stand der Oberarzt im Zimmer und wollte noch mal Ultraschall machen. Dieser Doppler-Ultraschall dauerte und dauerte ... Dann sagte er: „Eines der Babys liegt auf dem Trockenen, ich hole Sie nachher zum Doppler-Ultraschall ab".

Da das bereits die Doppler-Untersuchung war, wusste ich, dass etwas nicht stimmte. Ich ging zurück aufs Zimmer und ca. ¼ Stunde später wurde ich samt Bett abgeholt und in den Kreißsaal gebracht. Mir wurde ganz schlecht. Im Raum standen drei Ärzte, vier Hebammen und der Oberarzt. Dieser setzte sich zu mir aufs Bett und sagte, er habe eine ganz traurige Nachricht für mich:

„Eines der Babys ist leider verstorben."

Irgendwie war ich wie in Trance und fragte nur: „Wie hat das passieren können? Was ist mit dem anderen Baby?"

„Wir müssen so schnell wie möglich einen Notkaiserschnitt machen, um zu sehen, wie es dem 2. Kind geht."

Der Arzt wollte Roland anrufen und es ihm telefonisch mitteilen. Ich bat darum, ihm nur zu sagen, dass ich im Kreißsaal sei und er jetzt kommen solle.

Als er da war, fragte er mich, was ich denn für Sachen machen würde. Ich erzählte es ihm und er weinte. Dann ging alles sehr schnell. Nach den Vorbereitungen ging es in den OP.

Um 18.34 Uhr wurde Simon tot geboren und Maxima lebendig.

Ich hatte keines der Kinder gesehen und nur einen kurzen Schrei gehört. Um 20.00 Uhr war ich dann wieder im Kreißsaal. Roland hatte in der Zwischenzeit meine Mutter und meine Schwiegermutter angerufen. Zum ersten Mal hat man meinen Schwager weinend gesehen.

Ich wurde in ein anderes Zimmer gefahren, und da lag er. Unser Simon, auf den sich Roland ganz besonders gefreut hatte. Ich nahm ihn in den Arm und redete mit ihm. Dann kam der Arzt, der mich morgens untersucht hatte, und fragte uns, ob sie ihn obduzieren dürften, um die genaue Todesursache feststellen zu können.

Nein, haben wir gesagt. Wir wollten, dass unser Kind in Ruhe gelassen wird. Man konnte uns nur sagen, dass angeblich die Plazenta nicht richtig angelegt gewesen war. Mich wunderte, dass der Arzt in Meckenheim anderer Meinung gewesen war.

Die Hebamme fragte Roland, ob er denn überhaupt schon sein Töchterchen gesehen hätte. Nein, er war ja die ganze Zeit bei mir gewesen.

Den Kleinen haben wir anonym beerdigen lassen und durften eine kleine Umrandung und Blümchen auf sein Grab setzen. Maxima hatte sich in kurzer Zeit so prächtig entwickelt, dass wir sie am 29. Oktober aus dem Krankenhaus mit nach Hause nehmen durften.

Unser Sonnenschein ist jetzt schon 17 Monate alt und hält uns ganz schön auf

Trab. Ich bin froh, in Natascha (siehe vorheriger Beitrag) eine „Leidensgenossin" gefunden zu haben, mit der ich mich austauschen kann. Ich bin in keiner Selbsthilfegruppe, denn Roland und ich helfen uns gemeinsam, mit Simons Tod fertig zu werden.

in liebevoller Erinnerung
Mama, Papa und Maxima

# III. Erfahrungen

## 4. Ein Säugling stirbt

*Jetzt kommt die Nacht, die erſte Nacht im Grab.*
*O' wo iſt aller Glanz, der dich umgab?*
*In kalter Erde iſt dein Bett gemacht.*
*Wie wirſt du schlummern diese Nacht?*

*Vom letzten Regen iſt dein Kissen feucht.*
*Nachtvögel schrei'n, vom Wind empor gescheucht,*
*kein Lämpchen brennt dir mehr, nur kalt und fahl*
*spielt auf der Schlummerſtatt der Mondenſtrahl!*

*Die Stunden schleichen – schläfſt du bis zum Tag?*
*Horchſt du wie ich auf jeden Glockenschlag?*
*Wie kann ich ruhn und schlummern kurze Friſt,*
*wenn du, mein Lieb', so schlecht gebettet biſt!*

*Du kamſt, du gingſt mit leiser Spur,*
*ein flücht'ger Gaſt im Erdenland;*
*Woher? Wohin? Wir wissen nur:*
*aus Gottes Hand in Gottes Hand.*

Ludwig Uhland

## Alexandra

*Maximilian Henry*

*Ein Geburtstag, ein Lebenstag und ein Todestag*

Anfang Dezember 1993 schaute ich eines Morgens noch verschlafen in den Spiegel und sagte zu mir selbst: „Du bist schwanger!" Ich hatte mir dieses Kind sehr gewünscht und war glückselig, als sich meine Vermutung drei Wochen später ärztlich bestätigte.

Jakob und ich, wir liebten uns. Wir waren schon seit 7 Jahren zusammen, waren verlobt, hatten berufliche Erfolge erlebt, waren jung und uns der Tragweite, gemeinsam ein Kind großzuziehen, längst nicht bewusst. Die Schwangerschaft verlief problemlos, und früh erfuhren wir, dass wir einen Jungen erwarteten. Das erste, was dieses noch winzig kleine Kind in unserem Leben veränderte, war, dass es uns den Anlass gab, zu heiraten. Im März feierten wir eine große Hochzeit. Ein guter Freund der Familie, Professor für Theologie, vermählte uns, und ich höre ihn noch heute, wie er uns seinen Segen ausspricht und mit den Worten endet: „Möge euer Kind gesund geboren werden". Unsere Hochzeitsreise führte uns nach Venedig. Nicht weit entfernt liegt die Insel Burano, welche für ihre kunstvollen Stickereien bekannt ist. Dort kauften wir unserem Baby ein erstes Kleidungsstück, einen dunkelblauen Babyanzug mit aufwendigen weißen Stickereien am Kragen. Das sollte Maximilians Taufanzug sein.

Ich verlor meine schöne schlanke Figur und wurde eine richtig ausladende Schwangere, die extrem viel Gewebswasser einlagerte. Das störte mich aber nicht, weil es meinem Kind gut ging, und die Feindiagnostik in der 15. und 26. SSW dem Arzt bei der Doppler-Ultraschalluntersuchung des Herzens und der inneren Organe einen gesunden, vitalen, termingerecht entwickelten Jungen zeigte. Der Geburtstermin sollte der 28. August 1994 sein. Die Sommertage in Baden-Baden waren extrem schwül und heiß in diesem Jahr, und wir beschlossen, in den österreichischen Alpen einen letzten Urlaub mit Baby im Bauch zu machen. Dort gingen wir viel spazieren und wanderten eines Tages auf eine Hochalm. Im Mai ritzten wir unsere Namen neben die von vielen anderen, die sich dort verewigt hatten, in das alte Holz der Alm. Weil wir noch nicht wussten, wie unser Sohn heißen sollte, schrieben wir: „Sandra, Jakob und ER"

Mitte August erfolgten die Vorsorgeuntersuchungen in immer kürzeren Abständen. Bei jeder Untersuchung wurde Ultraschall gemacht, weil meine Gewichtszunahme und später auch mein Blutdruck zu bedenken gaben. Mit dicken Fingern, geschwollenen Augenlidern und massiven Ödemen in den Beinen fieberte ich Maximilians Geburt entgegen. Wir hatten liebevoll ein Kinderzimmer für ihn eingerichtet, die Babysachen lagen gewaschen und gebügelt im Schrank, die Spieluhr, die ich so oft auf meinem Bauch abgespielt hatte, lag in seinem frisch bezogenen Bettchen für ihn bereit, der MaxiCosi war im Auto, der Kinderwagen stand bereit und sogar Babyfläschchen und Schnuller hatte ich schon ausgekocht. Das CTG zeigte aber eine Linie wie mit einem Lineal gezogen, und unser Sohn gab uns kein Zeichen, geboren werden zu wollen.

Am Freitag, dem 2. September, war mein Blutdruck schlagartig angestiegen, so dass der Arzt die Einleitung der Geburt empfahl. Mit einem Farbdoppler-Ausdruck der Nabelschnurarterien schickte er uns in der Entbindungsklinik, um die Geburt unseres Kindes noch heute einleiten zu lassen. Voller Spannung gingen wir nach Hause, holten meine Sachen und fuhren ins Krankenhaus. Dort angekommen, klingelten wir freudestrahlend an der Kreißsaaltür. Eine Frau in grünblauem Kittel wischte den Boden des Eingangsbereiches. Sie musste wegen uns ihre Arbeit unterbrechen und öffnete die Glastür. Wir sagten ihr, dass wir gekommen seien, um die Geburt unseres Kindes einleiten zu lassen, woraufhin sie entgegnete: „Ja, warum?" Ich gab ihr den Brief von meinem Arzt, sie warf einen kurzen Blick darauf und winkte uns in ein kleines dunkles Zimmer. Dort drückte sie den Lichtschalter, und ein kaltes, weißes Neonlicht flammte auf. Im Zimmer standen nur eine schmale Liege, daneben das CTG-Gerät und ein Stuhl.

„Wir schauen jetzt erst nach den Herztönen und dann kommt jemand zu Ihnen. Aber so viel ist sicher: Eine Geburt wird heute nicht mehr eingeleitet." Nach diesen Worten ließ uns die Frau alleine. Es war schön, das Herzchen unseres Kindes schlagen zu hören, aber wir fühlten uns nicht wohl in der Atmosphäre. Nach einer halben Stunde CTG, welches wie gewohnt keine Anzeichen einer Kontraktion erkennen ließ, kam eine Ärztin und untersuchte mich. Die Frau, die den Boden gewischt hatte, sollte Recht behalten, an diesem Tag wurde nichts weiter unternommen. Ich kam in ein Zweibettzimmer, in welchem eine Frau lag, die vor einer Woche ihren zweiten Sohn zur Welt gebracht hatte. Sie war sehr unzufrieden, weil sie im Glauben gewesen war, mit einem Mädchen schwanger zu sein. Mit einem verbitterten Gesichtsausdruck sah sie ihren Säugling an und sagte: „Na ja, jetzt müssen wir halt dich mit nach Hause nehmen."

In der Nacht hatte ich sehr schlecht geschlafen. Am nächsten Morgen wurde meine Zimmergenossin mit ihrem Baby nach Hause entlassen und ich in den Kreißsaal gerufen. Meine Untersuchungsergebnisse wiesen erstmals auf eine Schwangerschaftsvergiftung hin, so dass die Geburt endgültig eingeleitet werden musste. Ich bekam ein Zäpfchen an den Muttermund, um diesen weich zu machen, und in leichter Dosierung einen Wehentropf. Die Ergebnisse waren nach 6 Stunden nicht sehr Erfolg versprechend, mein Muttermund war nur 2 cm aufgegangen, so dass das Medikament im Wehentropf erhöht werden musste. Am frühen Nachmittag zeigten sich dann die ersten Wehen, die ich wie Bauchkrämpfe empfand. Um diese zu verstärken, bekam ich einen Einlauf und ein warmes Bad wurde angeordnet. Eine Hebamme gab mir, weil ich so müde war, eine Tasse starken Kaffee und meinte, dies würde die Wehen anregen, schließlich sollte heute noch mein Baby auf die Welt kommen. In der Badewanne bekam ich einen Hautausschlag von den vielen ätherischen Ölen, die sie dem Badewasser beigegeben hatte.

Das Entspannungs-Wehenförderungsbad wurde abgebrochen, und ich kam in den Kreißsaal. Wieder bekam ich einen Wehentropf in höherer Dosierung. Mit Herzklopfen lag ich da und wünschte mir, mein Baby ganz schnell zu bekommen, um das Krankenhaus verlassen zu können. Am Abend war die Geburt noch immer nicht fortgeschritten, und die Einleitung wurde nach Feierabend der Spätschicht abgebrochen. Ich kam wieder auf mein Zimmer, welches ich jetzt alleine hatte. Hellwach und hungrig, weil ich im Kreißsaal nichts zu Essen bekommen hatte, saß ich in meinem Bett, hielt meinen großen runden Bauch und dachte mir, dass ich meinem Kind nie wieder so nah sein würde, wenn es erst einmal geboren wäre. Es war schön, immer wieder ein kleines Neugeborenes auf dem Gang schreien zu hören. Die letzten Stunden meiner Schwangerschaft waren gezählt, und bald würde ein solches Babygeschrei meine Nächte erfüllen.

In den Morgenstunden schlief ich ein. Um 7 Uhr wurde ich mit der Bitte, in den Kreißsaal zu kommen, geweckt. Dort bekam ich wieder eine Tablette an den Muttermund, wurde erneut an den Wehentropf angeschlossen und begann langsam, an mir und meinem Körper zu zweifeln. In jeder Schicht lernte ich neue Hebammen, Hebammenschülerinnen und Ärzte kennen. Kein Gesicht wurde mir vertraut. Nicht einmal die unfreundliche Frau, die am Freitag den Boden gewischt hatte, habe ich wieder gesehen.

Am Vormittag spürte ich Wehen, die ich als sehr schmerzhaft empfand. Ich bekam wieder einen Einlauf, nahm wieder ein Bad und kam wieder in den Kreißsaal. Gegen Mittag wurden die Wehen fast unerträglich, und der Muttermund hatte sich auf ca. 4 cm geöffnet. Der Oberarzt, der an diesem Nachmittag Dienst hatte, zog zu Beginn seiner Schicht alle Register. Er ordnete auf meinen Wunsch hin eine PDA an und sprengte gegen 16.00 Uhr die Fruchtblase. Als die PDA zu wirken begann, schlief ich ein und sammelte Kraft. Jakob, der am Vormittag gekommen war, blieb die ganze Zeit im Kreißsaal bei mir. Gegen 18.00 Uhr besuchten mich meine Geschwister. Seit dem Tod unseres Vaters, den wir sehr geliebt haben, fühlen wir fünf Kinder und unsere Mutter uns sehr miteinander verbunden. „Eigentlich" haben wir noch einen großen Bruder. Er hieß Oliver Hannes und starb im Alter von 6 Wochen. Bis kurz vor seinem Tod war er ein „strammer Junge", wie meine Mutter den Kinderarzt von damals zitierte. Woran er starb, konnte nie geklärt werden. Ein Arzt vermutete damals einen versteckten Herzfehler, ein anderer eine Lungenentzündung und ein weiterer einen toxischen Infekt …

Meine Geschwister durften nur nacheinander zu mir in den Kreißsaal. Ich freute mich so sehr, meine Schwester zu sehen. Sie hatte eine Tochter von 4 Jahren, die sich sehr auf ihren Cousin freute. Meine Nichte versprach mir, Maximilian in der Puppenbadewanne zu baden und ihm die Füße zu waschen. Im Kreißsaal flüsterte meine Schwester mir zu, dass sie auch schwanger sei und im März ein Baby bekommen würde. Das war eine so große Freude für mich, unsere Kinder würden miteinander spielen können! Nachdem sie gegangen war, kam meine Mutter zu mir. Ich war so froh, dass wenigstens sie bleiben durfte. Meine Brüder umarmten mich noch einmal und sagten mir, dass sie vor der Tür warten würden und da seien, egal, wie lange es jetzt noch dauern sollte. Meine Familie war da, und ich wollte jetzt mein Baby bekommen. Die PDA hörte auf zu wirken und die Wehen wurden immer schlimmer. Ich bekam Fieber und fühlte mich kraftlos und müde. Während dieser Stunden habe ich viel Blut verloren, die Hebamme wechselte ständig die Fliesunterlagen, und die Geburt zog sich über Stunden hin.

Gegen 22.00 Uhr sprachen der Arzt und die Hebamme im Kreißsaal über den bisherigen Geburtsverlauf, der beiden nicht zu gefallen schien. Ich hatte das Gefühl, dass sie beide nicht wussten, was sie jetzt tun sollten. Das CTG war in Ordnung, der Muttermund vollständig geöffnet und das Kind kam trotz regelmäßiger, furchtbar schmerzhafter Wehen nicht.

Ich dachte, ich müsste sterben vor Schmerz, als der Oberarzt ein Ultraschallgerät holte. Er sah sich die Lage des Köpfchens an und stellte fest, dass Maximilian nicht kommen konnte, weil er mit der Stirn voraus und nicht mit dem Hinterköpfchen im Becken lag. Er sagte, dass er jetzt einen Kaiserschnitt veranlassen würde –

„Nein!" Nach dieser langen, harten Geburtsarbeit ließ ich mir keinen Kaiserschnitt gefallen! Ich bat die Hebamme, mir zu helfen, den Kleinen auf normalem Weg auf die Welt zu bringen. Noch heute bin ich ihr dankbar, dass sie mich unter mittlerweile stärksten Wehen hervorragend und bestimmend anleitete. Sie gab mir jede Bewegung und jeden Atemzug vor, das gab mir in dieser Situation Sicherheit und Kraft. Ich musste erst Wehen im Vierfüßlerstand veratmen, dann in rechter und linker Seitenlage. Dann untersuchte sie mich und bat mich, mit der nächsten Wehe zu pressen.

Die nächste Presswehe kam mit schmerzhafter Gewalt und bewirkte so gut wie gar nichts. Die nächste Presswehe kam und ging ebenso, ohne meinem Sohn auf die Welt zu helfen. Auch die darauf folgenden Presswehen brachten mir nicht mein Kind, es fehlte mir inzwischen einfach an Kraft. Mithilfe eines Dammschnitts und dem Druck des Arztes auf meinen Bauch wurde unser Maximilian Stück für Stück und Wehe für Wehe im Schweiße unser aller Angesicht endlich geboren.

Und dann war er da. Sein Geburtstag ist der 4. September 1994 und mittlerweile war es 23.10 Uhr. Ich hatte das süßeste neugeborene Sonntagskind bekommen, das die Welt je gesehen hatte, und bekam es auf meinen Bauch gelegt. Er war so wunderschön mit seinen strahlend blauen Augen und seinen hellblonden Haaren. Und wie groß und schwer er schon war. Wie zart, warm und weich seine Haut, wie perfekt seine wunderschönen Händchen, seine Arme, Beinchen... Er war 3750 Gramm schwer, 53 cm lang und hatte in diesem Moment ein zweites Mal unser Leben verändert. Wir wurden zu Vater und Mutter. Nach den vergangenen 9 Monaten Schwangerschaft waren wir bereit für unser Leben mit ihm und als Familie.

Dieser Augenblick gehört zu den unbeschreiblichsten Momenten in meinem Leben. Die Freude, dieses so von ganzem Herzen gewünschte und geliebte Kind in den Armen halten zu dürfen war die reinste, vollkommenste Glückseligkeit und das größte Geschenk, das ich je in meinem Leben bekommen hatte.

Der Arzt verließ den Kreißsaal, ging im Gang an ein Telefon und teilte jemandem mit: „Bosch hat geboren". Meine Geschwister fielen sich in die Arme vor Freude. Während sie warten mussten, um ihren kleinen Neffen zu sehen, schaute mein jüngster Bruder auf die Uhr im Gang, welche einen großen tickenden Sekundenzeiger hatte. Später erzählte er mir, dass er zu meinem anderen Bruder sagte: „Jetzt hat ein neues Menschenleben begonnen, und mit jeder Sekunde nähert es sich auch seinem Tod."

Während ich genäht wurde, badete meine Mutter ihren Enkel und sprach dabei ganz leise und liebevoll mit ihm. Nachdem er abgetrocknet wurde, stellte die Hebamme fest, dass mit seiner Hautdurchblutung etwas nicht stimmte. Der Oberarzt, wieder zurück im Kreißsaal, wusste sich keinen Rat und rief eine weitere Ärztin, die sich das auch nicht erklären konnte. Ich kam zur Beobachtung in ein Zimmer neben den Kreißsaal und konnte meinen Sohn angezogen in meinen Arm nehmen. Jetzt durften ihn auch meine Geschwister sehen. Sie umarmten und beglückwünschten uns zu unserem süßen Sohn. Die Hebamme ließ uns nicht viel Zeit und bat darum, Jakob und mich mit Maximilian jetzt alleine zu lassen. Sie habe einen Krankentransport in die Kinderklinik angeordnet, da der Kleine beobachtet werden müsste. Es machte mich sehr traurig, dass meine Geschwister und meine Mutter nach Hause geschickt wurden. Der Krankentransport mit dem Inkubator kam auch schneller, als es uns lieb war. Ein Kinderarzt nahm Maximilian und zeigte ihn mir ein letztes Mal im Inkubator. Sie hatten ihn wieder bis auf eine Windel ausgezogen. Ich wollte ihn nicht gehen lassen und bat den Arzt: „Bitte versprechen Sie mir, dass Sie ganz lieb und behutsam mit ihm umgehen werden." Er versprach es und gab mir die Telefonnummer des Kinderkrankenhauses, in welchem auch mein großer Bruder gestorben war. Mein Baby sah mir mit großen blauen Augen nach, als sie ihn hinausschoben. Dieses Bild habe ich noch ganz klar vor Augen, und es macht mir noch heute mein Herz schwer.

Jakob war erschöpft und verabschiedete sich von mir, als ich gegen 1 Uhr wieder in mein Zimmer gebracht wurde. Ich war hellwach, und mein ganzer Körper tat mir weh. Ich fühlte mich einsam und alleine und wusste, mein Baby ist es jetzt auch. Andererseits war ich froh, diese grauenvolle Naturfolter, die sich vor wenigen Stunden abgespielt hatte, überlebt zu haben. Ich schlief sehr schlecht und rief um 6 Uhr im Kinderkrankenhaus an. Nach mehrmaligem Verbinden geriet ich an einen sehr unfreundlichen Arzt, der mir sagte, dass es unserem Sohn sehr schlecht ging, er Sauerstoff brauche, und deswegen auf die Intensivstation verlegt wurde.

Das letzte Mal, als jemand von unserer Familie auf einer Intensivstation lag, war es mein Vater. Ich wusste, wie es dort aussieht, und bekam Todesangst um mein Kind. Ich rief sofort nochmal im Kinderkrankenhaus an und ließ mich mit der Intensivstation verbinden. Der Arzt, der Maximilian betreute, sagte, dass sie bei ihm eine Lungenentzündung vermuten. Das Röntgenbild weise darauf hin, und sie gaben ihm bereits ein Antibiotikum. Eine Schwester kam zu mir ins Zimmer und meinte, ich solle anfangen, die Milchbildung mithilfe einer Milchpumpe anzuregen. Das machen alle Mütter, die vorhaben, ihre Babys zu stillen, deren Kinder aber verlegt werden mussten. Ich folgte ihr in eine kleine Kammer, in der eine Milchpumpe stand. Sie zeigte mir, wie diese funktionierte, ging und kam nicht wieder. Nach einer halben Stunde schaltete ich das Gerät ab und wollte sofort zu meinem Kind. Zurück auf meinem Zimmer zog ich mich an. Da kam Jakob mit einem traumhaften, großen Rosenstrauß. Es war so schön, ihn zu sehen. Er setzte sich zu mir ans Bett und öffnete eine Schmuckschachtel, in welcher eine Kette mit einem kleinen Brillantanhänger war. „Das ist für meine Frau, die ich von ganzem Herzen liebe, und die mir den süßesten Sohn der Welt geschenkt hat." Ich musste weinen und erzählte ihm, dass es Maximilian nicht gut ging. Ich meldete mich in der Entbindungsklinik ab, und wir fuhren zum Kinderkrankenhaus. Der Dammschnitt schmerzte sehr. Meine Muskeln zitterten, und ich war so schwach und müde. In den letzten 48 Stunden hatte ich nur 4, höchstens 5 Stunden geschlafen und vor 10 Stunden eine Horrorgeburt hinter mich gebracht.

Am Kinderkrankenhaus trafen wir auch schon meine Schwester und meinen Bruder. Sie durften ihren kleinen Neffen nur durch eine Fensterscheibe sehen. Die Intensivstation war in einem Bungalow in einem Nebengebäude untergebracht. Dort angekommen, mussten wir uns die Hände desinfizieren, grüne sterile Kittel anziehen und Plastiktüten über unsere Schuhe stülpen. Dann durften wir endlich zu ihm.

Eine Krankenschwester führte uns in sein Zimmer, in welchem drei Inkubatoren nebeneinander standen. Seiner war der Mittlere. Da lag er mit einem kleinen Sauerstoffschlauch an der Nase und einer Infusion im Arm. Sein Herzschlag und sein Puls wurden überwacht. Er hatte nur eine Windel an und schien zu schlafen. Jakob und ich streckten unsere Hände in die Einschübe und streichelten ihn. Er war makellos schön. Dann stellte sich uns ein junger Kinderarzt vor. Er fragte mich zuerst, wo ich zur Schwangerschaftsvorsorge gewesen sei, und ob das Kind im Ultraschall genau untersucht worden wäre. Ich nannte ihm den Namen des Arztes, der die Feindiagnostik gemacht hatte.

„Gut, dann wird es Ihrem Sohn bald wieder gut gehen. Schonen Sie sich, Sie haben ihn ja gerade erst auf die Welt gebracht."

Ich wollte mich nicht schonen, sondern nur bei meinem Baby sein. Als ich vor Schwäche aber nicht mehr stehen konnte, entschlossen wir uns, in der Stadt etwas zu Essen. Es war wie Seelenbalsam, die Krankenhäuser zu verlassen. Ich dachte beim Essen, jeden Moment vom Stuhl zu kippen. Jakob saß appetitlos da und sagte: „Ich hätte nie gedacht, dass man durch die Existenz des eigenen Kindes selbst so verletzlich wird."

Meine lieben Freundinnen Anja und Carmen schenkten mir zu Maximilians 9. Geburtstag ein kleines Buch mit Sprüchen über Kinder. Ich fand darin ein Buchzeichen bei dem Spruch:

*Wenn du dich entscheidest ein Kind zu bekommen, entscheidest du dich dafür, dass dein Herz von nun an außerhalb deines Körpers herumläuft.*

Unser Herz lag in der Kinderklinik, und es ging ihm so schlecht, dass er Sauerstoff und eine Antibiotikum-Infusion bekommen musste. Wir fühlten uns so schwach und ohnmächtig, aber auch nervös und wollten schnell wieder zu ihm. Noch vor seiner Zimmertür wurden wir von einer Krankenschwester abgefangen. Wir durften gerade nicht zu ihm, weil seine Sauerstoffaufnahme stark nachgelassen hätte, und er jetzt intubiert werden müsse. Wir warteten und hörten, dass noch weitere Röntgenbilder gemacht wurden. Von jetzt an standen wir unter Schock. Da lag er, mit einem dicken schwarzen Schlauch in seinem Mund, der bis in seine Lunge führte. Er hatte so schöne, zarte Lippen. Sie haben ihm die Augenlieder zugeklebt; ich will nicht wissen, warum. An seiner Brust die Überwachungsstöpsel für sein Herz. An seinem Arm eine Schiene, damit er ihn nicht bewegen konnte. Eine Infusion in seinem kleinen Arm. Unter seiner Windel sah ich, dass sie ihm einen Katheter gelegt hatten.

Das war unser süßes, makelloses, bildhübsches Baby. Auf ihn wartete zu Hause ein liebevoll eingerichtetes Kinderzimmer, und im Auto war sein Kindersitz, um ihn mit nach Hause zu nehmen. Ich weinte, als ich ihn so daliegen sah. Der Arzt konnte sich auch nicht erklären, warum es ihm so schlecht ging. Eigentlich hätte das Antibiotikum längst eine Wirkung zeigen sollen. Dem Personal schien unser Besuch lästig. Ich fühlte, wie ich blutete, stützte mich auf den Inkubator und prägte mir sein Gesicht ganz genau ein. Heute frage ich mich, wie ich so lange neben dem Bettchen stehen konnte, ohne umzukippen, und empfinde es unmenschlich, dass man uns in diesen schweren Minuten keinen Stuhl zur Verfügung stellte.

Am späten Nachmittag wurden wir gebeten zu gehen. Die Trennung von ihm empfinde ich noch heute als den grauenvollsten Umstand in diesen beiden Tagen. Diese Stunden der Trennung waren schlimmer als die Geburt.

Warum bin ich nur gegangen? Wie konnte ich nur so dumm sein und auf das Klinikpersonal statt auf mein Herz hören?

Dass ich widerstandslos ging, statt meiner Intuition zu folgen und zu bleiben„ mache ich mir noch heute zum größten Vorwurf. Wie konnte ich nur so dumm sein. Da sind die wenigen Lebensstunden meines Kindes verstrichen, und ich war nicht bei ihm. In der Entbindungsklinik angekommen, ging ich durch den Krankenhausflur und steuerte mein Zimmer an. Eine Krankenschwester rief mir hinterher: „Frau Bosch, Sie sind hier nicht im Hotel …" Noch bevor sie ihren Satz beendet hatte, schloss ich die Zimmertür hinter mir und weinte. Ich weinte und betete die ganze Nacht ohne Schlaf. Wie gerne wäre ich an seinem Bettchen geblieben, und wie gerne hätte ich ihn spüren lassen, dass ich da bin.

Es war eine grauenvolle, schlaflose Nacht. In den frühen Morgenstunden rief ich auf der Kinderintensivstation an und fragte den Arzt, wie es ihm ging.

Er antwortete: „Schlecht".

„Wie schlecht?"

„Sehr schlecht."

„Ich frage Sie jetzt nach Ihrem Gefühl: Glauben Sie, Maximilian wird das alles überleben?

„Ich weiß es nicht."

Am Morgen rief ich Jakob an. Er war schlaftrunken, weil er aus Trotz gegenüber dem beginnenden Schicksal die Geburt seines Kindes irgendwie hatte feiern wollen, und seine Freunde ihm bis spät in die Nacht wohl heftig eingeschenkt hatten. Bis er kam, lag ich schon angezogen auf meinem Bett. Eine Putzfrau kam ins Zimmer, wischte den Boden und ging ins Bad. Gegenüber der Badezimmertür hing ein

Kunstdruck hinter Glas, welches die Putzfrau widerspiegelte, die sich mit meiner Bürste die Haare kämmte und sich meine Kosmetiksachen ansah. Ich lag auf dem Bett, sah ihr wortlos zu und war gelähmt.

Endlich kam Jakob, und wir fuhren in die Kinderklinik. Der Kinderarzt rief uns in sein Sprechzimmer und teilte uns mit, dass seine Kollegen Maximilian gerade zu einem Transport in die Kardiologie fertig machten. Mit einem einfachen Gerät habe der Kardiologe einen Ultraschall am Herz unseres Kindes gemacht und dabei einen schweren Herzfehler entdeckt.

„Das ist unmöglich. Ich hatte doch die Schwangerschaft hindurch unzählige Male sein Herz im Ultraschall gesehen".

„Eben deswegen gehen wir mit dem Kleinen in die Kardiologie, um uns Gewissheit zu verschaffen.

„Was ist, wenn sich der Herzfehler bestätigt"?

„Er ist zu schwach, dann können wir nichts mehr für Ihr Kind tun."

Wir gingen neben dem Inkubator her, durch einen langen unterirdischen Gang, der die Intensivstation mit dem Haupthaus verbindet, in welchem die Kardiologie liegt. Im Ultraschallzimmer angekommen, fanden sich mehrere Ärzte und Ärztinnen ein. Der Raum wurde verdunkelt, und die Elektroden von Maximilians Brust gelöst. Der Kardiologe fing an zu schallen und den anderen Ärzten im Raum zu erklären, was er sah. Die Stimmung im Raum war sehr gut. Die Ärzte lachten miteinander, waren neugierig und bester Laune. Gott sei Dank, der Kardiologe musste sich geirrt haben. Denn so benimmt sich kein Arzt, wenn es um Leben und Tod eines Menschen geht.

Während des Ultraschalls lag mein süßes kleines Baby da wie ein Äffchen bei einem Tierversuch. Er hat mir so unendlich Leid getan. Das alles tat so weh. Heute frage ich mich, wie könnt ihr Ärzte in einer solchen Situation miteinander lachen?

Der Raum wurde wieder erhellt und Maximilian zurück zur Intensivstation gebracht. Unser Kinderarzt begleitete uns in das Sprechzimmer des Kardiologen. Dieser schloss die Tür hinter sich und setzte sich uns gegenüber mit einer Schautafel, auf welcher „Das menschliche Herz" abgebildet war.

„Ihr Sohn hat ein hypoplastisches Linksherz." Das heißt, die linke Herzseite ist zu klein und nicht so entwickelt, wie sie sein sollte. Während der Schwangerschaft wird die linke Herzseite des Babys nicht gebraucht. Sie muss aber mitwachsen und mit dem Einsetzen der Lungenatmung nach der Geburt ihre Arbeit aufnehmen." Jakob fragte nach einer Operation und der Möglichkeit einer Herztransplantation.

„Dazu ist es zu spät, Ihr Sohn wird noch heute im Laufe des Tages sterben. Gehen Sie nach Hause, wir werden Sie anrufen, wenn er tot ist."

„Nein, wir werden bei ihm sein und ihn im Arm halten, wenn er stirbt."
Unser Kinderarzt begleitete uns durch die Gänge des alten Kinderkrankenhauses. Schweigend stiegen wir in den großen Aufzug, mit dem wir gemeinsam mit Maximilian gekommen waren. Wir fuhren ganz nach unten zu dem langen unterirdischen Gang. Mit jedem Schritt kamen wir dem Tod unseres Kindes näher. Jakob und ich gingen Schritt für Schritt in Richtung Intensivstation, wo das Bettchen unseres Kindes stand. Wir wussten, dies ist der letzte Weg zu ihm, um ihn in unseren Armen sterben zu lassen. Unser Wunschkind mit den süßesten blauen Augen, die ich je gesehen hatte.

In Maximilians Zimmer angekommen, fragte uns der Kinderarzt, ob wir unseren Sohn, angeschlossen an die Apparate, noch eine Weile so ansehen wollten.

„Nein."

Eine junge Krankenschwester kam zu uns und fragte, ob sie ihn taufen solle.

„Ja, bitte, daran hatten wir gar nicht gedacht"

Der Kinderarzt entfernte die Infusion und gab Maximilian eine Spritze in die Kanüle.

„Wir wissen nicht, ob er beim Sterben Schmerzen haben könnte."

Beatmungsschlauch, Katheter, Infusionen, Augenkleber, alles wird von ihm genommen. Die Krankenschwester brachte uns zwei Stühle. Ich war überrascht und dankbar, wir durften uns tatsächlich setzen.

Dann gab der Arzt mir mein Baby in den Arm. Die junge Krankenschwester kam mit einer kleinen Wasserschale, kniete vor uns nieder und sagte: „Ich taufe Dich im Namen des Vaters und des Sohnes und des heiligen Geistes auf den Namen Maximilian Henry."

Sie gab ihm das Wasser auf die Stirn und zeichnet ein Kreuz. Dann ließen sie uns mit unserem sterbenden Kind allein.

Endlich waren wir wieder zusammen und durften ihn im Arm halten. Er war ein so wunderschöner, neugeborener, perfekter kleiner Mensch. Wir freuten uns an seiner samtig weichen Haut, seinen schönen Ohren, den wunderschönen Fingerchen. Die Fußzehen musste er von mir haben … Wie andere Eltern auch, die ihr neugeborenes Kind kennen lernen, bestaunten wir unser Kind voller Dankbarkeit, und plötzlich öffnete er seine Augen und sah uns an. Das war ein unbeschreiblich schöner und friedlicher Moment, den ich zu den schönsten Augenblicken meines Lebens zähle. Wir lächelten unser Kind an und sprachen mit ihm. Das hatte plötzlich alles nichts mehr zu tun mit Trauer, Schmerz, Verzweiflung, Verlust oder Ohnmacht. Dieser Augenblick war so reich, vollkommen und voller Liebe.

Dann schloss unser Sohn seine Augen, und wir fühlten, wie das Leben aus seinem Körper ging.

Seit diesem Erlebnis habe ich keine Angst mehr vor meinem eigenen Tod.

Kurz darauf kam die Kinderkrankenschwester ins Zimmer und bat mich, Maximilian zurück in sein Bettchen zu legen. Was hätte ich darum gegeben, wenn ich ihn noch eine Weile hätte halten dürfen.

Wir wurden gebeten, ein Bestattungsunternehmen vorbeizuschicken, damit unser Sohn überführt werden könne. Es war 9.30 Uhr, der 6. September 1994.

Wir fuhren nach Hause zu meiner Mutter und erzählten ihr, dass unser Kind gerade gestorben war. Noch am gleichen Tag kamen meine Geschwister und teilten dieses unermessliche Leid mit uns.

Am Nachmittag rief mich mein Arzt an und bat uns mit der Videokassette, auf welcher jede Ultraschall- und Doppleruntersuchung dokumentiert wurde, in seine Praxis. Für ihn war die Diagnose des Herzfehlers unfassbar. Ich erinnere mich noch genau, wie lange, sorgsam und ausführlich er Maximilians Herzchen geschallt hatte. Nicht eine Minute hatte ich das Gefühl, er wäre unkonzentriert oder leichtfertig bei der Sache gewesen.

Meine Familie war uns in den nächsten Tagen eine sehr große Hilfe. Meine Mutter und meine Schwester organisierten die Beerdigung. Wir waren dazu nicht in der Lage. Mein Schwager und meine Brüder meinten es gut und räumten bei uns zu Hause das Kinderzimmer aus und verstauten alle Babysachen auf dem Speicher im Haus meiner Mutter. Der Bestatter bat mich um ein Kleidungsstück für Maximilian. Ich gab ihm den Anzug, den wir auf unserer Hochzeitsreise gekauft hatten. Maximilians Taufkleid wurde sein Totenhemd.

Unser Sohn bekam eine wunderschöne Trauerfeier. Als ich seinen kleinen, mit Blumen geschmückten Sarg sah, bekam ich einen Krampf in meinem Rückgrat, es schnürte mir die Luft ab, und ich hatte das Gefühl, mich kaum mehr bewegen zu können. Unser Freund, der uns auch getraut hatte, fand so gute, richtige und wertvolle Worte bei der Trauerfeier:

*„Ich sehe die jungen Leute vor mir, wie sie sich das Ja-Wort geben, wie sie sich mögen, wie sie sich einander anvertrauten. Der Tag der Vermählung, ein sehr freudiger Tag, ein froher Tag. Damals war viel Zuneigung, viel Gemeinsamkeit zu spüren – und daran hat sich nichts geändert, Ihr steht hier mit denselben Empfindungen füreinander in einer anderen Situation. Damals habt ihr einander versprochen: ‚Wo du hingehst, da will ich auch hingehen. Es mag geschehen, was will, wir gehören zusammen.' Damals war die Rede von: ‚In guten und in schweren Tagen!' Und jetzt sind diese schweren Tage gekommen. Hat sich an der gemeinsamen Grundlage, an der gemeinsamen Lebensbasis etwas geändert? Hat das nun eingetretene Leid eure Zuneigung, euer gegenseitiges Vertrauen verändert? Es hat sich nichts verändert! Viele denken, Leid sei um jeden Preis zu vermeiden. Viele sehen keinen Sinn in den schweren Zeiten*

*des Lebens. Sie halten allein das Gelingen, den Erfolg, die rosigen Zeiten für erstrebenswert.*

*Eine solche Haltung ist nicht realistisch, denn es geht im Leben so gerade nicht zu. Es gibt sinnloses Leid. Dagegen müssen wir mit allen Mitteln und um jeden Preis kämpfen. Und so eigenartig es klingen mag: Es gibt sinnvolles Leid. Worin immer sein Sinn bestehen mag: Das alles hat etwas zu tun mit der Größe des Lebens, mit seinen sehr unterschiedlichen Seiten. Es hat etwas zu tun mit dem, was wir durchstehen müssen, und was wir durchstehen können. Denn wir sind stärker, als wir annehmen.*

*Der Tod dieses kleinen Menschen ist bitter – aber er ist nicht sinnlos. Die Theologie spricht davon, dass alles Leben in Gott beginnt und in Gott endet. So kann man sagen. Gemeint ist: Jedes Leben – in seiner Länge, aber auch in seiner Kürze – ist Teil jenes großen Stromes, der vor uns begann, und der nach uns nicht endet. Wenn wir – und das sollten wir jetzt tun – unser Leben als Teil, als Abschnitt des Lebens begreifen, dann kommen wir aus den unendlichen Zeiten vor unserer Geburt, treten ein in die Spanne unserer Tage – und setzen das Leben fort, hinein in die Unendlichkeit nach unserem Tode. In jedem Ende verbirgt sich ein Anfang. In jedem Anfang ein Ende. Unter uns sind die Eltern, die um ihr Kind trauern. Das ist gut so. Und doch hat sich an dem, was ihr Leben wirklich bestimmt, nichts geändert. Diese Eltern werden jetzt hart gefragt. Es ist ihnen nicht leicht gemacht – und jeder wünschte, dass sie ihr Kind hätten behalten können.*

*Was ihr jetzt erlebt, fordert eure Tapferkeit, eure besten Kräfte und eure Liebe zueinander heraus. Ihr werdet weinen. Aber ihr werdet gemeinsam weinen. Ihr werdet erfahren, spüren, wie kostbar, wie wertvoll gerade jetzt eure Eltern, eure Freunde, eure Geschwister sind. Jeder einzelne. Und Ihr werdet darüber nicht ärmer. Ihr werdet reicher aus der Trauer und dem Verlust hervorgehen. Der Verlust wird nicht ungeschehen gemacht, sicher nicht, aber er wird tragbar, ertragbar. „Einer trage des anderen Last." Was das bedeutet, habt Ihr erfahren. Das sind gute Erfahrungen. Das sind keine Illusionen. Das gibt es. Das ist Realität. Das können wir uns gegenseitig geben. Und das stiftet auch Sinn.*

*Wir stehen an einem Punkt, der den Abschied benennt – und zugleich beginnt ein neues Kapitel im Buch des Lebens – für dieses Kind und für uns. Amen".*

Ich weinte so viel wie nie in meinem Leben zuvor. Manchmal dachte ich, dass es mir mein Herz zerreißen würde vor Schmerz. Ich glaubte meine Grenze des Aushaltbaren sei überschritten, und ich würde an diesem Zustand zugrunde gehen.

Die Reaktionen von Freunden, Bekannten und Verwandten zeigten ein überraschendes, für mich vorher nicht vorstellbares Bild. Wir bekamen Unterstützung und Anteilnahme von Menschen, bei denen wir überhaupt nicht damit gerechnet hätten und viele, die wir für wahre Freunde hielten, wandten sich von uns ab.

Bei einem Gespräch in der Selbsthilfegruppe sprachen Anja, Carmen und ich darüber, dass die Verwaisung einer Mutter vielleicht zu vergleichen ist mit einem schweren

Unfall, der ihr Gesicht entstellte. Nicht alle Freunde haben die Kraft, in ein entstelltes Gesicht zu blicken und der betroffenen Person helfend zur Seite zu stehen. Es ist einfacher, nicht hinzusehen. Sicher trauerten diese Freunde um unsere Freundschaft mit uns und wünschten sich, unser Kind wäre gesund und am Leben. Sie wollten und konnten unser Leid aber nicht mit ansehen und wollten nichts davon hören.

Meine Schwiegermutter schrieb uns unter anderem eine Karte mit einem Auszug des Gedichts „Jetzt kommt die Nacht" von Ludwig Uhland, das uns seitdem sehr viel bedeutet:

*Du kamst, du gingst mit leichter Spur, ein flücht'ger Gast auf Erdenland.*
*Woher? Wohin? Wir wissen nur: aus Gottes Hand, in Gottes Hand.*

Von den Schwiegereltern meiner Schwester bekamen wir einen langen Brief voller warmherziger Anteilnahme. Ich bekam einen wunderschönen Blumestrauß und eine liebe Beileidskarte von Bill dem Tankwart, der mich immer wieder gefragt hatte, wann es denn so weit sei.

Noch im gleichen Herbst lernte ich den Arzt, Psychologen und Theologen Dr. Martin Malcher kennen. Nach dem Besuch seines Grundkurses für Autogenes Training begab ich mich in seine Psychotherapie. Das Autogene Training löste den Schock, der mir in den Knochen steckte, und die Trauer um mein Kind bekam ein anderes Bild. Obwohl er ein Mann ist, verstand er mich besser als die meisten Frauen und obwohl er kein Kind verloren hat, konnte er meinen Schmerz verstehen wie kaum ein anderer. Ich hätte keinen verständnisvolleren Trauerbegleiter finden können.

Ich hatte so viele Zweifel an mir und meinem Körper. Jede andere Frau war in der Lage, einem gesunden Kind das Leben zu schenken. Nur ich nicht.

Recht schnell wünschte ich mir, sofort wieder schwanger zu werden und ärgerte mich über jeden, der versuchte mich zu überzeugen, dass es besser sei, intensiv zu trauern. Bei meinem Psychotherapeuten fühlte ich mich in besten Händen und in der Lage, die Trauer um Maximilian nicht zu verdrängen und mich gleichzeitig auf ein weiteres Kind zu freuen.

Im Februar hielt ich meinen zweiten positiven Schwangerschaftstest in den Händen. Der erste Ultraschall in der 7. SSW zeigte eine termingerecht entwickelte Fruchtblase und eine embryonale Anlage, jedoch keine Herzaktivität. Eine Woche später bekam ich den nächsten Ultraschall-Termin, um zu sehen, ob das Baby wachsen würde. Es waren 7 Tage, die mich an die Überschrift eines Beitrages erinnern: „Nur ein bisschen schwanger". Genau so fühlte ich mich auch. Nach der Wartezeit zeigte der Ultraschall, dass sich die Schwangerschaft auflöste. Die Fruchtblase war schon nicht mehr klar zu erkennen. Mein Arzt meinte, in ca. 10 – 14 Tagen könne ich mit einer stärkeren Periodenblutung rechnen. Diese Information nahm ich gelassen entgegen und dachte mir: „Was soll das schon sein in Anbetracht dessen, was sich vergangenen Herbst in meinem Leben abgespielt hatte."

Wenige Stunden später heulte ich Rotz und Wasser.

Mein Kinderwunsch wurde noch größer, als meine Schwester im März einem gesunden, großen, wunderschönen Mädchen das Leben schenkte. Eigentlich sollten unsere Kinder miteinander spielen können …

Langsam wurde mir bewusst, dass ich mit dem Schwangerwerden Probleme hatte. Verstärkt suchte ich Trost bei meinem Psychotherapeuten, mit welchem ich das Autogene Training immer mehr vertiefte. Neben den Gesprächen halfen mir die Übungen, meinem Körper wieder zu vertrauen und im wahrsten Sinne des Wortes „zu mir selbst zu finden". Ich fand damals meine Heilpraktikerin, Erika Andresen, deren Behandlung mir so sehr half, dass ich mich im Juni 1995 wieder ganz gut fühlte. Mein Leben war einigermaßen im Lot, als ich wieder schwanger wurde. Jakob und ich freuten uns diesmal sehr heimlich und sagten es niemandem. Noch wichtiger als die Vorsorgeuntersuchungen waren mir die regelmäßigen Treffen mit Dr. Malcher. Ich war mir dessen sehr bewusst, dass ich mit diesem neuen Leben in meinem Bauch das Risiko eingegangen war, es wieder zu verlieren.

Ständig saß ich mit Herzklopfen im Wartezimmer meines Arztes und verließ die Praxis erleichtert und erschöpft von der vorausgegangenen Aufregung.

Mit dieser Schwangerschaft merkte ich aber auch, dass sich meine Sichtweise geändert hatte. Maximilian wollte ich, egal ob krank oder behindert. Ich liebte dieses Kind von Anfang an so sehr, dass ich die Schwangerschaft selbst im Falle eines Down Syndroms niemals hätte abbrechen lassen. Deswegen hatte ich mich damals bewusst gegen eine Fruchtwasseruntersuchung entschieden. Nachdem ich aber erlebt hatte, dass mir das Wohl meines Kindes wichtiger war als das meinige, änderte ich meine Meinung. Ich wollte nie wieder in meinem Leben mein Kind leiden sehen. Das wurde für mich zum Grundsatz in dieser Schwangerschaft und in Zukunft. Wenn es also in meiner Macht lag, meinem Kind ein Leid zu ersparen, dann würde ich das tun. Lieber sollte ich an meiner Trauer zugrunde gehen, als egoistisch ein Kind in die Welt zu setzen, das ich lieben durfte. So entschied ich mich für eine Fruchtwasseruntersuchung.

Als mein Arzt mir das Ergebnis telefonisch mitteilte, weinte ich Freudentränen der Erleichterung und der Dankbarkeit darüber, mit einem gesunden Mädchen schwanger zu sein. Da Herzfehler in einer Amnionzynthese nicht festgestellt werden können, ließ ich zweimal in der Uniklinik Freiburg meine Tochter lange und ausführlich schallen. Danach hieß es, ein Herzfehler sei bei ihr so gut wie ausgeschlossen. Durch die Behandlung bei meiner Heilpraktikerin hatte ich nicht mehr so viel Gewebswasser und fühlte mich die ganze Schwangerschaft hindurch körperlich sehr gut. Dr. Malcher begleitete mich psychotherapeutisch. Wir machten viel Autogenes Training mit Imaginationen (Bildvorstellungen), was mir sehr half, Ängste zu überwinden und Spannungen abzubauen.

Ich war ganz bewusst *Eins* mit meiner kleinen Tochter. Ich sprach mit ihr und sagte ihr, wie glücklich ich bin, sie zu haben, aber auch meine Sorgen teilte ich ihr mit und bat sie, auf ihre Nabelschnur aufzupassen und es mich spüren zu lassen, wenn es ihr nicht gut ging. Dr. Malcher bereitete mich auch auf die Geburt vor.

Eines Tages fragte er mich, wie ich mir die Geburt wünschen würde. Ich dachte mir, dass 6 Stunden, angefangen von der ersten Wehe bis zur Geburt des Kindes, eine gute Zeit sei. Mein Wunsch war es, meine Tochter in den Morgenstunden auf die Welt zu bringen, weil Maximilian in die Nacht hineingeboren wurde. Ich wünschte mir aber auch, dass mein Körper diesmal selbst Wehen aus eigener Kraft produzieren sollte. Wir brachten meine Wunschvorstellungen zu Papier, und Dr. Malcher sprach mir diese als posthypnotischen Auftrag im Autogenen Training vor.

In der Nacht des 29. Februar auf den 1. März wurde ich um 3.00 Uhr von leichten Wehen geweckt. Ich öffnete die Augen und lächelte im Dunkeln. Mein Körper signalisierte mir die bevorstehende Geburt, ohne dass es eines Wehentropfs bedurfte. Ich weckte Jakob, der sofort hellwach war. Da meine Mutter eine ausgezeichnete Geburtshelferin war, und ich wollte, dass sie mein Baby nach der Geburt badet, war es mir wichtig, sie wieder an meiner Seite zu wissen.

Gegen 5 Uhr fuhren wir gemeinsam nach Karlsruhe ins St. Marienkrankenhaus, ich hatte mich diesmal für diese kleine, persönliche Geburtsklinik entschieden. Meine Schwester hatte dort ihre Tochter bekommen und mir erzählt, wie warmherzig und fürsorglich die Schwestern dort waren, und wie gut der Arzt war, der ihr den Kaiserschnitt gemacht hatte. Eine Nonne hatte neben ihrem OP-Bett, vor dem Kaiserschnitt, für sie und ihr Kind gebetet. Auf der Fahrt ins Krankenhaus betete ich auch. Wir wurden freundlich empfangen, und nachdem die Wehen kontinuierlich immer stärker wurden, kam ich um 7 Uhr in den Kreißsaal. Dr. Gier nahm sich unserer an und sorgte für eine wunderbar entspannte und schöne Stimmung.

Die Wehen wurden immer stärker. Ich war sehr mit mir selbst beschäftigt und stützte mich gedanklich auf meine in der Psychotherapie erarbeiteten Leitsätze:

*„Komm in meine Arme,*
*hier draußen auf der Welt kannst du dich entfalten.*
*Alle hier im Kreißsaal sind unsere wohl wollenden Helfer.*
*Sophia, pass auf deine Nabelschnur auf.*
*Nur du und ich werden die Geburt meistern."*

Gegen 8.30 Uhr untersuchte mich der Arzt und schätzte, dass das Baby gegen 12.00 Uhr da sein würde und verließ den Kreißsaal. Um kurz nach 9.00 Uhr ging die Hebamme an die Jalousien, öffnete diese und sagte: „Draußen ist es ja schon hell geworden, wollen wir den Tag hereinlassen."

Kaum hatte sie diesen Satz ausgesprochen, bekam ich plötzlich eine Presswehe. Sie konnte sich gerade noch rechtzeitig zum Kreißsaalbett begeben, um mir bei der Geburt des Köpfchens zu helfen. Von der ersten leichten Wehe, nachts um 3.00 Uhr, bis zur Geburt des Kindes waren genau 6 Stunden vergangen. Ich hatte mir gewünscht, mein Kind in den Morgenstunden zu bekommen. Um 9.07 Uhr kam meine Sophia mit großen Augen auf die Welt. Ich hatte sie aus eigener Kraft geboren. Der Arzt hatte es nicht rechtzeitig zurück in den Kreißsaal geschafft. Er war aber dabei, als die Plazenta kam und zeigte der Hebamme etwas Erschreckendes:

Sophia hatte einen echten Nabelschnurknoten, der sich jederzeit während der Schwangerschaft oder unter der Geburt hätte zuziehen können.

Ich erinnere mich noch gut an die Stunde bei Dr. Malcher, als er mich fragte, was ich für wichtig hielte, meinem ungeborenen Kind mitzuteilen, und ich ihm sagte, dass Sophia auf ihre Nabelschnur aufpassen solle …

Sophia war ein sehr ruhiges Baby, von dem ich die ersten drei Lebensmonate wenig hatte. Zig Mal bin ich nachts aufgestanden, sah ihr beim Schlafen zu und hoffte, sie würde bald aufwachen. Ich war glücklich, wenn sie morgens ihren ersten Schrei tat, und ich sie endlich stillen, waschen und wickeln konnte. Nach dieser Prozedur war sie so müde, dass sie sofort wieder einschlief und erst am späten Vormittag wach wurde. Eigentlich hat sie ihre ersten Lebensmonate ganz verschlafen. Da ich mir mein Muttersein nicht ganz so langweilig vorgestellt hatte, wünschte ich mir noch ein Kind. Als Sophia 9 Monate alt war, wurde ich wieder schwanger.

In dieser Schwangerschaft hatte ich wieder viel mehr Vertrauen zu Gott und der Natur und war durch Sophia, die, kaum als ich schwanger war, immer quirliger wurde, auch abgelenkt.

Am 6. September, Maximilians 3. Todestag, zündeten Jakob und ich abends eine große Kerze an und dachten an unseren Jungen. Sehr spät, gegen 1.00 Uhr, löschte ich die Kerze aus und bemerkte plötzlich, dass ich Fruchtwasser verlor. 6 Stunden später kam in den frühen Morgenstunden des 7.9.1997 meine bildschöne Helena auf die Welt. Sie ist wie ihr Bruder, der am 4.9.1994 auf die Welt kam, ein Sonntagskind.

Seit ihrer Geburt bin ich von Maximilians Todestag etwas abgelenkt, weil ich mich mit Freude in großen Geburtstagsvorbereitungen für Helena ablenke. Ich denke, Maximilians Tod gibt uns Anlass, die Geburtstage unserer Töchter – diese Tage großer Dankbarkeit – voller Freude, bewusst und ganz groß zu feiern.

Diejenigen, die in unserem Freundes- und Bekanntenkreis von Maximilian wussten, erzählten mir von den frühen Verlusten ihrer Kinder so, als sei es ein Geheimnis, das man nur mir anvertrauen könne. Geteiltes Leid ist in unserem Fall zwar nicht halbes Leid, aber geteiltes Leid ist besser als ungeteiltes Leid.

In diesem Sinne bat ich im Frühjahr 1998 Herrn Dr. Malcher mir beizubringen, wie ich die von ihm entwickelten Autogenen Heilverfahren und Übungen an andere betroffene Mütter und Väter weitervermitteln kann und begab mich in seine Ausbildung. Ich trat dem von ihm gegründeten Verein GAH (Gesellschaft für Autogene Heilverfahren) bei und konzentriere mich auf sein Schwangerschafts-Projekt: „Hilfe zu neuem Leben".

Ich besuchte sehr interessante Wochenendseminare der Paritätischen Akademie und war begeistert, einen so großherzigen Menschen wie Hannah Lothrop in diesem Zuge kennen gelernt zu haben. Sie wurde mir zur treibenden Kraft, das MaximilianProjekt aufzubauen.

Ich lernte Edeltraud Edlinger, Gerda Palm und Birgit Pfahl kennen, die einen tiefen, bleibenden Eindruck in mir hinterließen.

Der Begriff *verwaiste Mutter* klang für mich immer, als stünde dahinter eine verbitterte, vom Leben enttäuschte, gebrochene Frau. Das Gegenteil aber war der Fall. Sie alle sind so souverän und mit einer Selbstverständlichkeit großherzig und hilfsbereit, wie ich es unter „Fremden" in dieser Tiefe nie erlebt hatte. Sie sind Frauen, von denen ich einen Eindruck bekam, sie hätten das Rüstzeug, Kriege und Katastrophen überstehen zu können. Diese verwaisten Mütter sind in meinen Augen wahre Heldinnen mit Charisma, die Freude daran haben, ihre Kraft mit anderen Menschen zu teilen. Ich trat dem Verein für „Verwaiste Eltern e.V." bei und stärke mich noch heute an der Rückendeckung dieser großen, starken Gemeinschaft.

Je intensiver ich mich mit diesem Thema beschäftigte, umso mehr wurde mir bewusst, dass sich mir in den vielen interessanten Gesprächen mit anderen betroffenen Eltern neue großartige Horizonte eröffneten. Das Interessante dabei ist, dass es nicht nur um den Tod des gestorbenen Kindes geht, sondern gleichermaßen um das ganze Leben an sich.

Mit der Unterstützung meines Schwiegervaters und der von ihm gegründeten Stiftung rief ich eine kleine Selbsthilfegruppe ins Leben und gab die Autogenen Übungen von Dr. Malcher weiter. Ich stellte die Homepage mit dem Forum ins Internet, damit sich auch diejenigen austauschen könnten, die keine Möglichkeit haben, sich einer Gruppe anzuschließen oder es vorziehen, anonym zu bleiben.

Im März 2000 kam mein Neffe auf die Welt, dessen Geburt mein Bruder als die Ankunft des „ersten Jungen" in der Familie verkündete. An Maximilians Geburtstag erinnere ich nur, wenn es zufällig angebracht ist, ansonsten geht dieser Tag an meinen Freunden und der Familie vorüber wie jeder andere Tag auch.

Ich weiß aber, wie tief meine ganze Familie, meine Schwiegereltern, Schwägerinnen und Schwäger Maximilians Tod traf, und wie offen und gerne sie auch heute noch immer wieder im täglichen Leben mit uns über ihn sprechen. Für meinen Seelenfrieden bedarf es da keines Anrufs an Maximilians Geburtstag oder Todestag. Ich fühle über das ganze Jahr hindurch, wie stark er auch Teil ihres Lebens ist und bleibt, und das bedeutet mir sehr viel.

Im Oktober 2000 wurde ich mit einem weiteren Wunschkind schwanger. Mit Jakob stand ich in dieser Schwangerschaft eine harte Ehekrise durch, und meine beiden Großen brauchten meine Zuwendung. So nahm die Schwangerschaft ganz natürlich ihren Lauf, und ich gebar mit der lieben Hilfe meiner Freundin Oda in einer heißen Sommernacht am 27. Juli 2001 meine süße kleine Emilia.

Nach Emilias Geburt kehrten Friede, Einsicht, Aussprache und Liebe in unsere Ehe zurück. Dadurch, dass sich das Konzept der raschen Schwangerschaftsfolge bewährt und ich zwei große Mädchen mit gemeinsamen Interessen hatte, wollte ich nicht, dass meine Emilia alleine groß werden sollte. Ich wünschte mir ein weiteres Kind sehr und durfte meiner Paulina am 4. März 2003 das Leben schenken.

Die Kleine hat die gleichen strahlend blauen Augen und die gleichen blonden Haare wie ihr Bruder. Dadurch, dass Jakob und ich eine Blutgruppenunverträglichkeit haben, weiß ich, dass nur in Paulinas Adern das Blut ihres Bruders fließt. Sie ist auf den Tag genau 8 ½ Jahre jünger als ihr Bruder. So konnte ich ihr heute, 10 Jahre später, zum 1½sten Geburtstag gratulieren. Für mich hat sich der Kreis unserer Familie mit Paulinas Geburt harmonisch geschlossen.

Es gibt tatsächlich Menschen, die mir nach Paulinas Geburt ihre ernst gemeinten Beileidsbekundungen aussprachen, weil ich vier Mädchen und keinen Jungen habe. Jakob wurde deswegen als „armer Kerl" bezeichnet. Sicher wäre es schön gewesen, wenn ich noch einen Jungen bekommen hätte, schließlich bin ich Mutter von so vielen Kindern und weiß nicht, wie es ist, einen Jungen großziehen.

Heute haben wir so viel Freude an unseren vier gesunden Mädchen, dass wir es uns schöner gar nicht vorstellen könnten. Wie Jakob an Paulinas Taufe sagte, seien wir jetzt komplett, aber vollständig würden wir in diesem Leben niemals sein.

Meine Mädchen brachte ich in Maximilians Strampelanzug, den ich am 2. September 1994 in meine Krankenhaustasche gepackt hatte, nach Hause. Sie alle hörten seine Spieluhr, spielen mit den Holzfiguren, die wir vor seiner Geburt für ihn gekauft hatten, und noch heute benutze ich seine Wickelkommode, um Paulina zu wickeln.

Für ein Foto von Maximilian würde ich heute alles geben. Leider wurde damals keines von ihm gemacht. In der Entbindungsklinik rief ich später an und fragte, ob vielleicht doch im Kreißsaal nach der Geburt ein Bild gemacht wurde. Die Dame vom Archiv fand leider nichts. Die Videokassette ging bei einem Praxisumzug meines Arztes verloren, was mich sehr schmerzt. Aber dafür bekam ich die Kopie von Maximilians Krankenakte aus dem Kinderkrankenhaus und bin im glücklichen Besitz von zwei Röntgenaufnahmen seines Thorax. Das ist nichts an Anbetracht dessen, was mein kleiner Sohn, mein erstes Kind an Reichtum in meinem Herzen hinterlassen hat. Er ist und bleibt mein erstes Kind, das ich von ganzem Herzen liebe. Selbst wenn ich könnte, würde ich sein Leben um nichts in der Welt ungeschehen machen wollen.

Heute wäre Maximilian 10 Jahre alt geworden. Zum ersten Mal bin ich an seinem Geburtstag nicht zu Hause. Carmen war heute auf dem Friedhof an seinem Grab, legte in Anjas und ihrem Namen ein Herz aus Sonnenblumen darauf und zündete eine Kerze für ihn an und dachte an ihn, Jakob und mich. Danach rief sie mich an und nahm mich gedanklich in den Arm. Das ist die größte Freude, die sie mir hat machen können. Es ist wirklich so: Kein Mensch vermag besser zu trösten, als wer Gleiches erfahren und durchlitten hat.

Rückblickend sind wir froh, dass wir mit unserer Eheschließung nicht gewartet hatten und uns das Ja-Wort gaben, als ich schwanger war. Denn sonst stünde heute mein Mädchenname auf dem Grabstein und nicht der unserer Familie.

Jakob und ich haben diese schweren, leidvollen und traurigen Tage gemeinsam überstanden. Vielleicht hat uns dieses gemeinsame Leid auch gerade so sehr miteinander verbunden, dass wir in der Lage waren, weitere Tiefen in unserem Leben zu überstehen?

Ja, und was wäre gewesen, wenn?

Diese Fragen habe ich mir auch gestellt.

Wenn sein Herzfehler während der Schwangerschaft festgestellt worden wäre, dann hätten wir diese wunderschöne Zeit, als er in meinem Bauch war, nicht gehabt. Ich bin mir sicher, dass er meine Unbeschwertheit und meine Liebe zu ihm gespürt hat. Deswegen hatte er ein ungeborenes, paradiesisches Leben.

Wenn sein Herzfehler während der Schwangerschaft entdeckt worden wäre, dann hätte ich vielleicht die Schwangerschaft abbrechen lassen? Dann hätte ich meinem wunderschönen kleinen Sohn nie in die Augen gesehen.

Vielleicht hätte ich mich auch entschlossen, mein Kind in München in der Herzklinik zu entbinden und ihn direkt nach der Geburt einer Norwood-Operation zu unterziehen?

Es war und ist aber nicht so, und deswegen nehme ich den Tod meines Kindes als von Gott gegebene Aufgabe und mein Schicksal an, welches ich einer höheren Instanz zuordne, als einem Arzt.

## Birte

*Unser Tobias – Das kurze Leben einer Sternschnuppe*

Wenn ich mir heute meine beiden Töchter ansehe, bin ich sehr froh darüber, dass ich sie habe und dass sie gesund und munter sind. Wir haben uns unsere Kinder bewusst gewünscht, denn ich habe schon immer Kinder haben wollen. Unseren Kinderwunsch konnten wir uns aber erst spät erfüllen. Das hatte berufliche und finanzielle Gründe. Mein Mann war 32 Jahre alt und ich 28, als wir so weit waren, eine Familie gründen zu können.

Endlich war es soweit und wir freuten uns riesig. Der errechnete Geburtstermin für unser erstes Kind war der 2. Januar 1997. Es war eine wunderbare und aufregende Schwangerschaft. Es ging mir richtig gut. Jeder Tag brachte neue Erkenntnisse. Ich streichelte meinen Bauch, in dem mein Baby langsam sichtbar heranwuchs. Ich sang dem ungeborenen Kind Lieder vor und sprach mit ihm, als wenn es schon da wäre. Wenn es manchmal zu sehr strampelte, legte ich mir die Spieluhr auf den Körper und oft hatte ich das Gefühl, dass mein Baby sich beim Zuhören beruhigte. Ich konnte die Zeit kaum abwarten, mein Kind leibhaftig in meinen Armen zu halten.

Während der Schwangerschaft ging ich regelmäßig zu den Untersuchungen. Dabei wurden keine Auffälligkeiten festgestellt. Ich hatte nur die „normalen" Symptome wie Heißhunger auf ausgefallene Speisen, Schlaflosigkeit und innere Unruhe.

Im Oktober (ca. 30. Woche) war mein Arzt der Meinung, das Kind sei etwas zu klein, doch bei der nächsten Untersuchung war nach seinen Auskünften alles wieder in Ordnung.

Gerade in dieser Zeit hatten wir privat einige Probleme. Mein Mann hatte seine Arbeit verloren, und auf Rügen war es jetzt in der Wintersaison schwer, in der Gastronomie einen neuen Arbeitsplatz zu finden. Zusätzlich mussten wir aus unserem gemieteten Haus – in dem wir das Kinderzimmer schon liebevoll eingerichtet hatten – ausziehen und uns eine neue Wohnung suchen, was auf Rügen damals sehr schwierig war.

Am 9. Dezember 1996 wurde ich mit Verdacht auf Wehen in das Krankenhaus in Bergen/Rügen eingewiesen. Als ich dort untersucht wurde, wurde keine Wehentätigkeit mehr festgestellt. Trotzdem behielt man mich da zur Kontrolle. Am 11.12. wurde ich an den Tropf gelegt, da man der Ansicht war, dass das Kind über die Gebärmutter nicht ausreichend ernährt würde. An den nächsten 5 Tagen wurde ich weiter an den Tropf gelegt, doch bei der Untersuchung wurde festgestellt, dass das Kind trotzdem nicht gewachsen war. Vom Chefarzt wurde mir mitgeteilt, dass man jedes Risiko vermeiden wolle und dass die Geburt in der kommenden Nacht eingeleitet werden sollte. Ich hatte in diesen Tagen sehr viel Angst. Meine Gedanken galten nur noch dem Baby. Vor Aufregung konnte ich sehr schlecht schlafen und war völlig überdreht.

Für die Geburtseinleitung bekam ich eine Tablette. Danach tat sich gar nichts. Ich musste ca. 4 Stunden alleine abwarten. Danach bekam ich noch eine Tablette, damit sich der Muttermund öffnen sollte. Zugleich bekam ich eine Beruhigungsspritze, da ich völlig übermüdet war, aber nicht schlafen konnte. Endlich schlief ich kurz ein, doch da platzte die Fruchtblase. Ab in den Kreißsaal.

Am 18. Dezember 1996 um 4.14 Uhr wurde unser Sohn Tobias Alexander geboren. Er wog 2.290 Gramm und war 46 cm groß. Ich hörte seinen ersten Schrei. Nach den ersten Untersuchungen wurde mir mitgeteilt, dass alles in Ordnung sei. Ich bekam ihn warm eingepackt mit Wärmflasche kurz auf meinen Bauch. Es fühlte sich wunderbar an. Später konnte mein Mann noch Videoaufnahmen machen. Jetzt waren wir endlich eine kleine Familie.

Da Tobias jedoch so klein war und nicht genug Gewicht hatte, musste er gleich in ein Wärmebettchen gelegt werden. Weil ich ihn nicht aus dem Wärmebettchen herausnehmen und auch nicht stillen durfte, habe ich in seinem Zimmer an seinem Bett viel Zeit verbracht. Ich habe ihm Kinderlieder vorgesungen und alle meine Gedanken, die mir durch den Kopf gingen, erzählt. Durch die Eingrifftaschen konnte ich ihn dabei streicheln. Am zweiten Tag durften wir ihn sogar einmal herausnehmen und Fotos mit ihm machen.

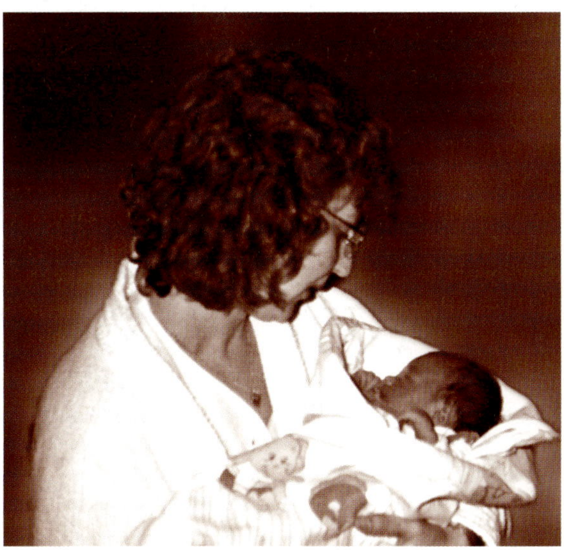

Am 21. Dezember habe ich früh morgens der Schwester beim Baden meines Sohnes zugesehen. Er fühlte sich dabei sichtlich wohl. Vormittags – ich war wie meistens in seinem Zimmer – wurde er mal wieder herausgenommen. Die Schwester ließ ihn in Richtung Sonnenstrahlen sehen. Plötzlich lief er um den Mund herum blau an und fing an zu krampfen. Im ersten Augenblick dachte ich, es sähe nur so aus durch die Sonneneinwirkung. So schnell, wie ein Arzt zur Stelle war und ihn sofort auf die Intensivstation verlegen ließ, konnte ich die Situation gar nicht begreifen. Er war schon mit dem Inkubator unterwegs zum Rettungswagen, der ihn nach Stralsund bringen sollte, als ich zu mir kam und begriff, dass etwas nicht in Ordnung war. Das Einzige was ich tat – ich wollte ihm sein Kuschelpüppchen mitgeben. Ich war wie gelähmt. Keiner sagte mir, was los war. Keine Informationen von irgendwem, nur Aufregung um mich herum. Ich wollte meinen Mann anrufen und ihn bitten, von Lobbe nach Bergen ins Krankenhaus zu kommen, aber ich durfte es nicht! Man vermutete, dass er bei dem herrschenden Glatteis aus Panik vielleicht einen Unfall bauen könnte. So war ich mit meiner Angst längere Zeit ganz allein.

Als er am späten Nachmittag von sich aus ahnungslos zu Besuch kam, konnte ich ihm nur sagen, dass man Tobias in das 35 km entfernt gelegene Krankenhaus in Stralsund auf die Intensivsäuglingsstation gebracht hatte. Mehr wusste ich zu diesem Zeitpunkt nicht. Wir warteten auf einen Anruf von den Ärzten aus Stralsund mit einer Nachricht über den Zustand unseres Sohnes. Spät abends kam die Information, dass Tobias ohne Bewusstsein war und künstlich beatmet wurde. Am nächsten Morgen (22.12.) wurde ich entlassen und konnte mit meinem Mann nach Stralsund in das uns unbekannte Krankenhaus fahren. Eine Autofahrt, die ich nie vergessen werde! Sie kam mir vor wie eine Ewigkeit. Dazu kam die Ungewissheit.

Im Krankenhaus saß der Arzt uns gegenüber, sah uns an und sagte eine ganze Weile gar nichts. Dann konnte er uns nur wenig erzählen und das Wenige, was er sagte, verstand ich kaum. Meine Gedanken waren bei meinem Sohn, der irgendwo in der Nähe sein musste. Ich wollte nur zu ihm! Ich musste ihm beistehen und helfen!

Endlich erlaubte man uns, ihn auf der Intensivstation zu besuchen. Auf dem Weg zu ihm bekam ich das Gefühl, einen unglaublich positiven Energieschub zu erhalten. Damit wollte ich meinen Sohn umgeben und beschützen. Anders kann ich dieses Gefühl nicht erklären, das mich erfüllte, kurz bevor ich an seinem Bettchen war. Im Gegensatz zu meinem Mann war ich daher nicht erschrocken, als ich Tobias im Inkubator mit den medizinischen Geräten und Schläuchen sah, an die er angeschlossen war. Ich musste sogar lachen über die Methode, ihm mit Handschuhen als Wärmflaschenersatz die winzigen Füßchen zu wärmen. Informationen über die Ursachen für die Krämpfe und einen Bericht über den Gesundheitszustand bekamen wir nicht, denn die Ärzte waren ratlos.

Ich konnte auf der gleichen Station ein Zimmer bekommen. So konnte ich ihn wenigstens sehen und ständig in seiner Nähe sein, nur das war wichtig für mich. Der Stuhl an seinem Bettchen wurde mein Zuhause. Dort saß ich den ganzen Tag und konnte ihn durch die sterilen Eingriffe leicht streicheln, habe ihm vorgesungen, vorgelesen und etwas erzählt. Mein Bett blieb fast unberührt, denn ich war der Meinung, meine persönliche Anwesenheit würde er spüren und es würde ihm helfen, wieder gesund zu werden. Meine innere Kraft sollte auf ihn übergehen. Auch ein Machtwort der Ärzte konnte mich nicht von ihm trennen. Mein Mann besuchte uns auch so oft er konnte, um mich für einige Zeit zu entlasten, um etwas Ruhe zu finden. Irgendwie war die Zeit auf dieser Station eine eigene Welt. Alles war unwichtig geworden – nur Tobias zählte.

Die Befunde durch die Ärzte blieben unverändert. Die Ursachen für die Krämpfe waren weiterhin unbekannt. Das Bewusstsein hatte er noch nicht wieder erlangt, doch uns wurde gesagt, sein Zustand sei stabil. Ich pumpte die Muttermilch ab, die ihm über Infusionen zugeführt wurde. Er konnte diese Ernährung gut vertragen und schied es auch auf natürlichem Wege wieder aus.

Wir entschlossen uns trotzdem, für Tobias eine Nottaufe halten zu lassen. Wir hielten es für eine gute Idee, auch wenn das auf der Intensivstation selten vorkam. Die Taufe fand am 2. Weihnachtsfeiertag statt (ich selbst wurde auch an einem 2. Weihnachtstag, allerdings 1967, als Frühgeburt auf Anraten der Ärzte notgetauft).

Am Abend fiel meinem Mann auf, dass die Geräte anders anzeigten. Wir sagten den Ärzten sofort Bescheid. Tobias konnte nun zeitweise wieder allein atmen. Wir schöpften jetzt wieder etwas Hoffnung.

Doch die Verbesserung hielt nur einen halben Tag lang an. Ich saß wieder wie vorher an seinem Bett und habe ihm vorgesungen, vorgelesen und gebetet. Sobald ich nicht mehr bei ihm war, verließ mich alle Kraft und Energie.

Nach Weihnachten kamen meine Mutter und einer meiner Brüder aus Rendsburg bei Schneetreiben und Eis, um uns zu unterstützen. Bei meiner Geburt hatte meine Mutter ähnliche Erfahrungen gemacht und jetzt versuchte sie, mir meine Angst zu nehmen und mir Mut und Hoffnung zu geben.

Tobias konnte jetzt nur noch durch künstliche Beatmung am Leben erhalten werden. Auch die Ernährung ging nur über Sonden. Bei einer Untersuchung mit Ultraschall wurde festgestellt, dass Tobias einen Bluterguss im Gehirn hatte. Die Ursache konnte nicht sicher festgestellt werden, eventuell hätte es eine Nachwirkung durch die Geburt sein können. Bei weiteren Untersuchungen durfte ich nicht anwesend sein. Die Erklärungen hinterher verstand ich nicht, obwohl das Ärzteteam versuchte, es mir so gut wie möglich zu erklären. Ich wollte und konnte nichts Negatives über meinen Sohn aufnehmen.

Am 29.12. machten die Ärzte mir nur noch wenig Hoffnung auf eine Besserung. Ich war innerlich wie erstarrt. Im Nachhinein fehlen mir danach viele wichtige Details. Es sind viele Erinnerungslücken da, die mich oftmals quälen. Ich erlebte die Zeit, nachdem man mir gesagt hatte, dass man Tobias nicht mehr helfen konnte, wie in Trance. Ich war wie eine Marionette, die nur noch das tat, was man ihr sagte.

Ich weiß nur noch, dass ich am 31.12. auf meinem Bett im Krankenhaus saß und meine Mutter versuchte mir klarzumachen, dass mein Sohn, mein Tobias, keine Chance mehr hätte. Sie versuchte, mich davon zu überzeugen, dass es vielleicht gut wäre, Tobias Körper nach seinem Tod für Organspenden zur Verfügung zu stellen (es war eine Anfrage vom Krankenhaus).

Danach weiß ich, dass ich meinen Mann angerufen habe, um mich abzuholen. Aus Erzählungen weiß ich, dass an dem Tag die Ärzte mich gebeten hatten, nach Hause zu fahren, denn sein Zustand würde sich nur noch verschlimmern und ich sollte ihn in so guter Erinnerung behalten, wie er an dem Tag noch aussah! Ich habe in Erinnerung, dass die Schwestern und Ärzte mir sagten, sie hätten bisher noch keine Mutter erlebt, die sich so intensiv um ihr krankes Kind gekümmert hätte. Ich verließ die Klinik mit dem Gedanken, ich komme schnellstens zurück. Dann weiß ich, dass ich im Auto saß – ohne Kind! – und mit meinem Mann nach Hause fuhr. Dort empfing mich das leere Kinderzimmer.

Am nächsten Tag war laut Klinikauskunft noch alles unverändert, doch als ich ihn am 2.1. besuchen wollte, sagte man mir am Telefon, dass sich sein Körper im Verhältnis zum Kopf zu stark verändert hätte und dass ich ihn bitte nicht mehr ansehen sollte.

Am 4.1.1997 kam der Anruf von der Klinik, dass mein Sohn Tobias gestorben war. Er musste wegen der unbekannten Todesursache für eine Obduktion freigegeben werden.

Am 13.1. konnten wir Tobias beerdigen. Ich konnte es nicht begreifen! Das konnte doch nicht mein Sohn sein, der da tot im Sarg lag. Ich hatte ihn doch verlassen, als er noch lebte. Ich habe ihn nie tot gesehen – der Sarg war bereits verschlossen. In meinen Gedanken lebte er. Das musste ein fremdes Kind sein! Ich weiß, dass er gespürt hat, dass ich all meine Liebe, die ich hatte, ihm geschenkt habe. Wir hatten die Schwangerschaftszeit und unvergessliche 17 Tage miteinander, so intensiv, wie es nur ganz selten ist.

Die Obduktion ergab ca. ein halbes Jahr später, dass Tobias an einer sehr seltenen Stoffwechselkrankheit und an einer Multiorganschädigung gestorben war. Die Untersuchungen gingen bundesweit und bis zu einer Datenbank in den USA. Bis heute haben wir noch keinen abschließenden Befund, nur einen Verdacht auf CPS-Mangel. Diese äußerst seltene Krankheit muss jeder Arzt erst einmal im Fachbuch nachschlagen, wenn ich auf die Krankheiten meiner Kinder angesprochen werde. Die Informationen lauteten, dass unser Sohn, falls er am Leben geblieben wäre, gar nicht bewusst gelebt hätte – die Obduktion ergab eine Durchlöcherung des Gehirns. Er wäre auf jeden Fall ein Pflegefall gewesen.

Meine Gedanken von damals kreisen auch heute noch um den Tod von Tobias. Mir ist es besonders wichtig zu wissen, dass er krankheitshalber verstorben ist und nicht gelitten hat; dass er keinem Verbrechen oder Unfall zum Opfer gefallen ist, oder sogar durch unser Verschulden gestorben ist. Das zu wissen, ist mir ein gewisser kleiner Trost.

Bei Nachfragen wegen einer erneuten Schwangerschaft wurde uns mitgeteilt, dass die Möglichkeit einer Wiederholung dieser Krankheit 25 % betrug. Wir sollten bis zum Abschluss der Untersuchungen lieber auf weitere Kinder vorerst verzichten. Wir haben uns trotzdem getraut und sind das Risiko eingegangen.

Unsere Tochter Kathrin Isabell wurde unter ständiger ärztlicher Aufsicht während der Schwangerschaft am 14.8.1998 in Hamburg in der Uniklinik Eppendorf in einer Spezialabteilung für Stoffwechselkrankheiten geboren. Nachdem sich bei ihr keinerlei Anzeichen für ähnliche Krankheiten zeigten und sie sich gut und altersentsprechend entwickelte, sahen wir die Chance für ein weiteres Kind.

Unsere Tochter Julia Susann wurde am 30.1.2002 unter den gleichen Bedingungen auch dort geboren.

Heute sind wir glückliche Eltern von zwei gesunden und sehr lebhaften, aufgeweckten Mädchen.

## Christine

Mein Name ist Christine und ich bin 33 Jahre alt. Ich wohne in einer kleinen Stadt in Oberfranken. Seit 15 Jahren bin ich mit meinem Mann verheiratet und wir wollten immer drei Kinder haben. Mir war nie der Gedanken gekommen, wie schwer sich das verwirklichen lässt.

Früher, als ich noch ein Kind war, bin ich oft zum Friedhof gegangen, wenn ich Ruhe haben wollte und habe mir dort die Grabreihen angeschaut. Darunter waren auch die Kindergräber und ich habe immer gerechnet, wie alt das jeweilige Kind gewesen war, als es gestorben ist. Damals verstand ich noch gar nicht, wie schwer es sein muss, ein Kind zu verlieren...

1990 war unsere Hochzeit, ich war gerade mal 20 Jahre alt. Wir wollten Kinder, aber nicht sofort. Das Schicksal wollte es anders. Im Februar 1992 kam unser Sohn Andreas zur Welt. Er war kerngesund und wir waren überglücklich.

Als Andreas zwei Jahre alt war, wurde der Wunsch nach einem weiteren Kind sehr stark. Im Dezember 1993 war ich erneut schwanger und es war eine Bilderbuchschwangerschaft. Alles lief normal ab und in der 32. SSW erfuhren wir dann, dass wir eine Tochter erwarten. Die Freude war sehr groß. Der Entbindungstermin war unser Hochzeitstag, der 8.9.1994, aber alles sollte anders kommen als erwartet.

Die Schwangerschaft war zum Ende hin sehr beschwerlich und ich sehnte die Geburt herbei. Am errechneten Termin tat sich nichts und auch nicht die Tage danach. Mein Mann hatte Urlaub genommen und so gingen wir jeden Tag zum Arzt um kontrollieren zu lassen, ob es dem Baby gut ging.

Am 12.9. machte mein Arzt dann eine Fruchtwasserspiegelung und meinte, es sei noch alles im grünen Bereich, wir sollten einfach warten. Aber durch die Untersuchung könnte es zu Wehen kommen. Sein Wort in Gottes Ohr!

Am 13.9. morgens um 6 Uhr bemerkte ich wirklich Wehen und weckte meinen Mann. Wir fuhren um 7.30 Uhr ins Krankenhaus und um 8.45 Uhr lag Franziska schon auf meinem Bauch. Es war eine schnelle und komplikationslose Geburt und wir konnten unser Glück gar nicht fassen.

Sie war so süß. 49 cm klein und 3050 g leicht. Wir kamen aufs Zimmer und die Oberschwester meinte noch, ich solle Franzi auf meinen Bauch legen und zudecken, sie brauche viel Wärme, da sie so zart sei. Das tat ich ... Bei einer Kontrolle meinte die Hebamme, Franziska solle in den Brutkasten, sie schien Sauerstoffmangel zu haben. Ihr kleines Gesichtchen war ganz blau, auch die Händchen und Füße. Ich dachte mir noch nichts Schlimmes dabei und machte mir auch keine Sorgen.

Am Mittag des nächsten Tages kam dann ein Kinderarzt und untersuchte Franziska und von da an ging alles verdammt schnell... Unser Baby wurde mit dem Rettungswagen in eine 20 km entfernte Kinderklinik gebracht und mein Mann fuhr mit unserem Auto hinterher. Er wich nicht von ihrer Seite. Aber in der Kinderklinik wurde sie nur ganz kurz von einem Arzt angeguckt und dieser gab sofort die Anweisung, Franziska in die Kinderklinik nach Erlangen zu verlegen. Per Rettungshubschrauber wurde sie hingeflogen.

Mein Mann kam zu mir in die Klinik zurück und ich dachte, ich breche zusammen. Mein Baby gute 150 km von mir weg, das würde ich nicht überstehen. Wir wussten zu diesem Zeitpunkt noch überhaupt nicht, was mit ihr los war.

Am nächsten Tag fuhr mein Mann nach Erlangen, weil wir endlich wissen wollten, was mit unserem Baby war. Erst hieß es, sie habe „nur" ein Loch im Herzen, das etwas größer ausgefallen sei. Aber das sei nicht weiter schlimm und Besorgnis-erregend. Wir müssten aber die Herzkathederuntersuchung abwarten, die zwei Tage später gemacht werden würde.

Ich wurde vorzeitig entlassen und fuhr mit nach Erlangen. Ich wollte zu meinem Baby. Dort angekommen, wurden wir zum Chefarzt gerufen, der uns endlich die ganze Wahrheit sagte. Franszika leide an einem sehr schweren Herzfehler, den es zu diesem Zeitpunkt erst vierzigmal gegeben habe. Sie habe ein hypoplastisches Linksherz und nur eine Herzklappe. Die Überlebenschancen standen schlecht, bei 50 : 50, aber dennoch wollten die Ärzte sie operieren. Wir willigten ein !!

Aber als die Ärzte Franziska operierten, offenbarte sich erst das ganze Ausmaß ihres Herzfehlers. Die Hauptschlagadern machten einen Umweg über die Leber und die Lunge wurde nicht richtig mit Sauerstoff versorgt. Es kam also auch kein Spenderherz in Frage, weil die „Anschlüsse" nicht passten. Ihr ganzes Innenleben war durcheinander. Der Arzt meinte, es sah aus, als seien Franziskas Organe regelrecht explodiert und sie wunderten sich, wie sie die Schwangerschaft und Geburt überlebt hatte. Das war für mich nur ein sehr schwacher Trost...

Einen Tag nach der OP am 27.9.1994 schloss unsere Fransziska für immer die Augen und wurde am 1. Oktober 1994 beerdigt.

Im November 1995 bekam ich dann eine gesunde Tochter... Aber die Schwangerschaft war voller Angst.

Im Jahre 2001 wurde mein Kinderwunsch wieder wach und wir entschlossen uns, nochmal schwanger zu werden. Aber leider endete diese gewollte SS in der 14. SSW mit einer „missed abortion". Am 18.12.2001 wurde ich ausgeschabt und die SS war somit beendet. Meine Hebamme meinte, wir sollen 3 Monate warten und es nochmal versuchen, da sie merkte, wie sehr ich mir noch ein Kind wünschte.

Im Februar 2002 war mein Test wieder positiv und die Freude groß. Alles lief gut und wir freuten uns auf unseren Zwerg. Aber dann kam der 22.6.02, ich bekam Blutungen. Wir fuhren sofort ins Krankenhaus und es wurde ein Ultraschall gemacht. Die ganze Zeit weinte ich...

Aber der Arzt konnte nicht feststellen, woher die Blutung kam. Er meinte nur, sie käme aus dem Muttermund, und das sei nicht gerade positiv. Er konnte auch nicht feststellen, ob das Herz noch schlug, weil auf dem Ultraschallbild alles verschwommen war wegen des Blutes, und verfrachtete mich ins Bett. Dort musste ich erstmal bleiben und Magnesium schlucken. Ich bekam noch einen Tropf mit Magnesium und hoffte, dass ich bald wieder nach Hause dürfte.

Aber am Tag drauf kam der Oberarzt und machte eine Doppleruntersuchung. Er sagte mir eiskalt ins Gesicht: „Da steckt kein Leben mehr drin, ihr Kind ist tot. Sie können froh sein, dass es jetzt passiert ist und nicht erst nach der Geburt!"

Ich hätte den Arzt für diese Aussage umbringen können. Für mich war dies ein großer Schock. Ich musste am 24.6.2002 meinen Sohn Christian auf natürlichem Wege zur Welt bringen. Leider durfte ich ihn nicht sehen, da er bei der Geburt schwere Verletzungen davongetragen hatte. Sein Köpfchen war so schwach, dass es auseinandergebrochen war. Ich war fix und fertig und verstand die Welt nicht mehr. Ich sah sogar meiner Hebamme an, wie sehr sie litt. Für sie war es auch ein schreckliches Erlebnis. Nur mein Mann hat unseren Kleinen ganz kurz sehen dürfen und er wird diesen Anblick nie vergessen.

Christian war bereits in der 16. SSW gestorben und zeigte schon Auflösungserscheinungen. Ich konnte von Glück sagen, dass ich dies überlebt habe. Leider wurde mein Sohn nicht beerdigt, was mir noch immer sehr weh tut. Aber die Friedhofsbestimmungen hier schreiben vor, dass eine Totgeburt erst ab einem Gewicht von 500 g bestattet werden darf. Dass ich dennoch drauf bestehen könne, wurde mir erst zu spät mitgeteilt...

Womit aber keiner gerechnet hatte, im August wurde ich erneut schwanger und meine Gefühle fuhren Achterbahn. Es war ein Auf und Ab. Sollte ich mich auf dieses Kind freuen oder würde es mir wieder genommen? Aber diesmal ging alles gut und drei Wochen vor dem errechneten Termin kam unser Sohn Philip am 25.4.2003 zur Welt. Er ist unser Sonnenschein und wir wissen, er hatte drei Schutzengel, die auf ihn aufgepasst haben.

Diese Schicksalsschläge kann man nicht so einfach wegstecken und man ist froh, wenn sich jemand findet, mit dem man reden kann. Mir haben die Foren im Internet sehr viel Kraft gegeben. Im Familienkreis waren diese Kinder ja noch gar nicht richtig da, also versteht auch keiner, wie sehr ich um sie trauere.

Auch das Gottvertrauen habe ich verloren. Wie kann ein Gott so grausam sein und unschuldige Kinder sterben lassen? Und vor allem, wieso straft er eine Mutter gleich dreimal? Wieso musste ich für drei lebende Kinder drei Babys hergeben? Das sind alles Fragen, die mir nie jemand beantworten wird. Nicht einmal unser Pfarrer konnte diese Fragen beantworten. Er weicht uns aus.

Es wird lange dauern, bis ich den Weg zu Gott wiederfinde.

Wenn ich jetzt auf einen Friedhof gehe, dann schaue ich mir noch immer die Kindergräber an, aber jetzt bleibe ich vor jedem Grab stehen und denke dran, dass auch hier ein Schicksal dahinter steckt und es auch hier Eltern gibt, die trauern.

Unsere drei Engelchen
werden in unseren
Herzen weiterleben

Mama, Papa
und eure drei
Geschwister

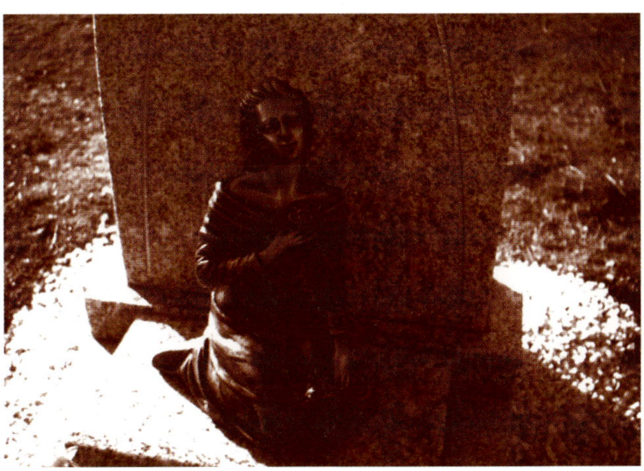

## Heidi

## Zwei Sternenkinder und drei Wunder

1995, ich war 23 Jahre alt und mit meinem heutigen Ehemann, Mario, bereits seit 4 Jahren zusammen, wollte ich nicht mehr länger die Pille einnehmen, die ich bereits seit meinem 16. Lebensjahr nahm. Die Pille wurde mir teils aus medizinischen Gründen, teilweise als Verhütungsmethode verschrieben. Es ging mir hauptsächlich darum, ob sich mein Zyklus endlich einmal eingependelt hatte und auch ohne die Pille funktionieren würde. Dies sagte ich auch während einer Untersuchung meinem Frauenarzt, aber dieser machte nur große Augen und klärte mich ziemlich plump und unhöflich darüber auf, dass ich mit meinem Hormonhaushalt und Untergewicht keine Kinder bekommen könnte. So sehr er es auch bedauerte. Danach gab er mir einfach die Hand und verabschiedete sich von mir. Ohne eine weitere Erläuterung, ohne darauf zu achten, was für ein Schock seine Worte für mich waren. Ich war wie vor den Kopf gestoßen, denn eigentlich wollte ich im Moment ja gar nicht schwanger werden, ich hatte es einfach nur satt, ständig diese Tabletten schlucken zu müssen, um die vielen Zysten zu behandeln und um einen regelmäßigen Zyklus zu haben. Es gab ja schließlich noch andere Verhütungsmethoden. Aber Kinder wollten Mario und ich dennoch sehr gerne irgendwann haben. Ich fuhr heulend nach Hause, warf mich Mario an den Hals und erzählte ihm, dass wir beide wohl kinderlos bleiben würden.

Seit diesem Tag hatte ich es dann ganz sein gelassen, die Pille zu nehmen, weil es mir suspekt vorkam, Verhütungsmittel einzunehmen, wenn ich doch nicht schwanger werden konnte.

Drei Monate später stand eine Amerika-Reise an, auf die Mario und ich uns unheimlich gefreut hatten. Da ich immer sehr empfindlich auf Klimawechsel reagiere, bat ich meinen neuen Frauenarzt, mir wieder die Pille zu verschreiben, so war ich sicher, dass meine Hormone künstlich gesteuert wurden, und ich keine Probleme bekommen würde. Als mich mein Arzt untersuchte, stellte er dann eine Überraschung fest: Ich war schwanger! Natürlich fiel ich aus allen Wolken. Ich war bereits in der 10./11. Schwangerschaftswoche und hatte überhaupt nicht damit gerechnet, schwanger zu sein, weil mir mein damaliger Arzt doch etwas ganz anderes prophezeit hatte. Es ging mir auch blendend, und ich verspürte überhaupt keine Anzeichen. Obwohl uns diese Neuigkeit ziemlich unvorbereitet traf, konnten Mario und ich unser Glück kaum fassen und freuten uns über alles. Der Amerika-Trip war ein Traum, ebenso die Schwangerschaft. Wir beide heirateten standesamtlich, damit alles auch seine Richtigkeit hatte, und wir waren so glücklich.

Als ich drei Wochen nach unserer Hochzeit wieder beim Arzt zur Vorsorgeuntersuchung war, ich war bereits in der 24. SSW, und wieder Ultraschall gemacht wurde, stellte sich tatsächlich heraus, dass unser Baby ein Junge werden sollte, genau, wie ich es schon im Gefühl gehabt hatte.

Drei Tage später, es war ein Sonntag, verspürte ich im Unterleib leichte Schmerzen, die kamen und gingen. Bis dahin ging es mir blendend, mir war nicht übel und ich hatte sonst auch keinerlei Probleme während der Schwangerschaft. Ich dachte nur, die Gebärmutter würde sich weiter ausdehnen und machte mir keine weiteren Gedanken. Als aber die Schmerzen abends noch schlimmer wurden, rief ich sicherheitshalber meinen Arzt privat zu Hause an. Er riet mir, zur Abklärung mal ins Krankenhaus zu fahren, weil er Wehen vermutete. Und er sollte Recht behalten. Es waren Wehen.

Die junge Assistenzärztin untersuchte mich und wurde ganz blass. Sie konnte mir nicht ins Gesicht sehen, als sie erschrocken sagte, dass der Muttermund bereits vollständig geöffnet sei. Eine andere Ärztin wurde noch gerufen, die mich ebenfalls untersuchte. Es herrschte eine merkwürdig bedrückende Atmosphäre im Untersuchungsraum. Die beiden Ärztinnen unterhielten sich leise und schlossen mich aus ihrem Gespräch aus. Ich war völlig verunsichert und hatte schreckliche Angst. Es kam mir so vor, als ob eine Ewigkeit vergangen wäre, bis endlich mal jemand mit mir redete. Aber eins stand fest, und das wusste ich auch ohne viele Worte: Es gab keine Chance mehr. Unser doch noch viel zu kleines Baby musste geboren werden. Obwohl ich ganz fest hoffte und mir sehnlichst wünschte, dass es noch eine andere Möglichkeit geben könnte.

Mein Mann und ich konnten das gar nicht fassen, dass die Ärzte tatsächlich keinen anderen Ausweg fanden, als unseren kleinen Manuel auf die Welt zu lassen. Ich geriet in Panik, ich hatte unbeschreibliche Angst, mein Baby zu verlieren, obwohl ich schon ahnte, dass mir genau das bevorstand. Der Oberarzt wurde zu uns ins Krankenhaus gerufen. Dieser versuchte dann erst mal, uns zu beruhigen, veranlasste einen Zugang und eine Infusion mit Wehenhemmer und ich sollte strenge Bettruhe mit Beckenhochstand einhalten. Es war die 24. SSW, ein rechtlich schwieriger Fall, denn die Frage stellte sich, handelte es sich noch um eine Fehlgeburt oder schon um eine Frühgeburt? Der Chefarzt der Gynäkologie wurde dann auch noch konsultiert.

Uns wurde ein Formular vor die Nase gehalten. Wir mussten uns entscheiden, für oder gegen unser Baby. Gegen Manuel hätte bedeutet, dass man keine lebensrettenden Maßnahmen ergreifen würde. Ohne lange zu überlegen unterschrieben wir und entschieden uns damit für Manuel, mit all den Risiken, die eine so frühe

Geburt für Manuel mit sich gebracht hätten. Die Ärzte sollten alles versuchen, um unseren geliebten Schatz zu retten.

Es ging auch alles ganz schnell, die Presswehen setzten ein und die Fruchtblase platzte. Ich hatte große Angst und Schmerzen. Manuel blieb jedoch im Geburtskanal stecken. Er war doch einfach noch zu klein und schwach, um mithelfen zu können, geboren zu werden. Unser Kind drohte im Geburtskanal zu ersticken, und so nahmen die Ärzte einen Kaiserschnitt vor. Innerlich geriet ich in Panik.

Ich wurde in den OP gebracht, auf einmal bekam ich eine Maske auf mein Gesicht, dann sollte ich ganz ruhig ein– und ausatmen und schlief ein. Die Hebamme klopfte mir irgendwann später auf die Wangen, ich befand mich im Aufwachraum, und sie sagte mir, dass ich tatsächlich einen Jungen hatte, dass er lebte, herzlichen Glückwunsch, und dass sie und der Kinderarzt jetzt ganz schnell mit meinem Baby in die Kinderklinik müssten, damit er mit allem versorgt werden konnte. Plötzlich wurde mir trotz großer Sorgen und Schmerzen richtig warm ums Herz. Ich war stolz, ich liebte mein Baby. Er lebte, darüber war ich so erleichtert, ich hatte so große Hoffnungen. Diese Liebe, die ich in diesem Moment spürte, hatte ich noch nie zuvor empfunden. Dieses innige Gefühl konnte nur Mutterliebe sein und ich freute mich auf Manuel, ich konnte es gar nicht erwarten, ihn endlich in meine Arme schließen zu können. Dann schlief ich wieder erschöpft ein. Als ich einige Stunden später wieder aufwachte, gab mir eine Schwester ein Foto von Manuel, das ich ganz fest an meine Brust drückte und mir immer wieder anschaute. Obwohl Manuel mit all diesen Schläuchen zu sehen war, sah ich diese gar nicht, sondern nahm nur mein geliebtes Kind wahr. Für mich war er das vollkommenste Baby auf der ganzen Welt.

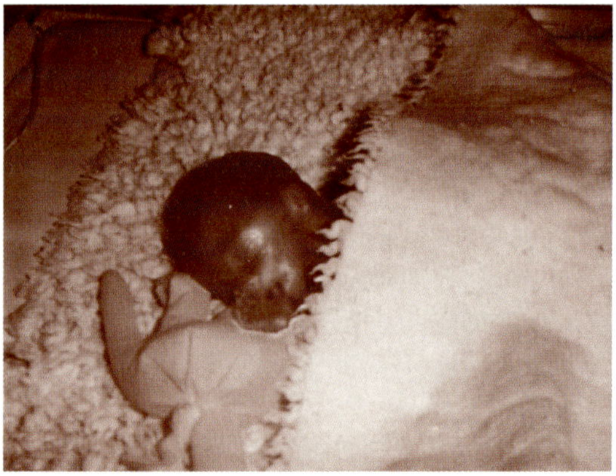

Ich war voller Stolz und Liebe und konnte es abermals nicht erwarten, ihm endlich meine Hand entgegenstrecken zu dürfen.

Etwas später wurde ich auf die Station verlegt, dieses Foto ganz fest an mein Herz gedrückt.

Als ich in dem Zimmer ankam, stellte ich Manuels Foto gleich auf den Nachttisch, damit ich ihn immer anschauen konnte. Ich war noch nicht lange auf dem Zimmer, ging die Tür auch schon wieder auf, und der nette Oberarzt kam rein uns setzte sich zu mir ans Bett. Er sagte mit kurzen, knappen, aber sehr mitfühlenden Worten, dass Manuel es leider nicht geschafft hatte. Die Nieren funktionierten einfach noch nicht und die Lunge war trotz Lungenreifespritze nicht richtig ausgebildet gewesen.

Manuel war für immer eingeschlafen. Ich wusste gar nicht, was ich darauf sagen sollte, meine Kehle war wie zugeschnürt. So muss es sich anfühlen, wenn man brutal zusammengeschlagen wird, dachte ich. Es tat so verdammt weh. Alles verkrampfte sich. Ich wusste plötzlich nicht mehr, wohin mit meinem Mutterstolz und meiner viel zu innigen Liebe, die ich immer noch empfand, als nun auch noch eine tiefe Verzweiflung und eine schreckliche Trauer mein Herz eroberte. Nachdem der Arzt das Zimmer verlassen hatte, dreht ich Manuels Bild einfach um und war nicht in der Lage, auch nur einen klaren Gedanken zu fassen. Es war, als hätte eine eiskalte Hand mein Herz berührt. Alles war so schwer, ich hatte Manuel verpasst. Keiner kam auf die Idee, mir mein geliebtes Kind zu bringen, damit ich Abschied von ihm nehmen konnte. Ich habe ihn nie kennen lernen dürfen, dabei hat er vier Stunden gelebt. Und ich habe diese wertvolle Zeit in Narkose schlafend verbracht. Welch Zeitverschwendung! Außer zwei Fotos habe ich keine Erinnerungsstücke von meinem Sohn, als er kurz auf dieser Welt existiert hat. Mein Mann hat ihn zum Glück gesehen. Dafür beneide ich ihn bis heute.

Es war, als hätte man mir nicht nur mein Kind aus dem Leib gerissen, sondern auch noch all meine Gefühle.

Einige Tage später hatte ich mich körperlich schon wieder so weit erholt, dass ich ein wenig herumlaufen konnte. Die Kinderklinik liegt direkt neben dem Hauptgebäude der Klinik und man kann sie durch etliche Flure und Gänge erreichen. Meine Schwester kam mich besuchen, und ich sagte ihr, dass es mein größter Wunsch wäre, hinüber in die Kinderklinik zu gehen, damit ich mir ein kleines Frühchen anschauen konnte. Wie gut, dass sie mich sofort an den Arm gepackt und mich mitgerissen hatte, denn allein hätte ich den Mut doch nicht gehabt. Wir gingen zusammen zur Kinderklinik, und ich fragte die Kinderschwester, die jene Nacht unseren Manuel betreut hatte und an diesem Tag zum Glück zufällig Dienst hatte, ob ich mir ein Frühchen anschauen dürfte. Eigentlich war der Zugang für Unbefugte nicht gestattet, aber die Schwester legte ein gutes Wort für mich ein und so durfte ich mir das kleinste, schwächste Frühgeborene anschauen, das gerade da war. Für mich war das die einzige Möglichkeit, mir Manuel bildlich vorzustellen. Dieses Baby war mehr als doppelt so schwer als Manuel gewesen, und sah so zerbrechlich und durchsichtig aus. Manuel wog 520 g und war 29 cm groß. Er war kerngesund! Meine Plazenta war ohne Befund, normal groß, gut durchblutet. Es deutete nichts darauf hin, dass ich an einer Infektion gelitten hatte oder an sonst irgendetwas, und doch ist dieses schreckliche Ereignis passiert. Alles, was man jetzt wusste, war, dass ich vorzeitige Wehen gehabt hatte und eine Muttermundschwäche.

Manuel wurde, als er noch lebte, in der Klinik getauft. Wir beerdigten ihn in dem Grab meines Vaters. Die Beisetzung fand im engsten Familienkreis statt, ich sprach ein Gebet für Manuel und weinte bittere Tränen.

Wir mussten nun mit dieser Trauer und dem Schmerz leben, aber ich war oft einfach nur depressiv und wie taub. Ich sehnte mich nach meinem runden Babybauch, ich sehnte mich nach meinem Kind. Ich wollte und konnte nicht akzeptieren, dass ich mein Baby verloren hatte und fragte mich und das Leben immer wieder nach dem Warum, und warum ausgerechnet wir unser Baby hatten hergeben müssen. Ständig zählte ich die Wochen, wie weit ich gewesen wäre, und der errechnete Geburtstermin löste in mir eine tiefe Depression aus. Und ich sehnte mich nach Gesprächspartnern, die Ähnliches erlebt hatten, aber keiner konnte mir eine Adresse nennen. Schließlich hinterließ ich in dieser Klinik meinen Namen und meine Telefonnummer, falls sich jemand mit mir zusammensetzen wollte, der Ähnliches erlebt hatte.

Von einer Freundin erfuhr ich, dass eine junge Frau aus unserem Ort kurze Zeit vorher in genau der gleichen Klinik ein Mädchen tot zur Welt gebracht hatte. Ich rief sie an, und wir setzten uns zusammen und redeten über unsere Babys und unsere Trauer. Das tat sehr gut. Überhaupt redete ich viel darüber, zumindest versuchte ich es. Die meisten Leute, die so etwas noch nie erlebt haben, sind einfach nicht offen genug für solche Themen. Sie meinten, wenn sie mir einfach sagten, dass ich doch noch so jung sei und ich immer noch ein Baby haben könne, und dass es schon wieder werden würde, mich damit trösten zu können. Damit ließen sie es dann auch bewenden und ich war wieder allein mit meiner Trauer. Das war eine sehr schmerzhafte Erfahrung für mich, weil ich mich so schrecklich alleingelassen fühlte. Mit Mario konnte ich zum Glück über alles reden.

Diesen Schmerz, diese tiefe Trauer, dieses Schicksal wollte ich bitte nie wieder erleben und fühlen müssen. Es war einfach zu viel.

Mario und mir war aber schnell klar, dass wir auf jeden Fall so schnell es ging wieder ein Baby haben wollten. Wegen meiner Kaiserschnittnarbe musste ich jedoch für etliche Monate pausieren. Aber das hielt ich nicht aus, und so verhandelte ich regelrecht mit meinem Arzt, handelte ihn dann auf 6 Monate herunter, mir „grünes Licht" zu geben.

Es vergingen jedoch viele schreckliche, ja fast qualvolle Monate, in denen ich nicht schwanger wurde. Ich probierte alle möglichen Tipps aus, von denen ich gehört oder gelesen hatte, die alle versprachen, schnell schwanger zu werden. Frauenmantel, Schafgarbe, Folsäure, Temperaturmessung. Da ich einen unregelmäßigen Zyklus hatte, notierte ich mir jeweils den ersten Tag der letzten Periode in einen Kalender und wusste dann ungefähr, wann ich meinen Eisprung haben könnte. Auch die Morgentemperatur schrieb ich sorgfältig auf. Meinen Frauenarzt konsultierte ich regelmäßig, damit er meine Eibläschen auf Ultraschall abmessen konnte, um vorauszusagen, wann ich tatsächlich meinen Eisprung hatte. Ich ließ auch regelmäßig meinen Hormonhaushalt kontrollieren und jedes Mal waren meine Werte traumhaft. Auch Mario war kerngesund. Aber es tat sich nichts, ich wurde nicht schwanger. Ich befürchtete, dass dieser Arzt, der mir einreden wollte, ich könne nicht schwanger werden, Recht behalten sollte, und die erste Schwangerschaft ein ganz glücklicher Zufall gewesen war, der mir nie wieder passieren würde.

Monat für Monat das gleiche. Es kam mir so vor, als ob jede Frau in meiner Umgebung schwanger werden konnte, nur ich nicht. Jedes Mal bekam ich einen Stich, wenn ich wieder mal erfuhr, dass jemand schwanger war. Vor Neid wurde ich fast wütend. Ja, ich missgönnte es den anderen, dass sie etwas hatten und erleben durften, das ich nicht hatte, und das ausgerechnet ich hatte hergeben müssen. Und weil die anderen Frauen zu etwas fähig waren, das mein Körper einfach nicht hinbekam oder mir verweigerte. Gleichzeitig schämte ich mich für meine Gedanken. In dieser Zeit vergeudete ich sehr viele Schwangerschaftstests, und jedes weitere negative Ergebnis verursachte eine neue Wunde in meiner Seele. Jetzt trauerte ich nicht nur um meinen Jungen, sondern auch noch um eine nicht angezeigte, kleine Linie in einem bestimmten, kleinen Fenster.

Als fast ein Jahr, nachdem ich „grünes Licht" bekommen hatte, vergangen war und sich immer noch nichts tat, wusste ich, dass ich Hilfe brauchte. Und zwar nicht von jemanden, der Medizin studiert hatte, sondern von jemanden, der mir in meiner Trauerverarbeitung helfen konnte. Ich ging zu einem Psychotherapeuten und mit ihm konnte ich über alles reden. Bei ihm konnte ich meine ganze Trauer ausheulen und er hörte einfach zu. Das tat gut. Er zeigte mir Wege auf, die ich selbst nie gesehen hatte. Geduldig hörte er zu, wie ich über mein Baby sprach. Das tat unbeschreiblich gut. Und ich brauchte mir keine Gedanken darüber zu machen, ihn vielleicht zu nerven oder egoistisch zu sein. Auch über meinen irren Wunsch, unbedingt bald schwanger zu werden, sprachen wir, und ich musste lernen, mein Schicksal anzunehmen, meiner Trauer zu begegnen und sie zu verarbeiten. Vor allem musste ich wieder lernen, meinem Körper Vertrauen zu schenken und mir selbst zu verzeihen, dass es zu dem schmerzhaften Verlust gekommen war. Das war alles andere als einfach, denn innerlich gab ich allein meinem Körper die Schuld, versagt zu haben, und jetzt wollte er mir noch nicht einmal ein neues Baby gönnen.

Aber den Rat, alles mit Ruhe anzugehen, mich selbst nicht unter Druck zu setzen, konnte ich leider nicht beherzigen. Ich tat was ich konnte, aber ich konnte diesen Druck nicht abbauen. Er sagte selbst, dass es unmöglich sei, sich selbst zu befehlen, nur ja nicht an Schwangerschaft zu denken.

Ich wusste nicht, wie ich das anstellen sollte, statt gelassen an den Kinderwunsch heranzugehen, verkrampfte ich mich immer mehr.

Monate später hatte sich immer noch nichts getan. Ich bemerkte, wie schnell die Zeit vergangen war, plötzlich war Mai, dann schon Juni (1997), ich hatte tatsächlich den Frühling verpasst, den ich so liebe. Nichts nahm ich mehr wahr, kapselte mich vom Leben ab, weil ich nur noch Interesse an Methoden hatte, die mir versprachen, schwanger zu werden. Aber als ich dann den Frühling fast verpasst hatte, merkte ich, dass mir mein Lebensmut abhanden gekommen war. Ich war am Ende meiner Kraft, meinen Wunsch nach einer Schwangerschaft aufrechtzuerhalten. Vielleicht wollte ich auch einfach nur Manuel zurück haben, ohne darauf zu achten, dass es sich hier doch um ein ganz anderes, eigenständiges Kind handeln sollte, das ich unbedingt bald erwarten wollte.

Mario und ich hatten dann nach einem langen Gespräch beschlossen, eine Reise nach Amerika zu buchen, sollte der nächste Versuch auch wieder scheitern. Das war eine verlockende Aussicht, ich war gerne bereit, eine schöne Reise anzutreten. Plötzlich merkte ich, wie ich zum ersten Mal nach langer Zeit anfing, wieder am Leben teilzunehmen. Es war, als hätte mir jemand neuen Lebenswillen eingehaucht.

Der nächste Test war positiv, welch Überraschung! Als wir eigentlich gar nicht mehr so wild darauf waren und schon gar nicht damit gerechnet hatten, wurde ich schwanger.

Wir feierten diesen Schwangerschaftstest und konnten es gar nicht glauben, dass wir eine zweite Chance bekommen sollten. Mario und ich waren unbeschreiblich glücklich. Aber ich war auch sehr aufgeregt und hatte große Angst, dass es wieder schief gehen könnte.

Mein Gynäkologe bestellte mich alle zwei Wochen zu sich und wollte mich besonders ab der 20. SSW im Auge behalten. Er machte in dieser Woche zum ersten Mal CTG, und siehe da, das Gerät zeigte Wehen an, die ich nicht im Geringsten spürte. Zwar wurde mein Bauch ab und zu hart, aber ich hätte nie gedacht, dass dies Wehen sein konnten. Mir blieb nichts anderes übrig, als ab der 20. SSW Bettruhe einzuhalten und wehenhemmende Tabletten, Partusisten, einzunehmen.

Dass die Wehen muttermundswirksam waren, zeigte sich in der gefürchteten 24. SSW, da hatte sich der Gebärmutterhals verkürzt und der Muttermund war bereits

1 cm auf. Silvesternachmittag ließ ich mich dann freiwillig in die Klinik einweisen, weil ich spürte, dass mein Bauch immer öfter hart wurde. Ich war bereits in der 31. SSW und hätte es nicht für möglich gehalten, dass ich bis zur 37. SSW im Krankenhaus bleiben würde. Die ganze Zeit über musste ich strenge Bettruhe einhalten, durfte nur zur Toilette und zum Waschen aufstehen, und die ganze Zeit bekam ich per Infusion Wehenhemmer.

Antonia, unsere Tochter, kam vier Wochen zu früh, aber kerngesund zur Welt. Als ich diese süße Maus endlich in meinen Armen halten durfte, konnte ich mein Glück kaum fassen. Antonia war ein Wunder, das wir nun erleben durften. Mario und ich waren unbeschreiblich glücklich und dankbar.

Olivia erblickte 1½ Jahre später das Licht der Welt. Auch diese Schwangerschaft war sehr risikoreich, da ich wieder sehr früh Wehen entwickelte und wieder die halbe Schwangerschaft über liegen musste. Diesmal kam ich in der 33. SSW in die Klinik, aber der Befund sah etwas kritischer aus, denn der Muttermund war bereits 2 cm auf, der Gebärmutterhals schon fast nicht mehr zu erkennen und die Fruchtblase war schon sehr prall. Die Ärzte und das Klinikpersonal gaben mir wenig Hoffnung, dass das Kind noch länger in meinem Bauch bleiben würde. Ich durfte also diesmal noch nicht mal zum Waschen und zur Toilette aufstehen. Aber ich wollte dies unbedingt durchstehen, weil ich wusste, dass ich die Geduld für mein Kind aufbringen musste. Und ich hielt wider Erwarten drei Wochen durch!

Laut Mutterpass musste ich schon in der 36. SSW gewesen sein, aber nach meiner eigenen Berechnung war ich erst in der 34., höchstens 35. SSW, als ich eines morgens plötzlich hohes Fieber bekam. Die Ärzte versuchten so vieles, um mein Fieber zu senken, aber es half alles nichts. Schließlich veranlasste die Oberärztin, den Wehentropf abzumachen und unser Baby kommen zu lassen, denn durch das Fieber wurden die Wehen noch stärker und die Herztöne unseres Babys verschlechterten sich. Zum Glück war Sonntag, so konnte Mario ganz schnell zu mir in die Klinik kommen. Obwohl das wehenhemmende Mittel noch in meinem Körper war, kam unsere zweite Tochter durch eine Sturzgeburt zwei Stunden später zur Welt. Das Fieber war wie weggeblasen, als Olivia das Licht der Welt erblickte. Der Apgartest sagte aus, dass sie noch sehr unreif war. Und so kam sie zur Beobachtung und zum Aufpäppeln erstmal auf die Frühgeborenen-Station.

Als ich sie vier Tage später wieder besuchen wollte, fing mich die Oberärztin der Kinderklinik ab und nahm mich beiseite, um mir behutsam mitzuteilen, dass es Olivia gar nicht gut ginge. Ich hatte selbst auch schon bemerkt, dass sie sich nicht sonderlich gut machte. Sie hatte jeden Tag, trotz Magensonde, abgenommen, und war jetzt nur noch ganz schwach. Die Worte der Ärztin, auch wenn sie noch so lieb und mitfühlend ausgesprochen waren, versetzten mich in schreckliche Panik. Ich wollte doch bitte nicht noch ein Baby verlieren! Am ganzen Körper begann ich zu zittern, ich war kurz davor, die Kontrolle über meinen Körper zu verlieren, während die Ärztin mit medizinischen Erläuterungen um sich warf. Wie durch einen Schleier vernahm ich, dass ich die Einverständniserklärung unterschreiben sollte, damit man unserer kleinen Maus eine Bluttransfusion geben konnte, die möglicherweise ihr Leben retten konnte. Noch nie in meinem Leben habe ich so viel und lange gebetet. Mario und ich gingen durch die Hölle, wir hatten solche Angst um Olivia.

Gott sei Dank bewahrte die Bluttransfusion sie vor den Tod, und ab diesem Zeitpunkt ging es ihr von Tag zu Tag besser. Mario und ich durften sie bereits 2½ Wochen nach der Entbindung mit nach Hause nehmen. Wir waren zutiefst dankbar für unser zweites Wunder. Ich dankte Gott für unsere süßen Mäuse und dass Olivia alles so toll überstanden hatte.

Olivia entwickelte sich prächtig, aber sie war ein Frühchen und zeigte auch schnell, dass sie entwicklungsverzögert war. Aber das war nicht weiter tragisch, Hauptsache, sie war gesund und munter und konnte bei uns sein. Aber der Schrecken saß noch lange sehr tief.

Aber auch die anderen Geschehnisse, Manuels Tod, die beiden Kinder, die wir schnell hintereinander bekommen hatten, die risikoreichen Schwangerschaften, Olivias schwieriger Start ins Leben, mussten erst mal verarbeitet und verdaut werden. Und so war es für uns zunächst ein großer Schrecken, als ich vier Monate nach Olivias Geburt wieder schwanger wurde. Aber dann wollten wir auch dieses Baby herzlich willkommen heißen.

Als ich Ende 6. SSW war, bekam ich starke Blutungen. Mein Frauenarzt stellte ein Hämatom in der Gebärmutter fest, aber dem Baby ging es gut. Mir wurde viel Ruhe und Schonung verordnet und vier Tage später sollte ich mich wieder bei ihm vorstellen. Dennoch sollte ich mich schon mal seelisch darauf gefasst machen, dass es in den nächsten Stunden oder Tagen leider doch noch zur Fehlgeburt kommen konnte. Bei der nächsten Kontrolle ging es dem Baby nach wie vor gut und die Blutungen hatten mittlerweile auch aufgehört. Die Schwangerschaft war intakt. Wieder hatte ich solche Ängste ausstehen müssen, aber die letzte Untersuchung beruhigte mich wieder.

Aber auch diese Schwangerschaft war im weiteren Verlauf sehr kritisch, und wieder machte sich in mir die Angst breit, es könnte doch noch etwas schief gehen. Denn in der 20. SSW zeigt das CTG wieder Wehen an, alles begann von vorne. Für dieses Kind wollte ich alles noch einmal auf mich nehmen, damit ihm nichts passierte.

Ostermontag, ich war in der 22. SSW, bemerkte ich auf der Toilette ein wenig Blut in meinem Slip. Ich atmete tief durch und wusste instinktiv, dass es sich um den Schleimpfropf handelte. Mein Arzt sagte am Telefon, dass mein Mann mich in die Klinik fahren sollte. Ich dachte, ich träume und befinde mich in einem schrecklichen Film, den ich schon einmal gesehen hatte. Auf dem Weg zur Klinik setzten starke Wehen ein und ich wusste, dass ich gleich zum zweiten Mal ein Baby verlieren würde, ich war einem Nervenzusammenbruch nahe.

Auch diesmal hatte sich der Muttermund komplett geöffnet.

Ich musste mein Baby auf normalem Wege entbinden, darüber war ich bestürzt und fand das ganze noch zusätzlich grausam. Ich bettelte die Ärzte an, einen Kaiserschnitt zu machen. Die Wehen waren nicht zu ertragen, meine Angst war so groß, wofür sollte ich diese Qualen denn durchstehen? Aber die Ärzte machten keinen Kaiserschnitt, und so musste ich mein Baby aus eigener Kraft entbinden. Mir wurde erklärt, dass man ausschließlich Rücksicht auf die Mutter nähme und ein Kaiserschnitt gewisse Risiken bedeutete, da es ein operativer Eingriff sei. Das machte mich unendlich traurig, wütend und sprachlos, aus medizinischer Sicht war unser Baby nichts wert, es hatte nicht die geringste Chance. Dabei war es für Mario und mich unser geliebtes Kind, ich spürte, wie dieses kleine Wesen sich in meinem Bauch bewegte.

Nach einer Presswehe rutschte mein Baby in den Geburtskanal, es bewegte sich rege, und ich spürte es ganz deutlich. Meine Angst war jetzt immens, mein Mann und ich litten schon wieder Höllenqualen.

Dann hatte ich plötzlich keine Wehen mehr! 1½ Stunden tat sich nichts mehr, und die ganze Zeit spürte ich mein geliebtes Baby weit unten im Geburtskanal strampeln. Es war genau wie ich sehr nervös und bestimmt voller Angst. Die Oberärztin saß neben mir und sagte, dass mit der nächsten Presswehe alles ausgestanden sei. Aber es tat sich ja fast eine Ewigkeit nichts, und die ganze Zeit über hatte ich Angst vor der nächsten Wehe. Einerseits wollte ich nie wieder Wehen haben, damit ich mein Baby behalten und ewig spüren konnte, andererseits sehnte ich mir die nächste Presswehe herbei, damit ich endlich erlöst wurde. So hin- und hergerissen hatte ich mich noch nie in meinem Leben gefühlt. Ich fing an zu weinen, und wollte einfach nur nach Hause, an einen Ort, wo ich mich geborgen fühlen konnte.

Und plötzlich setzte die nächste Wehe ein. Meine Gefühle gingen mit mir durch, ich wehrte mich gegen die Wehe und verkrampfte mich. Ich fing an zu jammern, dann panisch zu schreien. Die Ärztin versuchte mich zu beruhigen, denn jetzt hatte ich einen Nervenzusammenbruch. Mit den Worten: „Wieso sind Sie auch nicht schon früher gekommen, bei Ihrer Vorgeschichte!" gelang es dieser Ärztin tatsächlich, mich ruhig zu stellen. Allerdings, weil ihre Worte ein Schock für mich waren. Diesen Vorwurf hatte ich mir schon selber gemacht, aber warum sie so etwas Schreckliches ausgerechnet in diesem Moment von sich gab, war für mich einfach unfassbar. Widerwillig presste ich, und unser Baby war geboren. Es war wieder ein Mädchen, das wir Janina nannten. Ich liebte sie so sehr, dass mir mein Herz wehtat. Die Hebamme legte mir die Kleine auf meine Brust, sie war so hübsch, so klein und zerbrechlich. Janina starb ganz nah bei mir auf der Brust, gestreichelt von vier verzweifelten Händen, Mario und ich weinten um sie. Immer wieder sagte ich ihr, dass es mir Leid tat, sie solle mir bitte verzeihen, und ich flüsterte ihr zu, dass Mama und Papa sie ganz doll lieb hatten. Sie könne jetzt mit Manuel spielen, dem ich auch leider kein Leben hatte schenken dürfen. Ich weinte und zitterte am ganzen Körper.

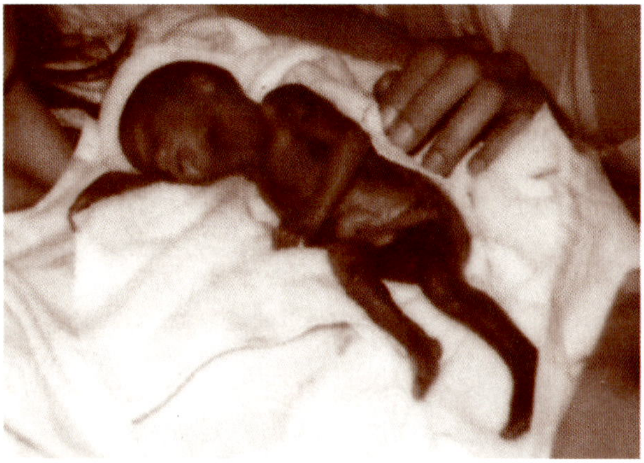

Unsere Liebe zu ihr war so groß und unsere Trauer und unser Schmerz so schrecklich und viel zu schwer zu verkraften. Nie hätte ich gedacht, dass mir dieses furchtbare Ereignis ein zweites Mal passieren würde.

Die Hebamme ließ uns ganz viel Zeit mit unserer kleinen Maus. Wir konnten uns von ihr würdevoll verabschieden. Es wurden Fotos und Fußabdrücke von Janina gemacht. Dafür bin ich bis heute sehr dankbar. Es war so schön, ganz viel Zeit zu haben, um mich von meiner kleinen Maus zu verabschieden, sie zu knuddeln und zu streicheln.

Janina wurde neben ihrem Bruder und ihrem Opa beigesetzt. Das gab mir ein beruhigendes und gleichzeitig wehmütiges Gefühl.

Janina verlor ich wegen vorzeitiger Plazentaablösung. Da kämpfte ich wieder mal um vorzeitige Wehen, aber der Grund, weshalb wir dieses wunderbare Kind hergeben mussten, war plötzlich ein völlig anderer gewesen.

Auch mit dieser Trauer und dem Schmerz mussten wir nun leben. Schon wieder war alles so schwer. Ich befand mich in einem einzigen Tief voll Trauer, ohne mich auch nur einmal davon erholen zu können.

Antonia und Olivia waren wie eine Droge für mich. Waren sie bei mir, ging es mir einigermaßen gut, waren sie kurz weg, ging es mir extrem schlecht.

Jetzt hatte ich noch mehr um Verständnis anderer Leute zu kämpfen, denn alle setzten wie selbstverständlich voraus, dass ich schon kurze Zeit später gar nicht mehr traurig wäre. Es kam wohl keiner auf den Gedanken, dass ich, obwohl ich bereits Mutter von zwei Kindern war, in Trauer um mein Baby sein konnte. Ein Bekannter sagte zu mir nur, dass ich ja jetzt aufhören sollte, schwanger zu werden, und gab mir den Tipp, dass sich Mario doch sterilisieren lassen sollte. Ich wollte das gar nicht hören und ich wollte auch kein Mitleid. Ich wollte vielmehr von Leuten, die mir nahe standen, wie z. B. meiner Mutter, meinen Schwiegereltern, meinen Geschwistern oder meinen engsten Freunden hören, dass sie für mich da waren und an Manuel und Janina dachten. Selbst mit Mario war es nicht mehr so einfach, über meine Gefühle zu sprechen.

Wenige Wochen später verkündete meine Schwägerin stolz, schwanger zu sein. Statt mich für sie zu freuen, wurde ich unendlich neidisch auf sie. Ich gönnte ihr dieses Baby sehr, aber ich missgönnte ihr ihren Babybauch. Mein Schmerz und meine Trauer waren noch viel zu frisch, um mich von Herzen mit ihr freuen zu können. Ich fragte mich, ob ich vielleicht ungerecht war, oder ob es mir zustand, diese Gedanken zu haben. Letztendlich schämte ich mich, so gedacht zu haben, obwohl diese Gefühle Teil der Trauer sind.

Jede kleine Bemerkung haute mich völlig aus der Bahn, vor lauter Selbstmitleid wurde ich fast krank. Ich hasste mein Gewicht, es passte nicht zu mir, es passte zu meiner Schwangerschaft, die mir ohne Vorwarnung und wieder mal schmerzlich genommen worden war. Nie hätte ich für möglich gehalten, diese schreckliche Erfahrung ein weiteres Mal machen zu müssen.

Die ganze Trauer verlieh mir ein völlig anderes Lebensgefühl als ich es bisher gekannt hatte und eigentlich für meine Kinder leben wollte. Mein Herz war voll Trauer und Selbstvorwürfen und von einer gewissen Melancholie getragen, dass ich es fast nicht aushalten konnte. Ich hatte meine Gefühle immer versteckt, weil ich funktionieren wollte, und redete mir selbst ein, über den Berg zu sein. Aber das war ich nicht. Mir ging es seelisch, körperlich und nervlich sehr schlecht.

Meine Schwester und ich waren eines Tages auf dem Friedhof und richteten das Grab ein wenig her. Antonia und Olivia hatten wir mitgenommen. Auf einmal sah ich meine beiden Kinder an, dann wieder auf das Grab. Ich schaute zwischen dem Grab und meinen Mädchen hin und her, und konnte es nicht fassen, dass dort, neben meinem Vater, zwei Kinder von mir begraben lagen und zwei Kinder neben mir standen. Mir wurde in diesem Moment klar, dass ich unbedingt ein lebendiges Kind mehr haben wollte.

Und ich wurde wieder schwanger! Keiner konnte mir eine Garantie geben. Aber das war auch nicht nötig, denn ich glaubte an das Gute und an mein Baby, das in meinem Bauch heranwuchs und eine Chance bekommen sollte.

Diese Schwangerschaft war jedoch auch wieder voll Sorgen und Ängste. Wieder vorzeitige Wehen, wochenlanger Klinikaufenthalt. Schließlich erblickte Virginia ein paar Wochen nach Olivias zweitem Geburtstag das Licht der Welt. Vier Wochen zu früh, aber kerngesund. Wenige Wochen zuvor war meine liebe Mutter gestorben, ich konnte meine Trauer um sie die ganze Zeit nicht herauslassen, aus Angst, dadurch nur noch mehr Wehen zu bekommen. Es war eine sehr schwierige Zeit, für unsere jüngste Tochter aber es ist alles gut ausgegangen.

Mein Mann und ich haben das Leben mit seinen Extremseiten kennen gelernt. Wir waren zwischen Freude, Glück, Hoffnung und jäher Trauer und Verzweiflung hin- und hergerissen worden.

Sein geliebtes Kind zu verlieren ist auch nach Jahren noch sehr schmerzlich, und trotz Kindern, die man hinterher bekommen hat, bleibt eine gewisse Leere und eine Narbe im Herzen.

Der Schmerz, die tiefe Verzweiflung vergeht irgendwann, was bleibt ist die Erinnerung, einmal Kinder gehabt zu haben, die wir verloren haben und ein bitterer Nachgeschmack, aber auch eine gewisse Dankbarkeit. Mein Mann und ich möchten keines unserer fünf Kinder missen. Sie alle haben in uns die tiefe Liebe geweckt, die wir jetzt fähig sind zu empfinden.

Sein Baby zu verlieren ist eine sehr schmerzhafte Erfahrung, die Trauerverarbeitung ein sehr langer und schwerer Weg. Aber wir haben auch viel über das Leben und über uns selbst gelernt. Wir haben begriffen, wie schön das Leben ist und wie viele Wunder es gibt, die wir vielleicht oft übersehen. Mario und ich möchten mit unserem Schicksal, unsere beiden Kinder für immer verloren zu haben, Frieden schließen. Obwohl ich es bis heute noch nicht überwunden habe, meinen Sohn nicht gesehen zu haben. Auch das braucht Zeit.

Manuel und Janina sind für immer in unserem Herzen, niemals werden wir sie vergessen. Die beiden werden von uns geliebt, egal wie viel Zeit auch vergeht. Es gibt immer wieder Augenblicke, an denen wir besonders an unsere Sternenkinder denken müssen, dafür ist nicht mal der Jahrestag oder das Weihnachtsfest nötig.

Antonia, Olivia und Virginia werden wir irgendwann von den beiden erzählen. Ich bin mir sicher, sie werden traurig sein, ihre beiden Geschwister nicht kennengelernt zu haben. Und ich bin mir auch sicher, unsere drei Mädchen werden stolz auf Manuel und Janina sein.

Sein geliebtes Kind zu verlieren sollte trotz tiefer Traurigkeit keine Sackgasse sein, sondern ein neuer Weg. Auch wenn es sich mitten in der Trauer und dem

Schmerz nicht so anfühlt. Allen, die dieses Schicksal mit uns teilen, wünschen wir ganz viel Kraft in der Zeit der Trauer und Betrübnis.

Geschrieben von Heidrun Rolf, 31 Jahre.

An unsere Sternenkinder
Manuel und Janina:

Nur kurz wart ihr bei uns,
aber groß sind die Gefühle,
die ihr in unseren Herzen für immer
geweckt und hinterlassen habt!

# III. Erfahrungen

## 5. Der plötzliche Säuglingstod

*Jetzt biſt Du schon gegangen, Kind,*
*Und haſt vom Leben nichts erfahren,*
*Indes in unsern welken Jahren*
*Wir Alten noch gefangen sind.*
*Ein Atemzug, ein Augenspiel,*
*Der Erde Licht und Luft zu schmecken,*
*War Dir genug und schon zu viel;*
*Du schliefeſt ein, nicht mehr zu wecken.*
*Vielleicht in diesem Hauch und Blick*
*Sind alle Spiele, alle Mienen*
*Des ganzen Lebens Dir erschienen,*
*Erschrocken ziehſt Du Dich zurück.*
*Vielleicht, wenn unsre Augen, Kind,*
*Einmal erloschen, wird uns scheinen,*
*Sie hätten von der Erde, Kind,*
*nicht mehr gesehen, als die deinen.*

Hermann Hesse

## Anja

Hätte man mich vor ein paar Jahren gefragt, was ich machen würde, wenn mir mein Kind sterben würde, dann hätte ich gesagt: entweder bringe ich mich um oder ich lande in der Psychiatrie.

Ich lebe noch, obwohl vor 15 Monaten mein zweiter Sohn Carlo gestorben ist.

Ich habe zwar im vergangenen Jahr ab und zu mit dem Gedanken gespielt, meinem Leben, welches ich zu bestimmten Zeiten nicht mehr als solches empfinde, ein Ende zu setzen, habe den Gedanken daran aber immer wieder ziemlich schnell verworfen. Ich wollte meinem fast vierjährigen Sohn Louis nicht noch größeren Schaden an seiner Seele zufügen... außerdem fand ich es meinem Mann gegenüber unfair... und meine Eltern würden ja dann denselben Schmerz empfinden wie ich es jetzt tue. Als ich ein Vierteljahr nach Carlos Tod wieder schwanger war, kam auch noch ein viertes Argument gegen den Suizid dazu. Ich weiß nicht, ob es die ganzen Argumente waren, die mich davon abgehalten haben, mir etwas anzutun, oder ob es nicht vielmehr einen unglaublichen Überlebensdrang oder Selbsterhaltungstrieb gibt, der einen weiterleben lässt. Denn um genau das geht es nämlich: ums Weiterleben.

In dem Moment, als die Kinderärztin um ca. 8.45 Uhr an jenem Montagmorgen, dem 27. Mai 2002, aus unserem Schlafzimmer herauskam, mich ansah, mit dem Kopf schüttelte und mit ruhiger Stimme und ihrem französischen Akzent sagte: „Wir konnten nichts mehr tun", da riss mir im selben Moment jemand das Herz aus meiner Brust und die Lungenflügel, und meine Gedärme und jemand bohrte ein Messer in meinen Magen und drückte mir anschließend die Kehle zu. Ich war auf der Stelle tot! Alles abgestorben. Keine Regung mehr. Keine Tränen. Keine Schmerzen. Tot, alles tot! Dieser Zustand hielt eine Weile an. Er überdauerte die Mitteilung der Ärztin, dass man vom Plötzlichen Kindstod ausgeht, und dass Carlo wohl schon mehrere Stunden tot sei, da an seinem Bauch Leichenflecken zu sehen seien. Der Zustand dauerte auch während der anschließenden Fragen an, welche die Kripo zum Ablauf des vorangegangenen Abends und der Nacht stellte, sowie zu Carlos (einwandfreiem) Gesundheitszustand, Schlaf- und Essgewohnheiten. Zeitgleich zur getrennten Befragung meines Mannes und mir wurde Carlos Körper von der Spurensicherung untersucht und fotografiert. Es kam dann einer der beiden Herrschaften noch mal kurz aus dem Schlafzimmer um mich zu fragen, warum das Kind denn an der Stirn einen „blauen Feck" habe. Ich antwortete: „er hat gerade mit dem Laufen angefangen!" Mit diesem Satz begann sich der Zustand des „Nichts-und-Nicht-mehr Fühlens" langsam aufzulösen.

Meine Gedanken überschlugen sich: Carlo wird nie wieder laufen! Carlo wird

Nichts Niemals und Nie wieder tun! Alles meine Schuld! Ich, als Mutter, hätte doch in der Minute seines Todes aufschrecken müssen, es ahnen, dass etwas nicht stimmt, ihm helfen! Aber stattdessen habe ich geschlafen! Einfach unverzeihlich. Er wird gelitten haben, Angst, keiner hält ihn, kümmert sich um ihn ... Erstickt! Qualvoll erstickt unter der blauen Bettdecke mit den fröhlichen Giraffen und Zebras drauf! ... und seine Mama hat geschlafen anstatt ihn zu beschützen!

Meine Gedanken wurden durch die Stimme einer der beiden Notfall-Krisenteam-Damen unterbrochen, die mich fragte, ob es noch geht (mit den Fragen des Beamten) oder ob ich eine Pause machen möchte. Nein, ich wollte nicht. Ich wollte diese Prozedur hinter mich bringen. Vielleicht bildete ich mir ein, wenn die Fragen vorbei und die ganzen fremden Leute aus dem Haus sind, ginge es mir besser oder ich könnte dann in Ruhe zu meinem toten Kind ins Schlafzimmer ... ich sehnte mich so nach ihm!

Die „ganzen fremden Leute" bestanden im Übrigen aus zwei Kripo-Beamten, zwei von der Spurensicherung, zwei Streifenpolizisten (ich hatte, nachdem ich Carlo leblos in seinem Bettchen gefunden hatte, aus Versehen die Polizei und nicht den Rettungswagen angerufen), zwei Frauen vom Notfall-Krisenteam, zwei jeweils zweiköpfige Rettungswagenteams sowie eine Notärztin und ihr Fahrer. Zwei vom Bestattungsinstitut sollten dann noch dazukommen.

Der Kripo-Beamte teilte mir dann noch mit, dass Carlo obduziert werden müsse, da die Todesursache ja unklar sei und bei Kindern und jungen Menschen würde das durch die Staatsanwaltschaft angeordnet und das wäre ja auch in unserem Interesse, wenn wir wüssten, was zu seinem Tode geführt hat, und, ach ja, welchen Bestatter wir denn wünschten, denn die Spurensicherung dürfte dann erst das Haus verlassen, wenn der Bestatter unseren Sohn mitgenommen habe... Ich hatte mir in meinem 28-jährigen Leben noch keine Gedanken gemacht, welcher Bestatter wohl für unsere Familie der angenehmste wäre! Was für eine blöde Frage, was für eine Entscheidung? ! Niemand sollte meinen Carlo irgendwohin mitnehmen, und schon gar kein Bestatter! Ich wollte nur, dass ich endlich aufwache aus diesem furchtbaren Traum. Ich sehnte mich doch so nach ihm! Ich hatte ihn doch mittlerweile seit bestimmt 1 Stunde nicht mehr gesehen!

Die beiden Damen vom Notfall-Krisenteam setzten sich dann dafür ein und besprachen mit den Beamten, dass mein Mann und ich nun endlich wieder zu unserem Kind rein durften, um uns „in aller Ruhe" zu verabschieden. Das wäre sehr wichtig und ob wir nicht noch ein letztes Foto von Carlo machen wollten. Wir taten, wie uns geraten wurde. Das Foto machte eine der Damen. Überhaupt reagierte ich irgendwie nur noch wie ein Roboter. Zum Glück! Denn ich glaube, wenn ich zu dem Zeitpunkt im Vollbesitz meiner geistigen Kräfte gewesen wäre, hätte ich mir mein totes Kind geschnappt und wäre durch die Terrassentür des Schlafzimmers abgehauen.

Ich habe das zu diesem Zeitpunkt nicht kapiert, dass man mir mein Kind für immer wegnimmt, dass dieser Moment der letzte sein würde, an dem ich meinem Kind über den Kopf streicheln, an seinem Hals riechen, seine kleinen Fingerchen anschauen, seine wunderschönen Lippen betrachten, auf seine geschlossenen Äuglein küssen, ihm etwas Liebevolles ins Ohr flüstern könnte. Wie oft habe ich (auch heute noch) mir diesen Moment noch mal gewünscht. Wenn ich kapiert hätte, wie unwiederbringlich dieser Moment des Verabschiedens war, dann hätte ich die Beamten, die in kurzen regelmäßigen Abständen durch die Schlafzimmertür schauten und fragten, ob wir nun fertig seien, der Bestatter sei nun da, hätte ich sie zum Teufel geschickt und angeschrien, was sie sich eigentlich erlaubten, uns die allerletzten Augenblicke mit unserem Sohn zu nehmen… für mich war er noch so eins mit seinem Körper. Ich konnte oder wollte das nicht trennen, obwohl er zu diesem Zeitpunkt schon anders aussah als noch 2 Stunden zuvor, als ich ihn aus seinem Bettchen geholt hatte. Seine Ärmchen waren mittlerweile ganz steif, aber sein Gesichtchen sah so friedlich aus, als ob er nur schlafen würde. Und er roch so gut. Er roch nach Carlo! Meinem lieben Carlo! Leider kann man das nicht irgendwie konservieren. Und blöderweise hatte ich an diesem Morgen schon um 7.00 Uhr angefangen, Wäsche zu waschen, sodass mir nunmehr nur noch sein Schlafsack, sein Schlafanzug und Body mit seinem Geruch blieb!

Ungefähr acht Wochen nach Carlos Tod endete die „Schockphase". Meine Seele und mein Körper begannen jetzt, den Schmerz in seinem vollen Umfang zu spüren. Bis dahin hatte ich vermutet, es ginge vielleicht bald aufwärts, da sich mein Zustand irgendwie in einer gleichbleibend depressiven, bisweilen auch Trauer verdrängenden und aggressiven Stimmung eingependelt hatte. Aber dass es mir noch um ein vielfaches schlechter gehen könnte, hatte ich nicht gedacht.

Es fing damit an, dass ich mir z. B. etwas zu trinken holen wollte und beim Betreten der Küche das Gefühl hatte, jemand stehe hinter der Tür und hat mir eben mit dem Vorschlaghammer eins übergezogen. Ein dröhnender Schmerz, Schwindel, Übelkeit, zugeschnürter Hals und flimmern vor den Augen und das dringende Bedürfnis, sich zu setzen. Und fast zeitgleich einen Schmerz in der Seele, welche sich wohl irgendwie in der Mitte vom Herzen befinden muss. Denn eben dieses, glaubte ich, wird mir minutenlang von zwei starken Händen zusammengequetscht, ganz so, als wollte man es auspressen.

Diese Erlebnisse ereigneten sich fortan mehrmals täglich, bis sie dann nach ca. einer Woche Dauerzustand waren und erst ungefähr sieben bis acht Monate nach Carlos Tod wieder langsam nachließen. Dieser Zustand allein hätte mir eigentlich schon gereicht, da ich sowieso Mühe hatte, meinen fast 3-jährigen Sohn zu versorgen. Ihn morgens anzuziehen, ihm ein Frühstück zu machen war ebenfalls sieben bis acht Monate lang reine Pflichterfüllung. Aber dazu später mehr.

Zu dem „Vorschlaghammer-Syndrom" kamen noch weitere körperliche Beschwerden wie Hyperventilation vom Aufwachen bis zum Einschlafen. Letzteres wurde durch ein für mich hörbares und durch die Zudecke sichtbares Herzklopfen erschwert. Magenschmerzen, Darmkrämpfe und Durchfälle, Gliederschmerzen, sowie Halsentzündungen und grippale Infekte wurden und sind teilweise immer noch meine ständigen Begleiter.

Ich glaube, diese ganzen körperlichen Beschwerden und Schmerzen treten eben auf, weil die Kapazität der Seele erschöpft ist. Sie kann nur 100% Schmerz aufnehmen. Wie ein Schwamm. Und wenn der sich komplett vollgesaugt hat, dann muss er alles, was sonst noch von ihm aufgenommen werden möchte, abgeben. In diesem Fall an den Körper. Um bei diesem Bild zu bleiben: Jedes Mal, wenn ich heftig weinen konnte, hatte ich hinterher das Gefühl, mein „Seelen-Schwamm" hat ein paar Tropfen von seiner Flüssigkeit aus sich und meinem Körper herausgespült, und war ein wenig erleichtert. Mit den Monaten konnte meine Seele dadurch immer mal wieder etwas von den Schmerzen, die sie an meinen Körper abgegeben hatte, zurücknehmen. Der Prozess läuft noch.

Eine Freundin, die vor neun Jahren ihren Sohn verloren hat, sagte einmal: Weinen ist „Seelenhygiene". Das stimmt. Es geht zwar sehr langsam, aber nur über das Weinen, das Betrauern, das „darüber reden" und auch das Schreiben, welches beides natürlich immer wieder das Weinen auslöst, konnte ich bis jetzt schon ein wenig von meinem Schmerz abbauen. Die Seele tut immer noch weh, aber ich glaube, ich habe mich mittlerweile schon ein Stück weit daran gewöhnt. Man lernt irgendwie mit ihm zu leben. Der Schmerz wird Teil von einem. An manchen Tagen eben ein Großteil und an anderen nimmt er einen kleineren Teil in Anspruch.

Mein seelischer Schmerz veränderte sich nach den ersten zwei Monaten dahingehend, dass ich besonders abends, wenn ich einschlafen wollte, nur die schlimmen Bilder im Kopf hatte. Das heißt, es lief mit nicht mehr enden wollenden Wiederholungen die Szene in meinem Kopf ab, als ich Carlo fand:

Ich betrete um 8 Uhr sein Zimmer in der freudigen Erwartung, ihn strahlend in seinem Bettchen stehend zu sehen, (eigentlich müsste er schon seit einer Stunde wach sein). Beim Öffnen seiner Zimmertür überkommt mich ein beklemmendes Gefühl und ich weiß sofort, dass etwas nicht stimmt. Ich finde ihn komplett überdeckt, bäuchlings, ich drehe ihn um und sehe sein Gesicht, halb lila, halb weiß, sein Körper noch etwas warm und verschwitzt … aber regungslos, ich schreie: „Oh mein Gott…" … Und renne aus dem Zimmer, um den Krankenwagen zu rufen und lasse meinen Sohn Louis alleine bei seinem toten Bruder zurück... ich wähle irgendeine der beiden Notruf-Nummern und rufe ins Telefon: „mein Kind, ich weiß nicht, ob es noch lebt, es atmet nicht mehr und es ist ganz blau und weiß im Gesicht, die Decke war über seinem Kopf... kommen Sie sofort..." Ich renne wieder in sein Zimmer und nehme Carlo auf den Arm. Er fühlt sich nicht tot an! Ich rede immer und immer wieder auf ihn ein: Komm zurück, Carlo. Bitte komm zurück, ich nehme dich, egal wie...!

... Und alles wieder von vorn. Das Ganze wechselte sich mit der Vorstellung ab, wie er in seinem Grab liegt... mit allen Einzelheiten... beide Bilder versuchte ich vehement wegzuschicken, was mir nicht immer gelang. Dann weinte ich mich eben in den Schlaf.

Mit dem Schlaf war das überhaupt so eine Sache. Ich hätte am liebsten nur noch im Bett gelegen und die Phase des Einschlafens erlebt. Dabei fühlte ich mich Carlo am nächsten. Dieses sanfte Hinübergleiten vom Wachzustand in den Schlaf, diese Minuten (oder sind es Stunden?) in denen man so vor sich hinträumt und die Bilder irgendwie nicht mehr selbst beeinflussen kann, man aber doch weiß, dass man noch wach ist. Das hatte für mich etwas von tot sein. Ich versuchte diese Phase solange als möglich hinauszuzögern. Ich lag da, Carlos Schlafsack fest an mich gedrückt (seinen von ihm zuletzt getragenen Schlafanzug und Body darin eingewickelt) und als es die erste Zeit noch so wunderbar warm nach meinem geliebten Kind roch, fühlte es sich fast so an, als würde ich seinen kleinen Körper an mich drücken...

Es tat sehr weh, weil ich ihn natürlich doch nicht erreichen konnte, aber es fühlte sich auch wiederum so schön an, dass ich hätte süchtig danach werden können... Aber das Bedürfnis, meinem Mann ein Stück von dem zurückzugeben, was er täglich für mich tat und das Pflichtbewusstsein, dem übrig gebliebenen Rest unserer Familie ein halbwegs normales Zuhause zu geben, haben mich davor bewahrt, mich völlig gehen zu lassen.

Nur manchmal muss ich mich gehen lassen. Da ich aber nicht möchte, dass mein Sohn mich in einem derart verzweifelten Zustand sieht, muss ich mir, wenn ich merke, dass der Druck auf meiner Seele immer stärker wird, einen Raum für mich suchen. Oder wenn die Möglichkeit besteht und nicht gerade „Hauptbesuchszeit" auf dem Friedhof ist, gehe ich dorthin und weine mich schon mal etwas aus, bevor der Schmerz so stark ist, dass ich ihn nicht mehr „im Griff' habe und womöglich beim Metzger an der Theke zusammenbreche, nur weil neben mir eine Mutter steht, deren Kind in Carlos Alter ist und ihm vielleicht ein ganz klein wenig ähnlich sieht. Bis jetzt hat das eigentlich ganz gut funktioniert.

Ich habe besonders am Anfang jede Gelegenheit genutzt und Menschen (eigentlich waren es immer die Mütter) gefragt, von denen ich wusste, dass sie vor 4, 5, 10,

20, 28 und 30 Jahren ein Kind verloren hatten, ob der Schmerz irgendwann vergeht. Alle haben gesagt, vergehen tut er nie, es vergeht kein einziger Tag, an dem man nicht an sein Kind denkt, und auch in 30 Jahren tun Geburtstag, Todestag, Weihnachten oder sonstige besondere Gedenktage noch furchtbar weh. Wenn das Kind in den Kindergarten gekommen wäre, wenn die Zeit kommt, in der man eigentlich eine Schultüte für die Einschulung seines geliebten Kindes gebastelt hätte, Kommunion, Konfirmation, kein erster Freund oder Freundin, … aber der Schmerz würde irgendwann erträglich – sagte man mir.

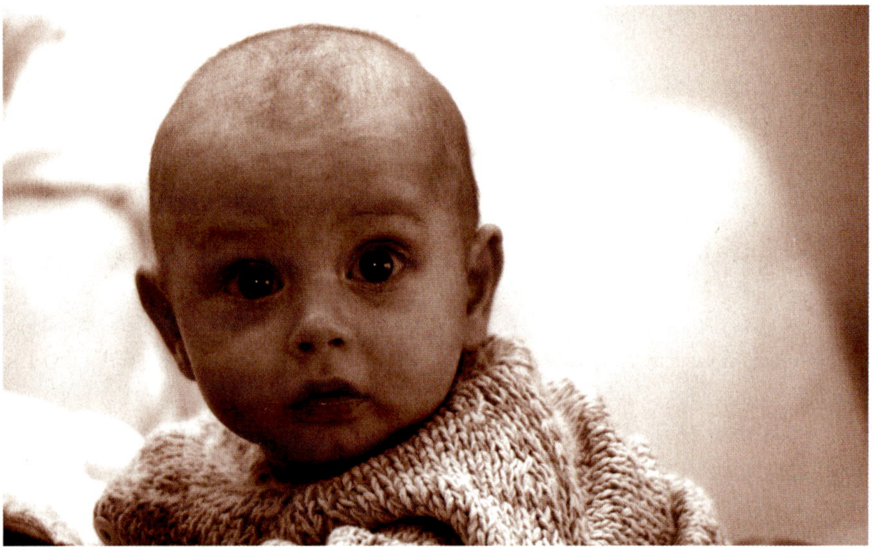

Eine Begegnung hat mich in gleicher Weise berührt wie auch ermutigt. Ungefähr sechs Wochen nach Carlos Tod sprach mich ein „altes Mütterchen" von bestimmt 85 Jahren auf dem Friedhof an, als ich gerade Blumen goss. Sie war, wie man so schön sagt, vom Leben gezeichnet, faltiges Gesicht, buckelig und nicht mehr sehr gut zu Fuß. Sie fragte mich, mit einer Kopfbewegung in Richtung dem Kreuz auf Carlos Grab, ob das mein Sohn sei. Ich bejahte und sogleich brach sie in Tränen aus und erzählte mir, dass sie 1946 ihren Hans mit einem halben Jahr verloren hat. Er starb vermutlich an einer Sacharin-Vergiftung oder irgend etwas Ähnlichem. Das war 56 Jahre her! Für jeden, der nicht selbst ein Kind verloren hat, wahrscheinlich unvorstellbar, dass man nach über einem halben Jahrhundert noch so herzzerreißend weinen muss. Aber diese Frau war für mich auch ein lebendes Beispiel dafür, dass man nach dem Tod seines geliebten Kindes trotzdem weiterleben kann.

Apropos „nach dem Tod“: Für mich hat seit Carlos Tod irgendwie eine andere Zeitrechnung begonnen. Es gibt jetzt eine Zeit vor und eine Zeit nach seinem Tod. Ich erwische mich immer wieder, wie ich z. B. erzähle: „... ja, das war drei Wochen vor Carlos Tod, als wir in der Wilhelma waren!“ anstatt: „... Anfang Mai waren wir im Zoo“. Nicht, dass ich Carlos Tod nicht eh schon als die einschneidendste Erfahrung in meinem Leben ansehe, aber die Tatsache, welche Worte ich nun für die Beschreibung von Zeiten und Geschehnissen benutze, macht es doch noch deutlicher, dass ich zwei Leben habe. Eben mein erstes Leben, welches am 12. Januar 1974 begann und am 27. Mai 2002 endete. Und mein zweites Leben, welches am 28. Mai 2002 begann... wobei ich nicht sagen kann, dass ich mich an diesem Tag „wie neugeboren“ fühlte.

*September 2004*

Lieber Carlo,

Du bist geboren am 11. September 2001. Dem 11. September! Du hast am Abend dieses furchtbaren Tages in meinem Bett im Krankenhaus gelegen und mich getröstet. Du warst gerade ein paar Stunden alt und doch gabst Du mir Mut und Hoffnung, dass es nicht nur Schlechtes auf der Welt gibt. Ich hatte solche Angst... aber bei Deinem Anblick wurde ich ganz ruhig. Irgendeine Kraft ging von Dir aus. Du hast Zeit deines kleinen Lebens versucht, den Augenkontakt zu vermeiden, aber hast immer jeden und alles so angeschaut, als bedürftest Du keiner Erklärung mehr. Du hast selten gelacht, aber immer dann, wenn Dir etwas gelungen ist, wofür Du Dir eigentlich noch viel Zeit hättest lassen können.

Mit drei Monaten bist Du bei uns am Tisch in Deinem Stuhl gesessen.
Mit vier Monaten hattest Du Deine ersten beiden Zähnchen.
Mit sechs Monaten gabst Du keine Ruhe, bevor Du nicht von Papas Bratkartoffeln mit Speck probiert hattest, um von da an nur noch „Erwachsenen-Essen“ zu verspeisen.
Mit 6 ½ Monaten bist Du gekrabbelt und zwei Wochen später hast Du Dich überall hochgezogen und bist gestanden.
Mit acht Monaten bist Du wie ein geölter Blitz um den Wohnzimmertisch gelaufen.

Wahrscheinlich wusstest Du, dass Du nicht lange bei uns bleiben würdest und hast Dich deshalb mit allem so beeilt! Du bist genau an dem Tag gestorben, als in den Nachrichten verkündet wurde, dass „Ground Zero“ aufgeräumt ist!

Das hat uns der Mann mitgeteilt, der Deinen Grabstein gemeißelt hat. Er hatte sich dieses Datum in sein Tagebuch eingetragen. Wir haben uns viele Gedanken gemacht, wie dein Stein aussehen könnte und es ist einen wunderbare Skulptur entstanden, von der eine vollkommene Harmonie und Ruhe ausgeht …

Ich war mit deinem „neuen" Bruder Hugo dabei, als der Stein gesetzt wurde. Einen Tag vor deinem dritten Geburtstag! Ich habe einen Brief für dich daruntergelegt. Irgendwie war das wie eine zweite Beerdigung im kleinen Kreis. Aber ich habe mich dir sehr nahe gefühlt und es hat gut getan. Wenn ich deinem inzwischen fünfjährigen Bruder Louis und deinem knapp 18 Monate alten Bruder Hugo beim Spielen und Streiten zusehe, frage ich mich oft, wie es wäre, wenn du auch dabei wärst … aber diese Gedanken bringen mich nicht weiter; und ich möchte ja weiter gesunden!

Ich schaffe es noch nicht, dies hier als „Abschiedsbrief" zu titulieren, aber es ist auf jeden Fall wieder ein kleiner Schritt in Richtung Akzeptanz von dem, was uns das Schicksal beschert hat und somit ein Schritt in Richtung neues Leben.

Danke, mein lieber Carlo, dass du bei uns warst und danke für die vielen wunderbaren Erinnerungen!

Ich liebe und vermisse dich unendlich, mein zweiter Sohn!
Deine Mama

## III. Erfahrungen

### 6. Der Verlust eines Kindes vor seinem 3. Lebensjahr

---

*Zunächst: es gibt nichts, was uns die Abwesenheit eines lieben Menschen ersetzen kann und man soll das auch gar nicht versuchen; man muss es einfach aushalten und durchhalten; das klingt zunächst sehr hart, aber es ist doch zugleich ein großer Trost; denn indem die Lücke wirklich unausgefüllt bleibt, bleibt man durch sie miteinander verbunden.*

*Es ist verkehrt, wenn man sagt, Gott füllt die Lücke aus; er füllt sie gar nicht aus, sondern erhält sie vielmehr gerade unausgefüllt, und hilft uns dadurch, unsere echte Gemeinschaft miteinander – wenn auch unter Schmerzen – zu bewahren.*

*Ferner: je schöner und voller die Erinnerungen, desto schwerer die Trennung. Aber die Dankbarkeit verwandelt die Qual der Erinnerung in eine stille Freude. Man trägt das vergangene Schöne nicht wie einen Stachel, sondern wie ein kostbares Geschenk in sich.*

Dietrich Bonhoeffer

---

## Carmen

## Marvin

Geboren am 10.12.1999, gestorben am 29.7.2002.

*Bedenkt: den eigenen Tod, den stirbt man nur; doch mit dem Tod der andern muss man leben.*
Mascha Kaléko

Marvin kommt aus dem gälischen und bedeutet *Freund*. So heißt mein Sohn. Zwei Jahre, sieben Monate und 19 Tage. Zwei Kindergeburtstage, dreimal Weihnachten, ein Schneemann, viele Fußballspiele, unzählige Sandburgen, vier Fotoalben, ein Handabdruck, einige selbst gemalte Bilder, ein Kinderzimmer und zwei gebrochene Herzen. Das ist alles, was uns geblieben ist.

Niewiedergemeinsamlachenessenstreitenspazierengehen.

Er ist einfach gestorben, ich konnte mich noch nicht einmal von ihm verabschieden, weil es so plötzlich war.

Er ist weg. Er ist nicht mehr da. Es war ein Sonntag, und die Diagnose „Magen-Darm-Grippe" war einfach die Unkomplizierteste.

Warum dürfen diese Ärzte so leichtsinnig mit dem Leben und dem Schicksal anderer umgehen? Warum dürfen sie immer noch Kinder behandeln? Weshalb darf für sie der Alltag weitergehen? Warum musste ausgerechnet mein Sohn sterben?

Ich muss euch mein Schicksal erzählen, damit ihr gewarnt seid, und nicht blindlings jedem „weißen Kittel" vertraut.

Es war der Chefarzt, der schon bei der U2-Untersuchung die falsche Diagnose stellte. Denn Marvin kam mit Magen-Darm-Verschlingungen auf die Welt. Schon an seinem ersten Lebenstag bemerkte ich, dass etwas nicht mit ihm stimmte. Denn er übergab sich immer nach dem Stillen, und zwar so stark, dass er drohte, daran zu ersticken. Mehrmals sprach ich den Arzt darauf an. Doch er beschwichtigte mich: als Chefarzt der Klinik kenne er sich bestens aus, ich wäre eine junge besorgte Mutter, die wie alle beim „ersten Kind" schnell überreagiere. Ich solle mich doch freuen, solch einen strammen Jungen zu haben!

Als ich ihn jedoch am dritten Tag mit dem Gesicht in seinem Erbrochenen fand, schlug ich Alarm. Der Oberarzt untersuchte ihn im Beisein von Dr. …, der sich zu der Zeit noch im Praktikum befand. Mit ernster Miene versuchte er uns zu erklären, dass Marvin niemals mit diesem Darm, der nicht durchgängig war, Nahrung bei sich behalten und schließlich auch nicht verdauen könne. Vor zehn Jahren wäre dies nicht operabel gewesen! Früher wäre er am lebendigen Leibe verhungert. In einer vierstündigen OP wurden die Verwachsungen beseitigt und ihm so das weitere Leben geschenkt. Den Chefarzt sahen wir nur bei der Visite. Bei der Nachuntersuchung wurde ich vom Professor Dr. … beruhigt, dass ich nun einen kerngesunden Sohn habe und wir nichts mehr zu befürchten hätten. Falls er sich übergeben sollte und Durchfall habe, sollte ich einen Arzt einschalten oder noch besser in die Klinik kommen. Auch seine Vorgeschichte sollte ich nicht ganz vergessen, denn durch eine Sonographie oder Röntgenaufnahmen könne man innere Verwachsungen erkennen und sofort eingreifen. Mit dieser Aussage wiegten wir uns in Sicherheit.

Wundervolle zweieinhalb Jahre vergingen, fast hätten wir seine schwierige Operation vergessen. Nur die riesengroße Narbe auf seiner Bauchdecke erinnerte mich immer an diese schreckliche Zeit, als ich schon die Hoffnung fast aufgegeben hatte und dachte, die Sonne würde für uns nie wieder scheinen. Doch Marvin entwickelte sich prächtig. Er war ein sehr liebes, außergewöhnliches Kind. Wir waren so stolz, ihn zu haben. Für uns war er ein Engel. Als ich schließlich wieder schwanger wurde, war unser Glück perfekt.

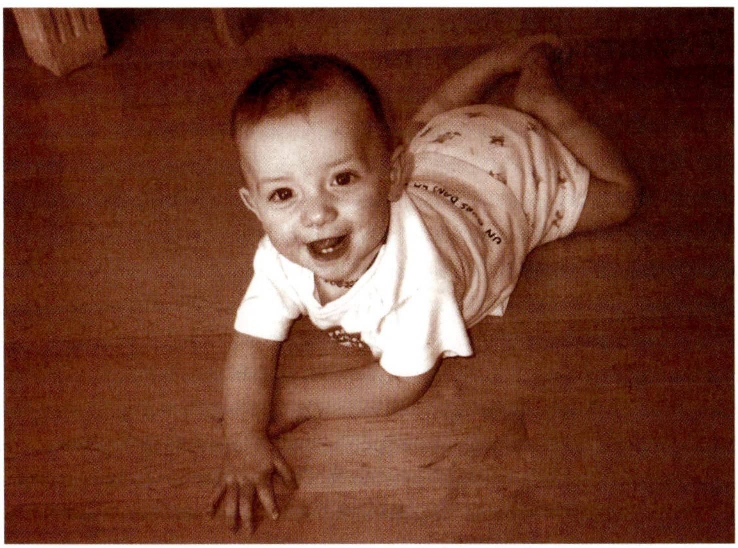

Doch genau zwei Jahre sieben Monate und achtzehn Tage nach Marvins Geburt wendete sich das Blatt. Er kam morgens um fünf Uhr zu uns ins Schlafzimmer und klagte über Bauchschmerzen. Als ich ihm einen Tee machte, übergab er sich. Er lehnte alles Essbare ab, noch nicht einmal seine Lieblingskekse rührte er an. Das war für uns eindeutig, wir müssen zu einem Arzt, nein, besser noch: Wir gehen in die Klinik! An dem besagten Sonntagmorgen fuhren wir wieder genau in das Krankenhaus, in dem er geboren und damals operiert worden war. Der Chefarzt kam uns mit einem Lächeln schon auf dem Korridor entgegen. „Sie kenne ich doch, das ist ja der Junge mit den inneren Verwachsungen, gerade vor ein paar Tagen hatten wir wieder einen Säugling, der genau das Gleiche hatte“. Wir erzählten ihm, wie schlecht es Marvin ging und er holte sofort den diensthabenden Arzt. Sie untersuchten ihn gemeinsam. Ich hatte den OP-Bericht von damals dabei und zeigte ihn dem diensthabenden Arzt, der diesen auch selbst verfasst hatte. Schließlich erinnerte auch dieser sich an Marvin. Der Chefarzt drückte einmal kurz auf Marvins Bauchdecke und stellte die Diagnose: „Ganz klar, das ist nur eine Magen-Darm-Grippe, die geht ja eh gerade um. Dr. …, bitte klären sie das noch ab“. Damit verabschiedete er sich und ging aus dem Raum. Dr. … wollte eine Röntgenaufnahme machen. Aber da im Raum ein Sonograph stand, genau der Apparat, der benutzt worden war, als er ein Säugling war und seine Missbildung festgestellt wurde, bestanden wir auf einer Ultraschall-Untersuchung, da die Strahlungen längst nicht so belastend sind. Dr. … war damit einverstanden. Er druckte einige Bilder aus. Ich fragte gleich: „ein Grund zur Beunruhigung?“ „Nein, nein, das ist nur für die Akte. Marvin geht es bestens, er ist zwar etwas blass, aber auch das ist typisch für einen Infekt“. Ich erwähnte meine Schwangerschaft und wollte wissen, ob nun schon erforscht wäre, weshalb Marvin mit solch einer Missbildung geboren worden war und fragte im selben Atemzug, wie hoch die Wahrscheinlichkeit wäre, dass sein Geschwisterchen auch etwas am Darm haben könnte. Er konnte mir dazu keine Auskunft geben. Dr. … drückte uns ein Zäpfchen in die Hand und wünschte gute Besserung. (Heute wissen wir, laut Krankenhausakte, dass Dr. … bereits am Morgen die Vermutung hatte, dass unser Junge einen Magen-Darm-Verschluss haben könnte! Die Ultraschallbilder sind bis heute spurlos verschwunden. Angeblich wurde kein Ausdruck veranlasst, doch mein Mann und ich haben diesen Ausdruck gesehen).

Abends fuhren wir wieder in die Klinik. Ich wollte zuerst nicht, denn wegen einem Darminfekt muss man nicht ins Krankenhaus! Doch mein Mann bestand darauf, unser Junge sollte noch einmal von einem Arzt untersucht werden. Ich packte unsere Tasche. Um 17:00 Uhr trafen wir an diesem Sonntag zum zweiten Mal in der Klinik ein.

Eine Schwester nahm uns in Empfang und läutete nach dem Dienstarzt Dr. …

Diesesmal wurde Marvin gründlich untersucht. Größe, Gewicht, Blutbild und auch eine Röntgenaufnahme wurde veranlasst. Wir bestanden währenddessen auf eine Einweisung, obwohl der Arzt es für „nicht erforderlich“ empfand. Der Krankenschwester fiel im Beisein des Arztes auf, wie blass und teilnahmslos Marvin war. Als schließlich Dr. … die Infusionsnadel setzte und Marvin noch nicht einmal zuckte, bestätigte er seine Apathie. Als wir aus dem Untersuchungsraum kamen, lief der Chefarzt an uns vorüber und sagte im Vorbeigehen: „Na, Sie können sich wohl auch nicht von uns trennen!"

Gegen 19:00 Uhr lagen endlich die Ergebnisse der Untersuchung vor. Dr. … sprach diese mit uns durch. Das Röntgenbild sei in Ordnung, zum Blutbild sagte er: „Das Blut ist sauer". Wir schauten uns fragend an und auch hierzu meinte er beschwichtigend, dass dies ebenfalls auf einen Magen-Darm-Infekt hinweise.

Gegen 20:00 Uhr schickte ich meinen Mann nach Hause, ich hatte das Gefühl, dass Marvin dringend Schlaf benötige. Wir drückten uns und versprachen Marvin, dass Papa morgen zum Frühstück ins Krankenhaus kommen würde und wir vielleicht gegen Mittag wieder zu Hause wären. „Morgen ist wieder alles gut" versprach mein Mann und ging.

Einige Minuten später stellte sich mir die Nachtschwester vor. Als sie aus dem Zimmer ging, las ich Marvin seine Lieblings-Gute-Nachtgeschichte vor. Bald schloss er die Augen. Auch ich beschloss um 21 Uhr, mich schlafen zu legen. Doch ich konnte einfach nicht einschlafen, obwohl ich sehr müde war.

Gegen 22 Uhr kroch ich zu Marvin unter die Decke. Dabei bemerkte ich, dass er kalte Füße, Beine, Hände und Arme hatte. Ich stand auf uns schloss das Fenster. Ich legte mich zurück zu ihm, und schmiegte mich ganz nah an seinen Körper, damit er meine Körperwärme annehmen konnte.

Um 23 Uhr schreckte ich hoch, mir kam es im Raum noch kälter vor als zuvor, ich kontrollierte das Fenster. Es war zu. Ich berührte behutsam mein schlafendes Kind und stellte mit Erchrecken fest, dass seine Gliedmaßen immer noch eisig kalt waren.

Ich klingelte zum ersten Mal der Schwester. Sie beruhigte mich, fasste ihn sogar an und meinte: „das kann schon sein, wegen des Flüssigkeitsverlusts!" Ich versicherte ihr, dass mein Junge nie kalte Hände und Füße hatte, das hat er von mir, denn bei mir gibt es das auch nie!

Sie verließ einfach den Raum und meinte, ich sollte nun zur Ruhe kommen.

0:00 Uhr: Marvin wurde unruhig, er wälzte sich hin und her. Ich versuchte ihn in den Arm zu nehmen, doch er wurde immer unruhiger. Ich bemerkte den kalten Schweiß auf seiner warmen Stirn. Ich klingelte zum zweiten Mal der Nachtschwester. Sie maß Fieber. „37,5 Grad, kein Grund zur Sorge, das ist bei Kindern normal!", versuchte sie mich wieder zu beschwichtigen.

Um 0:30 Uhr wachte Marvin auf, er fragte nach seinem Papa, nach Trinken und nach Essen. Er hatte ja den ganzen Tag nichts bei sich behalten! Das feuchte Wattestäbchen war bereits so abgelutscht, dass er es nicht mehr wollte. Ich versuchte ihn zu beruhigen, erzählte ihm von seinem Papa, der in wenigen Stunden wieder da sein würde. Doch es gelang mir nicht, denn ich selbst war zu diesem Zeitpunkt sehr verunsichert. Ich klingelte zum dritten Mal der Schwester. Sie war genervt. Ich bat sie um einen Tee für meinen Sohn und versprach ihr, das Bett selbst zu beziehen, falls er auch dieses Getränk wieder nicht bei sich behalten würde. Sie brachte den Tee. Marvin trank so hastig, als ob er schon seit Tagen nichts mehr bekommen hätte. Die Schwester verließ abermals den Raum. Ich legte Marvin hin und deckte ihn zu. Ich versuchte, ihn mit meiner Stimme zu beruhigen. Er lag ganz ruhig da. Ich erzählte ihm noch, was wir nächste Woche unternehmen würden. Ich dachte, er wäre eingeschlafen! Ich knipste das Licht aus, gab ihm einen Kuss. Sofort hielt ich inne, hier stimmte was nicht, was war mit seinen Lippen? Ich machte das Licht an. Er öffnete halb die Augen und knirschte mit den Zähnen. „Marvin, Marvin, hör auf" schrie ich. „schau mich an!" hilflos suchte ich seine halbgeöffneten Augen. Sie sehen aus wie tot.

TOT ?! Ich schrie „Marvin", tätschelte seine Wangen, suchte nach der verdammten Klingel, klingelte, rannte aus dem Zimmer und schrie Hilfe.

Die Schwester kam aus dem nebenan liegenden Flur, der durch eine Glasscheibe die Kinderintensiv von der Kinderstation trennte. Als sie Marvin sah, schrie sie nach dem Arzt. Plötzlich wurde sie hektisch. Zerrte das Bett aus dem Zimmer in Richtung Flur zur Kinderintensivstation. Das Kabel von seiner Infusion verhedderte sich unter der Glastür. Ich riss an dem Kabel, der Arzt schrie: „Reißt die Infusion raus!" Pfleger und Schwestern aus der Kinderintensiv räumten den Weg frei, denn im Flur war ein „kaltes Buffet" aufgebaut. Kostbare Minuten verstrichen, bis wir endlich in dem 5 Meter entfernten Zimmer ankamen, wo die wichtigen Wiederbelebungsmaschinen standen. Ich hielt mich an seinem Bett am Fußende an der Metallstange fest. Ich rief immer wieder „Marvin, Marvin, Marvin …" Die Schwester zerrte an mir, ich solle bitte rausgehen. Ich wollte nicht, ich wollte ihn nicht verlassen! Doch sie hatten mehr Kraft als ich. Vor der offenen Tür auf einem Stuhl saß ich, zwei Schwestern um mich herum, die stumm auf den Boden schauten, sie hielten mich an meiner Hand fest. Ich hörte Dr. … schreien: „Tu mir das nicht an, komm zurück. 1, 2, 3, Schock" — piiip — „1, 2, 3, Schock" — piiiiip — „1, 2, 3, Schock — piiiiiiiiiiiiiiiiiiiiiiiiiiiiiiiiiiiiiiiiiiiiiiiiiiiiiip

Dann …

Stille.

Dr. … rannte aus dem Zimmer, ich sprang hoch, er stoppte vor mir, ich fragte: „was ist mit ihm?", er schrie mich an: „Ihr Sohn ist eben gestorben" und rannte weg.

Gestorben, gestorben ... gestorben? Ich begriff dieses Wort nicht, ich verstand in diesem Moment nicht, was es bedeutete. Als ob es nicht in meinem Wortschatz existieren würde. Der Pfleger, der noch im Zimmer war, schob das Bett auf den Flur zurück. Ich sah Marvin an, der sich schon verfärbt hatte und meinem Sohn kaum mehr ähnelte. Er sah so ganz anders aus. Ich stand einfach nur da, schaute ihn an. Ich fühlte keine Füße, keine Beine, keinen Oberkörper und keine Arme. Ich fühlte nur noch leicht meinen Kopf. Mit offenem Mund, starren Augen stand ich da. Ich konnte weder schreien noch weinen. Mir wurde kalt und heiß gleichzeitig. Ich war wie gelähmt, und zwar am ganzen Körper. Der Pfleger schob ihn in ein anderes Zimmer. Ich blieb wie angewurzelt auf dem Flur stehen. Um mich herum immer noch die Schwestern. Ich sprach beide Schwestern an: „ Das kann nicht sein, er hat doch nur eine Magen-Darm-Grippe, das kann nicht sein, an einer Magen Darm-Grippe stirbt man nicht, oder?" Die Schwestern schauten sich fragend an, blieben aber stumm. Mein Mann musste her, er muss ihnen sagen, was sie zu tun hatten.

Das kann nicht sein! Das kann nicht wahr sein!

Diesen Satz habe ich unzählige Male von mir gegeben. Ich fühlte in diesem Moment nichts. Ich fühlte mich leer. Ich konnte noch nicht einmal weinen. Ich fühlte mich, als wäre ich nicht mehr von dieser Welt. Ich spürte mein Herz im Hals schlagen, als ob es an eine andere Körperstelle gerutscht wäre, und von nun an dort weiter schlagen würde.

Der Chefarzt stand irgendwann vor mir. „Kommen Sie, nehmen Sie Abschied", waren seine Worte, als er versuchte, mich an den Schultern zu berühren, um mich in die richtige Richtung zu führen. Ich wehrte mit den Armen ab: „Nein, nein. Ich will keinen Abschied, ich nehme ihn wieder mit nach Hause, er muss wieder mit nach Hause, das kann nicht sein ..."

Irgendjemand schaffte es doch, mich zu ihm zu bringen. Ich saß vor seinem Bett, und berührte seine Hand, die sich mittlerweile zu einer Faust zusammengezogen hatte. Im ersten Moment schrak ich zurück. Sie fühlte sich nicht so an wie sonst. Schließlich gelang es mir, sie festzuhalten, ich schaute ihn mir ganz lange an, ich suchte krampfhaft nach einem Lebenszeichen, nach einem Atem, nach einem Pulsschlag, nach einem Augenaufschlag – vergebens.

Endlich traf mein Mann ein. Erst als ich in seine Augen sah, schossen mir die Tränen ins Gesicht. Schockiert saßen wir vor Marvins lebloser Hülle, vor unserer Zukunft, die plötzlich eine andere war.

Am nächsten Tag erfuhren wir, dass Marvin zur Gerichtsmedizin nach Freiburg überführt wurde. Der Chefarzt, der zu diesem Zeitpunkt (ohne unser Wissen!) der Kriminalpolizei verheimlichte, Marvin jemals untersucht zu haben, war bei der Obduktion dabei. Er versprach uns, gut auf unseren Jungen aufzupassen. In unserem schockierten Zustand, dachten wir sogar, es sei gut, dass er dabei ist. Gegen Mittag bestellte er uns in seine Sprechstunde ein:

„Es war Schicksal, keiner konnte erkennen, dass sich sein Darm verdreht hatte, alle im Hause hätten dieselbe Diagnose gestellt. Als Säugling hat er eine Chance bekommen, seien Sie froh dass Sie ihn gehabt haben, schließlich haben wir damals sein Leben gerettet, dieses Mal konnte man es einfach nicht aufhalten!"

Wir hörten uns seine Version an, immer noch unter Schock waren wir wie verstummt. Eine Frage stellten wir, ob es wirklich nichts mit seiner Vorgeschichte zu tun gehabt hätte. Der Chefarzt beteuerte abermals, dass es damit absolut nichts zu tun hat: „So was passiert ganz selten im Kindsalter, meistens bei Jungs, aber bei Marvin konnte man es einfach nicht erkennen, keiner der Werte hat es aufgezeigt, es war einfach Schicksal".

SCHICKSAL!?

Er versprach uns noch, sich sofort um unser Neugeborenes zu kümmern, es sofort in Empfang zu nehmen und dafür Sorge zu tragen, dass im Notfall alles Erdenkliche getan würde.

Wir glaubten ihm. Ich könnte mich heute dafür ohrfeigen. Wie konnten wir uns von einem Chefarzt und Kinderpsychologen so anlügen lassen?

Der Tag der Trauerfeier: Immer noch unter Schock saßen wir vor dem kleinen weißen Kindersarg. In meinem Kopf ging immer nur dieser eine Satz umher, das kann alles nicht sein, nein, Marvin ist nicht in dieser Kiste, das ist alles nur ein Traum. Ich stand diesen Tag nur durch, weil ich fest daran glaubte, wenn wir wieder nach Hause kommen würden, dann würde er in seinem Zimmer sitzen und mit seinem Legoturm spielen. Oder er würde sich die Schuhe anziehen, und darauf drängeln, mit uns auf den Spielplatz zu gehen.

Viele Nächte lag ich wach und lauschte, ob ich ein Geräusch von ihm höre. Wenn ich dann morgens in der Früh aufwachte, war ich im ersten Moment glücklich darüber „nur geträumt zu haben", denn so oft habe ich ihn noch nach seinem Ableben atmen gehört. Doch wenn ich mich wieder in seinem Zimmer befand, musste ich mit Entsetzen feststellen, dass es leer und unbewohnt war.

Zwei Monate nach seinem Tod, klingelte das Telefon und der Chefarzt war am anderen Ende. Mein Herz hüpfte, als ich seine Stimme hörte, denn im ersten Augenblick dachte ich tatsächlich, dass er anrief, um mir zu sagen dass Marvin wieder aufgewacht war, und wir ihn abholen können. Doch er hatte angerufen, weil er sich mit uns treffen wollte. Wir vereinbarten einen Termin in einem Restaurant. Nach Essen war uns zwar nicht zu Mute, wir bestellten aber anstandshalber. Neugierig waren wir, was er uns zu sagen hatte. Angeblich wollte er uns einfach noch einmal sehen und falls wir noch Fragen hätten, Antwort darauf geben. Er wollte sich auch über meinen Gesundheitszustand informieren. Wir erzählten ihm, dass wir ein Mädchen erwarten. Darauf gab er allwissend bekannt „ein Mädchen ist sehr schön, denn Mädchen sind im Säuglingsalter das ‚starke Geschlecht' und viel zäher als Jungs". Ich wollte den Obduktionsbericht und hoffte, dass er ihn uns beschaffen könnte. Doch er lullte uns ein, dass es das Schlimmste sei, was wir uns antun könnten. Er versicherte uns nochmals, dass man es nicht hätte sehen können, auch mit der Vorgeschichte hätte es nichts zu tun. Dabei erwähnte er einen Fall in Toronto, wo er sein Praktikum absolviert hatte, bei dem damals ein vierjähriger Junge an der selben Ursache unter seinen Händen gestorben war. Dieser hatte keine Vorgeschichte gehabt. Marvin ist sein zweites Kind innerhalb dreißig Jahren. So etwas passiert so selten! Es war Schicksal! Wir glaubten zunächst wieder diesen Worten und fühlten uns schlecht, dass wir mittlerweile schon an der Fähigkeit der Ärzte zweifelten.

Unsere Tochter wurde geboren. Es fiel uns bestimmt nicht leicht, wieder in dieses Krankenhaus zu fahren. Im Gegenteil. Aber schon alleine der Gedanke, dass die Geburtshäuser in der näheren Umgebung ebenfalls von diesem Chefarzt betreut werden, und keine Kinderstation besitzen, hat uns wieder in diese Klinik gehen lassen.Unsere Tochter wurde alles andere als gründlich untersucht. Erst am dritten Tag schüttelte uns der Oberarzt die Hand und schaute sich unser Baby genauer an. Ich wollte zu diesem Zeitpunkt nur noch nach Hause. Raus aus diesem Krankenhaus. Als wir wieder in unserer gewohnten Umgebung waren, ließ mich der Gedanke an den Obduktionsbericht nicht mehr los.

Ein halbes Jahr lang habe ich wöchentlich versucht, an die Akte zu kommen. Als wir hörten, Sie sei noch nicht geschlossen, gingen auch bei meinem Mann die Alarmglocken an.

Endlich hielten wir sie in unseren Händen. In der Hoffnung, weiteren Aufschluss zu bekommen, endete dieser Bericht mit der Frage nach der Schuld der Ärzte und der Hinzuziehung eines weiteren Gutachters. Wieder vergingen Monate, bis wir Zugriff zu diesem zweiten Gutachten hatten. Die Schuldfrage wurde bestätigt. Aufgrund seiner Vorgeschichte wäre es „zwingend notwendig" gewesen, einen Chirurgen hinzuziehen.

Warum ?

Warum hat er uns angelogen? Wie kann es sein, dass ein einzelner Mensch so viel Macht hat, Macht darüber, Kinder zu behandeln, und Macht darüber, Eltern zu belügen? Als Zivilpersonen haben wir in diesem Land als Eltern nur die Möglichkeit, beide Ärzte auf Schmerzensgeld zu verklagen. Was soll ich mit dem Geld? Das einzige, das uns trösten würde, wäre, wenn weitere Kinder vor diesen Händen bewahrt blieben. Doch leider gibt es keine Möglichkeit, diesbezüglich als Eltern etwas zu unternehmen. Machtlos und schwach kommen wir uns vor.

Hier muss mein Bericht enden. Denn bis heute hat die Staatsanwaltschaft noch keine Anklage erhoben.

Mit Marvins Tod ist ein Teil meines Herzens mit gestorben. Von Tag zu Tag vermisse ich ihn mehr – nur Gott allein weiß, wie viele Tage ich noch von ihm getrennt sein werde.

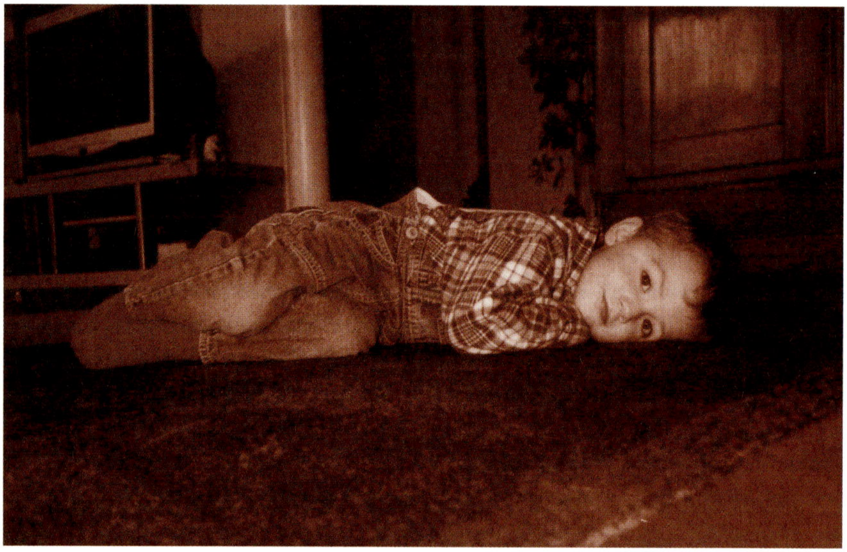

Mein liebes Kind, nun bist du schon so lange nicht mehr bei mir. Doch ich liebe dich noch genau so unendlich wie am ersten Tag. Ich werde dich nie vergessen. In meinem Herzen bist du bis in alle Ewigkeit verankert.

Es tut mir leid, dass ich dir nicht helfen konnte. Entschuldige, dass ich dich den falschen Ärzten anvertraut habe. Ich hätte noch gerne so vieles mit dir erlebt. Viel zu schnell gingen die zweieinhalb Jahre mit dir vorüber. Danke, dass du bei mir warst. Danke, dass du mein Sohn geworden bist. Bitte vergiss mich nicht, ich warte auf dich.

*Nachtrag:*

Am 4.10.2004 hat die Staatsanwaltschaft das Ermittlungsverfahren gegen den Chefarzt eingestellt.

## Eva

*Ich bin eine Frau wie du. Wir versuchen tief durchzuatmen und haben das Gefühl, es wäre nicht ausreichend Sauerstoff in der Luft. So sehr wir uns auch wünschten wieder frei atmen zu können, so recht wäre es uns auch, auf der Stelle „heimgehen" zu dürfen.*

*Ich möchte dich in deinem Schmerz trösten, denn ich kenne ihn auch all zu gut. Er ist beinah zu meinem Lebensgefährten geworden. Wir sind nämlich seit sechs Jahren zusammen. Ich und mein Schmerz. Mein Schmerz und ich. Immer unzertrennlich und Hand in Hand.*

*Du schüttelst mit dem Kopf und schreist: „Ich kann ihn nicht ertragen!"*

*Heute noch nicht, aber eines Tages lernst du, mit ihm zu leben. Ihr werdet gute und schlechte Zeiten miteinander haben, wie es in einer Beziehung so ist. Ich weiß es!*

*Du glaubst es mir nicht?*

*Dann werde ich dir meine Geschichte erzählen. Sie hat kein „Happy End". Nicht, weil es keins gibt, sondern weil es das jetzt NOCH nicht gibt. Ich will dich nicht entmutigen, denn es ist etwas positives daran, da mein Buch heute noch nicht zu Ende geschrieben ist. Vielleicht werden wir uns in ein paar Jahren wieder treffen und dann wirst du vom schönsten „Happy End" lesen, von dem Du je gehört hast. Aber nicht nur das! Auch DU wirst bis dahin wieder lächeln und sagen können: „Ich habe es auch geschafft!". Und jetzt lade ich dich ein, mich durch die schönsten und die schlimmsten Momente meines Lebens zu begleiten.*

Wir waren seit Jahren glücklich verheiratet. Die Liebe in uns wuchs und wuchs. Eines Tages wurde uns etwas ganz klar. Entweder verbrennen wir, oder wir teilen dieses schönste Gefühl der Welt nicht nur mit unseren Haustieren, sondern auch mit unseren Kindern. Wir wünschten uns eine große Familie. Es sollte ALLES perfekt sein! Wir wollten die Fehler unserer Eltern oder Bekannten nicht wiederholen. Wir wollten nicht improvisieren, sondern richtig vorbereitet sein. Also fingen wir an zu sparen. Wir arbeiteten oft vierzehn Stunden täglich, fuhren nicht in Urlaub und gingen nicht aus.

Nach sieben Jahren des Zusammenlebens heirateten wir, denn wir wollten eine „richtige" Familie sein und gaben uns das „Ja-Wort" in den USA. Das Land faszinierte uns schon immer. Drei wunderschöne Wochen verbrachten wir dort und lebten wie die „Reichen und die Schönen". Unser Kind sollte eines Tages einen besonderen, amerikanischen Vornamen bekommen.

Als wir zurückkamen, kauften wir uns ein Haus mit vier Kinderzimmern, weil wir uns mindestens drei Kinder wünschten. Es war praktisch. Unser Heim sollte natürlich fertig eingerichtet sein, bevor ich schwanger würde. Das schönste und das hellste Zimmer wählten wir zum Kinderzimmer aus. Der Ausblick war wunderschön, denn das Haus lag mitten im Grünen. Schließlich sollten unsere Kinder gesund aufwachsen, fern von Abgasen und Lärm. Als das Haus fertig war, stellten wir unsere Ernährung um. Gewissenhaft nahm ich Folsäure, mein Mann hörte mit dem Rauchen auf und Alkohol war tabu, um die Spermienqualität nicht zu beeinträchtigen. Zwei Jahre vor der Familiengründung schleppte ich alle Elternzeitschriften an, die es auf dem Markt nur gab. Ich wusste ALLES. Mein Mann wusste ALLES. Wir waren bereit!

Aber unser Wunschkind ließ auf sich warten. Die Monate vergingen, was am Anfang schön war, wurde zum Alptraum. Warten, hoffen, enttäuscht sein. Monat für Monat endete mit meinen Tränen. Die beruhigenden Worte meines Mannes halfen nicht wirklich, denn ich wollte nicht geduldig sein! Ich wollte unser Baby jetzt und sofort! Ich war doch bereit!!!

„Warte doch."

„Nein!"

Ich hasste es, zu warten! Was nun? Ich schleppte wieder Literatur an, diesmal alles zum Thema „Künstliche Befruchtung". Ich war so mit dem Lesen beschäftigt, dass ich nicht bemerkte, wie meine Regel aussetzte. Auch am Schwangerschaftstest sollte nicht gespart werden. Schließlich haben wir acht Monate warten müssen! Wenn ich heute bedenke, dass andere Frauen acht Jahre lang warten...

Die Freude war riesig als ein kleines Wesen in mir zu wachsen begann. Wir waren so glücklich und so stolz. Mein Mann trug mich auf Händen und begleitete mich zu jeder Untersuchung. Als ich von morgens bis abends mit der Übelkeit kämpfte, ertrug er meine schlechte Laune ohne ein Wort. Wenn ich mein aufgedunsenes Gesicht nicht mehr im Spiegel sehen konnte, fand er mich immer noch wunderschön. Ich fühlte mich schlecht, aber ich dachte, es gehört dazu. Als ich kaum mehr einen Schritt machen konnte ohne das Gefühl zu haben, ohnmächtig zu werden, fuhren wir wieder zum Arzt. Es war eine schreckliche Stille...

Nach drei Monaten war unser Krümelchen zu Gott zurückgekehrt. Wo ist es schöner als „Daheim"? Nirgends! Das Gepäck welches ES mit sich trug war sehr groß. Es war ein Koffer voller Liebe. Wir trauerten und beteten. Ich war ein halbes Jahr lang in ärztlicher Behandlung, weil ich mit unserem Verlust nicht klarkam und der Krankenhausaufenthalt schlimme Spuren in mir hinterlassen hat. Mit der Einfühlsamkeit meines Mannes fand ich meine innere Ruhe und Zuversicht ohne Medikamente wieder. Die Obduktion ergab, obwohl das Herzchen unseres Kindes aufgehört hatte zu schlagen, dass alles in Ordnung war. Wir fühlten uns mit unserem Schmerz allein gelassen und dachten: „Etwas Schlimmeres gibt es nicht!". Wie haben wir uns damals geirrt...

Erst nachdem wir unser Krümelchen losgelassen hatten, wurde uns unser größter Wunsch erfüllt und wir durften unser heiß ersehntes Kind auf seinem Wege zu uns begleiten. Die Schwangerschaft verlief diesmal problemlos. Wir lebten von einem Tag zum anderen. Unsere Angst war größer als die Freude.

Eines Tages hielten wir in unseren Armen ein wunderschönes, gesundes, nach Liebe hungriges Baby. UNSERES! Unser Sohn wog 4000 g, war 51 cm groß und erreichte Apgar-Werte von 10:10. Es war der schönste Tag unseres Lebens. Wir waren so dankbar. Die kleinen Augen gaben uns Zuversicht. Sie schauten uns an und sprachen: „Hey! Habt keine Angst, ihr schafft das schon, denn ich brauche nicht viel. Das, was ich brauche, das habt ihr, es ist eure Liebe!"

Die Tage vergingen. Unser Sonnenschein badete sich schon seit acht Monaten in unserer Liebe. Wir dachten, dass sich nichts unserem Glück in den Weg stellen könnte, aber wir hatten falsch gedacht. Eines Tages bekam ich die Diagnose: „Sie haben Brustkrebs" was uns aus unserer heilen Welt erwachen ließ. Es war eine schreckliche Zeit. Die Angst nahm uns die Luft zum Atmen. Die Vorstellung, jetzt wo wir so glücklich waren, gehen zu müssen und meine beiden Männer alleine zu lassen, löste in mir Panik aus. Mein Mann stand mir Tag und Nacht bei und gleichzeitig versorgte er unseren Sohn. Wir nutzten unsere Zeit miteinander noch intensiver als wir es eh schon taten. Die Operation verlief gut und obwohl mein Tumor schon zwei Zentimeter groß war, war er gutartig.

Jetzt wird alles gut! Das war es auch, bis zu dem Tag an dem mir mein Mann verkündete, dass er ca. 500 km weit entfernt von zuhause arbeiten müsste und wir demnächst umziehen würden. Die Wochen mit meinem Kind, aber ohne meinen Mann vergingen langsam. Wir haben ihn schrecklich vermisst. Nur an den Wochenenden konnten wir eine richtige Familie sein. Wir beide litten unter diesen Umständen sehr, aber unser Sohn am meistens, denn er liebte seinen Papa abgöttisch. Schließlich war er derjenige, der ihm, als er noch in meinem Bauch war, zärtliche Worte zugeflüstert hatte. Er war es, der ihn wochenlang auf seinem Arm trug, als er Dreimonatskoliken hatte. Er hatte vom ersten Monat nach seiner Geburt mit ihm zusammen in der großen Badewanne gebadet. Er war nachts aufgestanden und hatte ihn getröstet, damit die Mama ungestört schlafen konnte, um die Kraft für den nächsten Tag zu haben. Er konnte stundenlang ruhig dasitzen und ihn auf seiner Brust schlafen lassen. Er war dabei, als der Arzt ihn mit den Impfungen quälte. Der Papa war immer für ihn da. Der Papa war sein „Ein und Alles". Und jetzt sollte er auf einmal weg sein? Trotz, Frust und Tränen waren die Folge. Ich hatte versucht, alles mit meiner Liebe abzufangen, aber es reichte nicht aus, weil die zweite Hälfte fehlte. Ich nahm mir viel Zeit für unseren Sohn. Er war sehr früh mobil und nahm mehr von seiner Umgebung wahr als es seinem Alter gerecht gewesen wäre. Wir besuchten eine Krabbelgruppe und trafen uns mit anderen Müttern. Zuhause machten wir es uns gemütlich, schmusten sehr viel, spielten miteinander und telefonierten täglich mit dem Papa, damit er in den fünf Tagen nichts aus unserem Alltag verpasste.

Aber es gab auch schlimme Zeiten, als wir beide gleichzeitig krank waren. Ich hatte keine Unterstützung, weder von meinen Eltern noch den Schwiegereltern. Da ich nächtelang kaum geschlafen hatte, war ich übermüdet und gereizt. Meine Nervosität bekam mein Kind leider in meinem Verhalten zu spüren. Als mein Sohn sich eines Tages über Stunden hinweg nicht beruhigen ließ und die Ärzte keinen Rat wussten, stieg mein Mann einfach ins Auto und raste über die Autobahn, um schnell bei seinem Kind zu sein. Unserer Schatz beruhigte sich binnen weniger Minuten auf der Brust seines heiß geliebten Papas. Nach zehn Monaten des Getrenntseins wussten wir, dass wir schnellstens etwas ändern mussten.

Wir verließen unser Heim und zogen in die Nähe der Arbeitsstelle meines Mannes. Die Umgebung, die Leute und ihre Mentalität waren fremd, aber wir waren endlich wieder zusammen und nur das zählte. Der Anfang war sehr schwer, aber ich gab nicht auf. Nach ein paar Monaten wurden wir von den „Einheimischen" aufgenommen und akzeptiert. Es waren mehrere wunderbare Familien, deren Kinder immer im Mittelpunkt standen. Da waren wir gut aufgehoben und fühlten uns sehr wohl. Die Mütter und Väter unterstützten sich Tag und Nacht bei der Erziehung ihre Kleinen. Die Kinder spielten, aßen und badeten zusammen.

Unser Sohn genoss seine nun wunderbare und sorglose Kindheit in vollen Zügen. Er war ein Sonnenschein, der alle Leute in seine Bahn zog. Er liebte die Menschen, die Tiere und alle liebten ihn. Er war ein Kasper wie seine Mutter und bedacht wie sein Vater. Er hatte es einfacher im Leben als manch ein anderes Kind, weil er die Gabe besaß, auch auf Umwegen sein Ziel zu erreichen. Er war ein wunderschöner Junge. Er lächelte fast immer. Seine blauen Augen strahlten alle an. Er war ein sehr aufgewecktes, einfühlsames und sensibles Kind. Er half den Kleineren, teilte alles mit den anderen Kindern und zauberte bei Kranken ein Lächeln auf den Lippen. Es bedeutete ihm mehr, etwas zu schenken als es zu bekommen. Er füllte unser Heim mit übermenschlicher Liebe. Wir lachten morgens, mittags und abends. Er war ein Feinschmecker und lobte jede Mahlzeit. Je ausgefallener sie war und je mehr buntes Gemüse es zu finden gab, desto größer war die Freude. Bücher bedeuteten ihm sehr viel. Am Tag las ich sie ihm in einer Sprache vor und am Abend mein Mann in einer anderen. Er war sehr naturverbunden und redete mit Pflanzen, Tieren und Insekten. Er liebte alle Entdeckungsausflüge mit seinem Papa. Er verabschiedete sich von ihm vor der Arbeit und begrüßte ihn mit einem Küsschen wenn er zurückkam, unabhängig davon, wie beschäftigt er gerade war. Der Papa war der Beste. Er war immer für seinen Sohn da. Die beiden hatten eine starke Bindung zueinander, verbrachten sehr viel Zeit miteinander und waren unzertrennlich. Mein Mann unterstützte mich in jeder Hinsicht. Ich konnte mir keinen besseren Ehemann und Vater für mein Kind vorstellen. Ich war sehr stolz auf meine beiden Männer. Am schönsten waren die Momente, wenn wir es uns zu dritt auf dem Sofa gemütlich machten, uns aneinander kuschelten und in die Augen schauten. Es war ein sehr inniges Gefühl. Das Band das uns zusammenhielt war so stark. Wir waren ein Team in guten wie in schlechten Zeiten.

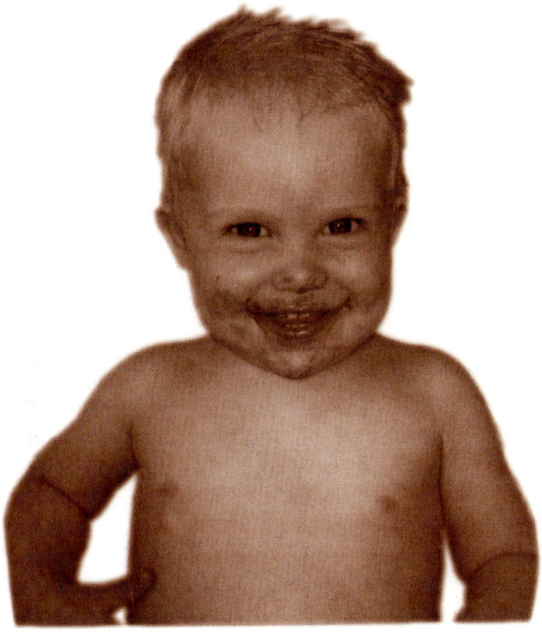

Aber wir hatten auch Angst. Unser Kind war anders. Wir sahen das, aber laut ausgesprochen haben es immer Fremde. Viele nannten ihn einen Engel. Er war zu perfekt und zu gut für diese Welt. Er vermittelte uns das Gefühl, als hätte er es immer eilig gehabt. Er war wissbegierig, lernte schnell, merkte sich alles und wiederholte seine Fehler nie. Er hatte keine Zeit zum Schlafen. Ins Bett zu gehen war trotz Rituale ein Horror. Er wehrte sich manchmal bis Mitternacht , um nicht einschlafen zu müssen. Unsere Nähe gab ihm Sicherheit und Geborgenheit, aber den Schlaf selbst empfand er wohl als eine Zeitverschwendung.

Er war nie ernsthaft krank. Umso mehr kam unser Leben ins Wanken, als der Arzt einen Hodenhochstand diagnostizierte. Die Angst vor der Vollnarkose saß uns im Nacken. Unser Sohn war nicht mal zwei Jahre alt, aber mit Gottes Unterstützung hatten wir es wieder Mal geschafft. Nach diesem Ereignis hatte unser Sohn aber eine panische Angst vor Ärzten, die auch später nicht mehr nachließ. Er erholte sich schnell und lachte wieder über das ganze Gesicht. Wir waren überglücklich, dass wir ein so besonderes Kind haben durften und wollten mehr davon. Am besten noch zwei oder drei. Wir machten uns Sorgen, wie unser Sohnemann mit einem Geschwisterchen zurechtkommen würde, aber dann erinnerten wir uns an die Liebe. Das war es doch! Er wird den kleinen Menschen lieben, es kann gar nicht anders sein. Bald wurde ich schwanger. Gott meinte es gut mit uns und ich fühlte mich auch sehr gut. Alle in unserem Freundeskreis hatten schon zwei Kinder, wir waren die Letzten. Dieses Ereignis wurde groß gefeiert. Aber die Freude hielt nicht allzu lange an. Nach zwei Monaten entschied sich unser Baby für die Rückkehr. Das Herzchen hörte wieder einmal ohne erkennbaren Grund auf zu schlagen. Diesmal wurde ich ambulant operiert. Meine beiden Männer lenkten sich an dem Tag mit Eisessen ab. Zuhause kuschelte sich unser Sohn unbewusst an meinen leeren Unterleib. Er gab mir Kraft, weiterzumachen. Trotz der Traurigkeit lächelte ich ihn an. Ich dachte an die letzten Worte des Arztes:

„Seien sie froh, dass sie zu Hause schon jemanden zum Schmusen haben. Viele Frauen haben das Glück nicht."

Er hatte so Recht. Ich kam schnell zu mir und dachte, es wird schon klappen. Man sollte Zuversicht in Gottes Handlung haben. Wir haben ein besonderes Kind, andere haben keins. Drei Monate später wurde unserer Glaube so schlagartig und intensiv erschüttert, dass nur ein Häufchen Asche davon übrig blieb. Es traf uns wie ein Blitz aus dem heiterem Himmel.

Wir wachten morgens auf und ich bemerkte, dass unser Schatz beim Gehen ein Beinchen nachzog und leicht humpelte. Ein paar Stunden später stellte ich fest, dass er, um seinen Trinkbecher hochzuheben, nur die linke Hand benutzte. Die rechte Hand wurde immer mehr zur Faust und hing einfach so rum. Ich fragte ihn, ob er Schmerzen hat. Nein, hatte er nicht. Ich wusste, dass während wir uns am Vortag jagten, mein Sohn ausgerutscht und auf die rechte Seite gefallen war. Aber er hatte nicht geweint. Er war aufgestanden und weitergerannt. Es ließ mir keine Ruhe und mein Mann war auch der Meinung, dass wir zum Arzt sollten. Ich dachte mir nichts Böses, schließlich wusste ich ja, woher es kam. Ich wollte nur sicher gehen, dass unserem Schatz wirklich nichts fehlte. Als der Arzt meinem Sohn beim Gehen zusah, gefiel mir sein Gesichtsausdruck gar nicht. Er ging raus und musste kurz telefonieren. Nach ein paar Minuten waren mehrere Ärzte um uns herum. Sie gaben mir keine Auskunft bis auf:

„Wir machen eine Röntgenaufnahme und Ultraschall, um festzustellen, ob mit der Hüfte alles in Ordnung ist".

Mein Sohn hatte vor den Ärzten eine panische Angst. Ich betete, er möge es durchhalten. Mir erschien alles zu stressig und übertrieben. Die Atmosphäre war angespannt, und das übertrug sich auf meinen Kleinen. Es folgte eine Untersuchung nach der anderen. Mein Kind weinte und suchte Schutz bei mir. Er hatte Schmerzen beim Ultraschall und wollte weg. Er wollte zu seinem Papi, aber es ging nicht. Er bekam Hunger und durfte nichts essen. Wir waren schon vier Stunden da. Ich zitterte am ganzen Körper, als die Ärzte auf eine Kernspintomografie unter Vollnarkose bestanden, um innere Kopfverletzungen auszuschließen.

„Die Hüfte ist in Ordnung. Wir müssen weitersuchen, aber es sieht nicht gut aus", hieß es. Was meinten sie damit bloß? Mein Sohn schrie und wehrte sich, als sie ihm die Vollnarkose gaben. Ich zweifelte an mir als Mutter und wusste nicht, ob ich richtig handle. Vielleicht sollte ich mein Kind einfach aus den Krallen der wissbegierigen Ärzte herausreißen und weggehen. Aber es war zu spät. Mein Sohn lag so hilflos da. Ich durfte bei ihm bleiben, aber ich konnte seinen Anblick kaum ertragen. Er sah aus, als wenn er… Ich schreckte auf, als er während der Untersuchung aus der Narkose aufwachte, sich mit den ganzen Schläuchen hinsetzte und „Mami" schrie. Die Ärzte entschuldigten sich, sie wollten nicht allzu viel von dem Narkosenmittel spritzen. Ich war der Ohnmacht nah. Es dauerte eine Ewigkeit. Ich drohte durchzudrehen, als ich zusah wie mein Kind während der Narkose hustet und würgt. Ich betete, dass er mir nicht am Erbrochenen erstickt. Endlich tat sich etwas. Der Oberarzt kam auf mich zu und sagte ein paar Sätze zu mir. Ein paar Sätze, die mich zu Boden sinken ließen:

„Es sieht sehr schlecht aus. Ihr Junge hat etwas im Kopf, das nicht dahin gehört und es ist verdammt groß. Die Lage kann dazu nicht schlimmer sein. Der Tumor liegt mitten im Stammhirn, damit ist er inoperabel".

Mir wurde schwarz von den Augen. Was meint er damit? Ich weiß nicht mehr, wie oft ich der Schwester eine falsche Telefonnummer von meinem Mann gab. Ich wusste nur noch den Namen der Firma. Ein paar Minuten später platze mein Mann kreidebleich ins Krankenhaus hinein. Er verstand die Welt nicht mehr und erschrak, als er uns beide sah.

Die Vorbereitungen für eine lange Reise in eine Spezialklinik liefen auf Hochtouren. Ich musste nach Hause und unsere Sachen packen. Ich erinnere mich nicht mehr, wie ich es bewältigt habe. Mein Kleiner und ich waren am Ende. Seit zwölf Stunden hatten wir nichts gegessen. Er war apathisch und seine Augen sehr traurig. Während der Fahrt mit dem Krankenwagen, kuschelte er sich an mich und weinte leise. Dieser Anblick brachte mir das Herz! Ich hatte wahrscheinlich noch mehr Angst als er und mein Mann zusammen, aber ich war eine Mutter und ich musste für mein Kind stark sein. Egal was kommt. Und es kam etwas, das man nur in einem Drama zu hören bekommt:

„Der Tumor ist schon zwei Zentimeter groß und drückt bereits auf die Nerven, was die Lähmung der rechten Körperseite zur Folge hat. Bald wird er das Atemzentrum zerdrücken. Ihr Sohn hat noch ca. sieben oder acht Tage zu Leben".

Wir glaubten dem Oberarzt kein Wort. Wir nahmen die verordneten Medikamente, verließen am nächsten Tag die Klinik und der Alptraum nahm seinen Lauf. Wir suchten Hilfe auf der ganzen Welt und bekamen überall das Gleiche zum hören. Die Zeit lief uns davon. Wir stellten bei unserem Sohn keine Verschlimmerung fest. Wir waren und handelten im Schock. Unser Freundeskreis stand uns bei und suchte auch nach Hilfe. Außer unserem Sohn aß und trank keiner von uns. Er war sehr verunsichert, weil ich meine Tränen nur mit Mühe zurückhalten konnte. Mein Mann war stärker als ich. Er war schon immer ein Optimist. Als der neunte Tag vergangen war, ein Tag an dem unser Sohn angeblich nicht mehr hätte leben sollen, sagte mein Mann zu mir: „Wir schaffen es. Wir bringen ihn mit unsere Liebe durch". Ich glaubte meinem Mann, weil er mich in all den Jahren nie enttäuscht hatte. Er war von nun an Tag und Nacht da und ging nicht mehr arbeiten. Unser Schatz genoss unsere Zuwendung und die bedingungslose Liebe, die ihm zuteil wurde. Aber schon bald durchschaute er uns und merkte, dass irgendetwas nicht stimmte. Wir hatten uns selbst verraten. Er durfte Sachen, die er früher nicht durfte. Er bekam ohne einen Anlass von allen Seiten Geschenke, übertriebene Aufmerksamkeit und empfand keine Freude mehr. Schon bald beschimpfte er mich für einen angeblich falschen Trinkbecher, weil er ihn nicht mit der rechten Hand hochheben konnte. Er beschwerte sich über eine zu enge Jacke, die ihn daran hinderte, eine Tür zu öffnen. Die Schuhe waren doof, weil man in denen nicht laufen kann. Er wollte keine Kinder mehr um sich haben und auch nicht nach draußen gehen, weil er die bemitleidenswerten Blicke nicht mehr ertrug.

Er wollte nicht gefüttert werden, obwohl er wusste, dass er allein nicht mehr essen konnte. Es war die Hölle, mein eigenes Kind so leiden zu sehen und ihm nicht helfen zu können! Von einem Tag auf den anderen wurde sein bildhübsches Gesicht gelähmt. Es wurde ihm damit das Lachen und die deutliche Aussprache genommen. Er geriet in Panik. Jetzt konnten wir nur noch erraten, was er wollte. Die rechte Hand hing nur noch da und war nicht mehr zu gebrauchen. Das rechte Bein konnte das Gewicht seines Körpers nicht mehr tragen. Unser selbstständiges Kind konnte nichts mehr alleine bewältigen. Er war deshalb frustriert und deprimiert. Wir erklärtem ihm, dass sein Füßchen zwar im Moment schwach sei, aber bald würde es wieder gesund sein. Er glaubte uns, so, wie ich meinem Mann glaubte. Wir hatten ihn nämlich noch nie enttäuscht.

Während seine Freunde draußen unbeschwert spielten und er ihre fröhlichen Stimmen kaum ertrug, lebten wir in einer anderen Welt und bekamen von außen nichts mehr mit. Wir kuschelten, wir schmusten, wie badeten zusammen, aber er lachte nicht mehr. Er genoss die Nähe, aber als er eines Tages feststellte, dass er weder alleine laufen noch sitzen konnte, fing er an, nach uns zu schlagen und zu kratzen. Er konnte seine Angst und Hilflosigkeit nicht mehr anders zum Ausdruck bringen. Er suchte Trost bei seinen Stofftieren. Sie lagen um ihn herum und er schaute sie an und weinte leise. Unsere Herzen zerbrachen vor Schmerz, als wir uns an unser einst wunderhübsches und selbstständiges Kind erinnerten und jetzt ein behindertes, unglückliches Kind ansahen. Ich sagte zu ihm:

„Schatz, du wirst bald gesund. Mami und Papi sind hier bei dir, hab keine Angst". Er hörte aufmerksam zu und plötzlich schüttelte er sein Köpfchen und zeigte uns so ein: „Nein".

Wir erschraken zutiefst, weil er sich aufgegeben hatte. Wir gaben aber nicht auf! Die Ärzte irrten sich. Es vergingen beinah zwei Monate und unser Sohn lebte noch! Ja, du hast richtig gelesen: Es waren zwei Monate vergangen, nicht Wochen! Wir waren so froh, dass er wenigstens von physischen Schmerzen verschont war. Als die Lähmung aus dem Gesicht und dem Füßchen immer mehr verschwand, lächelte uns unser Sohn stolz an. Obwohl er so klein war, wusste er instinktiv, dass er üben musste. Wir sahen zu, als er auf dem Rücken lag und in der Luft mit den Beinchen Fahrrad fuhr. Er redete auch viel mit seiner gelähmten Hand und zwang sie, große Spielsachen zu nehmen. Wir atmetet auf und entspannten uns etwas. Es ging vorwärts. Aber schon bald kam ein neues Problem auf uns zu. Unser Sohn verweigerte auf einmal die Nahrung und das Trinken. Alles was er zu sich nahm, erbrach er wieder. Er verlor schnell an Gewicht und wir gerieten wieder in Panik. Er klagte auch immer wieder über Kopfweh. Wie einem Vögelchen gaben wir ihm tropfenweise Wasser mit einer Kanüle. Er behielt es.

Die Ärzte konnten nichts tun. Sie glaubten ihren Augen nicht, dass unser Kind noch am Leben war. Die Lähmungen gingen immer mehr zurück, aber er wurde apathisch und desorientiert. Wir hielten ihn die ganze Zeit fest. Auf einmal setzte er sich mit seinen letzten Kräften unerwartet hin, schaute uns liebevoll und tief in die Augen und gab jedem von uns ein langes und gefühlvolles Küsschen.

Erst viel später verstanden wir diese wunderschöne Geste. Bis dahin hofften und kämpften wir wie die Löwen um das Leben unseres Kleinen. Und er? Er schlug mit der Kraft, die er noch hatte, nach uns und hatte das Leben so satt. Wir wollten es aber nicht wahr haben, bis eines Tages unser Sohn mich mit großen Augen anschaute und in meinen Armen zu atmen aufhörte.

Ich kann nicht beschreiben, was wir durchgemacht haben, weil es keine Worte in keiner Sprache der Welt dafür gibt. Wir beatmeten unser Kind abwechselnd bis der Krankenwagen eintraf. Es dauerte eine Ewigkeit. „Zum Glück" absolvierte ich kurz davor einen „Erste-Hilfe-Kurs am Kind", und wusste, was zu tun war. Wir beteten unseren Sohn an, er möge anfangen, selbstständig zu atmen, aber er gehorchte uns nicht. Zum erstem Mal in seinem kurzem Leben beschloss er etwas ohne uns und hatte nicht vor, seine Pläne für uns zu ändern. Wir versprachen ihm alles, wenn er nur zu uns zurückkommt. Er wollte aber außer seiner Ruhe nichts mehr. Die Rettungsaktion bei uns zuhause dauerte zwei Stunden lang. Unsere Freunde begleiteten uns ab diesen Moment die ganze Zeit. Ich weiß nicht, wie wir es ohne sie ausgehalten hätten. Die Notärzte hatten keinen Erfolg. Unser Schatz wurde per Hubschrauber zur einer Notoperation transportiert. Da sie mir nicht erlaubten, mitzufliegen, rasten wir mit dem Auto hinterher. Bei der Operation bohrten die Chirurgen ein Loch in sein Köpfchen, um das Wasser, das sich gebildet hatte, abzulassen, um den Druck auf das Gehirn zu nehmen.

Es folgten drei schlimme Tage des Wartens. Unser kleiner Schatz lag bewegungslos und verkabelt da und atmete nicht. Wir durften nachts nicht auf der Intensivstation bleiben, aber am Tage flehten wir unseren Sohn an, endlich aufzuwachen. Wir fragten uns verzweifelt, ob Gott gerade im Urlaub sei und er es nicht mitkriege, was bei uns gerade passiert. Im Raum nebenan saßen mehrere Eltern mit ihren Frühchen. Ich konnte ihre Fröhlichkeit nur mit Mühe ertragen. Am dritten Morgen bügelte ich zum letzten Mal die Kleider meines Sohnes, die er eigentlich zum Geburtstag seiner Freundin hätte tragen sollten. Im Krankenhaus warteten wir mit unseren Freunden auf die Ergebnisse der Abschlussuntersuchung:

„Ihr Sohn ist leider hirntot. Wir konnten nichts mehr für ihn tun. Die Medizin ist noch nicht soweit. Es ist bewundernswert, was Sie durchgemacht haben, da Sie Ihren Kleinen bei Ihnen zu Hause gepflegt haben. Die meisten Eltern geben diese Verantwortung an die Ärzte weiter. Respekt."

Wir waren wie betäubt und hatten keine Kraft, uns zu erheben. Wir haben versagt. Wir haben verloren. Unsere Liebe reichte nicht aus. Wir waren fassungslos. Wir waren sprachlos. Wir glaubten, zu träumen. Die Krämpfe und Heulattacken schüttelten unsere Körper. Wir bestanden aus Schmerz. Wir waren der Schmerz. Wir wünschten uns nur noch eins: tot umzufallen. Während die Geräte abgeschaltet wurden, durften wir nach drei langen Tagen unser Kind endlich fest in die Arme schließen. Es war ein schönes, aber auch ein erschreckendes Gefühl. Er war so dünn geworden und gleichzeitig so schwer. Er war so leblos!!! Mein kleiner Schatz, den ich vor kurzem geboren und noch seinen ersten Schrei in den Ohren hatte, war einfach tot! Genau zwei Jahre und drei Monate lang hatte er begleitet.

Es war die schönste Zeit unseres Lebens. Ich habe ihm ins Ohr geflüstert, dass ich vor der Stille, die gleich kommen wird, eine schreckliche Angst habe und habe ihn gebeten, mir zu helfen, es durchzustehen, ohne ohnmächtig zu werden.

Das Warten darauf, bis das Herz des eigenen Kindes aufhört zu schlagen, bringt den Wunsch mit sich, anstelle seines Kindes gehen zu dürfen oder wenigstens mitsterben zu dürfen. Ich wollte die letzten Minuten den Herzschlag meines Sohnes genießen, aber das laute Pochen meines Herzens machte es kaum möglich. Obwohl ich seine Mutter war, bat ich ihn, mich zu beruhigen. Ich sang ihm seine Lieblingslieder und gewann dadurch etwas Ruhe. Mein Mann hielt uns die ganze Zeit fest in den Armen. Ich nahm das Zittern seines Körpers wahr. Er konnte es nicht unterdrücken. Seine einst hübschen Augen wurden auf einmal schwarz und verloren jeglichen Glanz. Der Abschied war unbeschreiblich. Ich wusch, kämmte, streichelte und zog mein Kind ein letztes Mal an. Unsere Freunde machten auf meinen Wunsch Hand und Fußabdrücke von unserem Sohn und die letzten Fotos zu dritt. An die Worte des Pfarrers erinnere ich mich nicht mehr. Dafür an den Anblick unseres Sohnes umso mehr. Er sah diesmal wirklich wie ein Engel aus. So friedlich lag er da. Zum ersten Mal hatte er es nicht eilig und wehrte sich nicht gegen den Schlaf. Ich wollte mein Kind gesund und lebendig in meiner Erinnerung behalten, deshalb verließen wir das Krankenhaus, als die Luft nach Tod zu riechen begann. Es war schrecklich, mein eigenes Kind so daliegen zu lassen und gehen zu müssen. Ich weiß nicht mehr, wie wir nach Hause kamen. Da wir Angst hatten, in unsere Wohnung zu gehen, wurden wir nachts von unserem Freund aufgenommen. Er tat das Richtige. Er versuchte Trost zu spenden, in dem er schwieg. Aber im Unterbewusstsein wussten wir, wir durften nicht fliehen, sondern mussten uns all dem stellen. Wir lehnten das Angebot einer Übernachtung ab und gingen nach Hause.

Die ganze Nacht saßen wir bewegungslos in der leeren Wohnung und starrten die verbliebenen Sachen unseres Sohnes an. Noch drei Tage zuvor kuschelten wir alle zusammen und heute sollte unser „Ein und Alles“ tot sein? Unglaublich! Alles war nach dem Rettungseinsatz mit Blut befleckt und roch noch nach Medikamenten, aber wir hatten keine Kraft, es wegzuwischen. Die Eisenbahn stand auf ihrem Gleis, so wie wir sie hinterlassen hatten. Der Trinkbecher war noch zur Hälfte voll. Der Wäschekorb voller Kindersachen. Wir hatten von einem Tag auf den anderen keine Pflichten und keine Verantwortung mehr. Wir standen unter Schock und waren wie gelähmt. Wir aßen nichts und wuschen uns nicht. Wir gingen nicht mehr aus der Wohnung und nicht ans Telefon. Wir saßen im Dunkeln und wollten nur sterben.

Wir verstanden Gott nicht mehr! Aber trotz der Leere und der Stille hatten wir irgendwie das Gefühl, nicht alleine zu sein. Wir hatten Angst um unseren Kleinen und beteten, dass unser Kind ohne uns nicht einsam sein muss. Und dann geschah etwas, was uns Kraft gab, weiterzumachen. Unser Schatz besuchte mich in meinem Traum und sagte zu mir:

„Mami, ich lebe doch weiter! Mir geht es gut hier und ich kann wieder laufen! Ich kann euch sehen und fühlen. Ich werde euch immer lieben und wenn eure Zeit gekommen ist, euch empfangen“.

Wir waren so dankbar und erleichtert. Seit dieser Nacht spürten wir seine Anwesenheit noch stärker als zuvor. Wir beschlossen, in unserer Wohnung weiterzuleben und nichts zu verändern. Das Kinderzimmer sollte für die zahlreichen Freunde unseres Sohnes erhalten bleiben. Wenigstens das schuldeten wir ihnen, wenn sie schon in so jungen Jahren ihren Freund verlieren mussten. Heute sind diese wunderbaren Schätze, jeder auf seine eigene Art, aus meinem Leben gar nicht mehr wegzudenken, denn ich liebe jeden Einzelnen, als wenn sie meine Eigenen wären. Das Zimmer blieb also, mit allen Möbeln und Spielsachen. Im Wohnzimmer, zur Empörung all unserer Mitmenschen, behängten wir die Wand mit zig Bildern aus der glücklichen Zeit, als wir noch eine Familie waren.

Nach der Beerdigung erwachten wir aus der Starre und trauerten. Die Tränen wollten nicht aufhören zu fließen, bis mein Sohn mich zum zweiten Mal im Traum besuchte und diesmal ermahnte: „Ihr benetzt meine Kleidung mit euren Tränen. Ich werde bald nass, wenn ihr nicht aufhört zu weinen! Ich bin doch bei euch!" Wir hörten damit auf und versuchten, uns im Alltag ohne ein Kind zurechtzufinden. Jedes Einkaufen, jede Autofahrt, jede Mahlzeit wurde zu Qual. Wir hassten die Sonne, liebten das Graue und den Regen. Wir ertrugen kaum den Mond und jedes McDonalds-Zeichen. Da es mein Mann für wichtiger gehalten hatte, das Leben seines Sohnes zu retten, anstatt Gelder für seine Firma einzubringen, verlor er die Arbeit. Mit der hohen Spende unserer Freunde und unseren Bekannten beglichen wir die Beerdigungskosten und alle Krankenhausrechnungen. Trotz der miserablen Lage versuchten wir, neue Lebensziele zu suchen, aber wir fanden leider nur eins: Wir wollten wieder eine Familie sein. Wir suchten nicht nach einem Ersatz. Wir wollten ein Kind, welches wir wieder lieben könnten, nicht nur in Gedanken, sondern auch physisch. Zum vierten Mal innerhalb von fünf Jahren wurde ich schwanger. Unser verstorbener Sohn wünschte sich immer ein Geschwisterchen, aber ob er jetzt wohl doch nicht eifersüchtig würde? Wir hatten gegenüber unserem Großen erst ein schlechtes Gewissen, aber dann beruhigten wir uns, denn Gott würde doch nichts tun, was unseren Sohn unglücklich machen würde, oder?

Trotz der Tragödie waren wir guter Hoffnung, die schon drei Monate später mit einer Ausschabung zunichte gemacht wurde. Unser viertes Kind verließ uns und ging „heim". Der gleiche Arzt konnte diesmal zu der gleichen Frau nicht das Gleiche sagen: „Seien Sie froh, dass Sie zu Hause noch jemanden zum Kuscheln haben. Viele Frauen haben das Glück gar nicht." Diesmal zählte ich zu den Vielen! Wir ließen alle nur möglichen Untersuchungen über uns ergehen. Der Befund lautete: „Sie sind beide kerngesund und können theoretisch eine Fußballmannschaft haben." Aber mit der letzten Ausschabung starb alles in uns. Es war eine sehr schlimme Zeit. Mein Mann hatte sich von einem Optimisten zu einem Pessimisten entwickelt und lebte in einer

Welt der Gleichgültigkeit und des Aufgebens. Der Schmerz, der ihn ausfüllte, war so enorm, dass es kaum noch Platz für mich und meine Trauer gab. Ich konnte mich zum ersten Mal in meinem Leben nicht mehr auf meinen Mann verlassen. Irgendwann erdrückte er mich mit seinen Depressionen und seiner Passivität. Er war auf einmal der Schwächere von uns beiden, was mir eine unheimliche Angst machte. Er gab mir statt Halt nur Unsicherheit. Wir gingen mit unserer Trauer verschieden um.

Ich musste aus der Wohnung raus, zu den Menschen, die uns nah standen und redete mir alles von der Seele, sprach über meinen Schmerz und die Trauer. Obwohl mich solche Treffen auch eine Menge Kraft kosteten und ich mit meinen Tränen kämpfte, versuchte ich, den Kontakt zu den Freunden meines Sohnes nicht zu verlieren. Mein Mann wiederum wollte die Wohnung nicht verlassen und auch keinen sehen, weder einen Erwachsenen noch ein Kind. Er ertrug keinen außer mir in seiner Nähe. Die Aussichtslosigkeit und die Verzweiflung waren für ihn so schlimm, dass er die Tage verschlief. Da ich Schlafprobleme hatte, saß ich nächte- und tagelang beinah allein da.

Der Mann, der mir immer Zuversicht, Geborgenheit und Kraft gab, war auf einmal nicht mehr da. Ich fühlte mich allein. Die Monate vergingen, und sein Verhalten veränderte sich in keiner Weise. Ich wollte ihm helfen, aber ich war zu schwach. Sobald ich mich einigermaßen von den Knien erhob, riss er mich schlagartig wieder zum Boden. Ich war so hilflos und suchte Trost außer Haus. Die Kraft, die ich da bekam, versuchte ich mit meinem Mann zu teilen, aber es reichte nicht für uns beide aus. Da weder Bitten noch Drohen etwas nutzen, musste ich etwas unternehmen. Ich motivierte ihn, eine neue Arbeitsstelle zu suchen. Weil ich damit keinen Erfolg hatte, besuchte ich zuerst einen monatelangen Weiterbildungskurs. Es war sehr schwer für mich, unter diesen Umständen zu lernen, aber mit der Unterstützung von liebevollen Menschen bestand ich alle Prüfungen und schaffte es bis zu Ende. Die Tatsache, dass mein Mann mir nicht zeigte, dass er stolz auf mich war, verletzte mich sehr. Er verschlief weiter sein und mein Leben. Erst nach vielen Auseinandersetzungen unternahm er die ersten Schritte zurück in die Arbeitswelt. Da es nicht auf Anhieb klappte und er auch schmerzhafte Erfahrungen machen musste, stellte er die Suche wieder ein.

Die Tage ohne unseren Sohn vergingen sehr langsam. Im Alltag wussten wir nichts miteinander anzufangen. Wir waren frei, hatten immer Zeit und keine Pflichten. Die Leere in der Wohnung machte uns wahnsinnig. Und wieder sortierten wir unsere Lebensziele neu. Diesmal war eins von vorne rein klar: keine Kinder! Wir mussten erst lernen alleine zu leben und uns unserer Trauer zu stellen. Wir versuchten es, so gut es nur ging. Wir wählten zusätzlich ein Hobby und machten es zusammen. Dadurch waren wir stundenlang außer Haus. Es war gut. Wir verbrachten unsere

Zeit mit Leuten die in unserem Alter waren und noch keine Kinder hatten. Es war eine Flucht, aber es war zu diesem Zeitpunkt einfacher für uns. Wir vergruben uns in künstlichen Pflichten. Ich besuchte eine Sprachschule. Wir machten eine Diät und trieben Sport. Wir legten uns unters Solarium, kleideten uns anders und kauften ein neues Auto. Mein Mann fand eine Arbeit, in welcher er heute sehr erfolgreich ist. Wir dachten, dass, wenn wir etwas für unsere Seelen, für unsere Körper und unseren Geist tun würden, der Schmerz über den Verlustes verschwinden würde.

Wir irrten uns, es wurde ein bisschen erträglicher, weil wir ständig abgelenkt waren und nicht mehr so präsent. Wir hatten versucht es zu verdrängen, aber der Schmerz war immer da und unsere Vergangenheit holte uns bei jedem: „Und ihr? Habt ihr Kinder?“ aufs Neue ein.

Wir besuchten einen Psychologen, der uns schon nach der ersten Sitzung als „geheilt“ eingestuft hat. Er war begeistert. Wir gingen doch unter die Leute, redeten über unseren Schmerz, taten Gutes an unseren Körpern, ich lernte eine neue Sprache, mein Mann hatte Arbeit und wir unterstützten uns gegenseitig. Was will man unter diesen Umständen noch mehr? Es war alles perfekt, aber nur für den Arzt. Wir verstanden uns nämlich immer weniger. Mein Mann war depressiv und ich ertrug es nicht mehr. Ich ging dann zu unseren Freunden und spielte mit deren Kindern. Er warf mir vor, immer für die Anderen da zu sein, nur nicht für ihn. Dann saß ich wiederum zu Hause und er wollte weg, aber nicht zu Freunden, was ich ihm zum Vorwurf machte, sondern zu Fremden, die keine Kinder hatten. Ich hatte von dem Trubel und dem schon über ein Jahr andauernden, gesellschaftlich leerem Leben, genug. Ich wollte wieder zur Ruhe kommen und mich auf uns konzentrieren. Unsere Wege gingen irgendwann so weit auseinander, dass wir vieles getrennt unternahmen. Jeder versuchte einfach seinen Tag auf seine Weise herumzukriegen, ohne auf die Bedürfnisse des Ehepartners zu achten. Wir lebten uns immer mehr auseinander und stritten immer mehr miteinander. Eines Tages stellten wir fest, dass wir außer einer gemeinsamen Vergangenheit nichts mehr gemeinsames hatten. Wir lebten nicht mehr miteinander, sondern nur noch nebeneinander.

Wir starteten mehrere Versuche, um das was noch übrig geblieben war zu retten, schafften es aber nicht. Es gab auf der einen Seite zu wenig gegenseitiges Verständnis und auf der anderen zu große Erwartungen dem anderen gegenüber. Das war unser Untergang. Wir suchten Trost und Hilfe bei unserem verstorbenem Kind. Vergeblich, es schwieg. Wir fragten Gott, was das jetzt soll? Er schwieg auch. Wir drehten uns im Kreis und kamen nicht mehr raus. Ich saß allein zu Hause, während mein Mann unserem gemeinsamen Hobby ohne mich nachging. Ich wünschte mir wieder eine Familie, er konnte sich das unter diesen Umständen gar nicht vorstellen. Wir stritten nur noch und bekämpften uns gegenseitig. Unser Sohn war seit über zwei Jahren nicht mehr bei uns und ich dachte, wir hätten das Schlimmste hinter uns, aber ich irrte mich. Nach vierzehn gemeinsamen Jahren trennten wir uns eines schweren Herzens voneinander.

Seit drei Monaten leben wir in getrennten Wohnungen, die in verschiedenen Städten liegen. Wir sind nicht böse aufeinander, sondern haben uns unserem Schicksal ergeben.

*Wie ich dich schon am Anfang meines Berichtes gewarnt habe, gibt es kein „Happy End". Meine Tage vergehen langsam. Ich gehe meiner Arbeit nach und mache Sport. Ich besuche weiter unsere Freunde und spiele mit deren Kindern. Trotz all dem fühle ich mich einsam, weil ich alles, was ich einst von ganzem Herzen liebte, verlor. Meine Familie!*

*Hätte ich ein Wunsch frei, wünschte ich mir, wieder glücklich sein zu dürfen. Ich wünschte mir eine große Familie, mit einem Mann, der mich über alles liebt, so wie ich bin, mit meinen Schwächen und mit meinen Stärken. Ich möchte ihn und unsere Kinder lieben, für sie zu leben und durch sie wieder das Lachen erlernen. Ich lege meine Bitte in Gottes Hände und hoffe, dass dein und mein Leben irgendwann einmal wieder lebenswerter sein wird. Einen lieben Dank dafür, dass du mich begleitet und durch deine stille Anwesenheit beim Schreiben unterstützt hast. Ich wünsche dir viel Kraft und viele liebe Menschen um dich herum in deiner Trauerzeit. Lass Dir Zeit zum Trauern, weil:*

*„Zeit ist keine Schnellstraße zwischen Wiege und Grab, sondern Platz zum Parken an der Sonne"!*

Für Melvin:
823 Tage mit Dir
und
1000 Tage ohne Dich ...
... Du fehlst uns
unendlich, Mimi!

In ewiger Liebe
deine Mami und dein Papi

## Marianne

## Zurück bleiben die Sonnenstrahlen

„Ihr Kind lebt, aber es wird nicht durchkommen!"

Das war das Erste, das ich hörte, als ich aus der Narkose aufwachte. Es war die Narkoseärztin, die an meinem Bett saß.

Ich konnte nicht mehr aufhören zu weinen. Ich war sehr schwach und bekam Bluttransfusionen. Sofort nach der Kaiserschnittgeburt hatten sie mein Kind mit Blaulicht in die Kinderklinik gebracht. Ich hatte es nie in meinem Arm gehalten. Als ich nach drei Wochen immer noch nicht auf den Beinen war, erbat ich mir von den Ärzten die Erlaubnis, mein Kind in der Kinderklinik sehen zu dürfen.

Es war ein Frühchen, 950 g schwer. Es war grausam gewesen, mein Baby so sehen zu müssen: Es lag auf dem Rücken, wurde beatmet und wusste nichts von seiner Mama. Keiner hatte mir damals gesagt, ich dürfte meinen kleinen Sohn streicheln. Ich habe ihn nie berührt! Er starb im Alter von drei Wochen, einen Tag, nachdem ich ihn zum ersten Mal gesehen hatte.

Fünf Jahre später bekam ich einen gesunden Sohn, dem ich noch mal den gleichen Namen gab: Alessandro! Als er im Kreißsaal auf der Waage lag, fürchtete ich, jemand könnte wieder sagen: „Gleich kommt der Krankenwagen und bringt ihn in die Kinderklinik", doch alles ging gut!

Drei Jahre danach lief meine Scheidung.

Ich wanderte daraufhin mit meinem jetzigen Mann (der damals fast ein Fremder für mich war) und mit meinem kleinen, vierjährigen Sohn nach Amerika aus. Was dann kam, war sehr, sehr schlimm. Ich fiel immer tiefer. Meine erste Ehe verfolgte mich, zusammen mit Schuldgefühlen, Depressionen und Heimweh. Das fremde Land und ein mir unbekannter Mann machten mir das Leben zur Hölle. Nach 4 Jahren immer schlimmer werdender Depression fing ich an, nach Gott zu fragen und so übergab ich mein Leben Jesus. Es war mir klar geworden, dass ich so nicht mehr weiterleben konnte. Er holte mich aus der Dunkelheit ans Licht! Plötzlich fing es an, hell zu werden, ich konnte das Grün der Bäume erkennen und das Zwitschern der Vögel in der Luft. Ich empfand tiefe Freude in meinem Herzen wie noch nie zuvor in meinem Leben! Nun begann Gott, in mir aufzuräumen. Ich tat Buße für all die Dinge, die ich falsch gemacht hatte, all die Menschen, die ich verletzt hatte, mein Herz war wie ein frisch gepflügter Acker, aufgerissen an der Oberfläche, mit sehr viel Schmerz und Leid verbunden, aber fruchtbar gemacht für das Neue, das kommen sollte. Ich hatte begonnen, mein Leben mit Gott zu gehen.

Unsere Ehe war immer noch schlecht. Irgendwann wurde ich schwanger, hatte aber eine Fehlgeburt nach ca. 2 Wochen. Es machte mir nichts aus, weil ich von diesem Mann kein Kind wollte, wir kamen einfach nicht miteinander zurecht.

Meine Freundin, die zur gleichen Zeit schwanger war, bekam ihr Kind drei Wochen nach meiner Fehlgeburt. Ich glaubte, völlig in Ordnung zu sein, und bereits alles verarbeitet zu haben, bis zu dem Tag, an dem ich sie im Krankenhaus besuchen sollte. Ich stand vor ihrer Tür, konnte hören, wie die Kinderschwester ihr beim Stillen half und plötzlich stürzte alles über mir zusammen: meine Fehlgeburt, mein erstes Kind, dessen Tod ich nie verarbeitet hatte... Nach 13 Jahren zugedeckten Leids kam alles an die Oberfläche. Gott hatte begonnen, Schritt für Schritt an mir zu arbeiten. Ich beglückwünschte meine Freundin und lächelte, als ich ihr Baby sah, besuchte sie auch oft zu Hause, aber innerlich war ich aber am Ende. Mein Mann und ich haben nie über die Fehlgeburt gesprochen.

Von dieser Zeit an begann ich jeden Morgen, in der Bibel zu lesen und zu weinen. Jeden Morgen rief mich eine liebe Schwester von der Gemeinde an und betete für mich, ich weinte nur. Das dauerte ca. 6 Monate. Ich trauerte um mein erstes Kind und um das Baby, das ich bei der letzten Fehlgeburt verloren hatte. Ich rief den Arzt an, ob er mir sagen könnte, was es war. Es war zu früh gewesen, um das festzustellen. Ich hatte den Eindruck, das Baby ging von mir, ohne sich nach mir umzudrehen, weil es mich nicht als Mutter haben wollte.

Ich schrie zu Gott, er möge mir meine leeren Arme mit einem Baby füllen! Genau ein Jahr danach wurde ich wieder schwanger, diesmal sehr gewollt!

Es war Sammy! Ich wusste genau, dass Gott uns dieses Kind schenken wollte. Alles war in Ordnung gewesen. Die Geburt war wieder ein Kaiserschnitt, mittlerweile waren wir wieder in Deutschland, Sammy wurde geboren. Zwei Tage nach Ihrer Geburt bekamen wir die Nachricht, sie sei mongoloid.

Wir verstanden Gott nicht mehr. Wir waren verzweifelt!

Der Arzt teilte es uns in einer sehr brutalen und taktlosen Art und Weise mit, er vermittelte uns den Eindruck, ein unnützes Etwas auf die Welt gebracht zu haben. Er sagte uns auf eine sehr kalte Art, was sie alles nicht werde tun können. Es war ein innerlicher Kampf, das so zu akzeptieren, wo ich doch so sicher war, dass Gott uns ein Kind schenken wollte. Er hatte uns ein Geschenk überreicht, das ich nicht wollte, weil mir die Verpackung nicht gefiel. Ich wusste mit diesem Geschenk nichts anzufangen und war sehr verzweifelt!

Mein Mann reagierte ganz anders. Er nahm sie sofort auf den Arm, schmuste mit ihr bei jeder Gelegenheit. Einmal nahm er sie hoch, noch im Krankenhaus, und sagte zu ihr unter Tränen: „Wenn niemand mit dir tanzen will, dann werde ich mit dir tanzen!" Dieser Satz ist traf mich ganz tief ins Herz. Nach einigen Tagen (wir waren innerlich sehr mürbe) standen mein Mann und ich im Krankenhauszimmer, am Bettchen von Sammy. Aus dem Lautsprecher kam der folgende Psalm 121:

*„Meine Augen schauen hinauf zu den Bergen, woher soll meine Hilfe kommen?*
*Meine Hilfe kommt von dem Herrn, der Himmel und Erde erschaffen hat.*

*Höre, der Herr lässt nicht zu, dass du zu Fall kommst.*
*Er gibt immer auf dich acht.*
*Er, der Beschützer Israels, wird nicht müde und schläft nicht ein.*
*Er sorgt für dich.*

*Der Herr ist bei dir, hält die Hand über dich, damit dich die Hitze*
*der Sonne nicht quält und der Mond dich nicht krank macht.*

*Der Herr wendet Gefahr von dir ab und bewahrt dein Leben.*
*Was immer du tust, er wird dich beschützen.*
*Vom Anfang bis zum Ende, jetzt und in aller Zukunft."*

Da wussten wir, mit Gottes Hilfe würden wir es schaffen! Sammy war schon im Krankenhaus auffallend brav und zufrieden und sehr süß! Sie schrie fast nie, nur kurz vor dem Stillen, wenn sie Hunger hatte, sonst nie! Sie war ein ganz besonderes Kind, immer fröhlich, nie zornig oder ungezogen, sie war mit allem zufrieden. Sie war ein Sonnenschein und hatte die leuchtendsten Augen, die man sich vorstellen kann. Durch sie erfuhren wir, was bedingungslose Liebe ist. Das hat sie uns vorgelebt. Durch sie erfuhren wir, was ihm Leben wirklich zählt! Sie konnte so herzlich über sich selbst lachen und war unsere ganze Freude! Im Gegensatz zur Diagnose dieses Arztes damals, war Sammy sehr süß, aufgeweckt und intelligent! Sie lernte Laufen wie jedes andere Kind auch und konnte auch sonst alles.

15 Monate später bekam sie ein Schwesterchen! Becky! Zuerst war Sammy sehr eifersüchtig, dann, als sie merkte, mit der kann man ja etwas anfangen, war die Kleine ihre große Liebe. Die beiden waren unzertrennlich. Die eine hatte die Ideen (Becky), die andere hatte die Kraft, sie auszuführen (Sammy). Kurz vor Sammys 3. Geburtstag brach Leukämie aus. Mein Bruder hatte auch Leukämie gehabt. Als ich die Diagnose der Ärzte hörte, sah ich mich im Geiste fallen und wartete darauf, auf dem Boden zu zerschmettern, aber ich fiel in Gottes Arme, dort auf seinem Schoß hatte er mich aufgefangen. Nur so konnte ich überleben!

Wir wurden auf derselben Station aufgenommen, wo wir auch schon mit meinem Bruder waren, in der Kinderklinik in Karlsruhe. Die Zeit, die dann folgte, war schrecklich. Sie sagten uns, wir (Mama und Kind) müssten 9 Monate im Krankenhaus bleiben. Wir durften wohl zwischendurch manchmal heim ...

Es begannen sehr viele schlaflose Nächte, meine Nerven hingen in Fetzen. Sammy wurde auf Nulldiät gesetzt, obwohl sie immer Hunger hatte. Sie bekam höchstens einmal ein trockenes Weißbrot wegen der Chemotherapie.

Sie ertrug alles. Hunger, Schmerzen, massakriert werden durch Punktion ohne Narkose, Bluttransfusion... Sie schrie immer im Schmerz, aber, als alles vorbei war, verabschiedete sie sich mit Kusshand von den Ärzten, die Tränen in ihren Augen waren noch da ... Ich glaube, am schlimmsten war es für sie, von ihrem Schwesterchen getrennt leben zu müssen und von ihrem Papa. Im Krankenhaus, wo wir immer vier Kinder und vier Mütter in einem Zimmer waren, 24 Stunden lang, da tröstete Sammy die anderen Kinder, wenn sie weinten. Sie hing selbst am Tropf und stand sofort auf, wenn ein Kind weinte und rief: „Nicht weinen, Sammy da!"

Sie hatte alle Herzen berührt. Ich hatte ihr beigebracht, zu beten, und ihr davon erzählt, wie sehr Gott kleine Kinder liebt. Wenn ich manchmal im Kinderzimmer bei den Kindern Lobpreis-Musik abspielte, stand sie da und sang mit auf ihre eigene Art, mit erhobenen Händchen... Damals dachte ich immer: „Wie sehr wird Gott erst im Himmel Freude an ihr haben."

Sie reagierte sehr gut auf die Chemotherapie. Als wir eingeliefert wurden, war ihr Rückenmark, 97% verkrebst. Nach einigen Monaten Therapie waren nur noch 3% befallen. Aber nach eineinhalb Jahren bekam sie einen Rückfall.

Es kam die schreckliche Nachricht von den Ärzten: Sammy wird sterben! Es gab nun drei Möglichkeiten, für eine mussten wir uns entscheiden:

1. Sie geben keine Medikamente mehr und Sammy wird qualvoll sterben.
2. Sie versuchen eine Rückenmarkstransplantation, wobei Sammy die Vorbereitung dahin schon nicht überleben wird.
3. Sie geben eine leichte Chemotherapie, damit sie leichter sterben kann.

Wir entschieden uns sofort für die 3. Möglichkeit. Ich weinte sehr, aber kurze Zeit danach sagte ich zu den Ärzten: „Jetzt wollen wir mal sehen, was Gott zu ihrer Diagnose sagt."

Jedoch am 2. April 1998 ist unsere kleine Sammy heimgegangen. Es hat dem Herrn gefallen, sie zu sich zu holen. Bevor sie starb, habe ich mit Gott im Gebet gekämpft, immer wieder. Bis zum Schluss glaubten wir an Heilung. Sie starb im Kinderzimmer, in den Armen ihres heiß geliebten Papas. Die kleine Becky stand in ihrem Bettchen, ich kam gerade ins Zimmer, der Arzt war noch am Telefon... Wir haben Gott nicht bei uns gefühlt. Wir fühlten uns total von ihm verlassen. Wir fühlten nur Kälte und Tod, sonst nichts. Wir konnten Gott nicht mehr verstehen. Er war uns fremd geworden.

Am nächsten Tag, als der Bestatter kam, um mit uns die Formalitäten zu besprechen, bekamen wir den Vers:

*„Haltet mich nicht auf, denn der Herr hat meine Reise gelingen lassen, und jetzt möchte ich so schnell wie möglich zu meinem Herrn zurück."*
1. Mose 24:56

Wie viel hatte dieser Vers uns zu sagen. Wir wurden auf der Stelle getröstet! Die kleine Sammy konnte noch nicht richtig verständlich sprechen, doch dieser Vers war, als ob ihn Sammy direkt zu uns sprach: Sie bat uns, sie loszulassen, damit sie zum VATER gehen konnte, ihre Aufgabe war beendet. Als wir diesen Vers bekommen hatten, lag der leblose Körper unseres kleinen Mädchens noch im Kinderbettchen… Dieser Vers, den wir direkt aus Gottes Hand nahmen, zeigte uns, um was es hier ging.

Es würde nichts nützen, sie festhalten zu wollen, sie musste und wollte umziehen – zum VATER, der sie aufnahm. Sie würde an ihren endgültigen Bestimmungsort gehen. Umziehen, ohne ihre Mama, ohne ihren Papa, ohne ihren Bruder und ohne ihr kleines, heiß geliebtes Schwesterchen! Es war sehr schwer, diesem Gedanken zu folgen, aber es war auch ein unheimlicher Trost, eine vollkommene Gewissheit, wohin sie jetzt gehen würde! Ich hörte die ganze Zeit immer nur einen Satz in meinem Herzen: „Ich will nicht, dass ihr trauert, wie die, die keine Hoffnung haben."

Die Seligpreisungen in der Bergpredigt bekamen einen neuen Sinn: „Selig sind die, die reinen Herzens sind, denn sie werden Gott schauen" (Sammy). „Selig sind die, die da Leid tragen, denn sie werden getröstet werden" (wir).

Aber die Trauer überrollte uns immer wieder wie ein voll besetzter Güterzug.

Wir erlebten verschiedene Phasen der Trauer und stellten mit Entsetzen fest, dass jeder mit seiner Trauer allein war. Wir konnten uns umarmen und weinen, aber tief im Herzen waren wir mit der Trauer allein und mussten jeder für sich seinen eigenen Weg gehen. Es tat so unglaublich weh! Ich fühlte mich wie von einer großen Rakete in den Weltraum geschossen, wo ich nun ziellos und schwerelos umhertrieb. Ich bat Gott jeden Morgen, meine Hände zu nehmen und mich zu führen, weil ich nicht mehr wusste, wohin ich gehen sollte. Ich hatte meine Orientierung verloren.

Das Kinderzimmer war so leer ohne Sammy! Im Haus war kein Lachen mehr zu hören, kein Singen. Sammy war jeden Morgen um genau 5:30 h aufgewacht, war sofort in ihrem Kinderbettchen aufgestanden und hatte angefangen zu singen, laut und falsch, hatte in ihre kleinen Händchen geklatscht und den Takt mit ihrem kleinen

Popo gegen das Bettchen geschlagen. Das alles hörten wir jetzt nicht mehr. Alles Leben schien vorbei! Wir fühlten uns tonnenschwer, jede Bewegung war mühsam. Der Kirschbaum vor unserem Haus blühte. Wie konnte er so grausam sein und jetzt blühen, wo doch unsere Sammy nicht mehr da war?

Es war auch grausam, als Becky ohne Sammy vom Kindergarten kam, ohne Sammy am Tisch saß, ohne Sammy schlafen ging. Es war so grausam, dass ich einfach nichts mehr empfinden konnte, auch nichts mehr für meine kleine Becky. Man hört oft den Spruch: „Du kannst froh sein, dass du die Becky noch hast."

Das war ja richtig, aber so einfach war das nicht. Manchmal empfand ich sogar Groll gegen andere Mütter, die ihre Kinder noch hatten. Es war sehr schwer für mich, wenn ich Zwillinge sah oder fast gleichaltrige Schwestern. Es tat mir weh zu sehen, wie sich manche Mütter über Kleinigkeiten wegen ihrer Kinder aufregten, anstatt dankbar zu sein, dass die Kinder noch lebten.

Es kam der Palmsonntag, der Sonntag vor der Beerdigung. Wir gingen zusammen zum Gottesdienst. Es hat einfach gut getan, aufgefangen zu werden von der Gemeinde, jede Umarmung, jeder Händedruck waren wie Balsam. Es tat einfach gut, inmitten der „Familie" zu sein und die Liebe und Wärme zu bekommen, die wir so dringend nötig hatten.

Die Predigt handelte vom Einzug von Jesus in Jerusalem, wo er schon wusste, dass bald alle von ihm enttäuscht sein werden. Das war unsere Situation. Wir hatten Gott noch nie so erlebt, im Tod. Wo war Gott? Was war das für ein Sieg, wenn Sammy starb? Auch wir erkannten Gott nicht mehr. Nicht in dieser Form. Wir konnten Gott auch nur in Wundern sehen, wo er sich verherrlichte. Bei Gebetserhörungen konnten wir Gott erkennen, aber als Sammy starb, empfanden wir das als Niederlage. Wir waren wie Petrus, als er Jesus verleugnete. Als er Jesus sah, wie man ihn wie ein Lamm zum Schlachten wegführte, konnte er darin keinen König mehr erkennen. Petrus konnte den Triumph nicht sehen. Wir konnten das zuerst auch nicht, als Sammy starb. So hatten wir Gott einfach noch nicht erlebt.

Am Montag vor der Beerdigung gingen mein Mann und ich nochmals zu Sammy, um sie ein letztes Mal zu sehen. Wieder hatte mein Mann die Initiative ergriffen, mir fehlte dazu die Kraft. Ich hatte Angst davor, meine Knie zitterten, als ich in die Nähe ihres kleinen Sarges kam. Zuerst ging mein Mann hinein, ich blieb an der Tür stehen und betete: „Herr, als die beiden Frauen am Ostersonntag an dein Grab kamen, hat ein Engel sie getröstet. Bitte gib mir jetzt auch Kraft und Trost und hilf mir." Als ich dann vor dem offenen Sarg stand und Sammy ein letztes Mal anschaute, floss auf einmal so viel Kraft und Trost in mich hinein. Ich spürte plötzlich, dass das kleine Mädchen im Sarg nichts mehr mit meiner kleinen Sammy zu tun hatte. Sie war bereits beim Herrn. Ich konnte es einfach fühlen. Das hat uns beiden unheimlich viel Trost gegeben. Später daheim fand ich ein Lied, das auf einem Zettel stand:

*„In deine Hand, Herr, lege ich mich, lass mich sicher schlafen.*
*Dich, Herr Jesus, hab ich lieb, bei dir wohn ich zu Haus.*
*Deine Liebe lässt mich ruhen, bei dir möchte ich bleiben."*

– Dienstag, Tag der Beerdigung –

Das ist eigentlich so ziemlich das Schlimmste, was man sich vorstellen kann: Man geht auf den Friedhof, um sein Kind zu beerdigen. Gott hatte mir aber vorher schon so viel Kraft gegeben und Frieden, es war wirklich unwahrscheinlich. Ich wusste, ich würde auch Kraft bekommen, wenn ich an dem Grab stand.

Es kamen sehr viele Geschwister aus unserer Gemeinde, es tat so gut, Sammy mit ihnen zusammen zu verabschieden. Die Beerdigung war wunderschön. Die Lieder, die wir hörten und die wir gesungen hatten, spendeten so viel Trost. Die Predigt war wunderschön. Die ganze Beerdigung war fast wie eine Hochzeit. So hatte ich es empfunden. Meine Sammy, zurechtgemacht mit Brautschmuck, und wir begleiteten sie jetzt auf ihrem Weg zu ihrem Bräutigam, dem Herrn Jesus.

In der Kapelle war der kleine Sarg aufgebahrt. Dahinter an der Wand hing ein Bild von Jesus, wie er dem Grab entstieg. Ich konnte die ganze Zeit nur noch an Auferstehung denken. Der Tod hatte keine Macht mehr, Jesus hat den Tod besiegt. Durch seine Auferstehungskraft war es jetzt auch möglich, dass der Geist meiner Sammy zum Herrn kam und dass auch wir sie einmal wieder sehen werden, wenn wir dem Herrn treu bleiben.

Es ist ein Unterschied, ob man das Wort Auferstehung als christlichen Begriff kennt oder ob man direkten Bezug dazu hat, nämlich dann, wenn jemand stirbt, der einem sehr nahe steht. Dann bekommt dieses Wort eine andere Bedeutung. Dann wird Auferstehung etwas Reales. Zum ersten Mal habe ich Karfreitag und Ostern ganz anders erlebt, den tieferen Sinn verstanden.

Ich konnte Petrus verstehen, als er entmutigt auf den gefesselten Jesus schaute und keinen Sieg darin erkennen konnte. Ich konnte zum Teil verstehen, wie tief Jesus abgesunken war für unsere Sünden. Sogar nach seinem Tod waren seine Jünger nicht da, auch nicht seine Familie. Ein anderer Freund hatte Jesus geholt und ins Grab gelegt. Ich konnte die Frauen verstehen, als sie am Sonntagmorgen zum Grab gegangen waren, voller Trauer um ihren Herrn. Ich konnte die Freude verstehen, als der Engel sagte, Jesus sei auferstanden!

Als wir dann nach der Abschiedsfeier in der Kapelle dem Sarg hinterher gehen mussten zum Grab, da bekam ich eine Kraft, die ich nie für möglich gehalten hätte.

Ich war traurig, weil keine Glocken läuteten. Aber als ich dann die Friedhofsglocke hörte, dachte ich, hier Sammy, das ist für dich. Das ist dein Triumphzug zum Hause des Herrn, zu deinem Bräutigam!

Am Grab erst sah ich all die vielen Menschen, die gekommen waren und es tat so gut, das zu sehen. Es waren auch viele Ungläubige da, denen die ganze Beerdigung ein Zeugnis war. Der ganze Kindergarten war da, die Kinder ließen Luftballons fliegen als letzten Gruß an Sammy. Das war sehr schön. Sie sangen sogar Sammy's Lieblingslied. Als wir am Grab standen und jeder zu uns kam und kondolierte, hatte ich viel Kraft bekommen. Die gläubigen Geschwister umarmten uns, und wir schauten uns an in Frieden, eine stumme Bestätigung, dass Sammy uns nur vorausgegangen war, dass sie beim Herrn ist und dass wir sie wieder sehen werden.

Wir hatten an dem Tag so viel Wärme und Frieden bekommen, was weit über unsere menschliche Vernunft hinausging. Noch abends im Bett war mein Herz voller Lob und ich war erfüllt von Freude, die mir Gott geschenkt hatte! Die Trauer kam jedoch immer wieder und tiefe Verzweiflung wollte uns zermürben. Da bekamen wir einen neuen Zuspruch aus Psalm 18. Es war, als ob Sammy zu uns redete:

*„In meiner Angst rief ich zum Herrn, ich schrie zu meinem Gott.*
*Da hörte er meine Stimme von seinem Tempel,*
*und mein Schreien drang an sein Ohr.*
*Er streckte die Hand aus der Höhe,*
*ergriff mich und riss mich heraus aus den großen Wassern.*
*Er führte mich auf weiten Raum,*
*er hat mich befreit, weil er mich liebt."*

Kurz bevor Sammy starb, hatte sie ihre Ärmchen hochgerissen... Gott hatte seine Hand aus der Höhe gestreckt, hatte Sammy ergriffen und sie aus den großen Wassern ihres Leidens herausgerissen. Er hat sie befreit, weil er sie liebt. Später bekamen wir noch den Psalm 91:

*„...du aber darfst sagen: ‚Beim Herrn bin ich geborgen.'"*

Ja, bei Gott, dem Höchsten, hast du Heimat gefunden... Trauer und Verzweiflung kamen jedoch immer und immer wieder, und Freude wollte sich nicht mehr einstellen. Da las ich diesen Spruch auf einem Kalender:

*„Steh auf, mein Volk, lass dein Gesicht vor Freude strahlen, denn ICH komme, ICH bin dein Licht, meine Herrlichkeit leuchtet über dir auf."*

Gott hatte mich daran erinnert, dass nicht Sammy mein Licht war, sondern ER selbst. Auch wenn Sammy heimgegangen war, durfte ich nicht vergessen, woher mein Licht kam und wer über mir schien.

Der Tag nach der Beerdigung war der 16. Geburtstag meines Sohnes. Es war ein trauriger Tag, und wir weinten fast die ganze Zeit. Gegen Abend gab es ein Gewitter und ein wunderschöner Regenbogen stand plötzlich genau gegenüber von unserem Fenster. Noch nie hatten wir so etwas Schönes gesehen. Mit diesem Regenbogen hat uns Gott auf ganz besondere Weise getröstet. Er sagt uns: „Ich habe Gedanken des Friedens und nicht des Leides über euch". Es war, als ob Gott uns daran erinnern wollte, dass Sammy jetzt in Herrlichkeit bei Gott lebt, was so schön ist, dass wir es uns nicht vorstellen können. Die Bibel berichtet uns, dass über Gottes Thron ein Regenbogen steht.

Kurze Zeit nach Sammys Tod sagte meine Mutter, sie hätte einen Traum von Sammy gehabt. Sammy wäre wieder da und saß mit uns zusammen im Wohnzimmer. Sie hatte wunderschöne lange, lockige Haare aus Gold. Meine Mutter sagte, noch nie im Leben hätte sie so etwas Schönes gesehen. Dieser Traum hat mich auch getröstet. Mir war, als ob Gottes Hand mein wundes Herz mit Balsam einrieb. Es war für mich die Erinnerung daran, dass Sammy jetzt in Gottes Herrlichkeit lebt, zusammen mit all den anderen Kindern, die uns alle schon vorausgegangen sind. Sammy hatte Kinder so gern.

Wir sprechen oft davon, wie es einmal im Himmel sein wird. Jesus sagt uns in seinem Wort, dass beim VATER viele Wohnungen sind und dass er sie vorbereiten wird für uns. Dann wird er uns rufen.

Ich spreche mit Becky darüber, wie es vielleicht sein könnte im Himmel, wie Sammy vielleicht Jesus helfen darf, Vorhänge für das Kinderzimmer aufzuhängen, wo sie einmal zusammen wieder spielen werden... Wir sprechen oft davon, von dem Moment, wenn wir auch heimgehen dürfen. Wie wird es wohl sein? Die Bibel sagt uns, es wird Freude ohne Ende sein !

~ Sammy ~

Zurück bleiben die Sonnenstrahlen,
mit denen Sie unser Leben erhellt hat!

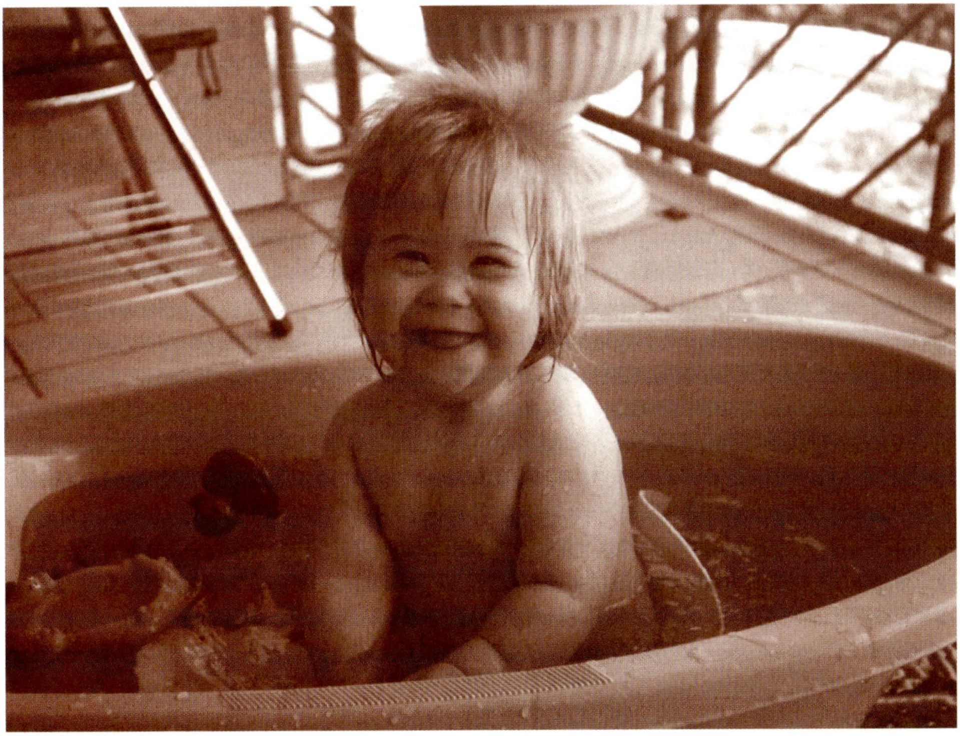

*Nachsatz:*

Wir wollen nicht trauern, weil wir sie verloren haben, denn sie ist uns nur vorausgegangen!

Wir wollen danken, dass wir sie gehabt haben!

# IV. Orientierungshilfe

*Leis auf zarten Füßen naht es*
*Vor dem Schlafen wie ein Fächeln:*
*Horch, o Seele, meines Rates,*
*Laß dir Glück und Tröstung lächeln –:*

*Die in Liebe dir verbunden,*
*Werden immer um dich bleiben,*
*Werden klein und große Runden*
*Treugesellt mit dir beschreiben.*

*Und sie werden an dir bauen,*
*Unverwandt, wie du an ihnen. –*
*Und, erwacht zu einem Schauen,*
*Werdet ihr wetteifern dienen.*

Christian Morgenstern

## Orientierungshilfe zu den einzelnen Beiträgen

### Der Verlust eines Kindes während der Schwangerschaft

Unser erster Beitrag ist von **Antje (S. 20),** die um das sehr zarte und kurze Leben ihres zweiten Kindes trauert, welches sie wenige Tage, nachdem sie erfahren hatte, schwanger zu sein, wieder verlor. Ihr Arzt konnte HCG in ihrem Blut nachweisen, während eine Ärztin in der Notaufnahme des Krankenhauses gar keine Schwangerschaft feststellen konnte. Wer sonst, außer der Mutter selbst, kann fühlen, ob ein Kind empfangen wurde oder nicht?

**Bea (S. 25)** beschreibt, wie sie als 16-Jährige ihre erste Schwangerschaft abgebrochen hat. Viele Frauen glauben, wenn sie nach einer solchen Vorgeschichte später ihr Wunschkind verlieren, an eine von Gott und der Natur auferlegte Strafe.

Wenn eine 16-Jährige körperlich noch nicht reif ist, ein Kind auszutragen, bricht der Körper die Schwangerschaft ab (nicht umsonst gilt eine Erstgebärende unter 18 Jahren als Risikoschwangere.) Der Verlust eines Kindes in der Frühschwangerschaft aus körperlichen Gründen ist in unserer Gesellschaft völlig legitim. Fühlt sich die Mutter aber seelisch, geistig, finanziell und sozial nicht in der Lage, dem Kind eine Lebensgrundlage zu bieten, und bricht die Schwangerschaft ab, hinterlässt das Wunden und Narben, die, wie Bea sie beschreibt, nach den drei darauf folgenden Verlusten ihrer Kinder immer wieder aufs Neue aufgerissen wurden.

**Britas (S. 30)** Sohn Leon begann sein Leben im Bauch seiner Mutter zur großen, aber doch willkommenen Überraschung der ganzen Familie. Zwei große Schwestern freuten sich auf den kleinen Nachzügler. Eine schleichende Blasenentzündung und die Fruchtwasserpunktion trafen auf tragische Weise zeitgleich zusammen. Die Punktion verlief problemlos, jedoch die Blasenentzündung mit den Folgen einer unaufhaltsam aufsteigenden Infektion kostete den kerngesunden Leon das Leben. Brita beschreibt das Leben mit Leon anhand ihrer Schicksalsdaten und verleiht so ihrem Beitrag einen wertvollen Tagebuchcharakter.

**Dani (S. 43)** hat vier Wunschkinder während der jeweiligen Schwangerschaft verloren. Der Tod ihres ersten Kindes wurde im vierten Monat während einer Vorsorgeuntersuchung festgestellt. Aber sie gibt ihre „Gute Hoffnung" nicht auf. Sie glaubt an ihren Traum, eines Tages einem gesunden Baby das Leben schenken zu dürfen.

**Edith (S. 46)** hat ihrer Tochter ein Gedicht gewidmet, in welchem sie sich ihr Leid von der Seele schreibt und mit ihrer Tochter spricht. Sie hat ihr Baby in der 12. SSW verloren. Nach einer würdevollen Trauerfeier wurde ihr Kind feierlich in Karlsruhe auf dem Hauptfriedhof bestattet. (*www.kindergrab.de*)

**Ina (S. 48)** verliert ihr Wunschkind nach heftigen Blutungen in der 9. SSW. Ihr Mann, ihre Mutter und zwei liebe Freunde standen ihr zur Seite. Ein solcher Beistand im richtigen Moment ist unbezahlbar. Es ist schön zu lesen, wie Schneeflöckchen zu ihrem Namen kam und wieviel Liebe, die die beste Medizin ist, hinter dem Rosenstrauß, dem weißen Stoffhund und einem ganz besonderen Engel steckt.

**Jana (S. 52)** verlor ihr erstes Kind, welches nicht geplant war, durch eine „Verhaltene Fehlgeburt" in der 13. SSW. Sie beschreibt, wie sie mit ihrem Verlust umging, und wie sich das Verhältnis zu ihrem Baby nach dessen Tod veränderte. Sie erzählt von ihrem daraufhin stetig wachsenden Kinderwunsch und ihren neuen Problemen, die auf sie und Jürgen zukamen. Jeder von ihnen hatte eine andere Sichtweise des Problems und eine andere Art, damit umzugehen, bis es zu einer wichtigen Aussprache kam.

**Jasmin (S. 58)** richtet ihre Worte zuerst liebevoll an ihr Kind, das sie mit 16 Jahren empfing und früh wieder hergeben musste. Sie betrachtet den Tod ihrer Lucy-May, welche sie in der 13. SSW verloren hat, nicht als sinnlos. Ein tröstlicher Taufspruch aus einem Psalm erinnert sie an ihre Tochter.

**Liuba (S. 60)** beschreibt intensiv ihre Glückseligkeit, wie sie erfährt, dass sie mit ihrem von ganzem Herzen gewünschten Kind schwanger ist, und wie niederschmetternd der Verlust dieses Kindes für sie war. Allein die Tatsache, dass sie ihr Leben für das Leben ihres Kindes gegeben hätte, macht deutlich, dass es sich hier nicht um die Routine einer Ausschabung handelt, sondern darum, wie tief greifend eine Mutter den Tod ihres Kindes empfindet. Nach dem Verlust ihres zweiten Kindes beschreibt sie, wie sie den „steinigen, langen Weg" der Trauer auf sich nahm, und was für wertvolle Erkenntnisse dort für sie zu finden waren (…)

**Lottes (S. 68)** Kind ließ auf sich warten und führte die Eltern in eine Kinderwunschpraxis. Sie beschreibt die psychische Last, die damit auf sie zugekommen war, wie sehr ihre Ehe darunter litt, bis sie ihr lang ersehntes Wunschkind endlich empfangen durfte. Eines Tages setzen Blutungen ein, und sie verlor ihr Baby. Sie wäre für das Leben ihres Kindes gestorben. Mit der Trauer um ihr Kind war sie alleine und ihr Schmerz wurde verkannt, so dass sie ihrer Familie den Rücken kehrte. Ihre Ehe wäre an den „schlechten Zeiten" fast zerbrochen, weil beide mit ihren Gefühlen unterschiedlich umgingen. Ihr Zusammenbleiben hat Früchte getragen (...)

**Manu (S. 74)** beschreibt, wie sie nach zweimaliger Guter Hoffnung noch vor der 12. SSW das jähe Ende des Lebens ihrer beiden Kinder erleben musste, und was für eine Entwicklung ihr Freund und sie dadurch nahmen. Sie gaben ihren Kindern Namen und setzten ihnen ihre kleinen Grabsteine in eine Blumenschale. Heute sind sie nicht nur die Eltern dieser Kinder, sondern auch Mann und Frau. Manus Beitrag endet mit einem sehr guten Spruch von Václav Havel.

**Mone-Liese (S. 80)** beschloss in der 6. SSW, ihren Sohn Maximilian zu nennen. Sie überstand anfängliche Blutungen sowie einen Harnwegsinfekt und genoss ihre Schwangerschaft, nachdem die kritischen ersten drei Monate überschritten waren, bis zu der Nacht, in der sie träumte, ihr Baby nicht lebend zu bekommen. Ihr Albtraum bewahrheitete sich, und sie verlor tatsächlich ihren Sohn. Sie beschreibt, wie bequem es doch ist, die Trauer in Kisten zu stecken, diese zu schließen, das alles zu verdrängen und die „Tränenbremse" zu ziehen. Dieser Weg gefiel den Außenstehenden um sie herum am besten.

Überrascht von einer nicht geplanten Schwangerschaft spürte **Pamela (S. 84)** von Anfang an intensiv die Nähe ihres Kindes. Sie hatte einen Jungen empfangen, dem sie den Namen Fynn gab. Noch bevor sie sich der damit verbundenen Konsequenzen und ihrer Schwangerschaft bewusst wurde, bekam sie Blutungen und verlor ihr Baby. Sie beschreibt ihre innigen und tiefen Gefühle zu ihrem Kind und ist dankbar darüber, ihn in ihrem Herzen tragen zu dürfen.

**Ramona (S. 94)** hat ihre vier Kinder während der Schwangerschaft verloren und sich danach von ihrem Kinderwunsch verabschiedet. Sie hat einen neuen Lebenssinn gefunden, und die Liebe zu ihrem Mann, der in guten wie in all den schlechten Zeiten an ihrer Seite war, erkannt und wertschätzen gelernt. An den leidvollen Verlusten ihrer Kinder sind sie und ihr Mann nicht zerbrochen, sondern gemeinsam stärker geworden.

Mit medizinischer Unterstützung wurde **Rosmarie (S. 98)** schwanger. Ihr Glück war nicht von langer Dauer, denn in der 10. SSW setzen Blutungen ein. Rosmaries Mann hielt ihre Hand im Operationssaal, als ihr totes Baby unter Teilnarkose ihren Körper verließ. Die Ursache für den Verlust ihres Kindes konnte gefunden werden. Rosmarie hat eine Homepage aufgebaut und bietet anderen betroffenen Eltern ihre Hilfe an (www.kinderlos.ch).

**Sabrina (S. 101)** war 17 Jahre alt und steckte mitten in der Ausbildung, als sie unerwartet schwanger wurde. Es dauerte nicht lange, bis ihre Eltern und ihr Freund sich mit ihr auf dieses Baby freuten. In der 13. SSW zeigte der Ultraschall, dass das Herz ihres Babys nicht mehr schlägt. Sabrina macht mit ihrer Geschichte sehr deutlich, dass die Jugend einer Mutter kein Trost für den Verlust eines Kindes ist. Sie und ihr Freund leiden wie alle anderen Elternpaare auch und retten sich in bodenständigen Ritualen, die ihnen auch helfen.

**Sandra (S. 105)** wird schwanger mit ihrem zweiten Kind, welches zwar sehr erwünscht, aber nicht geplant gewesen war. Sie hatte bereits einen Sohn von 2½ Jahren. Ihr zweites Kind bestimmte vom ersten Augenblick an ihre Gedanken und ihre Zukunft zu viert. Nach der 8. SSW wurde sie von unerträglicher Übelkeit geplagt, die sich stetig verschlimmerte, bis eine Infusionstherapie notwendig wurde. Sandras Vater, ihr Freund Andres und ihre Schwester wurden zum „Hilfsteam". Gemeinsam unterstützten sie Sandra, deren Zeit der „Guten Hoffnung" zur Qual wurde. Der Verlust ihres Kindes lag erst 7 Wochen zurück, als sie diesen Bericht schrieb (...)

Für **Silvia (S. 117)** war nicht nur der Verlust ihres Babys, welches sie in der 9. SSW verlor, sehr schmerzhaft. Auch die Art und Weise, wie die Ärzte mit ihr umgingen, stellte sich als zusätzliche Belastung heraus. Sie hat ihr Kind in ihr Herz geschlossen, und so traurig diese Erfahrung für sie war, sieht sie ihrer Zukunft als Mutter positiv entgegen. Als sie ihren Bericht schrieb, lag der Verlust ihres Kindes ebenfalls erst 7 Wochen zurück.

Die äußeren Umstände sprachen nicht gerade für ein Baby, als **Simone (S. 120)** von ihrer Schwangerschaft erfuhr. Es dauerte aber nicht lange, bis ihre Umwelt und sie selbst sich doch mit Freude auf dieses Kind einstellen. In der 7. SSW bekam sie krampfartige Schmerzen mit sehr starken Blutungen und wird sich später dessen bewusst, dass sie ihr Baby zu Hause verloren hatte (...)

**Susanne (S. 122)** spricht mit ihrem zweiten Kind und erzählt ihm seine Lebensgeschichte, die mit der Zeit vor dessen Zeugung begann und über seinen Tod in der 10. SSW hinausgeht. Nachdem sie den Arzt, der die Ausschabung vorgenommen hatte, nach dem Aussehen ihres Kindes fragte, sagte dieser: „Nur ein Zellklumpen". Diese Zellen waren die Körperzellen ihres zweiten Kindes. Nur, wenn man in der Lage ist, ein gestorbenes Kind als solches anzunehmen (die Anzahl der Körperzellen spielt keine Rolle), kann man lernen, loszulassen. Wie soll man etwas loslassen, das man nie angenommen hat? Das Loslassen ist ein notwendiger Teil des Heilungsprozesses. Susanne schrieb die Worte an ihr Kind 4 Wochen, nachdem sie es verloren hatte, und fand danach noch ein hilfreiches Abschiedsritual, um ihre Tochter in Frieden gehen zu lassen.

Innerhalb von nur vier Monaten verlor **Ulla (S. 130)** zwei Babys. Ihr erstes Kind, welches sie in der 11./12. SSW verlor und ihrem Gefühl nach ein Mädchen war, hatte, wie sich nach einer genetischen Untersuchung herausstellte, eine Freie Trisomie 21. Es bestätigte sich auch, dass sie eine Tochter verloren hatte. Als sie die Diagnose bekam, hatte sie bereits ihr zweites Kind in der 6/7. SSW verloren. Neben ihrer Beschreibung, wie sie ihre beiden Kinder verlor, gibt sie in ihrem Beitrag Einblicke in die Kommunikation, wie sie im Forum stattfand, in welchem sie ein Stück ihres Trauerweges ging, bis hin zum neuen Kinderwunsch, fast genau 9 Monate Schwangerschaft und schließlich L.s glücklicher Geburt.

## Die Geburt eines toten Kindes

**Andrea (S. 141)** genießt die Schwangerschaft mit ihrem Wunschkind bis zur 21. SSW, als sie einen Termin bei einer Ärztin für Pränataldiagnostik wahrnahm. Diese stellt im Ultraschall fest, dass der kleine Linus einen offenen Rücken und eine Gehirnfehlbildung hat. Die Diagnose lautete: Spina bifida mit Lemon-Banana-Sign. Nachdem Andrea klar wurde, dass ihrem Kind ein schwerstbehindertes, leidvolles Leben mit erheblichen Missbildungen bevorsteht, entschied sie sich dafür, dies ihrem Kind zu ersparen und ließ die Schwangerschaft abbrechen.

Louis ist ein Wunschkind, bei welchem in der 18. SSW festgestellt wurde, dass er keine Nieren hat. **Angela (S. 147)** entschied sich nach 3 Wochen Bedenkzeit, ihre Schwangerschaft nicht abbrechen zu lassen und die sehr kurze Lebenszeit mit ihrem todgeweihten Kind im Bauch zu erleben. Ein Film, zu finden auf der Seite *www.meinkleineskind.de*, hatte ihr geholfen, diese zukunftsträchtige Entscheidung zu treffen. Sie hatte neben den traurigen auch schöne Stunden der Schwangerschaft mit Louis, die sie nicht missen möchte.

Louis starb während seiner Geburt, durfte danach mit den Eltern für drei Tage nach Hause und wurde anschließend feierlich bestattet. 4½ Monate nach seinem Tod schrieb Angela ihren Beitrag. (Diagnose: Pottersequenz II)

**Anja (S. 161)** wurde schwanger von dem Mann, den sie am meisten liebte. Da sie unter Endometriose leidet, war sie über ihren Zustand überrascht. Die Freude über ihre Schwangerschaft, die für sie das größte Geschenk war, konnte sie mit dem Vater ihres Kindes nicht teilen, da dieser mit einer anderen Frau verheiratet ist. Durch diese Umstände erlebte sie neben ihrer eigenen Freude auf das Baby auch sehr traurige Zeiten der „Guten Hoffnung" und bereitete sich, mit ihrem Sohn im Bauch, auf ein Leben als alleinerziehende Mutter vor.

Auf Verdacht einer Anämie und anderen Auffälligkeiten, die während eines Dopplerultraschalls in der 25. SSW festgestellt wurden, überwies sie der Arzt in eine Uni-Klinik, in welcher noch am Aufnahmetag nach ausführlichen Untersuchungen festgestellt wurde, dass es Finn sehr schlecht ging. Es wurden keine Behandlungen unternommen, und am nächsten Morgen wurde Finns intrauteriner Fruchttod festgestellt.

Anja hat ihren Jungen tot geboren, sich liebevoll von ihm verabschiedet und ihn beerdigt.

**Antje (S. 177)** und ihr Freund, der bereits Vater von zwei Kindern ist, wünschten sich ein gemeinsames Kind, welches auch nicht lange auf sich warten ließ. In der 12. SSW überwies ihre Ärztin sie nach einem Ultraschall und auf den Verdacht hin, dass das Baby nicht gesund sei, zur Pränataldiagnostik in eine Uni-Klinik. Überweisungsgrund: Hygroma colli (Wasseransammlung am Hals). Dort wurde bei Antjes Sohn nicht nur die Wasseransammlung bestätigt, sondern auch ein Herzfehler vermutet. In der 14. SSW ließ sie eine Chorionzottenbiopsie machen und bekam Ende der 14. SSW das Ergebnis. Ihr Kind hatte eine Trisomie 21 mit einer Translokationstrisomie 14:21. Nach allen möglichen Untersuchungen stellte sich ein würdiges Leben für ihr Kind als ausgeschlossen heraus. Ende der 15. SSW ging es dem Kind bereits lebensbedrohlich schlecht. Sie entschied sich dennoch gegen den sofortigen Abbruch der Schwangerschaft und hat damit als Mutter eines todgeweihten Kindes noch viel für ihren Sohn getan.

Fünf Monate, nachdem **Barbara (S. 208)** ihr erstes Kind in der 9. Schwangerschaftswoche verloren hatte, empfing sie ihr zweites Wunschkind, ihren Sohn Raphael. Die Schwangerschaft verlief bis zum 4. Monat problemlos, als die Feinultraschall-Untersuchung bei Raphael Auffälligkeiten zeigte. Er hatte eine Nabelschnur mit nur einer Arterie statt zweien, seine Nierenbecken waren auffällig und es stellte sich ein Herzfehler heraus. Da der Verdacht einer Trisomie vorlag, entschied sich Barbara zu einer Fruchtwasseruntersuchung und bekam zwei Tage später das Ergebnis, das jedoch ohne Befund war. Die Besonderheit der Nabelschnur und auch des Nierenbeckens spielten für die Gesundheit des Jungen keine bedeutende Rolle, sodass sein univentrikuläres Herz mit Pulmonalatresie im Vordergrund stand. Barbara und ihr Mann entschieden sich gegen einen Schwangerschaftsabbruch und entschieden sich dafür, ihren Sohn wenige Tage nach der Geburt einer ersten von vielen Herzoperationen, die noch folgen sollten, zu unterziehen. Raphaels Schicksal wurde aber anders besiegelt.

Bis auf leichte Blutungen erlebte **Carmen (S. 219)** eine gute Schwangerschaft. Da ihr Baby in der 25. SSW etwas zu klein war, schickte ihr Arzt sie auf Verdacht auf eine Plazentainsuffizienz zum Dopplerultraschall in die Klinik. Nachdem der Oberarzt das Kind geschallt hatte, sagte er ihr, dass ihr Kind sterben würde und es keine Rettung für den Jungen gäbe. Wenige Tage später trat der intrauterine Fruchttod ein und die Geburt wurde eingeleitet. Carmens Mann war bei ihr, als sie ihren toten Sohn gebar.

Der Ursache für Davids Unterversorgung konnte anhand der Plazentauntersuchung gefunden werden und brachte Carmen fast zur Verzweiflung. Dankbar, ihn gehabt zu haben, gab sie Davids Tod einen Sinn und fühlte, dass sie persönlich durch ihn reifer wurde.

In ihrem Beitrag erklärt **Carola (S. 223)** die medizinischen Aspekte ihrer Geschichte, die in ihrer Jugend begann, als sie die Diagnose: „Endometriose" erhielt und ihr damals schon klar gemacht wurde, dass sie deswegen auf natürlichem Wege keine Kinder bekommen könnte. Jahre später ging sie mit ihrem Mann deswegen in eine Kinderwunschpraxis und empfing in der 3. Behandlung ihr Wunschkind. Sie genoss die Schwangerschaft mit ihrem Baby. In der 23. SSW fuhr sie mit ihrem Mann nach Österreich, um bei ihrem Cousin Urlaub zu machen. Am Morgen des ersten Urlaubstages verlor sie plötzlich Fruchtwasser. Im Krankenhaus schloss sich die Fruchtblase wieder, das Fruchtwasser wurde aufgefüllt und ging nicht weiter verloren. Ihr Sohn aber starb, und sie musste ihn tot auf die Welt bringen.

**Danie (S. 229)** wurde mit ihrem zweiten Kind, das sie sich gewünscht hatte, schwanger. Während einer starken Erkältung, die mit Husten und Fieber einherging, verlor sie stetig in kleinen Mengen Fruchtwasser, ohne sich dessen bewusst gewesen zu sein. Bei der Vorsorgeuntersuchung stellte ihre Ärztin fest, dass ihr Kind kein Fruchtwasser mehr hatte, überwies sie ins Krankenhaus und prognostizierte, dass sie ihr Baby nicht behalten würde. Im Krankenhaus wollten die Ärzte ohne eine Behandlung auf den Tod ihrer Tochter warten. Danie, die nicht in der Lage war, zu trauern, solange ihre Tochter noch lebte, entschied sich, das Krankenhaus zu verlassen und die Schwangerschaft mit ihrer todgeweihten Tochter in einer Uni-Klinik abbrechen zu lassen. Dort angekommen, stellten die Ärzte fest, dass zu einem Abbruch kein Grund bestünde und gaben Hoffnung, das Kind retten zu können. Nach gründlicheren Untersuchungen aber wurde Danie vor die Wahl gestellt, entweder zu versuchen, das Leben ihres Kindes zu retten, welches mit höchster Wahrscheinlichkeit ein behindertes Leben wäre, oder die Schwangerschaft abzubrechen. Nach 15 Minuten Bedenkzeit entschied sich Danie dafür, ihre Schwangerschaft zu beenden.

Ein Jahr später schenkte sie einem gesunden Jungen das Leben, mit dessen Geburt aber keine Linderung der Trauer um ihre Tochter eintrat. Unter der Entscheidung gegen das Leben ihrer Chantal leidet sie noch heute (...)

Daniel starb in der 30. SSW, und **Ellen (S. 241)** musste ihren Sohn tot auf die Welt bringen. Danach erfolgte eine Ausschabung der Gebärmutter unter Vollnarkose, die nach 4 Wochen wiederholt werden musste, da noch immer Plazentareste die Ursache für immer stärker werdende Blutungen waren. Ellen beschreibt, wie sie die Vielschichtigkeit ihrer Trauer erlebt und empfunden hat, reflektiert über ihr eigenes Verhalten als Trauernde und darüber, wie Außenstehende sie gesehen haben mögen. Aus ihrem anfänglichen Alleinsein („All-ein": mit allem eins sein), was sehr heilsam ist, wurde Einsamkeit. Da sie nach der letzten Ausschabung nur noch eine sehr schwache Monatsblutung hatte und keine Schwangerschaft mehr eintrat, wechselte sie erfolglos von einem Frauenarzt zum nächsten. In einer Kinderwunschpraxis erhielt sie die Diagnose, dass die zellbildende Schicht ihrer Gebärmutterschleimhaut bis auf wenige Inseln mit ausgeschabt wurde, was bedeutete, dass sie unfruchtbar geworden war.

Ellen und ihrem Mann blieb nur die kleine Chance einer IVF-Behandlung, in welcher die hormonelle Überstimulation zu einer eventuellen Wucherung der Schleimhautreste führen sollte.

Nachdem dieser Versuch gescheitert war, unterzog sich Ellen einer naturheilkundlichen Therapie und fuhr mit ihrem Mann „in die Sonne" um Kraft für die nächste IVF zu sammeln. Aus diesem Urlaub kehrte sie schwanger zurück.

Nach drei gescheiterten Versuchen einer künstlichen Befruchtung und vielen Tiefs bezüglich dieses Themas wurde **Gabi (S. 257)** nach 10 Jahren intensivem Kinderwunsch auf natürlichem Wege schwanger. Das Ergebnis der Fruchtwasseruntersuchung bestätige, dass sie einen gesunden Jungen erwartete. Nach einer Schwangerschaft mit allen Höhen und Tiefen hörte Florians Herz nach 8 Monaten auf zu schlagen. Gabi brachte ihr Wunschkind mit dem Beistand ihres Mannes und ihrer Schwester tot auf die Welt und beschreibt sehr einfühlsam, wie ihr Leben ohne Florian seinen Lauf nahm.

**Greta (S. 271)** erzählt ihrem ersten Kind, wie sehr sie es liebt und mit welcher Energie dieser kleine Mensch von Anfang an ihr Leben zu verändern begann. Noch vor der 12. SSW stirbt Emma, die mit ihrem kurzen Leben viel bewirkte, und schon einen festen Platz im Leben ihrer Eltern hatte. Greta beschreibt sehr einfühlsam und verständlich, wie sie die tiefe Trauer um ihre Tochter erlebt hat.

Kurze Zeit später empfängt sie ihren Nikolas. Sie richtet im 2. Teil ihres Beitrages ihre Worte an ihn und erzählt ihm, wie sie ihre bewusst erlebte Schwangerschaft mit ihm empfand. Alleine, in ruhiger, friedlicher Atmosphäre fühlt Greta, wie der Lebensfluss ihres Sohn einen anderen Lauf nimmt und sie auch ihn verliert.

**Heike Ebadi (S. 283)** wurde mit 16 Jahren 1995 zum ersten Mal schwanger. Nach einem tragischen Unfall starb ihre ungeborene Tochter Dakota. Heike entschied sich, trotz eigener starker Verletzungen, gegen einen Kaiserschnitt und brachte ihr Baby tot auf die Welt. Im Jahr 2001 schenkte sie einem weiteren Mädchen das Leben und wünschte sich, nachdem ihre 2-jährige Tochter hyperaktiv war, ein Geschwisterchen für sie, um deren Energie in einer größeren Familiengemeinschaft einen ruhenden Pol zu geben.

Im Juni 2003 empfing sie ihr drittes Kind. Auf Grund von Übelkeit, heftigem Erbrechen und Kreislaufzusammenbrüchen musste Heike anfangs stationär ins Krankenhaus. Im Dezember bekam sie Husten, Schnupfen, Hals-, Kopf- und Gliederschmerzen und hielt diese Symptome für eine Grippe, die sie mit den üblichen Hausmitteln kurierte. Im Februar überwies ihre Ärztin sie an die Uni-Klinik, in welcher festgestellt wurde, dass ihre Tochter Shikiba unter Zytomegalie litt, was schwerwiegende Konsequenzen zur Folge hatte.

Mit ihrem Wunschkind schwanger, genoss **Heike (S. 291)** die Zeit „Guter Hoffnung" mit einer Tochter. Da Heike eines Tages auffiel, dass Marlene sich in ihrem Bauch nicht mehr zu bewegen schien, fuhr sie ins Krankenhaus. Dort sagte ihr die Ärztin, dass das Herzchen ihrer Tochter aufgehört hat, zu schlagen. Jürgen, ihre

Familie und ihre Schwester Andrea, die auf Marlenes Beerdigung sprach, standen ihr hilfreich bei.

Bei **Irinas (S. 295)** Familie liegt eine Erbkrankheit vor. Sie genoss glücklich und voller Vorfreude ihre Schwangerschaft, nachdem der Triple-Test und die Nackenfaltentransparenz ohne Befund waren. Ende des 5. Monats stellte ihre Ärztin fest, dass das Baby im Ultraschall nicht die Größe hatte, die es hätte haben sollen, verlegte den Geburtstermin und überwies Irina vorsorglich an einen Ultraschallspezialisten. Dieser fand zwei Zysten im Kopf des Kindes und ordnet eine Fruchtwasseruntersuchung an. Das Ergebnis des FISH-Tests schloss eine Trisomie 21 aus, jedoch die vollständige Untersuchung ergab, dass Irina eine Tochter mit einer Trisomie 18 erwartete. Mit den Erfahrungen ihrer eigenen Kindheit, die sie mit einer schwerstbehinderten Schwester, die unter MPS (Mucopolysaccharidose) litt, verbracht hatte, war sie sich der Tragweite eines solchen Schicksals bewusst und entschied sich, ihrer Tochter, der sie den Namen Emma gab, ein solches Schicksal zu ersparen.

**Kathrin (S. 308)** leidet unter der Blutkrankheit Antiphospholipid-Antikörpersyndrom, was bedeutet, dass ihr Blut verkleben und Blutgerinnsel bilden kann, die zu Thrombosen und Embolien führen können. Unter diesen Voraussetzungen musste der Eintritt einer Schwangerschaft medikamentös gut vorbereitet werden. Im April 2002 wurde Kathrin schwanger und erlebte eine gute Schwangerschaft bis zur 17. SSW, als das Ergebnis des Triple-Tests zeigte, dass der AFP-Wert zu hoch sei und sie deswegen zu einem Ultraschallspezialisten solle. Dieser stellte fest, dass es dem Baby nicht gut ging und es fast kein Fruchtwasser mehr hatte. Dieser Arzt und die anderen Ärzte, die sie an den darauf folgenden Tagen im Krankenhaus um Rat fragte, hatten ihr geraten, abzuwarten. Erst auf den dringenden Wunsch hin, dass etwas für ihr Kind getan werden müsse, bekam sie die Diagnose, dass ihr Kind nicht überlebensfähig und missgebildet sei, und sie auf den Tod des Babys warteten, um die Geburt einleiten zu können. Kathrin erlebte, wie die Füße und Beinchen ihres Sohnes kamen und empfindet das, was sie durchmachte, nicht als Verlust ihres Sohnes während der Schwangerschaft, sondern als die Geburt ihres toten Kindes. Ihre Krankheit kostete sie danach fast ihr Leben.

**Frank (S. 331)** schildert aus seiner Sicht, wie er als Vater die Schwangerschaft und den Verlust seines Kindes erlebt und empfunden hat.

**Katja (S. 337)** hat ihrem Sohn, den sie verloren hatte, einen Apfelbaum gepflanzt, unter welchem ihr Mann Daniel jede Nacht ein Licht entzündet. Ihr kleiner Sohn Paul wusste von der Schwangerschaft und freute sich bereits auf das kleine Geschwisterchen. Katja fühlte sich an diesem schicksalhaften Wochenende nicht gut und ließ bei ihrer Freundin Petra (Pelle), die Ärztin im Krankenhaus ist, zur Sicherheit einen Ultraschall machen. Da zunächst alles in Ordnung war, kehrten sie wieder heim. Zu Hause erlebten Katja und Daniel dann doch die plötzliche Geburt ihres viel zu kleinen Sohnes. Der kurz darauf eingetroffene Rettungsdienst war mit der Situation völlig überfordert (...)

**Katrin und Adrian (S. 341)** leben in England auf dem Land, wo die Schwangerschaftsvorsorgeuntersuchungen anders sind als bei uns in Deutschland. Aus ihrer jeweils unterschiedlichen Sicht schildern sie in ihren beiden Beiträgen, wie groß die Vorfreude auf ihr erstes gemeinsames Kind war und mit was für einer Wucht sie der plötzliche, unerwartete Tod ihres Sohnes in der 28. SSW traf. Adrians Originalbeitrag ist in englischer Sprache, die Übersetzung beginnt auf **S 353.**

Guter Hoffnung ging **Manuela (S. 360),** die bereits einen dreijährigen Sohn hatte, in der 21. SSW zur Vorsorgeuntersuchung und bekam von ihrem Arzt die Diagnose, dass das Herz ihres Kindes nicht mehr schlägt. Im Krankenhaus musste sie ihr Baby unter Schmerzen tot auf die Welt bringen. Da sie während ihrer ersten Schwangerschaft einen Geburtsvorbereitungskurs besucht und gelernt hatte, Wehen zu veratmen, erlebte sie eine schöne Geburt. Da ihr Baby schon ca. zwei Wochen tot war, konnte das Geschlecht ihres Kindes nicht mehr festgestellt werden. Manuela hatte neben dem tot geborenen Baby (Elena/Isaak) noch zwei Babys früh in der 7. bzw. in der 9. SSW verloren.

Die 18-jährige **Melli (S. 363)** hatte schon viel Erfahrung mit kleinen Kindern, war glücklich über ihre Schwangerschaft und sich aller Konsequenzen, die das Muttersein mit sich bringt, bewusst. Sie genoss die Schwangerschaft und freute sich jedes Mal, ihr Kind im Ultraschall zu sehen. Im 8. Monat nahm sie schlagartig an einem Tag 20 Kilo an Gewicht zu und wurde, nachdem ihre Ärztin die Ergebnisse ihre Blutwerte hatte, sofort ins Krankenhaus überwiesen. Da es Melli gesundheitlich sehr schlecht ging, ihrem Baby aber gut, bekam sie eine Lungenreifungsspritze, ein Kaiserschnitt wurde für zwei Tage später angesetzt. Doch dazu ist es nicht mehr gekommen (...)

**Micki (S. 368)** lernte den Vater ihres Kindes im Internet auf einer Single-Page kennen und wurde kurz darauf von ihm schwanger. „J." liebte Micki, sie ihn aber nicht, deswegen beendete sie die Beziehung, entschied sich aber, das Baby zu bekommen. Sie litt unter starker Übelkeit und dem Kontakt, den der Vater immer wieder zu ihr suchte. Sie wurde körperlich schwächer, übergab sich bis zu 8-Mal am Tag, bekam eine Grippe und begab sich, nachdem sie Blutungen bekommen hatte, in ein Krankenhaus, in welchem sie sich wieder erholte und die Schwangerschaft sich wieder stabilisierte. Kurz nach der Entlassung verschlechterte sich ihr Zustand wieder und sie gebar ihren Sohn in der 14. SSW.

**Rachel (S. 381)** ist Mutter von vier Kindern und führte in jeder Schwangerschaft ein Tagebuch, in welchem sich der innere Dialog zu ihren ungeborenen Kindern widerspiegelt. In ihrer dritten Schwangerschaft, mit ihrer Tochter Merit, bekam Rachel in der 20. SSW leichte Blutungen. Sie fuhr ins Krankenhaus, wo sich die Blutungen und später auch Wehen trotz medizinischer Hilfe nur schwer unterdrücken ließen. Trotz der Umstände ging es Merit bis zu ihrer Geburt gut. Es wurde alles menschen- und medizinischmögliche getan, um die für Merit noch lebensnotwendige Schwangerschaft zu erhalten. Vergeblich. In ihrem Tagebuch spricht Rachel mit Merit über deren Tod hinaus.

Durch das Forum lernte sie **Svenja (S. 389)** und **Christian (S. 399)** kennen, die nach dem Tod ihres dritten Kindes ins Forum kamen. Svenja wurde im Frühjahr mit ihrem dritten Wunschkind schwanger. Nach einer Fruchtwasseruntersuchung, dessen Ergebnis einen genetisch gesunden Jungen erwarten ließ und einem ausführlichen Fehlbildungsultraschall fühlte sich die Familie glücklich und sicher. Dieses Gefühl änderte sich nur 9 Tage später mit einem Schlag, als ihre Ärztin das Herzchen erneut im Ultraschall sah. Ole war gestorben.

Sie fuhren in die Unifrauenklinik, an welcher ihr Freund Oberarzt ist, wo Ole geboren wird. Christian, der den Schicksalsschlag aus seiner Sicht beschreibt, bekam von einer Hebamme im richtigen Moment das Buch von Hannah Lothrop *Gute Hoffnung – jähes Ende*, aus welchem er helfende, wichtige Informationen erhielt.

Voller Freude genießt **Sarah (S. 405)** die Schwangerschaft mit ihrem ersten Kind. In der 21. SSW suchte sie ihre Ärztin auf, weil sie ein Ziehen im Bauch und leichte Blutungen hatte. Die Ärztin stellte bei der Untersuchung fest, dass sich der Muttermund vollständig geöffnet und die Fruchtblase sich nach vorne gewölbt hatte. Sarah fuhr mit ihrem Mann **Mike**, der den Verlust seiner Kinder im nachfolgenden Beitrag **(S. 411)** beschreibt, sofort ins Krankenhaus. Dort bat Sarah um ein wehenhemmendes Medikament. Die Geburt ihres Sohnes Jan ließ sich aber nicht aufhalten. Vier Monate später wurde Sarah wieder schwanger. In der 20. SSW fühlte sie wieder ein Ziehen im Bauch und ging sofort zum Arzt. Da sich der Muttermund bereits zwei Zentimeter geöffnet hatte, wurde sie direkt ins Krankenhaus gebracht. Wegen eines positiven Bakterienbefundes konnte dort noch kein Muttermundverschluss gemacht werden, es sah aber alles sehr hoffnungsvoll aus. Nach zwei Wochen Krankenhausaufenthalt stand es gesundheitlich um das Baby so schlecht, dass die Ärzte die schwangerschaftserhaltenden Maßnahmen abbrachen …

Nachdem **Schirin (S. 416)** die Pille abgesetzt hatte, wurde sie schneller schwanger als geplant, freute sich aber in den 41 Wochen immer mehr auf ihre kleine Tochter, die sie im Geburtshaus auf die Welt brachte. „Um 4.30 Uhr war der Muttermund vollständig geöffnet, und um 5.00 Uhr kam Elli mit nur 3 Presswehen zur Welt. Stille" (…)

Elli war während ihrer Geburt gestorben. **Patrik (S. 423)** war die ganze Zeit über an Schirins Seite und konnte danach seine Tochter im Arm halten. Schirin beschreibt ein Wegstück ihrer Trauer, welche sie mit Patrik zusammen ging. Kein Jahr, nachdem sie Eltern wurden, haben sie geheiratet.

**Silkes (S. 425)** Schwangerschaft mit ihrem zweiten Kind verlief aufgrund von anfänglichen Blutungen nicht ganz unproblematisch. In der 35. SSW, an einem Freitag, fragte sie ihren Arzt nach den Risiken einer Totgeburt. In der darauf folgenden Woche hatte sie von Dienstag auf Mittwoch eine sehr unruhige Nacht. Am nächsten Tag fuhr sie ins Krankenhaus, weil sie keine Kindsbewegungen mehr fühlte und bekam die Mitteilung, dass ihre Tochter tot sei.

Silke hat noch drei Kinder bekommen, und trotzdem fehlt ihr ihre Tochter.

**Silvia (S. 428)** war erst 18 Jahre und noch in der Ausbildung, als sie mit ihrem ersten Wunschkind, schneller als erwartet, schwanger wurde. In der 22. SSW bekam Silvia völlig unerwartet Wehen und heftige Blutungen. Im Krankenhaus wurde Ultraschall gemacht und dabei festgestellt, dass es dem Baby gut ging. Nach der Untersuchung jedoch ordnete der Arzt einen wehenfördernden Tropf an, weil sich die Schwangerschaft nicht mehr verlängern ließ, und Silvia gebar ihre Tochter Leonie. Fünf Monate später wurde Silvia mit ihrem zweiten Wunschkind schwanger und bekam in der 18. SSW plötzlich wieder Wehen. In den folgenden 24 Stunden Krankenhausaufenthalt wurde nichts gegen die Wehen unternommen. Nachdem eine Ärztin Silvia untersucht hatte, sagte diese: „Ihre Schwangerschaft ist hiermit wieder beendet" (…)

Nicht ganz unerwartet wurde **Stefanie (S. 435)** schwanger. Im Vordergrund ihres ersten Arztbesuches stand eine Pilzinfektion, unter der sie sehr litt. Trotz Medikamenten ließ sich die Infektion während der fortschreitenden Schwangerschaft nicht vollständig bekämpfen. Während ihres Urlaubs auf Lanzarote springt die Fruchtblase und Stefanie verliert ihren ersten Sohn Dennis. Zurück in Deutschland machte ihr neuer Frauenarzt einen Abstrich, legte eine Bakterienkultur an und stellte fest, dass reichlich B-Streptokokken und Klebsiellen vorhanden waren. Beides Bakterien, die man unter dem Mikroskop meist nicht entdeckt, welche aber auch Ursache für den Verlust des Kindes gewesen sein können.

Nachdem die Bakterien beseitigt und der pH-Wert im grünen Bereich war, wurde Stefanie mit ihrem Wunschkind schwanger. In der 17. SSW ordnete ihr Arzt eine Cerclage an, die noch am gleichen Tag gemacht wurde, eine weitere Cerclage wurde in der 19. SSW veranlasst. In der 20. SSW bekam Stefanie Wehen und die Geburt ihres zweiten Sohnes Fabian ließ sich nicht länger hinauszögern (...)

**Susa (S. 442)** beginnt ihren Beitrag mit einer liebevollen Widmung an ihren Sohn Siegmar, der heute eigentlich drei Jahre alt wäre. Sie freute sich sehr über ihre Schwangerschaft und war sich früh dessen bewusst, ihr Kind alleine groß zu ziehen. Sie beschreibt die Hin- und Hergerissenheit ihrer Gefühle, die der werdende Vater bei ihr auslöste, aber auch ihre eigenen liebevollen Empfindungen dem Baby gegenüber, die nicht ihren Aussagen entsprachen.

Durch eine Vorsorgeuntersuchung in der 11. SSW wurde eine sehr leichte Blutung ausgelöst, die eine Infektion mit betahämolysierenden Streptokokken nach sich zog, was zur Folge hatte, dass zwei Wochen später Wehen einsetzten und, nach einem Sprung der Fruchtblase, Siegmars Geburt in der 13. SSW nicht aufzuhalten war.

**Utes (S. 455)** erste Schwangerschaft endete in der 7. SSW. Nach dem Einsetzen heftiger Blutungen und Krämpfe wurde eine Ausschabung vorgenommen. Auf Anraten der Ärzte „so schnell wie möglich wieder schwanger zu werden", freute sich Ute „Guter Hoffnung" zu sein, als in der 7. SSW ihre zweite Schwangerschaft ärztlich bestätigt wurde. In der 8.SSW zeigte das Baby jedoch noch keine Herzaktivität und in der 11. SSW bekamen Ute und ihr Mann die Mitteilung, dass das Baby nicht lebensfähig sie. Nach starken Blutungen und einer anschließenden Ausschabung verlor Ute ihr zweites Baby.

Es folgten danach noch zwei weitere Schwangerschaften, die in der 6. SSW und in der 7. SSW endeten. Nachdem Utes 5. Schwangerschaft eingetreten war, ging sie erst in der 11. SSW zum Arzt. Ihr Baby entwickelte sich gut und Ute war sich sicher, einem gesunden Baby das Leben schenken zu dürfen. Zwei Wochen vor dem errechneten Geburtstermin stimmten ihre Hormonwerte nicht mehr. An einem Freitag bat sie ihren Arzt: „Ich habe Angst, dass mein Kind plötzlich tot sein könnte, vielleicht sollte ich besser ins Krankenhaus gehen und das Kind holen lassen". Am Montag stellte der Arzt fest, dass Frederik während des Wochenendes gestorben war.

11 Monate später schenkte sie einem gesunden Mädchen und 2½ Jahre später einem gesunden Jungen das Leben. Ute schrieb sich ihr Leid vor 10 Jahren von der Seele und ergänzte ihren Beitrag, aus ihrer heutigen Sicht, für dieses Buch.

## Der Verlust eines Zwillingskindes

**Alexandra (S. 468)** und ihr Mann hatten sich Zwillinge gewünscht und waren mehr als überrascht, dass sich dieser Wunsch nach der ersten Vorsorgeuntersuchung in der 11. SSW bewahrheitete. Die Schwangerschaft verlief gut, nur war ein Zwillingsbaby immer etwas kleiner als das andere, was laut Aussagen der behandelnden Ärzte aber völlig normal sei.

12 Wochen vor dem Geburtstermin wurde Alexandra an einem Donnerstag stationär in eine Klinik aufgenommen, um mit wehenhemmenden Mitteln das Wachstum des zu kleinen Zwillings anzuregen. Am Dienstag hätte ihre Hochzeit sein sollen. Im „Krankenhauskoller" hatte Alexandra einen kurzen Gedanken, den sie heute zutiefst bereut. Zur Trauung verließ sie das Krankenhaus für einen Tag und 10 Tage später wurde sie ganz entlassen. In der 32. SSW stellte ihre Ärztin fest, dass das Herzchen des einen Zwillings nicht mehr schlug. 10 Tage verbrachte sie in der Klinik mit ihrem toten Baby und ihrem lebendigen Baby im Bauch (...)

**Kerstin (S. 473)** hatte bereits zwei große Töchter im Alter von 16 und 10 Jahren und einen Sohn von 1½ Jahren, als ihre vierte, gewünschte Schwangerschaft eintrat. Der erste Ultraschall zeigte bei der ersten Vorsorgeuntersuchung, zur großen Freude der Eltern, dass sie Zwillinge erwarteten. Trotz eines Umzugs in der 28. SSW verlief die Schwangerschaft problemlos bis zur 34. SSW als Kerstin, wie in all ihren bisherigen Schwangerschaften auch, eine Hepatose bekam und zur Medikamenteneinstellung für eine Woche in die Klinik musste. Eine Woche später wurde ein Doppler-Ultraschall gemacht. Das Baby, das zuerst gemessen wurde, zeigte sehr schnell optimale Werte, während es beim Baby, das danach gemessen wurde, lange dauerte, bis ein Wert im Normbereich gefunden werden konnte. Der Entbindungstermin wurde vorverlegt, und Ende der 36./Anfang 37. SSW sollte ein Kaiserschnitt gemacht werden. Eines Nachts strampelten die Babys sehr heftig, und Kerstin umschlang ihren Bauch mit beiden Händen, um die Babys zu beruhigen.

Am nächsten Tag war aus vorangegangener erhöhter Temperatur hohes Fieber geworden, und Kerstin fuhr mit ihrem Mann in die Klinik, wo das CTG und später auch der Ultraschall deutlich machten, dass ein Zwillingskind gestorben war. Es wurde sofort ein Kaiserschnitt gemacht und Kerstin empfing gleich nach dem Erwachen aus der Narkose Beistand von ihrer Familie.

**Natascha (S. 484)** und ihr Mann wünschten sich 2 Jahre nach der Geburt ihrer Tochter noch ein Kind und waren geschockt, als ihr Arzt eine Schwangerschaft mit Zwillingen bestätigte. In anfänglichem Zweifeln sagte sie bei einer belanglosen Meinungsverschiedenheit zu ihrem Mann: „Mir wäre auch lieber, es wäre nur eins." Die Schwangerschaft verlief problemlos bis zur 35. SSW als Nataschas Blutdruck zu stark anstieg. Sie kam stationär ins Krankenhaus, wurde aber nach Medikamenteneinstellung wieder entlassen. In der 39. SSW hatte sie einen letzten Vorsorgetermin bei ihrem Arzt, der feststellte, dass die Herztöne des Zwillingsmädchens optimal waren und die des Zwillingsjungen nicht ganz so gut, aber doch noch im normalen Bereich lagen. Natascha war bereit für ihre Zwillinge und voller Freude auf die bevorstehende Geburt. Ende der 39. SSW spürte Natascha einen kurzen, schmerzhaften Stich im Bauch. In der gleichen Nacht sprang die Fruchtblase und sie machte sich mit ihrem Mann auf den Weg ins Krankenhaus. In den Morgenstunden kam zuerst Lea lebendig und gesund, zwei Minuten später Chris tot per Kaiserschnitt auf die Welt.

Nachdem **Tatjana (S. 490)** ihr erstes Kind während der Frühschwangerschaft verloren hatte und keine weitere Schwangerschaft auf natürlichem Weg mehr eintrat, entschieden sie und ihr Mann sich zu einer intrazytoplasmatischen Spermieninjektion (ICSI), woraufhin sie mit Zwillingen schwanger wurde. Sie genoss eine komplikationslose Schwangerschaft und wurde von der 21. SSW ab krankgeschrieben. Der Feinultraschall zeigte in der 24. SSW zwei termingerecht entwickelte, gesunde Zwillingskinder heranwachsen. In der 32. SSW wurde sie wegen Zervixinsuffizienz und Blutungen ins Krankenhaus überwiesen. Dort wurde sehr plötzlich ein Notkaiserschnitt gemacht, da der Ultraschall Aufschluss darüber gab, dass ein Zwillingskind gestorben war …

Diese Berichte über den Verlust eines Zwillingskindes zeigen sehr deutlich, dass der Tod des einen Kindes nicht mit der Geburt eines anderen Kindes ungeschehen oder gut gemacht werden kann. Stirbt ein Zwillingskind, entsteht eine ebenso schmerzhafte und große Wunde wie die bei dem Verlust eines „Einlings".

## Ein Säugling stirbt

**Alexandra Bosch (S. 495)** Der Verlust unseres ersten Kindes liegt 10 Jahre zurück. Ich freute mich auf unseren Sohn, der unser Leben schon früh tiefgreifend veränderte. Nach einer problemlosen, schönen Schwangerschaft gebar ich meinen Maximilian Henry. Es ging ihm nicht gut auf der Welt, und erst kurz vor seinem Tod wurde sein Hypoplastisches Linksherz diagnostiziert. Noch heute sind mein Mann und ich dankbar, ihn im Moment des Sterbens im Arm gehalten zu haben.

Ich durfte noch vier weiteren gesunden Kindern das Leben schenken und berichte, wie es zum Maximilianprojekt kam.

**Birte (S. 514)** hatte sich schon immer Kinder gewünscht, und mit ihrer ersten Schwangerschaft war einer ihrer größten Wünsche in Erfüllung gegangen. Bewusst und intensiv erlebte sie die Zeit mit ihrem Baby im Bauch und genoss ihre Schwangerschaft, bis in der 30. SSW ihr Arzt feststellte, dass das Baby etwas zu klein sei.

In der 37. SSW wurde Birte mit Verdacht auf Wehen ins Krankenhaus überwiesen, in dem sich der Verdacht aber nicht bestätigte. Zur Kontrolle musste sie aber doch dort bleiben, weil das Baby durch die Plazenta nicht mehr ausreichend versorgt zu werden schien. In der 38. SSW wurde aus diesem Grund damit begonnen, die Geburt einzuleiten.

In den Morgenstunden des 18. Dezember 1996 kam Tobias Alexander auf die Welt. Birte und Volker waren in diesen Stunden und den darauf folgenden vier Tagen eine glückliche Familie.

Am 21. Dezember bekam Tobias plötzlich blaue Lippen und Krämpfe und wurde sofort auf eine 35 Kilometer entfernte Säuglingsintensivstation in ein anderes Krankenhaus verlegt. Er hatte das Bewusstsein verloren und wurde dort künstlich beatmet. Birte wurde am nächsten Tag entlassen und fuhr mit ihrem Mann zu ihrem Sohn. Birte wich nicht mehr von seinem Krankenbettchen. Am 4. Januar starb Tobias an einer unbekannten Krankheit.

**Als Christines (S. 520)** Sohn zwei Jahre als war, gebar sie in der 41. SSW ihr zweites Wunschkind, ihre Tochter Franziska. Noch am gleichen Tag wurde ihrer Tochter in ein 150 km entfernt liegendes Krankenhaus verlegt, wo ein Hypoplastisches Linksherz mit einer fehlenden Herzklappe diagnostiziert wurde. Christine und ihr Mann entschlossen sich für eine Herzoperation ihres Kindes, die später Aufschluss darüber gab, dass das Herz, die Aorta sowie weitere Arterien und Venen nicht richtig angelegt waren und das Leben des Mädchens nicht zu retten war. Einen Tag nach ihrer Operation starb Franziska.

Nach einer Schwangerschaft voller Angst schenke Christine ein Jahr später einem gesunden Mädchen das Leben.

Sechs Jahre danach wünschte sie sich ein weiteres Kind, welches sie auch empfing, aber in der 14. SSW wieder verlor. Zwei Monate später freute sie sich über eine erneute Schwangerschaft, die bis zum 5. Monat gut verlief. Sie bekam Blutungen und musste ihren Sohn Christian tot auf die Welt bringen. Zwei Monate später wurde Christine wieder schwanger und wusste mit den Gefühlen der „Guten Hoffnung" nur schwer umzugehen, durfte aber einem weiteren gesunden Sohn das Leben schenken.

**Heidi (S. 524)** bekam von ihrem Frauenarzt prophezeit, dass sie es schwer haben würde, jemals ein Kind zu bekommen. Umso überraschter war sie, als sie wenige Monate später bei einer Routineuntersuchung gesagt bekam, dass sie bereits in der 10./11. SSW sei.

In der 24. SSW bekam Heidi Wehen und fuhr ins Krankenhaus. Dort stellten die Hebammen fest, dass der Muttermund vollständig geöffnet war und sich die Geburt nicht aufhalten ließ. Es wurde ein Kaiserschnitt vorgenommen, und als Heidi aus der Narkose erwachte, gratulierte ihr die Hebamme und teilte ihr mit, dass ihr Sohn auf eine Kinderintensivstation verlegt würde. Kurz darauf starb Manuel.

Nach langer Wartezeit mit großem Kinderwunsch empfing Heidi wieder ein Baby. Die Schwangerschaft wurde engmaschiger kontrolliert, und es zeigten sich wieder, nach der 20. SSW, Wehen. Von der 31. bis zur 37. SSW lag Heidi mit strenger Bettruhe im Krankenhaus und bekam intravenös Wehenhemmer bis zur Geburt ihrer Tochter, die zwar etwas zu früh, aber kerngesund auf die Welt kam. 1½ Jahre später kam Heidis zweite Tochter auch zu früh und nach längerem Krankenhausaufenthalt auf die Welt. Ihr Gesundheitszustand war anfangs bedrohlich und Heidi und Mario fürchteten um das Leben ihrer Tochter, bis eine Bluttransfusion ihr Leben rettete.

Der Schreck über den schweren Start der zweiten Tochter saß noch tief, als Heike 4 Monate später ungeplant schwanger wurde. Schnell freuten sie sich auf dieses Kind. In der 6. SSW bekam Heidi wegen eines Hämatoms in der Gebärmutter starke Blutungen. Dem Baby ging es aber bis zur 20. SSW gut, als Heidi wieder Wehen bekam. In der 22. SSW bekam sie wieder leichte Blutungen. Auf der Fahrt ins Krankenhaus setzten Wehen ein und kurze Zeit später musste Heidi ihre Tochter Janina loslassen.

Voll guter Hoffnung wurde Heidi mit einem weiteren Wunschkind schwanger. Die folgenden Monate waren wieder voller Ängste, Zweifel und mit langem Krankenhausaufenthalt verbunden. Vier Wochen zu früh, aber kerngesund erblickte ihre dritte Tochter das Licht der Welt.

## Der plötzliche Säuglingstod

**Anjas (S. 539)** Leben wurde von ihren beiden Söhnen bestimmt und nahm eine schlagartige Wende, als sie eines Morgens zusammen mit ihrem fast vierjährigen Sohn nach Carlo sehen wollte, weil er wesentlich länger zu schlafen schien, als er es sonst tat. Carlo war im Alter von fast 9 Monaten durch den Plötzlichen Säuglingstod gestorben.

Anja beschreibt 15 Monate nach dem Tod ihres Sohnes ihre Gefühle und Gedanken und schließt ihren Beitrag mit liebevollen Worten an ihn.

## Der Verlust eines Kindes vor seinem dritten Lebensjahr

Marvin, **Carmens (S. 548)** erstes Kind, kam mit Magen-Darm-Verschlingungen auf die Welt und wurde drei Tage nach seiner Geburt operiert. Damit war Marvin ein völlig gesunder Junge, der ganz normal heranwuchs. Der Chefarzt der Kinderklinik, ein Arzt im praktischen Jahr und der Chirurg, der ihn damals operiert hatte, waren Zeugen seiner Vorgeschichte, die das Risiko in sich barg, dass es zu Verwachsungen, Verschlingungen oder zu einem lebensgefährlichen Verschluss der Verdauungsorgane kommen könne. Marvin wurde von seinen Eltern geliebt und genoss eine unbeschwerte Kindheit bis zu seinem fast vollendeten dritten Lebensjahr, als genau die Komplikationen eingetraten, vor denen die behandelnden Ärzte gewarnt hatten. Mit den OP-Berichten in der Hand wandte sich Carmen Hilfe suchend an diese Ärzte und wurde auf ihren eigenen Wunsch hin mit ihrem Sohn stationär in die Klinik aufgenommen, wo sie vergebens um ärztliche Hilfe für ihr Kind bat. Nach mehrmaligem Hilferufen starb Marvin in der Nacht im Arm seiner, vom Klinikpersonal alleingelassenen, verzweifelten Mutter. Carmen beschreibt nicht nur den Schock und die Trauer um den Verlust ihres Sohnes, sondern schildert auch ihre rechtliche und persönliche Ohnmacht bezüglich der unterlassenen Hilfeleistung der Verantwortlichen.

**Eva (S. 557)** und ihr Mann waren seit vielen Jahren glücklich zusammen und wünschten sich ein Kind, welches jedoch auf sich warten ließ. Drei Monate, nachdem sie endlich ihr ersehntes Baby empfangen hatte, verlor sie es wieder.

Eva wurde erneut schwanger und gebar nach einer angsterfüllten Schwangerschaft einen großen, gesunden Jungen, der die volle Liebe und Zuwendung seiner Eltern genoss und eine wunderschöne Kindheit erlebte. Er sollte auch ein Geschwisterchen bekommen, aber im 2. Monat der Schwangerschaft hörte das Herz des Babys auf zu schlagen, und Eva trauerte um ein zweites Kind.

Als Melvin zwei Jahre alt war, bemerkte Eva eines Morgens, dass er mit einem Beinchen hinkte. Sie suchte ärztlichen Rat und nach langen Untersuchungen stand die Diagnose fest, dass ihr Sohn einen Tumor im Stammhirn habe, der nicht operabel sei und der Kleine in den nächsten sieben Tagen sterben würde.

Eva beschreibt, wie sie und ihr Mann zwei qualvolle Monate mit ihrem immer schwächer werdenden Kind erlebten und wie sie ihren Sohn nach dessen Hirntod in den Armen hielten und auf das Sterben seines Körpers warteten …

Nach Melvins Tod empfing Eva wieder ein Kind, welches sie im 3. Monat wieder verlor, weil das Herz aus unerklärlichen Gründen aufgehört hatte, zu schlagen.

Die Ehe litt unter den Verlusten der vier Kinder und unter der unterschiedlichen Art, mit diesem Schmerz umzugehen, sodass Eva und ihr Mann sich nach 14 gemeinsamen Jahren trennten.

**Marianne (S. 572)** verlor ihren Sohn, der viel zu früh auf die Welt gekommen war, drei Wochen nach seiner Geburt. Fünf Jahre später durfte sie ihrem zweiten Sohn, der gesund und vital das Licht der Welt erblickte, das Leben schenken.
Drei Jahre später trennte sich Marianne von ihrem Mann und wanderte mit ihrem neuen Lebensgefährten in die USA aus, wo sie in einer Lebenskrise den Weg zu Gott fand und beschloss, ihr Leben in Jesu Hände zu geben. Ihr Leben nahm eine Wende, und sie wurde wieder schwanger, verlor dieses Kind jedoch zwei Wochen später, was sie anfangs als nicht so schlimm empfand, aber nach kurzer Zeit eine tiefe Trauer auslöste, in welcher auch ihr erstes Kind Raum fand. Nach einem Jahr großen Kinderwunsches empfing sie ihre Tochter Sammy. Zwei Tage nach der Geburt bekam Marianne die Mitteilung, dass Sammy mongoloid sei. Wie gerufen kam im richtigen Augenblick ein für sie passender Psalm aus den Lautsprechern des Krankenhauszimmers, als Marianne und ihr Mann die Kraft suchten, die sie brauchten, um ihr Schicksal anzunehmen.

Sammy war ein intelligentes Mädchen, das Laufen und Sprechen lernte und sich prächtig entwickelte. Als sie 15 Monate alt war, bekam sie eine gesunde Schwester.

Kurz vor Sammys Geburtstag diagnostizierte man bei ihr Leukämie, und es folgten monatelange Krankenhausaufenthalte. Sammy gesundete erst, starb aber 1½ Jahre später an einem Rückfall.

Marianne fand Hilfe, Trost und Kraft bei Gott und empfand neben dem Schmerz und der Trauer um den Verlust ihrer Tochter auch Freude und Dankbarkeit.

Mit dem Einblick in Sammys Leben endet unser Buch. Obwohl dieses Kind schon über drei Jahre alt war und damit hier eigentlich eine Altersgrenze überschreitet, freue ich mich, dass Marianne uns hier von ihrer Tochter erzählte. Nicht nur, weil dieses Kind in vielerlei Hinsicht Grenzen überschritt, sondern weil sie zu ihren Lebzeiten auf der Welt in engster Symbiose mit ihrer Mutter stand.

## Auf den Tod meines Kindes

*Das ist's, was mich ganz verstöret:*
*Daß die Nacht nicht Ruhe hält,*
*Wenn zu atmen aufgehöret*
*Lange schon die müde Welt.*

*Daß die Glocken, die da schlagen,*
*Und im Wald der leise Wind*
*Jede Nacht von neuem klagen*
*Um mein liebes, süßes Kind.*

*Daß mein Herz nicht konnte brechen*
*Bei dem letzten Todeskuß,*
*Daß ich wie im Wahnsinn sprechen*
*Nun in irren Liedern muß.*

*Die Welt treibt fort ihr Wesen*
*Die Leute kommen und gehen,*
*Als wärst du nie gewesen*
*Als wäre nichts geschehn.*

*Wie sehn ich mich aufs neue*
*Hinaus in Wald und Flur!*
*Ob ich mich gräm, mich freue,*
*Du bleibst mir treu, Natur.*

*Da klagt vor tiefem Sehnen*
*Schluchzend die Nachtigall,*
*Es schimmern rings von Tränen*
*Die Blumen überall.*

*Und über alle Gipfel*
*Und Blütentäler zieht*
*Durch stillen Waldes Wipfel*
*Ein heimlich Klagelied*

*Da spür ichs recht im Herzen,*
*Daß dus, Herr, draußen bist –*
*Du weißts, wie mir von Schmerzen*
*Das Herz zerrissen ist!*

*Von fern die Uhren schlagen,*
*Es ist schon tiefe Nacht,*
*Die Lampe brennt so düster,*
*Dein Bettlein ist gemacht.*

*Die Winde nur noch gehen*
*Wehklagend um das Haus,*
*Wir sitzen einsam drinnen*
*Und lauschen oft hinaus.*

*Es ist, als müsstest leise*
*Du klopfen an die Tür,*
*Du hättst dich nur verirret*
*Und kämst zurück zu mir.*

*Wir armen, armen Toren!*
*Wir irren ja im Graus*
*Des Dunkels noch verloren –*
*Du fandest längst nach Haus.*

*Dort ist so tiefer Schatten,*
*Du schläfst in guter Ruh,*
*Es deckt mit grünen Matten*
*Der liebe Gott dich zu.*

*Die alten Weiden neigen*
*Sich auf dein Bett herein,*
*Die Vöglein mit den Zweigen,*
*sie singen treu dich ein.*

*Und wie in goldnen Träumen*
*Geht linder Frühlingswind*
*Rings in den stillen Bäumen –*
*Schlaf wohl mein süßes Kind!*
*Mein liebes Kind, ade!*
*Ich konnt Ade nicht sagen,*
*Als sie dich fort getragen,*
*Vor tiefem, tiefem Weh.*

*Jetzt auf lichtgrünem Plan*
*Stehst du im Myrtenkranze*
*Und lächelst aus dem Glanze*
*Mich still vor Mitleid an.*

*Und Jahre nahn und gehen,*
*Wie bald bin ich verstoben –*
*O bitt für mich da droben,*
*Daß wir uns wieder sehn!*

Josef von Eichendorff

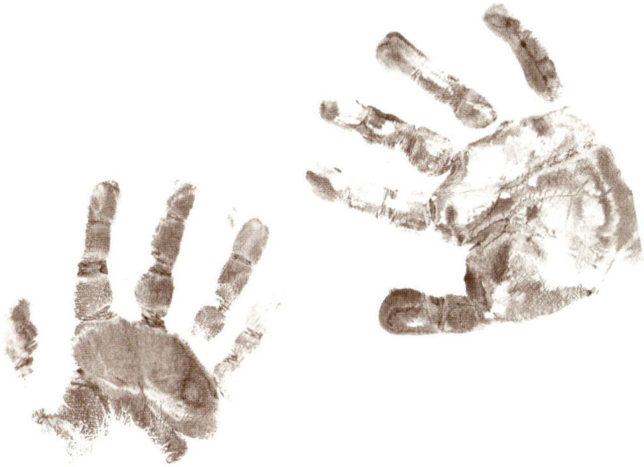

Wir stehen an einem Punkt, der den Abschied benennt,
und zugleich beginnt ein neues Kapitel im Buch des Lebens –
für unsere Kinder und für uns.

Gerd Presler